WISSENSCHAFTLICHE BEITRÄGE
AUS DEM TECTUM VERLAG

Reihe Geschichtswissenschaft

WISSENSCHAFTLICHE BEITRÄGE
AUS DEM TECTUM VERLAG

Reihe Geschichtswissenschaft

Band 35

Carsten F. G. Reinhardt

Das Sterben Senecas

277 Todesfälle und die Rolle des Arztes
in der frühen römischen Kaiserzeit

Tectum Verlag

Carsten F. G. Reinhardt

Das Sterben Senecas. 277 Todesfälle und die Rolle des Arztes
in der frühen römischen Kaiserzeit
Wissenschaftliche Beiträge aus dem Tectum Verlag:
Reihe: Geschichtswissenschaft; Bd. 35

Zugl. Diss. Ruhruniversität Bochum

ISBN: 978-3-8288-4013-3
eISBN: 978-3-8288-6821-2
ISSN: 1869-7468

Umschlagabbildung: Manuel Domínguez Sánchez, *El suicidio de Séneca*, 1871.

Druck und Bindung: CPI buchbücher.de, Birkach
Printed in Germany

Besuchen Sie uns im Internet
www.tectum-verlag.de

Bibliografische Informationen der Deutschen Nationalbibliothek
Die Deutsche Nationalbibliothek verzeichnet diese Publikation in der Deutschen Nationalbibliografie; detaillierte bibliografische Angaben sind im Internet über http://dnb.ddb.de abrufbar.

parentibus praeceptoribusque

Inhaltsverzeichnis

Tabellenverzeichnis

Verzeichnis der Abkürzungen

Zur Bezeichnung der im Text zitierten Quellen werden für griechische und lateinische Texte die Abkürzungen des *Thesaurus Linguae Latinae*[1] benutzt, für Zitate aus den Schriften des Alten und Neuen Testaments (AT bzw. NT) die sog. *Loccumer Richtlinien*[2].

ANRW	Aufstieg und Niedergang der Römischen Welt, Geschichte und Kultur Roms im Spiegel der Neueren Forschung, Berlin/New York.
ÄApprO	Approbationsordnung für Ärzte vom 27. Juni 2002 (BGBl. I S. 2405), die zuletzt durch Artikel 2 der Verordnung vom 2. August 2013 (BGBl. I S. 3005) geändert worden ist.
BÄO	Bundesärzteordnung in der Fassung der Bekanntmachung vom 16. April 1987 (BGBl. I S. 1218), die zuletzt durch Artikel 2 der Verordnung vom 21. Juli 2014 (BGBl. I S. 1301) geändert worden ist.
BBKL	Biographisch – Bibliographisches Kirchenlexikon, Hamm
BGB	Bürgerliches Gesetzbuch in der Fassung der Bekanntmachung vom 2. Januar 2002 (BGBl I S. 42, 2909; 2003 I S. 738), das durch Artikel 1 des Gesetzes vom 11. März 2016 (BGBl. I S. 396) geändert worden ist.
BGBl	Bundesgesetzblatt
CIG	Corpus inscriptionum Graecarum, Berlin.
CIL	Corpus inscriptionum Latinarum, Berlin
DNP	Der Neue Pauly. Enzyklopädie der Antike, Stuttgart.
GG	Grundgesetz für die Bundesrepublik Deutschland, vom 23. Mai 1949, zuletzt geändert am 23. Dezember 2014. Herausgeber: Deutscher Bundestag, Referat Öffentlichkeitsarbeit, © Deutscher Bundestag, Berlin 2015.
Grondwet	Grondwet voor het Koninkrijk der Nederlanden (Die Verfassung des Königreichs der Niederlande 2008, herausgegeben vom Ministerium für Inneres und Königreichsbeziehungen, Abteilung Verfassungsfragen und Gesetzgebung)
JAC	Jahrbuch für Antike und Christentum, Münster.
JRS	Journal of Roman Studies, London.
JBTh	Jahrbuch für Biblische Theologie
KIP	Der Kleine Pauly, Lexikon der Antike in 5 Bänden, Stuttgart.
LThK	Lexikon für Theologie und Kirche, Freiburg.
MBO	(Muster-)Berufsordnung für die in Deutschland tätigen Ärztinnen und Ärzte – MBO – Ä 1997 – in der Fassung des Beschlusses des 118. Deutschen Ärztetages 2015 in Frankfurt am Main.
Nd.	Nachdruck

1 Vgl. Thesaurus linguae Latinae. Teubner, (Stuttgart und) Leipzig (bis 1999); Saur-Verlag, München und Leipzig (ab 2000).

2 Ökumenisches Verzeichnis der biblischen Eigennamen nach den Loccumer Richtlinien. Hrsg. von den katholischen Bischöfen Deutschlands, dem Rat der Evangelischen Kirche in Deutschland und der Deutschen Bibelgesellschaft – Evangelisches Bibelwerk. Im Auftrag der Ökumenischen Revisionskommission neu bearbeitet von Joachim Lange. Stuttgart 1981[2].

RE	Paulys Realencyclopädie der classischen Altertumswissenschaft, Stuttgart 1893 – 1980.
StGB	Strafgesetzbuch in der Fassung der Bekanntmachung vom 13. November 1998 (BGBl. I S. 3322), das zuletzt durch Artikel 5 des Gesetzes vom 10. Dezember 2015 (BGBl. I S. 2218) geändert worden ist.
StPO	Strafprozeßordnung in der Fassung der Bekanntmachung vom 7. April 1987 (BGBl. I S. 1074, 1319), die zuletzt durch Artikel 1 des Gesetzes vom 21. Dezember 2015 (BGBl. I S. 2525) geändert worden ist.
Sud.Arch.	Sudhoffs Archiv für Geschichte der Medizin und der Naturwissenschaften, Wiesbaden u. a..
ThWNT	Theologisches Wörterbuch zum Neuen Testament, Stuttgart.
TRE	Theologische Realenzyklopädie, Berlin.
WdF	Wege der Forschung, Darmstadt.
ZPE	Zeitschrift für Papyrologie und Epigraphik, Köln.

Hinweis: Kapitel- und Abschnittsüberschriften werden durch **Fettdruck** hervorgehoben, Eigennamen und Zitate durch *Kursivschrift* kenntlich gemacht.

Einleitung: Zur Begründung einer medizingeschichtlichen Untersuchung über von Ärzten geleistete Assistenz bei Tötungen und Selbsttötungen in der frühen römischen Kaiserzeit

Nahezu überall auf der Erde gilt menschliches Leben als besonders schutzbedürftig. In Deutschland findet diese Auffassung u. a. in Strafrechtsbestimmungen einen konkreten Niederschlag, die jedes Verhalten von Menschen, sowohl Handeln[3] als auch ein vermeidbares Unterlassen[4], das menschliches Leben[5] zerstört, mit Strafen bedroht. Selbst als Mittel zur Bestrafung rechtskräftig verurteilter Straftäter ist die Tötung von Menschen in Deutschland wie in vielen anderen Ländern der Erde zur Zeit unzulässig.[6] Lediglich in Notwehrsituationen lässt das deutsche Strafrecht als letztes Mittel zur Verteidigung des eigenen Lebens oder auch des Lebens eines anderen Menschen die Tötung eines Angreifers zu[7].

In einem gewissen Widerspruch zu dem rigiden Verbot von Fremdtötungen im deutschen Strafrecht steht aber die in vielen Gesellschaften verbreitete Auffassung, dass zu einem selbstbestimmten Leben auch das Recht eines selbstbestimmten Sterbens stehe. Das in Deutschland geltende Recht trägt dieser Auffassung dadurch Rechnung, dass es die Selbsttötung eines Menschen im Einzelfall als konkreten Ausdruck der Entfaltung der Persönlichkeit des Suizidenten bewertet[8] und daher auch im Falle des Scheiterns als strafrechtlich irrelevant einstuft.

---

3 Als Tötungsdelikte gelten in Deutschland: vor allem Mord § 211 StGB, Totschlag § 212 StGB, Tötung auf Verlangen § 216 StGB, sowie die fahrlässige Tötung § 222 StGB, im weiteren Sinne aber auch andere Straftaten, die mittelbar den Tod eines oder mehrerer Menschen zur Folge haben.

4 Vgl. dazu § 323 StGB: *Wer bei Unglücksfällen oder gemeiner Gefahr oder Not nicht Hilfe leistet, obwohl dies erforderlich und ihm den Umständen nach zuzumuten, insbesondere ohne erhebliche eigene Gefahr und ohne Verletzung anderer wichtiger Pflichten möglich ist, wird mit Freiheitsstrafe bis zu einem Jahr oder mit Geldstrafe bestraft.*

5 Grundsätzlich gelten die strafrechtlichen Tötungsverbote nicht nur für bereits geborenes menschliches Leben, sondern auch für noch ungeborenes (Vgl. § 218 StGB;), auch wenn unter bestimmten gesetzlich festgelegten Voraussetzungen (Vgl. § 218 a StGB;) von Strafverfolgungsmaßnahmen abgesehen wird.

6 Vgl. Art. 102 GG; eine Wiedereinführung der Todesstrafe wäre nach Art. 79 GG theoretisch zwar denkbar, aber nach herrschender Auffassung mit 1 und 2 GG (betreffend die Menschenwürde sowie das Recht auf Entfaltung der eigenen Persönlichkeit eines jeden Menschen) kaum vereinbar. Außerhalb Deutschlands ist die Todesstrafe zur Zeit in 140 Ländern der Erde abgeschafft und wird lediglich noch in 58 Staaten angewandt. Vgl. www.amnesty-todesstrafe.de (2015).

7 Vgl. § 32 StGB: *(1) Wer eine Tat begeht, die durch Notwehr geboten ist, handelt nicht rechtswidrig. (2) Notwehr ist die Verteidigung, die erforderlich ist, um einen gegenwärtigen rechtswidrigen Angriff von sich oder einem anderen abzuwenden.*

8 Vgl. Art. 2 GG;

Wenn aber ein bestimmter Tatbestand, in diesem Falle der Versuch eines Suizids als Ausdruck des persönlichen Selbstbestimmungsrechts als strafrechtlich unerheblich eingestuft wird, kann im Prinzip auch die Teilnahme daran, d. h. die Anstiftung[9] oder die Beihilfe[10] dazu, strafrechtlich nicht relevant sein, so lange das Handeln des „Teilnehmers" den Suizid nur ermöglicht und unterstützt, aber nicht selbst den Tod des Suizidenten unmittelbar herbeiführt[11].

In der Praxis hat diese Straffreiheit für die Unterstützung von Suiziden aber kaum größere Bedeutung. Denn der Handlungsspielraum vieler potentieller Unterstützer von Suizidenten ist stark eingeschränkt, da diese sich gegenüber potentiellen Suizidenten oft in einer sog. „Garantenstel-lung" befinden[12]. Das gilt u. a. für Eltern, Kinder und Ehegatten von Patienten und Suizidenten, vor allem aber auch für Ärztinnen und Ärzte, die aufgrund ihrer Garantenstellung nach geltendem Recht verpflichtet sind, dafür zu sorgen, dass der von dem Suizidenten angestrebte „Erfolg", sein Tod, verhindert wird.

Suizidenten steht zwar wie anderen Patienten, ohne deren Einwilligung jede ärztliche Therapie den Strafrechtstatbestand einer Körperverletzung erfüllte[13], die Möglichkeit offen, rechtswirksam den Rettungsmaßnahmen von (Not-) Ärzten zu widersprechen, – aber nur so lange ihr körperlicher und geistiger Zustand entsprechende Willensbekundungen erlaubt. Nachdem jene diese Fähigkeit jedoch verloren haben, verpflichtet die „Garantenpflicht" u. a. Arzt- und Pflegepersonal jede nur erdenkliche Maßnahme zu ergreifen, die erforderlich ist, um das Leben eines Patienten zu retten, – es sei denn eine sog. Patientenverfügung[14] schlösse das aus.

Aber auch „Patientenverfügungen" erweisen sich in der konkreten vorher von Patienten festzulegenden Situation, in welcher bestimmte lebensrettende oder lebensverlängernde Maßnahmen von Ärzten ausgeschlossen werden sollen, nur bedingt als geeignet, dem Willen der Patienten Geltung zu verschaffen, und zwar im Wesentlichen aus zwei Gründen:

Nur ein „einwilligungsfähiger Volljähriger" hat das Recht eine Patientenverfügung zu verfassen, die sich auf eine Situation bezieht, in der er seine Einwilligungsfähigkeit verloren hat. Daher obliegt die Verantwortung für die tatsächliche Durchsetzung der in der Patientenverfügung getroffenen Willensbekundung Dritten, sog. „Betreuern", welchen der Gesetzgeber ein eigenständiges Recht zur Prüfung überträgt, ob die in der Patientenverfügung beschriebenen Bedingungen für den Ausschluss le-

9 § 26 StGB;

10 § 27 StGB;

11 In dem zuletzt genannten Falle wäre nach geltendem Recht unstrittig der Tatbestand der Tötung auf Verlangen als erfüllt an zu sehen. Vgl. § 216 Abs. 1 StGB: *Ist jemand durch das ausdrückliche und ernstliche Verlangen des Getöteten zur Tötung bestimmt worden, so ist auf Freiheitsstrafe von sechs Monaten bis zu fünf Jahren zu erkennen.*

12 Vgl. § 13 StGB; dazu: U. Schwedhelm: Garantenstellung – allgemein, www.uni-due.de (2015)

13 Vgl. §§ 223, 224 und 226;

14 Vgl. § 1901 a BGB;

bensrettender Maßnahmen von Ärzten vorliegen oder nicht[15]. Es ist daher nicht auszuschließen, dass der Ausschluss lebensrettender Maßnahmen durch Ärzte in der Situation, in welcher er durchgesetzt wird, eher dem Willen der Betreuer als demjenigen der Patienten entspricht.

Zum anderen wird dem Patienten, der eine Patientenverfügung verfasst, vom Gesetzgeber ein lebenslängliches Recht zum formlosen Widerruf der Patientenverfügung zugestanden[16]. In solchen Fällen oder dann, wenn eine Patientenverfügung zum Zeitpunkt des Notfalls nicht vorliegt oder greifbar ist, wird der Einfluss von Betreuern auf das tatsächliche Prozedere noch verstärkt. Besonders in solchen Fällen besteht die Gefahr, dass nicht der aktuelle Wille des Patienten ausschlaggebend dafür ist, dass sog. „passive Sterbehilfe" durch Arzt- und Pflegepersonal geleistet wird, sondern der Wille des jeweiligen Betreuers, soweit dieser glaubhaft machen kann, dass der aktuell nicht mehr „einwilligungsfähige" Patient ihm gegenüber als letztem seinen Willen über den Ausschluss lebensrettender Maßnahmen bekundet habe[17].

Die sich aus der oben skizzierten Rechtslage ergebenden Schwierigkeiten bezüglich der Ermittlung des aktuellen Patientenwillens zum Zeitpunkt der in einer Patientenverfügung definierten Situationen für den Ausschluss lebensverlängernder Maßnahmen sind aus der Sicht der die Patienten behandelnden Ärzte beherrschbar, wenn sich die in einer Patientenverfügung beschriebenen Voraussetzungen für einen Behandlungsabbruch im Verlaufe längerer Erkrankungen allmählich entwickeln, so dass Ärzten dann in der Regel genügend Zeit bleibt, um den tatsächlichen Willen des Patienten zu erkunden.

Es kann allerdings passieren, dass die in einer Patientenverfügung umschriebene Situation, für die eine Einstellung ärztlicher Heilungsbemühungen postuliert wird, überraschend, d. h. als Notfall, eintritt. Dann bleibt dem Arzt nur wenig Zeit, um sich Klarheit über das Vorliegen und den Inhalt einer rechtsverbindlichen Patientenverfügung zu verschaffen. In solchen Zweifelsfällen wiegt aus der Sicht des jeweils behan-

---

15 Vgl. § 1901 a BGB(1): *Hat ein einwilligungsfähiger Volljähriger für den Fall seiner Einwilligungsunfähigkeit schriftlich festgelegt, ob er in bestimmte, zum Zeitpunkt der Festlegung noch nicht unmittelbar bevorstehende Untersuchungen seines Gesundheitszustands, Heilbehandlungen oder ärztliche Eingriffe einwilligt oder sie untersagt (Patientenverfügung), prüft der Betreuer, ob diese Festlegungen auf die aktuelle Lebens- und Behandlungssituation zutreffen. Ist dies der Fall, hat der Betreuer dem Willen des Betreuten Ausdruck und Geltung zu verschaffen.* Zum Problem der „Einwilligungsfähigkeit" vgl. Vollmann, J.: Patientenselbstbestimmung und Selbstbestimmungsfähigkeit. Beiträge zur Klinischen Ethik. Stuttgart 2008. Ders., Ethische Probleme in der medizinischen Forschung mit nicht einwilligungsfähigen Patienten, in: Hubig C, Poser, H. (Hrsgg.): Cognitio humana. Dynamik des Wissens und der Werte. Universität Leipzig 1996, S. 1394–1401; ders.: Die Einwilligungsfähigkeit in der klinischen Forschung. Medizinethische und psychiatrische Probleme, in: Gaebel, W., Falkai, P. (Hrsgg.): Zwischen Spezialisierung und Integration – Perspektiven der Psychiatrie und Psychotherapie. Wien 1998, S. 120–125;

16 S. o. § 1901 a BGB(1): *Eine Patientenverfügung kann jederzeit formlos widerrufen werden.*

17 S. o. § 1901 a BGB(2): *Liegt keine Patientenverfügung vor oder treffen die Festlegungen einer Patientenverfügung nicht auf die aktuelle Lebens- und Behandlungssituation zu, hat der Betreuer die Behandlungswünsche oder den mutmaßlichen Willen des Betreuten festzustellen und auf dieser Grundlage zu entscheiden, ob er in eine ärztliche Maßnahme nach Absatz 1 einwilligt oder sie untersagt. Der mutmaßliche Wille ist aufgrund konkreter Anhaltspunkte zu ermitteln. Zu berücksichtigen sind insbesondere frühere mündliche oder schriftliche Äußerungen, ethische oder religiöse Überzeugungen und sonstige persönliche Wertvorstellungen des Betreuten.*

delnden Arztes das Risiko, sich durch sofort eingeleitete – erfolgreiche – Lebensrettungsmaßnahmen des Delikts einer unautorisierten ärztlichen Behandlung, d. h. einer „einfachen Körperverletzung“[18] schuldig zu machen, weniger schwer als das Risiko, durch verzögert eingeleitete Lebensrettungsmaßnahmen eventuell den Tod eines Patienten verschuldet zu haben[19].

Nicht zuletzt diese Problematik der sog. „passiven Sterbehilfe“ auf der Grundlage einer sog. Patientenverfügung hat dazu geführt, dass auch in Deutschland seit geraumer Zeit die weitergehende Forderung erhoben wird, Ärzten zu erlauben, ihren Patienten unter bestimmten Voraussetzungen auch aktiv beim Sterben behilflich zu sein[20]. In der Debatte über das Für und Wider der Einführung von neuen gesetzlichen Vorschriften, die einen ärztlich assistierten Suizid in Deutschland ermöglichen könnten, wird vor allem juristisch, politisch und ethisch argumentiert, – aber auch historisch.

Einen guten Überblick über die verschiedenen Standpunkte und Probleme dieser Debatte, vor allem über die historischen „Altlasten“, speziell in Deutschland, liefert ein im Jahre 2001 herausgegebener und mit einem Geleitwort der damaligen Bundesministerin für Gesundheit, A. Fischer eingeleiteter Sammelband mit dem Titel: „'Euthanasie' und die aktuelle Sterbehilfe-Debatte:[21]“ Mehrere Beiträge sind darin dem Thema „Die Geschichte der Euthanasie und die Medizin im Nationalsozialismus“ gewidmet[22] und belegen, wie sehr die augenblickliche Debatte von den Erfahrungen mit der Geschichte des NS – Staates und dessen Begrifflichkeit geprägt [23] und belastet ist[24]. Nicht nur Gegner, sondern auch Befürworter einer „liberaleren“ Lösung der sog. „Sterbehilfe“ zogen daraus die Konsequenz, nicht nur im Ausland nach Vorbildern Ausschau zu halten, sondern auch in der Geschichte.

---

18 Vgl. § 223 StGB;

19 Vgl. § 323 c (unterlassene Hilfeleistung), oder §§ 222 u. 13 (fahrlässige Tötung durch Unterlassen in Garantenstellung), bzw. vorsätzliche Tötung durch Unterlassen (§§ 212 u. 13 StGB;) und Körperverletzung durch Unterlassen mit Todesfolge (§§ 227 u. 13 StGB;).

20 Nach Recherchen der „Ärztezeitung“ sprach sich im Herbst des Jahres 2014 nur noch jeder vierte Arzt für die Beibehaltung eines strikten Verbots „aktiver Sterbehilfe aus. Vgl. http://www.aerztezeitung.de/ poli tik_gesellschaft/sterbehilfe_begleitung/article/874751/assistierter-suizid-nur-jeder-vierte-arzt-verbot.html (03.12.2014). Die Debatte über das Pro und Contra ärztlich assistierter Selbsttötungen beschäftigt seit dem 13.11.2014 auch den Deutschen Bundestag. vgl. http://www.bundestag.de/dokumente/textarchiv/ 2014/kw46_ak_sterbebegleitung/339432;

21 Frewer, A. Eickhoff, Cl. (Hrsg.):'Euthanasie' und die aktuelle Sterbehilfe-Debatte: Die historischen Hintergründe medizinischer Ethik. Ffm. New York 2000. darin: Fischer, A.: Geleitwort der Ministerin für Gesundheit, S. 11–12;

22 S. o. Frewer, A./Eickhoff Cl. „Euthanasie“ ..., Abschnitt I, S. 27–236, u. a. mit Beiträgen von Frewer, A., Die Euthanasie-Debatte in der Zeitschrift Ethik 1922-1938: Zur Anatomie des medizinethischen Diskurses, S. 90 – 119, Roelcke,V., Hohendorf, G., Rotzoll, M., Psychiatrische Forschung, »Euthanasie« und der »Neue Mensch«: Zur Debatte um Menschenbild und Wertsetzungen im Nationalsozialismus, S. 193- 217; und Faulstich, H., Die Zahl der »Euthanasie«-Opfer, S. 218–237;

23 Vgl. Lunshof, J. E./Simon, A., Die Diskussion um Sterbehilfe und Euthanasie in Deutschland von 1945 bis in die Gegenwart, s. o. Frewer, A./Eickhoff Cl. „Euthanasie“ ..., S. 237–249; und Benzenhöfer, U., Geschichte im Recht: NS-»Euthanasie« in neueren Gerichtsbeschlüssen zum Thema Behandlungsbegrenzung« (AG Hanau 1995, OLG Frankfurt 1998), s. o. S. 356–369;

24 Vgl.: Schmuhl, H.-W. Nationalsozialismus als Argument im aktuellen Medizinethik-Diskurs. Eine Zwischenbilanz.... s. o. Frewer, A./Eickhoff, Cl. „Euthanasie“ ...S. 385–407; Burleigh, M., Die Nazi-Analogie und die Debatten über Euthanasie, s. o. S. 408–423;

Hierbei kann es niemanden überraschen, dass in Anbetracht der langen Dauer des Einflusses des Christentums sowie des Islams auf die Geschichte Europas und des Mittelmeerraums, die aktiven Einflussnahmen auf das Sterben der Menschen ablehnend gegenüberstehen, die Gegner von Neuregelungen auf entsprechende Traditionen verweisen. Auch die Befürworter der sog. „aktiven Sterbehilfe" griffen weit in die Geschichte zurück und suchten in der griechisch – römischen Antike nach Vorbildern für „fortschrittlichere Lösungsansätze". Das Interesse, die Erweiterung der Möglichkeiten der Sterbehilfe historisch zu begründen, fand seinen Ausdruck vor allem in Publikationen zur Geschichte des Suizids, des Begriffes „Euthanasie" und des sog. hippokratischen Eids.

Unter den neueren Publikationen zur Geschichte des Suizids verdienen nicht zuletzt Veröffentlichungen von A. Bähr u. H. Medick[25], H. Brandt,[26] D. Hofmann[27] und A. Van Hooff[28] Beachtung, in denen teils unter Berufung auf bereits vorliegende Forschungsergebnisse[29], teils aber auch auf der Grundlage eigener Erhebungen[30], darauf aufmerksam gemacht wird, dass schon in der Antike die Auffassung verbreitet war, dass der Mensch einen Anspruch darauf habe, den eigenen Tod nicht nur zu erleiden, sondern auch aktiv herbeizuführen und nach eigenen Vorstellungen zu gestalten, und dass er nach dieser Maxime auch schon in der Antike gehandelt habe.

Bei dem o. g. Titel von A. Bähr u. H. Medick handelt es sich um einen Sammelband mit Beiträgen zu verschiedenen Epochen und Kulturbereichen, von denen lediglich einer, ein Aufsatz Van Hooffs, dem Suizid in der Antike gewidmet ist [31], wobei der Autor im Wesentlichen auf in früheren Arbeiten gewonnene Erkenntnisse zu-

25 Bähr, A., Medick, H.: Sterben von eigener Hand. Selbsttötung als kulturelle Praxis, Köln 2005. (Ein Sammelband, der verschiedene Beitrage mit unterschiedlichen methodischen Ansätzen und inhaltlichen Schwerpunkten enthält, u. a. einen Beitrag des niederländischen Althistorikers A. van Hooff: Vom „willentlichen Tod" zum „Selbstmord". Suizid in der Antike, S. 23–42; darin bezieht sich der Autor teils auf Forschungsergebnisse Dritter (Vgl. S. 23, Anm. 2), teils aber auch auf eigene Forschungsergebnisse (Van Hooff, Zelfdoding in de antieke wereld. Nijmegen 1990; ders.: From Autothanasia to Suicide. London/ New York 1990. Vgl. S. 23, Anm. 1;), die er aber in dem Aufsatz ergänzt und „weiterentwickelt."

26 Brandt, H.: Am Ende des Lebens, Alter Tod und Suizid in der Antike, München 2010. (Eine auf eigenen Erhebungen beruhende Monographie, die wesentlich auf eine systematische Erforschung der Motive von Suizidenten in der Antike fokussiert, unter besonderer Berücksichtigung des sog. Alterssuizids, aber auch die benutzten Tötungsmittel;)

27 Hofmann, D.: Suizid in der Spätantike. Stuttgart 2007 (Eine geringfügig überarbeitete Fassung einer Dissertation aus dem Jahre 2007 über die Wahrnehmung von Suiziden in der Spätantike, vor allem unter juristischen und philosophisch-ethischen Aspekten;).

28 Van Hooff, A.: From autothanasia to suicid. Self-killing in Classical-Antiquity, London, New Yorck 1990 (Eine eine im wesentlichen auf eigenen Forschungen beruhende Monographie über Suizide in der Antike, deren Ergebnisse der Autor, wenn auch auf der Beurteilungsgrundlage einer größeren Anzahl von Fällen unter dem deutschsprachigen Titel: Vom „willentlichen Tod" zum „Selbstmord". Suizid in der Antike; in: Bähr, A Medick, H., Köln 2005 s. o. S. 23–43; eine Monographie mit ähnlichem Titel und Inhalt erschien in niederländischer Sprache ebenfalls im Jahre 1990 in Nijmegen: Zelfdoding in de antieke wereld.);

29 S. o.: Bähr, A., Medick, H.: Sterben von eigener Hand. Selbsttötung als kulturelle Praxis, Köln 2005. Brandt, H.: Am Ende des Lebens, Alter Tod und Suizid in der Antike, München 2010.

30 S. o. Hofmann, D.: Suizid in der Spätantike. Stuttgart 2007.

31 Van Hooff, A.: Vom „willentlichen Tod" zum „Selbstmord". Suizid in der Antike, s. o. S. 23–42;

rückgreift, diese aber durch die Ergebnisse neuerer Recherchen ergänzt. H. Brandt beschäftigt sich, wie bereits der Titel seiner o. e. Monographie[32] zum Ausdruck bringt, hauptsächlich mit „Alterssuiziden", verknüpft dieses Thema aber auch mit anderen Themen, wie mit der Geschichte des Hippokratischen Eides[33] und mit dem Problemkreis der „Euthanasie" in der Antike[34]. Hierbei berücksichtigt der Autor aber nicht nur konkrete Fälle von Suiziden[35], sondern auch die Wahrnehmung durch die jene erwähnenden antiken Autoren.

Auf den zuletzt genannten Aspekt fokussiert die o. g. Arbeit von D. Hofmann. Anders als der Titel ihrer Monographie, „Suizid in der Spätantike", suggeriert, untersucht die Autorin darin weniger den faktengeschichtlichen Aspekt des Suizids in der Spätantike, als vielmehr die Beurteilung des Suizids durch Schriftsteller und Philosophen in der ausgewählten Epoche, - kommt im Zusammenhang damit aber auch auf bestimmte Einzelfälle zu sprechen, bezüglich der frühen römischen Kaiserzeit auf die Fälle des Philosophen und Staatsmannes *L. Annaeus Seneca*[36], des *Gn. Calpurnius Piso*[37], des mutmaßlichen Mörders des *Germanicus,* sowie des mutmaßlichen Suizids *Neros*[38].

Weniger ideen- und normengeschichtlich orientiert, als fallbezogen arbeitet A. Van Hooff. Dieser listet in seiner Monographie aus dem Jahre 1990 für die Antike nicht weniger als 960 Einzelfälle auf[39], erwähnt in seinem Aufsatz aus dem Jahre 2005 aber bereits eine „Sammlung von jetzt 1220 Fällen" und „schätzt" die Gesamtzahl von Suizidenten in der Antike auf ca. 20000 Personen,[40] von denen er die ihm bekannten Fälle, auch Fälle aus der frühe römischen Kaiserzeit, unter verschiedenen Aspekten, analysiert und typologisiert u. a. unter dem Aspekt der Motive und der jeweils verwendeten Tötungsmittel[41], den Aspekt der Involvierung Dritter oder gar von Ärzten allerdings nicht *expressis verbis* thematisiert[42].

---

32 S. o. Brandt, H.: Am Ende des Lebens, Alter Tod und Suizid in der Antike, München 2010.

33 S. o. Brandt, H.: Am Ende des Lebens,..., München 2010, S. 77–86; H. Brandt beschäftigt sich mit dem hippokratischen Eid aber weniger auf der Grundlage eigener Erhebungen als vielmehr durch eine kritische Reflexion über andere Forschungsergebnisse.

34 In Kap. 8 mit der Überschrift: 'Einen guten Tod haben': Alterssuizid und Euthanasie, s. o. Brandt, H.: Am Ende des Lebens,..., München 2010, S. 127–136;

35 So die Fälle *Senecas* (Am Ende des Lebens,..., München 2010, S. 93 f.; in dieser Arbeit Kap. 1 und Tab. IV, 21), des *C. Caninius Rebilus,* (Am Ende des Lebens,..., München 2010, S. 114 f.; s. u. Tab. IV, 6;) des Vaters des Prätoriers *P. Licinius Caecina* (Am Ende des Lebens,..., München 2010, S. 95; s. u. Tab. VIII, 12;) und des *Valerius Festus* (Am Ende des Lebens,..., München 2010, S. 116 f.; s. u. Tab. IX, 6;);

36 S. o. Hofmann, D.: Suizid in der Spätantike. Stuttgart 2007, S. 31–34; s. u. Kap. 1 u. Tab. IV, 21;

37 S. o. Hofmann, D.: Suizid in der Spätantike. Stuttgart 2007, S. 65–68; s. u. Kap. 2.1 u. Tab. I, 5 u. 7;

38 S. o. Hofmann, D.: Suizid in der Spätantike. Stuttgart 2007, S. 153–S. 161; s. u. Kap. 2.3.3.1, Tab. V, 2 u. IX, 21;

39 S. o. Van Hooff, A.: From autothanasia to suicid. Self-killing in Classical-Antiquity, London, New-York 1990;

40 S. o. Vom willentlichen Tod zum Selbstmord. Suizid in der Antike, in: Bähr, A./Medick, H., Köln 2005, s. o. S. 23–43; siehe vor allem den Abschnitt: Wie häufig war Selbsttötung? Vgl. S. 24–25;)

41 S. o. Vom willentlichen Tod zum Selbstmord. Suizid in der Antike, in: Bähr, A., Medick, H., s. o. Köln 2005, Abschnitt: Das Bild der antiken Methoden der Selbsttötung (S. 25–26;);

42 S. o. Van Hooff, A.: From autothanasia to suicid. Self-killing in Classical-Antiquity, London, New-York 1990; außerdem in dem Artikel „Eutanasie" in: Leven, K.-H.: Antike Medizin. Ein Lexikon. München 2005, Sp. 284–285.

Unklar ist, inwieweit Van Hooff ärztliche Tötungsassistenz stillschweigend voraussetzt. Jedenfalls äußert er sich zu dieser Frage widersprüchlich. Während er in seinen Beiträgen zum Suizid in der Antike dieses Problem ausspart, hat er in einem neueren Aufsatz[43] die aktive Beteiligung von Ärzten an den suizidalen Anstrengungen ihrer Patienten bestritten, während er sie in Bezug auf den Fall *Seneca* jedoch bejahte[44]: „*Seneca d. J. erhielt bei seinem Selbstmord auf Befehl Neros Gift überreicht v. Statius Annaeus...*“[45] Ähnliches gilt auch für den o. e. Beitrag D. Hofmanns: Während die Autorin in Bezug auf die Fälle *Pisos* und *Neros* die Involvierung von Ärzten gar nicht thematisiert, geht sie im Falle *Senecas* unter Berufung auf die Darstellung des *Tacitus* und auf die Einschätzung anderer Forscher offensichtlich davon aus, dass der Philosoph von seinem Leibarzt zum Zwecke der Selbsttötung Gift erbat und bekam[46].

Eindeutiger positioniert sich in dieser Frage H. Brandt, insofern dieser Autor unter klarer Distanzierung von Autoren, die sich kritisch zu der Annahme ärztlicher Tötungsassistenz äußerten, vor allem gegenüber der Einschätzung durch D. von Engelhardt, aber auch in dem o. e. neueren Aufsatz A. Van Hooffs entschieden die Meinung vertrat: „... *daß man in dieser Zeit* (d. h. in der Antike, der Verf.) *im Bedarfsfalle mit ärztlicher Hilfe zur Selbsthilfe fest rechnen konnte oder dies in gewisser Berechtigung annehmen durfte.*[47]“

Widersprüchliches liest man in dieser Hinsicht auch in den meisten neueren Arbeiten zu dem Begriff „Euthanasie“ und zu den damit verknüpften Vorstellungen. Diesbezüglich soll hier vor allem auf Arbeiten von U. Benzenhöfer[48], K. Bergdolt,[49] P.

---

43 Thanatos und Asklepios. Wie antike Ärzte zum Tod standen, in Schlich, Th./Wiesemann, (Hrsgg.): Hirntod. Zur Kulurgeschichte der Todesfeststellung, Ffm. 2001, S. 85–101, bes. S. 97;

44 in dem Artikel „Eutanasie“ in: Leven, K.-H. Antike Medizin. Ein Lexikon. München 2005, Sp. 284–285.

45 Vgl. Van Hooff, A., Euthanasie, in: Leven, K.-H. Antike Medizin. Ein Lexikon. München 2005; Sp. 284 f.;

46 S. o. Hofmann, D.: Suizid in der Spätantike. Stuttgart 2007, S. 31–34; insbes. S. 31 und Anm. 70;

47 S. o. Brandt, H.: Am Ende des Lebens,..., München 2010, S. 131;

48 Benzenhöfer, U.: Der gute Tod? Geschichte der Euthanasie und Sterbehilfe. Göttingen 2009. Diese Arbeit des bekannten Frankfurter Medizinhistorikers, dessen Forschungs- und Arbeitsschwerpunkt eher in der Neuzeit liegt, (Vgl. http://www.geschichte-medizin.uni-frankfurt.de/47769188/010_BenzenhoeferU?) enthält im Wesentlichen eine Darstellung der historischen Entwicklung des Nachdenkens über „den guten Tod“, die aber bezüglich der Antike (S. 13 – 43) und *Senecas* (S. 34 – 36) nicht auf eigenem Quellenstudium beruht, sondern auf Forschungsergebnisse von Spezialisten zurückgreift und diesbezüglich weniger medizingeschichtlich als ideengeschichtlich ausgerichtet ist.

49 Bergdolt, K.: Das Gewissen der Medizin: ärztliche Moral von der Antike bis heute, München 2004. Diese Publikation des gebürtig aus Stuttgart stammenden Medizinhistorikers, dessen Forschungs- und Arbeitsschwerpunkt bei Themen des aus den Epochen des Mittelalters und der frühen Neuzeit zu verorten ist, beruht bezüglich der Antike ebenfalls nicht auf eigenem Quellenstudium, sondern auf der Verarbeitung von Forschungsergebnissen Dritter. Außerdem fokussiert Bergdolt weniger auf medizingeschichtliche Fakten, als vielmehr auf die Entwicklung der medizinethischen Vorstellungen über das berufliche Selbstverständnis von Ärzten.

Carrick,[50] A. Frewer[51] P. Potthoff[52] hingewiesen werden sowie auf die bereits in einem anderen Zusammenhang erwähnte Arbeit von H. Brandt[53]. Übereinstimmend betonen diese Autoren, dass die mit dem Begriff „Euthanasia" verknüpften Vorstellungen seit der Antike[54] großen Veränderungen unterworfen waren und dass der vor allem von den Sozialdarwinisten entwickelte und von den Nationalsozialisten praktizierte Gedanke an eine zu „eugenischen" Zwecken durchgeführte Tötung[55] körperlich und seelisch erkrankter Menschen[56] unter Beteiligung von Ärzten in der Antike dem Begriff noch nicht inhärent war[57]. Andererseits halten einige Autoren es aber für erwiesen, bzw. für wahrscheinlich, dass der Gedanke der „Euthanasia" bereits in der Antike

50 Carrick, P.: Medical Ethics in the Ancient World. Washington, DC 2001. Dieses Werk, dessen Verfasser am Gettysburg College Philosophie lehrt, enthält einen Überblick zu verschiedenen medizingeschichtlichen Themen der griechisch-römischen Antike, sowohl technologischen als auch philosophisch-ethischen Inhalts, die mehrheitlich nicht auf der Grundlage eigener Forschungsergebnisse bearbeitet werden. Auch die o. e. Arbeit P. Carricks ist, wie bereits am Titel ablesbar ist, ideengeschichtlich ausgerichtet, nicht zuletzt was die Rolle *Senecas* anbetrifft. Vgl. dazu S. 133–137 und S. 162–165; der Vorgang von *Senecas* Ableben sowie die dabei von dessen Leibarzt gespielte Rolle werden nicht thematisiert.

51 Frewer, A. Der sterbende Patient und die Medizin. Historische und philosphische Aspekte der Euthanasie- Debatte, (Habilitationsschrift, MHH) Hannover 2005.

52 Potthoff, Th.: Euthanasie in der Antike, (Diss. med.) Münster 1982.

53 S. o. Brandt, H.: Am Ende des Lebens. Alter, Tod und Suizid in der Antike. München 2010, insbesondere das Kapitel „8. `Einen guten Tod haben´: Altersuizid und Euthanasie" (S. 127–134), wo B. sich aber im Wesentlichen auf „Vorarbeiten" von Potthoff (S. o.), Vogt (Vogt, J., Euthanasia – antik und modern, Saeculum 35, 1982, S. 68–73), Lebek, (Lebeck, D. H., Wie lange soll man leben? Antike Einsichten und Erfahrungen, in: Kahrenberg, H./Leitz, C. (Hrsg.) Heilkunde und Hochkultur II. Münster 2002, S. 257– 276;) Van Hooff (S. o.), Bergdolt (S. o.) und Benzenhöfer (S.o.) stützt. Vgl. Brandt, s. o. S. 127 Anm. 566;

54 Erstmals greifbar bei griechischen Dichtern wie Kratinos, (*um 520 v. Chr.; †423 v. Chr.) der ihn um 500 - 420 v. Chr. zur Bezeichnung eines „guten Todes" in Abgrenzung zu einem schweren Sterben gebraucht, und Menander (*342/341 v. Chr. in *Kephisia*; † 291/290 v. Chr.), dem das geflügelte Wort zugeschrieben wird: „*Wen die Götter lieben, der stirbt jung.*"

55 Das Wort „Euthanasie" wird als Ausdruck zur Bezeichnung von „aktiver Sterbehilfe" frühestens bei Francis Bacon (*22. 01. 1561 in London; †9. 04. 1626 in Highgate) verwendet, im Kontext der Übertragung der entwicklungstheoretischen Lehren von Charles Robert Darwin (*12. 02. 1809 in Shrewsbury; †19. 04. 1882 in Downe) und Thomas Robert Malthus (*13. 02., oder am 14. bzw. 17. 02. 1766 in Wotton bei Dorking, in der englischen Grafschaft Surrey, †29. 12. 1834 in Bath) auf das Zusammenleben der Menschen durch „sozialdarwinistisch" geprägte Autoren wie Ernst Haeckel (*16. 02. 1834 in Potsdam; † 9. 08. 1919 in Jena) und Alexander Tille (*30. 03. 1866 in Lauenstein; †16. 12. 1912 in Saarbrücken).

56 Im Zeitalter des Nationalsozialismus diente der Begriff vor allem zur euphemistischen Umschreibung von Maßnahmen zur systematischen Tötung von Menschen im Rahmen von Aktionen wie der sog. Kinder-„Euthanasie", (in Krankenhäusern und in sog. in sogenannten „Kinderfachabteilungen"), im Rahmen der „Aktion T4", d. h. der sog. Erwachsenen-„Euthanasie", (der systematischen Tötung von Psychiatriepatienten und Behinderten 1940/1941), der sog. „Aktion 14f13", d. h. der Tötung von psychiatrisch erkrankten und behinderten KZ-Häftlingen, sowie der sog. Aktion Brandt, d. h. der Ermordung von Psychiatriepatienten und Behinderten in Krankenhäusern ab 1943. Vgl. Burleigh, M. (Hrsg.): Tod und Erlösung. Euthanasie in Deutschland 1900–1945. Zürich 2002. Friedlander, H.: Der Weg zum NS-Genozid. Von der Euthanasie zur Endlösung. Berlin 2002. Hagemann, A. (Red.): „Euthanasie" im NS-Staat: Grafeneck im Jahr 1940. Stuttgart 2000. Klee, E.: „Euthanasie" im NS-Staat. Die „Vernichtung lebensunwerten Lebens". Frankfurt 1983, Ffm. 2010[2].

57 Am deutlichsten wurde dieser Gedanke in der o. e. Dissertation von Th. Potthoff: Euthanasie in der Antike, Münster 1982., und zwar auf der Grundlage einer systematischen Auswertung der dazu aus

mit der Erwartung von Hilfe durch Dritte, vielleicht auch durch Ärzte, verknüpft wurde. Diese Auffassung wurde durch Th. Potthoff,[58] und A. Frewer[59] und H. Brandt[60] vertreten, in Bezug auf den Fall *Seneca* aber auch durch A. Van Hooff [61].

Ob in der Antike aber auch entsprechend solchen Erwartungen gehandelt wurde, sei es im Zusammenhang von Selbsttötungen, sei es im Zusammenhang von Kindstötungen, etwa im Rahmen der sog. *patria potestas*[62], ist in der Literatur allerdings strittig. Dass solche Tötungen von Frauen, Kindern, Sklaven und Ausländern stattgefunden haben, da diese nicht als Vollbürger angesehen, daher gesundheitlich eher vernachlässigt worden seien, wird u. a. von A. Bergdolt für möglich, wenn auch nicht für nachweisbar gehalten.[63]

Im Prinzip aber halten die meisten der o. g. Forscher ärztliche Tötungsassistenz in der Antike grundsätzlich für erwiesen, nicht zuletzt Th. Potthoff,[64] A. Van Hooff[65] und A. Frewer[66]. Von denen beruft sich sich der letztere bezogen auf die Antike aber nicht primär auf eigenes Quellenstudium, sondern auf bereits in den frühen dreißiger Jahren veröffentlichte, teilweise in den 90-er Jahren neu publizierte Forschungsergebnisse des deutschen Altphilologen H. Diller[67], der sich für seine diesbezüglichen These argumentativ – wie auch Th. Potthoff, und A. Van Hooff – vor allem auf die antike

---

der Antike überlieferten Quellen. Vgl. Van Hooff, A., „Euthanasie" in: Leven, K.-H., (Hrsg.) Antike Medizin. Ein Lexikon. München 2005, Sp. 284–285;

58 S. o. Th. Potthoff vor allem in dem Kapitel „5. Aktive Euthanasie durch unterlassene ärztliche Hilfeleistung" S. 53 - 60, „IV. Kapitel: Die Alltägliche Wirklichkeit des Suizids im Spiegel der antiken Rechtsprechung", S. 71 - 83, „VII. Kapitel: Aktive Euthanasie als Ärztliche Beihilfe zum Suizid", S. 108–122, und „VIII. Kapitel: Antike Zeugnisse Ärztlicher Selbstmord-Beihilfe" S. 123–142;

59 S. o. Frewer, A. Der sterbende Patient und die Medizin. Historische und philosphische Aspekte der Euthanasie- Debatte, (Habilitationsschrift, MHH) Hannover 2005. Ders., Der Tod als Medizin? Euthanasie und Sterbehilfe in der Geschichte, in: Vorgänge Nr. 175, 2006, S. 24–35;

60 S. o. Brandt, H.: Am Ende des Lebens, ... München 2010, S. 131;

61 Vgl. dazu Van Hooff: „Euthanasie" in: Leven, K.-H. (Hrsg.): Antike Medizin: ein Lexikon, München 2005, Sp. 284–285 unter Berufung auf eigene Forschungsergebnisse;

62 Vgl. Arjava, A.: Paternal Power in Late Antiquity, in: Journal of Roman Studies 88, 1998, S. 147–165. Bund, E.: Patria Potestas, in: Der kleine Pauly Bd. 4, Stuttgart 1975, Sp. 552 f.; Estbrook, R.: Vitae Necisque Potestas, in: Historia 48, 1999, S. 203–223; Gardner, J. F.: Family and familia in Roman Law and Life. Oxford 1998.

63 Bergdolt, K.: Das Gewissen der Medizin. Ärztliche Moral von der Antike bis heute. München 2004, S. 41.

64 Potthoff, Th.: S. o. Münster 1982;

65 Vor allem in „Euthanasie", in: Leven, K.-H.(Hrsg.) Antike Medizin. Ein Lexikon, München 2005, Sp. 284 –285 und in: Ancient Euthanasia. `Good Death" and the Doctor in the Graeco-Roman World, in: Social Science and Medicine 58 (2004), S. 975–985;

66 Vgl. Frewer, A., Der Tod als Medizin? Euthanasie und Sterbehilfe in der Geschichte. Vorgänge Nr. 175, 2006; bereits in seiner Habilitationsschrift (Der sterbende Patient und die Medizin. Hannover 2005.) stellte A. Frewer unter Berufung auf *Tacitus* (s. o. S. 25, Anm. 31) fest: *„Bei Seneca spielte die Medizin in Person des Freundes und Leibarztes Statius Annaeus eine direkte Rolle: Nachdem der stoische Denker – ebenso wie Sokrates primär aus politischen Gründen in den Tod getrieben – ein Gift genommen hatte, sich das Ende aber noch nicht einstellte, war es der Arzt, der durch ein warmes Bad und die Eröffnung von Blutgefäßen das Sterben beschleunigt haben soll."*

67 Als grundlegende Werke H. Dillers auf dem Gebiet der Geschichte der Medizinethik gelten immer noch: Die Überlieferung der Hippokratischen Schrift Peri aerōn hydatōn topōn. Leipzig 1932. Wanderarzt und Aitiologe. Studien zur Hippokratischen Schrift Peri aerōn ydatōn topōn. Leipzig 1934. Kleine Schriften zur antiken Medizin. Hrsgg. Baader, G. und Grensemann, H.. Berlin 1973. Hippo-

Berichterstattung über den Tod des römischen Philosophen und Staatsmannes *Seneca* stützt, sowie auf Zweifel bezüglich der Entstehungszeit, der Verbreitung und Verbindlichkeit des sog. hippokratischen Eides.

In Bezug auf die Geschichte des *hippokratischen Eides* lassen neuere Arbeiten – diesbezüglich ist noch einmal auf eine Arbeit von P. Carrick[68] sowie auf Publikationen von Th. Rütten[69] und D. Schubert[70] zu verweisen – die Forschungsergebnisse H. Dillers zwar in Einzelheiten als überholt erscheinen, haben aber die grundlegenden Zweifel dieses Forschers an der Verbindlichkeit dieses Eides sowie ähnlicher Eidesleistungen in der Antike bislang keineswegs widerlegt. Hierbei ist zu beachten, dass sowohl Th. Rütten als auch P. Carrick in Übereinstimmung mit H. Diller keinen Zweifel daran hegen, dass ein Arzt mit dem Namen *Hippokrates* auf der Ägäisinsel *Kos* wirklich gelebt hat[71] und eine wichtige Rolle bei der Gründung einer noch in der frühen römischen Kaiserzeit berühmten Ärzteschule auf der Insel spielte, dass aber hinsichtlich der Autentizität des diesem zugeschriebenen Schrifttums, des sog. *Corpus Hippocraticum*, und damit auch hinsichtlich der Geschichte des innerhalb des *Corpus Hippocraticums* überlieferten und nach jenem *Hippokrates* bekannten Eides große Zweifel bestehen[72].

Das *Corpus Hippocraticum* gilt nach der *communis opinio* der Forschung als eine Sammlung von mehr als 60 antiken Texten medizinischen bzw. medizinethischen Inhalts, die zwischen dem 5. Jahrhundert v. Chr. und 2. Jahrhundert n. Chr. entstanden und erst später zu einem Gesamtcorpus zusammengestellt wurden[73]. Schon allein aus dieser chronologischen Zuordnung der Entstehung der Textsammlung ergibt sich, dass nur wenige von ihnen von *Hippokrates* selbst verfasst worden sein können, die meisten wurden von Schülern und anderen *Hippokratikern* erstellt, was aber schon in der Antike bekannt war.

---

krates: Schriften. Die Anfänge der abendländischen Medizin. Reinbek 1962; Neuausgabe unter dem Titel: Ausgewählte Schriften. Mit einem bibliographischen Anhang und einem Kurzlebenslauf S. 342 f., hrsg. von Leven, K.-H., Stuttgart, 1994.

68 S. o. Carrick, P.: Medical Ethics in the Ancient World. Washington, DC 2001; vgl. dazu bes.: Part II, The rise of Medical Ethics S. 71–114 mit den Unterkapiteln „4. WHO WAS HIPPOCRATES?“ (S. 71–81) und „5. THE HIPPOCRATIC OATH“ (S. 83–114).

69 Rütten, Th.: Medizinethische Themen in den deontologischen Schriften des Corpus Hippocraticum. In Médicine et morale dans l´ antiquité, hrsg. v. H. Flashar und J. Jouanna, Vandceuvers-Genf 1997 (=Entretiens sur l´ antiquité classique 43), S. 65–120;

70 Schubert, C.: Der hippokratische Eid. Medizin und Ethik von der Antike bis heute. Darmstadt 2005.

71 C. Schubert spricht zwar von *„Hippokrates als antike[r] Fiktion“*, meint damit aber nicht die Person, sondern das dieser zugeschriebene Werk. Vgl. dazu die Kapitelüberschrift zu Abschnitt V. (S. o. Der hippokratische Eid. S. 61–67);

72 Diese Zweifel wurden schon von W. Eckart (Geschichte der Medizin. Berlin, Heidelberg etc. 2005^5, S. 48 - 49;) in das Bewusstsein von Medizinern und Medizinethikern gerufen.

73 Vgl. Hippokrates: Schriften. Die Anfänge der abendländischen Medizin. Übersetzt und herausgegeben von Hans Diller. Rowohlt, Reinbek 1962; Neuausgabe: Hippokrates: Ausgewählte Schriften. Mit einem bibliographischen Anhang von Leven, K.-H., Stuttgart 1994, (mit Erläuterungen); Golder, W.: Hippokrates und das Corpus Hippocraticum. Eine Einführung für Philologen und Mediziner. Würzburg 2007. Althoff, J.: Medizinische Literatur. In: Zimmermann, B.(Hrsg.): Handbuch der griechischen Literatur der Antike. Die Literatur der archaischen und klassischen Zeit (= Handbuch der Altertumswissenschaft. 7. Abteilung, Band 1). München 2011, S. 295–320.

Th. Rütten versuchte auf der Grundlage einer genauen philologischen Analyse, vor allem in kritischer Auseinandersetzung mit dessen Deutung durch L. Edelstein[74] nachzuweisen, dass eine klare medizingeschichtliche Zuordnung in eine bestimmte Epoche nicht ohne weiteres möglich, eine Zuordnung in die Zeit des Hellenismus aber durchaus nicht abwegig sei[75]. Th. Rütten stellt fest: „*Es bleibt festzuhalten, daß keiner der von Edelstein beigebrachten Belege geeignet ist, die sozialgeschichtlich übliche Praxis einer ärztlichen Beihilfe zum Selbstmord Moribunder in der Antike, schon gar nicht in der Entstehungszeit des Eides, zu belegen. ... Die für die Edelsteinsche Eiddeutung unabdingbare Konstellation eines sterbewilligen Moribunden, der einen Arzt um Beihilfe zum Selbstmord angeht, findet sich bei keinem einzigen Autor, der die Verhältnisse des 5. oder 4. Jahrhunderts vor Augen hat.*“[76]

Vordergründig betrachtet, scheint es Th. Rütten in diesem Zitat vor allem auf den Ausschluss einer bestimmten inhaltlichen Deutung des Eids anzukommen, in Wirklichkeit gibt der Autor aber klar zu erkennen, dass er eine Datierung in das 5. oder 4. Jahrhundert für möglich hält, allerdings ohne sich auf eine Autorschaft des *Hippokrates* selbst festzulegen. Einen wesentlichen Schritt weiter geht in dieser Hinsicht D. Schubert, die in ihrer Monographie zur Geschichte des „hippokratischen Eids“ die Zweifel am „hippokratischen“ Ursprung des Eides betont[77]. Ch. Schubert spricht in diesem Zusammenhang geradezu von „*Hippokrates als antike[r] Fiktion*[78]“ und wirft bereits im Vorwort ihrer Monographie die Frage auf: „*Aber geht der Eid wirklich auf Hippokrates zurück? Gehört er in den Kontext der gängigen medizinischen Traditionen der Antike? Oder handelt es sich um einen Text, an dem im Laufe der Jahrhunderte viele Hände gearbeitet haben, um ihn je nach zeitbedingtem Bedürfnis zu verändern und einzusetzen?*“ Und gewissermaßen als Vorwegnahme einer Beantwortung dieser Frage stellt sie ihrer Untersuchung neben dem Originalwortlaut des Eides auch den Eid in christlicher Fassung voran[79].

Im weiteren Verlauf ihrer Darstellung macht sie den Leser darauf aufmerksam, dass die frühesten Zeugnisse über den Eid in die frühe römische Kaiserzeit zu datieren sind und in den Handschriften und Papyri neben einer heidnisch – antiken Fassung auch eine christlich überformte sowie syrische und arabische Fassungen überliefert sind, die z. Teil erst im Mittelalter entstanden,[80] - wobei Beachtung verdient, dass auch Ch. Schubert, im Widerspruch zu L. Edelstein, aber in Übereinstimmung mit Th. Rütten, den Eid nicht primär als Ausdruck der Selbstverpflichtung von Ärzten deutet, ihre Kunst in den Dienst moribunder Suizidenten zu stellen, sondern nicht in den Dienst von Fremdtötungen in mörderischer Absicht.

---

74 Edelstein, L., The Hippocratic Outh. Text, Translation and Interpretation, in: Bulletin of the History of Medicine, Nr. 1, Baltimore 1943–1969; dazu zahlreiche Reprints; Vgl. dazu Rütten, Th. Medizingesch. Themen, s. o. S. 68, Anm. 5;

75 S. o. Rütten, Th. Medizingesch. Themen, s. o. S. 87–88;

76 S. o. Rütten, Th. Medizingesch. Themen, s. o. S. 87–88;

77 Vgl. Schubert, Ch.: Der hippokratische Eid. Medizin und Ethik von der Antike bis heute. Darmstadt 2005, darin vor allem S. 8–72;

78 Vgl. dazu die Kapitelüberschrift zu Abschnitt V. (S. o. Der hippokratische Eid. S. 61–67;);

79 S. o. Der hippokratische Eid. Medizin und Ethik von der Antike bis heute. Darmstadt 2005, S. 10–13;

80 S. o. Der hippokratische Eid.... Darmstadt 2005, Kap. III, S. 15 ff.;

Kritisch anzumerken ist aber gegenüber den sich ausschließlich auf die Erforschung der Geschichte des hippokratischen Eides konzentrierenden Beiträge, dass selbst im Falle des Nachweises der Verbindlichkeit solcher Eidesleistungen von Ärzten in der Antike keineswegs davon auszugehen wäre, dass sich auch alle Ärzte konsequent dementsprechend verhielten.

Daher verdient besondere Beachtung, dass bereits H. Diller seine These, dass ärztliche Tötungsassistenz in der Antike nicht unüblich gewesen sei, nicht nur aus den Unsicherheiten bezüglich der eidlichen Selbstverpflichtungen von Ärzten in der Antike ableitete, sondern auch mit dem Hinweis auf konkrete unnatürliche Todesfälle begründete, bezüglich welcher er ärztliche Tötungsassistenz für erwiesen hielt, - nicht zuletzt unter Berufung auf die Darstellung des Lebensendes *Senecas* durch den römischen Geschichtsschreiber *Tacitus*[81]. Und in diesem Zusammenhang ist zu beachten, dass außer H. Diller auch Th. Potthoff und A. van Hooff sich bei ihrer These, dass ärztliche Selbsttötungssassistenz in der Antike vorgekommen sei, auf das Verhalten des Arztes *Annaeus Statius* im Kontext des Ablebens *Senecas* berufen.[82]

Ungeachtet dessen stellt sich bei einer vorurteilsfreien Prüfung der o. z. Arbeiten ein deutliches Unbehagen ein, vor allem gegenüber den Urteilen solcher Forscher, die sich bezüglich ihrer Einschätzung der Praxis auf dem Gebiet der „Sterbehilfe" in der Antike nicht primär auf eigene Erhebungen stützen, sondern auf die Forschungsergebnisse von „Fachleuten", nämlich ob sie sich in ausreichendem Umfang vorher klar gemacht haben,

- inwieweit sie bei jenen Forschern, auf deren Ergebnisse sie sich stützen, darauf verlassen können, dass das sog. erkenntnisleitende Interesse, das sie veranlasste sich mit Fragen ärztlich assistierten Suizids in der Antike zu beschäftigen, andere Ergebnisse als die tatsächlich erzielten überhaupt zugelassen hätte, aber auch
- inwieweit sie die in Bezug auf bestimmte Einzelfälle erzielten Erkenntnisse – das gilt auch für die Arbeiten von Forschern, die sich bei den von ihnen ermittelten Erkenntnissen auch auf eigene Recherchen stützen - ungeprüft verallgemeinerten und als repräsentativ für das Verhalten von Ärzten in der Antike insgesamt betrachteten.

Das zuerst genannte Problem erweist sich als besonders virulent in Bezug auf die Ansichten A. Frewers[83], soweit letzterer sich bezüglich der Antike hauptsächlich auf For-

81 Auch Van Hooff (S. o. „Euthanasie" in: Leven, K.-H.(Hrsg.): Antike Medizin: ein Lexikon, München 2005.) und Th. Rütten (S. o. Medizinethische Themen in den deontologischen Schriften des Corpus Hippocraticum. S. 65–120;) beziehen sich bei ihren diesbezüglichen Überlegungen auf den Fall *Seneca* (Näheres dazu s. u. Kap. 1).

82 S. o. Potthoff, Th.: Euthanasie in der Antike. Münster 1982. vor allem S. 129–131; Van Hooff, A.: S. o. „Euthanasie" in: Leven, K.-H. (Hrsg.) Antike Medizin. Ein Lexikon, München 2005 Sp. 284–285.

83 S. o. Frewer, A., Der Tod als Medizin? Euthanasie und Sterbehilfe in der Geschichte. Vorgänge Nr. 175, 2006, aber auch in seiner Habilitationsschrift: Der sterbende Patient und die Medizin, Historische und philosophisch-ethische Aspekte der Euthanasie-Debatte. Hannover 2005; auf die Verhältnisse der Antike geht A. Frewer in diesem Werk nur relativ kurz ein, in den Abschnitten 2. 1–2.3 auf den S. 21–25, und zwar unter Berufung auf Veröffentlichungen von Forschern wie Rütten (S. o.), Lichtenthaeler (S. u. Lit.), Deichgräber (S. u. Lit.-Verz.), Edelstein S. u. Lit.-Verz.;), Carrick (Vgl. dazu

schungsergebnisse H. Dillers[84] berief. Es stellt sich im Hinblick darauf nämlich die Frage, ob sich A. Frewer in ausreichendem Maße klar gemacht hat, dass die von ihm benutzten Forschungsergebnisse Dillers bereits kurz vor und kurz nach dem Beginn der NS – Zeit erarbeitet und veröffentlicht wurden, d. h. zu einer Zeit, in welcher der Sozialdarwinismus in Deutschland noch viele Anhänger hatte und auch bei der Realisierung des sog. Euthanasieprogramms des NS-Staates ideologisch eine wichtige Rolle spielte.

In Zusammenhang dieser Überlegung verdient besondere Beachtung, dass H. Diller sich auch persönlich schon früh mit politischen Zielsetzungen des NS-Staates identifiziert zu haben scheint. So unterzeichnete H. Diller bereits 1933 ein Bekenntnis deutscher Professoren zu Adolf Hitler, und stellte im Jahre 1937 einen Parteiaufnahmeantrag, dem im Jahre 1940 auch stattgegeben wurde.[85] Außerdem hat es den Anschein, dass H. Dillers Nähe zum Nationalsozialismus auch einen großen Einfluss auf seine Karriere als Professor hatte. Es dürfte sicherlich nicht einem Zufall zu verdanken sein, dass H. Diller ausgerechnet im Jahre seines Antrags auf Parteimitgliedschaft den Posten eines außerordentlichen Professors an der Universität Rostock erhielt. In Anbetracht dessen erscheint die Vermutung als zulässig, dass H. Diller in Bezug auf das Problem der Verifikation von ärztlich assistierten Tötungen und Selbsttötungen in der Antike, selbst wenn er das gewollt hätte, kaum andere Forschungsergebnisse hätte veröffentlichen können als er sie veröffentlicht hat, auf jeden Fall zwischen den Jahren 1933 – 1945, in denen die Veröffentlichung der meisten Forschungsergebnisse, auf die sich A. Frewer stützt, erfolgte.

Ähnliches gilt es, obgleich in stark veränderter und abgeschwächter Form, in Bezug auf das den Forschungen des niederländischen Althistorikers A. Van Hooff zugrunde liegende Erkenntnis leitende Interesse zu bedenken. Um dessen Forschungsergebnisse besser verstehen zu können, muss man sich vergegenwärtigen, dass die Debatte über neue Regeln für von Ärzten zu leistende Sterbehilfe in den Niederlanden, in denen Van Hooff hauptsächlich lebt, forscht und lehrt, bislang einen anderen Verlauf genommen hat, als in Deutschland und zu gesetzlichen Neuregelungen geführt hat, die zur Zeit in Deutschland noch sehr umstritten sind: Bereits seit dem Jahre 2001 gilt in den Niederlanden eine gesetzliche Regelung, die auch „aktive Sterbehilfe" grundsätzlich zulässt und dazu geführt hat, dass „lebensbeendende Maßnahmen" unter aktiver Beteiligung von Ärzten für Patienten, die dies wünschen, als legal

S. 23, Anm. 24–Anm. 26) und nicht zuletzt H. Dillers, die Frewer aber irrtümlich in das Jahr 1994 datiert, obwohl diese bereits in den 30-er Jahren entstanden und z. T. nur im Jahre 1994 erneut veröffentlicht wurden.

84 S. o. Diller, H.: Die Überlieferung der Hippokratischen Schrift Peri aerōn hydatōn topōn. Leipzig 1932. Wanderarzt und Aitiologe. Studien zur Hippokratischen Schrift Peri aerōn ydatōn topōn. Leipzig 1934. Kleine Schriften zur antiken Medizin. Hrsg. von G. Baader und H. Grensemann, Berlin 1973. Hippokrates: Schriften. Die Anfänge der abendländischen Medizin. Reinbek 1962; Neuausgabe unter dem Titel Ausgewählte Schriften. Mit einem bibliographischen Anhang und einem Kurzlebenslauf S. 342 f, hrsg. von K.-H. Leven. Stuttgart, 1994.

85 Vgl. In memoriam Hans Diller. In: Christiana Albertina. Neue Folge, Bd. 9, 1977, S. 1–13 (Sonderdruck). E. Klee: Das Personenlexikon zum dritten Reich: Wer war was vor und nach 1945? Ffm. 2003, S. 111.

angesehen werden. Das sog. „lebensbeendende Handeln" findet in etwa 90 Prozent der Fälle im häuslichen Umfeld daran interessierter Patienten statt und wird in der Regel von Hausärzten durchgeführt[86] – und wurde im Jahre 2013 in den Niederlanden auch für todkranke Säuglinge legalisiert[87].

Beachtung verdient im Hinblick darauf vor allem, dass über eine öffentliche Kritik A. Van Hooffs an diesen Neuregelungen in den Niederlanden bzw. an den entsprechenden Bestrebungen, diese einzuführen, nichts bekannt ist[88]. Daher ist kaum davon auszugehen, dass Van Hooff im Rahmen seiner Forschungen über ärztlich assistierte Selbsttötungen in der Antike ein besonderes Interesse daran entwickelt haben könnte, Ergebnisse zu erzielen, die u. U. als Kritik an der in den Niederlanden angestrebten und schließlich auch durchgesetzten „liberalen" Regelungen hätten gedeutet werden können, ungeachtet der Tatsache, dass er sich, als ein mit den akribischen Methoden der Althistoriker bestens vertrauter Forscher, am Ende nicht der Einsicht zu verschließen vermochte, *„daß es in der Antike am Sterbebett keinen Platz für Ärzte gab."*[89]

Es ist zu beachten: A. Van Hooff hat seit 2009 den Vorsitz des niederländischen Atheistisch-Humanistischen Verbandes „De Vrije Gedachte (Der freie Gedanke, gegr. 1856)." inne[90], der, wie in Deutschland die „Humanistische Union", schon seit längerem „liberalere Regeln" auf dem Gebiet der Sterbehilfe fordert[91]. Wie sehr sich Van Hooff nicht nur als Forscher, sondern als Publizist für die Erweiterung der gesetzlichen Möglichkeiten zur Legalisierung der aktiven Involvierung von Ärzten in „lebensbeendende Maßnahmen" einsetzte, belegt seine Teilnahme an einer entsprechenden Informationsveranstaltung des sog. Freidenker-Verbandes e. V. Köln vom 09.11.2010[92].

86 Vgl. dazu: Deutsches Ärzteblatt 24. 02. 2012 (Dtsch. Arztebl. 2012; 109(8): A-341 / B-297 / C-293);

87 Vgl. Deutsches Ärzteblatt (online): Niederlande legalisieren Sterbehilfe bei todkranken Babys (http://www.aerzteblatt.de/nachrichten/54769/Niederlande-legalisieren-Sterbehilfe-bei-todkranken-Babys;2016);

88 Eher vom Gegenteil ist auszugehen: „Dr. Anton J. L. van Hooff (*1943) Altphilologe und Althistoriker, ist seit 2009 Vorsitzender des niederländischen Atheistisch-Humanistischen Verbandes De Vrije Gedachte (Der freie Gedanke, gegründet 1856)." Vgl. http://hpd.de/autor/anton-van-hooff (2016); zur Biografie Van Hooffs vgl. auch: http://www.nederlands.nl/biografie/Anton+van+Hooff(2016); Van Hooff ist u. a. als Schulbuchautor bekannt, der sich auch in der Tagespresse in seinen Forschungsbereich tangierenden Angelegenheiten engagiert: „geeft hij zijn mening over allerlei actuele kwesties, met name over de wilsdood, de wenselijkheid van de republikeinse staatsvorm en oproepen tot hondenhaat (misokynie).

89 S. o. Van Hooff, A. 2001, S. 97; (zitiert nach Brandt, H.: Am Ende des Lebens. ... München 2010, S. 131;

90 Vgl. http://hpd.de/autor/anton-van-hooff;

91 Vgl. dazu einen aktuellen Internettauftritt der „Humanistischen Union", nach dem sich diese Organisation betont für die „Freiheitsrechte des Einzelnen" engagiert und für eine Zurückdrängung des öffentlichen Einflusses der Kirchen und Religionsgemeinschaften fordert, die nicht zuletzt auf dem Gebiet der „Sterbehilfe" die Beibehaltung restriktiverer Regelungen verlangen. Vgl. http://www.humanistische-union.de/ wir_ueber_uns/(2016);

92 Vgl. http://www.scharf-links.de/168.0.html (2016); auf dieser Veranstaltung hielt Van Hooff einen Vortrag mit dem Titel: Selbsttötung und freiwillige Euthanasie in Geschichte und Gegenwart, wobei zu berücksichtigen ist, dass der Begriff „Euthanasie" in der Terminologie Van Hooffs das aktive Eingreifen von Ärzten in den Prozess des Sterbens ihrer Patienten impliziert.

Die Tatsache aber, dass nicht nur in den Niederlanden, sondern auch in anderen Ländern Europas und der Welt im Vergleich zu Deutschland schon heute liberalere gesetzliche Regelungen bezüglich ärztlich assistierter Sterbehilfe bestehen[93], hat auch in Deutschland die Debatte darüber verschärft und dazu geführt, dass sich dort Forscher, die ihre Arbeit vorrangig der Auslotung der historischen Dimension des Themas widmen[94], hierbei vielleicht noch nicht völlig frei machen konnten von persönlichen Präferenzen für bestimmter Positionen in der aktuellen Debatte[95] und dementsprechend die Quellen vorrangig nach Informationen zu solchen historischen Sachverhalten durchforsteten, welche ihnen genehme Standpunkte in dieser Debatte zu stützen schienen, und andere eher ignorierten.

Ein solcher Verdacht erscheint vor dem Hintergrund der Einseitigkeit der Verwendung von Hinweisen auf entsprechende Denkansätze bereits in der Antike zumindest nicht als völlig unbegründet, wobei eine nicht zu unterschätzende Rolle die oftmals recht bedenkenlose Verwendung des Begriffs „Euthanasie" gespielt haben könnte, der nicht zuletzt in englischsprachigen Veröffentlichungen, aber auch bei A. Frewer mit dem Gedanken an einen von Ärzten unterstützten Suizid verknüpft wird.

Diese Vermutung erfordert allerdings eine unvoreingenommene Überprüfung. Um den oben skizzierten Verdacht zu verifizieren erscheint die Entwicklung und Erprobung eines solchen Forschungsansatzes als nötig, der den gegenwärtigen Forschungsstand bezüglich der tatsächlichen Inzidenz ärztlicher Tötungsassistenz in bestimmten historischen Epochen, nicht zuletzt der griechisch – römischen Antike, kritisch hinterfragt, und zwar dadurch, dass er die für die jeweilige Epoche zur Verfügung stehenden Quellen gezielt auch nach Informationen zu solchen medizingeschichtlichen und medizinethisch relevanten Sachverhalten befragt, deren Berücksichtigung bestimmte „moderne" medizinethischen Standpunkte nicht nur unterstützen, sondern gegebenenfalls auch in Frage stellen könnten.

Besondere Beachtung verdient in diesem Kontext ein Versuch des Arztes und Medizinhistorikers P. F. Moog, – inhaltlich und in methodologischer Hinsicht – auf der Grundlage einer Analyse von Darstellungen einzelner unnatürlicher Todesfälle zur Zeit der Herrschaft des römischen Kaisers *Claudius I.* durch *Tacitus* nachzuweisen, dass sich in der frühen römischen Kaiserzeit Ärzte wiederholt an der Tötung von Menschen beteiligten, jedenfalls in solchen gesellschaftlichen Kreisen, in denen man über die nötigen Mittel verfügte, sich die Inanspruchnahme der Dienste von Ärzten zu solchen Zwecken auch „leisten" zu können[96]. Im Hinblick darauf wird man sicher-

93 Vgl. dazu die Übersicht in: https://de.wikipedia.org/wiki/Sterbehilfe#Andere_L.C3.A4nder (2016);

94 S. o. Benzenhöfer, U.: Der gute Tod? … Göttingen 2009; Ch. Schubert; Der hippokratische Eid. Medizin und Ethik von der Antike bis heute. Darmstadt 2005;

95 In diesem Kontext verdient Beachtung, dass auch ein neuerer Aufsatz A. Frewers, in welchem dieser, bezogen auf die Antike unter Berufung auf ältere Arbeiten H. Dillers, mit liberaleren Lösungen auf dem Gebiet der Sterbehilfe sympathisiert, auf einer Internetseite der „Humanistischen Union" abrufbar ist. Vgl. A. Frewer, Der Tod als Medizin? Euthanasie und Sterbehilfe in der Geschichte. Aus Vorgänge Nr. 175, (Heft 2/2006), S. 24–35; vgl. http://www.humanistische-union.de/publikationen/vorgaenge/online_artikel/autoren/browse/2/(2016);

96 Vgl. Moog, P. F., Zwischen Medizin und Ethik – Ärzte am Hofe des römischen Kaisers Claudius, in: Fachprosaforschung – Grenzüberschreitungen, Baden Baden, Bd. 2/3, 2007, S. 9–28;

lich davon ausgehen dürfen, dass P. F. Moog die den besagten Ärzten unterstellte Beteiligung an der Tötung des Kaisers *Claudius*[97] sowie von dessen Sohn *Britannicus*[98], nach heutigem Verständnis als „Morde" einzustufen wären, persönlich moralisch missbilligte, als er sich mit diesen Fällen beschäftigte.

Andererseits lassen sich aber auch aufgrund der Erkenntnisse P. F. Moogs, ungeachtet der Frage ihrer Zuverlässigkeit, keinerlei Aussagen darüber machen, inwieweit das in jener Studie Ärzten unterstellte Verhalten für den fraglichen Zeitraum repräsentativ war und inwieweit es dem Mainstream zeitgenössischer Moralvorstellungen entsprach. Daher erscheinen auch im Hinblick auf die o. g. Forschungsergebnisse P. F. Moogs solche Forschungsvorhaben als vordringlich, welche nicht nur auf den Gewinn von Erkenntnissen darüber abzielen, ob ärztlich assistierte Tötungsassistenz in bestimmten geschichtlichen Epochen überhaupt vorkam, sondern auch über das Ausmaß, in welchem sich in der jeweiligen Epoche Ärzte in die Tötung und Selbsttötung von Menschen involvieren ließen und in welchem Umfang jenes Verhalten nach den zeitgenössischen Moralvorstellungen auch allgemein akzeptiert oder eher abgelehnt wurde.

Um die hier teilweise zu schließende „Forschungslücke" genauer kennenzulernen, erscheint es als zweckmäßig, auf eine weitere bemerkenswerte Buchneuerscheinung der letzten Jahre hinzuweisen, auf das unter der Federführung des Freiburger Medizinhistorikers K.-H. Leven, und unter Mitwirkung von *„über achtzig Medizinhistoriker[n], Althistoriker[n]und Philologen aus Europa und den USA"* zusammengestellte *„Grundlagenwerk"*, „Antike Medizin. Ein Lexikon."[99] Der Herausgeber selbst charakterisiert den Gegenstand des Werkes folgendermaßen: *„Im Mittelpunkt des Lexikons steht die griechisch-römische Kultur; der zeitliche Rahmen erstreckt sich von der archaischen Zeit Griechenlands bis in die Spätantike."*[100] Schon diese Formulierung lässt erahnen, dass innerhalb des Werkes eine Schwerpunktsetzung erfolgt, und zwar auf die Leistungen und die Bedeutung „griechischer Ärzte".

Diesen Eindruck verstärkt die sich an den o. z. Satz anschließende Formulierung: *„Byzantinische Namen und Sachstichwörter dieser Epoche sind vereinzelt aufgenommen. Ausgeschlossen bleiben hingegen Namen und Begriffe, die eindeutig in andere Epochen und Kulturen fallen (lateinisches Mittelalter, Islam)"*[101]. Auch wenn es plausibel erscheint, dass in einem Lexikon zur „Antiken Medizin" das lateinische Mittelalter sowie der Islam ausgespart bleiben, irritiert doch der Hinweis, dass *„Byzantinische Namen und Sachstichwörter dieser Epoche... vereinzelt aufgenommen* wurden, - insofern die Geschichte des byzantinischen Reiches und der byzantinischen Kultur noch bis zum Ende des Mittelalters reichte (Eroberung von Byzanz im Jahre 1453 n. Chr.;). Der

97 S. u. Kap. 2.2.3.1; Tab. IV, 3;

98 S. u. Kap. 2.2.3.3; Tab. IV, 5;

99 Vgl. Leven, K.-H. (Hrsg.): Antike Medizin. Ein Lexikon. München 2005, Sp.967. Die gesperrt gedruckten Formulierungen sind dem Klappentext des von den Münchener Verlag C. H. Beck verlegten Werkes entnommen.

100 Vgl. Leven, s. o. Vorwort S. VII;

101 Vgl. Leven, Antike Medizin. S. o. S. VII;

Hinweis verstärkt so die Vermutung, dass der Schwerpunkt des Werkes auf der antiken ***griechischen*** Medizin beruht.

Tatsächlich zeigte sich im Rahmen dieser Untersuchung, dass, soweit in den hier zu besprechenden Quellen Persönlichkeiten und Sachverhalte der antiken griechischen Medizingeschichte besprochen wurden, die Artikel des Lexikons eine wertvolle Hilfe darstellten[102], während dies bezogen auf die römischen Medizingeschichte nur in eingeschränkter Form zutrifft. Das Lexikon enthält zwar gesonderte Einträge zu Namen wie *Antonius Musa* (Leibarzt des *Augustus*)[103], *Eudemos [2]*, (*Methodiker* aus der Umgebung der *Livilla*, einer Schwiegertochter des *Tiberius*)[104], *Xenophon v. Kos*, (Leibarzt des röm. Kaisers *Claudius I.*)[105] und *Galen* (ca. 129 – 210 n. Chr. Hofarzt im Umkreis der röm. Kaiser *Marc Aurel*, *Commodus* und *Septimius Severus*)[106], - nicht jedoch zu *Charikles*, *Claudius Menekrates*, Cassius, Rubrius, Charidimus, *Vettius Valens*, *Annaeus Statius*, *Krisias v. Massilia*, *Charmis v. Massilia*, *Alcon*, *Paccius*, *Lukas*, – d. h. zu Ärzten der frühen römischen Kaiserzeit, die Schriftsteller jener Zeit[107] wegen angeblich übertriebenen Ehrgeizes, Habsucht und angeblicher Gefühllosigkeit bezüglich der Belange ihrer Patienten z. T. heftig kritisierten, ja die sie zum Teil sogar bezichtigten, in den Tod von Patienten aktiv involviert zu sein.

Ähnliches gilt auch für bestimmte pharmakologische Mittel, die z. T. als Heilmittel, z. T. aber auch als Tötungsmittel eingesetzt wurden, angeblich sogar von Ärzten[108]: Das Lexikon enthält zwar einen Eintrag zu „*Schierling*"[109], – in dem allerdings die angebliche Verwendung dieses Giftes in der *Causa Seneca* nicht thematisiert wird[110]. (das geschieht in einem Eintrag zu dem Stichwort „Euthanasie", in welchem der Autor, A. Van Hooff, auch den Namen des *Annaeus Statius* erwähnt, der *Seneca* angeblich zum Zwecke der Selbsttötung Schierling anreichte[111].) Außerdem enthält das Lexikon einen Eintrag zu dem Stichwort „*Kanthariden*[112]" - in dem aber die Möglichkeit des Missbrauchs zu Tötungszwecken ebenfalls nicht thematisiert wird[113].

Das Lexikon enthält keine Artikel zu: *aconitus*, *bubrostis*, und zum Gift des *Pinienprozesspinners*, also zu Stoffen, die ausweislich der kaiserzeitlichen Kommentatoren der *lex Cornelia de sicariis veneficiisque*[114] ebenfalls in mörderischer Absicht zur Tötung von Menschen eingesetzt wurden, - außer in einem Eintrag zum Stichwort „Gift", in welchem zwar auf die Toxizität der besagten Stoffe hingewiesen wird, aber nicht auf konkrete Fälle ihres Missbrauchs in der frühen römischen Kaiserzeit[115]. Da-

102 Vgl. dazu vor allem das Kapitel 3.3 in dieser Untersuchung;
103 Vgl. Leven, s. o. Sp. 62;
104 Vgl. Leven, s. o. Sp. 280;
105 Vgl. Leven, s. o. Sp. 930;
106 Vgl. Leven, s. o. Sp. 315–319;
107 Vgl. dazu Kap. 3.1;
108 Vgl. dazu Kap. 3.1 sowie 3.2;
109 Vgl. Leven, s. o. Sp. 772–774;
110 Vgl. dazu Näheres in Kap. 1;
111 Vgl. Van Hooff, Euthanasie, in: Leven, K.-H.: Antike Medizin. S. o. Sp. 224–225;
112 Vgl. Leven, K.-H.: Antike Medizin. S. o. Sp. 483–484;
113 Vgl. dazu Näheres in Kap. 3.2.2;
114 S. u. Kap. 3.2.2;
115 Vgl. Ihm, S., Gift, in: Leven, K.-H.: Antike Medizin. S. o. Sp. 358–360;

rüber hinaus enthält das Lexikon einen Artikel zu dem Thema „Giftmord“, in welchem die Autorin kurz darauf abhebt, dass der frühkaiserzeitliche Arzt *Eudemos* angeblich einen Patienten „*unter dem Deckmantel einer med. Behandlung*“ tötete und dass angeblich auch unter *Nero* Gift als ein angeblich harmloses Medikament verabreicht wurde[116], – aber Näheres über den konkreten Zusammenhang des Missbrauchs von Giften erfährt man in diesem Artikel nicht. Auch über die Machenschaften der berüchtigten Giftmischerin *Locusta*[117] enthält das Lexikon keine Informationen.

Dieses „Schweigen“ ist natürlich weder K.-H. Leven, dem Herausgeber des Lexikons und Verfasser mehrerer Artikel daran, anzulasten, noch den übrigen Verfassern von Artikeln in dem Lexikon, – es spiegelt lediglich den aktuellen Forschungsstand in Bezug auf die Rolle von Ärzten im Zusammenhang von Fremdtötungen und Selbsttötungen in der Antike, – damit aber auch eine Forschungslücke.

In der vorliegenden Untersuchung wird versucht, diese „Forschungslücke“ wenigstens teilweise zu schließen, und zwar indem alle bekannten „unnatürlichen Todesfälle“ der frühen römischen Kaiserzeit, exakt des Zeitraumes zwischen dem Ableben des *Augustus* und der „Ermordung“ *Domitians* daraufhin untersucht werden, ob Ärzte darin involviert waren oder nicht und inwieweit diese Ärzte in Übereinstimmung mit zu jener Zeit für gültig erachteten rechtlichen und ethischen Normen handelten oder nicht. Aufgrund der Quellenlage und der Anzahl und Qualität der bereits vorliegenden Vorarbeiten erscheint eine solche Untersuchung für die Gesamtheit der unnatürlichen Todesfälle in der frühen römischen Kaiserzeit als besonders geeignet, aber auch als vordringlich[118].

Methodisch orientiert sich die hier vorgelegte Arbeit im Wesentlichen an den Erfordernissen der einzelfallbezogenen Aufarbeitung der Quellen zu unnatürlichen Todesfällen einer bestimmten historischen Epoche, wie sie im Prinzip schon von H. Diller[119], Th. Potthoff[120], H. Brandt[121] und P. F. Moog[122] angewandt, vor allem aber von Van Hooff[123] systematisiert wurde. Diese methodischen Prinzipien werden aber in wesentlichen Punkten mit Rücksicht auf die spezifischen Zielsetzungen des hier beabsichtigten Forschungsvorhabens modifiziert.

Anders als in den o. e. Arbeiten von H. Diller, P. F. Moog und H. Brandt wird in dieser Untersuchung nicht nur auf solche Fälle fokussiert, bezüglich welcher eine Involvierung von Ärzten in den Quellen ausdrücklich bezeugt oder zumindest ange-

116 Vgl. Stamatu, G., Giftmord, in: Leven, K.-H.: Antike Medizin. S. o. Sp. 360–361;

117 S. u. Kap. 2.2.3;

118 Vgl. dazu die eingangs erwähnten Arbeiten zur Suizidforschung sowie zur Entwicklung der Bedeutung des Begriffs „Euthanasie“;

119 S. o. Diller, H.: Die Überlieferung der Hippokratischen Schrift Peri aerõn hydatõn topõn. Dieterich, Leipzig 1932. Wanderarzt und Aitiologe. Studien zur Hippokratischen Schrift Peri aerõn ydatõn topõn. Dieterich, Leipzig 1934.

120 S. o. Potthoff, Th.: Euthanasie in der Antike, Münster 1982.

121 S. o. Brandt, H.: Am Ende des Lebens. Alter Tod und Suizid in der Antike. München 2010.

122 S. o. Moog, P. F., Zwischen Medizin und Ethik – Ärzte am Hofe des römischen Kaisers Claudius, in: Fachprosaforschung – Grenzüberschreitungen, Baden Baden, Bd. 2/3, 2007, S. 9–28;

123 S. o. Van Hooff, A.: From autothanasia to suicid. Self-killing in Classical-Antiquity, London, New-York 1990.

deutet wird und daher als prinzipiell vorstellbar einzustufen ist, sondern auf alle unnatürlichen Todesfälle des Untersuchungszeitraums. Denn es soll hier ja nicht nur untersucht werden, ob ärztliche Tötungsassistenz in dem ausgewählten Zeitraum überhaupt nachweisbar ist, sondern auch in welchem Ausmaß und mit welcher gesellschaftlichen Akzeptanz im Untersuchungszeitraum.

Außerdem werden anders als in den o. e. Arbeiten Van Hooffs[124] in dieser Studie nicht nur solche Fälle untersucht, bezüglich derer mit einer gewissen Wahrscheinlichkeit von Selbsttötungen ausgegangen werden kann, sondern alle unnatürlichen Todesfälle des Untersuchungszeitraumes, soweit über diese in den Quellen berichtet wird, – unabhängig davon, ob sie in den Quellen als Fremdtötungen oder Selbsttötungen charakterisiert werden. Denn es ist davon auszugehen, dass schon in der Antike versucht wurde, Fremdtötungen im Nachhinein als Selbsttötungen erscheinen zu lassen, um den oder die Täter vor gerichtlichen Verfolgungen und Bestrafungen zu schützen oder in den Augen der Nachwelt zu exkulpieren. Daher muss damit gerechnet werden, dass sich entsprechende Bemühungen interessierter Kreise auch auf die Darstellung der jeweiligen Fälle in den Quellen ausgewirkt haben.

Der methodische Ansatz Van Hooffs, die von ihm zu untersuchenden Fälle nach bestimmten Gesichtspunkten, unter dem Aspekt der Motive und der jeweils eingesetzten Tötungsmittel, zu analysieren und zu typologisieren, wird ebenfalls modifiziert, einerseits ergänzt, – um die Erörterung der Frage, inwieweit in die jeweiligen Fälle auch Ärzte involviert waren, andererseits reduziert, – nämlich auf einen bestimmten Untersuchungszeitraum, insofern eine Fokussierung auf alle namentlich bekannten Todesfälle der Antike den Rahmen einer jeden Untersuchung allein vom Umfang her sprengen dürfte. Außerdem wird auf eine systematische Analyse der Motive von Suizidenten und anderen Tätern nach Möglichkeit verzichtet, weil die genaue Kenntnis derselben im jeweiligen Einzelfall kaum aussagefähig sein dürfte bezüglich der Kernfrage dieser Untersuchung, ob jeweils eine Involvierung von Ärzten stattgefunden hat oder nicht.

Andererseits sollen auch die Erwartungshaltungen bezüglich ärztlichen Handels sowie dessen normative Implikationen, deren Erörterung schon in der o. z. Literatur eine wichtige Rolle spielte, in dieser Untersuchung nicht unberücksichtigt bleiben, aber ausschließlich auf der Grundlage von Quellen aus und über den Untersuchungszeitraum erörtert werden, und vor allem methodisch abgetrennt von dem zentralen Anliegen dieser Arbeit, nämlich der Ermittlung von Befunden zu der Frage, in welchem Umfang ärztliche Tötungsassistenz im Untersuchungszeitraum tatsächlich stattgefunden haben, – d. h. mehr zum Zwecke der Interpretation solcher Befunde und zu deren – nachträglicher – Validierung, als zu deren Ermittlung.

In die hier vorgenommene Aufarbeitung des normengeschichtlichen Hintergrundes der Arbeit von Ärzten im Untersuchungszeitraum werden verstärkt Rechtsnormen einbezogen, von denen angenommen werden darf, dass sie das Verhalten von Ärzten im Untersuchungszeitraum beeinflusste, – deren Bedeutung in der neueren

124 S. o. Van Hooff, A.: From autothanasia to suicid. Self-killing in Classical-Antiquity, London, New-York 1990.

Literatur zur Geschichte des Problems der „Sterbehilfe“ aber bislang kaum berücksichtigt wurde[125], – ohne deren Kenntnis das tatsächliche Verhalten von Ärzten im Beurteilungszeitraum weder verständlich, noch mit der heutigen Situation von Ärzten, die um Sterbehilfe ersucht werden, sinnvoll zu vergleichen wäre.

Es ist zwar zu beobachten, dass in der augenblicklichen Debatte in Deutschland auch die juristischen Implikationen des Problems diskutiert werden, vor allem die strafrechtlichen und verfassungsrechtlichen Aspekte[126], aber die in der Antike geltenden Rechtsnormen, die gegebenenfalls auch auf von Ärzten geleistete Tötungs- bzw. Selbsttötungsassistenz anzuwenden gewesen wären, wurden bislang kaum berücksichtigt, auch nicht von solchen Autoren, welche die zur Zeit gültigen Rechtsnormen unter rechtsgeschichtlichen Gesichtspunkten beleuchteten[127], obwohl zur rechtlichen Beurteilung von Tötungshandeln in der Antike seit geraumer Zeit fundierte Untersuchungen und Darstellungen vorliegen[128].

---

125 abgesehen von einigen z. T. schon älteren Arbeiten aus der Feder von K.- H. Below (Der Arzt im römischen Recht. München 1953.), F. Kudlien (Die Stellung des Arztes in der römischen Gesellschaft. Stuttgart 1986.) und W. Kunkel (gemeinsam mit W. Honsell veröffentlicht: Römisches Recht. Berlin 1987⁴. Römische Rechtsgeschichte. Köln 2001².), auf die sich diese Arbeit vor allem in Kapitel 3 stützt.

126 Duttge, G. Strafrechtlich reguliertes Sterben, NJW 2016, Heft 3, S. 120–125; Flaßpöhler, S.: Mein Wille geschehe. Sterben in Zeiten der Freitodhilfe. Berlin 2007, (Preisgekrönte und viel rezensierte Erörterung zur Sterbehilfe). Hegselmann, R., Merkel, R. (Hrsg.): Zur Debatte über Euthanasie. Beiträge und Stellungnahmen. Ffm. 1992². Hoerster, N.: Sterbehilfe im säkularen Staat. Ffm 1998. Hoffmann, Th., S., Knaup, M. (Hrsg.): Was heißt: In Würde sterben? Wider die Normalisierung des Tötens. Wiesbaden 2015. Antoine, J: Aktive Sterbehilfe in der Grundrechtsordnung, Berlin 2004. Kamann, M.: Todeskämpfe. Die Politik des Jenseits und der Streit um Sterbehilfe. Bielefeld 2009. Klie, Th., Student, J.-Chr.: Sterben in Würde. Auswege aus dem Dilemma der Sterbehilfe. Freiburg i. Br. 2007. (Neuveröffentlichung: Freiburg 2011 (PDF; 1,0 MB), Kubiciel, M.: Gott, Vernunft, Paternalismus – Die Grundlagen des Sterbehilfeverbots. Juristische Arbeitsblätter 2011, S. 86–91; Uhlenbruck, H.: Selbstbestimmtes Sterben. Berlin 1997. Schumann, E.: Dignitas – Voluntas – Vita. Überlegungen zur Sterbehilfe aus rechtshistorischer, interdisziplinärer und rechtsvergleichender Sicht. Göttinger Antrittsvorlesung im Januar 2006, Göttingen 2006, (Volltext, PDF). Tolmein, O.: Keiner stirbt für sich allein. Sterbehilfe, Pflegenotstand und das Recht auf Selbstbestimmung. München 2006. Vgl. dazu: Wehrmann, E., in: Die Zeit, Nr. 3, 11. Januar 2007. Gaede, K.: Durchbruch ohne Dammbruch – Rechtssichere Neuvermessung der Grenzen strafloser Sterbehilfe, NJW 40/2010, 2925-2927; Girshovich, J.: Wem gehört der Tod? Vom Recht auf Leben und Sterbehilfe. Kein & Aber, Zürich 2014.

127 S. o. Schumann, E.: Dignitas – Voluntas – Vita. Überlegungen zur Sterbehilfe aus rechtshistorischer, interdisziplinärer und rechtsvergleichender Sicht. Göttinger Antrittsvorlesung im Januar 2006. Die Autorin beginnt ihren rechtsgeschichtlichen Überblick aus unerfindlichen Gründen erst mit dem Mittelalter (S. 9 ff.;), obwohl doch jedem rechtshistorisch einigermaßen gebildeten Laien klar sein dürfte, dass die meisten Rechtsordnungen der Welt, nicht zuletzt in Bezug auf können. Eine Ausnahme unter den eingangs erwähnten Autoren bildet Th. Potthoff, der in seiner Arbeit über „Euthanasie in der Antike“ (S. o. Diss. med. Münster 1982) auch den rechtshistorischen Aspekt des Problems nicht völlig unberücksichtigt ließ.

128 S. o. Below, K.-H.: Der Arzt im römischen Recht. München 1953 (auf dem Studium antiker Quellen zum römischen Recht beruhende Untersuchung). Kudlien, F. (Die Stellung des Arztes in der römischen Gesellschaft. Stuttgart 1986.) und Kunkel, W. (gemeinsam mit W. Honsell veröffentlicht): Römisches Recht. Berlin 1987⁴. Römische Rechtsgeschichte. Köln 2001² (handbuchartige Darstellung). Lediglich Th. Potthoff griff in seiner Arbeit gelegentlich auf Erkenntnisse dieser Autoren zurück.

Ähnliches gilt für die gesellschaftliche Situation von Ärzten im Untersuchungszeitraum[129], deren historische Bedeutung in den o. e. neueren Arbeiten zur Geschichte der Sterbehilfe, die - wohl hauptsächlich wegen einer starken Fokussierung des augenblicklichen Forschungsinteresses auf die Interessen von Suizidenten und anderer potentieller Interessenten an von Ärzten zu leistender "Sterbehilfe", – bislang ebenfalls kaum thematisiert wurde[130]. Informationen darüber könnten aber von Bedeutung sein, um zu verstehen, warum Ärzte im Untersuchungszeitraum gegebenenfalls Tötungs- oder Selbsttötungsassistenz leisteten oder nicht, und werden daher in der vorliegenden Untersuchung[131] zur Erklärung der Befunde über das tatsächliche Ausmaß der Involvierung von Ärzten in unnatürliche Todesfälle des Untersuchungszeitraums verstärkt miteinbezogen.

Das Hauptanliegen dieser Arbeit ist aber primär historisch deskriptiver Art. Dass die dabei erzielten Ergebnisse auch Einfluss auf dic gegenwärtige Debatte über die Entwicklung neuer Regeln für die sog. Sterbehilfe haben könnte, wird gewissermaßen billigend in Kauf genommen. Für die Art und Weise, in der dies geschehen könnte, übernimmt der Verfasser dieser Arbeit allerdings nur mittelbar eigene Verantwortung und überweist die Möglichkeit einer konkreten Verwendung der hier zu erzielenden Erkenntnisse über die Involvierung von Ärzten in unnatürliche Todesfälle der frühen römischen Kaiserzeit in die fachliche Zuständigkeit von Experten auf dem Gebieten der Medizin – Theorie bzw. der Medizinethik.

Als Hauptaufgabe einer Untersuchung, die diesem Mangel abhelfen könnte, ergibt sich daraus,

- alle in den Quellen für einen bestimmten Zeitraum bezeugten Todesfälle möglichst vollständig dokumentarisch zu erfassen,
- diese Fälle chronologisch zu ordnen sowie nach der jeweiligen Todesart und nach den jeweils eingesetzten Tötungsmitteln zu typologisieren, sowie
- dann daraufhin zu untersuchen, inwieweit die Mitwirkung von Ärzten an den jeweiligen Tötungen bzw. Selbsttötungen als glaubwürdig bezeugt, oder zumindest als wahrscheinlich eingestuft werden kann oder aber als unwahrscheinlich eingestuft bzw. ausgeschlossen werden muss[132].

Für eine solche Untersuchung erscheint der Zeitraum zwischen dem Regierungsantritt des *Tiberius* und dem Ende *Neros* als besonders geeignet, mit Einschränkungen aber auch noch das sog. Dreikaiserjahr 69 sowie die sich unmittelbar daran anschließende Epoche der Herrschaft der Flavier, – nicht zuletzt wegen einer vergleichsweise günstigen Quellenlage, wie in den Vorbemerkungen zu Kapitel 2 dieser Arbeit noch

129 Vgl. dazu vor allem: Kudlien, F.: Die Stellung des Arztes in der römischen Gesellschaft. Stuttgart 1986.

130 Zwar beschäftigen sich auch Ch. Schubert (S. o. S. 45–53;) und P. Carrick (S. o. Part I. 1. THE STATUS OF THE PHYSICIANS, S. 11–26;) mit der gesellschaftlichen Situation von Ärzten in der Antike, aber vorzugsweise unter ideengeschichtlichen Aspekten, aber unter weitgehender Aussparung der gesellschaftlichen Rolle von Ärzten innerhalb des *Imperium Romanum*.

131 Vgl. dazu vor allem Kap. 3. 1 in dieser Arbeit;

132 S. u. Kap. 2;

näher zu erläutern sein wird. Hierbei soll den näheren Umständen des Ablebens *Senecas* ein besonderes Kapitel[133] gewidmet werden,

– teils weil die Quellen über diesen Fall besonders ausführlich berichten,
– teils weil zu diesem Fall auch besonders zahlreiche Vorarbeiten vorliegen, deren Ergebnisse jedoch als fragwürdig erscheinen,
– zum Teil auch wegen der besonderen Komplexität dieses Falles.

Außerdem soll in einem weiteren Untersuchungsschritt - unabhängig von konkreten historischen Todesfällen - die Wahrscheinlichkeit ärztlicher Tötungsassistenz in dem o. g. Untersuchungszeitraum vor dem Hintergrund der Risiken von Ärzten beurteilt werden, wegen der Assistenz bei Tötungen und Selbsttötungen in Strafprozesse verwickelt zu werden oder aber in Konflikte mit der im Untersuchungszeitraum herrschenden Moral zu geraten[134],

– teils um die Ergebnisse der Einzelfalluntersuchungen besser verstehen zu können,
– teils aber auch um Aufschluss über die mögliche Dunkelziffer solcher Fälle zu erhalten, die in den überlieferten Quellen nicht erwähnt werden.

Die Quellenlage sowie die methodische Vorgehensweise wird in den „Vorbemerkungen“ zu jedem der drei Kapitel dieser Untersuchung gesondert erläutert.

Zuvor sind jedoch noch zwei Hinweise auf für alle drei Kapitel erforderliche methodologische Konsequenzen aus den vorrangig historisch-deskriptiven Zielsetzungen des hier beabsichtigten Vorhabens nötig. Diese betreffen insbesondere die Begrifflichkeit und die Art und Weise der Quelleninterpretation:

1. Entsprechend der vorrangig auf eine Rekonstruktion historischer Tatsachen gerichteten Zielsetzungen dieser Arbeit werden Begriffe, denen bereits eine moralische Bewertung inhärent ist, nach Möglichkeit durch solche Begriffe ersetzt, die ausschließlich darauf ausgerichtet sind, bestimmte Sachverhalte zu bezeichnen oder zu charakterisieren. Das gilt vor allem für den Begriff „*Euthanasie*“, der je nach dem ersetzt wird durch Begriffe wie „von Ärzten assistierte oder durchgeführte Tötung“ oder „Selbsttötung“, - die Begriffe „Mord“ oder „Selbstmord“, an deren Stelle nach Möglichkeit Begriffe wie „Selbsttötung“ bzw. „Suizid“ oder „Tötung“ bzw. „Fremdtötung“ verwendet werden[135]. Das gilt auch für den Begriff „Sterbehilfe“. Denn dieser Begriff verwischt, auch in Verbindung mit Zusätzen wie „aktiv“ und „passiv“, die aus der Perspektive von Juristen bedeutsame Unterscheidung zwischen den Tatbeständen der „Beihilfe“ zur „Tötung“ bzw. zur „Selbsttötung“ und den Tötungstatbeständen selbst, - unabhängig davon, ob dieses Tötungshandeln auf Wunsch oder mit dem Einverständnis des Betroffenen stattfindet oder nur mit dem Einverständnis Dritter, etwa von Angehörigen und Betreuern des Betroffenen, - auch unabhängig davon ob dieses Eingreifen in das Leben von Menschen Ärzten oder anderen Personen anvertraut wird[136].

133 S. u. Kap. 1;

134 S. u. Kap. 3;

135 Soweit die Verwendung dieser Begriffe im Interesse der Verständlichkeit unvermeidlich erscheint, werden sie in Anführungsstriche gesetzt.

136 Zur Problematik dieses Begriffs vgl. Brandt, H.: Am Ende des Lebens... s. o. München 2010, S. 11, Anm. 28; Brandt verteidigt ihn, vor allem aus juristischen Erwägungen, Th. Rütten, s. o. S. 69

2. Um die hier vorgenommene spezifische Deutung der Quellen als Informationsträger für medizingeschichtlich relevante Tatsachen transparent zu machen, wird auf indirekte Zitate der Quellen weitgehend verzichtet, zugunsten direkter Zitate, obwohl diese den Text der Untersuchung stellenweise nicht unbeträchtlich aufblähen, insofern sie, – in der Regel Textstellen in lateinischer bzw. altgriechischer Sprache, – ja auch in Übersetzungen[137] in den Text der Arbeit zu integrieren sind. Aber dieser Nachteil muss nach Auffassung des Autors in Kauf genommen, damit die spezifischen Deutungen und Schlussfolgerungen, die aus dem Wortlaut der Quellen gezogen werden, nicht nur insgesamt, sondern auch im Detail nachvollzogen werden können.

Anm. 6 kritisiert ihn, vor allem aus historischen Erwägungen. Wir schließen uns den Argumenten Th. Rüttens an, insofern der Begriff „Sterbehilfe" nicht einen Sachverhalt an sich beschreibt, sondern dessen juristische Beurteilung, und zwar danach, ob das Eingreifen Dritter in den Sterbeprozess eines Menschen im Einverständnis mit dem Sterbenden erfolgt oder nicht. Hierbei ist zu beachten, dass selbst die nach geltendem Recht straffreie „passive Sterbehilfe", soweit sie etwa im Rahmen der Beendigung lebensverlängernder Therapien die Beendigung von maschinell durchgeführter künstlicher Ernährung, künstlicher Beatmung und künstlicher Durchblutung verbunden sind, gegebenenfalls Interventionen Dritter erfordern, die nach der antiken *lex Cornelia de sicariis et veneficiis* als direkt und unmittelbar den Tod eines Menschen herbeiführende Maßnahmen zweifellos strafbar gewesen wären. Vgl. dazu Kap. 3.2, auch 3.3.3.1;

137 Die Untersuchung wendet sich ja nicht nur an ein Lesepublikum, das über ausreichende Kenntnisse in altgriechischer und lateinischer Sprache verfügt, wie man das bei Altphilologen und Althistorikern ohne weiteres voraussetzen darf, sondern auch an Medizinhistoriker und Medizintheoretiker, bei denen dieses vielleicht nur in eingeschränkter Form erwartet werden darf.

Kapitel 1: Der Tod Senecas

1.0 Vorbemerkungen

In diesem Abschnitt unserer Untersuchung über ärztlich assistierte Fremd- und Selbsttötungen in der frühen römischen Kaiserzeit gilt die Aufmerksamkeit dem Ableben des Philosophen und Staatsmannes *L. Annaeus Seneca*. Das Ziel der Untersuchung besteht darin, auf der Grundlage des überlieferten Quellenmaterials möglichst genaue Erkenntnisse über die Einzelheiten des zu untersuchenden Sterbevorgangs zu ermitteln, um gestützt auf dieses Wissen, Aufschluss darüber zu gewinnen, inwieweit ein Arzt den Sterbeprozess *Senecas* begleitete oder beeinflusste.

1.0.1. Zur Quellengrundlage

Die Quellen bieten bezüglich des Falles *Seneca* für ein solches Vorhaben günstige Voraussetzungen. Sowohl *Tacitus*[138] als auch *Sueton*[139] und *Cassius Dio*[140] berichteten über den Tod *Senecas*. Die Darstellungen des *Tacitus* und *Suetons*[141] sind im Original überliefert, die Darstellung *Dios* liegt heute allerdings nur noch in der Form von Exzerpten des *Johannes Xiphilinos* vor[142]. Dafür ist die Textmenge der Darstellung des *Tacitus* sehr umfangreich, sie umfasst fast vier Teubnerseiten.[143]

Übereinstimmend charakterisieren alle drei Autoren das Ableben *Senecas* als die Folge einer von *Nero* erzwungenen Selbsttötung und geben als Grund dafür den Verdacht einer Verwicklung in eine gegen den Kaiser gerichteten Verschwörung an. Diesen Verdacht stellt allerdings nur *Cassius Dio* (*Xiphilinos*) als begründet dar[144].

Aus dem Blickwinkel des Medizinhistorikers verdient besondere Aufmerksamkeit, dass die Darstellungen der beiden Historiker auch Angaben über die im Falle *Senecas* zum Einsatz gelangten Tötungsmittel enthalten. Sowohl *Tacitus* als auch *Cassius Dio* erwähnen eine von *Seneca* gemeinsam mit seiner Gemahlin vorgenommene Öffnung größerer Blutgefäße als Tötungsmittel. *Tacitus* erwähnt zusätzlich noch weitere Bemü-

138 Vgl. Tac. ann. 15, 60–65; zit. nach: Cornelius Tacitus I Annales, Ed. Erich Koestermann, Leipz. 1965;

139 Vgl. Suet. Nero 35, 5; zit. nach: Suetonius Vol. I. De vita Caesarum libri, rec. M. Ihm, ed. min. Stuttgart 1958;

140 Vgl. Cass. Dio 62, 24, 1–25, 3; zit. nach: Foster, H. B.: Dio´s Roman History, in nine volumes, London MCMLXVIII;

141 Vgl. Suet. Nero 35, 5;

142 Vgl. Cass. Dio 62, 24, 1–25, 3; vgl. Xiph. 170, 4–172, 2;

143 Vgl. Tac. ann. 15, 60–65: in: Cornelius Tacitus I Annales, ed. Erich Koestermann, Leipz. 1965, S. 366– 370;

144 Vgl. Cass. Dio 62, 24, 1;

hungen *Senecas*, die angeblich darauf abzielten, sein Sterben zu beschleunigen bzw. zum Abschluss zu bringen, – u. a., dass er sich zu diesem Zweck von einem Arzt Gift habe anreichen lassen und eingenommen.

Auf die Angaben des *Tacitus*, dass ein Arzt zugegen war, als *Seneca* starb, stützt sich die seit langem verbreitete Auffassung, dass zumindest im Falle *Senecas* von einer ärztlich assistierten Selbsttötung auszugehen sei. Dieser Arzt, mit dem Namen *Annaeus Statius*, sei angeblich auch mit *Seneca* persönlich befreundet gewesen und habe ihm ein Gift gegeben, welches im attischen Strafvollzug bei der Vollstreckung von Todesurteilen benutzt wurde, wie sich *Tacitus* ausdrückt[145].

Nicht nur wegen ihrer Ausführlichkeit, sondern auch wegen der Zeitnähe ihrer Entstehung sowie der Auskünfte über die Quellen, die dieser Autor benutzt haben will, besitzt die Darstellung des *Tacitus* als Grundlage für eine Untersuchung von ärztlicher Beihilfe im Zusammenhang eines konkreten Falles der Tötung bzw. Selbsttötung eines Menschen in der frühen römischen Kaiserzeit besondere Beachtung. Als Informanten bezüglich des Wirkens *Senecas* benennt *Tacitus Cluvius* [Rufus][146], [Gaius] *Plinius* [Secundus Maior][147] und *Fabius Rusticus*[148].

Die Namensform *Cluvius Rufus* wird außerhalb der *Annalen* von *Tacitus* selbst[149], aber auch von anderen antiken Schriftstellern[150] mit einem Politiker in Verbindung gebracht, der unter *Nero*[151] bis zur Würde des Konsulats aufstieg. *Cluvius Rufus* begleitete *Nero* auf seiner Reise durch Griechenland, schlug sich nach dem Sturz *Neros* aber auf die Seite von dessen Nachfolger *Galba*[152], unter dessen Herrschaft er den Posten eines *leg. Aug. pr. pr.* der Provinz *Hispania citerior* erlangte. Nach der Ermordung *Galbas* wechselte er erneut die Seiten, schloss sich kurzfristig *Otho*[153] an, dann *Vitellius*[154] und war gegen Ende 69 n. Chr. persönlich zugegen, als der ältere Bruder

145 Vgl. Tac. ann. 15, 64, 3: *Seneca interim, durante tractu et lentitudine mortis, Statium Annaeum, diu sibi amicitiae et arte medicinae probatum, orat provisum pridem venenum, quo d<am>nati publico Atheniensium iudicio extinguerentur, promeret; adlatumque hausit...*

146 Vgl. Tac. ann. 13, 20, 2; 4, 2, 1; das Cognomen *Rufus* nennt *Tacitus* nur an verschiedenen Stellen der *Historien* (Vgl. Tac. hist. 1, 8. 76; 2, 58. 65; 3, 65, 2; 4, 39, 4. 43), aber nicht als Namen eines Schriftstellers, sondern eines Politikers;

147 Vgl. Tac. ann. 13, 20, 2; 15, 53, 3; ansonsten erwähnt *Tacitus* den Namen des *Plinius* in den *Annalen* als Verfasser eines Geschichtswerkes über frühkaiserzeitliche Germanenkriege (Vgl. Tac. ann. 1, 69;) und in den *Historien* (Vgl. Tac. hist. 3, 28;) als Offizier in der Schlacht bei *Cremona*.

148 Vgl. Tac. ann. 13, 20, 2; Tac. ann. 14, 2, 2; Tac. ann. 15, 61; ansonsten erwähnt *Tacitus* den Namen des *Fabius Rusticus* in der Beschreibung des Lebens seines Schwiegervaters *Gn. Iulius Agricola* (Vgl. Tac. Agr. 10, 3;).

149 Vgl. Tac. hist. 1, 8. 76; 2, 58. 65, 3. 65, 2. 4, 39. 4. 43;

150 Vgl. Ios. ant. Iud. 19, 1, 13; Suet. Nero 21, 2; Cass. Dio 63, 14, 3; Plut. Otho 3; Plin. epist. 9, 19, 5;

151 *L. Domitius Ahenobarbus Nero Claudius Caesar Augustus Germanicus*, Kaiser vom 13. 10. 54 n. Chr. – 15. 06. 68 n. Chr., *15. 12. 37 n. Chr. in *Antium* (heute: *Anzio*), †09. oder 11.06. 68 n. Chr.; Vgl. Hanslik, R., Nero 2, in: Der Kleine Pauly (KIP), Bd. 4, Sp. 71 – 73;

152 *Servius Sulpicius Galba*, Kaiser vom 08. 06. 68 n. Chr. – 15. 01. 69 n. Chr., *24. 12. 3 v. Chr., †15. 01. 69 n. Chr., vgl. Hanslik, R., Galba 2, in KIP, Bd. 2, Sp. 670 – 672;

153 *M. Salvius Otho*, Kaiser vom 15. 01. 69 n. Chr. – 16. 04. 69 n. Chr., *28. 04. 32 n. Chr., †16. 04. 69 n. Chr.; vgl. Winkler, G., Otho, in KIP, Bd. 4, Sp. 380 – 381;

154 *Aulus Vitellius*, *07.09. 12 n. Chr., †19. oder 20. 12. 69 n. Chr., Kaiser (Gegenkaiser) 01.01.69 n. Chr.– 19. bzw. 20. 12. 69 n. Chr., vgl. Winkler, G., Vitellius II, 2, in KIP, Bd. 5, Sp. 1303 – 1306;

Vespasians und der damalige Stadtpräfekt *Titus Flavius Sabinus*[155] ein Abkommen über die Abdankung des *Vitellius* zugunsten *Vespasians*[156] aushandelte[157]. Danach verlieren sich die Spuren des Politikers *Cluvius Rufus*, der nach herrschender Auffassung um 2 v. Chr. geboren wurde und zu einem nicht mehr genau rekonstruierbaren Zeitpunkt nach dem Ende des Jahres 69 n. Chr.[158] starb. Er erlebte noch den Regierungsantritt *Vespasians*, unter dessen Herrschaft er allerdings als Politiker nicht mehr in Erscheinung trat, sondern allenfalls als Schriftsteller.

Cluvius Rufus gilt nach herrschender Meinung auch als Verfasser einer in den Anfangsjahren der Regierungszeit *Vespasians* entstandenen Darstellung der vorangegangenen Epoche. Dieses Geschichtswerk des *Cluvius Rufus* umfasste, wie aus entsprechenden Hinweisen in den *Annalen* des *Tacitus* zu ersehen ist, auch noch die Regierungszeit *Neros*. *Tacitus* erwähnt *Cluvius Rufus* als Verfasser einer über Ereignisse der Regierungszeit *Neros* berichtenden Darstellung letztmalig im Zusammenhang mit der Berichterstattung über Ereignisse des Jahres 59 n. Chr[159]. Dennoch geht man davon aus, dass die von *Tacitus* erwähnte Schrift des *Cluvius Rufus* auch noch Ereignisse aus der Zeit zwischen den Jahren 59 und 68, d. h. bis zum Ende der Regierungszeit *Neros* behandelte. Deshalb ist damit zu rechnen, dass die von *Tacitus* benutzte Schrift des *Cluvius Rufus* auch eine Darstellung des Ablebens *Senecas* enthielt.

Der Name des zweiten von *Tacitus* erwähnten Informanten, *Plinius*, ist als Beiname für zwei Angehörige einer ursprünglich ritterlichen *gens Caecilia* bezeugt,

- für den als Offizier, hochrangigen Träger öffentlicher Ämter und Schriftsteller bekannten *Gaius Plinius Secundus* (*23 oder 24 n. Chr. in *Novum Comum*, heute Como; †25. 08. 79 in Stabiae), der zur Unterscheidung von seinem gleichnamigen Neffen als „der Ältere" bezeichnet wird[160], und
- für den Neffen des vorgenannten, *Gaius Plinius Caecilius Secundus*, auch *Plinius der Jüngere* genannt; (*zwischen 25. 08. 61 und 24. 08. 62 in *Novum Comum*, heute Como, Oberitalien; †um 113 oder 115, wahrscheinlich in der Provinz *Bithynia et Pontus*)[161].

Da von dem Letzteren eigene Bemühungen auf dem Gebiet der Geschichtsschreibung nicht überliefert sind, ist davon auszugehen, dass sich die Hinweise des *Tacitus* auf eine geschichtliche Darstellung aus der Feder *Plinius' des Älteren* bezogen haben.

155 *T. Flavius Sabinus*, Bruder *Vespasians*, *ca. 8 n. Chr., 62 – 68 n. Chr. Stadtpräfekt, am 19./20. 12. 69 n. Chr. ermordet, vgl. Hanslik, R., Flavius II, 13., in KIP, Bd. 2, Sp. 572 – 573;

156 *T. Flavius Vespasianus*, *17. 11. 09 n. Chr., †24. 06. 79 n. Chr., Kaiser ab 22. 12. 69 n. Chr.; vgl. Hanslik, R., Vespasianus, in KIP, Bd. 5, Sp. 1224–1226;

157 Vgl. Tac. hist. 3, 65, 2;

158 Vgl. Feldman, L. H.: The sources of Josephus' Antiquities 19. In: Latomus 21 (1962), S. 320 ff.. Hanslik, R., Cluvius II. 2, in: KIP Bd. 1, Sp. 1234–1235.. Th. Mommsen: Cornelius Tacitus und Cluvius Rufus. in: Hermes 4 (1870), S. 295–325. Ritter, H. W.: Cluvius Rufus bei Josephus? In: Rheinisches Museum 115 (1972), S. 86ff.. R. Syme: Tacitus. Bd. 1, Oxford 1958, S. 287ff.. Timpe, D.: Römische Geschichte bei Flavius Josephus, in: Historia 9 (1960), S. S. 474-502. Townend, G. B.: Cluvius Rufus in the Histories of Tacitus, in: American Journal of Philology 85 (1964), S. 337–377. Wardle, D.: Cluvius Rufus and Suetonius, in: Hermes 120 (1992), S. 466–482;

159 Vgl. Tac. ann. 14, 2, 2: ... *sed quae Cluvius, eadem ceteri auctores prodidere...*

160 Vgl. Sallmann, K., Plinius 1, in: KIP, Bd. 4, Sp. 928–936;

161 Vgl. Hanslik, R., Plinius 2, in: KIP Bd. 4, Sp. 937–983;

Durch einen Brief *Plinius´ des Jüngeren* ist ein Verzeichnis von Schriften dieses Autors überliefert, in dem neben der im Original überlieferten *historia naturalis* sechs weitere Schriften erwähnt werden, darunter auch zwei Werke mit geschichtlichem Inhalt, eine Schrift mit dem Titel „*Bellorum Germaniae [libri] viginti*" sowie ein anderes Geschichtswerk mit dem Titel „*A fine Aufidi Bassi triginta unus*"[162].

Dass *Tacitus* von diesen beiden Werken das erste gekannt und in den *Annalen* auch als Quelle benutzt hat, darf aufgrund einer entsprechenden Angabe im ersten Buch der *Annalen*[163] als erwiesen angesehen werden. Allein die Existenz dieser Schrift ist auch durch einen Brief des *Quintus Aurelius Symmachus* aus dem Jahr 396 bezeugt[164]. Nur ist es schon allein wegen des Titels dieser Schrift unwahrscheinlich, dass *Tacitus* ihr auch Informationen über das Ableben *Senecas* hätte entnehmen können.

Derartige Bedenken bestehen bezüglich der Benutzung des zweiten o. e. Geschichtswerkes des *Plinius* durch *Tacitus* aber kaum. *Aufidius Bassus*, über dessen Leben, - außer dass *Seneca* ihm 60 n. Chr.[165] als einem schon recht alten Mann noch persönlich begegnet sein will[166], – nur wenig überliefert ist. Er verfasste nach *Quintilian*[167] abgesehen von einem *Bellum Germanicum* auch *Historiae*, als deren Fortsetzung das hier in Rede stehende Geschichtswerk des älteren *Plinius* gilt[168]. Das Werk über die Germanenkriege war vermutlich den Germanenkriegen des *Augustus* gewidmet[169] und reichte nach herrschender Auffassung vielleicht bis 16 n. Chr.; die allgemein die Geschichte *Roms* behandelnden *Historien* des *Plinius* berichteten, anknüpfend an das Geschichtswerk des *Livius*, über Ereignisse bis zum Jahre 31 n. Chr., vielleicht auch bis zu den Jahren 41 oder 54[170].

Daraus folgt, dass das entsprechend dem überliefertem Titel an ein Geschichtswerk des *Aufidius Bassus* anknüpfende Werk des *Plinius* zumindest die Epoche vom Beginn der Regierungszeit *Neros* bis zu dessen Ende erfasst haben dürfte; berücksichtigt man ferner, dass der Tod diesen *Plinius*, wie dessen Neffe, *Plinius d. J.*, dem *Tacitus* auf eine entsprechende Bitte hin mitteilte[171], bei dem Vesuvausbruch des Jahres 79 n. Chr. ereilte und dass er sich damals noch so rüstig fühlte, dass er sich mit einem Schnellsegler in das Katastrophengebiet bringen ließ, um sich persönlich ein Bild von der Lage zu machen und, falls nötig, auch persönlich Hilfe zu leisten[172], ist nicht auszuschließen, dass *Plinius* bis zu jenem Zeitpunkt das Manuskript für *A fine Aufidi*

162 Vgl. Plin. Epist. 3, 5, 3–6;
163 Vgl. Tac. ann. 1, 69, 2: ... *tradit C. Plinius, Germanicorum bellorum scriptor,...*
164 Vgl. Symmachus, epist. IV 18.
165 Dieser Datierungsansatz ergibt sich aus der Datierung für *Senecas* Epistel Nr. 30;
166 Vgl. Sen. epist. 30,1;
167 Vgl. Quint. inst. 10, 1, 103; vgl. dazu: Syme R.: Tac. Bd. 1, 274 ff..
168 Vgl. Schanz-Hosius 2, 337; u. Bardon, H., Litter. Lat. Inconnue 2, 164 ff..
169 Vgl. Sage, M.: Tacitus' Historical Works: A Survey and Appraisal, in: Aufstieg und Niedergang der römischen Welt. Bd. II. 33. 2. S. 1004. R. Syme (Tacitus, Bd. 2, S. 697;) hält für das Anfangsdatum das Jahr 12 v. Chr.;
170 Diskussion bei Syme, Tacitus, Bd. 2, S. 697–699. Siehe auch Sage, Historical Works, S. 1005.
171 Vgl. Plin. epist. 6, 16, 1: *C. Plinius Tacito suo S: Petis, ut tibi avunculi mei exitum scribam, quo verius tradere posteris possis. ...*
172 Vgl. Plin. epist. 6, 16, 7 ff.;

Bassi noch nicht abgeschlossen hatte. In der damals bereits vorliegenden Form behandelte es außer der Zeit bis zu *Neros* Ende wahrscheinlich auch schon Ereignisse der Zeit danach, des sog. Dreikaiserjahres und der Regierungszeit *Vespasians*.

Als bedeutsam für die Beurteilung des Quellenwerts von *A fine Aufidii Bassi* für die Darstellung des Ablebens *Senecas* durch *Tacitus* ist die durch *Tacitus* selbst beglaubigte Tatsache, dass *Plinius* in dem Werk nicht nur über die Beziehungen Roms zu fremden Staaten und Völkern berichtete, sondern auch über innenpolitische Entwicklungen. *Tacitus* bezieht sich im Kontext der von *Nero* bereits im Jahre 55 n. Chr. erwogener Pläne, sich sowohl seiner Mutter als auch des Prätorianerpräfekten *Burrus*[173] gewaltsam zu entledigen, u. a. auf Angaben des *Plinius*, und zwar im Zusammenhang der Rolle, die *Seneca* dabei spielte, dass *Burrus* die ihm damals zugedachte Entfernung aus dem Amt vorläufig erspart blieb[174].

Daher ist davon auszugehen, dass *Tacitus* auch bei der Darstellung des Ablebens *Senecas*, obwohl er innerhalb dieses Berichts *Plinius* als Gewährsmann unerwähnt lässt, auch Angaben des *Plinius* als Quelle benutzte. Denn es wäre nicht nachvollziehbar, wenn *Tacitus* bezüglich eines nachrangigen Details aus dem Leben *Senecas*, wie bezüglich dessen Rolle bei der o. e. vorläufigen Rettung des *Burrus*, die Darstellung des *Plinius* berücksichtigt haben sollte, im Falle des Ablebens *Senecas* aber nicht.

Hatte *Plinius* doch gute Gründe, sich in gewisser Weise sogar als einen Schicksalsgenossen *Senecas* anzusehen. Auch *Plinius* verdankte dem Regime *Neros* einen unverkennbaren Karriereknick. Während *Plinius* im Rahmen der sog. *militia equestris* bis zum Ende der Regierungszeit des *Claudius* in verschiedenen Provinzen als Offizier Dienst tat, u. a. unter dem Oberkommando des *Gn. Domitius Corbulo* im Gebiet der *Chauken*[175], sowie unter *Gn. Pomponius Secundus* im Gebiet der *Chatten*[176], scheint er spätestens im Jahre 59 n. Chr. nach Italien zurückgekehrt zu sein[177] und dann bis zum Ende der 60-er Jahre, d. h. bis zum Ende der Regentschaft *Neros*, weder als Offizier noch in anderen öffentlichen Ämtern eingesetzt worden zu sein, sondern sich nur schriftstellerisch betätigt[178] zu haben. *Plinius* wurde erst nach dem Ende *Neros* in

173 *Sex. Afranius Sex. f. Burrus*, stammt wahrscheinlich aus *Vasio Vocontiorum*, (heute: *Vaison la R, Vaucluse.*) ab 51 n. Chr. auf Betreiben Agrippinas alleiniger *praef. praet.*, †62 n. Chr.; vgl. Mariotti, Sc., Afranius 3., in KIP, Bd. 1, Sp. 108; PIR I^2, 74.

174 Vgl. Tac. ann. 13, 20, 2: *Plinius et Cluvius nihil dubitatum de fide praefecti referrunt.*

175 Vgl. Tac. ann. 11, 18 ff.;

176 Vgl. Tac. ann. 12, 28 ff.;

177 Dieser Termin für die Rückkehr des *Plinius* nach Italien ergibt sich aus einem Selbstzeugnis (nat. 2, 180;), nach welchem *Plinius* am 30. 04. 59 n. Chr. in *Kampanien* eine Sonnenfinsternis beobachtet haben will.

178 Vgl. Sallmann, K.: Plinius 1, in: KIP, Bd. 4, Sp. 929; Kroll, W., Plinius d. Ä., in: RE 21 (1951), Sp. 276. Ob *Plinius* sich unter *Nero* freiwillig aus allen öffentlichen Ämtern zurückzog oder von *Nero*, sei es auf Betreiben *Agrippinas, Burrus'* oder sogar *Senecas*, bei der Besetzung von Offiziers- bzw. Verwaltungsstellen nicht mehr berücksichtigt wurde, ist schwer zu sagen, sicher ist lediglich, dass diesem zeitweiligen Ausscheiden aus dem Staatsdienst ein schwerwiegender Dissens mit *Nero* zugrunde lag, den *Plinius* selbst als *hostem generis humani* bezeichnete. Vgl. Plin. nat. 7, 46;

mehreren römischen Provinzen als *procurator*[179] eingesetzt, unter anderem in *Hispania Tarraconensis*[180] und zuletzt, d. h. bis zu seinem Tode 79 n. Chr.[181], als Präfekt einer in *Misenum*[182] stationierten römischen Flotte.

Die Benutzung von Informationen aus einem Werk des *Fabius Rusticus* bezeugte *Tacitus* bei der Darstellung des Ablebens *Senecas* selbst[183]. *Tacitus* beruft sich ausdrücklich auf ein Zeugnis des *Fabius Rusticus* im Bezug darauf, dass ein von *Nero* mit der Überbringung bzw. Durchführung des Tötungsbefehls für *Seneca* beauftragter *Tribun*[184] auf dem Weg zu dem damaligen Aufenthaltsort *Senecas* einen Umweg in Kauf nahm, um sich bei dem an der sog. *Pisonischen Verschwörung* angeblich beteiligten Präfekten *Faenius* zu erkundigen, ob er den Befehl ausführen solle oder nicht[185]. Im Zusammenhang damit verdient Beachtung, dass *Tacitus* den Schreibstil des *Fabius Rusticus* bewunderte[186], obgleich er den Autor selbst wegen angeblicher politischer Einseitigkeit und persönlicher Voreingenommenheit tadelte[187].

Abgesehen davon verdient Beachtung, dass die Existenz einer Persönlichkeit mit dem Namen *Fabius Rusticus* auch unabhängig von der Erwähnung durch *Tacitus* beglaubigt ist, und zwar durch das Zeugnis einer in das Jahr 108 n. Chr. datierten Inschrift[188], nach deren Wortlaut ein gewisser *Dasumius* damals als Erblasser fungierte, u. a. zugunsten des *Tacitus*, des mit diesem eng befreundeten *Plinius d. Jüngeren*, und des besagten *Fabius Rusticus*. Demnach müsste *Fabius Rusticus* noch im Jahre 108 n.

---

179 Bezeichnung für „Sachwalter" aus dem Stand der Freigelassenen, in der frühen römischen Kaiserzeit vor allem für Inhaber von „Ämtern" aus dem Ritterstand, unterschieden nach Einkommensklassen als *sexagenarii* (60000 Sesterzien./Jahr), *centenarii* (100000Sest./Jahr), *ducenarii* (200000 Sest./Jahr) und *tricenarii* (300000 Sest./Jahr). Vgl. Volkmann, H., Procurator, in KlP, Bd. 4, Sp. 1151;

180 W. Kroll, Plinius d. Ä., in: RE Bd. 21 (1951), Sp. 277.

181 S. o. Plin epist. 6, 16;

182 Flottenstützpunkt im Norden des heutigen Golfs von *Neapel*; vgl. Radke, G., Misenum, in KlP, Bd. 3, Sp. 1347–1348;

183 Vgl. Tac. ann. 15, 61, 3;

184 Die Bezeichnung *tribunus militum* ist bereits in der Frühzeit des römischen Milizheeres als Rang von höheren Offizieren greifbar, demjenigen heutiger „Stabsoffiziere" vergleichbar, seit der Zeit *Caesars* begegnen uns *tribuni militum* als Kommandanten einer *Kohorte*, einer seit Augustus aus 1000 Mann bestehenden militärischen Einheit, aus 900 Fußsoldaten und 100 berittenen bestehend (Vgl. Neumann, A., Cohors, in KlP Bd. 1, Sp. 1242–1243;). Derartige Funktionen übten sie auch in den *urbanae cohortes* (zunächst 3, ab 68 n. Chr. 9, zur Gewährleistung der öffentlichen Sicherheit in Rom) aus, in den *vigilum cohortes* (in der frühen röm. Kaiserzeit: 7 Kohorten zu je 7 Zenturien als Nachtwachen und zum Brandschutz, jeweils für zwei Stadtbezirke zuständig;) und – wie im vorliegenden Fall – auch in den *praetoriae cohortes*. Vgl. Neumann, A., Tribunus, 3 u. 4., in KlP Bd. 5, Sp. 947–948;

185 Vgl. Tac. ann.15, 61,3;

186 Vgl. Tac. Agr. 10, 3: *Formam totius Britanniae Livius veterum, Fabius Rusticus recentium eloquentissimi auctores oblongae scutulae vel bipenni assimulavere...* (Die Gestalt Britanniens haben von den älteren Schriftstellern Livius und von den neueren Fabius Rusticus als die beredtesten mit einem länglichen Schild oder einem Beil verglichen.)

187 Vgl. Tac. ann. 13, 20, 2: ... *sane Fabius inclinat ad laudes Senecae, cuius amicitia floruit...* (Tatsächlich neigte Fabius Rusticus zu Lobreden auf Seneca, durch dessen Freundschaft er auch zu Ruhm und Ansehen gekommen war.) Vgl. Syme, R.: Tacitus. 2 Bde., Oxford 1958, Bd. 1, S. 179 f.; S. 289 ff..

188 Vgl. CIL VI 10229; vgl. Syme, R.: Tacitus. Bd. 1, S. 289–204; Becher, I., F. Rusticus, in: KlP Bd. 2, Sp. 498; Sontheimer, W., Fabius Rusticus, in: Der Neue Pauly. Bd. 4, Stuttgart 1998, Sp. 378;

Chr. gelebt haben und könnte wegen der Begünstigung in ein und demselben Testament mit *Plinius d. J.* und mit *Tacitus* sogar persönlich bekannt gewesen sein.

Abgesehen von den o. g. literarischen Zeugnissen des *Cluvius Rufus, Plinius d. Älteren* sowie des *Fabius Rusticus* könnte *Tacitus* bei der Abfassung seiner Darstellung des Ablebens *Senecas* auch auf zeitgenössisches Akten- und Archivmaterial zugegriffen haben. Bezüglich der politischen Verwicklung *Senecas* in die *Pisonische Verschwörung* erwähnt *Tacitus* eine *Seneca* belastende Aussage des *Antonius Natalis*[189]. Da jener *Natalis* sich durch seine „bereitwillige Mitwirkung" bei der Aufdeckung der Verschwörung trotz eigener Verwicklung[190] Straflosigkeit von *Nero* erkaufte[191], erscheint es als denkbar, dass *Tacitus* aufgrund eigenen Aktenstudiums von den Aussagen des *Natalis* gegenüber den Ermittlern Kenntnis erhalten hatte. Andererseits kann auch nicht ausgeschlossen werden, dass *Tacitus* nur mittelbar Kenntnis von den Angaben des *Natalis* erhalten hatte, entweder von ihm selbst, da *Natalis Nero* ja überlebte, oder durch Informationen, die *Tacitus* den o. e. literarischen Quellen, – aus der Feder des *Cluvius Rufus, Plinius d. Älteren* und des *Fabius Rusticus* – hätte entnommen haben können.

Ähnliches gilt für die von *Tacitus* berichteten Vorgänge innerhalb des *Palatiums*, insbesondere bezüglich der von *Nero* vorgenommenen Beauftragung des Tribunen *Gavius Silvanus, Seneca* zu den Angaben des *Natal*is zu vernehmen[192]. *Gavius Silvanus* wurde nach *Tacitus* in Anwesenheit *Poppaea Sabinas*[193] und des Prätorianerpräfekten *Ofonius Tigellinus*[194] von *Nero* über die Ergebnisse seines Verhörs *Senecas* befragt[195] und danach auch mit der Überbringung des Tötungsbefehls für *Seneca* beauftragt. Die entsprechenden Informationen könnte *Tacitus* entweder Protokollen über die Verhöre entnommen haben oder späteren Angaben überlebender Teilnehmer dieser Besprechungen, d. h. des *Gavius Silvanus, Poppaea Sabinas* sowie des *Tigellinus*, insofern der letztere ebenfalls den Tod *Neros* überlebte und daher bis zu seinem eigenen Suizid[196] dazu noch Zeit gehabt hätte.

189 Vgl. Tac. ann. 15, 60, 2: *solus quippe Natalis et hactenus prompsit...*

190 Vgl. Tac. ann. 15, 50. 56.;

191 Vgl. Tac. ann. 15, 71;

192 Vgl. Tac. ann. 15, 60, 4: *haec ferre Gavius Silvanus tribunus praetoriae cohortis, et an dicta Natalis suaque responsa nosceret percunctari Senecam iubetur.*

193 *zwischen 30 und 32 n. Chr., ursprünglich mit dem Ritter *Rufrius Crispinus* vermählt, dann Geliebte des nachmaligen Kaisers *Otho* und von diesem geehelicht, aber gleichzeitig Mätresse *Neros*; 65 n. Chr. von *Nero* schwanger, aber angeblich infolge eines Fußtritts (Vgl. Tac. ann.16, 6;) plötzlich verstorben. Vgl. Winkler, G., Poppaeus 4, in KIP Bd. 4, Sp. 1055;

194 *Ofonius Tigellinus*, wegen verbotener Beziehungen zu weiblichen Angehörigen des Kaiserhauses 39 n. Chr. verbannt, infolge einer Erbschaft konnte er sich die Rückkehr nach Italien erkaufen, errang die Gunst *Neros* und wurde als Nachfolger des *Afranius Burrus* 62 n. Chr. einer von zwei *praefecti praetorii*. Vgl. Tac. ann. 14, 51, 2; und hist. 1, 72; vgl. Hanslik, R., Tigellinus, in KIP Bd. 5, Sp. 824–825;

195 Vgl. Tac. ann, 15, 61, 2: *haec ubi relata sunt Popaea at Tigellino coram ... interrogat an Senecam voluntariam mortem praepararet ... ergo [Gavius Silvanus] regredi et indicere mortem iubetur...*

196 Nachdem sich das Ende *Neros* abzeichnete, verließ ihn *Tigellinus* und brachte auch die Prätorianergarde dazu, sich von *Nero* loszusagen; allerdings scheint *Galba* ihn dann gezwungen zu haben, sein Kommando abzugeben, obwohl es ihm unter *Galba* noch gelang, wenigstens sein Leben zu retten

Anders als hinsichtlich der von *Tacitus* bei der Abfassung seiner Darstellung von *Senecas* Ende überlieferten Angaben, lassen sich über die von *Sueton* bzw. *Cassius Dio* benutzten Quellen kaum verlässliche Aussagen machen. Wegen der von *Sueton* bekleideten öffentlichen Ämter eines *a studiis* und *a bibliothecis* unter *Trajan* bzw. eines *ab epistulis* unter *Hadrian*[197] drängt sich die Vermutung auf, dass *Sueton* bei der Abfassung seiner Kaiserbiografien außer auf damals bereits vorliegende literarische Quellen auch auf Archivmaterial hätte zugreifen können bzw. zugriff. Allerdings kann dies nicht als sicher angesehen werden[198]. Vielmehr wird heute für möglich gehalten, dass sich *Sueton* wie andere antike Schriftsteller überwiegend auf ältere literarische Arbeiten stützte und selbst kaum „Quellenarbeit" betrieb, wie sie moderne Historiker pflegen.[199]

Als müßig erscheint es in Anbetracht dessen, auch nach den Quellen für die Darstellung von *Senecas* Ende durch *Cassius Dio* Ausschau zu halten. Grundsätzlich wird der Quellenwert der Darstellungen *Dios*, gerade bezüglich der römischen Kaiserzeit,[200] als hoch veranschlagt. Man geht davon aus, dass *Cassius Dio* seine Darstellung der frühen römischen Kaiserzeit, zumindest sein Tiberiusbild[201], nicht an *Tacitus* angelehnt, entwarf, sondern unabhängig davon unter Orientierung an frühere Darstellungen. Allerdings nutzen diese Erkenntnisse bezüglich der Darstellung von *Senecas* Ableben kaum etwas, insofern die diesbezügliche Darstellung *Dios* nicht im Original überliefert ist, sondern nur in Auszügen aus byzantinischer Zeit. In diesen „Exzerpten" muss mit „Vereinfachungen" der von *Cassius Dio* selbst dargebotenen Informationen gerechnet werden.

Daher ist von den überlieferten Darstellungen des Ablebens *Senecas* diejenige des *Tacitus* nicht nur als die ausführlichste, sondern, unter Einbeziehung heutiger Kenntnisse über die Quellen, die *Tacitus* benutzte, und über die Art und Weise, wie *Tacitus* damit umging, immer noch als die zuverlässigste einzustufen. Dies sollte den heutigen Betrachter, nicht zuletzt den Medizinhistoriker, aber nicht von einer kritischen Interpretation abhalten. Denn es ist zu beachten, dass *Tacitus*, wie die meisten Schriftsteller jener Zeit, aufgrund einer vorrangig juristischen und rhetorischen Ausbildung über medizinisches Fachwissen nicht verfügte. Deswegen dürfen die von ihm überlieferten Tatsachen im Ganzen zwar als gut recherchiert eingestuft werden, aber die diesen zugeordneten Erläuterungen, insbesondere solche medizinisch – pharmakologischen Charakters, erfordern eine kritische Herangehensweise.

(Vgl. Plut. Otho 17; Suet. Galba 15, 2;); erst *Otho* entschied, dass er zu liquidieren sei, so dass er sich im Laufe des Jahres 69 selbst tötete (Vgl. Plut. Otho 2.).

197 Vgl.: Fuhrmann, M., Suetonius 2. in KIP Bd. 5, Sp. 411.

198 Vgl. De Coninck, L.: Suetonius, en de Archivalia, Brüssel 1983, besonders S. 74–85.

199 Vgl. De Coninck, L.: Suetonius, en de Archivalia, Brüssel 1983. Gascou, J.: Suètone historien. Rome, 1984. Weitere Literatur siehe auch bei: Baldwin, B.: Suetonius. The biographer of Caesars. Amsterdam 1983. Grant, M.: Sueton. in: ders., Klassiker der antiken Geschichtsschreibung. München 1973, S. 276–287. Gugel, H.: Studien zur biographischen Technik Suetons. Wien 1977. Wallace-Hadrill, A.: Suetonius. London 1995^2.

200 Vgl. dazu insbesondere: Syme, R.:Tacitus, Oxf. 1958, S. 271 ff. 688 ff..

201 Vgl. Stiewe, K.., C. Dio Cocceianus 4, in KIP Bd. 1, Sp. 1076 f.;

1.0.2. Zum Forschungsstand bezüglich des Sterbens Senecas

Bis in die sechziger Jahre des 20. Jahrhunderts hinein stand die Senecaforschung, zumindest in Deutschland, unter dem Einfluss einer kurz nach Beginn des 20. Jahrhunderts aufgestellten These von *Rudolf Hirzel*[202], der, unter Bezugnahme auf die Darstellung des *Tacitus* das Ableben *Senecas* wie folgt beurteilte: „*Eine gelindere Form der Todesstrafe, wie das Trinken des Schierlingsbechers, das auch in Athen erst spät aufkam, gab es als offiziell verordnete in Rom nicht; wenn Seneca sich auf diese Weise zu töten suchte, so war dies Schauspielerei und sollte Nachahmung des Sokrates sein.*“[203]

Ein Vierteljahrhundert später wies der klassische Philologe *Ulrich Knoche*[204] diese These jedoch zurück mit der Bemerkung: „*Und darum [sc.weil Seneca exemplarisch leben wollte], ist es keine theatralische Pathetik, wenn er starb, wie Sokrates starb, sondern Verwandtschaft in der Überzeugung – wenn auch der Spätere das Beispiel des Größeren bewusst vor Augen hatte: aber beide bewiesen, dass ein bis ans Ende vorgelebtes Leben überzeugender ist als jeder Beweis.*“[205]

Im Jahre 1937, nur 4 Jahre nach *U. Knoche*, trat dessen Fachkollege *Ernst Johann Friedrich Bickel*[206] mit folgenden Äußerungen zu derselben Frage an die Öffentlichkeit: „*Den Tod fand Seneca im Alter von ungefähr 70 Jahren von eigener Hand auf Geheiß Neros im Jahre 65. Die stoische Ruhe bei seinem Ende berichtet Tacitus ...Aber nicht unmittelbar um seiner sittlichen Überzeugung willen, wie etwa Sokrates, hat Seneca den Tod gefunden, sondern im Verlauf eines politischen Prozesses ... Ungeachtet aber dieser politischen Veranlassung des Todes Senecas gründet sich sein moralisches Bekennertum darauf, dass er die Todesfurcht in seinen Schriften am eindringlichsten bekämpft hat, frei von jeder Todesfurcht starb.*“[207]

---

202 (*20. 03. 1846 in Leipzig; †30. 12. 1917 in Jena) klassischer Philologe, Professor in Leipzig (1877–1886) und Jena (1886–1917); Vgl. Christian Tornau: Rudolf Hirzel (1846–1917), o. Professor für Klassische Philologie in Jena 1888–1914. In: Vielberg, M. (Hrsg.): Die klassische Altertumswissenschaft an der Friedrich-Schiller-Universität Jena, Stuttgart 2011, S. 189–224.

203 Vgl. Hirzel, R.: Der Selbstmord, Archiv für Religionswissenschaft Bd. XI, 1908, S. 182, Anm. 5 (zit. nach: Rohrmann, s. u.).

204 *5. September 1902 in Berlin; †24. Juli 1968 in Hamburg, Professor für „Klassische Philologie“ in Göttingen (1936–1939), Hamburg (1939–1941, 1950–1968) und Köln (1947–1950), u. a. mit dem Forschungsschwerpunkt “Senecas Philosophie“.

205 Vgl. Knoche, U.: Der Philosoph Seneca, Frankfurt a. Main, 1933, S. 25 (zit. nach: Rohrmann, s. u.).

206 *26. 09. 1876 in Wiesbaden; †10. 04. 1961 in Bonn, Habilitation in Bonn (1906), danach in Greifswald außerordentlichen Professor, 1909 in derselben Stellung an die Universität Kiel. Ab 1921 ordentlicher Professor an die Universität Königsberg, 1928 ordentlicher Prof. in Bonn, vom SS 1943 bis zum WS 1943/1944 auch Dekan der Philosophischen Fakultät in Bonn, 1948 emeritiert, aber anschließend Inhaber eines neugegründeten Lehrstuhls für Eloquenz, bis 1960; vgl. Beumann, H.: In memoriam Ernst Bickel: Reden, am 15. Juni 1961 bei der Gedächtnisfeier der Philosophischen Fakultät der Rheinischen Friedrich-Wilhelm-Universität Bonn. Bonn 1961. Franke, P. R.: Ernst Bickel (1876–1961). Ein Besuch in Rom 1953. In: Eikasmós 4, 1993, S. 127–128. Höpfner, H.-P.: Die Universität Bonn im Dritten Reich: Akademische Biographien unter nationalsozialistischer Herrschaft. Bonn 1999.

207 Vgl. Bickel, E.: Lehrbuch der Geschichte der römischen Literatur, Heidelberg 1937, S. 413 (Zit. nach Rohrmann, s. u.).

Und zwei weitere Jahre später, im Jahre 1939, d. h. im Jahre des Ausbruchs des 2. Weltkriegs, trat *Hans Drexler*[208], ein bekannter Kollege *Bickels* dessen positiver Beurteilung von *Senecas* Suizid mit folgender Kritik entgegen: „*Beide, also Seneca wie … benützen ihren Tod, um die Todesszene des Sokrates aufzuführen, kosten lüstern den Ruhm, den sie zu ernten meinen, und die Effekte ihres eigenen Spiels aus – und haben ihren Lohn darin. Kann es etwas Abstoßenderes geben als dieses Verlassensein von jedem echten Gefühl, als ein solches Gladiatorenende?*“[209]

Milder urteilte man nach dem Ende des 2. Weltkriegs über *Senecas* Selbsttötung. *W. Schumacher* stellte in einem sog. „Seneca-Brevier“ im Jahre 1949, d. h. im Jahre der Gründung der beiden Nachfolgestaaten des vier Jahre zuvor untergegangenen Deutschen Reiches, fest: „*Selten hat wohl das Schicksal einen Menschen so durch alle Höhen und Tiefen des Lebens geführt wie Seneca. Selten hat auch ein Mensch so viel Ruhm genossen und so viel Neid und gehässige Nachrede erfahren wie er. Selten hat ein Philosoph so viel Macht in einem Staat besessen oder ein Staatsmann so starke philosophische Interessen gehabt. Dem Tod hat er oft ins Auge gesehen. So sagte er sein Ja auch zu der letzten Notwendigkeit, zum Tode. Hier vor allem offenbart sich jene ergreifende Todesbereitschaft der römischen Aristokratie, die Todvertrautheit einer ganzen sozialen Schicht, die zu sterben verstand wie wenige vorher und nachher in der Welt. So glänzt als letztes Ziel über allem irdischen Wirrsal die Idee der absoluten Freiheit im Leben wie im Sterben.*“[210]

In einem ähnlichen Überschwang der Gefühle der Erleichterung über die nach dem Ende der NS-Zeit zurückgewonnen politischen und persönlichen Freiheiten in Deutschland stellte im Jahre 1951 E. Schwarz fest: „*Dieser republikanische Stoizismus hat die Reste der Aristokratie, die sich den Kaiserlaunen nicht fügen wollten, befähigt, mit einer imposanten Geste glorreich zu sterben. Es war Theater, aber doch Theater ganz großen Formats.*“[211]

Noch 1967, fast sechs Jahrzehnte, nachdem *R. Hirzel Seneca* im Hinblick auf seine Selbsttötung der Theatralik bezichtigt hatte, griff *Hildegard Cancik-Lindemaier*[212] dieses Motiv auf, indem sie feststellte: „*Es ist gewiss etwas Richtiges gesehen, wenn man die sorgfältige und bewusste Gestaltung der Sterbestunde durch Seneca …als eine Inszenierung, die Vorführung einer einstudierten Rolle bezeichnet hat. … in diesem Gebrauch zeigt die Metapher keinerlei negative Züge. Nicht nur Zuschauer aber ist der Mensch, sondern auch Schauspieler, der seine Rollen zu spielen hat … Seine Rolle zu spielen und sie gut zu spielen, ist … nicht Zeichen eines zumindest zweifelhaften Charakters, sondern – als Verwirklichung eines politischen oder philosophischen Ideals – selbstver-*

208 H. Drexler genoss nicht nur während der NS-Zeit, sondern auch noch danach als Gelehrter mit den Arbeitsschwerpunkten antiker lateinischen Dichtung und der griechisch-römischen Geschichtsschreibung hohes Ansehen. Vgl. dazu: Berner, H.-U.: Hans Drexler, in: Gnomon. 60, 1988, S. 188–191;

209 Vgl. Drexler, H., Tacitus, in: Auf dem Wege zum nationalpolitischen Gymnasium 8, 1939, S. 154 ff;

210 Vgl. Schumacher, W.: Seneca-Brevier, Wiesbaden 1949, S. XX f. (zit. nach Rohrmann, s. u.).

211 Vgl. Ed. Schwarz, Ethik der Griechen. Stuttgart 1951, S. 218 (Zit. nach Rohrmann, s. u.).

212 Cancik-Lindemaier, H., *1938 in Oppenheim, Studium der klassische Philologie in Tübingen, promovierte 1955 mit dem Thema: Untersuchungen zu Senecas Epistulae morales.

ständliche Pflicht des Menschen; das gilt zumal für den in der Öffentlichkeit stehenden, und zwar im Leben wie im Sterben ... In diesem Sinne ist Senecas Sterben – ... theatralisch."[213]

Die oben wiedergegebenen Zitaten aus der deutschsprachigen Senecaliteratur[214] veranschaulichen, dass in Deutschland fast 60 Jahre lang die Debatte über Leben und Werk *Senecas* von dem Vorwurf der Theatralik beherrscht wurde, und zwar offensichtlich wegen der von dem römischen Historiker *Tacitus* bezeugten Einnahme eines Giftes durch *Seneca*[215], das im antiken Athen zur Tötung zum Tode verurteilter Straftäter verwandt wurde und durch das nach den Zeugnissen *Platons* und *Xenophons* u. a. der griechische Philosoph *Sokrates* getötet worden war[216].

Diese Debatte dokumentiert und erklärt gleichzeitig, warum die Bedeutung der Einnahme von Gift für den gesamten Prozess des Sterbens *Senecas* lange Zeit nicht hinterfragt wurde, obwohl die Einnahme dieses Giftes durch *Seneca* nur von *Tacitus* bezeugt wird, nicht jedoch von *Sueton* und *Cassius Dio*[217], und auch nach der Darstellung des *Tacitus* nur eine von mehreren Maßnahmen darstellte, die ergriffen wurden, um *Senecas* Ableben herbeizuführen, bzw. zu Ende zu führen[218].

Vergleiche zwischen dem Tod des *Sokrates* und dem Ableben *Senecas* werden dadurch, wie *Tacitus* das von *Seneca* eingenommene Gift charakterisierte[219], geradezu herausfordert: Die von *Tacitus* gewählte Umschreibung des Giftes als eines solchen, *welches man sich auch im attischen Strafvollzug bediente*, ruft bei jedem mit der griechischen Geistesgeschichte auch nur oberflächlich vertrauten Menschen zwangsläufig Vergleiche mit dem *Tod des Sokrates* ins Bewusstsein, insofern dieser griechische Philosoph die am meisten bekannte Persönlichkeit ist, die aufgrund eines Todesurteils des *Areopags* in *Athen* gezwungen wurde, dieses Gift einzunehmen, d. h. den sog. *Schierlingsbecher* zu leeren.

Dennoch kann kein Zweifel daran bestehen, dass der bei deutschen Altphilologen zeitweilig so beliebte Vergleich des Ablebens *Senecas* mit dem Tod des *Sokrates* in mehrfacher Hinsicht „hinkt": Denn anders als *Sokrates* wurde *Seneca* – nach der Darstellung des *Tacitus* – durch den ihm den Todesbefehl *Neros* überbringenden *Zenturio* der Prätorianergarde keineswegs gezwungen, eine bestimmte Todesart zu wählen[220] und *Seneca* wurde jenes Gift auch nicht durch einen „Gerichtsdiener" angereicht,

213 Vgl. Cancik-Lindemaier, H.: Untersuchungen zu Senecas Epistulae Morales, Hildesheim 1967, S. 112, Anm. 222. (zitiert nach Rohrmann, L.: Annaeus Seneca, Epistulae morales ad Lucilium, Stuttgart 1972 ff., dort aber fälschlich ihrem Gatten Hubert Cancik zugeschrieben.)

214 Eine vollständige Wiedergabe und Besprechung der gesamten Geschichte der Forschung über den Tod *Senecas* würde den Rahmen dieser Untersuchung sprengen.

215 Vgl. Tac. ann. 15, 64, 3;

216 Im März 399 v. Chr.; vgl. dazu Plat. Phaid. 114D–118 und Gärtner, H., Sokrates 2, in: KIP Bd. 5, Sp. 248–255;

217 Vgl. Suet. Nero 35, 5; Cass. Dio 62, 25, 1;

218 Vgl. Tac. ann. 15, 60 – 65;

219 Ob *Tacitus* diese Formulierung bewusst und kalkuliert wählte oder weil er sie bereits in den von ihm benutzten Quellen vorfand, lässt sich heute nicht mehr ermitteln.

220 Vgl. Tac. ann. 15, 61, 4;

sondern auf eigene Bitten hin von einem ihm vertrauten Arzt[221], – und *Seneca* nahm das Gift ja auch nicht sofort, sondern erst, nachdem andere Bemühungen, sich selbst zu töten, insbesondere die Eröffnung verschiedener Blutgefäße, nicht den erhofften Erfolg gezeitigt hatten.

Trotzdem fehlt auch heute noch in Standardwerken über Leben und Werk *Senecas*[222] jeder Hinweis auf Zweifel an der traditionellen Auffassung, dass der Arzt, der *Seneca* nach *Tacitus* das verlangte Gift zur Verfügung stellte, maßgeblich für *Senecas* Tod verantwortlich sei.

Im Gegenteil: Erst vor wenigen Jahren veröffentlichte der bekannte Medizinethiker *Andreas Frewer* einen Aufsatz zur Geschichte der Sterbehilfe, in welchem der Autor die Überzeugung vertrat, dass *Seneca* bei seinen Selbsttötungsbemühungen eine aktive Unterstützung seines Leibarztes *Statius Annaeus* erfuhr[223]. Allerdings stützte sich *Frewer* hierbei nicht auf eigenständiges Quellenstudium, sondern auf schon in den 30-er Jahren veröffentlichte Arbeiten *Hans Dillers*[224].

---

221 Vgl. Tac. ann. 15, 64, 3: „*Seneca interim, durante tractu et lentitudine mortis, Statium Annaeum, sibi amicitiae fide et arte medicinae probatum, orat provisum pridem venenum, ... promeret.*" A. Van Hooff stellt diesen Sachverhalt missverständlich dar, wenn er konstatiert: „*Seneca d. J. Erhielt bei seinem Selbstmord auf Befehl Neros Gift überreicht v. Annaeus Statius...*". Vgl. Van Hooff, A., Euthanasie, in: Leven, K.-H.. Antike Medizin. Ein Lexikon. München 2005, Sp. 284–285;

222 Fuhrmann, M.: Seneca und Kaiser Nero. Eine Biographie. Berlin 1997. Giebel, M.: Seneca. Reinbek 1997. Lefèvre, E.: Senecas Tragödien. Darmstadt 1972. Maurach, G.: Seneca. Leben und Werk. Darmstadt 2005 [4]. Maurach, G. (Hrsg.): Seneca als Philosoph. Darmstadt 1987[2] (Sammlung von Aufsätzen). Rossbach, O.: Annaeus (17). In: RE. Bd. I, 2, Stuttgart 1894, Sp. 2240–2248; Maurach, G.: Lucius Annaeus Seneca, in: Ders., Geschichte der römischen Philosophie, Darmstadt 2006[3], S. 105-129. Rozelaar, M.: Seneca. Amsterdam 1976. Sørensen, V.: Seneca. Ein Humanist an Neros Hof. München 1984 (dän. Originalausgabe: Kopenhagen 1977). Veyne, P.: Weisheit und Altruismus. Eine Einführung in die Philosophie Senecas. Ffm. 1993.

223 Vgl. Frewer, A.: Der Tod als Medizin? Euthanasie und Sterbehilfe in der Geschichte, aus Vorgänge Nr. 175, (Heft 2/2006) S. 24–35; vgl. http://www.humanistische-union.de/nc/publikationen/vorgaenge/ online _artikel/online_artikel_detail/browse/1/back/nach-autoren/article/der-tod-als-medizin/Andreas Frewer (*1966); Frewer lehrte am Institut für Geschichte und Ethik der Medizin der Friedrich-Alexander-Universität Erlangen-Nürnberg. Als dessen Arbeitsschwerpunkte werden genannt: Klinische Ethik und Ethikberatung, Geschichte der Medizin, Medizin und Menschenrechte, Historische Probleme der Medizinethik; http://www.igem.med.uni-erlangen.de/mitarbeiterinnen/andreas-frewer.shtml (2015);

224 Vgl. Diller, H.: Die Überlieferung der Hippokratischen Schrift Peri aeron hydaton topon, Leipz. 1932; Wanderarzt und Aitiologe, Studien zur Hippokratischen Schrift Peri aeron ydaton topon, Leipz 1934; s. Auch: Kleine Schriften zur antiken Medizin, Hrsg.: Baader G. /. Gensemann, H., Berlin 1973. Hans Diller (*08.09. 1905 in Worms, gest. 15.12.1977 in Kiel) wurde im Jahre 1930 mit der ersten der o. g. Veröffentlichungen promoviert und zwei Jahre später mit der 2. habilitiert, wechselte im Jahre 1933 aber als Privatdozent nach Hamburg, im Jahre 1937 stellte er den Antrag auf Mitgliedschaft in der NSDAP und erhielt in demselben Jahr auch einen Ruf als Ordinarius nach Rostock. Im Jahre 1940 wurde seinem Antrag auf Parteimitgliedschaft in der NSDAP stattgegeben. Zwei Jahre später erhielt er einen Ruf an die Universität Kiel als Ordinarius für klassische Philologie, den er bis zu seiner Emeritierung im Jahre 1970 behauptete, da er seine Parteimitgliedschaft gegenüber der zuständigen Entnazifizierungskommission erfolgreich verschwieg. Zur Vita H. Dillers vgl.: Christian-Albrechts-Universität: In memoriam Hans Diller. In: Christiana Albertina. Neue Folge, Bd. 9, 1977, S. 1–13. Klee, E.: Das Personenlexikon zum dritten Reich: Wer war was vor und nach 1945? Ffm. 2003, S. 111.

Aber auch bei „Spezialisten", d. h. bei Altertumswissenschaftlern, die in neuerer Zeit den Quellen zum Lebensende *Senecas* ihre Aufmerksamkeit schenkten, ist kaum die Bereitschaft zu erkennen, das traditionelle Bild von einer Persönlichkeit, die unterstützt von einem Arzt, seinem Leben ein Ende zu setzen versucht, zu revidieren[225]. In diesem Zusammenhang ist hier auf verschiedene neuere Monographien hinzuweisen, einmal auf eine neuere Veröffentlichung A. Van Hooffs, die speziell die Beziehungen zwischen *Nero* und *Seneca* thematisiert[226] und darin die von zahlreichen anderen Autoren[227] vertretene Auffassung wiederholt, dass *Seneca* sich bei seinem Suizid der Unterstützung seines Leibarztes bediente[228], zum anderen auf neuere Monografien aus der Feder von Altphilologen aus dem deutschen Sprachraum,

- auf eine Dissertation von Michael Brinkmann[229] über das *Seneca*-Bild in den *Annalen* des *Tacitus*, in der auch die Darstellung des Ablebens *Senecas* durch *Tacitus* einer eingehenden Analyse unterzogen wird,
- auf eine kurz vorher entstandene Dissertation des schweizerischen Altphilologen Beat Schönegg[230] über *Senecas* literarisches Spätwerk, konkret über die *Epistulae morales*, in der, ausgehend von Reflexionen des Philosophen auch Rückschlüsse auf den konkreten Ablauf von dessen eigenem Sterbevorgang versucht werden.
- auf eine in den Jahren 2004 – 2007 entstandene und 2007 von der Philosophischen Fakultät der Universität Jena angenommene und in leicht veränderter Form veröffentlichte Untersuchung D. Hofmanns mit dem Titel „Suizid in der Spätantike"[231]
- auf die 2010 von H. Brandt veröffentlichte Studie „Am Ende des Lebens. Alter Tod und Suizid in der Antike."[232]

Die beiden zuletzt erwähnten Arbeiten berühren den Fall *Seneca* allerdings nur indirekt oder am Rande. H. Brandt beschäftigt sich nur mit *Senecas* theoretischen Überlegungen zum Suizid und spart im Rahmen der von ihm vorgestellten Beispiele für Al-

225 Vgl. dazu vor allem: Brandt, H. (Am Ende des Lebens, Alter Tod und Suizid in der Antike, München 2010.), der sich an verschiedenen Stellen (S. 22–24, S. 92–94; S. 129–130) ausdrücklich auf Äußerungen *Senecas* bezieht, aber auf *Tac. ann.* 15, 60–64, und die Rolle von dessen Leibarzt bei *Senecas* Ableben nicht näher eingeht, und Hofmann, D. (Suizid in der Spätantike. Stuttgart 2007.), die sich an verschiedenen Stellen ebenfalls mit *Seneca* auseinandersetzt, aber meistens nur mit *Senecas* Überlegungen zur „Theorie" des Suizids (s. o. S. 13. 14. 24. 27 f.. 44. 87, Anm. 277. S. 99, Anm. 314), und nur ausnahmsweise auch mit den „Tatsachen" bezüglich *Senecas* eigenen Ablebens (S. 31–33;).

226 Van Hooff, A.: Ancient Euthanasia. `Good Death" and the Doctor in the Graeco-Roman World, in: Social Science and Medicine 58, (2004), S. 975–985, und „Euthanasie" in Leven, K.-H.: Antike Medizin. Ein Lexikon. München 2005, s. o..

227 u. a. Potthoff, Th.: S. o. Euthanasie in der Antike. Münster 1982; mit der *causa Seneca* beschäftigt sich Potthoff in Kapitel VIII., in dem Abschnitt „2 Antike Geschichtsschreibung" S. 129 ff, im Vergleich zu dem bei Suet. Caes. 2, 3 erwähnten Widersachers Caesars, *L. Domitius Ahenobarbus*; Vgl. Potthoff, s. o. Anm. 27;

228 Van Hooff, A.: Nero & Seneca. De despoot en de denker. Amsterdam, 2010.

229 Brinkmann, M.: Seneca in den Annalen des Tacitus. (Phil. Diss.) Bonn 2002.

230 Schönegg, B.: Senecas epistulae morales als philosophisches Kunstwerk. Bern 1999.

231 Vgl. Hofmann, D.: Suizid in der Spätantike. Stuttgart 2007;

232 Vgl. Brandt, H.:Am Ende des Lebens. Alter Tod und Suizid in der Antike. München 2010.

terssuizide *Senecas* eigenes Ende aus[233], wohl weil der Autor ausschließlich auf das Thema *Alterssuizid* fokussierte und der Tod *Senecas* als ein erzwungener Suizid deswegen nicht in dieses Raster zu passen schien. Aber dass H. Brandt auch im Falle *Senecas* unausgesprochen von einer ärztlich assistierten Selbsttötung ausgeht, darf in Anbetracht einer entsprechenden Deutung des Endes *Hadrians* unterstellt werden.[234]

Eine entsprechende Notiz der sog. *Historia Augusta*[235] zitiert H. Brandt mit folgenden Worten: „*Übrigens machte Hadrian nach Abfassung eines Testamentes einen weiteren Selbstmordversuch; als man ihm den Dolch wegnahm steigerte sich sein Erregungszustand. Er verlangte auch Gift von seinem Arzt, der sich diesem Ansinnen durch Selbstmord entzog.*“[236] Es ist daher offenkundig, dass H. Brandt zumindest dem „*als Philosoph geltenden und entsprechend stilisierten Kaiser*“[237] zutraute, dass er die Erwartung hegte, dass ihm ein Arzt bei der Verwirklichung seiner suizidalen Pläne behilflich sein würde.

Ähnlichen Überlegungen begegnet man auch bei D. Hofmann. Diese Autorin beschäftigt sich, anders als H. Brandt, zwar nicht nur mit den theoretischen Überlegungen *Senecas* zum Suizid, sondern auch mit dessen eigenem Ableben[238], aber ebenfalls nur sehr knapp und unter Berufung auf die Darstellung desselben durch *Tacitus* sowie auf Einschätzungen früherer Autoren:[239]

„*Als Inbegriff der Stoa in der römischen Kaiserzeit gilt der Philosoph L. Annaeus Seneca, und zugleich ist sein Suizid einer der bekanntesten aus der römischen Kaiserzeit. Die Einzelheiten darüber … kennen wir vor allem durch die detailreiche Schilderung in Tacitus' Annalen. Einige Details in der Beschreibung des Tacitus, besonders das Gespräch mit den Freunden, Senecas lange und ruhige Vorbereitung auf sein Ende und schließlich auch die Forderung, ihm das Gift zu reichen, das die zum Tode Verurteilten in Athen trinken mussten, lassen vermuten, dass Seneca offenbar das Modell des Sokrates imitiert. Trotz dieser offenbar bewussten Stilisierung nach dem platonischen Vorbild ist der Tod Senecas eher eine Widerspiegelung seiner stoischen Haltung zum Suizid.*“

Dieses Zitat veranschaulicht, wie sehr sich die Autorin bei der Deutung von *Tac. ann. 15, 60 – 65* von dem Vorverständnis leiten lässt, dass *Seneca* ein „stoischer Philosoph“ gewesen sei, und daraus ableitet, dass er sich dem entsprechend *lange und ruhig* auf seinen eigenen Tod vorbereitet und diesen auch *nach dem platonischen Vorbild* gestaltet habe. Hätte sie sich nur ein wenig von jenem Vorverständnis gelöst und in ihre Überlegung miteinbezogen, dass *Seneca* nach den in diesem Punkt übereinstim-

233 Nach der Erwähnung des Falles *C. Caninius Rebilus* (56 n. Chr.) kommt er sogleich auf einen Fall des Jahres 106 n. Chr. zu sprechen. Vgl. Brandt, H.: Am Ende des Lebens. Alter Tod und Suizid in der Antike. München 2010, S. 114–115.

234 S. o. Brandt, H.: Am Ende des Lebens. Alter Tod und Suizid in der Antike. München 2010, S. 120–123;

235 Vgl. HA, H 24, 11 - 12: *et post testamentum quidem iterum se est conatus occidere, subtracto pugione saevior factus est. petit et venenum a medico, qui se ipse, ne daret, occidit.*

236 S. o. Brandt, H.: Am Ende des Lebens. Alter Tod und Suizid in der Antike. München 2010, S 112.

237 S. o. Brandt, H.: Am Ende des Lebens. Alter Tod und Suizid in der Antike. München 2010, S 123.

238 Hofmann, D.: S. o. Suizid in der Spätantike … Stuttgart 2007, S. 23 u. S. 31–33;

239 S. o. Suizid in der Spätantike … Stuttgart 2007, S. 31. Anm. 69–72;

menden Urteil der Quellen[240] nicht in erster Linie als Philosoph in die Situation geriet, sich selbst zu töten, sondern als ehemaliger Erzieher *Neros* und als Politiker, dann hätte ihr auffallen müssen, dass sich *Seneca* gerade nach der Darstellung des *Tacitus* keineswegs *ruhig und lange* auf seinen eigenen Tod vorbereitete, sondern nicht ohne eine gewisse Hektik, wie hier noch zu zeigen sein wird.

So lässt sich nicht zuletzt an der Deutung der *causa Seneca* durch H. Brandt und D. Hofmann gut beobachten, wie die Vermischung von Theorie und Praxis in Bezug auf die Frage ärztlich assistierter Tötungen und Selbsttötungen ein wichtiger Grund dafür sein könnte, dass vor allem solche Autoren, die sich nur am Rande mit der *causa Seneca* beschäftigten und sich dabei durch die Berufung auf Einschätzung anderer Autoren einer eigenständigen Analyse der Quellen über das Sterben Senecas entziehen zu dürfen glaubten[241], immer wieder derselbe „Fehler" unterlief, nämlich das Sterben *Senecas* nicht auf der Grundlage der Aussagen der über den Vorgang selbst überlieferten Quellen zu beurteilen, sondern stets durch die „Brille" des Vorverständnisses, dass jener ein „stoischer Philosoph" gewesen sei und sich deswegen auch bezüglich seines Ablebens wie ein „Stoiker" verhalten haben müsse.

Diesen Suggestionen konnten sich auch M. Brinkmann und B. Schönegg nicht entziehen, obwohl die Quellen zu *Senecas* Theorie und Praxis des Suizids in deren o. e. Arbeiten eben nicht nur „gestreift" wurden, sondern im Zentrum der wissenschaftlichen Bemühungen standen. Wie bereits an den Titeln der zuletzt erwähnten beiden Monographien abzulesen ist, liegt der Schwerpunkt des Erkenntnisinteresses und dementsprechend auch die Auswahl der zu diesem Zweck eingesetzten Methoden auf dem Gebiet des inhaltlichen Verständnisses der jeweils besprochenen Texte.

In der Dissertation M. Brinkmanns[242] tritt an die Seite dieses Forschungsinteresses noch eine andere Frage, nämlich die nach der subjektiven Bewertung des Lebens und Sterbens *Senecas* durch *Tacitus*. Nach einer eingehenden Beschäftigung mit der Rezeptionsgeschichte von *Tacitus´* Darstellung von *Senecas* Lebensende in spätantiken und mittelalterlichen Quellen, auch in der Geschichte der bildenden Kunst, charakterisiert M. Brinkmann dieses Interesse folgendermaßen:

„Die Frage, ob und in welchem Maße Tacitus Seneca gewogen oder abgeneigt sei, nimmt für die Passage 15,60,2 ff. eine besondere Gestalt an: Läßt Tacitus Seneca pointiert theatralisch sterben … ? Oder darf der Leser in der Sterbeszene der Annalen ein Denkmal des Historikers erblicken, welches dem heroischen Sterben des egregius vir (Tac. ann. 15,23,4) gewidmet und Ausdruck der Bewunderung des Tacitus für das Ende Senecas ist."[243]

Grundsätzlich hätte es sich angeboten, diese Frage auch unter Berücksichtigung der zu dem von *Tacitus* beschriebenen Vorgang bekannten *Fakten* zu beantworten, aber aus unerfindlichen Gründen wird dieser Weg von M. Brinkmann nicht beschrit-

240 Vgl. dazu Tab. IV, 21;
241 Vgl. dazu u. a. Potthoff, Th., s. o. Münster 1984, S. 129–132, Frewer, A., s. o. Hannover 2006, S. 5; Benzenhöfer, U.: Der gute Tod? … Göttingen 2009, S. 34 f.;
242 Brinkmann, M.: Seneca in den Annalen des Tacitus. Diss. phil., Düsseldorf 2002.
243 Vgl. M. Brinkmann, s. o. S. 100;

ten. M. Brinkmann interessiert sich ausschließlich für die stilistischen und kompositorischen Eigentümlichkeiten der Darstellung des *Tacitus.*

Diese Tendenz wird vor allem im Zusammenhang der Zusammenfassung der Ergebnisse der Untersuchung deutlich: *„Welche Konsequenzen besitzen diese Ergebnisse für das Textverständnisse der Passage 15,60,2ff.? Zunächst ist die bis in sprachliche Details nachweisbare senecanische Kolorierung des Textes auffällig. Das Bemühen des Autors um eine authentische Präsentation des prominenten Seneca – natürlich im Rahmen des eigenen Gestaltungswillens, weswegen der Stil der Passage ann. 15,60,2ff. taziteisch bleibt – wird greifbar. Mag dies noch mit historiographischen Konventionen plausibler Personendarstellung erklärt werden und noch Möglichkeiten für das Aufspüren vermeintlich ironischer Tendenzen im Text eröffnen, so dürfte der Raum für eine solche Interpretation enger werden, faßt man die literarischen Gestaltungsmittel der Sterbeszene ins Auge. ... Der sterbende Seneca soll als vir sapiens in der Tradition eines Sokrates und Cato, als weiteres Exemplar jener seltenen Inkarnation des stoischen Ideal – Weisen verherrlicht werden. Wie diese darf sich auch Seneca der Unbill des Schicksals stellen und in einem spektakulären Todeskampf, der Aderöffnung, Gifteinnahme und Ersticken umfaßt, den Göttern ein ansehnliches Schauspiel liefern. Senecas Spektakel soll ... plausibel inszeniert werden: Der langsame Blutfluss[244] eines alten Mannes, führt zur Sokrates – Nachfolge, die matte physische Konstitution zur unerträglich anmutenden Verlängerung des Sterbeprozesses.“*[245]

Die Art der Darstellung des Sterbeprozesses *Senecas* durch *Tacitus* wird von M. Brinkmann so im Wesentlichen als Ergebnis des „eigenen Gestaltungswillens“ des antiken Historikers gedeutet. Die in der älteren Literatur[246] oft aufgeworfene Frage der Bewertung von *Senecas* tatsächlichem Verhalten im Zusammenhang seines Sterbens greift M. Brinkmann in veränderter Form erneut auf, aber nicht als eine Frage, die sich aus dem tatsächlichen Verhalten *Senecas* ergab, sondern vor allem aus der Art und Weise, in der *Tacitus* diesen Vorgang darstellte und angeblich gedeutet gedeutet sehen wollte: *„Senecas Spektakel soll ... plausibel inszeniert werden: Der langsame Blutfluss eines alten Mannes, führt zur Sokrates – Nachfolge, die matte physische Konstitution zur unerträglich anmutenden Verlängerung des Sterbeprozesses.*[247]“

Die aus der Sicht eines Historikers hauptsächlich interessierende Frage, ob das Sterben *Senecas* nicht auch so abgelaufen sein könnte, wie *Tacitus* es dargestellt, wird anders als von den früher von uns zitierten Forschern[248] nicht gestellt und dementsprechend auch nicht beantwortet.

---

244 Dass der angeblich „langsame Blutfluß des alten Mannes“(*Senecas*) zu „*Sokrates*“ führe, ist nicht nachvollziehbar, insofern *Sokrates* ja eben nicht aufgrund an Armen und Beinen erlittenen Verletzungen verblutete, sondern ausschließlich an der gerichtlich verfügten Einnahme des „Schierlingsbechers“. Auch die Behauptung einer „plausiblen Inszenierung“ des Ablebens *Senecas* durch *Tacitus* wird nach den in dieser Untersuchung erzielten Erkenntnissen der inhaltlichen Aussage des Textes in ihrem Kontext nicht gerecht, wie noch zu zeigen sein wird.

245 Vgl. Brinkmann, M., s. o. S. 152–153;

246 S. o. u. a. Diller, H. und Van Hooff, A.

247 S. o. Brinkmann, M., s. o. S. 153;

248 S. o. Einleitung;

Im Gegensatz zu M. Brinkmann zeigte sich B. Schönegg davon überzeugt, dass *Seneca* sich auch in Wirklichkeit mit aktiver Unterstützung seines Leibarztes *Annaeus Statius* selbst das Leben genommen habe, und zwar nicht nur im Hinblick auf die auch von *Tacitus* bezeugte Einnahme eines Giftelixiers, sondern auch in Bezug auf die nach *Tacitus* zunächst gemeinsam mit seiner Gemahlin *Paulina* begonnenen, dann allein fortgesetzten und in Selbsttötungsabsicht durchgeführten Verletzungen an Armen und Beinen[249]. Nach eigenem Bekunden stieß B. Schönegg im Rahmen seiner sich angeblich über 10 Jahre hinziehenden Vorarbeiten zu seinem Dissertationsvorhaben auf zahlreiche Indizien für diese Hypothese, aber nicht auf eindeutige Belege dafür, so dass er sich schließlich dafür entschied, auf eine explizite Erörterung dieser Hypothese in seiner Dissertationsschrift zu verzichten, sondern sie in einem historischen Roman[250] zu verarbeiten.

Hinsichtlich dieser Hypothese befindet sich B. Schönegg in „bester Gesellschaft", insofern ja auch A. Frewer bereits in seiner Habilitationsschrift (Der sterbende Patient und die Medizin. Hannover 2005.) unter Berufung auf *Tacitus* (S. o. S. 25 Anm. 31) feststellte: „*Bei Seneca spielte die Medizin in Person des Freundes und Leibarztes Statius Annaeus eine direkte Rolle: Nachdem der stoische Denker – ebenso wie Sokrates primär aus politischen Gründen in den Tod getrieben*[251] *– ein Gift genommen hatte, sich das Ende aber noch nicht einstellte, war es der Arzt, der durch ein warmes Bad und die Eröffnung von Blutgefäßen das Sterben beschleunigt haben soll.*"[252]

Welche Anhaltspunkte B. Schönegg konkret für die von ihm vertretene Auffassung, dass *Annaeus Statius Seneca* bei seinen suizidalen Bemühungen behilflich war, vorgefunden zu haben glaubte, ist jedoch unklar. In Anbetracht der Tatsache, dass B. Schönegg die Darstellung der Sterbeszene *Senecas* in seinem Roman in enger Anlehnung an die Darstellung derselben bei *Tacitus* entwickelte, ist aber davon auszugehen, dass auch seinen Hypothesen vor allem eine spezifische Deutung der Darstellung des *Tacitus* zugrunde lag, wobei zu unterstellen ist, dass er zum besseren Verständnis der inhaltlichen Aussagen von Tac. ann. 15,60, 2 ff. auch den Tacitus-Kommentar E. Koestermanns herangezogen hat.[253]

---

249 Vgl. Putz, T. K.: Der Tod des Seneca von Beat Schönegg, München 2009, in einem „Fachdidaktischen Seminar" der Universität München unter der Leitung von M. Janka, S. 4–5; vgl. dazu auch Anm. 7 und „Anhang 4" mit einem Brief von B. Schönegg an T. K. Putz; vgl. http://www. fachdidaktik. klassphil.uni-muenchen.de/forschung/seminarertraege/roemerroman/putz_2.pdf;

250 Vgl. Schönegg, B.: Der Tod des Seneca. Stuttgart 2001.

251 A. Frewer blendet hier völlig aus, dass *Sokrates* im Gegensatz zu *Seneca* nicht „*in den Tod getrieben wurde*", sondern zum Tode verurteilt worden war.

252 Es verdient Beachtung, dass A. Frewer hier *Tacitus* offensichtlich nicht im Original zitierte, sondern in einer Übersetzung (Vgl. Frewer, A.: Der sterbende Patient ... S. 25, Anm. 31 sowie auf S. 180 (Literaturverz.), wo er seine Quelle folgendermaßen charakterisiert: „*Tacitus, C. P. (1982) Annalen, München Zürich.*" – sic! – und, wie hier noch zu zeigen sein wird, - missverstand. Außerdem lehnte sich A. Frewer an Forscher an wie: Amery, J.: Hand an sich legen. Diskurs über den Freitod. Stuttgart 1983 und van Hooff, Selfkilling ..., s. o. 1990 und: Thanatos und Asklepios. Wie Ärzte zum Tod standen. In: Schlich, Th./Wiesemann, C. (Hrsg.): Hirntod. Zur Kulturgeschichte der Todesfeststellung. Ffm 2001, S. 85–101.

253 Vgl. Koestermann, E.: Cornelius Tacitus Annalen Bd. IV, Buch 14–16, Heidelberg 1968;

Im Hinblick darauf ist zu beachten, dass auch E. Koestermann in seinem Kommentar zu der Sterbeszene in *Tac. ann. 15,60,2ff.* sich dahingehend äußerte, dass es sich bei dem von *Seneca* erbetenen und ihm von dem Arzt angereichten Medikament um ein für Tötungszwecke geeignetes Gift gehandelt habe[254], – aber bezüglich der Angaben des *Tacitus* zur zunächst gemeinschaftlichen Adernöffnung durch *Seneca* und *Paulina* im Gegensatz zu B. Schönegg keinerlei Anhaltspunkte dafür zu erkennen scheint, dass bereits in dieser Phase der suizidalen Bemühungen *Senecas* bzw. des Ehepaares *Seneca* ein Dritter in jene Bemühungen aktiv eingegriffen haben könnte[255].

Daher ist anzunehmen, dass sich B. Schönegg bei seiner Interpretation von *Tac. ann. 15,60,2ff.* auch auf bestimmten Äußerungen *Senecas* selbst, vor allem in den *epistulae morales* stützte, deren Neuinterpretation ja den Hauptgegenstand seiner Dissertation darstellte. Um sich wenigstens eine annäherungsweise Vorstellung davon machen zu können, wie die intensive Beschäftigung mit den *epistulae morales* auch B. Schöneggs Verständnis von dem konkreten Ablauf der finalen suizidalen Bemühungen *Senecas* beeinflusst haben könnte, dürfte der Blick auf eine Stelle aus *Senecas* 70. Brief hilfreich sein. Um dem Leser den schmalen Grat zwischen Leben und Tod zu veranschaulichen, bedient sich *Seneca* einer bemerkenswerten Metapher: „*non opus est vasto vulnere dividerere praecordia, scalpello aperitur ad illam magnam libertatem via et puncto securitas constat. Quid ergo est, quod nos facit pigros inertesque.*[256]" (Es bedarf keiner großen Wunde, um das Körperinnere zu zerteilen, – mit einem Skalpell öffnet man zu jener großen Freiheit den Weg und auf einem einzigen Stich[257] beruht die Gewissheit [diesen Weg auch zu öffnen.] Was also ist es, was uns faul und träge macht?)

Aus dem Zusammenhang herausgelöst, in dem *Seneca* sich dieser Formulierungen bedient, erschiene es jedenfalls als nachvollziehbar, den letzten Satz (Was also ist es, was uns faul und träge macht?) auch als Aufforderung, oder als Selbstermutigung *Senecas* zum Suizid zu interpretieren[258], und als Aufforderung, sich dabei eines „Skalpells" zu bedienen, das ja auch schon in der Antike als Werkzeug von Chirurgen be-

---

254 Vgl. Koestermann, E.: Cornelius Tacitus Annalen Bd. IV, Buch 14–16, Heidelberg 1968, S. 307f. zu Tac. ann. 15, 64, 3;

255 Vgl. Koestermann, E., s. o. S. 304, zu Tac. ann. 15, 63, 2;

256 Vgl. Sen. epist. 70, 16; ausgerechnet mit dem 70. Brief, der wohl wichtigsten Quelle für *Senecas* Einstellung zur Frage der ethischen Rechtfertigung der Selbsttötung, beschäftigt sich B. Schönegg in seiner Dissertation jedoch nicht. Daraus darf aber nicht geschlossen werden, dass er diese Stelle nicht kannte. Vielmehr ist davon auszugehen, dass er den 70. Brief als Textgrundlage seiner Neuinterpretation der *ep. mor.* bewusst ignorierte, vielleicht sogar erst aus der Endfassung seiner Dissertation wieder entfernte, weil er sich der Notwendigkeit einer konkreter Stellungnahme zu der Interpretation von *Senecas* persönlichen Vorstellungen so am besten entziehen zu können glaubte.

257 Das lateinische Wort „punctum" weist eine enge ethymologische Verwandtschaft zu dem Verbum „pungere" (= stechen bzw. durchbohren) auf und lässt sich demnach im vorliegenden am treffendstem mit „Stich" oder „Schnitt" wieder geben.

258 Die Erwähnung der sog. 2. *Naumachie* in der Regierungszeit *Neros* im 70. Brief (Vgl. Sen. epist. 70, 26) rechtfertigt eine Datierung des Briefes in die Zeit zwischen dem Frühsommer des Jahres 64 n. Chr. und dem Brand Roms im Juli des Jahres 64 n. Chr. (Vgl. Sen. epist. 91), d. h. in eine Zeit, in welcher die persönlichen Beziehungen zwischen *Seneca* und dessen früheren Mündel *Nero* zunehmend belastet waren, so dass nicht ausgeschlossen werden kann, dass sich *Seneca* schon damals Gedanken darüber machte, dass er irgendwann gezwungen sein könnte, auch für sich selbst die Mög-

kannt war. Und würde man diesen Gedanken noch ein wenig fortspinnen, eben unter Berücksichtigung der Überlegung, dass bereits in der Antike Ärzten, bzw. Chirurgen, ein besonderes Geschick zugetraut wurde, sich eines Skalpells zu bedienen, und dass *Seneca* nach *Tacitus* mit einem Arzt sogar persönlich befreundet war[259], – wäre es auch nicht abwegig daraus abzuleiten, dass *Seneca* den Gedanken an den eigenen Tod insgeheim mit der Erwartung verknüpfte, dass der mit ihm befreundete Arzt zu gegebener Zeit ihm auch Hilfestellung bei der Benutzung eines Skalpells zum Zwecke der Selbsttötung leisten würde.

Andererseits erscheint es aber methodologisch als unzulässig, allein aus der Tatsache, dass sich *Seneca* im Kontext von theoretischen Überlegungen zur Frage des Suizids auch auf die Verwendung eines „Skalpells" zu sprechen kommt, zu schließen, dass er sich bei den eigenen suizidalen Bemühungen eines solchen Werkzeuges bediente oder einen Arzt bzw. einen Chirurgen in diese Tat aktiv involvierte, – solang die über den Tathergang berichtenden Quellen dies nicht belegen oder Anhaltspunkte dafür liefern, dass sich *Seneca* bei den Verletzungen an Armen und Beinen wirklich der Hilfe eines Arztes erfreute. Daraus ergibt sich als ein wesentlicher Grundsatz bei der hier beabsichtigten Neuinterpretation der Quellen über Fall *Seneca,* dass wir uns ausschließlich darauf konzentrieren zu ermitteln, was die Darstellungen der Quellen über den Vorgang selbst berichten und uns bei der Analyse derselben nicht davon beeinflussen lassen, was *Seneca* selbst über den Sinn von Suiziden und die Methoden, diesen durchzuführen „dachte"[260].

Auch wenn man konzediert, dass *Seneca* die von anderen antiken Schriftstellern mit dem Begriff „*Euthanasia*" verknüpften Vorstellungen von einem „leichten Tod" bekannt waren und dass sich *Seneca* – wie vermutlich die meisten Menschen – für sich selbst eher einen „leichten Tod" wünschte als einen schmerzhaften und schweren, lässt sich daraus **nicht** ableiten, dass ihm die konkrete Situation, in welcher er sterben musste, in ausreichendem Maße die Gelegenheit gab, den Lauf der Dinge so zu beeinflussen, dass ihm die Erfüllung dieses Wunsches gegebenenfalls auch vergönnt war. Daher erscheint es auch in Bezug auf die Rekonstruktion der tatsächlichen historischen Vorgänge im Kontext mit dem Ableben *Senecas* erforderlich, den Begriff „*Euthanasie*" als Begriff zur Bezeichnung von konkreten Tatsachen dieses Vorgangs zu vermeiden, damit wir dabei nicht ungewollt den Suggestionen eben dieser Begrifflichkeit erliegen und uns von der – erst noch zu verifizierenden – Vorstellung leiten lassen, dass *Seneca* bezogen auf das eigene Sterben die Absicht oder auch nur die Möglichkeit gehabt habe, einen „leichten", vielleicht sogar durch einen Arzt unterstützten, Tod zu finden.

lichkeiten eines Freitodes in Erwägung zu ziehen, um der Gefahr einer Fremdtötung im Gefolge einer Anklageerhebung und Verurteilung zuvor zu kommen.

259 S. o. Tac. ann. 15, 64, 3;

260 In diesem Kontext ist noch einmal kritisch auf die Arbeiten Th. Potthoffs, M. Brinkmanns, D. Hofmanns und A. van Hooffs hinzuweisen. Siehe dazu das Literaturverzeichnis;

1.0.3. Zur Methodik

Aber welche methodologischen Konsequenzen wären aus den oben skizzierten Eigentümlichkeiten des aktuellen Forschungsstandes zum tatsächlichen Ablauf von *Senecas* Suizid sowie zu der Art und dem Umfang der Involvierung von dessen Leibarzt *Annaeus Statius* konkret zu ziehen? - Zur Beantwortung dieser Frage könnte es hilfreich sein, sich vor Augen zu führen, wie sich ein moderner Ermittler oder Staatsanwalt verhalten würde, dem im Falle der Aufklärung von Vorwürfen gegen einen Arzt wegen angeblich aktiver Einflussnahme auf den Ablauf des Sterbeprozesses eines Patienten Dokumente zugespielt würden, die anzudeuten scheinen, dass der Patient sich nicht allzu lange vor seinem Tod darüber Gedanken machte, welche Tötungsmittel besonders geeignet seien, einen möglichst schmerzfreien und schnellen Suizid zu gewährleisten, und inwieweit es möglich sei, sich dabei auch der aktiven Mitwirkung eines Arztes zu vergewissern:

Sicherlich würde ein Staatsanwalt sich heute in Deutschland dazu verpflichtet fühlen, zu überprüfen, ob in einem solchen Falle gemäß § 152 StPO und in Verbindung mit § 160 StPO ein sog. „Anfangsverdacht“[261] gegen den Verdächtigen vorliege, etwa wegen eines möglichen Verstoßes gegen geltende Strafrechtsbestimmungen (z. B. wegen Tötungsdelikten, u. U. auch wegen eines möglichen Verstoßes gegen den am 06.11.2015 vom Deutschen Bundestag verabschiedeten § 217 StGB[262]); und gegebenenfalls würde er nicht zögern, ein Ermittlungsverfahren einzuleiten und im Falle eines „hinreichenden Tatverdachts“[263] auch vor dem dafür zuständigen Gericht Anklage erheben.

Dennoch erscheint es als undenkbar, dass heute ein Staatsanwalt gegen einen Arzt Anklage wegen Tötung auf Verlangen[264] erheben würde, wenn er gegen den Arzt keine weiteren Beweise in den Händen hätte als schriftliche Äußerungen seines mutmaßlichen Opfers, nach denen sich dieser vorher Gedanken über die Eignung eines *Skalpells* als Tötungsmittel gemacht hatte, also eines „Chirurgenmessers“, welches in der Regel zwar von Ärzten verwendet wird, aber im Falle einer tatsächlichen Selbsttötung keinesfalls die Annahme der aktiven Beihilfe eines Arztes erzwingt. Vielmehr würde er nur dann entsprechende Ermittlungen einleiten und Anklage erheben, wenn zuverlässige Zeugenaussagen über den Tathergang oder aussagekräftige Indizien darüber bei dem Arzt einen *hinreichenden Tatverdacht*[265] rechtfertigten.

---

261 Vgl. § 152 in Verbindung mit § 160 StPO;

262 *(1) Wer in der Absicht, die Selbsttötung eines anderen zu fördern, diesem hierzu geschäftsmäßig die Gelegenheit gewährt, verschafft oder vermittelt, wird mit Freiheitsstrafe bis zu drei Jahren oder mit Geldstrafe bestraft. (2) Als Teilnehmer bleibt straffrei, wer selbst nicht geschäftsmäßig handelt und entweder Angehöriger des in Absatz 1 genannten anderen ist oder diesem nahesteht.* (BT-Drucksache 18/5373, S. 5).

263 Vgl. § 170 StPO;

264 § 216 StGB;

265 Im heutigen Strafprozessrecht (StPO) wird unterschieden zwischen einem sog. *„Anfangsverdacht“* (§§ 152, 160 StPO), - wenn das Vorliegen einer Straftat denkbar ist, - und einem *hinreichende Tatverdacht* (§ 170 I StPO), der nur dann als gegeben gilt und eine Anklageerhebung rechtfertigt, wenn

Übertrüge man das Kriterium des *„hinreichenden Tatverdachts“* als hinreichende Begründung für die Erhebung einer Anklage vor Gericht in unserem Fall auf die Arbeitsweise des Historikers, ergäbe sich als entscheidende Voraussetzung dafür, dem Arzt *Annaeus Statius* im Falle des Ablebens *Senecas* eine aktive Rolle zu unterstellen, dass sich auch aus den überlieferten Zeugnissen über das tatsächliche Ablebens *Senecas* Tatsachen *„herauspräparieren“* ließen, die eine Beteiligung des Arztes an der Tötung bzw. Selbsttötung *Senecas* als unter Ausschluss jeden Zweifels beweisen könnten.

Eine derartigen Ansprüchen genügende Fokussierung der Untersuchungsrichtung auf die Rolle des Arztes im Zusammenhang des Ablebens *Senecas* ist jedoch trotz der großen Zahl wissenschaftlicher Äußerungen zu diesem Thema nach wie vor ein Desiderat. Es scheint ein großes Problem der Senecaforschung zu sein, dass viele Forscher unter stillschweigender Berufung auf die Darstellung des *Tacitus* davon überzeugt waren und sind, dass sich *Seneca* selbst tötete, und zwar unter der Assistenz seines „Leibarztes“ *Annaeus Statius*, aber es gleichwohl bislang für überflüssig hielten, diese Annahme zu hinterfragen.

Um diesem Mangel abzuhelfen, soll hier versucht werden, zunächst ausschließlich auf der Grundlage der in den Quellen überlieferten Einzelheiten des Ablebens *Senecas* Aufschluss darüber zu erhalten, inwieweit dem Arzt *Annaeus Statius nach den heute auch in der Justiz üblichen Maßstäben* eine „schuldhafte“, d. h. wissentliche und willentliche Mitwirkung an der Tötung *Senecas* nachzuweisen wäre, d. h. in Anlehnung an das in der modernen Strafjustiz übliche Kriterium eines zweifelsfreien Nachweises der Schuld des Angeklagten.

Anders als in der o. g. Dissertation von M. Brinkmann[266] werden hier ausschließlich Zeugnisse des *Tacitus*, *Suetons* und *Cassius Dios´* als Quellengrundlage zur Rekonstruktion der tatsächlichen Vorgänge im Kontext des Sterbens *Senecas* berücksichtigt, insofern in späteren Quellen kaum noch die Verarbeitung zusätzlicher Informationen greifbar zu sein scheint, aufgrund einer zu großen zeitlichen und räumlichen Distanz späterer Autoren zu den tatsächlichen Vorgängen auch nicht mehr wahrscheinlich sind[267].

Unsere Selbstverpflichtung auf den auch in modernen Strafprozessen noch übliche altrömischen Rechtsgrundsatz *in dubio pro reo*[268] als *maßgebliches* Entscheidungskriterium für die Beurteilung der Aussagen der Quellen über die Rolle des *Statius Annaeus* im Falle des Sterbens *Senecas* mag auf den ersten Blick als überzogen erscheinen, da dessen Anwendung auf alle möglichen Gegenstände der historischen For-

mit einem Wahrscheinlichkeitsgrad von mehr als 50% die Verurteilung des Beschuldigten in einer Hauptverhandlung nach Aktenlage zu erwarten ist.

266 S. o. Brinkmann, M.: Seneca in den Annalen des Tacitus. Diss. phil. Düsseldorf 2002.

267 Vgl. zu diesen Zeugnissen M. Brinkmann, s. o. S. 95–98;

268 Dieser Grundsatz wird auf Aristoteles zurückgeführt, ist in der hier zitierten Form aber frühestens bei dem Mailänder Rechtsgelehrten Egidio Bossi (1487–1546) greifbar. Vgl. F. Spee von Langenfeld, Cautio criminalis seu de processibus contra Sagas Liber, Rinteln 1631. Er ist auch im deutschen Recht gesetzlich nicht ausdrücklich normiert, wird aber abgeleitet aus Art. 103 Absatz 2 GG, Art. 6 Absatz 2 EMRK sowie aus § 261 StPO. Vgl. Engelhardt, H.: § 261 Rz. 56–63. In: Pfeiffer, G.(Hrsg.): Karlsruher Kommentar zur Strafprozessordnung und zum Gerichtsverfassungsgesetz mit Einführungsgesetz. München 1999[4].

schung, zumindest bezüglich früherer Epochen der Weltgeschichte, wegen einer oft sehr ungünstigen Quellenlage die Möglichkeiten des historischen Erkenntnisgewinns unzumutbar stark einzuschränken scheint. Im Hinblick auf das Thema dieser Untersuchung erscheint die Einhaltung möglichst strenger Prüfkriterien bei der Analyse der einschlägigen Quellen aber als unverzichtbar, da dem Arzt ja immerhin eine aktive Beihilfe zum Suizid unterstellt wird. Dazu kommt, dass vor allem *Tacitus* über das Ende *Senecas* in einem Umfang Einzelheiten mitteilt, welche eine begründete Infragestellung dieses Vorwurfs durchaus zulassen.

Es muss hierbei berücksichtigt werden, dass die nach herrschender Meinung in der frühen Kaiserzeit angeblich allgemein übliche Assistenz von Ärzten bei Fremd- und Selbsttötungen, – wie später noch in einem anderen Abschnitt dieser Arbeit genauer dargelegt werden wird[269], – auch nach antiker Rechtsauffassung den gesetzlich umschriebenen Tatbestand eines Tötungsdelikts erfüllt hätte, welcher im Falle einer Anklageerhebung und eines zweifelsfreien Nachweises der Schuld des Angeklagten als Kapitalverbrechen zu ahnden gewesen wäre. Das Wissen um diese strafrechtlichen Implikationen ärztlicher Tötungs- und Selbsttötungsassistenz darf aber ohne konkrete Einzelnachweise auch antiken Schriftstellern unterstellt werden, nicht zuletzt solchen, die vor oder neben ihrer schriftstellerischen Tätigkeit als „Historiker" auch als „Politiker" engagiert gewesen waren, wie u. a. die Historiker wie *Tacitus*[270] und *Cassius Dio*[271], die vor ihrem Einstieg in den sog. *cursus honorum*[272] bereits als Gerichtsredner einen gewissen Bekanntheitsgrad erlangt hatten.

Es ist davon auszugehen, dass solche Erfahrungen als Gerichtsredner auch die Darstellung historischer Fakten durch die genannten Schriftsteller beeinflussten, insofern sich gerade ehemalige Gerichtsredner darüber im Klaren gewesen sein dürften,

269 S. Kap. 3, 2;

270 Zu Leben und Werk des Tacitus vgl. Syme, R.: Tacitus. 2 Bde. Oxford 1958. Sage, M.: Tacitus' Historical Works: A Survey and Appraisal. Bd. II.33.2. Berlin/New York 1990, S. 851–1030. Benario, H. W.: An introduction to Tacitus. Athens 1975. Fuchs, H.: Tacitus über die Christen. In: Vigiliae Christianae 4, 1950, S. 65–93. Heldmann, K.: Sine ira et studio. Das Subjektivitätsprinzip der römischen Geschichtsschreibung und das Selbstverständnis antiker Historiker. München 2011 (Zetemata. 139). Mellor, R.: Tacitus. London/New-York 1993. Pagán, V. E.(Hrsg.): A Companion to Tacitus. Wiley-Blackwell, Malden (MA) u. a. 2012. Sailor, D.: Writing and Empire in Tacitus. Cambridge 2008. Schmal, St.: Tacitus. Hildesheim 2005. Woodman, A. J. (Hrsg.): The Cambridge Companion to Tacitus. Cambridge 2009.

271 Zu Cassius Dio vgl.: Schwartz, E.: Cassius Dio. In: RE. 3, 2 (1899), Sp. 1684–1722; Millar, F.: A Study of Cassius Dio. Oxford 1964 (Standardwerk). Manuwald, B.: Cassius Dio und Augustus. Philologische Untersuchungen zu den Büchern 45–56 des dionischen Geschichtswerkes. Wiesbaden 1979. de Blois, L.: Emperor and Empire in The Works of Greek-speaking Authors of the Third Century AD. In: Aufstieg und Niedergang der römischen Welt (ANRW) II. 34. 4 (1998), S. 3391–3443; de Blois, L.: Volk und Soldaten bei Cassius Dio, in: ANRW II.34.3 (1997), S. 2650–2676; Hose, M.: Cassius Dio: A senator and historian in the Age of Anxiety. In: Marincola, J. (Hrsg.): A companion to Greek and Roman Historiography. Oxford 2007, S. 461–467 (mit Lit.);

272 Ausdruck zur Bezeichnung der Reihenfolge bei der Bekleidung von Ämtern im antiken Rom; vgl. Bleicken, J.: Die Verfassung der Römischen Republik. Grundlagen und Entwicklung. Paderborn u. a. 1985^4, S. 77. Bellen, H.: Grundzüge der römischen Geschichte. Teil 1: Von der Königszeit bis zum Übergang der Republik in den Prinzipat. Darmstadt 1995^2, S. 15, 22, 27. Bleicken, J.: Geschichte der Römischen Republik. München 1992^4, S. 27. Gehrke, H.-J./Schneider, H.: Geschichte der Antike. Stuttgart 2006^2, S. 506.

dass die Behauptung eines „Verbrechens“ grundsätzlich als beweispflichtig galt und widrigenfalls strafrechtlich als „Verleumdung“ geahndet werden konnte[273]. Jedenfalls ist zu beobachten, dass sich *Tacitus* – auch in Bezug auf das Ableben *Senecas* – der *„indirekten Rede“* bedient: Er beruft sich bei der Wiedergabe bestimmter Informationen *expressis verbis* meistens auf die Angaben Dritter, entweder auf die Überlieferung anderer Schriftsteller, – die er gelegentlich auch namhaft macht, oft aber auch anonym, manchmal auch auf Zeitzeugen, bei denen er aber im Unklaren lässt, ob jene ihr Wissen schriftlich oder nur mündlich weitergegeben haben, – nicht selten mit Formeln wie *ferunt* oder *fama est. Tacitus* charakterisiert derartige Nachrichten dadurch klar als Gegenstände von „Gerüchten“, wobei er dem Leser gelegentlich auch verschiedene Varianten eines bestimmten Sachverhaltes anbietet, ohne sich für eine bestimmte Variante zu verbürgen.

Zwar erscheint es als gerechtfertigt, diese vor allem bei *Tacitus* zu beobachtende Verklausulierung von heiklen Tatsachenbehauptungen auch auf bestimmte *„künstlerische“* Ambitionen zurückzuführen[274], dennoch ist es vor dem Hintergrund der strafrechtlichen Brisanz solcher Behauptungen problematisch, diese allein ästhetisch zu deuten, gegebenenfalls als spezifische Eigentümlichkeiten bestimmter Geschichtswerke als „Kunstwerke“. Denn es liegt auf der Hand, dass in strafrechtlicher Hinsicht brisante Tatsachenbehauptungen deren Autoren auch dann belasten konnten, wenn sie sich auf das Zeugnis Dritter oder gar auf „Gerüchte“ beriefen, vor allem wenn die Zeugen noch lebten und sich gegen die ihnen unterstellten Behauptungen wehrten, was in Anbetracht des Interesses antiker Historiker an Vorgängen, die man heute der „Zeitgeschichte“ zurechnen würde, eher die Regel als die Ausnahme war.

Daher wird man bei dem Vorhaben, im Wesentlichen gestützt auf Informationen in den Darstellungen des *Tacitus, Suetons und Dios,* Tatsachen zu ermitteln, die eine zuverlässige Beurteilung der Rolle des *Arztes Statius Annaeus* im Zusammenhang des Ablebens *Senecas* ermöglichen, auch die spezifische sprachliche Form berücksichtigen müssen, in der jene Autoren das ihnen zugängliche Material überliefert haben, insofern solche Informationen, die in der Form von Tatsachenbehauptungen wiedergegeben wurden oder unter Berufung auf namentlich benannte Quellen, *a priori* eine stärkere Berücksichtigung verdienen als die Wiedergabe von bloßen *„Gerüchten“*, auch wenn es nicht zulässig wäre, bestimmte Informationen nur deswegen nicht ernst zu nehmen, weil sie in den Quellen als Gegenstände von „Gerüchten“ gekennzeichnet werden. Auch Gerüchte können bei der Ermittlung der ihnen zuzuordnenden Tatsachen eine gewisse Bedeutung haben, aber nur wenn man nach dem Prinzip des *cui bono* den mutmaßlichen *Erfindern* bestimmter Gerüchte auf die Spur kommt.

Darüber hinaus ist methodologisch zu berücksichtigen, dass die o. g. antiken Autoren, vor allem *Tacitus,* in ihren Darstellungen Tatsachen nicht nur beschreiben, son-

273 Nach der sog. *Lex Cornelia de sicariis et veneficiis* konnten auch Richter und andere Prozessbeteiligte, die durch Falschaussagen oder durch die Manipulation von Beweismitteln Todesurteile erwirkt hatten wegen eines Tötungsdelikts strafrechtlich zur Verantwortung gezogen werden. S. u. Kap. 3.2;

274 In der Literatur ist im Hinblick darauf von einer Vorliebe für „versteckte Anspielungen“ die Rede. Vgl. dazu: Stegner, K.: Die Verwendung der Sentenz in den Historien des Tacitus, Wiesbaden 2004. Kirchner, R.: Sentenzen im Werk des Tacitus, Stuttgart 2001.

dern diese durch die Einordnung in bestimmte Begründungszusammenhänge gelegentlich auch zu deuten versuchen. Gerade solchen Deutungsversuchen gegenüber ist kritische Distanz geboten, jedenfalls dann, wenn sie sich auf medizinische Sachverhalte beziehen, – insofern aus den o. g. Gründen antike Historiker, in unserem Falle sowohl *Tacitus* als auch *Sueton* und *Cassius Dio* in Fragen naturwissenschaftlicher und medizinischer Begründungszusammenhänge kaum als Sachverständige angesehen werden dürfen.

Ausgehend von diesen Überlegungen, soll im Folgenden zunächst die Darstellung des Ablebens *Senecas* durch *Tacitus*[275], der seiner Entstehungszeit nach dem Ereignis nicht nur zeitlich am nächsten stehende, sondern auch ausführlichste antike Bericht, daraufhin untersucht werden, inwieweit ihm zuverlässige Informationen über eine Involvierung des Arztes *Annaeus Statius* in den Prozess des Sterbens *Senecas* zu entnehmen sind.

Im Anschluss daran sollen aber auch die weniger ausführlichen und zum Teil viel später entstandenen Darstellungen *Suetons*[276] und *Dios*[277], jeweils für sich genommen, mit einer ähnlichen Zielsetzung analysiert werden und dann daraufhin überprüft werden, inwieweit deren Aussagen die Aussagen des *Tacitus* bestätigen, ergänzen oder korrigieren.

1.1 Die *„Causa Seneca"* bei *Tacitus*

Der Politiker, Philosoph und Schriftsteller *L. Annaeus Seneca* starb im April des Jahres 65 n. Chr. in einem Landhaus unweit Roms, im Alter von knapp 70 Jahren[278]. Allerdings weichen die Einschätzungen des Lebensalters um fast vier Jahre von einander ab. Nach neueren Schätzungen wurde er nicht im Jahre 4 v. Chr.[279], sondern erst im Jahre 1 geboren[280]. Einmütigkeit herrscht in der Forschung lediglich darüber, dass *Se-*

275 Den hier angestellten Untersuchungen zur Darstellung des Ablebens Senecas durch Tacitus liegt der Text der von E. Koestermann erstellten textkritischen Ausgabe in der Bibliotheka Teubneriana zugrunde: „CORNELII TACITI LIBRI QVI SVPERSVNT; ITERVM EDIDIT ERICH KOESTERMANN; TOM: I; AB EXCESSV DIVI AVGUSTI, LIPSIAE IN AEDIBVS B.G. TEVBNERIANI MCMLXV".

276 Soweit im Text dieser Arbeit nichts Anderes vermerkt wird, wird bezogen auf die Darstellung Suetons die Ausgabe der Bibliotheca Teubneriana zugrunde gelegt: „C. SVETONI TRANQVILLI O DE VITA CAESARVM LIBTI VIII, RECENSUIT MAXIMILIANVS IHM, EDITIO MINOR, EDITIO STEREOTYPA EDITIONIS PRIORIS (MCMVIII), SRVTGARDIAE IN AEDIBVS B:G: TEVBNERI MCMLXVII".

277 Bezüglich Dios wird in dieser Untersuchung der Text der „THE LOEB CLASSICAL LIBRARY" zugrunde gelegt: „DIOS ROMAN HISTORY; WITH AN ENGLISH TRANSLATION BY EARNEST CARY; PH.D.; ON THE BASIS OF THE VERSION OF HERBERT BALDWIN FOSTER, PH. D., IN NINE VOLUMES, VIII, LONDON, WILLIAM HEINEMANNN LTD, CAMBRIGDE, MASSACHUSETTS, HARVARD UNIVERSITY PRESS, MCMLXVIII".

278 Vgl. dazu vor allem Tac. ann. 15, 60;

279 Vgl. Schmidt, G., Seneca 2, in: KIP Bd. 5, Sp. 110–115;

280 Vgl. Maurach, G.: Seneca. Leben und Werk. Darmstadt 2005[4], S. 16; vgl. M. Fuhrmann: Seneca und Kaiser Nero. Eine Biographie. Berlin 1997, S. 10. Giebel, M.: Seneca. Reinbek 1997, S. 7.

neca als einer von insgesamt drei Söhnen des Rhetors *L. Annaeus Seneca*[281] im spanischen *Corduba* geboren wurde, aber noch als Kleinkind nach *Rom* kam, dort aufwuchs und auch erzogen wurde[282]. Im Rahmen dieser Erziehung und Ausbildung dürfte sein eigener Vater einen entscheidenden Einfluss auf seine Ausbildung gehabt haben[283]. Entscheidende philosophische Anregungen[284] erhielt er nach eigenen Angaben ebenfalls in Rom, insbesondere durch den Stoiker *Attalos*[285], den Stoiker *Papirius Fabianus*[286] und den Pythagoräer *Sotion*[287].

Es ist aber nicht auszuschließen, dass *Seneca* auch einen in die Jahre 31 und 32 n. Chr. datierten Aufenthalt in *Ägypten* zur Vertiefung seiner philosophischen Studien nutzte. Atemwegserkrankungen, die *Seneca* bereits seit frühester Jugend zu schaffen machten, erzwangen damals angeblich eine Unterbrechung seiner Ausbildung und der Anfänge seiner Tätigkeit als Anwalt, die er zu einem mehrmonatigen Aufenthalt in *Ägypten*, vor allem in *Alexandrien* nutzte[288]. Diese Stadt zeichnete sich wegen ihrer Lage auf einer schmalen Landzunge zwischen dem Mittelmeer und dem *Mareotis lacus* durch ein besonders mildes und wegen seiner Trockenheit und der salzhaltigen Luft durch ein nicht zuletzt für unter Atemwegserkrankungen leidende Patienten heilsames Klima aus. Außerdem siedelten an den Ufern des *Mareotissees* Angehörige einer für ihre heilkundlichen Fähigkeiten besonders gerühmten „Heilersekte", die *Philon von Alexandrien*[289] als *Therapeuten* bezeichnete[290]. Zu deren Therapie gehörte u. a. eine Diät, die auf den Genuss von frischem Obst, Gemüse und Quellwasser hinauslief, welche *Seneca* noch bis kurz vor seinem Tod beachtete[291].

---

281 Dieser stammte aus *Corduba* und lebte in etwa von 55 v. Chr. bis 40 n. Chr. und hatte aus seiner Ehe mit *Helvia* drei Söhne, *Novatus*, den ältesten, *Seneca*, den Philosophen, und *Annaeus Mela*, den Vater des Epikers *Annaeus Lucanus*. Vgl. Schmidt, G., Seneca 1, in KIP, Bd. 5, Sp. 109–110;

282 Vgl. dazu Maurach, G., s. o. Darmstadt 2005⁴, S. 15–18.

283 Vgl. Maurach, G., s. o. Darmstadt 2005⁴, S. 19 ff.: Neben der Rhetorik gehörte zum Kern der Ausbildung zum Gerichtsredner auch das Fach *ius*.

284 Vgl. dazu Maurach, s. o. Darmstadt 2005⁴, S. 20–26 (mit Quellen- und Literaturhinweisen);

285 Vgl. Sen. epist.. 9, 63, 67, 72. 81, 108. 109. nat. II, 48. 50. Vgl. Sen. rhet. suas. 2. Attalos lebte und lehrte während der Regierungszeit des *Tiberius* in Rom. Vgl. Smith, W. (Hrsg.): Wörterbuch der griechischen und römischen Biografie und Mythologie(1870), Art. Attalos, literarische.

286 Vgl. Sen. epist. 11, 4; 40, 12; 100, 2; P. lebte und wirkte als Rhetor und Philosoph zwischen 35 v. Chr. und 35 n. Chr.. Vgl. Fuhrmann, M., Papirius 39, in KIP, Bd. 5, Sp. 493;

287 Vgl. Sen. epist. 49, 2; 108, 17; S. ging aus der „Schule" des Sextius (lehrte unter *Augustus*, sprach sich u. a. gegen den *cursus honorum* aus; vgl. Sen. nat. 7, 32, 2;) hervor. Vgl. Dörrie, H., Sotion 3 a, in KIP, Bd. 5, Sp. 156;

288 Vgl. Maurach, G., Darmstadt 2005⁴, s. o. S. 26–29;

289 *Philon* entstammte einer einflussreichen und begüterten jüdischen Familie Alexandriens, *wahrsch. zwischen 15 und 10 v. Chr. ebenda, fungierte 40 n. Chr. als Leiter einer Gesandtschaft alexandrinischer Juden in Rom, die sich bei Kaiser Caligula über angeblich vom damaligen praef. Aegypti *Flaccus* geduldeten antijüdischen Übergriffe beschwerte (Vgl. dazu de Schriften Πρεσβεία πρὸς Γαΐον - *legatio ad Gaium* und Εἰς Φλάκκον - *in Flaccum*), und ist ansonsten als Verfasser philosophischer und religionstheoretischer Schriften bekannt. Vgl. Schaller, B., Philon 9, in KIP, Bd. 4, Sp. 771–775; Grote, A., Philon v. Alexandria, in Leven, K.-H.: Antike Medizin. S. o. Sp. 695 - 696;

290 Vgl. Phil. bios. theor. *passim* und spud. *passim*; vgl. Burchard, Chr., Therapeuten, in KIP Bd. 5, Sp. 736 -737;

291 Diese Diät bewahrte ihn noch im Jahre 64 n. Chr. vor einem Giftanschlag. Vgl. Tac. ann. 15, 45, 3: *tradidere quidam venenum ei per libertum ipsius, cui nomen Cleonicus, paratum iussu Neronis vitat-*

Andererseits könnte auf den philosophischen Werdegang *Senecas* während dessen Aufenthalts in *Ägypten* einen gewissen Einfluss genommen haben, dass *Alexandrien* über eine bedeutende Bibliothek verfügte und es gewisse Anzeichen dafür gibt, dass die Stadt zu jener Zeit auch eine Hochburg des *Stoizismus* bildete. So ist zum Beispiel von dem jüdisch – hellenistischen Schriftsteller *Philo von Alexandrien* u. a. eine Schrift mit dem Titel Περὶ προνοίας (de providentia) überliefert, die sowohl dem Titel nach, als auch inhaltlich und formal (durch das Gestaltungsprinzip des *inneren Monologs*) an eine entsprechende Schrift *Senecas*[292] erinnert.

G. Maurach verweist kritisch auf Bestrebungen, von einzelnen Zitaten aus Schriften *Senecas* abzuleiten, dass es während des Aufenthalts *Senecas* in *Alexandrien* sogar zu persönlichen Kontakten zu *Philon* gekommen sein könnte[293]. Solche Vermutungen lassen sich allerdings nicht beweisen, aber auch nicht ausschließen, insofern sich der zu jener Zeit allmählich aufbauende Gegensatz zwischen den Bewohnern des sog. *Iudaeorum vicus* im Osten der Stadt *Alexandrien* und anderen Stadtvierteln, der im Jahre 40 n. Chr. *Philon* veranlasste, eine Gesandtschaft nach *Rom* anzuführen, diesen durchaus auch schon früher dazu bewogen haben konnte, zu den in der Stadt sich aufhaltende Römern bewusst Kontakte zu knüpfen, um für den eigenen politischen Standpunkt zu werben.

Auch die Tatsache, dass *Seneca*, als er kurz nach dem Regierungsantritt des *Claudius* aus Rom verbannt wurde, gezwungen wurde, die Zeit seines Exils, die Jahre 41 – 48 n. Chr. auf der Insel *Korsika* zu verbringen[294], könnte darauf zurückzuführen sein, dass er daran gehindert werden sollte, erneut nach *Ägypten* zu gehen, um nicht erneut den dort schwelenden Konflikt zwischen Juden und Hellenisten zu verschärfen. Ungeachtet dessen endeten die Jahre der Unsicherheiten im Leben und in der Karriere *Senecas* als Politiker erst im Jahre 48 n. Chr., als *Agrippina*, die letzte Gemahlin des *Claudius*, ihn nach Rom zurückrufen ließ, um ihn als Erzieher ihres Sohnes aus einer früheren Ehe, des damals elfjährigen nachmaligen Kaisers *Nero*, einzusetzen. Seit dieser Zeit aber schritt seine Karriere scheinbar unaufhaltsam voran: Im Jahre 50 n. Chr., also noch unter *Claudius* bekleidete er eine Prätur, im Jahre 55 n. Chr., bereits unter der Regentschaft seines ehemaligen Mündels, *Nero*, stieg er zum Konsulat auf und gehörte bis zum Beginn der 60-er Jahre gemeinsam mit dem Prätorianerpräfekten *Afranius Burrus* zu den mächtigsten Beratern des neuen Kaisers[295].

In dieser Zeit gelang es ihm auch ein gewaltiges Vermögen aufzuhäufen, nach Angaben *Dios* 75 Mio. Sesterzen[296], nach *Tacitus* sogar 300 Mio.[297]. Nicht zuletzt dieses Vermögen rief Neider auf den Plan, deren Einfluss dazu führte, dass sein Einfluss

umque a Seneca proditione liberti seu propria formidine, dum persimplici victu et agrestibus pomis, ac si sitis amoneret, profluente aqua vitam tolerat.

292 Vgl. dazu: L. Annaei Senecae DIALOGORVM LIBRI AD LVCILIVM QVARE ALIQVA INCOMMODA BONIS VIRIS ACCIDANT CVM PROVIDENTIA SIT DE PROVIDENTIA.

293 Vgl. Maurach, G., s. o. S. 27, Anm. 41;

294 Vgl. Maurach, G., s. o. S. 29 ff..

295 Vgl. dazu vor allem Schmidt, G., Seneca 2, in KIP, Bd. 5, Sp. 110–116;

296 Vgl. Cass. Dio 61, 10;

297 Vgl. Tac. ann. 13, 46;

bereits nach dem Tod *Agrippinas*[298], vor allem aber nach dem Tod des *Afranius Burrus*[299], d. h. seit dem Jahre 59 bzw. 62 n. Chr. allmählich zu sinken begann. Die Aufdeckung der sog. *Pisonischen Verschwörung* nutzten die Widersacher *Senecas* dazu, um die Rachsucht *Neros* auch gegen dessen früheren Erzieher *Seneca* zu lenken. Was aber ist darüber konkret überliefert? Wenden wir uns dazu zunächst der Darstellung des *Tacitus* zu.

1.1.1 Kontext der Darstellung

Die hier zunächst zu analysierende Darstellung der näheren Umstände des Sterbens *Senecas* durch *Tacitus*[300] ist dem 15. Buch der unter dem Namen des *Tacitus* überlieferten *Annalen* enthalten, das im Wesentlichen über Ereignisse der Jahre 62 – 65 n. Chr. berichtet[301]. Dieser Darstellung geht eine Schilderung des Ereigniszusammenhangs der sog. *Pisonischen Verschwörung* sowie deren Aufdeckung unmittelbar voraus. Ihr folgt eine Darstellung der von *Nero* – wohl in Absprache mit *Ofonius Tigellinus* und *Poppaea Sabina* ergriffenen Maßnahmen zur Bestrafung bzw. Unschädlichmachung der mutmaßlichen Beteiligten der o. g. Verschwörung.

Auch die Darstellung des Ablebens *Senecas* steht in den *Annalen* des *Tacitus* im Bezugsrahmen der Berichterstattung über die politische und strafrechtliche „Aufarbeitung" der sog. „Pisonischen Verschwörung", als deren erstes Opfer *Tacitus* einen damals designierten Konsuln mit Namen *Plautius Lateranus* charakterisiert[302]. Im unmittelbaren Anschluss an eine kurze Notiz über die Liquidierung des *Plautius Lateranus*[303], dessen Verstrickung in die Verschwörung nach dem Dafürhalten des *Tacitus* außer Zweifel stand[304], wendet sich der Autor den Vorgängen um das Ableben *Senecas* zu, bei dem nach den *Tacitus* vorliegenden Erkenntnissen selbst *Nero* sich einer Involvierung angeblich nicht sicher war, sondern lediglich einen entsprechenden Verdacht hegte[305].

298 Vgl. Tac. ann. 14, 8;
299 Vgl. Tac. ann. 14, 51;
300 Vgl. Tac. ann. 15, 60–65;
301 Vgl. Tac. ann. 15, 1–74;
302 Vgl. Tac. ann. 15, 60, 1: *Proximam necem Plautii Laterani consulis designati Nero adiungit...*
303 Zur Identität des Plautius Lateranus Vgl. Hanslik, R., Plautius II, 3 in KIP Bd. 4, Sp. 910; siehe auch unten Kap. 3.
304 *Tacitus* stellt die Beteiligung an der Pisonischen Verschwörung als ein Faktum dar. Vgl. Tac. ann. 15, 49, 53.
305 Vgl. Tac. ann. 15, 60, 2: *Sequitur caedes Annaei Senecae, laetissima principi, non quia coniurationis manifestum compererat,...*

1.1.2 Inhalt und Gliederung der Darstellung des Tacitus

Ausgehend von den angeblichen Zweifeln *Neros* bezüglich einer möglichen Beteiligung *Senecas* an der Verschwörung[306], schildert *Tacitus* Bemühungen *Neros*, nähere Erkenntnisse über die sachliche Berechtigung der sich gegen *Seneca* richtenden Verdachtsmomente zu gewinnen[307], danach das Zustandekommen der Entscheidung *Neros*, auch *Seneca* zu beseitigen[308], *Senecas* Reaktionen darauf, einschließlich der Bemühungen *Senecas*, einer möglichen Fremdtötung durch einen gemeinsam mit seiner Gemahlin zu begehenden Suizid zu entgehen[309]. Den Abschluss der Darstellung des *Tacitus* bildet die Wiedergabe eines „Gerüchts"[310], nach dem auch *Seneca* – zumindest passiv – in die Pläne der Verschwörer involviert war. Unter rein erzähltechnischen Gesichtspunkten betrachtet, weist der Text des *Tacitus* hierbei eine klare Gliederung in insgesamt vier Abschnitte auf.

Deren *ersten* könnte man als eine *Einleitung* bezeichnen. Er umfasst lediglich einen einzigen Abschnitt von Kapitel 15, 60, nämlich den *Abschnitt 15, 60, 2 – 3*, und dient im Wesentlichen zu einer allgemeinen Charakterisierung des Vorgangs, nämlich als eine allein durch die *Nero* vorliegenden Erkenntnisse über das Verhalten *Senecas* im Kontext der *Pisonischen Verschwörung* nicht zu rechtfertigende Liquidierung des Philosophen.

Der *zweite Abschnitt* des Textes umfasst den *Abschnitt 15, 60, 4 – 15, 61, 4:* er dient der Untermauerung dieser Einschätzung, und zwar durch eine Schilderung der näheren Umstände der Entscheidung *Neros*, sich auch seines ehemaligen Erziehers und Lehrers gewaltsam zu entledigen, sowie der Umsetzung des Vorhabens, der Beseitigung *Senecas* durch die Entsendung eines *Tribunen* einer *Prätorianerkohorte*.

Der *dritte Abschnitt* umfasst *Tac. ann. 15,62 – 15, 64, 4* und enthält eine *Schilderung von Vorgängen* innerhalb von *Senecas* Landhaus, insbesondere der Reaktionen *Senecas* und seiner Gemahlin *Paulina* auf die Eröffnung der Befehle *Neros* sowie der Bemühungen des *Ehepaares Seneca*, sich selbst zu töten.

Der vierte Abschnitt der Darstellung des *Tacitus* umfasst *Tac. ann. 15, 65;* er enthält ergänzende Informationen über das tatsächliche Ausmaß der Involvierung *Senecas* in die *Pisonische Verschwörung*, mit dem offensichtlichen Ziel einer Aufhellung der politischen Hintergründe für das Vorgehen *Neros* und einer Bekräftigung der These von einem mit schuldhaftem Verhalten *Senecas* im Rahmen der Verschwörung nicht zu rechtfertigenden Gewaltakt.

306 Vgl. Tac. ann. 15, 60, 2;
307 Vgl. Tac. ann. 15, 60, 4–61, 1;
308 Vgl. Tac. ann. 15, 61, 2–4;
309 Vgl. Tac. ann. 15, 62–64;
310 Vgl. Tac. ann. 15, 65;

1.1.3 Analyse der Darstellung des Tacitus

Im Hinblick auf die Rolle des Arztes im Zusammenhang der Selbsttötungsbemühungen verdient von diesen vier Abschnitten der Darstellung des *Tacitus* vor allem der dritte die Aufmerksamkeit des Betrachters. Denn in diesem Textabschnitt schildert *Tacitus* sowohl die Bemühungen des Ehepaares *Seneca*, sich in offenkundiger Selbsttötungsabsicht größere Blutgefäße zu öffnen als auch die Einnahme eines von dem Arzt *Statius Annaeus* angereichten Giftes sowie die Auswirkungen dieser Selbsttötungsanstrengungen. Im Falle der Aderneröffnung gilt eine Unterstützung durch den Arzt nach herrschender Auffassung als wahrscheinlich, im Falle des Giftes wird eine Anreichung seitens des Arztes durch *Tacitus* selbst sogar angedeutet.

Da aber die Frage der Involvierung des Arztes in die Selbsttötungsbemühungen *Senecas* ohne eine genaue Kenntnis der Situation, in der sich jener dazu durchrang, sich selbst zu töten, kaum situationsgerecht zu beantworten ist, soll hier zunächst die in den Abschnitten 1 und 2 geschilderte Vorgeschichte von *Senecas* Suizid genauer betrachtet werden.

1.1.3.1 Die „Einleitung": Tac. ann. 15, 60, 2

Eingeleitet wird die Darstellung des Ablebens *Senecas* mit folgender Bemerkung: *Sequitur caedes Annaei Senecae, laetissima principi, non quia coniurationis manifestum compererat, sed ut ferro grassaretur, quando venenum non processerat.* (Es folgte das „Blutbad"[311] des Annaeus Seneca; es war dem Kaiser sehr willkommen, nicht weil er in Erfahrung gebracht hätte, dass dieser der Verwicklung in die Verschwörung überführt sei, sondern um mit „*Eisen*[312]" weiter voranzuschreiten, nachdem Gift nicht den erhofften Erfolg gebracht hatte.)

Dieser Text enthält im Wesentlichen die in die sprachliche Form einer lapidaren Tatsachenbehauptung gekleidete Einschätzung, dass *Senecas* Ableben sich als ein *Nero* höchst willkommener und diesem sowohl politisch wie moralisch anzulastender unnatürlicher Sterbefall vollzog. Diese Einschätzung wird von *Tacitus* in einen spezifischen Begründungszusammenhang gestellt, und zwar mit der ebenfalls als Tatsachenbehauptung vorgetragenen Einschätzung, dass *Nero Seneca* keineswegs der Verstrickung in eine Verschwörung für überführt hielt, sondern diesen Verdacht lediglich dazu genutzt habe, um endlich mit „Eisen" gegen ihn vorzugehen, nachdem „Gift" zuvor versagt habe.

Hierbei vermittelt der zur Charakterisierung des „unnatürlichen Todes" *Senecas* benutzte Begriff „*caedes*" in Verbindung mit dem Ausdruck „*ut ferro grassaretur*" dem Leser zunächst den Eindruck, dass *Senecas* Sterben auf eine Fremdtötung zurückzuführen sei; – immerhin ist eine etymologische Verwandtschaft des Substantivs „*cae-*

311 Hier wird zur Übersetzung des Wortes „*caedes*" das in den meisten Zusammenhängen ein wenig stereotype deutsche Wort „*Blutbad*" verwendet, das aber im vorliegenden Fall im Hinblick auf die von *Tacitus* im weiteren Verlauf seiner Darstellung des Sterbevorgangs als treffend erscheint.

312 Die Grundbedeutung „*Eisen*" für das lateinische Wort „*ferrum*" wird hier verwendet, weil die konkrete Bedeutung an dieser Stelle noch im Einzelnen zu erörtern sein wird.

des" mit dem Verbum *caedere* (das im Deutschen mit „*töten*" bzw. „*niederhauen*" wiederzugeben wäre;) kaum zu übersehen. Durch die sich an den oben zitierten Textabschnitt anschließenden Schilderungen von Einzelheiten des Sterbeprozesses *Senecas*, auf die hier aber erst später näher eingegangen werden soll, wird dieser scheinbar irreführende, zunächst in Spannung steigernder Absicht vermittelte Eindruck dahin gehend korrigiert, dass der Tod *Senecas* am Ende durch suizidale Bemühungen verursacht wurde, die ihrerseits durch das plötzliche Auftauchen der mit einem Liquidierungsauftrag[313] von *Nero* entsandten Soldaten an *Senecas* Aufenthaltsort veranlasst wurden.

Dass diese Art des Sterbens *Senecas Nero* hochwillkommen gewesen sei, (*iucundissima principi*), wie *Tacitus* in dem vorliegenden Textabschnitt mit einem gewissen *understatement* urteilt, dürfte auch den meisten Lesern der Ausführungen des *Tacitus* am Schluss unmittelbar einleuchten.

Der so vermittelte Eindruck, dass *Seneca* durch eine von *Nero* erzwungene Selbsttötung ums Leben kam, wird im Übrigen durch die Parallelüberlieferungen *Suetons* und *Dios* bestätigt, so dass im Prinzip keine Veranlassung besteht, an der These von einem durch *Nero* veranlassten Suizid *Senecas* Kritik zu üben. *Sueton* spricht in Bezug auf das Ableben *Senecas expressis verbis* von einer durch *Nero* erzwungenen Selbsttötung: *Senecam praeceptorem ad necem* [sc. Nero] *compulit...*[314] (Seneca den Erzieher trieb er in die Selbsttötung, ...). Auch die Darstellung der näheren Umstände des Ablebens *Senecas* durch *Cassius Dio* (*Xiphilinos*)[315] lässt keinen Zweifel daran zu, dass der Philosoph durch eine von *Nero* erzwungene Selbsttötung ums Leben kam.

Die Besprechung eines vor allem aus dem Blickwinkel des Medizinhistorikers bemerkenswerten Details der o. z. Tacitusstelle erträgt aber keinen Aufschub, weil *Tacitus* darin auf ein Vorkommnis anspielt, das sich angeblich schon vor dem finalen Suizid *Senecas* ereignete. Die Notwendigkeit einer sofortigen Erörterung dieses Vorkommnisses ergibt sich aus der in dem obigen Zitat gebrauchten Formulierung *sed ut ferro grassaretur, quando venenum non processerat,* d. h. aus der von *Tacitus Nero* unterstellten Absicht, gegen *Seneca* mit „*Eisen*" (*ferro*) vorzugehen, nachdem „*Gift*" (*venenum*) angeblich vorher schon einmal versagt habe.

Tatsächlich bezeugt *Tacitus* bereits für 64 n. Chr., d. h. für einen Zeitraum vor der von ihm in das Jahr 65 n. Chr. datierten sog. *Pisonischen Verschwörung*[316], die Nachricht von einem angeblich gescheiterten Giftanschlag auf *Seneca*: *ferebatur* [317]*Seneca,*

313 Der etwas unscharfe Begriff „Liquidierungsauftrag" zur Bezeichnung des von *Nero* dem Tribunen *Gavius Silvanus* erteilten Befehls bezüglich *Senecas* wird hier benutzt, weil auch der konkrete Inhalt des von *Nero* erteilten Befehls noch gewisser Klarstellungen bedarf, die aber erst später erfolgen sollen.

314 Vgl. Suet. Nero 35, 5; der von *Sueton* zur Bezeichnung der Todesart *Senecas* benutzte Ausdruck „necem" kann hier im Deutschen nur mit dem Begriff „Selbsttötung" wiedergegeben werden.

315 Vgl. Cassius Dio 62 (epit.) 25, 1–2;

316 Vgl. Tac. ann. 15, 48 – 59;

317 Dieses Wort erklärt E. Koestermann als das Ergebnis einer Einfügung in den Text von späterer Hand (Vgl. Koestermann, E.: Tacitus Annalen, Bd. 4, S. 261;), aber ein Wegfall diese Ausdrucks würde den Sinn der Textaussage kaum verändern, allenfalls gewisse Probleme bezüglich der Syntax aufwerfen.

quo invidiam sacrilegii a semet averteret, longinqui ruris secessum oravisse, et postquam non concedebatur, ficta valetudine, quasi aeger nervis, cubiculum non egressus. tradidere quidam venenum ei per libertum ipsius, cui nomen Cleonicus, paratum iussu Neronis vitatumque a Seneca proditione liberti seu propria formidine, dum persimplici victu et agrestibus pomis, ac si sitis admoneret, profluente aqua vitam tolerat.[318] (Es wurde vorgetragen[319], dass Seneca, um so die Erbitterung wegen eines [angeblichen] Götter-Frevels von sich abzulenken, [Nero] um [die Erlaubnis] zu einem Aufenthalt auf einem entlegenen Landgut gebeten habe, und nachdem ihm das nicht zugestanden wurde, als ob er an einer Nervenerkrankung leide, seinen Schlafraum nicht mehr verlassen habe. Es haben gewisse[320] [Schriftsteller] überliefert, dass für diesen Gift beschafft worden sei, durch einen eigenen Freigelassenen, der den Namen Cleonicus trug, auf Befehl Neros, und dass Seneca [diesem Giftanschlag] entronnen sei, und zwar aufgrund eines Verrates dieses [bzw. womöglich auch eines anderen] Freigelassenen[321] oder auch wegen seiner eigenen Furchtsamkeit[322], insofern er mit sehr einfacher Kost, und zwar mit ländlichem [naturbelassenem?] Obst und Gemüse, und falls ihm Durst dazu riet, mit Quellwasser seinen Lebensbedarf bestritt.)

Der in dem von uns hier zitierten Textabschnitt gegebene Hinweis auf die angebliche Furcht *Senecas* vor Hass wegen angeblichen Götterfrevels ist im Zusammenhang mit den kurz zuvor berichteten Bemühungen *Neros* zu sehen, im Interesse eines gesteigerten staatlichen Finanzierungsbedarfs sowohl in Italien als auch in den Provin-

318 Vgl. Tac. ann. 15, 45, 3;

319 Zur Übersetzung des Verbums „*ferre*" wird hier in Anlehnung an die konkrete Bedeutung des Wortes im Sinne von „tragen", das Wort auch von Anklägern und Verteidigern und Richtern benutzte Wort „*vortragen*" verwendet, um der Tatsache Rechnung zu tragen, dass auch bei einem Schriftsteller wie *Tacitus* - wegen seiner persönlichen Erfahrungen als Gerichtsredner, - in Bezug auf das Wort *ferre* ein solcher weder Zustimmung noch Kritik inkludierender Gebrauch dieses Wortes anzunehmen ist. Auch in vielen „Gerichtsreden" *Ciceros* ist ein Gebrauch des Wortes *ferre* in dieser Bedeutung zu beobachten.

320 Zur Übersetzung von *quidam* wird hier der Ausdruck *ein gewisser* verwendet, obwohl dieser anders als das lateinische *quidam* die Vorstellung einer gewissen Beliebigkeit impliziert. Daher wird hier betont, dass sich Tacitus an dieser Stelle wahrscheinlich einig mit seinen Lesern glaubte bezüglich der Frage, welche Autoren er mit *quidam* bezeichnete. Man wird daher damit rechnen dürfen, dass die diesbezüglichen Angaben auch schon den von Tacitus als Quelle genutzten Werken des *Cluvius Rufus, Plinius d. Ä.* sowie des *Fabius Rusticus* zu entnehmen waren. Zur Diskussion über die an dieser Stelle benutzten Quellen des *Tacitus* wird im auf E. Koestermann verwiesen, der sich diesbezüglich seinerseits auf R. Syme beruft (Vgl. R. Syme, Tac. II, 745,1;), und eine entsprechende Angabe bei *Fabius Rusticus* für möglich hält (Vgl. Koestermann, E.: Tacitus Annalen, Bd. 4, S. 261;). Berücksichtigt man aber, dass *Tacitus quidam* im Plural benutzt, ist kaum noch einzusehen, warum *Tacitus* hier „nur" *Fabius Rusticus* als Quelle benutzt haben sollte.

321 Aufgrund der von *Tacitus* benutzten Formulierungen lässt sich nicht mit letzter Sicherheit sagen, ob nach den *Tacitus* vorliegenden Informationen der angeblich von *Nero* mit der Vergiftung beauftragte *Cleonicus* sich gegenüber *Seneca* irgendwann selbst bezichtigte, oder ob ein anderer Freigelassener *Senecas* diesem diese Information irgendwann „steckte".

322 Das offensichtliche Schwanken des *Tacitus* hinsichtlich der Frage, ob und wie *Seneca* dem angeblich von *Nero* befohlenen Giftanschlag entrann, könnte ebenfalls bereits in den von *Tacitus* benutzen Quellen zu beobachten gewesen sein. Fest zu stehen scheint aufgrund der von uns zitierten Äußerung des *Tacitus*, dass sich der Historiker in dieser Frage seiner Sache nicht ganz gewiss war, - aber nur im Hinblick auf die Gründe für das Scheitern des Giftanschlages, nicht im Hinblick darauf, dass *Nero* einen solchen Anschlag auch in Auftrag gegeben hatte.

zen neue Geldquellen zu erschließen und im Zusammenhang damit, dass er dabei auch vor der Konfiskation von Tempelschätzen nicht zurückschreckte[323]. Diese vor allem *Nero* selbst anzulastenden „Tempelschändungen", in gewisser Weise aber auch *Seneca* als dem verantwortlichen „Minister" *Neros*, könnten die von *Nero* zurückgewiesene Bitte *Senecas*, sich aus dem öffentlichen Leben zurückziehen zu dürfen, als auch die Entscheidung des Letzteren, *Seneca* stattdessen mittelst eines Giftanschlags aus dem Weg zu räumen, plausibel erklären, wenn der von *Tacitus Nero* unterstellte Anschlag als erwiesen angesehen werden könnte[324].

Allerdings bestehen im Hinblick auf die Glaubwürdigkeit der Berichterstattung des *Tacitus* bezüglich dieses Details einige Bedenken. Diese ergeben sich vor allem daraus, dass ein dem Suizid *Senecas* vorausgegangener Giftanschlag weder von *Sueton* noch bei *Xiphelinos (Cassius Dio)*[325] erwähnt wird und *Tacitus* selbst durch den Gebrauch von Formulierungen wie „*ferebatur*" und „*quidam tradunt*" für die mit diesen Ausdrücken verknüpften inhaltlichen Aussagen unter einen Glaubwürdigkeitsvorbehalt stellt.

Außerdem wurden wegen der von *Tacitus* vorgenommenen chronologischen Zuordnung in der Forschung Bedenken geltend gemacht.[326] E. Koestermann führte unter Berufung auf andere Forscher dazu aus: „*Wenn Seneca sich jeder Mitverantwortung für den Tempelraub entziehen wollte, muss er zu diesem Zeitpunkt noch eine Rolle im öffentlichen Leben gespielt haben. Das stände kaum im Einklang mit der Behauptung des Tacitus, dass er sich schon im J. 62 endgültig aus der Politik zurückgezogen habe.*[327]"

Allerdings lassen sich solche Einwände gegen die Faktizität des von *Tacitus* berichteten Giftanschlags relativ leicht entkräften. Allein der zuletzt genannte Einwand wäre geradezu absurd, vor allem deswegen, weil *Tacitus* hierüber ja nicht als auktorialer Erzähler berichtet, sondern unter Hinweis auf entsprechende Angaben Dritter. Da aber die „gewissen Autoren", auf deren Zeugnis sich *Tacitus* beruft[328], zu dem Zeitpunkt, zu dem er die *Annalen* verfasste bzw. veröffentlichte, im Prinzip auch noch von seinen Lesern hätten eingesehen werden können, ist davon auszugehen, dass sich *Tacitus* der Risiken, seinen Ruf als den eines seriösen Historikers leicht hätte ruinieren können, bewusst war, wenn er solche – von zeitgenössischen Lesern leicht überprüfbaren – Angaben „frei erfunden" hätte.

---

323 Vgl. Tac. ann. 15, 45, 1: *Interea conferendis pecuniis pervastata Italia, provinciae eversae sociique populi et quae civitatium liberae vocantur. inque eam praedam etiam dii cessere, spoliatis in urbe templis egestoque auro, quod triumphis, quod votis omnis populi Romani aetas prospere aut in metu sacraverat. enimvero per Asiam atque Achaiam non dona tantum, sed simulacra numinum abripiebantur...*

324 In anderen Quellen wird dieser Giftanschlag nicht erwähnt.

325 Dio erwähnt zwar einen Rückzug *Senecas* aus dem politischen Leben, bevor er sich selbst tötete, aber in chronologischer Hinsicht recht ungenau und ohne die Erwähnung des von *Tacitus* indirekt behaupteten Giftanschlags gegen ihn. Vgl. Cass. Dio 62, 25, 3;

326 Vgl. Koestermann, E., s. o. S. 261.

327 Koestermann verweist an dieser Stelle auf Tac.ann. 14, 56, 3; bzw. auf Dio 62, 25, 3 (S. o. S. 261).

328 Vgl. Tac ann. 15, 45, 3; *tradidere quidam ...;* auch wenn man die zu Beginn dieses Textabschnittes von *Tacitus* benutzte Formulierung *ferebatur* ... prinzipiell unter den Vorbehalt überlieferungsgeschichtlicher Unsicherheiten stellen muss (Vgl. dazu Koestermann, E., s. o. S. 261;), gilt dieser Vorbehalt für die speziell bezüglich des Giftanschlags benutzte Formulierung *tradidere quidam* ... wegen des Gebrauchs des Indikativs jedoch nicht!

Berücksichtigt man ferner, dass kritische Leser die Angaben des *Tacitus* vor allem anhand der von ihm – wenn auch an anderer Stelle – namentlich bezeichneten Quellen überprüft hätten, ist davon auszugehen, dass bereits die von *Tacitus* als Verfasser von ihm benutzter Geschichtswerke benannten Schriftsteller *Cluvius Rufus*, *Plinius d. Ältere* und *Fabius Rusticus* über den fraglichen Giftanschlag auf *Seneca* berichtet hatten.

Aus dieser Überlegung ergibt sich die Folgerung, dass man auch aus dem Fehlen von Informationen zu demselben Vorgang bei den späteren und über das Ableben *Senecas* nur sehr knapp berichtenden Autoren *Sueton* und *Xiphilinos* keine ernsthaften Zweifel an der Faktizität desselben Vorgangs ableiten darf. Das „Schweigen" dieser Autoren lässt sich daraus erklären, dass der von *Tacitus* bezeugte Giftanschlag auf *Seneca* scheiterte und daher von *Sueton* und *Cassius Dio* für nicht erwähnenswert angesehen wurde.

Auch die chronologische Nähe dieses ersten Giftanschlags zu dem Tod des *Burrus* lässt es als plausibel erscheinen, dass *Nero* und dessen neue Berater sich schon seit längerem mit der Absicht trugen, sich sobald als möglich auch *Senecas* zu entledigen. *Tacitus* äußert bereits im Zusammenhang der Berichterstattung über Vorgänge des Jahres 62 die Überzeugung, dass durch den Tod des *Burrus* damals auch die Machtstellung *Senecas* erschüttert worden sei[329], und lässt im Übrigen auch keinen Zweifel daran, dass der Philosoph – nach einer entsprechenden Aussprache mit *Nero* über die Möglichkeiten eines Rückzuges[330], – es vorgezogen habe, sich zunehmend aus dem öffentlichen Leben zurückzuziehen, wohl um seinen politischen und persönlichen Widersachern möglichst wenig Angriffsflächen zu bieten[331].

Daraus wird man freilich kaum den Schluss ziehen dürfen, dass *Seneca* nach dem Tod des *Burrus* plötzlich, gewissermaßen von einem Augenblick zum anderen, aufhörte als ein einflussreicher Berater *Neros* zu gelten, zumindest in der Wahrnehmung der Öffentlichkeit. Dagegen spricht nicht zuletzt, dass *Nero* die ihm von *Seneca* – in einer von *Tacitus* bemerkenswert ausführlich dargestellten Aussprache – unterbreitete Bitte, alle von ihm erhaltenen Geschenke und Vermögenswerte zurückgeben zu dürfen, freundlich, aber bestimmt zurückgewiesen haben soll, verknüpft mit Äußerungen großer Dankbarkeit und der in geradezu überschwängliche Höflichkeitsfloskeln verklausulierten Erwartung, dass er – *Nero* – hoffe, dass er zeit Lebens von *Senecas* Zuneigung und Ergebenheit Gebrauch machen könne[332].

Auf der Grundlage dieser Angaben des *Tacitus* erscheint es als plausibel anzunehmen, dass *Nero* selbst, ungeachtet seiner von *Tacitus* bezeugten Entschlossenheit, sich

329 Vgl. Tac ann, 14, 52, 1: *Mors Burri infregit Senecae potentiam, quia nec bonis artibus idem virium erat altero velut duce amoto, et Nero ad deteriores inclinabat. hi variis criminationibus Senecam adoriuntur...*

330 Vgl. Tac. ann. 14, 53–56, 2;

331 Vgl. Tac.ann. 14, 56,3: *Seneca ... sed instituta prioris potentiae commutat, perhibet coetus salutantium, vitat comitantis, rarus per urbem, quasi valetudine infensa aut sapientiae studiis domi attineretur.*

332 Vgl. Tac. ann. 14, 55, 4: *sed tua quidem erga me munera, dum vita suppetet, aeterna erunt: quae a me habes, horti et faenus et villae, casibus obnoxae sunt. ... pudet referre libertinos, qui ditiores spectantus: unde etiam rubori mihi est, quod praecipuus caritate nondum omnes fortuna antecellis.*

nach dem Tod des *Burrus* auch von *Seneca* nicht mehr „bevormunden" zu lassen, den Eindruck vermeiden wollte, dass zwischen ihm und *Seneca* ein Dissens bestehe, – auch wenn sich *Nero* dabei auch von dem Hintergedanken leiten ließ, die öffentliche Kritik an von ihm selbst getroffenen unpopulären Entscheidungen der letzten Zeit, u. a. auf finanziellem Gebiet, so besser von sich selbst ablenken und dem wegen seines großen Reichtums angefeindeten ehemaligen Erzieher *Seneca* anlasten zu können.

Andererseits wird man damit rechnen müssen, dass *Seneca* als ehemaliger Erzieher *Neros* zur Genüge mit dessen Denk- und Handlungsgepflogenheiten vertraut war, um sich über derartige Hintergedanken *Neros* nicht irgendwelchen Illusionen hinzugeben. Solche Befürchtungen *Senecas* dürften vor allem nach dem großen Stadtbrand des Jahres 64 n. Chr. neue Nahrung bekommen haben, als der finanzielle Aufwand, um die Schäden zu beheben, – in Verbindung mit einer in allen Quellen bezeugten „Bauwut" *Neros*, – den Kaiser bzw. dessen Berater zwangsläufig zu unpopulären Geldbeschaffungsmaßnahmen trieb, so dass *Seneca* im Jahre 65 wahrscheinlich nicht zu Unrecht befürchtete, wie von *Tacitus* angedeutet wird[333], dass man ihn wegen von ihm persönlich nicht zu verantwortender „Tempelschändungen" – womöglich mit stillschweigender Billigung *Neros* – in einen Strafprozess verwickelte und dass er deswegen *Nero* um die Erlaubnis bat, sich auf ein entlegenes Landgut zurückziehen zu dürfen.

Dass sich *Nero* dem Versuch *Senecas*, sich durch den Rückzug auf ein entlegenes Landgut aus der Schusslinie seiner Neider und Gegner zu bringen, widersetzte[334], erscheint aus den oben dargelegten Gründen als ebenso plausibel wie der „Hausarrest"[335] dem sich nach *Tacitus Seneca* daraufhin selbst auferlegte sowie auch der von *Tacitus* bezeugte Versuch *Neros*, seinen Lehrer hinterrücks mittelst eines Giftanschlags aus dem Weg zu räumen[336]. Bot ein Giftanschlag *Nero* im Erfolgsfalle doch die Gelegenheit, *Seneca* zu beseitigen, ohne die Gefahr, dafür in der Öffentlichkeit selbst verantwortlich gemacht zu werden, da die Anstiftung zu einem solchen Verbrechen leicht Dritten hätte angelastet werden können, einem der zahlreichen anonymen Neider *Senecas*.

Dass der mit der Ausführung dieses Giftanschlags von *Nero* angestiftete ***Cleonicus*** sich nach *Tacitus* gegenüber *Seneca* später selbst als Täter offenbarte und *Nero* vielleicht sogar als Auftraggeber bezeichnete, war von *Nero* natürlich nicht ohne weiteres vorauszusehen, sollte aber wegen des in dieser Hinsicht klaren Zeugnisses des *Tacitus* nicht bezweifelt werden. Aber selbst die Möglichkeit, dass sich *Cleonicus* gegenüber *Seneca* offenbarte, brauchte *Nero* nicht zu fürchten, da er zu genau wusste, dass *Seneca* kaum Chancen hatte, von diesem Wissen zu *Neros* Nachteil Gebrauch zu machen. Auf der anderen Seite aber hätte *Cleonicus* im Falle eines mit seiner Hilfe erfolgreich ausgeführten Giftanschlags auf *Seneca* aufgrund der Skrupellosigkeit *Neros* damit rechnen müssen, dass man ihm selbst dafür den Prozess gemacht oder noch

333 Vgl. Tac. ann. 15, 45, 3;

334 Vgl. Tac. ann. 15, 45, 2:... *Seneca ... longinqui ruris secessum oravisse, et postquam non concedebatur...*

335 Vgl. Tac. ann. 15, 45, 3:... *cubiculum non egressus...*

336 Vgl. Tac. ann. 15, 45, 3: *tradidere quidam venenum ei ... paratum iussu Neronis...*

bevor er vor Gericht *Nero* als Auftraggeber hätte belasten können, stillschweigend ebenfalls liquidiert hätte.

Im Kontext dieser Untersuchung wäre es natürlich von Interesse größere Klarheit über die Identität jenes *Cleonicus* zu erhalten, ob *Cleonicus* möglicher Weise ebenfalls den Beruf eines Arztes ausübte. Dies scheint in Anbetracht der Tatsache, dass der Name „*Cleonicus*“ griechischer Herkunft zu sein scheint[337], als vorstellbar. Denn wenn *Cleonicus* seiner Herkunft nach wirklich ein Grieche gewesen sein sollte, wäre es nicht unwahrscheinlich, dass dieser nicht anders als *Annaeus Statius Seneca* ebenfalls als Arzt diente. Vor allem wäre unter dieser Prämisse auch verständlich, warum *Nero* ausgerechnet diesen für den von ihm geplanten Giftanschlag auf *Seneca* zu gewinnen versucht hatte. Sollte man nicht erwarten dürfen, dass *Nero* für die Planung und Durchführung dieses Anschlags eine Person zu rekrutieren versuchte, von der er annehmen durfte, dass sie mit der Wirkung und den Möglichkeiten der Beschaffung von Giften einigermaßen vertraut war?

Auf der anderen Seite sind aber weder bei *Tacitus* noch in anderen Quellen weitere Informationen über *Cleonicus* überliefert, mittelst derer sich eine solche Vermutung belegen ließe. Außerdem liefert uns *Tacitus* selbst auch keinerlei Informationen über die Beschaffenheit und Wirkungsweise des angeblich von *Cleonicus* beschafften Giftes, so dass wir diese Spekulationen lieber auf sich beruhen lassen sollten. Aber selbst unter der Prämisse, dass *Cleonicus* ein Arzt gewesen sein sollte, ließe sich dessen Verhalten im Falle *Senecas,* insofern jener seinen Herrn nach *Tacitus* ja vielleicht sogar auf die jenem drohende Gefahr hinwies, nicht als Beleg für die Bereitschaft eines Arztes verwenden, sich an der Tötung eines Menschen zu beteiligen.

Unabhängig davon erscheint es aus den oben dargelegten Gründen als nicht unwahrscheinlich, dass *Nero,* wie von *Tacitus* bezeugt wird, bereits im Jahre 64 n. Chr. einen Versuch unternahm, *Seneca* beseitigen zu lassen, und zwar nicht öffentlich, etwa im Rahmen eines Hochverratsprozesses, da dann die Gefahr bestanden hätte, dass er dann gegebenenfalls persönlich dafür angefeindet worden wäre, nicht verhindert zu haben, dass man seinem ehemaligen Lehrer gerichtlich etwas anhänge, sondern hinterrücks und mittelst eines Giftanschlages, bei dem der Kaiser die Möglichkeit behielt, zu bestreiten, an dem Tod *Senecas* schuld zu sein.

Vor dem Hintergrund dieser Überlegungen erklärt sich auch die oben zitierte Formulierung des *Tacitus,* dass *Nero* nach dem Scheitern von Gift als gegen *Seneca* einzusetzendes Tötungsmittel auf „Eisen“ zurückgegriffen habe. Auch hinsichtlich der Erwartungshaltung, die *Tacitus* mit diesem Hinweis beim Leser zu wecken beabsichtigte, kann im Prinzip kein Zweifel bestehen. Den o. z. Hinweisen unmittelbar voraus geht eine knappe Notiz, in welcher *Tacitus* das Ende des *Plautius Lateranus* beschreibt: *Proximam necem Plautii Laterani consulis designati Nero adiungit, adeo propere, ut non complecti liberos, non illud breve mortis arbitrium permitteret. Raptus in*

337 Außer als Name für den hier genannten Freigelassenen *Senecas* ist er in der Antike ansonsten nur noch als Name eines christlichen Martyrers aus der Diokletianischen Zeit bezeugt, als dessen Heimatstadt die im kleinasiatischen *Pontus* gelegene „griechische“ Stadt „*Amasea*“ genannt wird. Vgl. http://oca.org/ saints/lives/2013/03/03/100643-martyr-cleonicus-of-amasea (2013);

locum servilibus poenis sepositum manu Statii tribuni trucidatur, plenus constantis silentii nec tribuno obiciens eandem conscientiam.[338] (Als nächste Tötung fügte Nero diejenige des designierten Konsuls Plautius Lateranus[339] hinzu, und zwar so eilig, dass er ihm nicht die Umarmung seiner Kinder, nicht jenen kurzen Aufschub zur Wahl der Tötungsart gewährte. Er [Plautius Lateranus] wurde an einen für die Bestrafung von Sklaven vorgesehenen abgelegenen Platz gezerrt und von der Hand des Tribunen Statius hingerichtet, unter beharrlichem Schweigen, insofern er [Plautius Lateranus] auch nicht dem Tribunen dieselbe Mitwisserschaft[340] zum Vorwurf machte.)

Diesem Zitat ist zu entnehmen, dass die angeblich von *Nero* angeordnete Tötung des *Plautius Lateranus* von einem Tribunen mit Namen *Statius* vollstreckt wurde. Indem Tacitus jenen als Tribunen bezeichnet, charakterisiert er ihn als einen Soldaten. Da aber zur üblichen Bewaffnung eines jeden römischen Soldaten, auch im Rang eines Offiziers, nicht zuletzt des Kommandeurs einer Kohorte von Prätorianern, der sog. *gladius* gehörte, ein sowohl zum Stechen wie zum Schneiden geeignetes Schwert mit einer ca. 30 cm langen Klinge, ist anzunehmen, dass der Tribun *Statius Plautius Lateranus* mittelst eines solchen Schwertes tötete.

Daher ist davon auszugehen, dass *Tacitus* die Erwartungshaltung des Lesers im Falle der Tötung *Senecas* durch den Hinweis auf „Eisen" als ein von *Nero* nach dem Scheitern von „Gift" favorisiertes Tötungsmittel dahingehend zu konditionieren beabsichtigte, dass er sich darauf einstellte, dass auch im Falle *Senecas* als Tötungsmittel der Einsatz eines römischen Kurzschwertes als Tötungsmittel zum Einsatz gelangen würde.

Dennoch darf sich der Historiker durch Darstellungsgepflogenheiten von stilistisch geschulten Schriftstellern, wie sie heute auch von den Autoren moderner Kriminalromane eingesetzt werden, um die Aufmerksamkeit ihrer Leser zunächst auf „falsche Fährten" zu locken, nicht in die Irre führen lassen. Er sollte, wie das auch hier beabsichtigt ist, die Frage der tatsächlich eingesetzten Tötungsmittel allein aufgrund der dargestellten Fakten zu beurteilen versuchen. Jedoch wollen wir an dieser Stelle, vor allem im Interesse der Vermeidung von Zirkelschlüssen, dem Lauf der Ereignisse nicht allzu weit vorauseilen und, bevor wir uns den im Zusammenhang der Tötung bzw. Selbsttötung *Senecas* selbst eingesetzten Tötungsmittel zuwenden, zunächst noch die unmittelbare Vorgeschichte dieser Vorgänge, so wie *Tacitus* darüber berichtet, genauer untersuchen.

338 Vgl. Tac. ann, 60, 1;

339 Bezüglich weiterer Einzelheiten zu diesem Fall wird hier auf Kapitel 2 dieser Untersuchung verwiesen.

340 In Tac. ann. 15, 50, 3 wird der „*Tribun Statius*" unter dem Namen *Gavius Silvanus* als Tribun einer Prätorianerkohorte charakterisiert, welcher an derselben Stelle gewissermaßen dem „militärischen Arm" der Verschwörung zugerechnet wird.

1.1.3.2 Die unmittelbare Vorgeschichte von Senecas Suizid

Im Rahmen der Vorgeschichte von *Senecas* Selbsttötung berichtet *Tacitus* zunächst darüber,

- wie *Nero* überhaupt dazu kam, *Seneca* einer Verstrickung in die *Pisonische Verschwörung* zu verdächtigen[341] und was *Nero* dann konkret unternahm, diesen Verdacht auf seine Stichhaltigkeit hin zu überprüfen,
- und wie *Nero* im Anschluss daran trotz Ermangelung eines klaren Schuldbeweises den bereits erwähnten Tribunen *Gavius Silvanus* mit der Liquidierung *Senecas* beauftragte[342], bzw. wie sich der Tribun dieses Auftrages entledigte.

Auf den ersten Blick mag eine genauere Kenntnis der von *Tacitus* berichteten Vorgänge für die Beurteilung der Frage einer ärztlichen Assistenz im Kontext des Ablebens *Senecas* nur bedingt von Nutzen sein, – dennoch darf im Hinblick auf die vor allem in der älteren Literatur verbreitete Auffassung, dass *Seneca* seinen finalen Suizid geradezu „inszeniert" habe, nicht übersehen werden, dass eine möglichst genaue Rekonstruktion der „Vorgeschichte" gute Voraussetzungen schaffen könnte für eine Überprüfung der implizit in der o. e. Forschermeinung enthaltene Vorstellung, dass *Seneca* seinen Suizid sorgfältig geplant und vorbereitet habe und zu diesem Zweck von vornherein auch eine Involvierung des mit ihm befreundeten Arztes mit eingeplant habe.

Tacitus erläutert seine These, dass *Nero Seneca* allenfalls der Verstrickung in die Pisonische Verschwörung *verdächtigt* habe, folgendermaßen: *solus quippe Natalis et hactenus prompsit, missum se ad aegrotum Senecam, uti viseret conquerereturque, cur Pisonem aditu arceret: melius fore, si amicitiam familiari congressu exercuissent. et respondisse Senecam sermones mutuos et crebra colloquia neutri conducere; ceterum salutem suam incolumitate Pisonis inniti.*[343] (Denn allein Natalis sagte aus, und auch nur soviel, dass er zu dem erkrankten Seneca geschickt worden sei, damit er ihn besuche und herauszubekommen versuche, warum er [Seneca] Piso den [unmittelbaren] Zugang verwehre: es würde sich als besser erweisen, wenn sie [Piso und Seneca] Freundschaft gepflegt hätten, und zwar durch vertraute Zusammenkünfte, und Seneca habe darauf geantwortet, dass wechselseitige Unterredungen und häufige Besprechungen niemandem nützten, im übrigen beruhe sein [Senecas] eigenes Wohlergehen auf der Unversehrtheit Pisos.)

Diese Aussage ist dahingehend zu verstehen, dass nach den *Tacitus* vorliegenden Informationen nur eine einzige Person *Seneca* belastet habe und das auch nur indirekt, durch die Erwähnung angeblich freundschaftlicher Kontakte zwischen *Seneca* und *Piso* und einer Beschwerde des letzteren darüber, dass *Seneca* diese Kontakte irgendwann abgebrochen habe. Zum besseren Verständnis dieser Aussage des *Natalis*[344] ist darauf hinzuweisen, dass *Natalis* nach *Tacitus* als ein besonderer Vertrauensmann *Pisos*, des angeblichen Kopfes der nach dem letzteren benannten Verschwörung

341 Vgl. Tac. ann. 15, 60, 3–61, 1;

342 Vgl. Tac. ann. 15, 61, 2–4;

343 Vgl. Tac. ann. 15, 60, 3; vgl. dazu auch Koestermann, E., s. o. S. 297 f..

344 Aus den o. g. Gründen gehen wir davon aus, dass *Tacitus* diese Angaben keineswegs frei „erfand", sondern auf der Grundlage der ihm dazu vorliegenden Quellen „nachgestaltete".

galt[345] und, wie sich E. Koestermann ausdrückt, wohl von *Piso* zu *Seneca* geschickt worden war, *„um wegen einer Beteiligung an der Verschwörung vorzufühlen*[346]." *Natalis* hatte sich nach *Tacitus* durch Geständnisse, bei denen er auch angebliche Mitverschwörer belastete, die Aussicht erkauft, trotz eigener Belastung, im Zuge der Bestrafung der Verschwörer selbst vielleicht mit dem Leben davon zu kommen[347].

Aber auch ungeachtet der besonderen Umstände, unter denen *Natalis* nach *Tacitus Seneca* belastete, hätte jeder Ermittler, der allein auf der Grundlage beweisbarer Fakten zu beurteilen versuchte, ob *Seneca* in eine Verschwörung verwickelt war, Schwierigkeiten gehabt, auf der Grundlage der Angaben des *Natalis* darüber Klarheit zu gewinnen. Einerseits liegt auf der Hand, dass die „Information", dass *Piso* sich über einen Mittelsmann bei dem angeblich erkrankten *Seneca* wegen der einseitigen Unterbrechung ihrer früheren Kontakte beschwerte, *Seneca* dem Verdacht aussetzte, in die Verschwörung verstrickt zu sein. Auch die *Seneca* von *Natalis* in den Mund gelegte Antwort, dass wechselseitige Unterredungen und häufige Besprechungen weder *Piso* noch ihm selbst nützten, - verbunden mit der scheinbar auf eine Beruhigung *Pisos* abzielenden Versicherung, dass er sein eigenes Wohlergehen als eng mit der Unversehrtheit *Pisos* verbunden erachte, hätte *Seneca* auch in den Augen eines unvoreingenommenen Ermittlers belastet.

Andererseits hätte aber jeder verantwortungsbewusste Ermittler mit Rücksicht auf das offenkundige Interesse des *Natalis*, durch die Belastung anderer seine eigenen Aussichten auf Straffreiheit oder Strafmilderung zu verbessern, gezögert, dessen Angaben besondere Beweiskraft zu zu ordnen, - bevor er nicht von dem Belasteten selbst, in irgend einer Form eine Bestätigung dafür erhalten hätte, dass sich der Dialog zwischen ihm und *Natalis* in der von dem Letzteren geschilderten Art und Weise abgespielt habe.

Vor dem Hintergrund dieser Überlegung verdient aber Beachtung, dass sich *Nero* nach *Tacitus* im Falle der Überprüfung der *Seneca* belastenden Aussagen des *Natalis*, exakt so verhielt wie ein solcher Ermittler: Er entsandte den Tribunen einer Prätorianerkohorte zu *Seneca*, mit dem Auftrag, von diesem eine Stellungnahme zu den Angaben des *Natalis* zu verlangen: *haec ferre Gavius Silvanus tribunus praetoriae cohortis, et an dicta Natalis suaque responsa nosceret percunctari Senecam iubetur. is forte an prudens ad eum diem ex Campania remeaverat quartumque apud lapidem suburbano rure substiterat. illo propinqua vespera tribunus venit et villam globis militum saepsit; tum ipsi com Pompeia Paulina uxore et amicis duobus epulanti mandata imperatoris edidit.*[348] (Diese [Informationen über die Aussage des Natalis] sollte Gavius Silvanus, der Tribun einer Prätorianerkohorte, [Seneca] überbringen, und Seneca vernehmen, ob er das von Natalis Gesagte und auch seine eigenen Entgegnungen bestätigen könne. Dieser [Seneca] war zufällig oder klug berechnend an diesem Tag aus Kampanien zurückgekehrt und hatte beim vierten Meilenstein auf einem Landgut unmittelbar

345 Vgl. Tac. ann. 15, 50, 3: *Natalis particeps ad omne secretum Pisonis erat.*
346 Vgl. Koestermann, E., s. o. S. 297.
347 Vgl. Tac. ann 15, 71, 1:... *atque ille* [Nero] ... *Natalis ...festinata indicia impunitate remuneratur.*
348 Vgl. Tac. ann. 15, 61, 4;

vor der Stadt einen Halt eingelegt. Dorthin kam am nächsten Abend der Tribun und schloss das Landhaus mit Haufen von Bewaffneten ein. Dann überreichte er ihm [Seneca] persönlich, während er mit seiner Gemahlin und zwei Freunden dinierte, den Befehl des Kaisers, [ihn zu verhören]).

Dass sich *Nero* in der besagten Angelegenheit tatsächlich so verhielt, wie von *Tacitus* an dieser Stelle dargestellt, sollte nicht in Frage gestellt werden, weil die Art des auktorialen Erzählens, in der *Tacitus* darüber berichtet, die Annahme rechtfertigt, dass der Historiker entsprechende Informationen in allen von ihm benutzten Quellen vorfand. Andererseits weist der Fall *Seneca* im Vergleich mit „normalen" Ermittlungen auf dem Gebiet politisch motivierter Delikte Eigentümlichkeiten auf, die im Kontext der Überprüfung der Glaubwürdigkeit der diesbezüglichen Angaben des *Tacitus* nicht übersehen werden dürfen.

Der gescheiterte Giftanschlag des Jahres 64 n. Chr. lässt darauf schließen, dass *Nero* schon seit jener Zeit davon ausging, dass ihm von seinem ehemaligen Erzieher Gefahren drohten, unabhängig davon, wie jener sich in einer Krisensituation ihm gegenüber verhalten würde. Denn auch in dem Falle, dass sich *Seneca* selbst ihm gegenüber loyal verhielt, war nicht auszuschließen, dass die Angehörigen einer gegen ihn gerichteten Verschwörung versuchen würden, *Seneca* auf ihre Seite zu ziehen oder sogar als Aushängeschild ihrer gegen *Nero* gerichteten Bestrebungen zu missbrauchen. Daher ist davon auszugehen, dass *Nero* dafür sorgte, dass seine Spione ihn über alles, was *Seneca* tat und unterließ, nicht zuletzt über dessen jeweiligen Aufenthaltsort, stets auf dem Laufenden hielten.

Und daraus wiederum erklärt es sich, dass es dem mit der Befragung *Senecas* beauftragten Tribunen *Gavius Silvanus* offensichtlich keine besondere Anstrengungen abverlangte, diesen aufzuspüren, und zwar in einem Landhaus, nur wenige km vom Zentrum der Stadt entfernt, obwohl *Seneca*, wie *Tacitus* hervorhebt, erst an demselben Tag von *Kampanien* aus, wo er sich kurz zuvor noch aufgehalten hatte, dorthin zurückgekehrt war[349]. Auch dass sich *Seneca* vorher in *Kampanien* aufgehalten hatte, machte ihn aus der Sicht *Neros* verdächtig, da auch *Piso* im kampanischen *Baiae* ein Landhaus besaß, in welchem entscheidende Verabredungen über die konkrete Vorgehensweise bei dem von den Verschwörern geplanten Sturz *Neros* verabredet worden waren[350], – was *Nero* zum Zeitpunkt des Verhörs *Senecas* wahrscheinlich schon längst wusste.

Weitere Eigentümlichkeiten des von *Nero* im Falle *Senecas* dem *Gavius Silvanus* erteilten „Ermittlungsauftrages" bestanden darin, dass auch dieser Tribun nach den Angaben des *Tacitus* zum „militärischen Arm" der Pisonischen Verschwörung gehörte[351], und – was vielleicht noch wichtiger ist, – dass *Nero* zu dem Zeitpunkt, als er

349 Vgl. Tac. ann. 15, 60, 4–5;

350 Vgl. Tac. ann. 15, 52, 1: *Coniuratis .... placitum maturare caedem apud Baias in villa Pisonis...*

351 Vgl. Tac. ann. 15, 50, 3: *adscitae sunt ... militares manus Gavius Silvanus et Statius Proxumus tribuni cohortium praetoriarum...*

Gavius Silvanus mit dem Verhör *Senecas* beauftragte, schon darüber im Bilde war, dass auch „sein Ermittler" zum Kreis der Verschwörer gehörte[352].

Dass *Nero* ausgerechnet einen selbst der Verstrickung in die Verschwörung überführten hohen Gardeoffizier mit der Durchführung einer gegen einen anderen Verdächtigen gerichteten Ermittlungen beauftragte, eröffnete dem Kaiser natürlich die Möglichkeit, versteckt auch gegen den Ermittler selbst zu ermitteln, ohne dass dieser davon Kenntnis erhielt, dass auch gegen ihn ermittelt wurde.

Dass es dem *Gavius Silvanus* angeblich trotz der o. g Schwierigkeiten verhältnismäßig schnell gelang, *Seneca* „aufzustöbern", scheint sogar *Tacitus* ein wenig irritiert zu haben[353] – aber gerade diese Irritationen des *Tacitus* scheinen zu belegen, dass der Historiker entsprechende Informationen in den von ihm benutzten Quellen vorfand und dass er deren Wahrheitswert nicht bezweifelte, obwohl sie ihn nachdenklich werden ließen, wie *Seneca* am Tage seines Verhörs durch *Gavius Silvanus* in der unmittelbaren Nachbarschaft *Roms* von einem Mitverschwörer aufgespürt werden konnte, [354]ohne selbst ebenfalls ein Verschwörer zu sein, – oder ob ihn irgendein ausgeklügelter Vorsatz dazu gebracht hatte, sich dort einzufinden, wo *Gavius Silvanus* ihn schließlich antraf.

Um diese Irritationen besser verstehen zu können, muss man sich genauer in die Rolle eines Historikers versetzen, der zwar fest davon überzeugt ist, dass *Seneca* an der Verschwörung nicht beteiligt war, aber dennoch in den von ihm benutzten Quellen die Information vorfindet, dass *Seneca* ausgerechnet zu dem Zeitpunkt, zu welchem der Anschlag auf *Nero* stattfinden sollte, sich selbst in die Nähe des Ortes begab, wo er hätte stattfinden sollen, – wobei die Verschwörung aber zu jenem Zeitpunkt bereits gescheitert war. Natürlich könnte ein Zufall zu einem derartigen Zusammentreffen von Ereignissen geführt haben.

Auf der anderen Seite scheint es selbst unter der Prämisse, dass *Seneca* sich aktiv an der Verschwörung nicht beteiligte, kaum vorstellbar, dass er als ein „mit allen Wassern gewaschener Politiker", der über einen längeren Zeitraum hinweg im Zentrum der Macht gestanden hatte und in jener Zeit zahlreiche persönliche Kontakte zu hochrangigen und gut informierten Persönlichkeiten geknüpft hatte, von den Vorbereitungen der *Pisonischen Verschwörung* überhaupt nichts mitbekommen haben sollte.

352 Über die Aufdeckung der Pisonischen Verschwörung und über die Enttarnung der Verschwörer berichtete *Tacitus* bereits in ann. 15, 55–58;

353 Vgl. Tac. ann. 15, 60, 4: *is [Seneca]* ***forte an prudens*** *ad eum diem ex Campania remeaverat....*

354 In der Literatur wird darüber spekuliert, ob es sich bei dem Landgut, auf dem *Silvanus Seneca* angeblich antraf, um das auch bei Sen. epist. 104, bzw. Plin. nat 14, 51 erwähnte *Nomentanum* gehandelt haben könnte. E. Koestermann (S. o. Bd. 4, S. 298;) hält das wegen der größeren Entfernung von *Nomentum* – m. E. zu Recht – für zweifelhaft. Die auf das antike *Nomentum* zurückgehende heute ca. 20 Ts. Einwohner zählende und an der *via Nomentana* zu findende Stadt *Mentana* liegt 29 km nordöstlich der heutigen Stadtgrenze von *Rom*, während *Seneca* von *Kampanien* aus, also aus südlicher Richtung kommend, die *via Appia* benutzt haben müsste, und, falls er, wie von *Tacitus* bezeugt, am vierten Meilenstein haltgemacht haben sollte, nur ca. 6 km goldenen Meilenstein entfernt, auf jeden Fall südlich bzw. südöstlich des antiken Stadtmittelpunktes von *Silvanus* angetroffen worden sein müsste.

Indizien dafür, dass *Seneca* vielleicht doch nicht ganz so ahnungslos war, wie er sich später stellte, liefert *Tacitus* selbst, aber erst im Anschluss an die Darstellung von *Senecas* Ableben. *Tacitus* erwähnt ein Gerücht, dessen Inhalt er aber trotz der in dieser Charakterisierung der Nachricht liegenden Vorbehalte gegen deren Glaubwürdigkeit [355] seinen Lesern nicht verschweigen zu dürfen glaubt: *Fama fuit Subrium Flavum cum centurionibus occulto consilio, neque tamen ignorante Seneca, destinavisse, ut post occisum opera Pisonis Neronem Piso quoque interficeretur tradereturque imperium Senecae, quasi insonti et claritudine virtutum ad summum fastigium delecto*[356]. (Es ging das Gerücht, dass Subrius Flavus[357] gemeinsam mit den Zenturionen in einem geheimen Plan bestimmt habe, trotzdem nicht ohne Wissen Senecas[358], dass nach der unter Mitwirkung Pisos erfolgten Tötung Neros Piso ebenfalls getötet werde und die Kaiserherrschaft dann Seneca übergeben werde, als einem gleichsam unschuldigen [d. h. an dem Attentat unbeteiligten] und wegen der Berühmtheit seiner Tugenden für die Staatsspitze ausgewählten[359] Mann.)

Nach der in diesem Zitat überlieferten Nachricht scheint aus dem Kreise der Zenturionen der von dem Tribunen *Gavius Silvanus* geführten Kohorte das Gerücht verbreitet worden zu sein, dass die Hauptabsicht einiger Verschwörer gar nicht darin bestanden habe, *Piso* auf den Thron der *Caesaren* zu setzen, sondern in der Erwartung, dass *Piso* sich dort würde kaum lange behaupten können, in Wirklichkeit *Seneca*, wobei *Tacitus* allerdings hervorhebt, dass *Seneca* von diesem Plan nichts gewusst habe. Gerade im Hinblick auf die Versicherung des *Tacitus* stellt sich die Frage, wieso sich *Tacitus* so sicher war, dass ausgerechnet *Seneca* von jenen Gerüchten nichts gewusst hatte, obwohl jener sich während der gesamten Vorbereitungen der Verschwörung immer nicht allzu weit von den Orten des jeweiligen Geschehens entfernt aufhielt: Während der zahlreichen Planungsrunden zu dem Putsch, die oft in *Kampanien* stattfanden, hielt sich auch *Seneca* in *Kampanien* auf und ausgerechnet, als das im Zusammenhang der Verschwörung geplante Attentat auf *Nero* stattfinden sollte, aber unmittelbar vorher aufgedeckt wurde, begab sich auch *Seneca* zu einem Landgut vor den

355 Vgl. Tac.ann.15, 65: „*Fama fuit* ....“ Durch diese Formel charakterisiert *Tacitus* das Folgende zwar als ein Gerücht, aber durch die Verwendung des Perfekts „*fuit*“ als ein historisch relevantes Gerücht, von dem *Tacitus* – ungeachtet seiner inhaltlichen Substanz – anzunehmen scheint, dass es das Verhalten der damals handelnden historischen Persönlichkeiten nicht unbeeinflusst ließ.

356 Vgl. Tac. Ann. 15, 65, Z. 26–31; zur inhaltlichen Relevanz dieses Gerüchts, vgl. Koestermann, E., s. o. Bd. 4, S. 309 (mit weiterführender Literatur).

357 Zur Rolle des *Subrius Flavus* im Rahmen des Pisonischen Verschwörung vgl. auch: Tac.ann. 15, 49. 50. 67. Nach Tac. ann. 15, 67 wurde der Tribun *Flavus* wegen seiner Beteiligung an der Verschwörung von dem ihm gleichrangigen *Veianius Niger* enthauptet:... *cum vix duobus ictibus caput amputavisset.*

358 Die Frage, ob im Widerspruch zu der von Tacitus gewahrten Distanz zu dem Gerücht, nicht vielleicht doch aktiv in die Verschwörung verstrickt gewesen sein könnte, ist umstritten, soll aber hier nicht abschließend beurteilt werden, da sie aus dem Blickwinkel des Medizinhistorikers als nachrangig zu beurteilen ist. Vgl. zu dieser Kontroverse: Koestermann, E., s. o. Bd. 4, S. 309 f..

359 Anstelle der von E. Koestermann bevorzugten Lesart „*delecto*“ erscheint in der Handschrift „L“ das Wort „*electo*“, was aber für die Ermittlung der Semantik der ganzen Textstelle ohne Belang sein dürfte.

Toren Roms, von dem aus der Ort des Attentats nur wenige Meilen entfernt, im Bedarfsfall in nur wenigen Minuten zu erreichen gewesen wäre.

Daher sollte man sich zum besseren Verständnis der Versicherung des *Tacitus*, dass *Seneca* von den ihn betreffenden Überlegungen einiger Verschwörer nichts gewusst habe[360], vor Augen führen, dass *Tacitus* das Gerücht selbst durch die Formulierung *Fama fuit*[361] als eine historische Tatsache charakterisierte und es zu den charakteristischen Merkmalen von Gerüchten gehört, dass sie sich schneller verbreiten als jede andere Nachricht, und zwar ohne dass man die Urheber für die gerüchteweise Weitergabe von bestimmten Nachrichten dafür zur Rede stellen und zur Verantwortung ziehen könnte, und auch ohne jede Chance für die von den jeweiligen Gerüchten betroffenen Kreise, deren Inhalt durch Dementis aus dem kommunikativen Verkehr zu ziehen. Mit anderen Worten: Man wird die o. z. Angaben des *Tacitus* sicherlich so verstehen dürfen, dass die Planspiele einiger Verschwörer bezüglich der Rolle *Senecas* als eines möglichen Kandidaten für die Nachfolge *Neros* bzw. *Pisos* als Kaiser ohne dessen Wissen und Mitwirkungen stattfanden, aber andererseits keinesfalls so, dass *Seneca* bezüglich solcher Planspiele völlig ahnungslos gewesen wäre.

Berücksichtigt man ferner, dass das hier in Rede stehende Gerücht in einem Personenkreis aufkam, der so groß war[362], dass die unautorisierte Weiterverbreitung dort umlaufender „Informationen" vor allem innerhalb der Prätorianergarden kaum noch zu kontrollieren war, darf man voraussetzen, dass sie schon sehr bald auch in den dem *Ofonius Tigellinus* ergebenen Abteilungen der Prätorianergarden zirkulierten und auf diese Weise auch *Nero* selbst zur Kenntnis gelangten, spätestens bis zu jenem Zeitpunkt, zu welchem *Nero Gavius Silvanus* damit beauftragte *Seneca* über dessen Kontakte zu *Piso* zu befragen.

Erst vor dem Hintergrund der Kenntnis derartiger Gerüchte wird aus heutiger Sicht verständlich, dass das schon seit längerem bestehende Misstrauen *Neros* gegenüber der Loyalität *Senecas* sich nach der Aufdeckung der Pisonischen Verschwörung, vor allem unter dem Eindruck des Eingeständnisses des *Natalis*, zwischen *Piso* und *Seneca* eine Art Vermittlerrolle wahrgenommen zu haben[363], zu einem „dringenden Tatverdacht" verdichtete, der einer umgehenden Überprüfung bedürftig zu sein schien, obwohl aufgrund der von *Tacitus* überlieferten Reaktionen *Neros* auf den Bericht des *Gavius Silvanus* über seine Befragung *Senecas* kaum ein Zweifel daran bestehen kann, dass *Nero* damals längst entschlossen war, *Seneca* beseitigen zu lassen, bevor er ihn durch *Gavius Silvanus* wegen möglicher Kontakte zur Rede stellen ließ:

360 S. o. Tac. ann. 15, 65: … *neque tamen ignorante Seneca…*

361 S. o. Tac. ann. 15, 65;

362 Geht man einmal davon aus, dass es zur Zeit *Neros* 12 Prätorianerkohorten gab, von denen jede in drei *Manipel* zu je zwei von einem *Zenturio* angeführten Zenturien untergliedert war, dann ergibt sich daraus, dass an der Besprechung von *Zenturionen* einer einzigen Prätorianerkohorte schon mindestens 6 Personen teilnahmen (Neumann, A. R.: Cohors. In: KIP Bd. 1, Sp. 1242–1243;), so dass in einem solchen Kreis aufgebrachte Gerüchte auf dem Wege vertraulicher Gespräche unter gleichrangigen Kameraden in kürzester Frist von nicht weniger als 72 die Verschwörung teils unterstützender, teils aber auch bekämpfender *Zenturionen* weiter verbreitet werden konnten.

363 Vgl. dazu auch: Tac. ann. 15, 56, 2:…*Natalis … sive internuntius inter eum [scil. Senecam] Pisonemque fuit.*

Denn *Tacitus* berichtet, dass *Nero* dem *Gavius Silvanus* kaum noch Fragen zu dem Bericht gestellt habe, außer dass er sich bei dem Tribunen noch erkundigt habe, ob seiner Meinung nach *Seneca* einen Suizid vorbereite, und nachdem der Tribun diese Frage verneint hatte, er diesen erneut zu *Seneca* geschickt habe, um ihm die Notwendigkeit zu sterben zu „verkünden"[364].

Auch die Entsendung eines bereits enttarnten Mitverschwörers als Ermittler lässt eigentlich nur einen Schluss zu, dass sich *Nero* für die Antwort *Senecas* auf die Vorhaltungen wegen möglicher Kontakte zu *Piso* gar nicht mehr interessierte, sondern lediglich für die Reaktionen, die er damit auslöste, sowohl bei *Gavius Silvanus* als auch bei *Seneca*. Denn die Befragung *Senecas* über seine Kontakte zu *Piso* hätte sowohl dem Tribunen als auch *Seneca* selbst signalisieren müssen, dass die Verschwörung aufgedeckt sei und ihnen früher oder später eine Festnahme und eine entsprechende Bestrafung drohte, sofern sie sich einer solchen nicht vorher durch einen Suizid entzogen. Zumindest im Falle *Senecas* scheint *Nero* nach *Tacitus* eine solche Reaktion auch erwartet zu haben, da er ansonsten den Tribunen kaum eigens danach gefragt hätte

Denn wenn *Nero* der Frage, ob *Seneca* das Kontaktwerben *Pisos* in irgendeiner Form positiv beantwortet habe, wirkliche Bedeutung beigemessen hätte, hätten ihn zumindest die darüber von *Gavius Silvanus* erteilten Auskünfte von der unbedingten Loyalität *Senecas* überzeugt haben müssen. Nach *Tacitus* antwortete *Seneca* auf die Vorhaltungen des *Gavius Silvanus* zunächst Folgendes: *Seneca missum ad se Natalem conquestumque nomine Pisonis, quod a visendo eo prohiberetur, seque rationem valetudinis et amorem quietis excusavisse respondit.*[365] (Seneca antwortete, Natalis sei zu ihm geschickt worden und habe sich im Namen Pisos beklagt, dass er [Piso] an einem Besuch bei ihm gehindert, und dass er dies mit der Rücksicht auf seine Gesundheit und auf sein Ruhebedürfnis entschuldigt habe.)

Seneca bestätigte demnach, dass *Natalis* bei ihm im Auftrage *Pisos* vorgesprochen habe, betonte gleichzeitig aber auch, dass er sich unter Hinweis auf gesundheitliche Rücksichten und eigenes Ruhebedürfnis geweigert habe, *Piso* persönlich zu empfangen. Vergleicht man jedoch die *Seneca* an dieser Stelle in den Mund gelegten Formulierungen mit den Angaben des *Natalis* dazu genauer, so sind Unterschiede zwischen den Angaben des *Natalis* und den Selbstauskünften *Senecas* unübersehbar: *Seneca* war nach *Tacitus* nicht bereit, gegenüber *Gavius Silvanus* zu bestätigen, dass *Natalis* im Auftrag *Pisos* auch auf die angeblich zwischen ihm und *Piso* bestehende Freundschaft zu sprechen gekommen war[366].

Auch bezüglich anderer Einzelheiten des Gesprächs zwischen *Natalis* und *Seneca* sind nach *Tacitus* zwischen den Angaben des *Natalis* und *Senecas* bemerkenswerte Abweichungen zu beobachten. Während *Natalis* nach *Tacitus* gegenüber *Nero* behauptete, *Seneca* habe den Nutzen von persönlichen Treffen für beider Freundschaft, nicht aber die Freundschaft bestritten, indem er zu erkennen gegeben habe, dass sein

364 Vgl. Tac. ann. 15, 61, 2;

365 Vgl. Tac ann. 15, 61, 1;

366 Vgl. Tac. ann.15, 60, 3: *melius fore, si amicitiam familiari congressu exercuissent*

eigenes Wohl auf dem Wohl und Wehe Pisos beruhe[367], stellte *Seneca* gegenüber *Gavius Silvanus* angeblich unmissverständlich klar, dass er sich von dem Freundschaftswerben Pisos deutlich distanziert habe, wobei besondere Beachtung verdient, dass *Seneca* gegenüber *Natalis Piso* auch nicht ansatzweise als einen „Freund" bezeichnet haben will, sondern allenfalls als „Privatmann": *Cur salutem privati hominis incolumitati suae anteferret, causam non habuisse; nec sibi promptum in adulationes ingenium*[368]. (Warum er das Wohlergehen eines Privatmannes seinem eigenen hätte voranstellen sollen, dafür habe er keinen Grund gehabt; und zu Schmeicheleien fehle ihm der dazu neigende Charakter;)

Durch die Bezeichnung *Pisos* als „Privatmann" in Verbindung mit der Verweigerung der unter Politikern damals üblichen Bezeichnung „Freund" distanzierte sich *Seneca* nach *Tacitus* von *Piso* gegenüber *Gavius Silvanus* in diesen geradezu verletzender Form und verschärfte den Eindruck dieser Distanzierung noch durch einen bemerkenswerten Hinweis auf seine Freimütigkeit, selbst dem Kaiser gegenüber: *idque nulli magis gnarum quam Neroni, qui saepius libertatem Senecae quam servitium expertus esset.* (dies sei niemandem besser bekannt als Nero, der öfter die Bekanntschaft mit der [inneren] Freiheit Senecas gemacht habe, als mit dessen Bereitschaft zu blindem Gehorsam.)

Nach *Tacitus* beantwortete *Seneca* die Frage nach dem Charakter seiner Beziehungen zu *Piso* also so, dass daraus für eine verschwörerische Verstrickung *Senecas* ein wirklich unvoreingenommener Ermittler hätte nicht die geringsten Anhaltspunkte ableiten können. Doch dafür interessierte sich *Nero* nach *Tacitus* anscheinend schon gar nicht mehr: *ubi haec a tribuno relata sunt Poppaea et Tigellino coram, quod erat saevienti principi intimum consiliorum, interrogat an Seneca voluntariam mortem pararet*[369]. (Sobald dies von dem Tribunen vorgetragen worden war, in Gegenwart Poppaeas und Tigellinus', welche für den wütenden Kaiser den innersten Kreis der Ratgeber bildeten, stellte dieser die Frage, ob Seneca einen Freitod vorbereite.)

Nero interessierte sich nach *Tacitus* in Wirklichkeit damals nur noch dafür, ob *Seneca*, nachdem ihm durch die Befragung über seine Beziehungen zu *Piso* signalisiert worden war, dass dessen Verschwörung aufgedeckt worden war, schon Anstalten machte, sich selbst zu töten oder ob es eventuell nötig sei, die Notwendigkeit einer solchen Entscheidung von außen an ihn heranzutragen. Um so enttäuschender fiel nach *Tacitus* für *Nero* die Antwort aus, die ihm *Gavius Silvanus* auf seine entsprechende Nachfrage erteilte: *Tum tribunus nulla pavoris signa, nihil triste in verbis eius aut vultu deprensum confirmavit*[370]. (Daraufhin versicherte der Tribun, dass keinerlei Zeichen von Verängstigung von ihm beobachtet worden seien, nichts Trauriges weder in seinen Worten noch in seiner Miene.) - woraufhin *Nero* dann ebenso prompt wie für den Tribunen wahrscheinlich überraschend entschied, dass *Seneca* unverzüglich

367 S. o. Tac. ann. 15, 60, 1: *ceterum salutem suam incolumitate Pisonis inniti.*
368 Vgl. Tac. ann. 15, 61, 1;
369 Vgl. Tac. ann. 15, 61, 2;
370 Vgl. Tac. ann. 15, 61, 2

zu liquidieren sei: *ergo regredi et indicere mortem iubetur.*[371] (also erteilte man ihm den Befehl zurückzukehren und [Seneca] den Tod anzusagen[372].)

Dass diese Entscheidung zumindest den Tribunen völlig überrascht haben muss, lässt sich nicht zuletzt daran ablesen, dass dieser sich nach den Angaben des *Tacitus* zunächst unschlüssig war, ob er dieser Anordnung Neros überhaupt Folge leisten solle: *tradit Fabius Rusticus*[373] *non eo quo venerat itinere reditum a tribuno, sed flexisse ad Faenium praefectum*[374] *et expositis Caesaris iussis an obtemperaret interrogavisse, monitumque ab eo ut exsequeretur, fatali omnium ignavia. nam et Silvanus inter coniuratos erat augebatque scelera, in quorum ultionem consenserat. voci tamen et aspectui pepercit intromisitque ad Senecam unum ex centurionibus, qui necessitatem ultimam denuntiaret.*[375] (Fabius Rusticus überliefert, dass der Tribun nicht auf dem Weg, auf dem er gekommen war, [zu Seneca] zurückgekehrt sei, sondern zu dem Präfekten Faenius abgebogen sei[376] und diesen, nachdem ihm die Befehle Neros dargelegt worden seien, gefragt habe, ob er gehorchen solle, und er sei von diesem ermahnt worden, dass er sie ausführe, aus einer für alle schicksalhaften Feigheit. Denn auch Silvanus gehörte zu den Verschworenen und vermehrte so die Verbrechen, in deren Rache er eingewilligt hatte. Dennoch entzog er sich der Möglichkeit einer Ansprache und des Anblicks [des Opfers] und schickte zu Seneca einen von den Zenturionen, damit er [diesem] die letzte Notwendigkeit melde.)

Nach diesen Angaben des *Tacitus*, für die sich der antike Historiker allerdings ausschließlich auf ein Zeugnis des *Fabius Rusticus* beruft, überraschte die Erteilung dieses Befehls den Tribunen so sehr, dass er es für notwendig erachtete, sich zu dessen Ausführung vorher erst noch der Zustimmung seines unmittelbaren Dienstvorgesetzten zu versichern, des zweiten Prätorianerpräfekten *Faenius Rufus*, der wie er selbst, ebenfalls zu den Verschwörern[377] gehörte. Sowohl das in diesem Zitat beschriebene Verhalten des *Gavius Silvanus* als auch die Reaktion des *Faenius Rufus* scheinen zu belegen, dass zumindest diese beiden Offiziere *Seneca* als einen der Ihren ansahen,

---

371 Vgl. Tac. ann. 15, 61, 2;

372 Die an dieser Stelle zur Bezeichnung des dem Tribunen erteilten Tötungsauftrags benutzte Formulierung *„indicere mortem"* gibt keinen genaueren Aufschluss darüber, ob der Tribun *Seneca* selbst töten sollte oder ob dieser Befehl ihm auch die Möglichkeit einschloss, dem Philosophen die Todesart selbst wählen zu lassen, auf Wunsch auch einen Suizid zu verüben. E. Koestermann (S. o. Bd. 4, S. 300;) spricht sich dafür aus, diese Formel als bedeutungsgleich mit der Formulierung *qui necessitatem ultimam nuntiaret* (Tac. ann. 15, 61, 4;) aufzufassen, welche aber ebenso wenig Klarheit darüber verschafft, ob der von *Nero* dem *Gavius Silvanus* erteilte Befehl die Gewährung des Rechtes zur Selbsttötung inkludierte.

373 Zu *Fabius Rusticus* vgl. die obigen Ausführungen zu den Quellen des *Tacitus*; vgl. Kap. 1.0;

374 Nach dem Tode des *Burrus* hatte *Nero* das Amt des Prätorianerpräfekten doppelt besetzt, von denen einer *Ofonius Tigellinus* (Vgl. Tac. ann. 14, 51;) war, der andere *Faenius Rufus* (S. ebda.), welcher auch unter den Teilnehmern der Pisonischen Verschwörung genannt wird (Tac. ann. 15, 15, 50;).

375 Vgl. Tac. ann. 15, 61, 3–4;

376 Zum Zwecke der Besprechung mit *Faenius Rufus* hätte *Gavius Silvanus* eigentlich mehr als nur einen Umweg in Kauf nehmen müssen, insofern er von der sog. *domus aurea*, dem Palast *Neros*, wo er die Befehle zur Tötung *Senecas* entgegennahm, sich sogar in die entgegengesetzte Richtung hätte begeben müssen, da *Senecas* Landhaus von dort aus in südlicher Richtung zu erreichen war, das Prätorianerlager jedoch in nordöstlicher, also in nahezu entgegengesetzter Richtung;

377 Vgl. Tac. ann. 15, 50, 3: *sed summum robur in Faenio Rufo praefecto videbatur,...*

aber dennoch die Ausführung von *Neros* Befehl für unausweichlich hielten, wenn sie sich durch eine Befehlsverweigerung nicht selbst als Mitglieder der Verschwörung outen wollten.

Tacitus tadelt dieses Verhalten der beiden Offiziere freilich als eine „für alle schicksalhafte Feigheit (*fatali omnium ignavia*). Er scheint wohl der Ansicht gewesen zu sein, dass zumindest *Gavius Silvanus* durch ein beherzteres Verhalten im Falle *Senecas* die Sache der Verschwörer zu jenem Zeitpunkt noch hätte zu einem guten Ende hätte führen können. Denn er charakterisiert dessen Verhalten geradezu als ein Verbrechen: *nam et Silvanus inter coniuratos erat augebatque scelera, in quorum ultionem consenserat.*[378] (Denn auch Silvanus gehörte zu den Verschworenen und vermehrte so die Verbrechen, in deren Rache er eingewilligt hatte.)

Aus heutiger Sicht müsste man im Hinblick auf das Verdikt des *Tacitus* natürlich die Frage nach möglichen Alternativen für das tatsächliche Verhalten des *Gavius Silvanus* stellen. Berücksichtigt man die von *Tacitus* selbst als Gerücht charakterisierte Nachricht, nach welcher einer der Verschwörer, ein Tribun mit Namen *Subrius Flavius*[379] bei seinen *Zenturionen* die Parole ausgegeben hatte, dass nach dem gegebenenfalls erfolgreichen Putsch gegen *Nero* auch *Piso* zu beseitigen sei, um *Seneca* den Prinzipat zu überlassen[380], drängt sich die Vermutung auf, ob *Tacitus* die Chance dafür auch nach der Enttarnung *Pisos* noch für realistisch hielt.

Auch die von *Tacitus* dem *Gavius Silvanus* auf die Frage *Neros* nach etwaigen Selbsttötungsabsichten *Senecas* in den Mund gelegte Antwort spricht nicht unbedingt dafür, dass *Seneca* seine eigene Situation nach dem ersten Verhör durch den Tribunen für besonders bedrohlich hielt: *tum tribunus nulla pavoris signa, nihil triste in verbis eius aut vultu deprensum confirmavit*[381].
(Daraufhin versicherte der Tribun, dass keinerlei Zeichen von Verängstigung von ihm beobachtet worden seien, nichts Trauriges weder in seinen Worten noch in seiner Miene.)

Dass der Tribun am Ende seines ersten Besuchs in *Senecas* Landhaus bei diesem „keinerlei Zeichen von Verängstigung“ beobachten konnte, lässt im Wesentlichen nur zwei Deutungen zu: Entweder *Seneca* war sich im Hinblick auf den Vorwurf von Kontakten zu *Piso* und anderen Verschwörern wirklich keinerlei Schuld bewusst oder aber er hatte das Gefühl, durch die Antwort, die er diesbezüglich dem Tribunen gegeben hatte, jeden Anhaltspunkt für eine entsprechenden Verdacht erfolgreich aus dem Wege geräumt zu haben und die Chance, *Nero* zu stürzen, bestehe trotz der Enttarnung *Pisos* nach wie vor. Jedenfalls legt die von *Gavius Silvanus* nach *Tacitus* bei *Seneca* beobachtete entspannte Stimmung den Schluss nahe, dass der Philosoph, nachdem der Tribun unverrichteter Dinge sein Landhaus wieder verlassen hatte, mit weiteren gegen ihn persönlich gerichteten Maßnahmen *Neros* nicht mehr rechnete, ungeachtet der hochspekulativen Frage, wie er reagiert hätte, wenn ihm der Tribun bei seinem 2.

378 S. o. Tac. ann. 15, 61,3–4;

379 Vgl. Tac. ann. 15, 49;

380 Vgl. Tac. ann. 15, 65: *Fama fuit Subrium Flavium ... destinavisse, ut post occisum opera Pisonis Neronem Piso quoque interficeretur tradereturque imperium Senecae...*

381 Vgl. Tac. ann. 15, 61, 2;

Besuch, statt *Seneca* den Tötungsbefehl *Neros* zu überbringen, den Vorschlag unterbreitet hätte, sich nach der Inhaftierung *Pisos* selbst an die Spitze der gegen das Kaisertum *Neros* gerichteten Verschwörung zu stellen.

Welche Konsequenzen ergeben sich aus dieser Vorgeschichte des Ablebens *Senecas* jedoch für die Beurteilung der Frage nach den Möglichkeiten der Involvierung eines Arztes in die Tötung *Senecas*?

1.1.3.3 *Senecas* Selbsttötungsbemühungen

Über die Reaktion *Senecas* auf die Übergabe des Todesbefehls[382] *Neros* an ihn berichtet *Tacitus* zunächst Folgendes: *Ille interritus poscit testamenti tabulas; ac denegante centurione conversus ad amicos, quando meritis eorum referre gratiam prohiberetur, quod unum iam et tamen pulcherrimum habeat, imaginem vitae suae relinquere testatur, cuius si memores essent, bonarum artium famam tam constantis amicitiae laturos. simul lacrimas eorum modo sermone, modo intentior in modum coercentis ad firmitudinem revocat, rogitans ubi praecepta sapientiae, ubi tot per annos meditata ratio adversum imminentia? cui enim ignaram fuisse saevitiam Neronis? neque aliud superesse post matrem fratremque interfectos, quam ut educatoris praeceptoris necem adiceret.*[383] (Jener verlangte unerschrocken nach den Tafeln eines Testaments[384]; als der Zenturio dagegen aber Einspruch erhob[385], wandte er sich an die Freunde; da er daran, deren Verdienste zu entgelten, gehindert werde, rief er sie als Zeugen dafür an, dass er das, was er als Einziges noch, aber dennoch als Schönstes besitze, nämlich das Bild des eigenen Lebens, ihnen hinterlasse; wenn sie sich dessen [später] erinnerten, trügen sie Überlieferung[386] guter Wissenschaften und einer beständigen Freundschaft [stets in sich]. Zugleich rief er deren [Unfähigkeit, den eigenen] Tränenfluss [zu kontrollie-

382 Der unscharfe Ausdruck „Todesbefehl" zur Bezeichnung des nach *Tacitus* von Nero dem *Gavius Silvanus* erteilten Auftrags, für die Liquidierung *Senecas* zu sorgen, erfolgt absichtlich, da die von *Tacitus* dazu verwendeten Ausdrücke *indicere mortem* (Tac. ann. 15, 61, 2;) und *qui necessitatem ultimam denuntiaret* (Tac. ann. 15, 61,4) wenig Aufschluss über den tatsächlichen Inhalt der tatsächlich von *Nero* erteilten Befehle geben, vor allem nicht hinsichtlich der medizingeschichtlich bedeutsamen Frage, ob *Gavius Silvanus* den Auftrag hatte, *Seneca* selbst zu töten oder töten zu lassen, oder ob er *Seneca* vorher noch Gelegenheit geben sollte, über die Art seiner Tötung selbst zu entscheiden oder sich sogar selbst zu töten. Der im Zusammenhang der Darstellung der Tötung des *Plautius Lateranus* von *Tacitus* gegebene Hinweis, dass diesem noch nicht einmal *illud breve mortis arbitrium* (Tac. ann.15, 60, 1;) eingeräumt worden sei, ließe sich als Vorwegnahme dessen deuten, dass ***Seneca*** selbst eine solche Möglichkeit gegeben wurde, aber ob dies auch den von *Nero* erteilten Befehl entsprach oder nur dadurch ermöglicht wurde, dass der von *Gavius Silvanus* mit der Ausführung des Befehls beauftragte Zenturio durch die Situation, in welcher er *Seneca* antraf, überfordert und nicht in der Lage war, zu verhindern, dass *Seneca* sich selbst zu töten begann, lässt sich heute nicht mehr mit letzter Sicherheit entscheiden.

383 Vgl. Tac. ann. 15, 62, 1–2;

384 Ob *Seneca* hier nach Tafeln für ein neues Testament verlangte oder lediglich nach neuen Tafeln für ein bereits vorhandenes Testament, wie in der Literatur kontrovers diskutiert wurde (Vgl. Koestermann, E., s. o. Bd. 4, S, 301;), braucht hier nicht erörtert zu werden.

385 Zu den philologischen Implikationen der Formulierung *denegante centurione* vgl. Koestermann, E., s. o. Bd. 4, S. 301;

386 Zur Semantik des Begriffes *fama* in Verbindung mit *ferre* an dieser Stelle vgl. Kösterman, E., s. o. Bd. 4, S. 301;

ren], teils durch eine [einfach belehrende] Ansprache[387], teils auch eindringlicher in der Art jemandes, der sie zurechtwies[388], zu Gefasstheit zurück. Er fragte, wo die Lehren der [philosophischen] Weisheit, wo das, was die Vernunft über so viele Jahre gegen von außen Drohendes ersonnen habe [,geblieben sei]. Wem sei nämlich die [unberechenbare] Grausamkeit Neros unbekannt gewesen? Und nichts anderes sei [noch] übrig, nach der Tötung von Mutter und Bruder[389], als dass er [diesen] auch noch die Ermordung seines Erziehers und Lehrers[390] hinzufüge.)

Nach dieser Darstellung des *Tacitus* reagierte *Seneca* auf die Eröffnung des Todesbefehls *Neros* zwar gefasst, – eben so wie man es von einem Philosophen, der sich in seinen Werken zu der Frage nach dem Sinn des Lebens und des Sterbens auch literarisch oft genug geäußert hatte, erwarten würde, – aber andererseits auch überrascht. Die in diesem Zitat geschilderten Reaktionen *Senecas* auf die Eröffnungen des Zenturios erscheinen als geeignet, den bereits im Rahmen der Vorgeschichte vermittelten Eindruck, dass *Seneca* durch die Aussicht, in allernächster Zeit sterben zu müssen, überrascht wurde, klar zu bestätigen. Denn hätte er schon vorher entsprechende Befürchtungen gehegt, jedenfalls nach dem Verhör durch *Gavius Silvanus*, wäre es kaum nachvollziehbar, dass er sich erst zum Zeitpunkt des Erscheinens des *Zenturios* mit der Erstellung oder Veränderung seines Testaments zu beschäftigen versucht haben sollte.

Auch der nach *Tacitus* im Rahmen der an die Freunde gerichteten Ansprache *Senecas* gegebene Hinweis, dass von *Nero* auch nichts Anderes zu erwarten gewesen sei, als dass er nach seinem Adoptivvater und seiner Mutter nicht davor zurückschrecken werde, auch seinen Erzieher beseitigen zu lassen, steht nicht im Widerspruch dazu, dass ihn der Zeitpunkt und die näheren Umstände, unter denen er zu sterben gezwungen wurde, nicht trotzdem überraschten. Einen ähnlichen Eindruck vermitteln die nach der Überlieferung des *Tacitus* im Anschluss an die „Abschiedsworte" an die Freunde die an die Adresse seiner Gemahlin gerichtete Worte und deren Reaktion darauf: *Ubi haec atque talia velut in commune disseruit, complectitur uxorem, et paululum adversus praesentem fortitudinem mollitus rogat oratque temperaret dolori ne aeternum susciperet, sed in contemplatione vitae per virtutem actae desiderium mariti solaciis honestis toleraret. illa contra sibi quoque destinatam mortem adseverat manumque percussoris exposcit.*[391] (Nachdem er [Seneca] dieses und solches gleichsam an die Allgemeinheit gerichtet, dargelegt hatte, umarmte er seine Gemahlin, und nur ein

387 Zur Bedeutung von *sermo* an dieser Stelle vgl. E. Koestermann, s. o. Bd. 4, S. 302.

388 Zu *coercentis* vgl. ebenfalls E. Koestermann, s. o. Bd. 4, S. 301.

389 Damit dürften hier wohl *Agrippina* und *Britannicus* gemeint sein. Dass *Seneca* hier statt auf die mutmaßliche Vergiftung des *Britannicus*, des (Halb-) Bruders *Neros*, eigentlich habe auf die Beseitigung der (Halb-) Schwester und ersten Gemahlin *Neros*, *Octavia*, hinweisen wollen, wie in der Literatur gelegentlich erörtert wurde (Vgl. Koestermann, E., s. o. Bd. 4, S. 302;), lässt sich mit dem Wortlaut des Textes kaum vereinbaren.

390 Dass die Begriffe *educatoris* und *praeceptoris* hier als Synonyme verwendet wurden, wie E. Koestermann (Vgl. Bd. 4, S. 302;) annimmt, ist nicht ganz nachvollziehbar, insofern sich die Aufgaben des „Erziehers" *Neros* sich durch und nach dessen Thronbesteigung eindeutig erledigt hatten, diejenigen eines „beratenden Lehrers" aber keineswegs.

391 Vgl. Tac. ann. 15, 63, 1-2;

klein wenig im Verhältnis zu der augenblicklichen Unerschütterlichkeit [gegenüber der Aussicht bald sterben zu müssen] milder gestimmt, bittet und bettelt er darum, dass sie ihren Schmerz zügele, damit sie keinen dauerhaften [Schmerz] erleide, sondern dass sie in der Betrachtung [seines] an sittlichen Grundsätzen orientiert geführten Lebens den Verlust mit ehrenhaften Tröstungen zu ertragen versuche. Jene dagegen versicherte, dass auch ihr der Tod bestimmt sei, und „verlangte mit Nachdruck"[392] nach „der Hand jemandes, der [auch]sie durchbohre"[393].)

Während *Seneca* seine Gemahlin über den unmittelbar bevorstehenden Verlust des Gatten hinweg zu trösten versucht, reagiert *Paulina* geradezu panisch auf die Aussicht der ihr bevorstehenden Witwenschaft. Sie befürchtet, dass längst auch über ihren eigenen Tod eine Entscheidung gefallen sei, und äußert dementsprechend den Wunsch, gemeinsam mit ihrem Gemahl sterben zu dürfen, mehr noch: sie verlangt geradezu nach der Hand jemandes, der auch sie töte. Unter dem Aspekt der textimmanenten Plausibilität ist das Verlangen *Paulinas*, dass man augenblicklich auch sie töte[394], als Beleg dafür zu deuten, dass auch die Gemahlin *Senecas* von dem plötzlichen Erscheinen des Zenturios mit einem Todesbefehl für ihren Gatten völlig überrascht war.

Aber auch auf den Todeswunsch seiner Gemahlin reagiert *Seneca* nach *Tacitus* überrascht und überraschend zugleich: *tum Seneca gloriae eius non adversus, simul amore, ne sibi unice dilectam ad iniurias relinqueret, `vitae´ inquit `delenimenta monstraveram tibi, tu mortis decus mavis: non invidebo exemplo. Sit huius tam fortis exitus constantia penes utrosque par, claritudinis plus in tuo fine.´ post quae eodem ictu brachia ferro exsolvunt.*[395] (Da widersetzte Seneca sich ihrem Ruhm [-streben] nicht [mehr], gleichzeitig aus Liebe, damit er die von ihm außerordentlich geliebte [Gattin] nicht Übergriffen [preisgegeben] zurücklasse, sagte er: `Mittel zur Erleichterung des Lebens hatte ich Dir aufgezeigt, du aber willst lieber die Zierde des Todes: ich werde [deinem] Beispiel nicht neidisch zusehen. Bei diesem so tapferen Sterben sei die

392 Zu diesem Übersetzungsvorschlag vgl. E. Koestermann, s. o. Bd. 4, S. 304;

393 Diese umständliche Übersetzung des Begriffs *percussoris* wird hier in Anlehnung an das Verbum *percutere* in der Bedeutung von „durchbohren" bzw. „durchstoßen"gewählt. Dies geschieht in bewusstem Gegensatz zu der bereits von E. Koestermann vertretenen Auffassung, dass *Paulina* nicht allgemein nach einem „Mörder" verlangt habe, sondern nach einem Arzt, damit dieser ihre Adern öffne (Vgl. Koestermann, E., s. o. Bd. 4, S. 304;). Dieser Übersetzungsvorschlag berücksichtigt, dass *Tacitus* an dieser Stelle nicht im Geringsten andeutet, dass *Paulina* in ihrer Äußerung die Erwartung zum Ausdruck brachte, dass ein Arzt ihr die Adern öffnen würde, - auch wenn das als Inhalt ihrer Erwartungen nicht ausgeschlossen werden kann. Als situationsgerechter erscheint es jedoch allemal, dass *Paulina* auch bei ihrer eigenen Wortwahl die Gegenwart des Zenturio vor Augen hatte, von dem sie allen Grund hatte anzunehmen, dass er ihren Gemahl mittelst der von römischen Soldaten üblicher Weise stets am Gürtel getragenen „Hieb- und Stichwaffe" töten werde, nämlich mittelst eines *gladius*.

394 *Pompeia Paulina*, die Tochter des aus *Arelate* (heute: *Arles*) stammenden römischen Ritters *Pompeius Paulinus* und Schwester des *Aulus Pompeius Paulinus*, der kurz vor 54 n. Chr. das Suffektkonsulat bekleidete, (Vgl. Eck, W.: Pompeia 6, in: DNP. Bd. 10, 2001, Sp. 89;) war vermutlich die erheblich jüngere 2. Ehefrau *Senecas* (Vgl. Sen. epist. 104, 2; De vita beata 17, 2; vgl. Cass. Dio 61, 10, 3.).

395 Vgl. Tac. ann. 63, 2;

Standhaftigkeit bei beiden gleich, an Ruhm jedoch mehr in deinem Ende.' Nach diesen Worten öffneten sie [beide] mit demselben Schnitt[396] ihre Arme mit Eisen[397].)

Nach dieser Darstellung kann kein Zweifel daran bestehen, dass *Seneca* und seine Gemahlin sich völlig unvorbereitet auf Wunsch und nach dem Willen der letzteren gemeinsam und gleichzeitig in Selbsttötungsabsicht Armverletzungen beibrachten. Vor allem der letzte Satz dieses Zitats *post quae eodem ictu brachia ferro exsolvunt.* lässt kaum eine andere Deutung zu. Obwohl zu dem Prädikat *exsolvunt* ein passendes Subjekt in dem Satz nicht greifbar ist, kommen aufgrund des Kontextes dafür nur *Seneca* und *Paulina* in Frage. Dadurch, dass das Verbum *exsolvunt* hier von *Tacitus* im Aktiv gebraucht wird, werden beide Personen außerdem eindeutig als alleinige Träger der Handlung charakterisiert. Als Akkusativobjekt zu *exsolvunt* fungiert das Substantiv *brachia*, - allerdings ohne jeden Zusatz. Dennoch kann aufgrund des Kontextes kein Zweifel daran bestehen, dass *Tacitus* mit diesen Formulierungen zum Ausdruck bringen wollte, dass die Eheleute ihre „eigenen" Arme und ohne jede fremde Hilfe verletzten.

Lediglich die Ausdrücke *eodem ictu* und *ferro* als Ausdrücke zur Bezeichnung der Art und Weise, in der dies geschah, eröffnen gewisse Interpretationsspielräume, und auch die vor allem den Mediziner interessierende Frage, wo genau sich das Ehepaar *Seneca* die o. g. Armverletzungen beibrachte, lassen die o. z. von *Tacitus* benutzten Formulierungen offen. Der Ausdruck *eodem ictu* lässt sich auf jeden Fall als Ausdruck dafür deuten, dass sich *Seneca* und *Paulina* gleichzeitig die Arme verletzten, darüber hinaus aber auch als Hinweis darauf, dass dies mit ein und *demselben Hieb*, Stich oder Schnitt geschah, insofern das Wort *ictus* auch zur Bezeichnung eines *Hiebes* oder *Stichs* oder *Schnitts* gebräuchlich ist, - je nach dem, welches Werkzeug man benutzt, um jemandem Verletzungen beizubringen.

Das Wort *ferrum* lässt ebenfalls verschiedene Deutungen zu. Es diente im Prinzip zur Bezeichnung jedes nur erdenklichen Hieb- Stich- oder Schnittwerkzeugs, so lange dies nur aus *„Eisen"* gefertigt war, wobei es vor allem bei Historikern, auch bei *Tacitus* meistens als metonyme Bezeichnung für die bei den Römern am meisten verbreitete Kriegswaffe belegt ist, für den *gladius*, ein vor allem als Hieb- und Stichwaffe benutztes Kurzschwert mit einer Schneide von 30 – 40 cm Länge. Grundsätzlich könnte im vorliegenden Fall aber auch ein größeres Messer oder ein Dolch gemeint sein oder so-

396 Die Formulierung *eodem ictu* deutet E. Koestermann (S. o. Bd. 4, S. 304;) als Ausdruck der Gleichzeitigkeit, dennoch gibt „gleichzeitig" als Übersetzung nicht genau genug wieder, was *Tacitus* ausdrücken wollte. Das Substantiv *ictus* in der Bedeutung „Hieb" bzw. „Stich" leitet sich sprachgeschichtlich von einem in dieser Form allerdings nicht belegten Verbum *ico* bzw. *icio* mit der Bedeutung *„treffen"*, *„schlagen"* *„stoßen"* her. *eodem ictu* wäre an dieser Stelle somit als Ausdruck dafür zu übersetzen, dass die Armverletzung des Ehepaares *Seneca* gewissermaßen mittelst *eines einzigen Schnittes* erfolgte.

397 E. Koestermann (S. o. Bd. 4, S. 304;) hält den Ausdruck *brachia (ferro exsolvunt)* für eine verkürzte Ausdrucksweise für die an anderer Stelle und in anderen Zusammenhängen verwandte Formulierung *venas brachiorum* (Vgl. Tac. ann. 4, 22; 11, 3, 2; 14, 64, 2), dennoch wird sie an dieser Stelle im Original verwendet, um nicht von vornherein eine spezifische Interpretation vorweg zu nehmen, sondern den Vorgang so darzustellen, wie er auch von jedem medizinischen Laien hätte beobachtet werden können.

gar ein *Skalpell*, insofern auch die Schneiden des „Chirurgenmessers“ in der Antike gelegentlich zwar aus Bronze, in einfacheren Ausführungen aber ebenfalls aus Eisen bzw. Stahl gefertigt wurden.

Sollte im vorliegenden Fall ein *Skalpell* als Werkzeug zur Verletzung der Arme benutzt worden sein, wäre sogar die Inanspruchnahme der Dienste Dritter durch das Ehepaar *Seneca* nicht auszuschließen, insofern der Offizier der Prätorianergarde, der *Seneca* bei seinem „*ersten Besuch*“ beim „Essen“ angetroffen hatte, welches jener angeblich ja nicht allein, sondern gemeinsam mit seiner Gemahlin und zwei Freunden einnahm[398], unter denen sich auch ein Arzt[399] befand. Da sich das Abendessen, als Hauptmahlzeit, auch in *Senecas* Landhaus über einen längeren Zeitraum hinzog, auch wenn der Hausherr aus gesundheitlichen Erwägungen wenig aß und einfache und frische Speisen und Getränke bevorzugte[400], ist anzunehmen, dass der konkret mit der Aushändigung des Todesbefehls beauftragte Zenturio *Seneca* ebenfalls auch noch im sog. *Triclinium* seines Landhauses antraf, d. h. in derselben Gesellschaft, in der ihn vorher der *Tribun Gavius Silvanus* über seine Kontakte zu *Piso* befragt hatte. Da zu dieser Gesellschaft aber außer *Paulina*, der Gemahlin *Senecas*, auch noch zwei Freunde gehörten, u. a. der bereits erwähnte Arzt *Statius Annaeus*, wäre nicht auszuschließen, dass dieser Arzt, wie in der Literatur angenommen wird, das Ehepaar *Seneca* bei den Bemühungen sich die Arme zu verletzen, unterstützte und dazu ein Skalpell benutzte[401].

Indessen liefert die Darstellung des *Tacitus* keine konkreten Anhaltspunkte für eine solche Deutung. *Tacitus* charakterisiert in der Formulierung *post quae eodem ictu brachia ferro exsolvunt*[402] als sinngemäße Subjekte zu *exsolvunt* unmissverständlich *Seneca* und *Paulina* als Träger der Handlung, d. h. des Adernöffnens mittelst eines „Eisens“. Es ist zwar zu konzedieren, dass die durch *Tacitus* suggerierte Vorstellung, dass sich die Eheleute *eodem ictu*, also gewissermaßen mit einem einzigen Streich die Arme verletzten, unter forensisch – pathologischem Aspekt auch Fragen auf: Wie hätten jene dieses bewerkstelligen sollen? – insofern es unter ergonomischen Erwägungen unmöglich ist, denselben Arm, mit dem man ein Schneidewerkzeug bewegt, gleichzeitig auch zu verletzen, – selbst unter der Prämisse, dass die beiden Ehegatten, wie von *Tacitus* behauptet, das Schwert gemeinsam bewegt haben sollten, etwa auf einem Speisesofa unmittelbar nebeneinandersitzend und die jeweils freien Arme parallel nebeneinander legend. *Seneca* und *Paulina* hätten auch in diesem Falle mindestens zwei Schnitte benötigt, um sich beide Arme zu verletzen, - soweit sie nach der Verletzung eines Armes überhaupt noch im Stande gewesen wären, mittelst des zwei-

398 S. o. Tac. ann. 15, 60, 4: *tum ipsi cum Pompeia Paulina uxore et amicis duobus epulanti mandata imperatoris edidit.*

399 wie allerdings erst im weiteren Verlauf der Darstellung deutlich wird, der angeblich mit *Seneca* befreundete Arzt *Statius Annaeus*. Vgl. Tac. ann. 15, 64, 3: *Seneca … Statium Annaeum, diu sibi amicitiae fide et arte medicinae sibi probatum, orat…*

400 S. o. Tac. 15, 45, 3: … *[Seneca] persimpli victu et agrestibus pomis, ac si sitis admoneret, profluente aqua vitam tolerat.*

401 S. o. Schönegg, B. Der Tod Senecas;

402 Vgl. Tac. ann. 15, 63, 3;

ten bereits verletzten und daher stark schmerzenden Armes sich auch noch den anderen Arm aufzuschneiden.

Aber auch diese Aporie erzwingt keineswegs die Annahme, dass eine dritte Person dem Ehepaar, bei dem Versuch einer gemeinsamen Adernöffnung behilflich gewesen sein muss. Denn grundsätzlich erscheinen unter der Prämisse, dass sich das Ehepaar *Seneca* die von *Tacitus* erwähnten Armverletzungen ohne fremde Hilfe beibrachte, zwei Szenarien als vorstellbar:

- Entweder verletzten sich die beiden Ehegatten gegenseitig – das wäre sowohl mit Schwertern, als auch mit Dolchen oder selbst Skalpellen in der Hand beider Ehegatten möglich gewesen, würde aber bedeuten, dass man den Ausdruck *eodem ictu* lediglich als einen recht allgemeinen Ausdruck zur Bezeichnung der Gleichzeitigkeit interpretierte,
- oder man deutet die Formulierung *eodem ictu* medizinisch – pathologisch korrekt als Ausdruck dafür, dass sich die Ehegatten die ihre Arme gleichzeitig verletzenden Schnitte mit einer einzigen Waffe und mit ein und dem selben Stich oder Schnitt beibrachten, was eigentlich nur mit einem *gladius* möglich gewesen wäre, da allein dieser über eine Schneide verfügte, deren Länge ausgereicht hätte, drei oder vier Arme, parallel nebeneinander gehalten, gleichzeitig aufzuschneiden.

Das zuletzt genannte Szenario erscheint hierbei aber durchaus vorstellbar, insofern davon auszugehen ist, dass die beiden Ehegatten sich tatsächlich in dem *Triclinium* auf ein und demselben Speisesofa niedergelassen hatten und daher gewissermaßen nebeneinander sitzend bzw. liegend aßen und tranken, so dass es ohne weiteres möglich gewesen wäre, dass sie ihre Arme parallel aneinander hielten, um sich, wie von *Tacitus* unterstellt, mit einem einzigen quer zu den Innenseiten der Arme geführten Schnitt entweder an den Handgelenken oder in den Armbeugen die erwünschten Verletzungen zuzufügen.

Auch in diesem Falle hätte das Ehepaar – aus ergonomischen Gründen – mindestens zweimal schneiden müssen, – es sei denn, in Wirklichkeit hätten nicht beide gemeinsam den Streich ausgeführt, sondern nur eine oder einer von beiden, allerdings mit der ausdrücklicher Zustimmung des jeweils anderen Partners, wobei man, insofern es nach *Tacitus* ja *Paulina* gewesen zu sein scheint, die durch ihr Verlangen nach der Hand eines „Percussors" die suizidalen Anstrengungen *Senecas* erst veranlasste[403], davon ausgehen können sollte, dass auch *Seneca* es war, der diesen einen Streich führte.

Aber welche – weiteren – Anhaltspunkte liefert der Text des *Tacitus*, um eine ausschließlich eigenhändige Benutzung eines Schwertes durch das Ehepaar *Seneca* bzw. durch *Seneca* selbst zu beweisen und die Unterstützung der entsprechenden Bemühungen durch Dritte, entweder durch anwesende Sklaven oder die anwesenden Freunde, nicht zuletzt durch den Arzt *Statius Annaeus*, dem dabei dann die Benutzung eines Skalpells zu unterstellen wäre, sicher auszuschließen? -

403 Vgl. Tac. ann. 15, 63, 1–2: *illa contra … manumque percussoris exposcit. tum Seneca … amore, ne sibi unice dilectam ad iniurias relinqueret, … inquit … non invidebo exemplo…*

Beachtung verdient im Hinblick darauf vor allem die Nachricht, dass *Seneca* im unmittelbaren Anschluss an den angeblich gemeinsam mit *Paulina* unternommenen Versuch, möglichst stark blutende Adern der Arme zu verletzen, sich selbst auch noch entsprechende Verletzungen an den Beinen beibrachte: *Seneca, quoniam senile corpus et parco victo tenuatum lenta effugia sanguini praebebat, crurum quoque et poplitum venas abrumpit; saevisque quoque cruciatibus defessus, ne dolore suo animum uxoris infringeret atque ipse visuendo eius tormenta ad impatientiam delaberetur, suadet in aliud cubiculum abscedere:*[404] (Seneca aber, da ja sein Körper alt und durch eine spärliche Ernährung geschwächt[405], dem Blut nur einen langsamen Austritt gestattete, verletzte [bei sich] auch noch die Blutgefäße [Venen?][406] der Unterschenkel und der Kniekehlen; durch die [so bewirkten] heftigen Qualen erschöpft, auch damit er durch seinen Schmerz den Mut seiner Gattin nicht schwäche und selbst durch den Anblick ihrer Folterqualen nicht dem Unvermögen [dies noch weiter zu ertragen] verfalle, riet er [ihr], sich in ein anderes Gemach zurückzuziehen.)

Auffällig ist, dass auch die von *Tacitus* benutzten Formulierungen bei der Darstellung der Bemühungen *Senecas*, sich Blutgefäße an den Unterschenkeln und Kniekehlen aufzuschneiden, keinerlei Anhaltspunkte dafür bieten, dass *Seneca* sich hierbei der Hilfe Dritter bedient haben könnte. Anders als im Falle der gemeinschaftlichen Verletzung der Arme steht in Bezug auf die Aussage *crurum quoque et poplitum venas abrumpit* der Eigenname *Seneca* als Subjekt und damit als alleiniger Träger der Handlung außer Frage. Es kann nach den hier zitierten Formulierungen des *Tacitus* somit nur *Seneca* selbst gewesen sein, der sich „auch noch die Blutgefäße [Venen?] der Unterschenkel und der Kniekehlen" verletzte.

Aber welche Rückschlüsse sollten die zitierten Formulierungen des *Tacitus* auf das von *Seneca* benutzte Tatwerkzeug zulassen, zumal der Historiker dazu gerade in

404 Vgl. Tac. ann. 15, 63, 3;

405 E. Koestermann (S. o. Bd. 4, S. 304) verweist zur Erläuterung des hier von *Tacitus* behaupteten Sachverhalts auf Senecas Alter und dessen Ernährungsgewohnheiten (unter gleichzeitigem Hinweis auf Parallelstellen zu alters- und ernährungsbedingter Körperschwäche, u. a. bei Hor. sat. 2, 2; und speziell in Bezug auf *Seneca* auch auf Plin. epist. 78, 1;) und scheint sich über den Widerspruch dieser Charakterisierung des körperlichen Zustandes *Senecas* und der Darstellung des Philosophen als eines auch noch in vorgerückten Jahren rüstigen Mannes auf einer Doppelherme im Berliner Antikenmuseum zu wundern, ja Koestermann scheint durch den Hinweis auf entsprechende Parallelstellen (Tac. ann. 2, 17, 12; 6, 49, 1;) zum Ausdruck bringen zu wollen, dass er die von *Tacitus* behauptete Beeinträchtigung der Ausflussgeschwindigkeit des Blutes durch eine angebliche alters- und ernährungsbedingte Gebrechlichkeit *Senecas* akzeptiert, obwohl die rein äußerlich zu beobachtende Blutaustrittsgeschwindigkeit bei Verwundungen von Menschen aus ärztlicher Sicht in erster Linie nicht von deren Alter, sondern ausschließlich von der Größe und Beschaffenheit der verletzten Blutgefäße abhängig ist.

406 In der zeitgenössischen Fachliteratur wurde zwischen Venen und Arterien unterschieden, – wahrscheinlich schon seit *Herophilos* (330–250 v. Chr., vgl. Leven, K.-H., in: Antike Medizin., S. 407–409;). Vgl. dazu *A. C. Celsus*, der in *de medicina*. 2, 10, 15 Ärzte beim sog. *Aderlass* zu Vorsicht mahnt, und zwar mit dem Hinweis: *At arteria incisa neque coiit, neque sanescit; interdum etiam, ut sanguis vehementer erumpit, efficit.* – Aber eine angeschnittene Arterie schließt sich nicht und heilt auch nicht; manchmal bewirkt [der Schnitt] sogar, dass Blut heftig spritzt. (Vgl. dazu Chr. Schulze, Celsus, Hildesheim, Zürich, New-York 2001, S. 43;), – ob aber auch dem „Nichtmediziner" *Tacitus* dieser Unterschied bewusst war, ist unklar.

Bezug auf die Beinverletzungen, die sich *Seneca* beibrachte, anders als im Falle der Armverletzungen, keinerlei Angaben macht? Aufgrund des Kontextes erscheint es als naheliegend zu vermuten, dass die von *Tacitus* in Bezug auf die Armverletzungen als *ferrum* bezeichnete Waffe von *Seneca* auch für die Öffnung der Beinadern benutzt wurde, zumal sich ein Hieb- und Stichwerkzeug mit einer längeren Schneide gerade von einem bereits älteren und daher auch schon behäbigen Mann zum Zwecke der Erzeugung stark blutender Wunden an den Unterschenkeln und Kniekehlen sicherlich einfacher handhaben ließ als Werkzeuge mit einer kürzeren Schneide wie ein Dolch oder gar ein Skalpell.

Aber diese Vermutung hilft uns wenig weiter, da der Begriff *ferrum* sich ja bereits in Bezug auf die Armverletzungen als mehrdeutig erwies. Einen Ausweg aus diesem Dilemma weist jedoch die von *Tacitus* für die Öffnung der Beinadern angegebene Begründung: *quoniam senile corpus et parco victo tenuatum lenta effugia sanguini praebebat*[407] (da sein Körper ja alt und durch eine spärliche Ernährung geschwächt[408], dem Blut nur einen langsamen Austritt gestattete.)

Mögliche Rückschlüsse auf die Art der Verletzungen und damit auch auf das zu diesem Zweck benutzte Werkzeug erlaubt der Hinweis auf einen unerwartet langsamen Blutaustritt aus den Wunden an den Armen. Der an dieser Stelle bezeugte unerwartet langsame Blutfluss wird von *Tacitus* selbst mit dem Hinweis auf das Greisenalter *Senecas* und eine eher dürftige Ernährung erklärt. Diese Erklärung ist aber laienhaft und sehr unbefriedigend. Denn die Blutaustrittsgeschwindigkeit bei der Verletzung bestimmter Blutgefäße hängt – unter rein physiologischen Gesichtspunkten betrachtet – natürlich kaum von dem Alter eines Körpers und seinem Ernährungszustand ab, – bei einem älteren Mann wie *Seneca* müsste man wegen der altersbedingt zunehmenden Verhärtung der Blutgefäßwände sogar mit einem erhöhten Blutdruck rechnen – sondern in erster Linie von der Art und der Größe der verletzten Gefäße und dem Ausmaß der Verletzungen.

Die von *Tacitus* bezeugte langsame Blutaustrittsgeschwindigkeit an den Armen *Senecas* dürfte daher am ehesten damit zu erklären sein, dass durch die gemeinsamen Suizidanstrengungen des Ehepaares *Seneca* zumindest bei dem letzteren nur relativ kleine Blutgefäße verletzt worden waren, und von den größeren Gefäßen allenfalls die weniger starken Blutverluste verursachenden Venen, statt der an den Handgelenken

---

407 S. o. Tac. ann. 15, 53, 3;

408 E. Koestermann (S. o. Bd. 4, S. 304;) verweist zur Erläuterung des hier von *Tacitus* behaupteten Sachverhalts auf Senecas Alter und dessen Ernährungsgewohnheiten (unter gleichzeitigem Hinweis auf Parallelstellen zu alters- und ernährungsbedingter Körperschwäche, u. a. bei Hor. sat. 2, 2 und speziell in Bezug auf *Seneca* auch auf Plin. epist. 78, 1;) und scheint sich über den Widerspruch dieser Charakterisierung des körperlichen Zustandes *Senecas* und der Darstellung des Philosophen als eines auch noch in vorgerückten Jahren rüstigen Mannes auf einer Doppelherme im Berliner Antikenmuseum zu wundern, ja Koestermann scheint, wie er durch den Hinweis auf entsprechende Parallelstellen (Tac. ann. 2, 17, 12; 6, 49, 1;) zum Ausdruck bringt, zu akzeptieren, dass *Tacitus* die Beeinträchtigung der Ausflussgeschwindigkeit des Blutes bei *Seneca* auf eine alters- und ernährungsbedingte Gebrechlichkeit *Senecas* zurückführt, obwohl zumindest die äußerlich zu beobachtende Blutaustrittsgeschwindigkeit bei Verwundungen von Menschen aus ärztlicher Sicht in erster Linie nicht von dessen Alter, sondern ausschließlich von der Größe und Beschaffenheit der verletzten Blutgefäße abhängig ist.

und an den Armbeugen erst darunter liegenden Arterien. Daher spricht der Hinweis des *Tacitus* auf die langsame Blutaustrittsgeschwindigkeit mittelbar auch mehr für transversal zu der Richtung der Arme und ihrer Hauptblutgefäße ausgeführte Schnitte als Ursache, wie sie im Falle einer gemeinschaftlichen Verwendung eines Schwertes als Schnittwerkzeug zu erwarten gewesen wären, als für von fachkundiger Hand longitudinal geführte Schnitte oder Stiche mittelst eines Skalpells.

Eine deutliche Bestätigung für diese Annahme ergibt sich auch aus der in dem obigen Zitat von *Tacitus* gelieferten Begründung *Senecas* für die an *Paulina* gerichtete Bitte, sich möglichst in ein anderes Zimmer zu begeben: *saevisque quoque cruciatibus defessus, ne dolore suo animum uxoris infringeret atque ipse visuendo eius tormenta ad impatientiam delaberetur, suadet in aliud cubiculum abscedere*:[409](durch die [so bewirkten] heftigen Qualen erschöpft, auch damit er durch seinen Schmerz den Mut seiner Gattin nicht schwäche und selbst durch den Anblick ihrer Folterqualen nicht dem Unvermögen [dies noch weiter zu ertragen] verfalle, riet er [ihr] sich in ein anderes Gemach zurückzuziehen.)

Auch die in diesem Zitat erwähnten heftigen Schmerzen, welche bereits die Armverletzungen nicht nur bei *Seneca* selbst sondern auch bei seiner Gemahlin *Paulina* verursachten, verweisen auf transversale Schnittverletzungen als Ursachen, wie man sie sich am ehesten im Falle mittelst eines Schwertes herbeigeführter Verletzungen vorstellen kann, da in einem solchen Falle mit Einschnitten in stark von Nerven durchzogenes Gewebe zu rechnen wäre, bevor größere Blutgefäße, oder gar die noch unterhalb der Venen liegenden Arterien verletzt würden. Als Ursache für die bei dem Ehepaar *Seneca* beschriebenen Schmerzen kommen somit ausschließlich Gewebeverletzungen infrage, insofern auch größere Blutgefäße von schmerzempfindlichen Nerven nicht durchzogen sind. Nur von einem anatomisch ausgebildeten Fachmann longitudinal geführte Schnitte, möglichst mittelst eines Skalpells, hätten geringere Schmerzen verursacht und sind daher in unserem Falle als Ursache für die moderaten Blutungen bei gleichzeitig sehr starken Schmerzen auszuschließen.

Der Mangel an fachkundiger Unterstützung der Bemühungen des Ehepaares *Seneca*, durch die Öffnung stark blutender Gefäße den eigenen Tod herbeizuführen, lässt sich auch daran ablesen, dass nach der Darstellung des *Tacitus* auch die zusätzliche Öffnung von Blutgefäßen an den Beinen das Ableben *Senecas* kaum beschleunigten. Nach einem kurzen Bericht über die Rettung *Paulinas*[410] setzt *Tacitus* den Bericht über das Ende *Seneca*s mit folgenden Worten fort: *Seneca interim, durante tractu et*

409 Vgl. Tac. ann. 15, 63, 3;

410 Vgl. Tac. ann. 15, 54, 1: *At Nero nullo in Paulinam proprio odio, ac ne glisceret invidia crudelitatis, <iubet> inhiberi mortem. hortantibus militibus servi libertique obligant brachia, premunt sanguinem, incertum an ignarae* … Vgl. Dio 62, 25, 2: ὁ δὲ δὴ Σενέκας ἠθέλησε μὲν καὶ τὴν γυναῖκα Παυλῖναν ἀποκτεῖναι, λέγων πεπεικέναι αὐτὴν τοῦ τε θανάτου καταφρονῆσαι καὶ τῆς σὺν αὐτῷ μεταλλαγῆς ἐπιτυμῆσαι καὶ ἔσχασε καὶ τὰς ἐκείνης φλέβας, δυσθανατήσας δὲ δὴ καὶ πρὸς τὸν ὄλεθρον ὑπὸ τῶν στρατιωτῶν ἐπειχθεὶς προαπηλλάγη αὐτῆς, καὶ οὕτως ἡ Παυλῖνα περιεγένετο. (Seneca wollte das Leben seiner Frau Paulina gleichzeitig mit dem seinem beenden; denn er habe, wie er erklärte, sie gelehrt, sowohl den Tod zu verachten als auch gemeinsam mit ihm aus dem Leben zu gehen. So öffnete er sich selbst und ihr die Adern. Doch da er einen schweren Tod hatte, beschleunigten die Soldaten sein Ende, und so war Paulina, während er verschied, noch am Leben und wurde gerettet.) s.

lenitudine mortis, Statium Annaeum, diu sibi amicitiae fide et arte medicinae probatum, orat provisum pridem venenum, quo d<am>nati[411] *publico Atheniensium iudicio extinguerentur, promeret; adlatumque hausit, frustra, frigidus iam artus*[412] *et cluso corpore adversus vim veneni. postremo stagnum calidae aquae introiit, respergens proximos servorum addita libare se liquorem illum Iovi liberatori. exim balneo inlatus et vapore eius exanimatus...*[413] (Seneca indessen, – weil sich das Sterben [zu lange] und [zu] langsam hinzog – bat Statius Annaeus[414], der ihm wegen der Zuverlässigkeit seiner Freundschaft und wegen seines Wissens und seiner Erfahrung in der Heilkunst als bewährt erschien, darum, dass er ein vorher[415] beschafftes [bzw. vorbereitetes] Gift holen lasse, eben dasjenige, mittelst dessen in einem öffentlichen Gerichtsverfahren der Athener verurteilte [Straftäter] getötet wurden[416]; nachdem dies herbeigeschafft worden war, trank er [das Gefäß mit dem Gift] aus, allerdings vergeblich, er war in Bezug auf seine Glieder schon erkaltet und wegen seines [dadurch] verschlossenen Körpers [unempfindlich geworden] gegenüber der Wirkung des Giftes. Zuletzt betrat

Veh, O.: (Übers.) Cassius Dio, Römische Geschichte Bd. V, Düsseldorf 2007, Epitome des Buches 62, cap. 25, 1–2; S. 72;

411 *damnati* entspricht im Wesentlichen einer kaum zu beanstandenden Konjektur E. Koestermanns, der recht unterschiedliche Texte in den Handschriften zugrunde lagen. (Vgl. Tacitus I., S. 369;)

412 Auch bezüglich *frigidus artus* verweist E. Koestermann auf verschiedene Textvarianten in den Handschriften, die aber sinngemäß kaum Abweichungen implizierten. (S. o.)

413 Vgl. Tac. ann. 15, 64, 3 – 4;

414 Dieser Name von *Senecas* „Leibarzt" und dessen Person überhaupt wird in keiner anderen Quelle erwähnt, seine Existenz dürfte aber, wie auch E. Koestermann anzunehmen scheint (Vgl. Koestermann, E., s. o. Bd. 4, S. 307;) nicht zu bezweifeln sein. Man nimmt an, dass er ein Klient, vielleicht aber auch ein früherer Sklave *Senecas* war, der sich mit dessen Zustimmung den Gentilnamen *Annaeus* zulegte.

415 *pridem* wird in handelsüblichen Wörterbüchern meistens mit den Übersetzungsvorschlag *längst* oder *vor langer Zeit* bedacht (Vgl. Stowasser, 1994, S. 402;). Die Unterstellung einer solchen Bedeutung erscheint im vorliegenden Kontext jedoch als problematisch, insofern diese unterstellte, dass sich *Seneca* schon längere Zeit vorher darauf vorbereitet habe, einer Fremdtötung durch die Einnahme von Gift zuvorzukommen, da nach Tacitus die Bekanntgabe von *Neros* Befehl vor allem *Paulina*, aber auch *Seneca* selbst überraschte. Daher wird hier eine neutralere Bedeutung für *pridem* gewählt, die eine vorherige Beschaffung und Vorbereitung des von *Seneca* angeforderten Giftes nicht in Frage stellt, aber bezüglich des zeitlichen Abstandes alle Möglichkeiten zulässt.

416 Es ist aufgrund des von *Tacitus* gegebenen Hinweises, dass *Seneca* seinen Arzt um das Gift bat, *mit dem in Athen zum Tode verurteilte Angeklagte hingerichtet wurden*, davon auszugehen, dass dieses Präparat auch unter Verwendung von Teilen des im Mittelmeerraum weitverbreiteten „gefleckten Schierlings" (*conium maculatum*) zubereitet worden war; dass es sich hierbei aber exakt um den im attischen Strafvollzug verwendeten „Schierlingsbecher" gehandelt habe, darf nicht ohne weiteres vorausgesetzt werden, zumal heute durchaus unterschiedliche Pflanzenarten bekannt sind, die als Schierling bezeichnet werden, – nämlich außer dem sog. gefleckten Schierling (*conium maculatum*) der auch in gemäßigten Breiten vorkommende „Wasserschierling" (*cicuta virosa).* Die in den beiden Pflanzenarten enthaltenen Toxine entfalten in entsprechender Dosierung zwar eine gleichartige tödliche Wirkung, sind aber in chemischer Hinsicht einander unähnlich. Deswegen ist auch der von Koestermann (S. o. Bd. 4, S. 307;) gegebene Hinweis auf die Erwähnung von *cicuta* bei *Plinius* (nat. 25, 151) als Beleg dafür, dass *Seneca* wirklich nach einem bzw. „dem" Schierlingsbecher verlangt und diesen auch bekommen habe, problematisch, nicht zuletzt deswegen weil nicht als gesichert vorausgesetzt werden darf, dass immer dann, wenn in lateinischen Zeugnissen *cicuta* erwähnt wird, *ciconium*, also das Gift gemeint ist, mit dem *Sokrates* zu Tode kam. Vgl. Plat. Phaid. 118 und Demandt, A.: Sokrates vor dem Volksgericht in Athen 399 v. Chr.. In: Demandt, A., (Hrsg.): Macht und Recht. Große Prozesse in der Geschichte, München 1990, S. 19.

er ein Becken mit heißem Wasser, wobei er die ihm am nächsten stehenden Sklaven mit bespritzte, was er kommentierte mit den Worten, dass er jene Flüssigkeit opfere, und zwar „Juppiter dem Befreier[417]"; darauf wurde er in ein Bad getragen und von dessen Dämpfen erstickt.)

Nach dieser Darstellung resultierte auch die an den Arzt *Annaeus Statius* gerichtete Bitte *Senecas*, ihm ein angeblich schon seit langem vorbereitetes Gift anzureichen, um ihn von seinen Schmerzen zu befreien, aus der subjektiven Einschätzung, dass die Öffnung von Blutgefäßen an den Armen und Beinen ihn dem davon erhofften Tod keineswegs näher gebracht hatte. Dennoch scheint diese Textstelle *prima vista* eine ärztliche Tötungsassistenz im Falle *Senecas* zu belegen. Bat *Seneca* ausweislich dieses Zitats doch den Arzt *Annaeus Statius* darum, *„dass er ein vorher beschafftes [bzw. vorbereitetes] Gift holen lasse, eben dasjenige, mittelst dessen in einem öffentlichen Gerichtsverfahren der Athener verurteilte [Straftäter] getötet wurden"*. Und nach demselben Zeugnis des *Tacitus* erhielt *Seneca* einen Becher mit diesem Gift wohl auch und *„nachdem dies herbeigeschafft worden war, trank er [das Gefäß mit dem Gift]"* angeblich auch aus.

Sollte *Seneca* wirklich von *Annaeus Statius* ein solches Gift, d. h. einen „Schierlingsbecher" erbeten und erhalten haben, wie er im attischen Strafvollzug zum Zwecke der Vollstreckung von Todesurteilen verwendet wurde, müsste damit zumindest der Versuch einer ärztlichen Tötungsassistenz im Falle *Senecas* als erwiesen angesehen werden. Denn das von *Tacitus* als *venenum, quo d<am>nati*[418] *publico Atheniensium iudicio extinguerentur* charakterisierte Elixier ist vor allem aus dem Zusammenhang der Hinrichtung des griechischen Philosophen *Sokrates* als „Schierlingsbecher"[419] bekannt geworden, bei dem dieses Gift seine tödliche Wirkung auch nicht verfehlte.

Die Gründe dafür liegen auf der Hand. Denn jener *Schierlingsbecher* wurde u. a. aus Teilen einer Pflanze mit dem botanischen Namen *conium maculatum* zubereitet. Hierbei handelte es sich um eine vor allem in Griechenland, aber auch in anderen Ländern des Mittelmeerraums wildwüchsig vorkommende bis zu 2 m. hohe Staude, deren Kraut bis zu einem Massenanteil von ca. 2 % ein Alkaloid mit dem Namen „*Coniin*" enthält, in den kurz vor der Reife stehenden Samen sogar einen Massenanteil von 3 % *Coniin*, von dem bereits eine Dosis von 0, 5 – 1 g. einen erwachsenen

417 Der Begriff *liberator* taucht als Ehrentitel *Jupiters* bereits bei *Cicero* auf (Cic. Att. 14, 12, 2; Phil. 1, 6.), lehnt sich an entsprechende Fügungen in griechischer Sprache in Verbindung mit „Zeus" an. Zur Zeit *Senecas* kommt *Iupiter liberator* oft auch auf im Auftrage *Neros* geprägten Münzen vor (Vgl. Koestermann, E., s. o. Bd. 4, S. 308;). Den konkreten sakralrechtlichen Hintergrund dafür bildet, dass sich auf dem *Aventin* ein dieser Gottheit geweihtes Heiligtum befand, wo zweimal im Jahr Opferfeste gefeiert wurden, einmal am 13. 04., das andere Mal zwischen dem 13. und 18. 10., und zwar in Verbindung mit sog. „ludi Iovi liberatori" (CIL, I^2 p. 474). Vgl. dazu: Eisenhut, W., Iuppiter in: KIP, Bd. 3, Sp. 3.

418 *„damnati"* entspricht im Wesentlichen einer – kaum zu beanstandenden Konjektur E. Koestermanns, der recht unterschiedliche Texte in den Handschriften zugrunde lagen (Vgl. Tacitus I., S. 369;).

419 Zu *Schierling* in der Antike vgl. Leven, K.-H., Schierling, in: Leven, K.-H.: Antike Medizin..., s. o., Sp. 772–773;

Menschen töten könnte[420]. Außer *Coniin* wurden in der Pflanze noch weitere, schon in geringen Dosen toxisch wirkende Alkaloide nachgewiesen, wie *Conhydrin*, *Pseudoconhydrin*, *Conicein* und *Methylconiin*[421], von denen aber die beiden zuerst genannten Menschen weniger schaden als *Coniin*.

Sollte *Seneca* also, wie von *Tacitus* scheinbar klar bezeugt wird, von seinem Leibarzt einen solchen Schierlingsbecher erbeten und erhalten haben, müsste man zumindest im Hinblick darauf eine von einem Arzt geleistete Tötungsassistenz als erwiesen ansehen, – jedenfalls soweit sich erweisen sollte, dass im Falle *Senecas* die Einnahme eines solchen Gifts den Tod herbeigeführt hat. Ein solcher Nachweis wäre zumindest heute eine wesentliche Voraussetzung dafür, dass gegen einen Arzt überhaupt wegen eines Tötungsdelikts strafrechtlich vorgegangen werden könnte. Indessen liefert gerade die Darstellung des Ablebens *Senecas* durch *Tacitus* keinerlei Anhaltspunkte dafür, dass diese Voraussetzungen in der *causa Seneca* erfüllt waren.

Im Gegenteil: *Tacitus* bezeugt ausdrücklich, dass die Einnahme des *Seneca* angeblich von dem Arzt beschafften Elixiers die erhoffte tödliche Wirkung verfehlte: *adlatumque hausit, frustra, frigidus iam artus*[422] *et cluso corpore adversus vim veneni.* (nachdem dieses [Gift] herbeigeschafft worden war, trank er [Seneca das Gefäß mit dem Gift] aus, allerdings vergeblich, er war in Bezug auf seine Glieder schon erkaltet und wegen seines [dadurch] verschlossenen Körpers [unempfindlich geworden] gegenüber der Wirkung des Giftes.)

Die von dem medizinischen Laien *Tacitus* gelieferte Erklärung für die Wirkungslosigkeit des Giftes steht natürlich in einem krassen Widerspruch zu jeglichem medizinischen Erfahrungswissen, nach dem oral applizierte Gifte jeder Art hauptsächlich durch die Schleimhäute des Verdauungstrakts resorbiert werden, unabhängig von der Körpertemperatur des Probanden. Vor allem für neurotoxisch wirkende Gifte wie *Coniin* gilt, was auch im Falle des *Sokrates* so beschrieben wird[423], dass im Falle von akuten Vergiftungen zunächst an den Extremitäten Lähmungserscheinungen zu beobachten sind, die durch Defekte im zentralen Nervensystem ausgelöst werden. Dieser Wirkungsmechanismus kann aber auch durch Blutverluste, wie sie *Seneca* infolge der von *Tacitus* erwähnten Verletzungen an einem Arm und an beiden Beinen erlitten hatte, nicht beeinträchtigt werden, jedenfalls solange durch die Blutverluste nicht auch die Blutversorgung des Gehirns in Frage gestellt wird, was dann aber zu einem vollständigen Kollaps geführt hätte.

Der Zusammenbruch der Blutversorgung des Gehirns erfolgt beim Menschen in der Regel aber erst im Zusammenhang des völligen Zusammenbruchs des gesamten

---

420 Vgl. Rothmaler, W. (Begr.), Jäger, E. J., Werner, K. (Hrsg.): Exkursionsflora von Deutschland. Bd. 4. Gefäßpflanzen: München/Heidelberg 2005[10]. Thellung, A.: Conium. In: Hegi, G.: Illustrierte Flora von Mitteleuropa. Pteridophyta, Spermatophyta. Bd. V. Angiospermae: Dicotyledones 3 (2). Teil 2 (Cactaceae – Cornaceae). München bzw. Berlin/Hamburg 1966[2] (unveränderter Nachdruck von 1926 mit Nachtrag), S. 1081–1087. Düll, R., Kutzelnigg, H.: Taschenlexikon der Pflanzen Deutschlands. Wiebelsheim 2016[8].

421 Vgl. Karrer, P.: Lehrbuch der organischen Chemie. Stuttgart 1959[13], S. 890; Römpp CD 2006.

422 Auch bezüglich *frigidus artus* verweist E. Koestermann auf verschiedene Textvarianten in den Handschriften, die aber sinngemäß kaum Abweichungen implizierten. (S. o.)

423 Vgl. Plat. Phaid. 114D–118;

Blutkreislaufs. Ein solcher Zusammenbruch im direkten Anschluss an die Einnahme des von dem Arzt angereichten Schierlingspräparats wird im Falle *Senecas* von *Tacitus* aber gerade nicht bezeugt. Vielmehr verfügte *Seneca* nach den Angaben des *Tacitus* auch nach der Einnahme des Giftes noch über genügend Kraft in seinem Bewegungsapparat, um auf eigenen Füßen in das Warmwasserbecken seines Landhauses zu steigen, wohl in der Absicht, dadurch eine gewisse Schmerzlinderung zu erfahren oder den zuvor ins Stocken geratenen Blutaustritt aus den Wunden am Arm und an den Beinen wieder zu beschleunigen[424], – und anscheinend verfügte *Seneca* danach auch über genügend Humor, um sich für Spritzer von mit Wasser vermischtem Blut, von denen dabei in der Nähe stehende Sklaven getroffen wurden, mit einem scherzhaften Hinweis auf ein Opfer für „Jupiter, den Befreier", zu entschuldigen.[425] Der Tod trat bei *Seneca* nach den Angaben des *Tacitus*, – wie das auch im Falle einer Vergiftung mit *Coniin* zu erwarten gewesen wäre[426], – zwar durch Ersticken ein, aber erst, nachdem man ihn zuvor auch noch in ein überhitztes Dampfbad gebracht hatte, und, wie *Tacitus* ausdrücklich hervorhebt: *Seneca* erstickte angeblich an dem heißen Dampf[427].

Natürlich muss man auch in Bezug auf diese Kausalverknüpfung durch *Tacitus* mit der Möglichkeit einer Fehleinschätzung rechnen. Hierbei ist zu berücksichtigen, dass, wie nicht zuletzt der Bericht *Platos* über den Tod des *Sokrates* lehrt, zwischen der Einnahme des im attischen Strafvollzugs üblichen Schierlingsbechers und dem Eintritt des Todes bei dem jeweiligen Delinquenten ein längerer Zeitraum verstrich, der nach *Platon* von *Sokrates* noch zu ausführlichen Tröstungen und Belehrungen seiner Schüler genutzt wurde[428], so dass, obwohl *Seneca* nach *Tacitus* erst nach der Verbringung in das Dampfbad verstarb, nicht auszuschließen ist, dass für dessen Tod außer den Blutverlusten infolge der Verletzungen an verschiedenen Gliedmaßen und den Belastungen von Kreislauf und Atmung durch das Dampfbad auch die Einnahme des Schierlingsbechers verantwortlich gewesen sein könnte.

Auch die Kälte der Glieder[429], die nach *Tacitus Senecas* Körper angeblich unempfindlich machten gegenüber der toxischen Wirkung des ihm verabreichten Schierlingspräparats ließen sich auch auf die Wirkung des Gifts zurückführen, insofern das Absterben von Nerven in bestimmten Gliedern auch als ein Erkalten wahrgenommen werden kann. Es wäre nicht ganz auszuschließen, dass dem *Tacitus* oder den Autoren der von ihm benutzten Quellen in Bezug auf die Wirkungen des Schierlingspräparats lediglich eine Verwechslung von Ursache und Wirkung unterlief.

Dennoch enthält die Darstellung des *Tacitus* einen anderen leicht misszuverstehenden Hinweis darauf, dass das von *Statius Annaeus* dem *Seneca* verabreichte Präparat wahrscheinlich ungeeignet war, dieselbe tödliche Wirkung zu entfalten, die das im attischen Strafvollzug verwendete Präparat entfaltete. Denn *Tacitus* bezeichnet das

424 Vgl. Tac. ann. 15, 64, 4: *postremo stagnum calidae aquae introiit...*

425 S. o. Tac. ann. 15, 64, 4: *postremo stagnum calidae aquae introiit, respergens proximos servorum addita libare se liquorem illum Iovi liberatori.*

426 Vgl. Vgl. http://www.dr-bernhard-peter.de/Apotheke/Gifte/ Coniin.htm (2015);

427 Vgl. Tac. ann. 15, 64, 4: *exim balneo inlatus et vapore eius exanimatus ...*

428 S. o. Plat. Phaid. 114D–118;

429 S. o. Tac. ann. 15, 64, 3: *frigidus iam artus ... adversum vim veneni...*

dem *Seneca* verabreichte Präparat als ein *provisum pridem venenum*[430], d. h. als ein schon „längst bereit stehendes Gift". Und vor dem Hintergrund der Tatsache, dass sich *Seneca* schon geraume Zeit vor seinem Tod theoretisch mit dem Problem der ethischen Rechtfertigung des Suizids beschäftigt hatte[431], erscheint es auf den ersten Blick auch als naheliegend zu vermuten, dass *Seneca* sich schon früher durch seinen Arzt ein „Schierlingspräparat" besorgt hatte, um davon im Notfall zur Selbsttötung Gebrauch zu machen.

Dabei übersieht man leicht, dass der im attischen Strafvollzug zur Vollstreckung von Todesurteilen benutzte Schierlingsbecher, wie ebenfalls aus der Darstellung *Platons* über den Tod des *Sokrates* ersichtlich ist, erst unmittelbar vor der Hinrichtung des Delinquenten zubereitet wurde[432]. Nachdem der Gerichtsdiener *Sokrates* die Wirkung des von ihm zu trinkenden Gifts erklärt hat, stellt letzterer nach *Platon* noch eine Frage: τί λέγεις, ἔφη, περὶ τοῦδε τοῦ πώματος προς τὸ ἀποσπεῖσαί τινι, ἔξεστιν ἢ οὔ. Τοσοῦτον, ἔφη, ὦ Σώκρατες, τρίβομεν ὅσον οἰόμεθα μέτριον εἶναι πιεῖν[433].
(Was sagst Du, sagte er, darf man von diesem Trank auch jemandem eine Spende geben? Darf man oder nicht? Davon, sagte er, zerreiben wir soviel, wie wir glauben, dass es gerade genug sei zu trinken.)

Der Antwort des Gerichtsdieners auf die Frage des *Sokrates* enthält, streng genommen, zwar keine Information über den genauen Zeitpunkt der Herstellung des Gifts für die Exekution, dennoch lässt die Versicherung des Gerichtsdieners: „Davon... zerreiben wir soviel, wie wir glauben, dass es gerade genug sei zu trinken." sich einmal als Ausdruck der Besorgnis deuten, dass das Gift selbst im Falle einer nur geringfügigen Reduzierung der Dosis seine tödliche Wirkung verlieren könnte, und wahrscheinlich nicht zuletzt deswegen speziell für den jeweiligen Delinquenten hergestellt worden war, was mit einer gewissen Wahrscheinlichkeit die Vorstellung impliziert, dass der Trank kaum allzu lange vorher zusammengebraut wurde.

Um die Sorgen des Gerichtsdieners besser zu verstehen, muss man sich vor Augen führen, dass *Coniin*, der nach dem heutigen Stand des pharmakologischen Wissens gefährlichste Inhaltsstoff der Pflanzenart *„conium maculatum"*, chemisch relativ instabil ist, nachdem es erst einmal aus der Pflanze extrahiert worden ist. Das sog. Pseudoalkaolid *Coniin*, – in reiner Form handelt es sich dabei um *„eine klare, ölige Flüssigkeit mit brennend scharfem Geschmack und Geruch nach Mäuseharn*[434]," die sich an der Luft schnell braun verfärbt, – verliert unter Luft- und Wärmeeinwirkung rasch viel von ihrer Toxizität, unabhängig davon, aus welchen Pflanzenteilen und auf welche Art und Weise das Toxin aus dem Pflanzenmaterial gewonnen wurde[435]. Aus

430 S. o. Tac. ann. 15, 64, 3;
431 Vor allem im 70. Brief; Vgl. Sen. epist. 70;
432 S. o. Plat. Phaid. 114D – 118;
433 Vgl. Plat. Phaid. 117, b 5;
434 Vgl. http://www.dr-bernhard-peter.de/Apotheke/Gifte/ Coniin.htm (2015);
435 Heute würde man zu diesem Zweck vermutlich einen Destillationsapparat benutzen. Wie man in der Antike hierbei vorging, ist nicht ganz klar. Fest zu stehen scheint nur soviel: *„Coniin löst sich wenig in Wasser (1 ml in 100 ml Wasser)*, aber sehr gut in Ethanol und Ether." (Vgl. http://de.wikipedia.org/wiki/ Coniin (2013).) Daraus aber folgt, dass man auch Wein benutzt haben könnte, um das Gift aus dem Pflanzenmaterial herauszulösen.

den raschen chemischen Veränderungen, die *Coniin* bei Berührung mit Luftsauerstoff unterworfen ist, erklärt sich auch, dass *conium maculatum* in getrockneter Form weniger Toxine enthält, als frisches[436].

Vor dem Hintergrund dieses chemischen Wissens ist zu beachten, dass zumindest das für die Tötung des *Sokrates* hergestellte Elixier nicht aus frisch geerntetem Schierling hergestellt worden sein kann, sondern aus getrocknetem. Denn der Prozess gegen *Sokrates*[437] fand zu Beginn des Monats ἀνθεστήριον statt, des sog. „Blütenmonats", der in etwa dem Zeitraum von Mitte Februar bis Mitte März entspricht[438]. Rechnet man dazu die einen Monat andauernde Wartezeit, bis das Urteil gegen *Sokrates* vollstreckt werden konnte, – aus sakralrechtlichen Gründen war das nicht möglich, bevor eine zu einem Fest zu Ehren *Apolls* entsandte Delegation aus *Delos* zurückgekehrt war – dann ergibt sich daraus, dass *Sokrates* etwa Mitte März den Schierlingsbecher trank.

Berücksichtigt man außerdem, dass die Blütezeit des Schierlings und damit auch die Zeit seiner „Ernte" in die Sommermonate Juni bis September fällt[439], so erweist es sich als zwingend anzunehmen, dass der für *Sokrates* bestimmte Trank aus Material der Vorjahresernte hergestellt worden sein muss, das heißt aus getrocknetem Material, welches eine weitaus geringere toxische Wirkung entfaltet als frisch geerntetes, so dass die Sorgen des Gerichtsdieners wegen der Wirksamkeit der für *Sokrates* bereitgestellten Dosis, – im Falle einer weiteren Reduzierung für ein Opfer – als verständlich erscheinen.

Insofern aber auch der Tod *Senecas* in eine Jahreszeit fiel, in welcher frisch geernteter und daher toxisch ungleich wirksamerer Schierling ebenfalls noch nicht zur Verfügung stand, hätten sich in dem Falle, dass auch für *Seneca* ein für Tötungszwecke geeignetes Elixier herzustellen gewesen wäre, ähnliche Dosierungsprobleme ergeben, wie im Falle des *Sokrates*. Ja diese Schwierigkeiten hätten sich noch vergrößert, wenn wie *Tacitus* durch die Formulierung *provisum pridie venenum*[440] bezeugt, es zu dem Zeitpunkt, als *Seneca* es von seinem Leibarzt erbat, schon „längst" bereitstand. Denn der Kontext, in welchem *Tacitus* die Bitte *Senecas* und ihre Entsprechung durch *Annaeus Statius* erwähnt, lässt keinerlei Raum für die Annahme, dass der Arzt in dem Zeitraum zwischen der Bitte *Senecas* und ihrer Erfüllung das Elixier erst zubereitet haben könnte. Der Text des *Tacitus* ist vielmehr so zu interpretieren, dass nicht etwa der Rohstoff für das Gift längst beschafft war, sondern das daraus bereitete Elixier bereitstand und lediglich noch herbeigeholt zu werden brauchte, damit *Seneca* es einnehmen konnte und es infolge dessen natürlich noch weniger *Coniin* enthielt als der Schierlingsbecher des *Sokrates*.

Aus diesem Grunde erscheint es als naheliegend, zu vermuten, dass das von *Annaeus Statius* für *Seneca* hergestellte Elixier in Wirklichkeit gar nicht dafür vorgesehen war, dass *Seneca* es im Bedarfsfall zur Herbeiführung oder Beschleunigung seines ei-

436 S. o. Rothmaler, W. (Begr.), Jäger, E. J., Werner K. (Hrsgg.): Exkursionsflora von Deutschland. Bd. 4. Gefäßpflanzen: Kritischer Band. München/Heidelberg 2005[10].

437 Vgl. dazu: Gärtner, H., Sokrates 2, in KIP Bd. 5, Sp. 248–255;

438 Vgl. Sontheimer, W., Anthesterion, in KIP Bd. 1, Sp. 374.

439 Vgl. http//www.gifte,de/Giftpflanzen/Laien/Schierling.htm (2015);

440 S. o. Tac. ann. 15, 64, 1;

genen Ablebens benutzte, sondern zu ganz anderen Zwecken. Im Zusammenhang damit ist zu berücksichtigen, dass in der zeitgenössischen medizinischen und pharmakologischen Fachliteratur die Verwendung von Bestandteilen des sog. Fleckenschierlings auch zur Herstellung von Heilmitteln empfohlen wurde. Die römischen Ärzte *Aulus Celsus*[441] und *Scribonius Largus*[442], Zeitgenossen *Senecas*, empfehlen in ihren medizinischen bzw. pharmakologischen Werken *conium maculatum*, welches sie allerdings als *cicuta* bezeichnen, für therapeutische Zwecke, sowohl zu äußerlichen als auch zu oralen Anwendungen.

Besondere Beachtung verdienen in diesem Zusammenhang Äußerungen eines anderen Zeitgenossen *Senecas* und seines Leibarztes *Statius Annaeus*, des *Pedanios Discurides*, eines Arztes und Pharmakologen aus dem kilikischen *Anazerbos*, der in der Schrift mit dem Titel Περὶ ὕλης ἰατρικῆς, (lat. „*De materia medica*" „Über Heilmittel") κώνειον (= *conium maculatum*) nicht nur, wie *Aulus Celsus* und *Scribonius Largus* als Heilmittel empfielt, sondern auch beschreibt, wie Heilmittel aus Schierling zubereitet wurden: χυλίζεται δὲ ἄκρα ἡ κόμη πρὸ τοῦ ξηρανθῆναι τὸ σπέρμα καὶ ἐκθλί βεται κοπτομένη συστρέφεται τε ἐν ἡλίῳ. ἔστι δὲ πολύχρηστον εἰς τὴν ὑγιαστικὴν χρῆσιν ξηρανθέν, καὶ οἴνῳ μειγνύμενον ἐπιτηδείως ταῖς ἀνωδύνοις καὶ κολλυρίοις. [443] (Die Dolde an der Spitze wird, bevor der Same trocken wird, zur Saftbereitung benutzt, sie wird gestoßen und ausgepresst, der Saft an der Sonne eingeengt. Getrocknet findet er vielfache Verwendung zum Gebrauch in der Heilkunst, und mit Wein gemischt, vorteilhaft Schmerzmitteln und Augensalben zugesetzt;)

Das o. z. Rezept des *Dioskurides* belegt, dass Extrakte des Schierlings zu Lebzeiten *Senecas* von Ärzten nicht zuletzt als wichtiger Bestandteil von Schmerzmitteln therapeutisch benutzt wurden. Schon allein deswegen ist damit zu rechnen, dass der Leibarzt *Senecas* dieses nicht dazu bereitgestellt hatte, damit sich *Seneca* seiner im Bedarfsfall dazu bediene, um seinen eigenen Tod herbeizuführen oder zu beschleunigen, sondern damit er es als Schmerzmittel benutze. Auch in der Situation, in der *Seneca* es von seinem Leibarzt erbat und auch bekam, besteht die Möglichkeit zu der Annahme, dass er es in erster Linie nicht zur Beschleunigung seines eigenen Sterbeprozesses einnahm, sondern zur Linderung der Schmerzen, welche nach *Tacitus* die Verletzungen verursachten, die er sich kurz zuvor in suizidaler Absicht selbst beigebracht hatte.

Beachtung verdient im Zusammenhang damit auch die von *Dioskurides* beschriebene Methode der Zubereitung derartiger Heilmittel, insbesondere der Hinweis auf die Eindickung des Safts durch die Wärme und das Licht der Sonne. Berücksichtigt man in diesem Kontext die o. e. Erkenntnisse über die chemische Instabilität von *Coniinmolekülen*, nicht zuletzt unter dem Einfluss von Sonnenlicht, wird man sich kaum noch der Erkenntnis verschließen können, dass ein Elixier, das ausgerechnet aus an

441 *Aulus Cornelius Celsus* (De medicina, V, 4, und V, 6) empfiehlt *cicuta* (als Synonym für *conium maculatum* gebraucht) als Mittel zur Gefäßöffnung (innere Anwendung) und als Beizmittel (äußere Anwendung).

442 *Scribonius Largus* schreibt in den compositionnes medicamentorum, *cicuta* eine schmerzlindernde bzw. betäubende Wirkung zu (cap. 47, 179;), bzw. äußerlich angewendet, eine heilende Wirkung bei (*zona*) Gürtelrose (cap. 98, 247;).

443 Vgl. Dioscurides, De materia medica IV, cap. 79;

der Sonne eingedicktem „Schierlingssaft“ hergestellt wurde, sich kaum noch eignete, einen Menschen zu töten, vor allem dann, wenn das Elixier, wie im vorliegenden Fall, nicht erst in dem Augenblick hergestellt wurde, in dem nach ihm verlangt wurde, sondern zu dem Zeitpunkt längst zur Benutzung bereitstand.

Außerdem ist zu berücksichtigen, dass zu medizinischen Zwecken empfohlenes Material in *Rom* ohnehin nur in getrocknetem Zustand zu bekommen war. Zum besseren Verständnis dieses Sachverhalts sei an dieser Stelle noch einmal *Dioskurides von Anazerbos* zitiert, der ausdrücklich feststellte: ἐνεργέστατον [scil: κώνειον] δ᾽ ἐστί τὸ Κρητικὸν καὶ Μεγαρικὸν καὶ Ἀττικὸν καὶ τὸ ἐν τῇ Χίῳ καὶ Κιλικίᾳ γεννώμενον. (der kräftigste [Schierling] aber ist der kretische und der megarische[444] und der attische[445] und der auf Chios und der in Kilikien[446] gewachsene.)

Wenn *Annaeus Statius* nur die bestmöglichen Grundstoffe für die Zubereitung von Medikamenten für *Seneca* verwendet haben sollte, – was zu vermuten ist, da *Seneca* sich wegen seines Reichtums von allem das Beste leisten konnte – dann hätte Schierling selbst im Sommer, d. h. zur Zeit seiner Ernte, bei seiner Ankunft in Rom schon eine mehrwöchige Seereise hinter sich gehabt, die zwangsläufig auch zu einer erheblichen Minderung seines Gehalts an *Coniin* geführt hätte. Anders ausgedrückt: Auch als hochwertig empfohlener Schierling aus Griechenland und Kleinasien kam somit selbst während seiner „Haupterntezeit“ in Rom nur in getrocknetem Zustand auf den Markt, so dass er sich bereits bei der Ankunft dort kaum noch zur Herstellung von noch einzudickendem „Saft“ eignete, sondern allenfalls zur Herstellung „teeartiger“ Aufgüsse, natürlich mit entsprechend weiter reduziertem *Coniingehalt*. Und diese Aufgüsse mit relativ niedrigem Toxingehalt dürften sich zweifellos besser für die Herstellung von Heilmittel als von Tötungsmitteln geeignet haben.

Aber – so könnte man sich vielleicht fragen – inwieweit dürfen wir davon ausgehen, dass dieses medizinisch – pharmakologische Spezialwissen *Seneca* und seinem Leibarzt *Statius* überhaupt bekannt war oder im Interesse der Beschaffung eines möglicher Weise auch für Selbsttötungszwecke geeigneten Toxins einfach ignoriert wurde?

Zumindest Unwissenheit als ein mögliches Motiv für den Versuch, Schierling trotz der o. e. Problematik als Selbsttötungsmittel zu missbrauchen, kann man sicherlich weitgehend ausschließen. Als Beleg dafür, dass zu Lebzeiten *Senecas* auch interessierte Laien über die medizinischen Verwendungsmöglichkeiten von Extrakten aus *conium maculatum* ziemlich gut informiert waren, kommt ein Zitat aus der *historia naturalis Plinius*' des Älteren in Frage.

444 Hinweis auf die Stadt Μέγαρα [Megara], ca. 30 km westlich des heutigen Stadtzentrums von *Athen*;

445 Vielleicht hat es nicht nur medizinisch – pharmakologische Gründe, dass *Dioskurides* ausgerechnet die Qualität des attischen Schierlings lobt: Immerhin wurde *Sokrates*, das berühmteste Opfer eines Schierlingsbechers, in *Athen* hingerichtet und stammte gebürtig aus der Umgebung des heutigen Klosters *Daphni*, welches an der Straße nach *Megara* liegt und wo auch heute noch *Conium maculatum* wild wächst.

446 Der Hinweis auf die besondere Qualität des in *Kilikien* geernteten Schierlings ist in Zusammenhang damit zu sehen, dass *Dioskurides* sich dort gut auskannte. Sowohl *Anazerbos*, seine Geburtsstadt, als auch *Tarsos*, eine in der Antike als ein Zentrum für Drogen- und Gewürzhandel bekannte Stadt lagen dort.

Über Schierling sind diesem Werk folgende Information zu entnehmen: *sucus exprimitur foliis floribusque, tum enim maxime tempestivus est; melior semine trito expressus et sole densatus in pastillos. ... ad dissolvenda medicamenta utuntur illo pro aqua. fit ex eo et ad refrigerandum stomachum malagma. praecipuus tamen est ad cohibendas epiphoras aestias oculorumque dolores sedandos circumlitus; miscetur collyriis. et alias omnes rheumatismos cohibet. folia quoque tumorem omnem doloremque et epiphoras sedant.*[447] (Ein Saft wird gewonnen aus Blättern und Blüten – dann ist er am wirksamsten – ein besserer wird aus zerriebenem Samen gewonnen, an der Sonne eingedickt zu Kügelchen ... zur Auflösung von Arzneien verwendet man jenen [Saft] anstelle von Wasser. Man verwendet ihn zur Abkühlung des Magens in Umschlägen. Vor allem verwendet man ihn gegen sommerliche Augengeschwüre und Augenschmerzen. Man setzt ihn Salben zu, ansonsten wirkt er auch gegen alle Muskel- und Gelenkschmerzen. Die Blätter lindern auch jede Schwellung und jeden Schmerz und Schlagflüsse.)

Auch nach dem Kenntnisstand des medizinischen Laien *Plinius* wurde aus *conium maculatum* eine Art Saft gewonnen, – man sollte im Hinblick auf die Zubereitungsart eher von einem „Tee" sprechen, – der geradezu wie Wasser als Lösungsmittel für alle möglichen Heilmittel benutzt werden konnte, nicht zuletzt zur Gewinnung von Schmerzmitteln. Andererseits wäre es natürlich unzulässig, *Plinius* ausschließlich als Kronzeugen für die Ungefährlichkeit von *Schierling* zu vereinnahmen. Auch *Plinius* charakterisiert den *Schierling*, den er aber als *cicuta* bezeichnet ohne Umschweife als Gift: *Cicuta quoque venenum est, publica Atheniensium poena invisa, ad multa tamen usus non omittendi*[448] (Auch der Schierling ist ein Gift, zwar als Strafmittel der Athener verhasst, aber auch mit vielen nützlichen Eigenschaften, die nicht unerwähnt bleiben sollten.)

Aus diesem Zitat geht hervor, dass sich *Plinius* darüber im Klaren war, dass sich Schierling auch zur Herstellung von Gift eignete, das einen Menschen töten konnte. Und aus demselben Grund kann nicht mit letzter Sicherheit ausgeschlossen werden, dass auch *Seneca*, trotz des auch ihm zu unterstellenden Wissens um die zahlreichen heilkundlichen Anwendungsmöglichkeit von Schierlingspräparaten, sich einen gewissen Vorrat davon durch seinen Leibarzt beschaffen ließ, um davon notfalls auch als Tötungsmittel Gebrauch zu machen, etwa in dem Falle, dass er durch die Ungunst der Verhältnisse gezwungen sei einen Suizid zu begehen.

Berücksichtigt man aber, dass man aufgrund der Gestaltung der Vorgeschichte der suizidalen Bemühungen *Senecas* durch *Tacitus* keinesfalls davon ausgehen kann, dass *Seneca* den Suizid, den er zu begehen versuchte, auch so geplant hatte, wie er ihn beging, wird man auch die Möglichkeit einer vorsorglichen Bevorratung mit Schierlingspräparen für Zwecke eines Suizids ausschließen dürfen. Folgt man der Darstellung des *Tacitus*, entschied sich *Seneca* erst auf Bitten *Paulinas*[449] dazu, seinem Leben

447 Vgl. Plin. nat. 25, 95, 152–153;

448 Vgl. Plin. nat. 25, 95, 151;

449 S. o. Tac. ann. 15, 63, 1: *illa contra sibi quoque destinatam mortem adseverat manumque percussoris exposcit.*

selbst ein Ende zu bereiten, zunächst mit *Paulina* gemeinsam[450], aber nicht mittelst Gifts, was ja nahegelegen hätte, wenn er sich dieses wirklich für die Zwecke eines irgendwann erforderlich werdenden Suizids beschaffen lassen hätte, sondern mit einem Schwert[451].

Und selbst, als er sah, welch große Schmerzen die Verletzungen an den Armen nicht nur ihm selbst, sondern auch seiner Frau bereiteten, kam er keineswegs sogleich auf den Gedanken, zur Beschleunigung des gemeinsamen Ablebens das angeblich für solchen Zweck beschaffte Gift zu erbitten, sondern sorgte angeblich zunächst nur dafür, dass seine Gemahlin in ein anderes Zimmer gebracht wurde[452]. Erst nachdem auf seine Bitten hin *Paulina* in ein Nebenzimmer geschafft worden worden ist, und dann noch eine weitere Zeitspanne später (*durante tractu et lentitudine mortis*), fällt ihm nach *Tacitus* ein, von *Annaeus Statius* jenes angeblich längst beschaffte Gift (*provisum pridie venenum*) zu erbitten, „ ... *mittelst dessen in einem öffentlichen Gerichtsverfahren der Athener verurteilte [Straftäter] getötet wurden...*“[453].

All dies ist kaum vereinbar mit der Vorstellung, dass der Becher mit Gift, den sich *Seneca* von seinem Leibarzt anreichen ließ, wirklich für den Zweck eines Suizids beschafft worden war, denn in einem solchen Falle hätte er doch auch an *Paulina* denken müssen, da ja nach *Tacitus* von dieser sogar die Initiative zu den suizidalen Bemühungen beider ausgegangen war. Vor dem Hintergrund dieser Vorgänge – so wie *Tacitus* sie darstellt, – erscheint es als abwegig sich vorzustellen, dass *Seneca* wirklich von dem Arzt tödliches Gift erbeten haben könnte oder dass der Arzt ihm wirklich einen tödlich wirkenden Schierlingsbecher brachte, wie er auch im attischen Strafvollzug benutzt wurde. Es erscheint vor dem Hintergrund der hier noch einmal kurz skizzierten Vorgeschichte der Bitte *Senecas* kaum etwas Anderes vorstellbar, als dass *Seneca* von seinem Arzt ein Schmerzmittel erbat und erhielt, keinesfalls ein Tötungsmittel.

Dass *Seneca* sich hierbei einer Wortwahl bediente, die mit der Erinnerung an den Tod des *Sokrates* „spielte“, sollte man sachlich nicht allzu ernst nehmen, sondern eher mit der ansonsten gut dokumentierten Neigung *Senecas* zu ironischen Formulierungen erklären. Zum besseren Verständnis von *Senecas* Sprach- und Sprechstil ist darauf hinzuweisen, dass sowohl *Seneca* als auch der ihn im vorliegenden Fall wahrscheinlich wörtlich zitierende *Tacitus* sprachgeschichtlich und stilistisch der sog. silbernen Latinität zugerechnet werden, als deren wesentliche Merkmale neben dem Streben nach lapidarer Kürze und pointiertem Ausdruck auch eine gewisse Neigung zu „Anspielungen“ angesehen wird, oft in Verbindung mit ironischer Distanz zu den jeweils dargestellten Sachverhalten, insbesondere zu Vorgängen und Sachverhalten tragischen oder traurigen Inhalts.

450 Anschließend brachte sich *Seneca* selbst auch Verletzungen an den Beinen bei. Vgl. Tac. ann. 15, 63, 3: *Seneca ... crurum quoque et poplitum venas abrumpit;*

451 S. o. Tac. ann. 15, 63, 3: *post quae eodem ictu brachia exsolvunt.*

452 Vgl. Tac. ann. 15, 63, 3: *ne dolere suo animum uxoris infringeret atque ipse visendo eius tormenta ad impatientiam delaberetur, suadet in aliud cubiculum abscedere ....*

453 S. o. Tac. ann. 15, 63, 3;

Charakteristisch für diesen Schreib- und Sprachstil ist ein dem Kaiser *Vespasian*[454] zugeschriebener Ausspruch, der im Angesicht des eigenen Sterbens ausgerufen haben soll: *Vae, ... puto deus fio*[455]. Wahrscheinlich würde niemand aufgrund dieses Ausspruchs auf den Einfall kommen, dass der für seinen nüchternen Realitätssinn bekannte *Vespasian* wirklich daran geglaubt habe, dass er der Asche seines *rogus* als Gottheit entsteigen werde.[456]

Im Gegenteil, es ist offenkundig, dass sich der sterbende *Vespasian* bei diesem Ausspruch auf eine Formulierung *Senecas* bezog, in der sog. „*Apokolokyntosis*"[457], in einer Satire auf den Tod des Kaisers *Claudius*, in welchem der Philosoph jenem Kaiser unterstellt, nach seiner Ankunft in der Welt der Götter gesagt zu haben: *vae me, puto, concacavi me.*[458] Diesen Ausspruch kommentierte *Seneca*, als fiktiver Berichterstatter über den Vorgang, mit der ihm eigentümlichen ironischen Distanz mit den Worten: *quod an fecerit, nescio; omnia certe concacavit*[459].

Vor dem Hintergrund dieser Überlegungen erscheint es als sinnvoll, auch die Anspielungen *Senecas* auf den Schierlingsbecher des *Sokrates* als Ausdruck eben jener ironischen Distanz *Senecas* gegenüber dem eigenen Ableben zu deuten. Jedenfalls wird man die von *Tacitus* bezeugte Anreichung eines Schierlingspräparats durch den Arzt *Annaeus Stati*us keineswegs als Beleg dafür ansehen dürfen, dass dieser Arzt willentlich und wissentlich Beihilfe zur Selbsttötung leisten wollte und leistete.

Die von *Tacitus* geschilderten Umstände des Ablebens *Senecas* liefern somit keinen Beweis dafür, dass der Arzt *Annaeus Statius* einen aktiven Beitrag zum Tode *Senecas* leisten wollte und leistete, weder im Zusammenhang der Erzeugung von Wunden an Armen und Beinen, noch im Zusammenhang der Beschaffung und Anreichung des o. e. Schierlingspräparats, geschweige denn im Zusammenhang der Verbringung *Senecas* in das Bad, an dessen Dämpfen er nach *Tacitus* erstickte. In Anbetracht dessen lässt sich auf der Grundlage der Überlieferung des *Tacitus* dem Arzt *Statius Annaeus* bezüglich *Senecas* weder eine Tötungsabsicht noch eine Fahrlässigkeit nachweisen.

1.1.3.4 Zusammenfassende Beurteilung

Als Fazit unserer Analyse der Darstellung des Ablebens *Senecas* durch *Tacitus* ergibt sich im Wesentlichen Folgendes:

1. Die Verletzungen an einem Arm und an den Beinen brachte *Seneca* sich selbst bei, und zwar mittelst eines *gladius.*

---

454 *17. 11. 9 n. Chr.; † 23. 06. 79, vom 1. 07. 69 bis 23. 06. 79 n. Chr. römischer Kaiser. Als Kaiser führte er den Namen „*Imperator Caesar Vespasianus Augustus*". Vgl. u. a. Pfeiffer, St.: Die Zeit der Flavier. Vespasian, Titus, Domitian. Darmstadt 2009.

455 Vgl. Suet. Vesp. 23, 4: „*Wehe, ... ich glaube, ich werde ein Gott.*"

456 Möglicher Weise wird man in diesem Satz auch eine ironische Anspielung darauf sehen dürfen, dass der Volksglaube Vespasian selbst eine Wunderheilung zuschrieb. Vgl. dazu Leven, K.-H., Vespasian, in: Antike Medizin. Ein Lexikon., s. o. Sp. 903;

457 Vgl. Seneca: DIVI ClAUDII ΑΠΟΚΟΛΩΚΥΝΤΩΣΙΣ

458 Vgl. Sen. apocol. 4, 3: „Weh mir, ich glaube ich habe mich besch...."

459 Vgl. Sen. apocol. 4, 3: ob er das gemacht hat, weiß ich nicht, aber gewiss hat er alles besch...

2. Die Einname des von dem Arzt *Annaeus Statius* erbetenen und erhaltenen Schierlingspräparats hatte weder intentional noch tatsächlich einen nachweisbaren Einfluss auf das Ableben *Senecas*.
3. Auf den Erstickungstod in dem Dampfbad hatte weder *Seneca* selbst einen Einfluss, insofern er dorthin nicht mehr auf eigenen Füßen ging, sondern getragen wurde, noch der Arzt, insofern dieser im Zusammenhang der Verbringung *Senecas* dorthin selbst von *Tacitus* weder als Initiator noch als Täter charakterisiert wird.

1.2 Glaubwürdigkeitsprüfung der Darstellung des Tacitus

Der oben versuchte Ausschluss der Möglichkeit, dass an der Tötung *Senecas* auch dessen Leibarzt *Annaeus Statius* beteiligt gewesen sein könnte, wie von der *communis opinio* Forschung zur Zeit für wahrscheinlich gehalten wird, beruht bislang nur auf der Darstellung des Endes *Senecas* durch den Historiker *Tacitus*. Diese Darstellung ist von den insgesamt drei aus der Antike überlieferten Darstellungen des Vorgangs die ausführlichste und früheste und hinsichtlich ihrer Quellengrundlage auch als die zuverlässigste einzustufen. Dennoch kann nicht ausgeschlossen werden, dass in der Parallelüberlieferung zu demselben Fall auch solche Quellen berücksichtigt wurden, auf die *Tacitus* entweder keinen Zugriff hatte oder deren Informationsgehalt er nicht für wert erachtete, in seiner eigenen Darstellung des Ablebens *Senecas* mit zu berücksichtigen.

Daher soll im Folgenden untersucht werden, ob sich aus den Darstellungen desselben Ereigniszusammenhangs durch *Sueton* und *Cassius Dio* Anhaltspunkte für die Notwendigkeit einer Korrektur der auf der Grundlage einer vor allem medizingeschichtlichen Analyse der Darstellung des *Tacitus* gewonnenen Erkenntnisse ergeben oder eher Indizien für eine Bestätigung derselben. Ausgehend von der Überlegung, dass man bei später entstandenen Quellen stets mit der Möglichkeit einer Beeinflussung durch frühere, ja mit der Möglichkeit der Abhängigkeit von früheren Darstellungen rechnen muss, wollen wir uns bei der Besprechung der Zeugnisse *Suetons* und *Cassius Dios* strikt an die chronologische Reihenfolge halten und zunächst Äußerungen *Suetons* über *Seneca* untersuchen.

1.2.1 Die Causa Seneca bei Sueton

Sueton erwähnt den Namen *Seneca* nur in den sog. Kaiserbiografien[460], insgesamt fünfmal, das erste Mal in der Tiberiusvita und zwar, als Gewährsmann für eine Anek-

460 Vgl. Suetonii Tranquilli opera Vol I, De vita Caesarum libri VIII, rec. Maximilianus Ihm, editio minor, Stuttgardiae in aedibus B. G. Teubneri MCMLXVII; unerwähnt bleibt der Name *Seneca* in der kleinen Schrift de grammaticis et rhetoribus;

dote aus der Zeit kurz vor dem Tode des *Tiberius*[461], das zweite Mal in der Caligulavita, und und zwar im Kontext der Charakterisierung von *Caligulas* Verhältnis zur Rhetorik[462], und insgesamt dreimal in der Nerovita[463].

Im Hinblick darauf dürfte sich eine nähere Beschäftigung mit den beiden zuerst genannten Äußerungen erübrigen, insofern bezüglich des in der Tiberiusvita erwähnten *Seneca* nicht feststeht, ob es sich bei diesem um den hier interessierenden Philosophen handelt oder doch eher um dessen Vater, den bereits erwähnten Rhetor gleichen Namens. Die o. g. Stelle aus der Caligulavita verdient allenfalls unter dem Aspekt des Interesses an *Senecas* Redestil Aufmerksamkeit, kaum jedoch unter dem Aspekt des Interesses an der von *Seneca* unter *Nero* gespielten Rolle und den möglichen Ursachen und Begleitumständen seines Todes. Abgesehen davon belegt sie, dass *Seneca*, obwohl er kein gebürtiger Römer war, sondern aus der Provinz als Prozessredner schon unter der Regentschaft *Calgulas* soviel Aufsehen erregt, dass sich selbst ein Kaiser bemüßigt fühlte, sich mit seinem Redestil kritisch auseinanderzusetzen.

Von den drei Erwähnungen in der Nerovita sind zwei in Bezug auf das Ende *Senecas* allenfalls mittelbar von Interesse, insofern darin die Rolle *Senecas* als Erzieher des Kaisers kurz charakterisiert wird. Das erste Mal wird *Seneca* darin im Kontext der Adoption *Neros* durch *Claudius* genannt: *undecimo anno a Claudio adoptatus est et Annaeoque Senecae iam tunc senatori in disciplinam datus*[464].(im 11. Lebensjahr wurde er von Claudius adoptiert und dem Annaeus Seneca, der damals bereits Senator war, zur Erziehung anvertraut.)

Da die in dieser Notiz erwähnten historischen Fakten, der Eintritt *Senecas* in den Senat[465] und seine Bestallung als Erzieher des nachmaligen Kaisers *Nero* auch aus anderen Quellen bekannt sind, braucht darauf hier nicht näher eingegangen zu werden. Ähnliches gilt auch für den Hinweis, dass *Seneca* am Tage nach seiner Berufung zum Erzieher *Neros* davon geträumt habe, nicht zum Erzieher *Neros* berufen worden zu sein, sondern zu dem des damals längst verstorbenen *G. Caligula.*[466] Gleichzeitig erklärt *Sueton* diesen Traum auch, und zwar als Ausdruck von Befürchtungen und Vorahnungen, dass sich sein neues Mündel ähnlich negativ entwickeln werde, wie *Caligula.*[467] Auch diese Notiz bedarf als sog. *vatecinatio ex eventu* im Kontext der Besprechung der Frage nach den Hintergründen und Begleitumständen von *Senecas* Ende keiner Erörterung.

Größere Beachtung verdient allerdings eine zweite Notiz *Suetons*, in welcher die Rolle *Seneca*s als Erzieher *Neros* thematisiert wird, und zwar insofern *Sueton* an dieser Stelle gegenüber dem Philosophen wegen der Art und Weise, in der er sich dieser Aufgabe entledigte, auch Vorwürfe erhebt: *Liberalis disciplinas omnis fere attigit. sed a philosophia eum mater avertit monens imperaturo contrariam esse; a cognitione veter-*

461 Vgl. Suet, Tib. 73, 2;
462 Vgl. Suet. Tib. 53, 2;
463 Vgl. Suet. Nero 7, 1; 35, 5; 52;
464 Vgl. Suet. Nero 7, 1;
465 Vgl. dazu Tac. ann. 13, 2–21; und Tac. ann. 14, 2–14;
466 Vgl. Suet. Nero 7, 1: *ferunt proxima nocte Senecam visum sibi per quietem C. Caesari percipere.*
467 Vgl. Suet. Nero 7, 1: *et fidem somnio Nero brevi fecit prodita immanitate naturae ....*

um oratorum Seneca praeceptor, quo diutius in admiratione sui detineret[468]. (Mit fast allen Wissenschaften war er [Nero] in Berührung gekommen. Nur von der Philosophie hielt ihn die Mutter ab, indem sie ihn ermahnte, dass diese zu einem zukünftigen Kaiser nicht passe; von der Beschäftigung mit alten Rednern hielt ihn sein Erzieher Seneca ab, um ihn möglichst lange durch die Bewunderung seiner selbst an sich zu binden.)

Sueton betrachtete es offensichtlich als ein Ergebnis einer falschen Erziehung, dass *Nero* in ethischer Hinsicht verwahrloste. Trotz einer guten Ausbildung auf dem Gebiet der sog. schönen Künste, entwickelt *Nero* nach *Sueton* keinerlei Beziehung zur *Philosophie* und zum *mos maiorum*, den nach *Ciceros* wichtigsten Grundlagen ethischen Handelns[469]. *Neros* Mangel an Interesse für Philosophie lastet *Sueton* allerdings mehr dem erzieherischen Einfluss *Agrippinas* an, mittelbar allerdings auch *Seneca*, und zwar durch den nicht explizit, aber inhärent vorgetragenen Vorwurf, dass der „Philosoph" *Seneca* sich auch erzieherisch als solcher hätte stärker durchsetzen müssen.

Sueton macht *Seneca* selbst dafür verantwortlich, dass sich *Nero* ausschließlich für zeitgenössische *Rhetorik*, nicht jedoch für ältere Vorbilder interessierte – hierbei wird man sicherlich vor allem an *Cicero*, vielleicht aber auch an *Demosthenes* zu denken haben – wobei *Sueton* für dieses „Versagen" *Senecas* gegen Ende des Zitats auch ein bemerkenswertes, aber pychologisch durchaus plausibles Motiv benennt: „*um ihn möglichst lange durch die Bewunderung seiner selbst an sich zu binden.*[470]"

Sueton scheint an dieser Stelle zum Ausdruck bringen zu wollen, dass persönliche Eitelkeit bei jenem Versagen *Senecas* eine wichtige Rolle gespielt haben könnte, wobei dieser Eindruck aber auch täuschen könnte. Denn dass *Seneca*, unterstützt durch *Burrus* bestrebt war, *Nero* persönlich an sich zu binden, wird auch von *Tacitus* bezeugt, aber von diesem auch sachlich und politisch erklärt, nämlich durch das Ziel, den noch jungen *Nero* möglichst dem als gefährlich eingestuften Einfluss seiner Mutter zu entziehen[471]. Die Abweichung des von *Sueton* gegenüber *Seneca* erhobenen Vorwurfs persönlicher Eitelkeit als scheinbares Hauptmotiv *Senecas* für eine wenig an der Tradition orientierten rhetorischen Ausbildung *Neros* ist unübersehbar, aber trotzdem nur scheinbarer Natur und lässt sich durch die Wahl unterschiedlicher literarischer Gattungen erklären.

Tacitus beschäftigt sich mit den Beziehungen zwischen *Nero* und *Seneca* als Historiker, der sich vor allem für Fragen der historischen und politischen Kausalität interessiert, die solchen persönlichen Beziehungen zugrunde liegen. *Sueton* äußerte sich dazu in einer Biographie, zu deren gattungsspezifischen Eigentümlichkeiten es gehört, dass die Darstellung der Komplexität historischer Kausalitäten gegenüber der Darstel-

468 Vgl. Suet. Nero 52, 1;

469 Vgl. dazu vor allem *Ciceros* Schriften *de re publica* und *de officiis*.

470 S. o. Suet. Nero 52, 1:...*quo diutius in admiratione sui detineret...*

471 Vgl. Tac. ann. 13, 2, 1: *Ibaturque in caedes, nisi Afranius Burrus et Annaeus Seneca obviam essent. hi rectores imperatoriae iuventae et ... concordes, diversa arte ex aequo pollebant, Burrus militaribus curis et severitate morum, Seneca praeceptis eloquentiae et comitate honesta .... certamen utrique unum erat contra ferociam Agrippinae...*

lung der persönlichen Entwicklung der Hauptpersonen zurücktritt. Anders ausgedrückt: der Eindruck des Vorwurfs persönlicher Eitelkeit als Hauptmotiv *Senecas* für seine Schwerpunktsetzungen auf dem Gebiet der Erziehung *Neros* erklärt sich wahrscheinlich am ehesten daraus, dass *Sueton* die politischen Motive, die *Tacitus* benannte, keineswegs infrage stellen wollte, sondern aus seiner Darstellung lediglich ausblendete, weil er sich als Verfasser einer Biographie über *Nero* nicht auch noch für das erzieherische Handeln *Senecas* interessieren konnte und wollte.

Dennoch ist nicht auszuschließen, dass eine solche Ausblendung der persönlichen Motive *Senecas* als Erklärung für bestimmte Eigentümlichkeiten in dessen Beziehungen zu *Nero*, jedenfalls im Bewusstsein *Neros*, auch eine ursächliche Bedeutung für den späteren Bruch zwischen diesem und *Seneca* gehabt haben könnte und mittelbar auch auf die Art und Weise, wie *Seneca* zu Tode kam. Wenden wir uns, in dem Bewusstsein der Möglichkeit eines solchen Erklärungsansatzes jetzt auch der Darstellung der Auswirkungen eben dieses Bruchs zwischen *Nero* und *Seneca* durch *Sueton* zu.

Bemerkenswert knapp notiert der Biograph dazu im Wesentlichen nur Folgendes: *Senecam praeceptorem ad necem compulit, quamvis saepe commeatum petenti bonisque cedenti persancte iurasset suspectum se frustra periturumque potius quam nociturum ei.*[472] (Den Seneca, seinen Erzieher, trieb er [Nero] zur [Selbst-] Tötung[473], obwohl er diesem, als jener wiederholt um den Abschied bat und auf sein Vermögen verzichten wollte[474], hoch und heilig geschworen hatte, dass er [Seneca] zu Unrecht verdächtigt werde und er lieber zugrunde gehen, als ihm [Seneca] schaden werde.)

Dem hier vorrangig interessierenden Vorgang des Ablebens *Senecas* widmet *Sueton* in dem ohnehin schon recht knappen Zitat gerade einmal fünf Wörter: … *Senecam praeceptorem ad necem compulit…*, denen in sachlicher Hinsicht im Wesentlichen nur Folgendes zu entnehmen ist:

1. *Nero* trieb *Seneca* in den Tod.
2. Dabei tötete sich *Seneca* aber wahrscheinlich selbst.

Alle anderen Informationen, die in dem Zitat mit dem Vorgang des Ablebens *Senecas* sprachlich verknüpft werden, die Hinweise darauf, dass *Seneca Nero* zuvor um eine Art Abschied gebeten und seine Bereitschaft zum Verzicht auf sein ganzes Vermögen zugunsten *Neros* bekundet habe sowie dass *Nero* seinerseits gegenüber *Seneca* erklärt habe, dass er ihn für unbedingt loyal halte und lieber sterben werde als ihm zu schaden, haben mit jenem Vorgang sachlich wenig zu tun. Die Erwähnung dieser Informationen im Zusammenhang mit dem Ableben *Senecas* dient augenscheinlich nur dem Zweck, das Vorgehen *Neros* gegen *Seneca* in den Augen des Lesers als unver-

---

472 Vgl. Suet. Nero 35, 5;

473 Das Wort *necem* wird hier mit Selbsttötung wieder gegeben, obwohl als Grundbedeutung des Wortes *nex*, entsprechend seiner etymologischen Verwandtschaft zu den griechischen Wörtern νέκυς (= Leichnam) und νεκρὸς (= tot) im Deutschen eher Begriffe wie Tod, Tötung oder Ermordung in Frage kommen. Insofern *Seneca* im Kontext des Zitats nicht als Täter, sondern eindeutig als Opfer einer Gewalttat charakterisiert wird, kommt hier als Übersetzung wohl in erster Linie das Wort „Selbsttötung" in Betracht.

474 Vgl. dazu: Tac. ann 14, 53;

ständlich, ja mehr noch als moralisch verwerflich erscheinen zu lassen. Lediglich der Hinweis darauf, dass *Seneca* der Erzieher *Neros* gewesen sei, könnte vor dem Hintergrund der durchaus kritischen Bewertung der Rolle *Senecas* als Erzieher *Neros* durch *Sueton,* eventuell auch als Hinweis auf ein mögliches Motiv *Neros* für dessen Vorgehen gegen *Seneca* interpretiert werden.

Aber welche Konsequenzen ergeben sich aus diesen Überlegungen für die Beantwortung der Frage, ob sich aus der Darstellung des Ablebens Senecas durch *Sueton* eher die Notwendigkeit einer Korrektur der oben aus einer Analyse der Darstellung des *Tacitus* gewonnenen Erkenntnisse über die Möglichkeit einer Tötungsassistenz durch einen Arzt ergibt oder nicht?

In methodischer Hinsicht erweist sich diese Frage als bedeutungsähnlich mit der hier bereits in einem anderen Zusammenhang aufgeworfenen Frage, ob *Sueton* bei seiner Darstellung des Ablebens *Senecas* auch bei *Tacitus* überlieferte Informationen nur verkürzt wieder gegeben hat, oder aber das Ende *Senecas* aufgrund ihm zur Verfügung stehender anderer Informationen bewusst anders als *Tacitus* dargestellt hat.

Bei dem Versuch einer Beantwortung dieser Frage verdient besondere Beachtung, dass sich *Sueton* in Bezug auf die oben kurz skizzierten Informationen über bestimmte Einzelheiten eines früheren Zerwürfnisses zwischen *Nero* und *Seneca* unverkennbar an entsprechende Darstellungen bei *Tacitus* anlehnt und die dort überlieferten Informationen allenfalls verkürzt wiedergibt und keinesfalls inhaltlich verändert. Über die von *Sueton* in dem obigen Zitat erwähnte Bitte *Senecas,* sich aus dem öffentlichen Leben zurückziehen zu dürfen und die Bereitschaft *Senecas* zum Verzicht auf sein ganzes Vermögen berichtet auch *Tacitus*, und zwar im Kontext der Berichterstattung über Ereignisse des Jahres 62 n. Chr. und im Anschluss an eine Erörterung der Konsequenzen des Todes des *Burrus*[475] für die Machtstellung *Senecas*[476].

Die Darstellung des *Tacitus* darüber beginnt folgendermaßen: *At Seneca criminantium non ignarus, ... et familiaritatem eius magis aspernante Caesare, tempus sermoni orat et accepto ita incipit*[477]: (Aber Seneca wusste über die gegen ihn gerichteten Anschuldigungen genau Bescheid, ... und als den vertrauten Umgang mit ihm der Kaiser mehr und mehr vermied, bat er um einen Gesprächstermin und als der ihm gewährt worden war, begann er so: ... [es folgt eine Art Ansprache *Senecas*, die sich über 1 ¼ Teubnerseiten erstreckt.])

Die Darstellung des *Tacitus* vermittelt den Eindruck, dass durch den Tod des mit *Seneca* eng befreundeten *Burrus* die Gegner *Senecas* allmählich Oberwasser bekamen und *Seneca* bei *Nero* zu verleumden begannen, was diesen veranlasste, *Nero* seine „Demission" als zuvor wichtigster Berater des Kaisers und ihm auch die Rückgabe aller von ihm erhaltenen Geldgeschenke anzubieten[478]. Nach *Tacitus* antwortete *Nero* auf dieses Anerbieten *Senecas* mit einer nahezu gleich langen Rede, in der *Nero* angeblich u. a. versicherte: *nec mihi tela et manus tuae defuissent in armis agenti ... et tua*

475 Vgl. Tac. ann. 14, 51–52;
476 Vgl. Tac. ann. 14, 53–54;
477 Vgl. Tac. ann. 14, 53, 1;
478 Vgl. Tac. ann. 14, 54, 2: ... *cum opes meas ultra sustinere non possim, praesidium peto. iube rem per procuratores tuos administrari...*

quidem erga me munera, dum vita suppetat, aeterna sunt[479]. (auch deine Waffen und deine Hände hätten mir zur Verfügung gestanden, wenn ich im Felde stand … und deine Verdienste um mich werden, so lange das Leben dauert, ewig wären.)

Zumindest in Bezug auf die sowohl von *Sueton* als auch von *Tacitus* berichtete Bereitschaft *Senecas* zum politischen Rückzug sowie zum Vermögensverzicht zugunsten *Neros* als auch bezüglich der von beiden Autoren erwähnten Zurückweisung jenes Angebots *Senecas* durch *Nero* sowie bezüglich der angeblichen Vertrauensbekundungen *Neros* gegenüber *Seneca* lassen sich kaum inhaltliche Abweichungen zwischen beiden Darstellungen feststellen, abgesehen davon, dass *Sueton* darüber im Vergleich zu *Tacitus* in erheblich verkürzter Form berichtet. Daher erscheint es als zulässig zu vermuten, dass die entsprechenden Darstellungen des *Tacitus* von *Sueton* sogar als Quelle für die oben zitierte Notiz dienten. Man könnte im Hinblick darauf von einer Abhängigkeit der Darstellung *Suetons* von derjenigen des *Tacitus* sprechen.

Daher dürfte es schwierig sein, auch die o. z. Aussage *Suetons* über das Ende *Senecas* (*Senecam praeceptorem ad necem compulit….* [480]) anders zu deuten als das Ergebnis einer starken Verkürzung der Darstellung des *Tacitus*. Jedenfalls ergeben sich aus dem oben vorgenommenen Vergleich beider Darstellungen bestimmter Vorgänge keinerlei Anhaltspunkte dafür, dass *Sueton* für seine sehr knappe Darstellung des Ablebens *Senecas* auf eine Quelle zurückgegriffen haben könnte, in welcher die bei *Tacitus* zusätzlich erwähnten Einzelheiten, wie zum Beispiel über die Rolle *Paulinas* und die Rolle des Arztes *Annaeus Statius*, anders dargestellt wurden als bei *Tacitus*, so dass man deren Nichterwähnung durch *Sueton* keinesfalls als Ausdruck einer Kritik an der Darstellung des *Tacitus* deuten darf, sondern nur als das Ergebnis einer inhaltlichen Kürzung dieser Darstellung. Im Gegenteil: Selbst für ein anderes Detail der o. z. Suetonnotiz, der in Bezug auf das Faktum des erzwungenen Suizids *Senecas* an sich überflüssige Hinweis darauf, dass *Seneca* der Erzieher *Neros* gewesen war, lässt sich ein Vorbild in der Berichterstattung des *Tacitus* nachweisen.

Im Zusammenhang der Berichterstattung des *Tacitus* über die Reaktion *Senecas* auf das Wehklagen seiner Tischgenossen über das unerwartete Eintreffen der Todesbotschaft für ihn, legt der Historiker dem Philosophen unter anderem folgende Worte in den Mund: *cui ignaram fuisse saevitiam Neronis? neque aliud superesse post matrem fratremque interfectos, quam ut educatoris praeceptoris necem adiceret*[481]. (wem sei die die Grausamkeit Neros unbekannt gewesen. Nichts Anderes sei noch übrig nach der Tötung von Mutter und Bruder, als dass er dem auch noch den Tod des Erzieher und Ausbilders hinzufügte.)

Bereits bei *Tacitus* begegnet uns der demonstrative Hinweis, dass selbst die Tatsache, dass *Seneca* der Erzieher *Neros* gewesen sei, diesen nicht davon abgehalten habe, jenen zu liquidieren. Besondere Aufmerksamkeit im Hinblick darauf, dass *Tacitus Seneca* in diesem Zusammenhang eine Formulierung in den Mund legt, die in fast eben

479 Vgl. Tac. ann. 14, 55, 3;
480 Vgl. Suet. Nero 35, 5;
481 Vgl. Tac. ann. 15, 62, 2;

derselben sprachlichen Form *Sueton* auch zur Charakterisierung des Ablebens *Senecas* benutzte: *praeceptoris necem.*

Es lässt sich somit aus unserer Analyse der Darstellung des Ablebens *Senecas* durch *Sueton* ein klares Fazit ziehen: Begründete Einwände gegen den hier auf der Grundlage der Darstellung des *Tacitus* vorgenommenen Ausschluss einer ärztlichen Tötungsassistenz im Falle *Senecas* sind nicht möglich.

1.2.2 Die Causa Seneca bei Cassius Dio

Gewisse Abweichungen von der Darstellung des *Tacitus* über das Ende *Senecas* sind aber in der Darstellung des *Xiphilinos* bzw. *Cassius Dios* zu beobachten, der dazu folgende Informationen zu entnehmen sind: ὁ δὲ δὴ Σενέκας ἠθέλησε μὲν καὶ τὴν γυναῖκα Παυλῖναν ἀποκτεῖναι, λέγων πεπεικέναι αὐτὴν τοῦ τε θανάτου καταφρονῆσαι καὶ τῆς σὺν αὐτῷ μεταλλαγῆς ἐπιτυμῆσαι καὶ ἔσχασε καὶ τὰς ἐκείνης φλέβας, δυσθανατήσας δὲ δὴ καὶ πρὸς τὸν ὄλεθρον ὑπὸ τῶν στρατιωτῶν ἐπειχθεὶς προαπηλλάγη αὐτῆς, καὶ οὕτως ἡ Παυλῖνα περιεγένετο[482]. (Seneca wollte das Leben seiner Frau Paulina gleichzeitig mit dem seinem beenden; denn er habe, wie er erklärte, sie gelehrt, sowohl den Tod zu verachten als auch gemeinsam mit ihm aus dem Leben zu gehen. So öffnete er sich selbst und ihr die Adern. Doch da er einen schweren Tod hatte, beschleunigten die Soldaten sein Ende, und so war Paulina, während er verschied, noch am Leben und wurde gerettet.)[483]

Bereits ein oberflächlicher Blick auf dieses Zitat genügt um zu erkennen, dass die Darstellung *Dios* zu derjenigen des *Tacitus* drei bemerkenswerte Unterschiede aufweist:

1. Anders als von *Tacitus* behauptet, ging die Initiative zu einer gemeinschaftlichen Selbsttötung des Ehepaares *Seneca* nach *Cassius Dio* nicht von dessen Gemahlin *Paulina* aus, sondern von *Seneca* selbst und wurde auch nicht durch eine gemeinschaftliche Öffnung großer Blutgefäße in die Wege geleitet, sondern allein durch *Seneca*, und zwar dadurch, dass der Philosoph zunächst seiner Gemahlin und dann sich selbst entsprechende Verletzungen zufügte.
2. Anders als *Tacitus* erwähnt *Cassius Dio* die Einnahme von angeblich tödlich wirkenden Medikamenten durch *Seneca* nicht.
3. Anders als *Tacitus* scheint *Cassius Dio* davon überzeugt gewesen zu sein, dass der Tod *Senecas* nicht durch dessen eigene suizidalen Bemühungen herbeigeführt wurde, sondern durch die Prätorianer, die auf nicht näher erläuterte Art und Weise den Tod *Senecas* durch eine Fremdtötung herbeiführten.

Diese Abweichungen von der Darstellung des *Tacitus* verlangen nach einer Erklärung. Auf den ersten Blick erscheint es naheliegend, sie wie im Falle der Darstellung in der bereits besprochenen *Suetonnotiz* als Ergebnis einer Verkürzung zu deuten, zumal die

482 Vgl. Xiph. 170, 4 172, 1 R. St. zu: Dio 62, 25, 2;

483 Vgl. Veh, O.: (Übers.) Cassius Dio, Römische Geschichte Bd. V, Düsseldorf 2007, Epitome des Buches 62, cap. 25, 1–2; S. 72;

das Ende *Senecas* betreffenden Ausführungen des *Cassius Dio* nicht im Original überliefert sind, sondern in der Form von Exzerpten des *Johannes Xiphilinos*, eines in der zweiten Hälfte des 11. Jahrhunderts in *Konstantinopel* lebenden christlichen Mönchs[484]. Es ist daher nicht auszuschließen, dass die Darstellung *Dios* im Zuge ihrer Exzerpierung inhaltlich verändert wurde. Um diese Möglichkeit zu verifizieren oder auszuschließen ist es unumgänglich, dass wir uns mit dem zeitgeschichtlichen Hintergrund der Entstehung dieser Exzerpte noch ein wenig genauer beschäftigen

Von dem Verfasser der Exzerpte ist bekannt, dass er als ein Neffe eines gleichnamigen Patriarchen von Konstantinopel über gute Beziehungen zum Hof des byzantinischen Kaisers *Michael VII. Parapinakes*[485] verfügte, der ihm wahrscheinlich auch den Auftrag erteilte, die hier zitierten Auszüge aus dem Geschichtswerk des *Cassius Dio* anzufertigen. Die Gründe für die Erteilung dieses Auftrags sind nicht überliefert. Es spricht aber Einiges dafür, dass die Entstehung der Exzerpte damit zusammenhängt, dass *Michael VII.* als sehr gebildet galt, aber über das *byzantinische* Reich in einer ausgesprochenen Schwächeperiode herrschte.

In das Jahr der Geburt *Michaels VII.* fällt das sog. Papstwahldekret des deutschen *Kaisers Heinrichs III*, infolgedessen sich der Kirchenstaat nicht nur vom Kaisertum des Westens emanzipierte, sondern auch von demjenigen des Ostens: Im Jahre 1071 beseitigten die von dem Reformpapsttum gegen das Kaisertum der *Salier* zur Hilfe gerufenen *Normannen* die letzten Reste der byzantinischen Herrschaft über Süditalien. In demselben Jahr hatte *Byzanz* infolge der verlustreichen Schlacht von *Manzikert*[486] auch an der Ostgrenze des Reiches große territoriale Verluste zugunsten der *Seldschuken* hinnehmen müssen. Die Beauftragung des *Xiphilinos* mit der Anfertigung von Exzerpten aus dem Geschichtswerk des *Cassius Dio* erklärt sich somit grundsätzlich nicht nur aus dem Bildungseifer des Kaisers, sondern auch aus dem Interesse an einer Rückbesinnung auf die frühere Größe der römischen Kaiserherrschaft in einer Zeit eines katastrophalen Niedergangs.

Daraus könnte sich aber auch erklären, dass – wie aus einem Vergleich der Exzerpte des *Xiphilinos* mit dem im Original überlieferten Teilen des Werkes des Cassius Dio auf Anhieb ersichtlich ist – der byzantinische Epitomator die Ausführungen *Dios* nicht nur zusammenfasste, sondern auch veränderte, vor allem durch den Verzicht auf die an den Konsulatslisten orientierte Chronologie. Dieses Interesse an dem früheren Glanz der Herrschaft der römischen Kaiser könnte auch dazu geführt haben, dass die kritische Haltung gegenüber einzelnen Kaisern, die vor allem bei *Tacitus* spürbar ist, aber auch noch in den im Original überlieferten Teilen von *Dios* Ge-

---

484 Vgl.Trapp, E.: Johannes Xiphilinos der Jüngere. In: Biographisch-Bibliographisches Kirchenlexikon (BBKL). Bd. 3, Herzberg 1992, Sp. 618–619;

485 Μιχαὴλ Ζ' Δούκας Παραπινάκης, *1059, †ca. 1090, n. Chr., nominell von 1067–1078 byzantinischer Kaiser, faktisch aber erst ab 1071, verheiratet mit *Maria von Alanien*, einer Schwester des Königs *Giorgi II.* von Georgien; vgl. Michael VII. Dukas, in Encyclopaedia Britannica, elektr.: http://www.britannica. com/EB checked/topic/379854/Michael-VII-Ducas (2014);

486 Am 26. 08. 1071; vgl. dazu: Hillenbrand, C.: Turkish Myth and Muslim Symbol: The Battle of Manzikert. Edinburgh 2008. (neues Überblickswerk, vor allem zur Tradierung der Schlacht in der islamischen Historiographie bis in die Gegenwart) Strässle, P. M.: Mantzikert. In: Lexikon des Mittelalters. Bd. 6, Sp. 208–209;

schichtswerk zu beobachten ist, in Bezug auf manche Einzelheiten der Darstellung abgemildert wurde.

Dieses Bestreben des *Xiphilinos* könnte auch dazu geführt haben, dass die Rolle *Senecas* im Kontext der sog. *Pisonischen Verschwörung* in den Dioexzerpten erheblich kritischer beurteilt wird als von *Tacitus*, vielleicht auch kritischer als in dem verschollenen Original *Dios*. Jedenfalls wird eine Involvierung *Senecas* in die Verschwörung dort anders als von *Tacitus* nicht als Gegenstand von Gerüchten, sondern als Tatsache dargestellt: Ὁ δὲ δὴ Σενέκας καὶ ὁ Ῥοῦφος ὁ ἔπαρχος ἄλλοι τέ τινες τῶν ἐπιφανῶν ἐπεβούλευσαν τῷ Νέρωνι. οὔτε γὰρ τὴν ἀσχημοσύνην οὔτε τὴν ἀσέλγειαν οὔτε τὴν ὠμότητα αὐτοῦ ἔτι φέρειν ἐδύναντο. αὐτοίτε οὖν ἅμα τῶν κακῶν τούτων ἀπαλλαγῆναι κἀκεῖνον ἐλευθερῶσαι ἠθέλησαν, ὥσπερ ἄντικρυς Σουλπίκιός τε Ἄσπρος ἑκατόνταρχος καὶ Σούβριος Φλάουιος χιλίαρχος, ἐκ τῶν σωματοφυλάκων ὄντες, καὶ πρὸς αὐτὸν Νέρωνα ὡμολόγησαν.
ἐκεῖνός τε γὰρ ἐρωτηθεὶς ὑπ᾽ αὐτοῦ τὴν αἰτίαν τῆς ἐπιθέσεως εἶπεν ὅτι „ἄλλως σοι βοηθῆσαι οὐκ ἐδυνάμην, καὶ ὁ Φλάουιος „καὶ ἐφίλησά σε" εἶπε „παντὸς μᾶλλον καὶ ἐμίσησα. ἐφίλησα μὲν ἐλπίσας ἀγαθὸν αὐτοκράτορα ἔσεσθαι, ἐμίσησα δὲ ὅτι τὰ καὶ τὰ ποιεῖς. οὔτε γὰρ ἁρματηλάτῃ οὔτε κιταρῳδῷ δουλεύειν δύναμαι." μηνύσεως οὖν γενομένης οὗτοί τε ἐκολάσθησαν καὶ ἄλλοι δι᾽ αὐτοὺς πολλοί. [487]: (Seneca aber, der Praefekt[488] Rufus[489] und einige andere angesehene Männer zettelten eine Verschwörung gegen Nero an; sie konnten nämlich sein unwürdiges Verhalten, seine Zuchtlosigkeit und Grausamkeit nicht länger ertragen und wollten daher selbst von diesen Übeln loskommen und gleichzeitig auch den Kaiser davon befreien, wie denn der Zenturio Sulpicius Asper und der Militärtribun Subrius Flavius, beide Angehörige der Leibgarde, Nero ins Gesicht bekannten.
Als nämlich Asper vom Kaiser gefragt wurde, weshalb er denn den Anschlag geplant habe, erklärte er: `Ich konnte Dir nicht anders helfen!´, und Flavius Rufus meinte:`Ich habe dich mehr als jeden anderen geliebt und gehasst, geliebt, weil ich hoffte, dass du ein guter Kaiser sein würdest, gehasst weil du dies und das treibst; ich vermag nämlich weder einem Wagenlenker noch einem Leierspieler zu dienen.´ Darauf wurden diese Männer angezeigt und bestraft und ebenso ihretwegen viele andere.[490])

Anders als *Tacitus* bestreitet *Cassius Dio* (*Xiphilinos*) eine Involvierung *Senecas* in die *Pisonische Verschwörung* keineswegs, sondern charakterisiert *Seneca* sogar als den führenden Kopf dieses Unternehmens, während er *Pisos* Namen völlig unerwähnt lässt. Es fällt schwer, das Verschweigen der führenden Rolle *Pisos* innerhalb der Verschwörung lediglich als das Ergebnis von Bemühungen des Epitomators zu deuten, die Darstellung *Dios* zu verknappen. Es drängt sich eher der Verdacht auf, dass *Xiphilin* bewusst eine Führungsrolle *Senecas* im Rahmen der Verschwörung behauptet, um vor dem Hintergrund der persönlichen Erfahrung von Palastintrigen gegen die Herrschaft des byzantinischen Kaisers *Michaels VII.* auch die *Pisonische Verschwörung* als

487 Vgl. Cass. Dio (Xiphilinos) 62, 24, 1–2;

488 *praefecus praetorio*

489 *Faenius Rufus*, zur Rolle des *Faenius Rufus* im Rahmen der Pisonischen Verschwörung vgl.: Tac. ann. 15, 50. 53. 58. 61. 66. 68. 16, 12;

490 Vgl.Veh. O., s. o., Bd. 5, S. 71–72;

eine „*Palastrevolution*“ erscheinen zu lassen, d. h. ein Bild zu entwerfen, in welches die Führungsrolle *Pisos*, d. h. des Abkömmlings einer altrömischen Aristokratenfamilie nicht zu passen schien. Andererseits kann mangels Quellen auch nicht ausgeschlossen werden, dass schon von *Cassius Dio* selbst die Rolle *Senecas* erheblich kritischer gesehen wurde als von *Tacitus*.

Um so dringlicher stellt sich angesichts dieser Abweichungen der Darstellungen des *Tacitus* und des *Cassius Dio* die Frage nach der Glaubwürdigkeit, zumal davon auszugehen wäre, dass *Cassius Dio*, als der später schreibende Autor das Werk des früher schreibenden *Tacitus* gekannt haben müsste. Da *Cassius Dio Tacitus* aber niemals zitiert und auch nicht *expressis verbis* kritisiert, ist auch nicht auszuschließen, dass die Darstellung des *Tacitus* über die *Pisonische Verschwörung* verschollen oder nicht greifbar war, als *Dio* an seiner eigenen arbeitete. Übereinstimmungen in den Werken könnten somit durch die Benutzung derselben Quellen bedingt sein und Abweichungen könnten aus unterschiedlichen Bewertungen der Glaubwürdigkeit dieser Quellen resultieren.

Weil somit nicht klar ist, ob *Cassius Dio* nicht auch Quellen benutzt hat, die *Tacitus* ignorierte, anders deutete oder nicht kannte, dürfen wir bei einem Vergleich nicht ungeprüft davon ausgehen, dass die ältere Darstellung, die des *Tacitus* gegenüber derjenigen der späteren, nämlich des *Cassius Dio* oder gar des *Xiphilinos*, überlegen sei, – abgesehen von den unterschiedlichen Darstellungen bestimmter Details, bei denen man sich die Unterschiede ohne größere Mühe auch als das Ergebnis von Vereinfachungen ohne Verfälschungsabsicht erklären kann.

So kann man zumindest die oben unter Ziffer 1 genannten Abweichungen in der Darstellung *Dios* sicherlich als das Ergebnis einer „*unabsichtlichen Verfälschung*“ interpretieren: Dass bei *Cassius Dio* anders als bei *Tacitus* lediglich von Bemühungen *Senecas* die Rede ist, seiner Gemahlin und auch sich selbst Blutgefäße aufzuschneiden, ohne genaue Angaben über die Körperstellen, an denen er dies versuchte, lässt sich kaum auf die Absicht zurückführen, dem Leser wichtige Informationen vorzuenthalten, und spricht daher aber auch keinesfalls gegen die Glaubwürdigkeit der diesbezüglichen Angaben des *Tacitus*[491].

Selbst dass *Cassius Dio* im Hinblick auf die *Paulina* beigebrachten Verletzungen ausschließlich *Seneca* selbst als „Täter“ charakterisiert, steht zu den Angaben des *Tacitus*, der den Vorgang zu Beginn als einen gemeinschaftlich begangenen Selbsttötungsversuch beider Ehegatten darstellt[492], nicht in einem unüberbrückbaren Gegensatz. Denn gerade unter der sich nach unseren bisherigen Untersuchungen als wahrscheinlich angenommenen Prämisse, dass sich das Ehepaar Seneca *eodem ictu* und mittelst eines einzigen *gladius* und gleichzeitig die Armschlagadern zu öffnen versuchte, wäre ergonomisch am ehesten nachvollziehbar, wenn bei dem Schnitt zunächst nur einer von beiden Ehegatten mit einer Hand den Griff des Schwertes gehalten hätte und so

491 *Tacitus* benennt als Körperteile bei *Paulina* und *Seneca* selbst die Arme, bei dem letzteren zusätzlich auch Kniekehlen und Unterschenkel (Vgl. Tac. ann. 15, 63, 3;).

492 S. o. Tac. ann. 15, 63, 4: *post quae eodem ictu brachia ferro [scil. Seneca et Paulina]exsolvunt.*

zunächst nur drei Arme verletzte, nämlich die beiden Arme des Partners, aber nur einen eigenen.

Dass aber *Seneca* derjenige war, der den ersten Schnitt geführt haben müsste und deswegen zunächst einen Arm unverletzt behielt, ergibt sich daraus, dass aus den oben dargelegten Gründen wohl damit zu rechnen ist, dass *Seneca* zu diesem Zweck sein eigenes Schwert benutzte, während bei *Paulina* davon auszugehen ist, dass sie gar keines besaß. Außerdem könnte man sich die Angaben des *Tacitus*, dass *Seneca* später nur sich selbst auch Verletzungen an den Beinen beibrachte, besser vorstellen, wenn *Seneca* nach dem vorangegangenen mit *Paulina* gemeinschaftlich begangenen Suizidversuch noch einen Arm unverletzt und damit auch schmerzfrei behalten hätte.

Auch die oben unter Ziffer 3 benannte Abweichung der Darstellung *Dios* (*Xiphilinos*), nach der *Seneca* anders als von *Tacitus* behauptet, nicht durch die Dämpfe eines heißen Bades erstickt wurde[493], sondern von Soldaten getötet wurde[494], ist nicht unbedingt als ein Widerspruch zu interpretieren. Dass *Seneca* kurz vor seinem Ableben in ein Dampfbad getragen wurde, wie *Tacitus* unterstellt, spricht keinesfalls dagegen, dass dies, wie von *Cassius Dio* behauptet – in der Absicht, *Senecas* Tod zu beschleunigen – von den Prätorianern vorgenommen oder angeordnet wurde.

Aber in Bezug auf zwei weitere Unterschiede der Darstellungen der *causa Seneca* durch *Tacitus* bzw. *Cassius Dio* scheint als Erklärung das Ringen des letzteren um eine vereinfachte und verkürzte Darstellung kaum in Frage zu kommen: Das gilt vor allem für die von *Cassius Dio* behauptete[495], aber von *Tacitus* bestrittene Involvierung *Senecas* in die *Pisonische Verschwörung*[496], in abgeschwächter Form, wahrscheinlich aber auch für die medizingeschichtlich bedeutsame, von *Tacitus* behauptete, von *Xiphilinos* jedoch nicht erwähnte Involvierung des Arztes *Statius Annaeus* in das Sterben *Senecas*[497].

In der Art und Weise, in der *Tacitus* die Möglichkeit einer Verwicklung *Senecas* in die *Pisonische Verschwörung* in Abrede stellt, ist ein polemischer Unterton unüberhörbar, der die Vermutung rechtfertigt, dass wenigstens einer der von *Tacitus* genannten Autoren von Geschichtswerken, deren Benutzung der Historiker andeutet, die aber auch *Cassius Dio* als Quelle benutzte, eine verschwörerische Verstrickung *Senecas* behauptet haben könnte: *solus quippe Natalis et hactenus prompsit, missum se ad aegrotum Senecam, uti viseret conquerereturque, cur Pisonem aditu arceret:*[498](Denn allein Natalis sagte aus, und auch nur soviel, dass er zu dem erkrankten Seneca geschickt worden sei, damit er ihn besuche und herauszubekommen versuche, warum er [Seneca] Piso den [unmittelbaren] Zugang verwehre:)

493 S. o. Tac. ann. 63, 4: *exim balneo inlatus et vapore eius exanimatus...*

494 S. o. Xiph. 170, 4–172, 1 R. St. zu: Dio 62, 25, 2:... δυσθανατήσας δὲ δὴ καὶ πρὸς τὸν ὄλεθρον ὑπὸ τῶν στρατιωτῶν ἐπειχθεὶς...

495 S. o. Xiph. 170, 4–172, 1 R. St. zu: Cass. Dio 62, 25, 2;

496 S. o. Tac. ann. 15, 60, 2: *sequitur caedes Senecae laetissima principi, non quia coniurationis manifestum compererat...*

497 S. o. Tac. ann. 15, 63, 3; Xiph. 170, 4–172, 1 R. St. zu: Cass. Dio 62, 25, 2;

498 S. o. Tac. ann. 15, 60, 3;

Die Betonung, dass allein *Natalis* durch eine Aussage bezüglich angeblicher persönlicher Kontakte zwischen *Piso* und *Seneca* den Argwohn *Neros* gegenüber dem letzteren wegen einer möglichen Involvierung in eine gegen ihn gerichtete Verschwörung geweckt habe, begründet den Verdacht, dass bereits *Tacitus* Darstellungen bekannt waren, nach denen auch andere Beteiligte der Verschwörung durch ihre Aussagen *Seneca* belasteten, und nicht nur im Hinblick auf *Seneca* lediglich kompromittierende Kontakte zu *Piso*. Im Anschluss an seine Berichterstattung über das Ende *Senecas* zitiert *Tacitus* selbst ein „*Gerücht*", welches angeblich besagte, dass *Piso* nach dem Willen einiger Verschwörer nur vorübergehend *Neros* Stelle habe einnehmen sollen[499].

Berücksichtigt man aber, dass die Klassifizierung dieser Information als „*Gerücht*" vielleicht „nur" eine subjektive Einschätzung des *Tacitus* widerspiegelt, aber nicht eine von allen antiken Historikern für verbindlich erachtete Auffassung darstellt, dann wird man davon ausgehen dürfen, dass *Tacitus* die Einschätzung, dass nicht *Piso*, sondern *Seneca* der führende Kopf der Verschwörung gewesen sei, bereits in den von ihm benutzten Quellen vorfand, diese allerdings – anders als *Cassius Dio* – nicht teilte. Dass *Seneca* von den „Gerüchten" über derartige Pläne selbst Kenntnis gehabt haben könnte[500], wird auch von *Tacitus* eingeräumt. Außerdem schließt *Tacitus* – im Zusammenhang der Erwähnung der Rückkehr *Senecas* aus Kampanien in ein Landhaus vor den Toren *Roms* kurz vor seinem Tod – nicht aus, dass diese Rückkehr aus kluger Berechnung erfolgt sei[501].

Worin das Kalkül *Senecas* bei seiner Rückkehr aus *Kampanien* bestanden haben könnte, erläutert *Tacitus* nicht weiter, aber vor dem Hintergrund des konkreten Inhalts der „Gerüchte" über angebliche verschwörerische Verstrickungen *Senecas* kann darüber im Prinzip kein Zweifel bestehen: 1. Entweder hatte *Seneca* bereits vor seiner Rückkehr vor die Tore *Roms* Kenntnis davon erhalten, dass die Verschwörer enttarnt worden waren, und glaubte durch eine rechtzeitige Abreise aus Kampanien, d. h. durch eine Art Alibi, seine tatsächlichen Kontakte zu den Verschwörern besser verschleiern zu können.

2. Oder *Seneca* hatte noch keine Kenntnisse von dem Scheitern der Verschwörung und war hauptsächlich deswegen in die nähere Umgebung *Roms* gekommen, um von dort aus den weiteren Verlauf der Entwicklung beobachten zu können und je nach dem weiteren Verlauf der Entwicklung den Verschwörern entweder seine Dienste anzubieten oder sich sogar an deren Spitze zu stellen.

Über die Entstehung der Gerüchte, nach denen auch *Seneca* in die Verschwörung verwickelt gewesen sein könnte, sind vor allem der Berichterstattung des *Tacitus* über

---

499 S. o. Tac. ann. 15, 60, 3: *Fama fuit Subrium Flavum cum centurionibus occulto consilio, neque tamen ignorante Seneca, destinavisse, ut post occisum opera Pisonis Neronem Piso quoque interficeretur tradereturque imperium Senecae, quasi insonti et claritudine virtututum ad summum fastigium delecto.* (Es ging das Gerücht, dass Subrius Flavus gemeinsam mit den Zenturionen in einem geheimen Plan bestimmt habe, trotzdem nicht ohne Wissen *Senecas*, dass nach der unter Mitwirkung *Pisos* erfolgten Tötung *Neros* Piso ebenfalls getötet werde und die Kaiserherrschaft dann Seneca übergeben werde, als einem gleichsam unschuldigen [d. h. an dem Attentat unbeteiligten] und wegen der Berühmtheit seiner Tugenden für die Staatsspitze ausgewählten Mann.)

500 S. o. Tac. ann. 15, 64:... *neque tamen ignorante Seneca,...*

501 S. o. Tac. ann. 15, 60, 4: *is [scil. Seneca] forte an prudens ... remeaverat.*

die Aufdeckung der Verschwörung interessante Informationen zu entnehmen. Dies war nach den bei *Tacitus* überlieferten Informationen auf die Unvorsichtigkeit eines Senators mit dem Namen *Flavius Scaevinus*[502] zurückzuführen. Dieser hatte sich angeblich ausbedungen, bei einem auf *Nero* geplanten Mordanschlag während eines öffentlichen Auftritts *Neros* anlässlich sog. *ludi Ceriales*, welche in der Zeit vom 12. – 19. 04. stattfanden[503], den ersten Streich führen zu dürfen[504], und zwar mittelst eines Dolches, den er eigens zu diesem Zweck entweder aus einem Heiligtum der *Salus* oder einem der *Fortuna* entwendet hatte[505].

Über die angebliche Unachtsamkeit des *Scaevinius* berichtet Tacitus Folgendes:... *proditio coepit e domo Scaevini, qui pridie insidiarum multo cum sermone cum Antonio Natale, dein regressus domum testamentum obsignavit, promptum vagina pugionem, de quo supra rettuli, vetustate obtusum increpans, asperari saxu et in mucronem ardescere iussit eamque curam liberto Milicho mandavit*[506]. (Der Verrat begann im Hause des Scaevinus, der am Vortag des [geplanten] Anschlags nach einem langen Gespräch mit Antonius Natalis nach seiner Heimkehr sein Testament versiegelte; dann aber zeterte er, dass der in der Scheide bereits bereit gehaltene Dolch, über den ich bereits berichtet habe, wegen des Alters stumpf geworden sei, befahl, dass er [der Dolch] mittelst eines Steines zu schärfen sei, bis die Klinge glänze, und übertrug diese Aufgabe seinem Freigelassenen Milichus.)

Milichus soll noch am frühen Morgen des folgenden Tages, d. h. am Tage des geplanten Anschlages, unter Vorweisung des frisch geschliffenen Dolches *Nero* persönlich von den Vorbereitungen zu dem Anschlag, die er im Hause des *Scaevinus* beobachtet hatte, Mitteilung gemacht und den Kaiser so dazu veranlasst haben, unverzüglich *Scaevinus* und *Natalis* zu verhören, welche dann die Namen zahlreicher anderer Mitglieder der Verschwörung verraten hätten[507]. Durch deren Verhöre wurden nach der Darstellung des *Tacitus* immer neue Kreise von Verdächtigen enttarnt[508], u. a. der 2. Prätorianerpräfekt *Faenius Rufus* und der Tribun *Subrius Flavus*, die auch nach den Angaben *Xiphilins*[509] zu den führenden Köpfen der Verschwörung gehörten, sich nach *Tacitus* aber bei den Verhören der übrigen Verschwörer durch besondere Grausamkeit auszeichneten[510], – wohl um die sich gegen sie selbst richtenden Verdächtigungen zu zerstreuen.

---

502 Vgl. Tac. ann. 15, 49. 53;

503 Vgl. Tac. ann. 15, 53, 1: *tandem statuere circensium ludorum die, qui Cereri celebratur, exsequi destinata, quia Caesar rarus egressu domoque aut hortis clausus ad ludrica circi ventitabat promptioresque aditus erant laetitia spectaculis.* Zum Datum der Zirkusspiele vgl. E. Koestermann, s. o. Bd. 4, S. 278.

504 Vgl. Tac. ann. 15, 53, 2: *primas sibi partes expostulante Scaevino, qui pugionem templo Salutis [in Etruria] sive, ut alii tradidere, Fortunae Ferentino in opido detraxerat gestabatque velut magno operi sacrum.*

505 Zur Herkunft der Waffe vgl. E. Koestermann (mit weiteren Literaturverweisen), s. o. Bd. 4, S. 279.

506 Vgl. Tac. ann. 15, 54, 1;

507 Vgl. Tac. ann. 15, 55–56;

508 Vgl. Tac. ann. 15, 57–58;

509 S. o. Xiph. 170, 4–172, 1 R. St. zu: Dio 62, 25, 2;

510 Vgl. Tac. ann. 15, 58, 3–4;

Vor dem Hintergrund der von *Tacitus* überlieferten Informationen über die Aufdeckung der Verschwörung verdient zweierlei Beachtung:

1. Nach der Darstellung des *Tacitus* erteilte ausgerechnet *Faenius Rufus* dem mit der Ausführung des *Seneca* betreffenden „Todesbefehls" beauftragten *Gavius Silvanus* den Rat, diesen Befehl auch auszuführen, wobei der letztere aus nachvollziehbaren Gründen aber davor zurückschreckte, *Seneca* persönlich unter die Augen zu treten und die Ausführung des Befehls an einen subalternen Offizier delegierte.
2. Nach einer von *Tacitus* als *Gerücht* bezeichneten Information soll ausgerechnet *Subrius Flavus* vor den Zenturionen seiner Kohorte die Losung ausgegeben haben, dass *Piso*, dem angeblichen Haupt der Verschwörung, lediglich die Funktion eines Platzhalters für *Seneca* zugedacht sei.

Berücksichtigt man dazu aber, dass es als nahezu undenkbar erscheint, dass ein einzelner Tribun wie *Subrius Flavius* eine solche Parole ohne vorherige Absprache mit seinem Vorgesetzten ausgegeben haben könnte, d. h. mit dem sowohl von *Cassius Dio* und von *Tacitus* zu den Verschwörern gerechneten 2. Prätorianerpräfekten *Faenius Rufus*, – wird man sich nicht des Eindrucks erwehren können, dass die von *Tacitus* dazu überlieferten Fakten eher das Urteil des *Cassius Dio* zu bestätigen scheinen, der eine Verstrickung *Senecas* eindeutig bejaht, als das Urteil des *Tacitus*, der sich weigert, die Möglichkeit einer aktiven Verstrickung *Senecas* anzuerkennen.

Daher fragt man sich unwillkürlich nach den möglichen Gründen für die Weigerung des *Tacitus*, aus den von ihm zwar lediglich als Gegenstand von „Gerüchten" charakterisierten, aber dennoch für überlieferungswürdig angesehenen Informationen darüber auch ähnliche Schlussfolgerungen zu ziehen wie *Cassius Dio*. Im Prinzip liegt die Antwort auf diese Frage auf der Hand: Sie dürfte mit der unterschiedlichen Einschätzung der Glaubwürdigkeit der Quellen zusammenhängen, bzw. einer ganz bestimmten Quelle, aus der sowohl *Tacitus* als auch *Cassius Dio* das oben skizzierte Wissen über die mutmaßlichen politischen Verstrickungen *Senecas* schöpften.

Da *Cassius Dio* aber – zumindest mittelbar – die von ihm weiter gegebenen Informationen aus denselben Quellen schöpfte, die auch *Tacitus* benutzte, diese dann aber anders als *Cassius Dio* bzw. *Xiphilinos* auch benannte, ist davon auszugehen, dass man die Gewährsleute für diese Informationen vor allem unter den von *Tacitus* auch namentlich als Quellen für seine Darstellung der *causa Seneca* bezeichneten Autoren zu suchen hat. Daraus ergibt sich im die Qual der Wahl zwischen: *Cluvius [Rufus]*[511], *[Gaius] Plinius [Secundus Maior]*[512] und *Fabius Rusticus*[513].

511 Vgl. Tac. ann. 13, 20, 2; 14, 2,1; Das Cognomen „Rufus" nennt *Tacitus* nur an verschiedenen Stellen der Historien, (Vgl. Tac. hist. 1,8.76; 2,58.65, 3,65,2; 4,39,4.43) aber nicht als Namen eines Schriftstellers, sondern als denjenigen eines Politikers.

512 Vgl. Tac. ann. 13, 20, 2; 15, 53, 3; ansonsten erwähnt *Tacitus* den Namen des *Plinius* in den *Annalen* auch noch als Verfasser eines Geschichtswerkes über frühkaiserzeitliche Germanenkriege (Vgl. Tac. ann. 1, 69) und in den Historien (Vgl. Tac. hist. 3, 28;) als Offizier in der Schlacht bei *Cremona*.

513 Vgl. Tac. ann. 13, 20, 2; Tac. ann. 14, 2, 2; Tac. ann. 15, 61; Ansonsten erwähnt *Tacitus* den Namen des *Fabius Rusticus* in der Beschreibung des Lebens seines Schwiegervaters *Gn. Iulius Agricola* (Vgl. Tac. Agr. 10, 3;).

Da von dem letzteren, als einem engen Freund *Senecas* aber kaum zu erwarten ist, dass er *Senecas* Rolle als Politiker durch einen Hinweis auf mögliche Verstrickungen in die Verschwörung in einem moralisch zweifelhaftem Licht erscheinen ließ und *Tacitus* selbst *Fabius Rusticus* wegen seiner angeblich positiven Voreingenommenheit gegenüber *Seneca* kritisiert[514], scheint es als zweckmäßig, die Suche nach Gewährsleuten für eine *Seneca* politisch belastende Berichterstattung auf *Cluvius Rufus* und *Plinius d. Älteren* einzuschränken. Im Zusammenhang damit ist aber zu beachten, dass *Tacitus* sich ausgerechnet in Bezug auf den die Verschwörer moralisch diskreditierenden Hinweis, dass *Faenius Rufus Gavius Silvanus* ermahnte, den Befehl *Neros* zur Tötung *Senecas* zu befolgen, sich auf Angaben des *Fabius Rusticus* berief[515].

Aber dass *Tacitus* bezüglich seines Urteils über die Involvierung *Senecas Cluvius Rufus* gefolgt sein könnte, erscheint in Anbetracht der über dessen Beziehungen zu *Nero* überlieferten Informationen als unwahrscheinlich. Sowohl *Sueton*[516] als auch *Plutarch*[517] und nicht zuletzt *Cassius Dio*[518] zeichneten von dem Politiker *Cluvius Rufus* gerade wegen seiner Unterwürfigkeit gegenüber *Nero* ein ungünstiges Bild, so dass es als kaum denkbar erscheint, dass sich *Tacitus* gerade in Bezug auf die Beziehungen *Senecas* zur Opposition gegen *Nero* an dem Urteil des *Cluvius Rufus* orientierte.

Trotzdem mag es aus methodologischen Überlegungen als problematisch erscheinen, allein aufgrund des oben durchgeführten Ausschlussverfahrens eine Abhängigkeit des *Tacitus* von dem Urteil des *Plinius* herleiten zu wollen, zumal auch das die Zeit *Neros* und damit auch die Zeit *Senecas* behandelnde Geschichtswerk des *Plinius* verschollen ist und nicht einmal Fragmente davon überliefert sind. Dennoch erscheint es als nicht illegitim, einen bestimmenden Einfluss des *Plinius* auf das Urteil des *Tacitus* zu vermuten, insofern als Erklärung für einen anderen oben konstatierten Meinungsunterschied zwischen *Tacitus* und *Cassius Dio* eine Beeinflussung des *Tacitus* durch das Urteil des *Plinius* nachweisbar ist, – gerade in Bezug auf das Urteil des *Tacitus*, mittelbar auch *Cassius Dios*, über die Rolle des Arztes *Statius Annaeus* im Zusammenhang des Endes *Senecas*.

In diesem Zusammenhang ist noch einmal an die oben unter Ziffer 2 festgestellten Unterschiede der Darstellungen des *Tacitus* und des *Cassius Dio* bezüglich der von *Seneca* an den Arzt gerichteten und angeblich auch erfüllten Bitte, ihm ein vielleicht hochtoxisch wirkendes Medikament anzureichen, - die von *Xiphilinus* zwar nicht bestritten, aber auch nicht erwähnt wird, was in dem Falle, dass die Einnahme dieses Medikaments tatsächlich einen bestimmenden Einfluss auf das Ableben *Senecas* gehabt haben sollte, aber einer Leugnung zumindest gleichkäme. Falls der zum Zeitpunkt des Ablebens *Senecas* in dessen Landhaus anwesende Arzt auf den tatsächlichen Verlauf seines Sterbeprozesses aber keinen Einfluss genommen haben sollte,

514 Vgl. Tac. ann. 13, 10, 2:... *sane Fabius inclinat ad laudes Senecae.*

515 S. o. Tac. ann. 15, 61, 3;

516 *Sueton* bezeugt, dass *Cluvius Rufus* anlässlich von „Nerofestspielen" als Herold des Kaisers fungierte. Vgl. Suet. Nero 21, 2;

517 *Plutarch* bezeichnet *Cluvius Rufus* aus ähnlichen Gründen als „Schauspieler". Vgl. dazu Wardle, D.: Cluvius Rufus and Suetonius, in: Hermes 120 (1992), S. 466–482, insbes. S. 478, Anm. 67.

518 Vgl. Cass. Dio 63, 14, 3;

was hier aufgrund der vorhin vorgenommenen Darstellung des *Tacitus* als gesichert angenommen wird, – wäre das Schweigen des *Cassius Dio* über dessen Anwesenheit daraus zu erklären, dass diese nach *Dios* Auffassung für die Kenntnis über den Ablauf des Vorgangs irrelevant gewesen wäre.

Weil aber *Tacitus* der Intervention des Arztes in Bezug auf das Ableben *Senecas* eine gewisse Bedeutung beimaß, obwohl ihm dabei wahrscheinlich kaum andere Informationsquellen zur Verfügung standen als *Cassius Dio*, stellt sich die Frage nach den Gründen dafür, warum sich *Tacitus* zu der von *Cassius Dio* anscheinend vorgenommenen Einschätzung nicht durchringen konnte – und vor allem, warum das Urteil des *Tacitus* in dieser Angelegenheit ausgerechnet von demjenigen des *Plinius* abhängig gewesen sein sollte.

Obwohl auch die Darstellung der *Causa Seneca* durch *Plinius* nicht überliefert ist und davon auch keine „*testimonia*" bekannt sind, lassen sich aber aus anderen Äußerungen des *Plinius* über einen bedeutsamen Teilaspekt dieser Darstellung relativ zuverlässige Aussagen ableiten, die auch zur Erklärung einer wichtigen Eigentümlichkeit der Darstellung des *Tacitus* herangezogen werden können, nämlich das auch in der *historia naturalis* greifbare Urteil, bzw. Vorurteil des *Plinius* über das berufsmäßige Handeln von Ärzten: Das 29. Buch der naturkundlichen Enzyklopädie des *Plinius* enthält auch einen geschichtlichen Überblick über das antike Gesundheitswesen, in welchem der Autor über die Fachkenntnisse von Ärzten, vor allem aber über das Heilerethos namentlich benannter griechischer und römischer Ärzte ein sehr kritisches Urteil fällt und seine Leser vor der Inanspruchnahme der Dienste von Ärzten warnt, ihnen empfiehlt sich statt dessen anhand einschlägiger Literatur lieber selbst eine Vorstellung über die für die jeweilige Erkrankung infrage kommenden Heilmittel und Heilmethoden zu machen[519].

Nicht zuletzt zeitgenössischen Ärzten, d. h. Ärzten der frühen römischen Kaiserzeit, unterstellt *Plinius* eine maßlose Profitgier, unbezähmbaren Ehrgeiz und Experimentierfreude ohne Rücksicht auf das Wohl ihrer zumeist zahlungskräftigen Patienten. *Plinius* unterstellt römischen Ärzten Scharlatanerie, Gleichgültigkeit gegenüber den Leiden und Schmerzen ihrer Patienten und sogar die billigende Inkaufnahme von deren Ableben, solange man ihnen für ihre Dienste nur entsprechend hohe Honorare zahlt[520]. Hierbei deutet *Plinius* an, dass Ärzten, solange jemand sie dafür nur entsprechend entlohne und sicher gestellt sei, dass man ihnen das nicht konkret nachweisen könne, sogar zuzutrauen sei, an der Tötung von Menschen mitzuwirken.

Vor dem Hintergrund der Nachweisbarkeit derartiger Vorurteile gegen Ärzte in einem Werk des *Plinius*, ist davon auszugehen, dass auch die verschollene Darstellung der *Causa Seneca* durch *Plinius* von solchen Vorurteilen beeinflusst war. Insofern aber als gesichert angesehen werden darf, dass *Tacitus* diese Darstellung des *Plinius* für seine eigene Darstellung der *Causa Seneca* benutzt hat, - im Übrigen mit dem Neffen des

---

519 Vgl. Plin. nat. 29, 1–30;

520 Für Belege zu diesen Feststellungen wird auf das Kap. 3. dieser Untersuchung verwiesen, wo auf Urteile und Vorurteile über das berufliche Handeln frühkaiserzeitlicher Ärzte noch im Einzelnen eingegangen werden soll.

älteren *Plinius* persönlich befreundet war und diesem große Verehrung entgegenbrachte, – erscheint es als angemessen zu unterstellen, dass *Tacitus* auch die negativen Vorurteile des älteren *Plinius* teilte und diese Vorurteile auch die Darstellung der Rolle des Arztes *Statius Annaeus* durch *Tacitus* beeinflusste. Und daraus wiederum erklärt es sich, dass *Tacitus* zumindest subjektiv davon überzeugt gewesen zu sein scheint, dass *Seneca* kurz vor seinem Tod von seinem Leibarzt ein tödlich wirkendes Gift erbat und bekam, auch wenn er ausdrücklich verneinte, dass dieses Gift die erwartete tödliche Wirkung entfaltete[521].

Ausgehend von dieser Schlussfolgerung und in Verbindung mit der Beobachtung, dass *Tacitus* und *Cassius Dio* trotz in etwa gleichartiger Informationsstände bezüglich der einschlägigen Quellen und Fakten über die Involvierung *Senecas* in die *Pisonische Verschwörung* in beiden Angelegenheiten zu unterschiedlichen Beurteilungen kamen, erscheint es als verständlich, dass *Tacitus* eine aktive Beteiligung *Senecas* an der *Pisonischen Verschwörung* bestritt, wahrscheinlich ebenfalls in Anlehnung an ein entsprechendes Urteil des *Plinius*, obwohl – wie das anderslautende Urteil *Dios* belegt – die Quellenlage und die danach als gesichert anzusehende Einzelfakten auch eine andere Einschätzung dieser Zusammenhänge ermöglichten.

Anders ausgedrückt: Während *Cassius Dio* die auch bei *Tacitus* greifbaren Gerüchte, dass *Seneca* nicht nur in die Verschwörung verstrickt war, sondern sogar ihr Oberhaupt, anders als *Tacitus* ernst nahm und als historisch bedeutsamen Sachverhalt für überlieferungswürdig hielt, sah derselbe Autor die tatsächliche Bedeutung der Einflussnahme des Arztes *Annaeus Statius* auf das Ableben *Senecas*, die ja auch von *Tacitus* bestritten wird, aus verständlichen Gründen als historisch bedeutungslos und dementsprechend auch nicht für überlieferungswürdig an.

Welche Bedeutung ist dieser Erkenntnis aber beizumessen in Bezug auf die hier vorrangig zu beantwortende Frage, ob eine aktive Beteiligung des Arztes *Statius Annaeus* an den Selbsttötungsbemühungen *Senecas* bzw. an der Herbeiführung seines *exitus* wirklich sicher ausgeschlossen werden kann oder nicht?

1.3 Abschließende Beurteilung der Rolle des Arztes *Statius Annaeus* im Kontext des Ablebens *Senecas*

Unter Bezugnahme auf die in der Literatur verbreitete Auffassung, dass *Seneca* seinen Tod im Wesentlichen selbst herbeigeführt habe, und zwar unter der Inanspruchnahme von Hilfen des mit ihm befreundeten Arztes *Statius Annaeus*, wurde das zu diesen Vorgängen überlieferte antike Quellenmaterial, Darstellungen in Werken des Historikers *Tacitus*, des Biographen *Sueton* und des Dioepitomators *Johannes Xiphilinos*, daraufhin untersucht, inwieweit die darin überlieferten Informationen über die Vorgeschichte und den Verlauf des Sterbeprozesses die Annahme der in der Literatur behaupteten aktiven Unterstützung des Sterbens Senecas rechtfertigen.

521 S. o. Tac. ann. 15, 64, 3: *adlatumque hausit frustra...*

Dabei konzentrierten wir uns zunächst auf eine entsprechende Analyse der vergleichsweise ausführlichen Darstellung der hier interessierenden Vorgänge durch *Tacitus*[522]. Die Ergebnisse dieser Analyse wurde im Anschluss daran anhand eines Vergleichs mit den Darstellungen derselben Vorgänge durch *Sueton*[523] und *Johannes Xiphilinos* (*Cassius Dio*)[524] auf ihre Zuverlässigkeit hin übeprüft[525]. Im Zusammenhang dieses Vergleichs zeigten sich jedoch Abweichungen sowohl bezüglich der Vorgeschichte des Lebensendes *Senecas*, der Möglichkeit einer Involvierung *Senecas* in die sog. *Pisonische Verschwörung*, als auch bezüglich des konkreten Ablaufs der Ereignisse.

Die Übereinstimmung der drei Darstellungen erschöpft sich darin, dass sowohl *Tacitus*, als auch *Sueton* und *Xiphilinos* das Ableben *Senecas* ursächlich auf einen von Nero *erzwungenen Suizid* zurückführen. Darüber hinaus mussten wir feststellen: Während sich *Sueton* zu den Gründen für das Vorgehen *Neros* gegen *Seneca* und auch zu den näheren Umständen von dessen Ableben nicht äußert, weichen die diesbezüglichen Darstellungen des *Tacitus* und *Xiphilins* z. T. erheblich von einander ab. Während *Tacitus* zumindest eine aktive Beteiligung *Senecas* an der sog. *Pisonischen Verschwörung* bestreitet, hält *Xiphilinos* den Philosophen sogar für den Kopf jener Verschwörung.

Auch bezüglich der Ereignisse in *Senecas* Landhaus unterscheiden sich die Angaben *Xiphilins* von denen des *Tacitus* erheblich: Beide Autoren stimmen zwar darin überein, dass im Zusammenhang der suizidalen Bemühungen *Seneca*s auch dessen Gemahlin *Paulina* lebensgefährliche Verletzungen erlitt. Aber während nach der Darstellung des *Tacitus* die Verletzungen *Paulinas* darauf zurückzuführen waren, dass *Seneca* und *Paulina* auf Bitten der letzteren sich gemeinsam stark blutende Gefäße zu verletzen suchten, trat nach der Darstellung des *Cassius Dio* in Bezug darauf allein *Seneca* als Handelnder in Erscheinung, und zwar indem er zunächst seiner Gemahlin und dann sich selbst die besagten Verletzungen beibrachte. Die Anwesenheit eines Arztes oder gar dessen Mitwirkung bei den suizidalen Bemühungen *Senecas*, wie von *Tacitus* in Bezug auf die angebliche Anreichung eines „Schierlingsbechers" unterstellt wird, lässt auch *Xiphilinos* unerwähnt.

Indessen konnte hier gezeigt werden, dass sich aus diesen Abweichungen keine entscheidenden Einwände gegen die von uns aus der Darstellung des *Tacitus* gezogenen Schlussfolgerungen ergeben. Das gilt nicht nur für die Vorgeschichte, sondern auch den Verlauf der letzten Stunde(n?) im Leben *Senecas*.

522 S. o. Kap. 1.1;

523 Vgl. Suet. Nero 35, 5;

524 Vgl. Cass. Dio 62, 25,1 u. 62, 24, 2;

525 S. o. Kap. 1.2;

1.3.1 Zur Vorgeschichte

Tacitus bestreitet im Gegensatz zu *Xiphilinos* jede aktive Beteiligung *Senecas* an einer gegen *Nero* gerichteten Verschwörung[526], hält Gerüchte über eine passive Involvierung des Philosophen aber immerhin für bedeutsam genug[527], dass er sie seinen Lesern nicht vorenthalten zu dürfen glaubt. Daraus folgt aber, dass es bereits zur der Zeit, in welcher *Tacitus* an den sog. *Nerobüchern der Annalen* arbeitete, eine „*Überlieferung*" gegeben haben muss, in welcher *Seneca* exakt dessen beschuldigt wurde, was *Tacitus*, indem er diesbezüglich lediglich von einer *fama*, d. h. von einem *Gerücht* spricht, als Tatsache in Abrede stellt, – eine Überlieferung, die aber vielleicht nicht erst *Xiphilinos*, sondern vielleicht bereits *Cassius Dio* anders bewertete, und zwar indem der letztere den Vorbehalt (des Tacitus?), dass *Seneca* von den Plänen des „*militärischen Arms*" der *Pisonischen Verschwörung* nichts gewusst habe[528], ignorierte.

Hierbei ist zu berücksichtigen, dass *Tacitus* als von ihm benutzte Quellen für seine Darstellung der Neronianischen Zeit Geschichtswerke des *Cluvius [Rufus]*[529], des *[Gaius] Plinius [Secundus Maior]*[530] und *Fabius Rusticus*[531] benennt, wobei damit zu rechnen ist, dass schon von diesen Autoren die Frage nach einer möglichen Involvierung *Senecas* in die *Pisonische Verschwörung* unterschiedlich beurteilt wurde. Immerhin ist belegt, dass *Tacitus Fabius Rusticus Seneca* gegenüber für voreingenommen hielt[532]. Daraus wird man ableiten dürfen, dass wahrscheinlich bereits *Fabius Rusticus* „Nachrichten" über eine mögliche Involvierung *Senecas* allenfalls den Rang von Gerüchten zubilligte, – insofern für *Freunde Senecas*, solange *Nero* noch an der Macht war, Zweifel an verschwörerischen Verstrickungen des Philosophen „überlebenswichtig" sein konnten, – während es zumindest dem älteren *Plinius*, dessen Karriere als hochrangiger kaiserlicher Beamter bereits zu Lebzeiten *Senecas* ins Stocken geriet[533], zuzutrauen wäre, dass er *Seneca* nach dessen „*Kaltstellung*" auch eine aktive Rolle innerhalb der Opposition gegen *Nero* zutraute.

Die widersprüchliche Nachrichtenlage über die politischen Verstrickungen *Senecas* lässt zumindest den Beginn der suizidalen Anstrengungen, so wie sie von *Tacitus* geschildert werden, in einem gewissen Zwielicht erscheinen. Denn falls *Seneca* wirklich der Kopf der Verschwörung gewesen wäre, wie *Xiphilinos* behauptet, dann wäre

526 S. o. Tac. ann. 15, 60, 2;

527 S. o. Tac. ann. 15, 65;

528 S. o. Tac. ann. 65: ... *ignorante Seneca*..."

529 Vgl. Tac. ann. 13, 20, 2; 14, 2, 1; Das Cognomen „*Rufus*" nennt *Tacitus* nur an verschiedenen Stellen der *Historien* (Vgl. Tac. hist. 1, 8. 76; 2, 58. 65, 3, 65, 2; 4, 39, 4. 43), aber nicht als Namen eines Schriftstellers, sondern als denjenigen eines Politikers;

530 Vgl. Tac. ann. 13, 20, 2; 15, 53, 3; ansonsten erwähnt Tacitus den Namen des *Plinius* in den Annalen als Verfasser eines Geschichtswerkes über frühkaiserzeitliche Germanenkriege (Vgl. Tac. ann. 1,69) und in den *Historien* (Vgl. Tac. hist. 3, 28;) als Offizier in der Schlacht bei *Cremona*.

531 Vgl. Tac. ann. 13, 20, 2; Tac. ann. 14, 2, 2; Tac. ann. 15,61; ansonsten erwähnt *Tacitus* den Namen des *Fabius Rusticus* in der Beschreibung des Lebens seines Schwiegervaters *Gn. Iulius Agricola* (Vgl. Tac. Agr. 10, 3;).

532 S. o. Tac. ann. 13, 20, 2: *Fabius inclinat ad laudes Senecae, cuius amicitia floruit.*

533 S. o. Kap. 1.0.1;

der von *Tacitus* behauptete Überraschungseffekt, den der zweite Besuch des *Gavius Silvanus* in *Senecas* Landhaus auslöste[534], zweifelhaft; dann hätte *Seneca* bereits der erste Besuch und die Befragung über seine Beziehungen zu *Piso* darüber belehren müssen, dass die Verschwörung aufgedeckt worden war und es deswegen für ihn an der Zeit gewesen wäre, entweder zu fliehen oder Vorbereitungen für einen Suizid zu treffen. Andererseits hätte er aber dann, wenn er, wie das von *Tacitus* überlieferte Gerücht unterstellt, ohne sein Wissen oder ohne konkrete Absprache mit ihm als möglicher Nachfolger *Piso*s als Kaiser in Aussicht genommen worden wäre, auch in dem Falle, dass *Piso* nach seiner Kenntnis zum Zeitpunkt seines Verhörs durch *Gavius Silvanus*[535] bereits als Verschwörer enttarnt war, kaum Veranlassung gehabt sich selbst als bedroht zu fühlen.

Unabhängig davon scheint die zweite wichtige Abweichung der Darstellung des *Xiphilinos* von derjenigen des *Tacitus*, nämlich dass sich *Ehepaar Seneca* angeblich nicht, wie von *Tacitus* behauptet, gemeinsam die Arme aufschnitt[536], sondern dass allein *Seneca* handelte, indem er zunächst seiner Gemahlin und erst dann sich selbst die Adern aufschnitt[537], dafür zu sprechen, dass die Nachricht, *Nero* wünsche *Senecas* Tod, in Übereinstimmung mit den entsprechenden Angaben des *Tacitus* in *Senecas* Landhaus Überraschung auslöste und die Initiative zu dem *gemeinschaftlichen Selbstmord*, wie von *Tacitus* dargestellt, nicht von *Seneca* selbst, sondern von *Paulina* ausging. Denn es scheint nach allem, was wir über *Senecas* Beziehungen zu seiner Gemahlin wissen, als schwer vorstellbar, dass *Seneca* jener potenziell *tödliche Wunden* beigebracht haben sollte, ohne dass diese ihn zuvor ausdrücklich darum gebeten hätte.

Diese Bitte könnte man sich aber kaum im Zusammenhang des ersten Besuchs der Prätorianer in *Senecas* Landhaus vorstellen, da sich *Seneca*, – ungeachtet der Frage, ob er tatsächlich in die *Pisonische Verschwörung* verwickelt war oder nicht, – aufgrund des Verlaufs des Verhörs durch *Gavius Silvanus* noch berechtigte Hoffnungen darauf machen konnte, dass er das Schlimmste überstanden habe: Denn *Gavius Silvanus* zog sich nach dem Verhör *Senecas* nach *Tacitus* – scheinbar unverrichteter Dinge - aus *Senecas* Landhaus wieder zurück[538].

Gegen diese Schlussfolgerungen wäre einzuwenden, dass wir auch über einen zweimaligen Besuch der Prätorianer nur durch *Tacitus*, nicht jedoch durch *Xiphilinos* (*Cassius Dio*), geschweige denn durch *Sueton*, unterrichtet werden, – aber diesem Einwand braucht man keine große Bedeutung beimessen, da es für den Vorgang eine große Zahl von Zeugen gab, so dass eine Erfindung dieser Szenerie durch *Tacitus* oder durch dessen Gewährsleute ausgeschlossen werden kann.

Ähnliches gilt aber auch für den weiteren Verlauf der Vorgänge um Senecas Tod innerhalb von *Senecas* Landsitz, wobei besondere Beachtung verdient, dass auch *Xi-*

534 S. o. Tac. ann. 15, 62–63;

535 S. o. Tac. ann. 15, 61, 1;

536 S. o. Tac. ann. 15, 63, 3: *post quae eodem ictu brachia ferro exsolvunt.*

537 S. o. Cass. Dio 62, 25, 1: ὁ δὲ δὴ Σενέκας ἠθέλησε μὲν καὶ τὴν γυναῖκα Παυλῖναν ἀποκτεῖναι, λέγων πεπεικέναι αὐτὴν τοῦ τε θανάτου καταφρονῆσαι καὶ τῆς σὺν αὐτῷ μεταλλαγῆς ἐπιτυμῆσαι καὶ ἔσχασε καὶ τὰς ἐκείνης φλέβας.

538 S. o. Tac. ann. 15, 61, 2;

philinos (*Cassius Dio*) – nicht anders als *Tacitus*, aber im Gegensatz zu der o. e. Auffassung B. Schöneggs[539] – eine Mitwirkung des Arztes *Annaeus Statius* bei den Bemühungen *Senecas*, sich selbst und seiner Gemahlin tödliche Verletzungen beizubringen, unerwähnt lässt.

1.3.2 Zu den Bemühungen Senecas, sich selbst zu töten

Ausschließlich *Tacitus* erwähnt folgende Vorgänge im Landhaus *Senecas*:
1. *Senecas* Versuch sich stark blutende Verletzungen an den Kniekehlen und Unterschenkeln beizubringen
2. die Einnahme eines von dem Arzt *Annaeus Statius* angereichten *Schierlingspräparats* durch *Seneca*,
3. *Senecas* Betreten eines mit heißem Wasser gefüllten Beckens
4. *Senecas* Verbringung in ein heißes Dampfbad,
5. *Senecas* Erstickungstod in dem Dampfbad[540].

Dennoch rechtfertigt auch bezüglich dieser Einzelheiten das Fehlen jeglicher Parallelüberlieferung grundsätzlich keine Zweifel an der Glaubwürdigkeit der Darstellung des *Tacitus*, insofern es – nach *Tacitus* – zu jedem der o. g. Vorgänge mehrere Zeugen gab, die den Tod *Senecas* überlebten und daher in der Lage gewesen wären, falschen oder verfälschenden Darstellungen zu widersprechen. Dass die oben erwähnten Vorgänge bei *Sueton* und *Xiphilinos* nicht erwähnt werden, lässt sich somit nicht als Widerspruch zu den entsprechenden Angaben des *Tacitus* deuten, sondern erklärt sich daraus, dass die zuletzt genannten Autoren jenen Details im Hinblick auf den Kontext ihrer Darstellung oder auf die politische Bedeutung des Ereigniszusammenhangs des Ablebens *Senecas* keine besondere Bedeutung beimaßen.

Diese Überlegung ist aber auch dahingehend zu interpretieren, dass sich aus der Nichterwähnung des einzigen Vorgangs durch *Sueton* und *Xiphilinos*, bezüglich dessen *Tacitus expressis verbis* die Involvierung eines Arztes bezeugt, – nämlich bezüglich der oben unter Ziffer 2 erwähnten Einnahme eines von dem Arzt *Annaeus Statius* angereichten Schierlingspräparats durch *Seneca*, kein Einwand ergibt gegenüber der in dieser Untersuchung vorgenommenen Deutung der entsprechenden Angaben des *Tacitus*[541]: Aus der hier vorgenommenen Überprüfung der entsprechenden Angaben des *Tacitus* ergab sich aber, dass es sich bei dem Präparat keineswegs um ein in Tötungsabsicht angereichtes und in Selbsttötungsabsicht eingenommenes Gift handelte, sondern um ein Schmerzmittel.[542] Für die von A. Van Hooff aufgestellte These, dass sich Ärzte von moribunden Patienten gerne ferngehalten hätten und auch auf

539 S. o. Kap. 1.0.2;

540 S. o. Tac. ann. 15, 63, 3–64, 4;

541 S. o. Tac. ann. 15, 64, 3: *Seneca interim … Statium Annaeum, diu sibi amicitiae fide et arte medicinae probatum, orat provisum pridem venenum, quo d<am>nati publico Atheniensium iudicio extinguerentur, promeret; adlatumque hausit frustra…*

542 S. o. Kap. 1.1.3.4;

Schmerztherapie verzichtet hätten, liefert zumindest der Fall Seneca und das Verhalten von dessen Leibarzt Statius Annaeus keinen Anhaltspunkt.[543]

1.3.3 Fazit

Aus den oben vorgetragenen Überlegungen lässt sich folgendes Fazit ziehen: Dem Arzt *Statius Annaeus* ist weder im Kontext der Bemühungen *Senecas*, seiner Gemahlin *Paulina* und sich selbst an den Armen und Beinen stark blutende, tendenziell tödliche Verletzungen beizubringen, noch im Zusammenhang mit der Anreichung eines Schierlingspräparats eine aktive Beteiligung an der Tötung bzw. Selbsttötung *Senecas* nachzuweisen, weder eine Tötungsabsicht[544] noch ein unabsichtliches Verschulden, im Sinne des heutigen Straftatbestandes der fahrlässigen Tötung[545], noch ein Verschulden im Sinne des am 06. 11. 2015 vom Deutschen Bundestag erlassene Gesetzes zur Unterbindung kommerzieller Sterbehilfe[546].

Bei dem Versuch einer vorläufigen Einschätzung der Bedeutung dieses Befundes vor dem Hintergrund des bisherigen Forschungsstandes, ist unverkennbar, dass er zumindest in Bezug auf den hier untersuchten Einzelfall und auch in Bezug auf die in der Literatur einhellig bejahte These von einer aktiven Beteiligung des Arztes an den suizidalen Bemühungen *Senecas,* jedenfalls soweit in den hier erwähnten Studien auf dieses historische Faktum direkt abgehoben wird, in einem deutlichen Widerspruch zur *communis opinio* der bisherigen Forschung steht[547]. Das gilt vor allem für die althistorische Forschung, soweit darin Erkenntnisse über die *Causa Seneca* ein Rolle spielen, aber auch für die altphilologische Forschung, soweit diese ihre Aufmerksamkeit dem Werk von Autoren wie *Tacitus*, *Sueton* und *Cassius Dio* widmete und das Verständnis von Inhalt und Form der von jenen Autoren verfassten Werke bislang ohne Rücksicht auf den Realitätsbezug derselben oder einer falschen Einschätzung zu ermitteln und zu erklären suchten[548].

Darüber hinaus dürfte sich aus dem hier ermittelten Befund für Forscher, die dazu neigen, Erkenntnisse über Einzelfälle in Ermangelung von belastbaren Erkenntnissen zu Vergleichsfällen zu verallgemeinern, ein Anlass ergeben, ihre bisherigen Forschungsergebnisse daraufhin zu überprüfen, inwieweit sie sich dabei unmittelbar oder mittelbar von fragwürdigen Vorstellungen über die *causa Seneca* beeinflussen

---

543 Vgl. Van Hooff, A., Ancient Euthanasia. `Good Death´and the Doctor in Graeco-Roman World, Social Sience and Medicine, 58, (2004), S. 975–985; vgl. Euthanasie, in Leven, K.-H., Antike Medizin. Ein Lexikon., s. o., Sp. 284–285;

544 Vgl. Tötungsdelikte: § 211 StGB *(Mord)*, § 212 StGB (*Totschlag*), § 216 StGB (*Tötung auf Verlangen);*

545 Vgl. § 222 StGB;

546 Vgl. § 217 StGB: Nach herrschender Juristenmeinung ist der Geltungsbereich dieses Gesetzes im Hinblick auf den Kreis möglicher Beschuldigter, ziemlich weit gefasst, gegebenenfalls auch auf Ärzte anwendbar. Vgl. http://www.lto.de/recht/hintergruende/h/gesetzgebung-sterbehilfe-tatbestands-merkmale-ana lyse/(2016);

547 S. o. Kap. 1.0.2;

548 Vgl. dazu vor allem die o. e. Dissertationen von M. Brinkmann und B. Schönegg.

ließen[549]. Im Zusammenhang damit darf nicht unerwähnt bleiben, dass namhafte Vertreter der Suizid-Forschung sowie der sog. „Euthanasie"-Forschung, auf deren Ergebnisse in der Einleitung zu dieser Untersuchung hingewiesen wurde[550], sich für die Antike auf den Fall *Seneca* berufen, bezüglich dessen die hier ermittelten Erkenntnisse frühere Forschungsergebnisse allerdings in Frage stellen.

Dieses Problem stellt sich vorläufig vor allem bezüglich entsprechender Ergebnisse vorrangig medizingeschichtlich ausgerichteter Forschungsprojekte, – weniger für Resultate medizin-theoretisch oder -ethisch ausgerichteter Arbeiten, insofern das Eingehen auf sog. historische Beispiele in solchen Arbeiten – im Vergleich zu normen- und ideengeschichtlichen Erwägungen – argumentativ *a priori* eine nachrangige Rolle spielt[551].

Außerdem steht der hier vorgenommene Versuch einer vorläufigen Einschätzung der Relevanz der hier über die *causa Seneca* ermittelten Befunde innerhalb ihres Forschungskontextes unter dem Vorbehalt, dass sich in den folgenden Kapiteln dieser Untersuchung nicht Anhaltspunkte dafür ergeben, dass das im Falle *Senecas* zu beobachtende Verhalten des Arztes *Annaeus Statius* repräsentativ war für das Verhalten von Ärzten in der frühen römischen Kaiserzeit und dass es beeinflusst wurde durch normative Überlegungen, die in ähnlicher Form auch noch in der aktuellen Debatte über die ethische und rechtsnormative Zulässigkeit von ärztlicher Tötungsassistenz virulent sind, allerdings im bisherigen wissenschaftlichen Diskurs darüber nicht oder nur unzureichend berücksichtigt wurden.

549 Vgl. dazu die in der Einleitung erwähnten Arbeiten A. Frewers, und A. Van Hooffs;

550 S. o. Einleitung;

551 Es wäre abwegig, den anerkannten Rang der Forschungsergebnisse A. Frewers (z. B. in: Der sterbende Patient und die Medizin … S. o., Hannover 2005) in Frage zu stellen, nur weil darin in Bezug auf die historische Dimension des Themas hinsichtlich eines historisches Details auf einen überholten Forschungsstand abgehoben wird.

Kapitel 2: Ausweitung der Untersuchung: „Unnatürliche Todesfälle" in der frühen römischen Kaiserzeit (14 – 96 n. Chr.)

2.0 Vorbemerkungen

Im ersten Kapitel dieser Untersuchung wurde versucht nachzuweisen, dass im Falle des Ablebens *Senecas* eine ärztliche Tötungsassistenz auszuschließen ist, allerdings auf der Grundlage ausschließlich diesen Fall betreffender Quellenaussagen. Unberücksichtigt blieb bislang die Möglichkeit, dass *Seneca* und *Paulina*, als sie bei dem Auftritt des Zenturios der *Prätorianer* im Speisezimmer ihres Landhauses und nach der Bekanntgabe der Entscheidung *Neros*, dass *Senecas* Leben verwirkt sei, entschieden, sich der Gefahr einer Fremdtötung durch gemeinsame Selbsttötungsbemühungen zu entziehen, an bestimmten Vorbildern orientierten und dass ihr Verhalten eventuell Nachahmer gefunden haben könnte.

Zur Evaluation der o. g. Erkenntnisse über die *causa Seneca* wäre es daher im Prinzip notwendig, Aufschluss darüber zu erhalten, an welchen Vorbildern sich das Ehepaar *Seneca* bei seinen gemeinsamen suizidalen Bemühungen orientierte, ob deren Verhalten auch Nachahmer fand und vor allem, ob man auch in Bezug auf diese Vergleichsfälle eine ärztliche Tötungsassistenz ausschließen kann. Tatsächlich sind aus der Zeit zwischen 14 n. Chr. und 96 n. Chr. 277 unnatürliche Todesfälle namentlich bekannt[552], von denen sich 164 in die Zeit vor *Senecas* Tod datieren lassen[553]. Selbst wenn man die Auswahl auf Selbsttötungsfälle in diesem Zeitraum beschränkte, käme man immerhin noch auf 54 bzw. 55 Fälle[554] von insgesamt 72 Selbsttötungen[555]. Es ist daher offenkundig, dass der Aufwand nachzuweisen, dass bestimmte Einzelfälle als mögliche Vorbilder in Frage kämen, andere aber nicht, unverhältnismäßig groß wäre.

Ebenso problematisch wäre der Versuch, aus der restlichen Zahl von Fällen, nämlich von insgesamt 111, solche zu isolieren, bezüglich welcher eine Nachahmung des Verhaltens *Senecas* als wahrscheinlich einzustufen wäre, im Unterschied zu solchen Fällen, bezüglich welcher eine Nachahmung der *causa Seneca* sicher auszuschließen wäre. Daher soll im zweiten Kapitel dieser Untersuchung die Überprüfung der Mög-

552 Vgl. dazu: Tab. X;

553 Aus den Regierungszeiten des *Tiberius* 76 Fälle (vgl. Tab. I), *Caligulas* 19 Fälle (vgl. Tab. II), des *Claudius* 49 Fälle (Vgl. Tab. III) und *Neros* 20 Fälle (Vgl. Tab. IV, Nr. 1–20);

554 Aus den Regierungszeiten des *Tiberius* 34 Fälle (Vgl. Tab. I), *Caligulas* 6 (Tab. II), des *Claudius* 10 (Tab. III) und *Neros* 4, vielleicht auch 5 (Vgl. Tab. IV);

555 Vgl. dazu: Tab. IX;

lichkeit ärztlicher Assistenz bei der Tötung und Selbsttötung von Menschen auf die Gesamtheit namentlich bekannter „unnatürlicher Todesfälle" innerhalb des Römerreichs und des Zeitraums zwischen dem Ableben des *Augustus* und der Ermordung *Domitians* ausgeweitet werden, auf den Zeitraum zwischen den Jahren 14 n. bis 96 n. Chr..

2.0.1 Zur Eingrenzung des Untersuchungszeitraums

Eine Fokussierung der Untersuchung auf Fälle dieses Zeitraums erscheint vor allem mit Rücksicht auf die Quellenlage empfehlenswert. Wie bezüglich der *causa Seneca* liegen auch bezüglich der meisten anderen Fälle dieses Zeitraums „Darstellungen" des *Tacitus, Suetons* und *Cassius´ Dios* vor. Bei deren Interpretation kann man hinsichtlich des Umfangs der Darstellungen, hinsichtlich der Quellen, aus denen die Autoren schöpften, als auch hinsichtlich der Tendenz, mit der jene über die hier interessierenden Todesfälle berichteten, mit ähnlichen Bedingungen rechnen, wie wir sie schon im Zusammenhang der Untersuchung der *causa Seneca* kennengelernt haben[556].

Wie für die *Causa Seneca* bieten auch für die Untersuchung zahlreicher anderer unnatürlicher Todesfälle des o. g. Zeitraums Werke des *Tacitus* wegen der Ausführlichkeit der Berichterstattung und der zeitlichen Nähe ihrer Entstehungszeit zu den Ereignissen eine geeignete Quellengrundlage. Außer den *Annalen*[557], die ursprünglich eine Darstellung der geschichtlichen Entwicklung des Römerreiches vom Tode des *Augustus* bis zur Ermordung *Neros* enthielten, stehen für eine Untersuchung der Fälle des sog. Dreikaiserjahres 69 n. Chr. die *Historien*[558] zur Verfügung, die ursprünglich eine Darstellung der Reichsgeschichte vom Dreikaiserjahr bis zum Ende der Herrschaft der *Flavier* enthielten, sowie zwei kleinere Schriften[559], in denen wichtige Informationen über unnatürliche Todesfälle der Regierungszeiten *Vespasians* und vor allem *Domitians* überliefert sind.

Auch von *Sueton* und *Cassius Dio* ist für zahlreiche Fremd- und Selbsttötungsfälle des Zeitraums vom Tode des *Augustus* bis zur Ermordung *Domitians* wichtiges Material überliefert, von *Sueton* in den Biografien der Kaiser *Tiberius* bis *Domitian*[560], von *Cassius Dio* in den Büchern 57 – 67 seiner Ῥωμαϊκὴ ἱστορία.

556 S. o. Kap. 1;

557 Das Werk ist unter dem Titel: *Cornelii Taciti libri qui supersunt ab excessu divi Augusti* überliefert. Dass es ursprünglich bis zum Ende der Regentschaft *Neros* reichte, ergibt sich indirekt daraus, dass die Historien mit dem sog. Dreikaiserjahr 69 n. Chr. beginnen.

558 Der ursprüngliche Darstellungszeitraum der *Historien* ergibt sich klar aus dem Hinweis: *quatuor principes ferro interempti* (Vier Kaiser sind durch das Schwert getötet worden.). Vgl. Tac. hist. 2, 1; es ist aber bekannt, dass in der fraglichen Epoche außer *Galba, Otho* und *Vitellius* nur *Domitian* mittelst Eisen ums Leben gekommen ist. Vgl. dazu: Tab. V, Nr. 1 u. 3–11, Tab. VI, Nr. 1–14, Tab. VII, Nr. 1–14, Tab. VIII, Nr. 1–5;

559 Informationen über einzelne Fälle der Regierungszeit der *Flavier* sind zu entnehmen dem: *„dialogus de oratoribus"* (Vgl. Tab. IX, Nr. 18;) und dem Werk *„De vita Iulii Agricolae"* (Vgl. dazu Tab. IX, Nr. 15– 18;).

560 Vgl. G. Suetonius Tranquillus, *De vita Caesarum libri*, III–VIII;

2.0.2 Zur Charakterisierung der Quellenlage

Allerdings sind von den o. g. Werken diejenigen des *Tacitus* und des *Cassius Dio* z. T. nur fragmentarisch überliefert. Von den ursprünglich 16 Büchern der *Annalen* des *Tacitus*, der für die Fälle der Zeit zwischen den Jahren 14 – 68 n. Chr. ausführlichsten und zeitnächsten Quelle,und sind insgesamt nur 11 mehr oder weniger vollständig erhalten:

- die Bücher 1 – 4,
- der Anfang von Buch 5 und Buch 6,
- die Bücher 11 – 16, allerdings jeweils mit Lücken, am Anfang von Buch 11 und am Ende von Buch 16.

Von den *Historien* sind lediglich die Bücher 1 – 5 vollständig überliefert, während die Darstellungen von Buch V in der überlieferten Fassung im Rahmen der Berichterstattung über Vorgänge vom Beginn des Jahres 70 n. Chr. bei Kapitel 26, 3 abbrechen. Das bedeutet, dass vor allem für Tötungs- und Selbsttötungsfälle aus den Zeiträumen 29 – 31 n. Chr., d. h. der Regentschaften des *Gaius Caligula*[561] und des *Claudius*[562] bis zum Jahre 47 n. Chr., der Regierungszeit *Neros*[563] vom Ende des Jahres 66 n. bis zum Jahre 68 n. Chr.[564] sowie unter der Herrschaft der *Flavier* vom Jahre 70 n. an[565] auf andere Quellen zurückgegriffen werden muss, insbesondere auf Darstellungen *Suetons*[566] und *Cassius Dios*[567].

Die Notwendigkeit des Rückgriffs auf nur noch bei *Sueton* und *Cassius Dio* greifbares Material ist bedauerlich, aber zu verschmerzen, da wir gestützt auf bereits im vorigen Kapitel gewonnene Erkenntnisse davon ausgehen dürfen, dass die zuletzt genannten später schreibenden Autoren zumindest mittelbar – nämlich über die verlorengegangenen Teile der Werke des *Tacitus* – auf dieselben Quellen zurückgreifen konnten, die auch *Tacitus* vorlagen.

Außer den bereits besprochenen Quellen wird man bei *Tacitus* für die vorneronianische Zeit auch mit der Benutzung von Geschichtswerken folgender Autoren

561 Über die unnatürlichen Todesfälle der Regierungszeit *Caligulas* liegen von *Tacitus* lediglich zu 3 von insgesamt 19 Informationen vor. Vgl. Tab. II, Nr. 1.12 u. 13.

562 Bezüglich der der 49 Fällen der Regierungszeit des *Claudius* sind in den erhaltenen Teilen der Werke des *Tacitus* nur zu 18 Fällen Informationen überliefert. Vgl. Tab. III, Nr. 1.7. 10–12, 14. 19. 21–23, 28. 29. 33 –41, 47–49.

563 Bezüglich der 51 Fälle der Regierungszeit *Neros* fehlen von *Tacitus* allerdings nur zu 6 Fällen Informationen (Vgl. Tab. IV, Nr. 15–17, 46–47. 50;).

564 S. o. Bengtson, H.: Grundriss der römischen Geschichte mit Quellenkunde, München (1967), S. 277.

565 S. o. Bengtson, H.: s. o. S. 313; bezüglich der Fälle nach dem Tode Neros liegen nur zu den Fällen des Dreikaiserjahres Informationen aus der Feder des Tacitus vor (Vgl. Tabb. V. VI. VII. VIII), – abgesehen von Notizen zu den einigen Fällen aus der Regierungszeit Domitians (Vgl. Tab. IX, Nr. 15–18;).

566 G. Suetonius Tranquillus, De vita Caesarum libri VIII, mit Viten *Vespasians*, *Titus'* und *Domitians*;

567 Cassius Dio hist. Rom. Buch 58 und 59 (betr. die Regentschaft des *Tiberius* zwischen 29–31 n. Chr. sowie das Ende des *Tiberius* und die Herrschaft des *Gaius Caligula*), Buch 60 (betr. die Herrschaft des *Claudius* bis zum Jahr 46 n. Chr.;) und Buch 62 (betr. die Zeit von Ende 66–68 n. Chr., also das Ende der Herrschaft *Neros;*) und die Bücher 65–67 (betreffend die Zeit von 70–96 n. Chr.).

rechnen müssen: *Velleius Paterculus*[568], *Cremutius Cordus*[569], *Aufidius Bassus*[570], und *Servilius Nonianus*[571].

Von den Autoren, deren Werke *Tacitus* – vor allem in den *Historien* – für die Darstellung der nachneronianischen Reichsgeschichte, vom Dreikaiserjahr 69 – zum Jahr 96 benutzte, benennt der Autor selbst neben *Plinius d. Älteren*, den er in den *Historien* aber längstens bis zum Jahre 79 n. Chr.[572] benutzt haben kann, nur *Vipsanius Messala*[573]. Diesen erwähnt *Tacitus* in den *Historien* u. a. als *tribunus militum* der *legio VII Claudia pia fidelis* in der Schlacht bei *Cremona*[574], aber auch als *auctor*[575] und als „Verteidiger" seines Bruders *M. Aquilius Regulus*[576], der im Jahre 70 n. Chr. im *Senat* angegriffen wurde, weil er sich in der Zeit *Neros* als Ankläger[577] einen schlechten Ruf erworben hatte. Ansonsten lässt *Tacitus* diesen Autor in der Rahmenhandlung seines *dialogus de oratoribus* als Fürsprecher traditioneller Beredsamkeit auftreten[578] und zollt ihm nicht nur wegen seines rhetorischen Stils, sondern auch wegen seines Eintretens für seinen „berüchtigten" Bruder Lob[579].

---

568 *Velleius Paterculus* (*um 20/19 v. Chr.; †nach 30); vgl. Schmitzer, Velleius Paterculus und das Interesse an der Geschichte im Zeitalter des Tiberius, Heidelberg 2000, S. 293; sein Werk, „*Historia Romana*" behandelt in zwei Büchern die Geschichte *Roms* vom Ende des *Trojanischen* Kriegs bis zum Tod der *Livia* Augusta im Jahr 29 n. Chr.. Das Werk ist im Original überliefert, aber pathografisch unergiebig.

569 *Aulus Cremutius Cordus* (†25 n. Chr.) wird im Kontext eines von ihm selbst verübten Suizids von *Tacitus* in den Annalen als Historiker erwähnt (Tac. ann. 4, 34 f.;), und zwar weil er in von ihm verfassten „annales" die Cäsarmörder *Cassius* und *Brutus* gelobt hatte, deswegen in einen sog. Majestätsprozess verwickelt und einer ihm deswegen drohenden Hinrichtung durch Selbsttötung zuvorgekommen war.

570 Von *Aufidius Bassus* ist nur soviel bekannt, dass er zum Zeitpunkt der Abfassung des 30. Briefes *Senecas*, d. h. zu Beginn der 60-er Jahre noch gelebt haben muss. Nach Angaben *Senecas* in epist. 30 war *Bassus* damals aber schon dem Tod nahe. Er verfasste *libri belli Germanici* bzw. ein *bellum Germanicum* über die Germanenkriege des *Augustus* (vgl. Quint. Inst. or. 10, 1, 103;) und ein allgemeines Geschichtswerk (*historiae*), an welches *Plinius*, der Ältere mit *a fine Aufidii Bassi* anknüpfte. Man schwankt, ob das zuletzt genannte Geschichtswerk des *Aufidius Bassus* nur bis zum Jahre 31 n. Chr., d. h. bis zum Sturz *Sejans* reichte, bis 41 n. Chr. oder sogar bis 54 n. Chr., d. h. bis zum Ende der Regentschaft des *Claudius*. Vgl. Syme, R: Tacitus. 2 Bde., Oxford 1958 2, S. 697–699.

571 *Marcus Servilius Nonianus*, nach *Tacitus* (ann. 14, 19.) 59 n. Chr. gest.; weder über den Titel noch über die Grenzen des Zeitraums, über den *Servilius Nonianus* berichtete, herrscht Klarheit, doch geht man davon aus (vgl. Sage, M.: Tacitus' Historical Works: A Survey and Appraisal, in: Aufstieg und Niedergang der römischen Welt. Bd. II. 33.2. Berlin-New York 1990, S. 851–1030.), dass *Tacitus* zumindest für die Gestaltung seiner Darstellung der Regentschaft des Tiberius (Buch 1–Buch 6) die Darstellung des *Servilius Nonianus* benutzte. Vgl. Devillers, O.: Tacite et les sources des Annales. Leuven 2003. M. Sage: Tacitus' Historical Works: A Survey and Appraisal. In: Aufstieg und Niedergang der römischen Welt. Bd. II. Berlin-New York 1990, S. 851–1030. Syme, R.: Tacitus. 2 Bde. Oxford 1958. Ders: The Historian Servilius Nonianus, in: Hermes 92 (1964), S. 408ff. Wilkes, J.: Julio-Claudian Historians, in: Classical World 65 (1972), S. 177ff..

572 †25. 08. 79 in *Stabiae* am Golf von *Neapel*, vgl. Plin. epist. VI, 16. dazu: Wolters, R.: Plinius. In: Reallexikon der Germanischen Altertumskunde. Bd. 23. Berlin 2003², hier S. 211.

573 Vgl. Tac. hist. 3, 28;

574 Vgl. Tac. hist. 3, 9. 18;

575 Vgl. Tac. hist. 3, 25, 2;

576 Vgl. Tac. hist. 4, 42;

577 Vgl. Plin. epist. 1, 5 – 15; vgl. dazu auch Mart. epigr. 1, 12, 82;

578 Vgl. Tac. dial. de or. 14, 1; 15, 1, 16, 2; 23, 6; 24, 2; 25, 1; 28, 1; 33, 4; 42, 1.2;

579 S. o. Tac. hist. 4, 22;

Weitere „Historiker“ benennt *Tacitus* als mögliche Gewährsleute für die *Historien* jedoch nicht. Nur in allgemeiner Form setzt er sich am Ende des 2. Buchs der *Historien* kritisch mit dem Urteil von Schriftstellern auseinander, die ein seiner Meinung nach allzu freundliches Urteil über die Partei der *Flavier* fällten: *Scriptores temporum, qui potiente rerum Flavia domo monimenta belli huiusce composuerunt, curam pacis et amorem rei publicae, corruptas in adulationem causas, tradidere.*[580] (Schriftsteller der Zeit, die während der Herrschaft des Hauses der Flavier Aufzeichnungen über diesen Krieg zusammengestellt haben, überlieferten [auf der einen Seite] Sorge um den Frieden und Eintreten für die Belange des Gemeinwohls, [auf der anderen Seite] bestechliche Schmeichelei als Beweggründe.)

Bezüglich all dieser Autoren, die *Tacitus* als Gewährsleute dienten, ist, wie gesagt, davon auszugehen, dass deren Werke auch *Sueton* und *Cassius Dio* im Bedarfsfalle als Quellen hätten benutzen können, – soweit die letzteren nicht mittelbar über Werke des *Tacitus* darauf zugreifen konnten. Problematisch ist in Bezug auf die ausschließlich durch die Überlieferung *Suetons* und *Cassius′ Dios* dokumentierten Fälle allerdings, dass *Sueton* darüber in der Regel nur sehr kurz und ohne Rücksicht auf den jeweiligen historischen Zusammenhang berichtet und dass auch die Darstellungen des *Cassius Dio*, bereits für längere Abschnitte der Regierungszeiten des *Tiberius* und *Caligulas*, vor allem aber ab Buch 61, d. h. für die Zeit ab 54 n. Chr., nicht im Original überliefert worden sind, sondern nur in der Form erst im Mittelalter angefertigter Exzerpte; deren Verfasser schenkten – anders als *Cassius Dio* selbst, der wie *Tacitus* das annalistische Schema berücksichtigte – bezüglich der hier zu untersuchenden Fälle der chronologischen Zuordnung kaum Beachtung.

Auf die medizingeschichtliche Beurteilung der Fälle der Epoche vom Jahre 14 bis zum Jahre 70 n. Chr. wirkt sich dieser Mangel jedoch nicht besonders störend aus, da er durch die Möglichkeit des Rückgriffs auf andere Quellen[581] weitgehend aufgewogen wird. Bereits bezüglich der Fälle der Regierungszeit *Vespasians*, vor allem aber hinsichtlich der Chronologie der dem Prinzipat *Domitians* zuzuordnenden Fälle hat dieser Mangel zu großen Unsicherheiten geführt, die aber, wie noch zu zeigen sein wird, eher die Beurteilung der politischen Bedeutung dieser Fälle behindern als die ihrer medizingeschichtlichen Implikationen.

2.0.3 Zum Forschungsstand

Die in den o. g. Quellen abgebildete Epoche der römischen Geschichte erfreut sich in der althistorischen Forschung seit langem eines lebhaften Interesses. Namentlich an größeren Arbeiten zur politischen Geschichte, zur Rechts- und Kulturgeschichte der

580 Vgl. Tac. hist. 2, 101, 1;

581 Als Quelle für die Analyse unnatürlicher Todesfälle gegen Ende der Regierungszeit des Tiberius, während der Regierungszeiten *Caligulas* und des *Claudius* stehen u. a. Aufzeichnungen der jüdisch - hellenistischen Autoren *Philo v. Alexandrien* (Vgl. Tab. III, Nr. 3, 6–8;) und *Flavius Josephus* zur Verfügung (Vgl. Tab. III, Nr. 1 u. 2;), für die Regierungszeit des *Claudius* auch zahlreiche Hinweise in *Senecas Apolokyntosis divi Claudii* (Vgl. dazu: Tab. III, Nr, 3. 6. 11.12. 14–18, 26–33, 35. 37. 40–47;).

Epoche, aber auch zu den literatur- und kulturgeschichtlichen Aspekten der o. g. Quellen besteht kein Mangel. Es reicht in diesem Zusammenhang, auf Standardliteratur[582] zu verweisen, auf die einschlägigen Handbücher und Darstellungen, wie auf Arbeiten von A. Garzetti[583], M. A. Levi[584], H. Dessau[585], E. Kornemann[586], H. Bengtson[587], J. Bleicken[588], M. Rostoffzew[589] und R. Syme[590].

Insbesondere zur Herrschaft der einzelnen Kaiser dieser Epoche liegen zahlreiche Untersuchungen und Darstellungen vor. Im Rahmen der Untersuchungen und Darstellungen der Geschichte des Römerreiches unter der Herrschaft der Kaiser *Tiberius, Caligula, Claudius, Nero, Galba, Otho, Vitellius, Vespasian, Titus* und *Domitian* haben auch die jenen Kaisern in den Quellen politisch und moralisch angelasteten Tötungen mutmaßlicher oder vermeintlicher Gegner stets eine große Beachtung gefunden, aber ausschließlich unter dem Aspekt ihrer politischen, verfassungsrechtlichen und strafprozessrechtlichen Implikationen, manchmal auch in der Absicht, von diesen Tötungen ausgehend Rückschlüsse auf den Gesundheitszustand der jeweiligen Kaiser zu ziehen, nicht zuletzt auf ihren psychischen Gesundheitszustand[591].

Auch die in dieser Untersuchung kritisch zu hinterfragende Hypothese, dass die Mitwirkung von Ärzten bei der Tötung von Menschen im Untersuchungszeitraum nichts Unübliches gewesen sei, stieß in verschiedenen Einzeluntersuchungen auf Aufmerksamkeit. Mit einer größeren Anzahl von einzelnen Tötungsfällen beschäftigte man sich ansonsten allenfalls im Rahmen der Auseinandersetzung mit der politischen Bedeutung von *Senecas* Satire auf die Vergöttlichung des Kaisers *Claudius*[592]

---

582 Auf Spezialuntersuchungen zu Problemen der Regierungszeiten der einzelnen Kaiser, denen die hier zu untersuchenden „unnatürlichen Todesfälle" zu zu ordnen sind, wird noch in den jeweiligen Unterkapiteln dieser Untersuchung hinzuweisen sein.

583 Garzetti, A.: L´impero da Tiberio agli Antonini (Storia di Roma 6) Bologna 1960.

584 Levi, M. A.: L´impero Romano (dalla bataglia di Azio alla morte di Theodosio I) in: Enciclopedia classica Sezione I: Storia e antichita, Vol. II: Storia di Roma, Torino 1963.

585 Dessau, H.: Geschichte der römischen Kaiserzeit II, 1 von Tiberius bis Vitellius, 1926.

586 Kornemann, E.: Römische Geschichte Bd. II (1963).

587 Bengtson, H.: Grundriss der römischen Geschichte mit Quellenkunde, München 1967.

588 Bleicken, J.: Senatsgericht und Kaisergericht: eine Studie zur Entwicklung des Prozeßrechtes im frühen Prinzipat, Göttingen 1962. Verfassungs- und Sozialgeschichte der römischen Kaiserzeit. Paderborn, 1978. Prinzipat und Dominat, Gedanken zur Periodisierung der römischen Kaiserzeit. Wiesbaden 1978.

589 Rostoffzew, M.: The Social & Economic History of the Roman Empire "Special edition for Sandpiper Books, Ltd., 1998. Repr. 1963, 1966, 1971, 1979, 1998. URL: http://hdl.handle.net/2027/heb.01464.

590 R. Syme Tacitus Vols I u. II. Oxford 1958.

591 Vgl. Quidde L.: Caligula. Eine Studie über römischen Cäsarenwahnsinn. Berlin 1894. Holl, K., Kloft, H., Fesser, G.: Caligula - Wilhelm II. und der Caesarenwahnsinn: Antikenrezeption und wilhelminische Politik am Beispiel des "Caligula" von L. Quidde. Bremen 2001. Kloft, H.: Caligula. L. Quidde und der Cäsarenwahnsinn. In: Effe, B., Glei, R. F.(Hrsgg.): Genie und Wahnsinn. Konzepte psychischer 'Normalität' und 'Abnormität' im Altertum. Trier 2000, S. 179–204. Röhl, J.: Kaiser Wilhelm II. Eine Studie über Cäsarenwahnsinn. München 1989. Winterling, A.: Caligula, eine Biographie. München 2003.

592 Vgl. Horstkotte, H., Die `Mordopfer´in Senecas Apocolocyntosis, in Zeitschrift für Papyrologie und Epigraphik 77 (1989) S. 113–143; mit Hinweisen auf weiterführende Literatur seit dem Erscheinen von K. Krafts grundlegendem Aufsatz: Kraft, K., Der politische Hintergrund von Senecas Apokolokyntosis, Historia 15, 1966, S. 96–122;

oder im Kontext von insgesamt eher literaturgeschichtlich[593] bzw. ethisch[594] ausgerichteten Untersuchungen zur Frage des Suizids in der Antike[595]. In den USA erschienen erst vor wenigen Jahren speziell zur Morphologie des Todes im „alten Rom“ zwei Arbeiten[596], deren Autoren sich dieses Themas aber mehr unter kulturgeschichtlichen Aspekten annahmen und weder eine vollständige Erfassung, noch eine systematische Typologisierung aller namentlich bekannten Fälle in einem bestimmten Zeitraum anstrebten.

Ähnliches gilt auch für die bereits in der Einleitung erwähnten Arbeiten zur Geschichte des Suizids, nicht zuletzt von Bähr, A., Benzenhöfer, U., Brandt, H. und Van Hooff.[597] Darin werden ebenfalls einzelne unnatürliche Todesfälle der Antike besprochen. Aber da in diesen Arbeiten ausschließlich auf Suizide abgehoben wird, andere unnatürliche Todesfälle bei der Analyse von Motiven und Tötungsmitteln der „Opfer“ unberücksichtigt bleiben und auch in chronologischer Hinsicht bei der Auswahl der Fälle andere Prioritäten gesetzt werden, kommen sie allenfalls als Vorarbeiten für die Ausfüllung der oben skizzierten Forschungslücke in Betracht.

Ein zentrales Anliegen dieser Untersuchung, nämlich eine umfassende statistische Erfassung, typologische Zuordnung und Beurteilung aller namentlich bekannten „unnatürlichen Todesfälle“, der gesamten frühen römischen Kaiserzeit – unter vorrangig forensisch – pathologischen Aspekten – ist bislang noch nicht versucht worden, abgesehen von Arbeiten zum Suizid in der Antike[598] und Einzeluntersuchungen zu scheinbar besonders spektakulären Einzelfällen aus der Regierungszeit des *Claudius*[599], und ist somit immer noch als ein Desiderat anzusehen.

2.0.4 Zur Methodik

Um den Gegenstand und die Zielsetzungen der hier vorzulegenden Untersuchung genauer zu beschreiben, kann jedoch ein kurzer Blick auf bestimmte Trends in der althistorischen Forschung, speziell in Deutschland, nicht ganz vermieden werden:

Schon im Jahre 1964 wurde von der philosophischen Fakultät der Universität Münster eine Dissertation angenommen, deren Untersuchungsgegenstand dem der vorliegenden nicht unähnlich war: „*Grenzheuser, B: Kaiser und Senat von Nero bis*

593 Müller, A. M.: Die Selbsttötung in der Lateinischen Literatur der Kaiserzeit bis zum Ende des 1. Jahrhunderts n. Chr. Dissertation, Universität Zürich 2003.

594 Vgl. Bergdolt, K.: Das Gewissen der Medizin: ärztliche Moral von der Antike bis heute, München 2004.

595 Eine recht umfangreiche Liste auch neuerer Literatur zum Suizid in der Antike enthält: http://de.wiki pedia.org/wiki/ Suizid#Literatur (2014).

596 Vgl. Plass, P., The Game of Death in Ancient Rome: Arena Sport and Political Suicide, Madison (Wi), 1995; Edwards, C., Death in Ancient Rome, New Haven (Ct) 2007;

597 S. o. Einleitung;

598 Vgl. dazu vor allem die in der Einleitung erwähnten Arbeiten A. v. Hoofs und H. Brandts, die sich aber ausschließlich mit Suiziden beschäftigen.

599 Vgl. dazu Moog, F. P., Ärzte am Hofe des römischen Kaisers Claudius, in Fachprosaforschung – Grenzüberschreitungen, Heft 2/3 (2006/2007) S. 9 ff.;

Nerva, Diss. Münster i. W. 1964"[600]. Wie bereits der Titel jener Studie verrät, galt auch darin das Interesse des Verfassers der Erforschung der zahlreichen Tötungs- und Selbsttötungsfälle jener Epoche: Grenzheuser deutete sie als Ergebnisse eines antagonistischen Konflikts zwischen dem *Senat* und dem *Kaisertum*, in dessen Rahmen er die jeweiligen Tötungen und erzwungenen Selbsttötungen einzelner Senatoren auf tatsächliche oppositionelle Aktivitäten der „Opfer" zurückführte.

Dieser Deutungsansatz fand auch Eingang in ein verbreitetes „Handbuch zur römischen Geschichte": So findet man in Hermann Bengtsons Handbuch zur römischen Geschichte u. a. folgende Erklärungen für die auch in dieser Untersuchung interessierenden Tötungs- und Selbsttötungsfälle: *Für die Regierungen der Julier und Claudier ist der Widerstand konservativer Kreise gegen das Prinzipat bezeichnend, auch unter den Philosophen hat es so manche Gegner des Prinzipats gegeben. Insbesondere Anhänger der Stoa haben dem Kaisertum kritisch gegenüber gestanden. Unter Nero ist es zu Verbannungen und Hinrichtungen gekommen. Auch die Regierung der Flavier hat den geistigen Widerstand der Philosophen nicht aus der Welt schaffen können, unter Domitian hat sich die Opposition sogar noch einmal verstärkt.*[601]

Auch wenn der hier zitierte Deutungsansatz von vielen Forschern nicht geteilt wird, sondern Kritik evozierte und den seit langem anhaltenden wissenschaftlichen Streit über die Hauptursachen der politischen Instabilität der Herrschaft mancher Kaiser keineswegs beendete[602], liefert er eine Erklärung für das weitgehende Desinteresse vieler Altertumswissenschaftler an den pathologischen Einzelheiten des Ablebens ihrer Todesopfer. Aufgrund ihrer vorrangig historischen und philologischen Vorbildung wird man unterstellen dürfen, dass sich Althistoriker vor allem für den unnatürlichen Tod solcher Persönlichkeiten interessieren, bei denen für den in den Quellen behaupteten „unnatürlichen Tod" bestimmte politische Interessen oder auch weltanschauliche Festlegungen bestimmter gesellschaftlichen Gruppen, denen sie angehörten[603], als plausibel erscheinen, – während sie dazu neigen, solche Fälle, bei denen politische Motive als „Todesursache" nicht zu erkennen sind, entweder zu ignorieren oder unter Hinweis auf die Möglichkeit von Verzerrungen zu kritisieren, – sei es unter Hinweis auf bestimmte tendenziöse Absichten der darüber berichtenden antiken Schriftsteller oder auch auf die Möglichkeit der Befangenheit infolge des Einflusses literarischer Topoi auf die Darstellung solcher Fälle.

Die in dieser Studie gewonnenen Erkenntnisse über den Fall *Seneca*[604] sprechen jedoch dagegen, der oben skizzierten Annahme enger Zusammenhänge zwischen der weltanschaulichen und politischen Orientierung von Opfern „unnatürlicher Todesfäl-

600 H. Bengtson: Grundriss der römischen Geschichte mit Quellenkunde, München 1967, S. 313, Anm. 1;

601 S. o. Bengtson: S. o., S. 304;

602 Einen guten Überblick über die Entwicklung der Forschung über den Prinzipat *Domitians* im letzten Drittel des 20. Jahrhunderts liefert eine entsprechende Untersuchung von Urner, Chr.: Kaiser Domitian im Urteil antiker literarischer Quellen und moderner Forschung. Dissertation, Augsburg 1994.

603 Vgl. Strobel, K.: Kaiser Trajan. Eine Epoche der Weltgeschichte. Regensburg 2010, S. 72–101.

604 S. o. Kap. 1 u. Tab. IV, Nr. 20;

le" und deren Tod universelle Bedeutung beizumessen. Speziell im Falle *Senecas* sind nach den im vorangegangenen Kapitel gewonnenen Erkenntnissen – wegen unterschiedlicher Einschätzungen des *Tacitus* und *Cassius Dios* – klare Aussagen über dessen politische Orientierung nicht möglich. Auf der anderen Seite zeigte es sich aber, dass trotz dieser Unklarheit eindeutige Erkenntnisse über die im Zusammenhang des Ablebens *Senecas* zum Einsatz gelangten Tötungsmittel sowie über die Rolle des Arztes zu erzielen waren[605].

In methodologischer Hinsicht ergibt sich daraus die Konsequenz, die Möglichkeit politischer Hintergründe unnatürlicher Todesfälle zwar zu berücksichtigen, dabei aber der Versuchung zu widerstehen, aus den darüber bekannten Tatsachen allzu weitreichende Rückschlüsse auf dic Pathologie dieser Fälle zu ziehen, sondern sich zu bemühen, den medizinisch-pathologischen Aspekt der Fälle möglichst isoliert von dem Aspekt einer möglichen Verwicklung des „Todesopfers" in politische Händel zu betrachten. Natürlich lässt sich dieses Ziel leichter formulieren als verwirklichen, – vor allem deswegen, weil die Quellen bezogen auf die Mehrzahl der hier zu untersuchenden Einzelfälle nur den Namen des Opfers und die für den jeweiligen Todesfall angeblich verantwortliche Persönlichkeit erwähnen, in der Regel des Kaisers, und ansonsten allenfalls noch einen Grund oder Vorwand für die jeweilige Tötung angeben.

Medizingeschichtlich relevante Informationen sind solchen Zeugnissen, vor allem bei *Sueton* und in den lediglich in exzerpierter Form überlieferten Abschnitten der römischen Geschichte des *Cassius Dio*, nur unter der Voraussetzung zu entnehmen, dass man die Hinweise auf die Verantwortlichkeit der Kaiser für den Tod der jeweiligen „Opfer" ernst nimmt, indem man die jeweils bezeugten Tötungen als vom Kaiser selbst oder in dessen Namen angeordnete „Hinrichtungen" interpretiert und dann, von dem Begriff der „Hinrichtung" ausgehend, Rückschlüsse auf die Todesart und die zur Herbeiführung des Exitus der Delinquenten eingesetzten Tötungsmittel ziehend, auf der Grundlage solcher Erkenntnisse auch die Möglichkeit ärztlicher Tötungsassistenz erörtert, – die aber im Falle von „Hinrichtungen" aufgrund des Gewaltmonopols – auch – des römischen Staates eher auszuschließen ist[606].

Aber auch im Falle von „Hinrichtungen" ist es im Interesse der Beurteilung der Möglichkeit ärztlicher Tötungsassistenz nicht in jedem Falle erforderlich, umfassend zu untersuchen, ob das konkrete politische Verhalten des „Delinquenten" dessen Tötung politisch oder juristisch rechtfertigte, sondern es genügt hierbei in der Regel festzustellen, dass die Kaiser bzw. dessen Berater subjektiv von der Notwendigkeit einer Beseitigung des „Delinquenten" überzeugt waren und zu diesem Zweck entwe-

605 S. o. Kap. 1.3;

606 Einen aufschlussreichen Überblick über die Praxis der Vollstreckung der Todesstrafe auch in der Antike bietet http://www.amnesty.ch/de/themen/todesstrafe/info/geschichte-der-todesstrafe-6(2015); siehe auch: http:// de.wikipedia.org/wiki/Hinrichtung#Abendl.C3.A4ndische_Entwicklung (2014): *„Das Römische Reich löste kollektives Sippenrecht durch ein Staatsrecht ab. Hier war die Kreuzigung für entlaufene Sklaven, Verbrecher ohne römisches Bürgerrecht und Aufständische die übliche Hinrichtungsart. Staatsfeinde oder Hochverräter wurden im Carcer Tullianus der Stadt Rom häufig auch erdrosselt oder (seltener) enthauptet, danach, wie bei der Kreuzigung, auf der Gemonischen Treppe öffentlich zur Schau gestellt, durch die Stadt geschleift und in den Tiber geworfen."*

der die Eröffnung eines förmlichen Strafverfahrens für zweckmäßig hielten, um die jeweilige Tötung auch rechtlich zu legitimieren, oder ob sie die Tötungen, wie etwa im Falle *Senecas* nach „Standrecht" d. h. wegen des bloßen Verdachts einer Verwicklung in eine Verschwörung anordneten. Eine solche Vorgehensweise darf in der Regel als gegeben angesehen werden, auch wenn in den Quellen die Tendenz zu beobachten ist, diese Tötungen als kaltblütige „Morde" erscheinen zu lassen, sei es durch den ausdrücklichen Hinweis, dass sie „*levissima causa*"[607] d. h. unter nichtigsten Vorwänden, angeordnet worden seien, oder durch den völligen Verzicht auf die Erwähnung konkreter „Vorwände" für die jeweiligen Tötungen.

Auch in den Fällen, in denen in den Quellen ein schwerwiegender Grund als Rechtfertigung für eine vom Kaiser angeordnete „Hinrichtung" geleugnet wird oder ungenannt bleibt, sollte man den Tatbestand einer Hinrichtung im Gefolge eines Strafprozesses oder auch im Gefolge eines standrechtlichen Todesurteils nicht infrage stellen; denn die in den Quellen spürbare „antikaiserliche Tendenz" kann zwar zur Erklärung der Leugnung hinreichender Gründe für die jeweiligen Tötungen herangezogen werden, rechtfertigt in der Regel aber kaum eine Leugnung der Tatsache, dass eine Fremdtötung aufgrund einer entsprechenden kaiserlichen Verfügung stattgefunden hat.

Dennoch bereitet die in dieser Studie beabsichtigte typologische Zuordnung in den Quellen nur ungenau beschriebener Fälle Schwierigkeiten,

- und zwar deswegen, weil sich auch im Falle von Hinrichtungen, – unabhängig davon ob der Delinquent in einem öffentlichen Gerichtsverfahren zumindest formell auch die Chance bekam, seine strafrechtliche „Unschuld" zu beweisen, oder aber ohne die Gelegenheit dazu getötet wurde[608] – über allgemeine Erkenntnisse bezüglich der bei Hinrichtungen eingesetzten Tötungsmittel hinausgehend, dazu kaum nähere Angaben machen lassen,
- aber auch deswegen, weil gerade in diesen Fällen grundsätzlich nicht ausgeschlossen werden kann, dass der mit der Tötung des jeweiligen Delinquenten beauftragte Prätorianer – wie im Falle *Senecas* durch *Tacitus* ausdrücklich bezeugt, – diesem im letzten Augenblick zumindest *de facto* noch die Möglichkeit einräumte, sich der ihm drohenden Fremdtötung durch eine Selbsttötung zu entziehen, oder aber – wie es für die Zeit *Domitians* von *Sueton* bezeugt ist[609] – aufgrund eines entsprechenden Senatsbeschlusses zum Tode verurteilten Delinquenten ein Recht auf die Wahl der Todesart zugestanden wurde.

Aber auch in diesen Fällen wird man – anders als im Falle *Senecas*, der ja in seinem eigenen Haus von der Notwendigkeit zu sterben überrascht wurde – im Regelfalle ausschließen dürfen, dass das den Hinzurichtenden entweder *de facto* oder aufgrund einer entsprechenden Rechtsvorschrift eingeräumte Recht auf eine Wahl der Todesart

607 Vgl. dazu: Suet. Dom 10, 2: *Complures senatores … interemit; … ceteros levissima quemque de causa;*

608 Das behauptet *Seneca* in Bezug auf eine größere Anzahl von Hinrichtungen auf Befehl oder im Auftrage des *Claudius*. Vgl. dazu Sen. apocol. 8–13; Tab. III, Nr. 6. 11. 12. 14–18. 23–33. 35. 37. 40–47;

609 Nähers siehe dazu in Kap. 2. 3;

das Recht einschloss, dazu die Hilfe von Privatleuten oder gar eines Arztes in Anspruch zu nehmen.

Besondere Schwierigkeiten bei der hier beabsichtigten typologischen Zuordnung aller namentlich bekannten „unnatürlichen" Todesfälle der frühen römischen Kaiserzeit bestehen aber bezüglich einiger genauer beschriebenen Fälle, die in den Quellen zwar eindeutig als Fremdtötungsfälle charakterisiert werden, bei denen die Kaiser bzw. deren Berater aber mit Rücksicht auf mögliche negative Reaktionen der Öffentlichkeit davor zurückschreckten, durch eine regelrechte Hinrichtung die Verantwortung zu übernehmen, sondern statt dessen – nach den Angaben der darüber berichtenden antiken Schriftsteller - „Mordanschläge" organisierten, um ihre Verantwortung für den Tod dieser Personen zu verschleiern[610].

Eine konkrete typologische Zuordnung wird in diesen Fällen weniger durch einen Mangel an einschlägigen Informationen in den Quellen erschwert, als durch im Prinzip nicht unberechtigte Zweifel daran, dass es sich dabei überhaupt um „unnatürliche Todesfälle" handelte. Das gilt vor allem für solche Fälle, bei denen „Gift" als Tötungsmittel bezeugt ist[611]. Denn es liegt in der Natur von Giftanschlägen, dass sie u. a. dazu verübt werden, einen natürlichen Tod vorzutäuschen, um so die Suche nach den mutmaßlichen Tätern zu verhindern oder wenigstens hinauszuzögern, – in der Hoffnung, so möglichst viele Spuren, die zu den „Tätern" führen könnten, zu verwischen. Dieser „künstlich" erzeugte Mangel an verlässlichen Informationen über bestimmte politisch brisante Todesfälle bietet natürlich einen idealen Nährboden für Spekulationen, der wahrscheinlich schon in der Antike eifrig genutzt wurde, um eine informationshungrige Öffentlichkeit, motiviert durch bestimmte schriftstellerische, mittelbar auch ökonomische Interessen, mit „Gerüchten" über die Hintergründe besonders spektakulärer Fälle zu versorgen.

Selbst in solchen Fällen, in denen derartige Verdächtigungen mit den Mitteln der Strafjustiz aufgearbeitet und so aktenkundig wurden, bewegt man sich – wie man an dem Verlauf des Strafprozesses gegen das Ehepaar *Piso* wegen des Vorwurfs, den Tod des *Germanicus* verschuldet zu haben, gut ablesen kann[612] – auf unsicherem Boden. Dass ein „schlechter Kaiser" seinen „guten" Amtsvorgänger gewaltsam aus dem Wege räumt, wie die antiken Quellen den Betrachter glauben machen wollen, erscheint vor dem Hintergrund solcher Unsicherheiten in dem hier zu untersuchenden Zeitraum geradezu als ein literarischer Topos[613].

Daher erscheint die Skepsis, die Althistoriker und Altphilologen gegenüber derartigen Berichten in den Quellen hegen, vor allem dann, wenn darin die Kaiser selbst der Anstiftung zu Mordanschlägen bezichtigt werden, - unter Berücksichtigung der gegenüber einigen Kaisern geradezu feindseligen Tendenz bei *Tacitus*, *Sueton* und

610 Vgl. Tab. I, 9 (*Drusus Tib.f.*), Tab. II, 1 (Kaiser *Tiberius*), IV, 3 (Kaiser *Claudius* I.), IV, 21 *(Seneca)*;

611 Das gilt für die Anfänge des *Tiberius* (Vgl. Tab. I, 4 u. 7;) und *Neros* (s. Tab. IV, 2.3.5.7.8.9.11.12.13.15);

612 Vgl. Tab. I, Nr. 5–7;

613 Vgl. dazu: Tab. I, 1; Tab. II, 1; Tab. III. 1; Tab. IV, Nr. 3; Tab. V, 3; Tab. VI, 1; Tab. VII, 1; Tab VIII, 1; Tab. IX, 1; unter den *Flaviern* ist *Titus* der einzige, gegenüber dem der Vorwurf, durch die Beseitigung seines Vorgängers an die Macht gelangt zu sein, nicht erhoben wird.

Cassius Dio – grundsätzlich als begründet. Auch für den Medizinhistoriker erscheint es in Anbetracht dieser – begründeten – Skepsis als naheliegend, von der Analyse derartiger Fälle abzusehen. Auf der anderen Seite besteht jedoch die Gefahr, dass er sich so seine Arbeit allzu leicht macht, zumal in etlichen Fällen in den Quellen der Vorwurf erhoben wird, dass der Kaiser bzw. dessen Ratgeber seinen Vorgänger durch Gift beseitigt habe[614].

Denn immer dann, wenn in den Quellen Gift als Tötungsmittel genannt wird, muss grundsätzlich mit der Möglichkeit der Involvierung von Ärzten in den mutmaßlichen Tötungsakt gerechnet werden, insofern nicht *a priori* ausgeschlossen werden kann, dass Ärzte ihre pharmakologischen Kenntnisse statt zu Heilungszwecken auch zur Tötung ihrer Patienten einsetzten, wenn ihnen dafür entsprechende Belohnungen winkten. Ein Verzicht auf eine medizingeschichtliche Analyse auch solcher zweifelhafter Fälle könnte daher – in Anbetracht der ohnehin geringen Zahl von Fällen, in denen die Mitwirkung eines Arztes an Tötungen oder Selbsttötungen bestimmter Persönlichkeiten bezeugt oder angedeutet wird, – die möglichen Ergebnisse dieser Untersuchung leicht verfälschen.

Daher ist es erforderlich auch solche hinsichtlich ihres Charakters als unnatürliche Todesfälle zweifelhafte Fälle zu berücksichtigen, auch auf die Gefahr hin, dass sich am Ende die Zweifel an dem unnatürlichen Charakter der besagten Fälle nicht ausräumen lassen sollten. Denn auch im Falle der Verifikation solcher Zweifel wäre ein solches Ergebnis im Hinblick auf das Hauptziel dieser Untersuchung keineswegs ohne Bedeutung: Denn die Erhärtung solcher Zweifel verstärkte auch die Zweifel an der Möglichkeit einer schuldhaften, d. h. willentlichen Involvierung von Ärzten in die jeweiligen Todesfälle.

Aber nicht nur bezogen auf solche Zweifelsfälle, sondern auch auf alle übrigen Fälle wird, soweit die Quellenlage das zulässt, im Interesse einer „induktiven" Vorgehensweise eine „Einzelfallprüfung" angestrebt. Die Festlegung auf ein solches Vorgehen ermöglicht auch in Bezug auf die in den Quellen eindeutig als „unnatürlich" beschriebenen Todesfälle eine nachrangige Beachtung ihrer politischen Aspekte. Eine zu starke Berücksichtigung ihrer politischen Aspekte könnte die Gefahr deduktiver Zirkelschlüsse heraufbeschwören. Denn die Beachtung der politischen Implikationen bestimmter Einzelfälle darf nur in dem Maße erfolgen, in dem sich daraus mittelbar auch Erkenntnisse über ihre medizingeschichtlichen Implikationen dieser Todesfälle ableiten lassen könnten, - konkret nur dann wenn sich solche Todesfälle aus Strafprozessen entwickelten und sich so als Hinrichtungsaktionen deuten lassen.

Die hier vorgenommene methodologische Festlegung auf das Prinzip der Einzelfallprüfung sollte aber keinesfalls dahingehend verstanden werden, dass im Text der Untersuchung jedem der 277 Fälle[615] eine eigene fallspezifische Erörterung seiner medizingeschichtlichen Eigentümlichkeiten gewidmet werden soll. Eine solche Vorgehensweise wäre schon allein wegen der Quellengrundlage dazu nicht möglich: Die antiken Schriftsteller berichten über die hier zu untersuchenden Fälle mit unter-

614 Vgl. *Tiberius* (Tab. I, 1;), *Caligula* (Tab. II, 1;) und *Nero* (Vgl. Tab. IV, 3;);
615 Vgl. Tab. XI;

schiedlicher Ausführlichkeit, über die meisten nur in sehr knapper Form: Vor allem *Sueton* und die Verfasser der Exzerpte aus dem Werk des *Cassius Dio* erwähnen oftmals nur die Namen der Getöteten und der angeblichen Verursachers ihres Ablebens, – in der Regel wird der Kaiser selbst dafür verantwortlich gemacht – nur sporadisch werden diese „Informationen" mit Hinweise auf die jeweilige Todesart und die Tötungsmittel verknüpft; in vielen Fällen sucht man selbst bezüglich der Tötungsart und der Tötungsmittel vergeblich nach Hinweisen.

Soweit die Kaiser für die Tötungen verantwortlich gemacht werden, ergeben sich aus dem historischen Kontext der diesbezüglichen Notizen, etwa durch Hinweise auf angebliche Verschwörungen und Revolten, wie im Zusammenhang der Entlarvung *Sejans*[616], der Aufdeckung der *Pisonischen Verschwörung* gegen *Nero*[617], der Bürgerkriegsereignisse des sog. Dreikaiserjahres[618] oder der Verstoßung *Domitia Longinas* durch *Domitian* bzw. der Niederschlagung des Aufstandes des *L. Antonius Saturninus* gegen *Domitian*[619], auch Anhaltspunkte für eine medizingeschichtliche Zuordnung: In solchen Fällen wird man unterstellen dürfen, dass die jeweiligen Tötungen entweder nach „Standrecht" durch den Kaiser oder in dessen Namen angeordnet wurden oder aufgrund einer Verurteilung in einem „Gerichtsverfahren" erfolgten, d. h. als Hinrichtungen, auch wenn damit gerechnet werden muss, dass sich die in den Quellen als Tötungsopfer der Kaiser charakterisierten Personen durch eine Selbsttötung der Fremdtötung entzogen.

Aus diesen Gründen werden die hier angestrebte „Einzelfallprüfungen" aller namentlich bekannten unnatürlichen Todesfälle des Untersuchungszeitraums – auch mit Rücksicht auf den Umfang des Textes – hauptsächlich im Rahmen der Erstellung von tabellarischen Übersichten erfolgen. Darin werden alle namentlich bekannten Fälle zunächst – möglichst in chronologischer Reihenfolge und der Herrschaft bestimmter Kaiser zugeordnet, – aufgelistet und anschließend unter entsprechenden Spaltenköpfen medizingeschichtlich typologisch gekennzeichnet, – nach der Todesart, (ob eine Fremd- oder Selbsttötung anzunehmen ist;) nach den jeweils eingesetzten Tötungsmitteln, soweit bekannt, sowie nach der Möglichkeit ärztlicher Tötungsassistenz.

In die Spalten zur Tötungsart, zu den Tötungsmitteln und auch zur Frage der Möglichkeit ärztlicher Tötungsassistenz werden aber nur in dem Umfang Eintragungen vorgenommen, in welchem darüber in den angegebenen Quellen auch eindeutige Angaben gemacht werden. Soweit das nicht der Fall ist, wurde der Eintrag „unklar" bevorzugt, auch wenn aus den bereits dargelegten Gründen in zahlreichen Fällen von der Tötungsart „Hinrichtung" ausgegangen werden darf. Nur dann, wenn die Annahme, dass eine Hinrichtung in den jeweiligen Fällen unter Beachtung des jeweiligen historischen Kontextes als die wahrscheinlichste Tötungsart einzustufen ist, erscheint auch in den tabellarischen Übersichten ein entsprechender Eintrag.

---

616 Vgl. Tab. I, in etwa ab Nr. 24;
617 Vgl. Tab. IV, in etwa ab Nr. 18;
618 Vgl. Tabb. V, VI, VII;
619 Vgl. Tab. IX, in etwa ab Nr. 6;

Ähnliches gilt auch für die Eintragungen in die Spalte zur ärztlichen Tötungsassistenz, wo je nach den Angaben der Quellen unterschieden wird zwischen den Eintragungen „unklar", „unwahrscheinlich" und „ausgeschlossen"; nur in den Fällen, in denen eine ärztliche Tötungsassistenz in den Quellen bezeugt oder wenigstens angedeutet wird, erfolgt auch ein entsprechender Eintrag in die jeweilige Tabelle, wobei in solchen Fällen auch eine Erörterung solcher Hinweise im Text der Untersuchung stattfindet. Auch in Fällen, in denen bezüglich der chronologischen und typologischen Zuordnung Zweifel bestehen, die Quellen aber dennoch Informationen liefern, die ansatzweise eine Typologisierung der jeweiligen Fälle zulassen, ist auch im Text der Untersuchung eine Erörterung vorgesehen.

Eine Berücksichtigung der Chronologie sowohl bei der Auflistung der Fälle als auch bei der Besprechung einzelner Fälle mag bei einem Vorhaben, das in erster Linie auf die Erstellung einer medizingeschichtlichen Typologie abzielt, entbehrlich erscheinen, bietet jedoch in Bezug auf in den Quellen weniger ausführlich beschriebene Fälle Vorteile: Diese ergeben sich daraus, dass insbesondere spektakuläre Suizide erfahrungsgemäß Nachahmungstaten auslösen, so dass – eben unter Berücksichtigung der chronologischen Reihenfolge – ausführlicher beschriebene frühere Fälle in der Regel auch Rückschlüsse auf die medizingeschichtlichen Eigentümlichkeiten späterer – in den Quellen weniger ausführlich beschriebener – Fälle rechtfertigen.

Auch bezogen auf in den Quellen weniger ausführlich beschriebene Fälle von Fremdtötungen eröffnet die Berücksichtigung der chronologischen Reihenfolge die Möglichkeit von Eigentümlichkeiten früherer Fälle Rückschlüsse auf spätere zu ziehen, auch wenn in diesen Fällen, vor allem bei den von den jeweiligen Kaisern veranlassten Tötungen, nicht nur mit Nachahmungen der Vorgehensweise ihrer jeweiligen Vorgänger zu rechnen ist, sondern auch mit der Möglichkeit einer bewussten Abkehr davon. So erscheint es als hinreichend bezeugt, dass *Caligula* mit Rücksicht auf die „öffentliche Meinung" in der Anfangsphase seiner Herrschaft im Kampf gegen mögliche Widersacher auf den Einsatz strafrechtlicher Mittel bewusst verzichtete und missliebige Persönlichkeiten statt dessen lieber durch heimtückische Morde beseitigen ließ[620], – während dessen unmittelbarer Nachfolger *Claudius* wieder stärker das Mittel der Strafjustiz für derartige Zwecke einsetzte, es dabei allerdings vorzog, seine persönlichen richterlichen Zuständigkeiten einzusetzen als die Aburteilung von mutmaßlich oppositionellen Kreisen dem Senat zu überlassen[621].

Vor allem um die besonderen „politischen Handschriften" der einzelnen Kaiser im Umgang mit tatsächlichen oder vermeintlichen Gegnern im Interesse der medizingeschichtlichen Typologisierung besser nutzen nutzen zu können, wurden die Fälle nicht nur generell der chronologischen Reihenfolge nach in die Tabellen eingeordnet, sondern auch den Regierungszeiten der einzelnen Kaiser zugeordnet. Konkret wurden entsprechend der Anzahl der Kaiser des Untersuchungszeitraums insgesamt

620 Vgl. Tab. II;

621 Vgl. Tab. III; soweit in der Tabelle als Tötungsmittel „Hinrichtung" oder „Schwert" eingetragen ist, ist ausweislich der dazu angeführten Quellen davon auszugehen, dass die entsprechenden Tötungen aufgrund von persönlichen „Richtersprüchen" des Kaisers oder von Urteilen in dessen Namen erfolgten.

9 Tabellen erstellt, in denen sie der zeitlichen Reihenfolge nach nummeriert den „Regierungszeiten“ der 9 Kaiser von *Tiberius* bis *Domitian*[622] zugeordnet wurden, wobei allerdings der gewaltsame Tod von einzelnen Kaisern mit Rücksicht auf die – jeweils im Einzelnen zu erörternde – Vermutung, dass der Nutznießer des gewaltsamen Endes seines Vorgängers auch als Hauptverdächtiger für die Tötung seines Vorgängers in Frage kommt, der „Regierungszeit“ seines unmittelbaren Nachfolgers zugerechnet wurde[623].

Im Text der Arbeit werden – auch mit Rücksicht auf den äußeren Umfang dieser Studie – nur solche Fälle näher besprochen, die aufgrund der dazu in den Quellen überlieferten Informationen

- hinsichtlich ihrer typologischen Zuordnung besonders problematisch erscheinen,
- für das Verständnis anderer Fälle als besonders bedeutsam erscheinen, und vor allem
- bezüglich derer eine ärztliche Tötungsassistenz als denkbar eingestuft werden muss oder nicht mit letzter Sicherheit ausgeschlossen werden kann.

Bezüglich aller übrigen Fälle wird auf die tabellarischen Übersichten verwiesen, die wegen ihrer methodologischen Bedeutung für die Erzielung wichtiger Einsichten einen integralen Teil der Arbeit bilden. Im Übrigen wurde, um die Ausführungen auch für solche Leser, die sich nur für bestimmte Einzelfälle oder Gruppen von Fällen interessieren, übersichtlicher zu gestalten, dieses Kapitel so untergliedert, dass die Fälle entsprechend der Dauer der Regierungszeiten der verschiedenen Kaiser jeweils eigenen Abschnitten zugeordnet wurden, – jeweils ein Abschnitt

- den 23 Jahren der Regierungszeit des *Tiberius* (14–37 n. Chr.),
- der insgesamt 31-jährigen Dauer der Kaiserherrschaft der übrigen Kaiser des julisch-claudischen Herrscherhauses (37–68 n. Chr.) und
- der Ära vom Ablebens *Neros* bis zur Ermordung *Domitians* (68–96 n. Chr.;).

Die in den Abschnitten 2 und 3 vorgenommene Zusammenfassung der Fälle der Herrschaft mehrerer Kaiser erfolgte teils in Anlehnung an in der historischen Literatur übliche Periodisierungen, zum Teil aber auch um den einzelnen Unterabschnitten in etwa gleichlange Zeitabschnitte zuzuordnen. Eine kritische Auseinandersetzung mit abweichenden Forschermeinungen zu den Fällen muss wegen der großen Zahl von Veröffentlichungen und der Vielfalt von Aspekten, unter denen diese Fälle bereits früher analysiert wurden, auf solche Aspekte eingeschränkt werden, welchen unter medizingeschichtlichen Erwägungen eine besondere Bedeutung beizumessen ist, – bezüglich der Tötungsart sowie bezüglich der jeweils eingesetzten Tötungsmittel und vor allem im Hinblick auf die Möglichkeit einer ärztlichen Tötungsassistenz.

622 Lediglich für die Regierungszeit des 2. *Flaviers* wurde in Ermangelung der Möglichkeit einer klaren Zuordnung von zwei Fällen (Tab VIII, 6–7;) in die Zeit der Alleinherrschaft des *Titus* verzichtet.

623 mit Ausnahme der Ermordung des letzten *Flaviers, Domitian* (s. Tab. IX, 23), dessen gewaltsamer Tod noch der eigenen Regierungszeit zugeordnet wurde;

2.1 Unnatürliche Todesfälle aus der Regierungszeit des *Tiberius* (14 – 37 n. Chr.)

Für den in der Überschrift dieses Abschnitts der vorliegenden Studie benannten Zeitraum sind 76 Todesfälle bezeugt[624], bei denen „natürliche Todesursachen" wie Krankheiten, Altersschwäche oder Unfälle, auch ein Zusammenhang mit kriegs- und bürgerkriegsähnlichen Ereignissen sowie mit Naturkatastrophen ausweislich der Auskünfte der Quellen auszuschließen sind.

Von solchen unnatürlichen Todesfällen waren unter *Tiberius* insgesamt 59 Männer und 17 Frauen[625] betroffen. Von der Gesamtzahl dieser Todesfälle lassen sich überdies 35 als Fremdtötungen und 33 eindeutig als Selbsttötungen einstufen[626]. In 8 Fällen lassen die darüber bekannten Informationen eine klare Bestimmung der Todesart allerdings nicht zu. Aus diesem Zahlenmaterial wird ersichtlich, dass trotz der vergleichsweise ausführlichen Berichterstattung des Tacitus gerade über die Anfänge des *Tiberius* Unsicherheiten bezüglich der Todesart einiger unter der Herrschaft dieses Kaisers auf unnatürliche Art und Weise zu Tode gekommener Personen bestehen. Vor allem diese Unsicherheiten sollen im Folgenden genauer untersucht werden.

2.1.1 *Unsicherheiten bezüglich der Todesart*

Das Problem der Unsicherheit bezüglich der Todesart lässt sich besonders gut an einer Notiz des *Tacitus* über eine Giftmischerin mit dem Namen „Martina"[627] studieren. Im Zusammenhang der Berichterstattung über Reaktionen von Kommandeuren der in der Provinz *Syrien* stationierten Truppen auf die Nachricht von dem plötzlichen Tod des *Germanicus* bezeugt *Tacitus* dazu in einer dem Jahre 19 n. Chr. zuzuordnenden Notiz Folgendes: *Consultatum inde inter legatos quique alii senatorum aderant, quisnam Suriae praeficeretur, et ceteris modice n<i|sis, inter Vibium Marsum et Gn. Sentium diu quaesitum; dein Marsus seniori et acrius indendenti Sentio concessit. isque infamem veneficiis ea in provincia et Plancinae percaram nomine Martinam in urbem misit, postulantibus Vitellio ac Veranio ceterisque, qui crimina, et accusationem tamquam adversus receptos iam reos instruebant*[628].

624 Vgl. dazu die Tabelle Nr. I (folgende Seite, mit entsprechenden Quellenhinweisen);
625 Bez. der Frauen vgl. Tab. I. Nr. 6, 11, 19, 23, 26, 29, 30, 36, 40, 45, 51, 56, 58, 60, 62, 73, 74;
626 Neben 8 unklaren Fällen; Vgl. Tab. I a (folgende Seite);
627 S. u. Tab. I, Nr. 6;
628 Vgl. Tac. ann. 2, 74, 1–2;

Tabelle I: Tiberius (14 – 37)

Nr.	Name	Zeitp.	Tötungsart	Tötungsmittel	Ärztl. Ass.	Belege:			
						Tacitus	Sueton	Dio	andere
1	Augustus	14 n.	Fremdtötung?	Vergiftung	unklar	ann.1,5,1	Aug.97-100	56,30,1-5	
2	Agrippa Postumus	14 n.	Fremdtötung	verm. Schwert	ausgeschl.	ann.1.6.1	Tib.22	57,3,6	
3	Drusus Libo	16 n.	Selbsttötung	Schwert	ausgeschl.	ann.2,31	Tib.25,1-3	57,15,4-5	Sen.ep.70,10
4	Clemens, Sklave v. 1	17 n.	Fremdtötung	verm. Schwert	ausgeschl.	ann.1,39-40	Tib.25,1		
5	Germanicus	19 n	Fremdtötung	verm. Gift	ausgeschl.	ann.2,64-70	Cal.1,2	57,18,9	Zon.11,2,9
6	Martina venefica	20 n.	unklar	unklar	unwahrsch.	ann.3,7,2			
7	Gn. Calp. Piso	20 n.	Fremdtötung	verm. Schwert	ausgeschl.	ann.3,15,3	Cal.52,2,3 u.a.	57,18,10	Zon.11,2,9
8	Clutorius Priscus	21 n.	Fremdtötung	Hinrichtung	ausgeschl.	ann.3,49-51		57,20,4	
9	Drusus S. d. Kais.	23 n.	Fremdtötung?	Gift	ausgeschl.	ann.4,8,1	Tib.39,1;52,1;54,55;62,1	57,22,1	Xiph; Zon.
10	C. Silius	24 n.	Selbsttötung	unklar	unklar	ann.4,19,4			
11	Apronia	24 n.	Fremdtötung	Fenstersturz	ausgeschl.	ann.4,22,1			
12	Plautius Silvanus pr.	24 n.	Fremdtötung	Dolch	unwahrsch	ann.4,22,2			
13	Tacfarinas Num.	24 n.	Selbsttötung	Kampf/Schw.	unwahrsch	ann.4,25,3			
14	Caecilius Cornutus	24 n.	Selbsttötung	unklar	unklar	ann.4,28,2			
15	Cremutius Cordus	25 n.	Selbsttötung	Hungerstreik	ausgeschl.	ann.4,35,4	Tib.61,3	57,24,2-8	Xiph. Sen.
16	Votienus Montanus	25 n.	Fremdtötung	Hinrichtung	ausgeschl.	ann.4,42,2			
17	L. Piso	25 n.	Fremdtötung	Schwert	ausgeschl.	ann.4,45 1;			
18	Mörder d. Piso	25 n.	Selbsttötung	Kopf g. Fels.	ausgeschl.	ann.4,45,2-3			
19	Claudia Pulchra	26 n	Fremdtötung	Hinrichtung	ausgeschl.	ann.4,52,1-4		59,19,1	
20	Furnius am.19	26 n	Fremdtötung	Hinrichtung	ausgeschl.	ann.4,52,1-4			
21	Titius Sabinus am.5	28 n.	Fremdtötung	Hinrichtung	ausgeschl.	ann.4,68,-70,1			
22	G.Fufius Geminus	29 n.	Selbsttötung	Verletzung	unwahrsch.	ann.5,2		58,4,5-6	
23	Mutilia Prisca ux 21	29 n.	Selbsttötung	Dolch	unwahrsch.	ann.4,12,4		58,4,6	
24	Curtius Atticus	31 n.	Fremdtötung	Hinrichtung	ausgeschl.	ann.4,58.6,10,2			
25	Sej.praef.praet.	31 n.	Fremdtötung	Hinrichtung	ausgeschl.	ann.6,25,1-3	Tib.61;62;65	58,18-19	

Nr.	Name	Zeitp.	Tötungsart	Tötungsmittel	Ärztl. Ass.	Belege:				
						Tacitus	Sueton	Dio	andere	
26	Apicata ux.24)	31 n.	Selbsttötung	unklar	unklar	ann. 4,11,3		58,11,6		
27	liber Ap.I(25)	31 n.	Fremdtötung	Hinrichtung	ausgeschl.	ann.5,9,1		58,11,6		
28	liber Ap.II(25)	31 n.	Fremdtötung	Hinrichtung	ausgeschl.	ann.5,9,1		58,11,6		
29	liber Ap.III(25)	31 n.	Fremdtötung	erdrosselt	ausgeschl.	ann.5,9,2		58,11,6		
30	L.Drusilla ux. 9	31 n.	Fremdtötung?	unklar/Verh.	unwahrsch.	ann.6,2,1;	Tib.62,1	58,11,7		
31	Nero Caesar	31 n.	unklar	Verhungern	ausgeschl.	ann.5,3-4	Tib.54,2	58,8,4		
32	P.Vitellius	31 n.	Selbsttötung	Schnitzm.	ausgeschl.	ann.5,8,2	Vit.1,3			
33	Drusus Caesar	33 n.	unklar	Verhungern	ausgeschl.	ann.6,23,2; 6,40	Tib. 54, 2	58,22,4		
34	G.Asinius Gallus	33 n.	unklar	Verhungern	ausgeschl.	ann.6,23,1		58,3,1-6		
35	Sext.Vistilius	32 n.	Selbsttötung	Adern.	unwahrsch.	ann.6,9,2				
36	Vitia mat.Fuf.22	32 n.	Fremdtötung	Hinrichtung	unwahrsch.	ann.6.10,1;				
37	Vescularius Flaccus	32 n.	Selbsttötung	unklar	unklar	ann.6,10 2				
38	Iulius Marinus	32 n.	Selbsttötung	unklar	unklar	ann.6,10 2				
39	Mucius ux..40	32 n.	Fremdtötung	Hinrichtung	ausgeschl.			58,4,7	J.Ant.Fr 79	
40	Mucia	32 n.	Fremdtötung	Hinrichtung	unwahrsch.			58,4,7		
41	Geminius equ.	32 n.	unklar	unklar	unwahrsch.	ann.6,14,1				
42	Iulius Celsus (equ.)	32 n.	Selbsttötung	Halsbrechen	ausgeschl.	ann.6,14,1				
43	Pompeius (equ.)	32 n.	unklar	unklar	unwahrsch.	ann.6,14,1				
44	Considius Proculus	33 n.	Fremdtötung	Hinrichtung	ausgeschl.	ann.6,18				
45	Sancia soror C.(42)	33 n.	Fremdtötung	Verhungern	ausgeschl.	ann.6,18,1				
46	pater Macrinae	33 n.	Selbsttötung	unklar	unwahrsch.	ann.6,18,2				
47	frater Macrinae	33 n.	Selbsttötung	unklar	unwahrsch.	ann.6,18,2				
48	Argolicus Macr.mar.	33 n.	Fremdtötung	Hinrichtung	ausgeschl.	ann.6,18,2				
49	Laco Macr.soc.	33 n.	Fremdtötung	Hinrichtung	ausgeschl.	ann.6,18,2				
50	Sextus Marius	33 n.	Fremdtötung	Tarp. Felsen	ausgeschl.	ann.19,19,1		58,22,1-3		
51	filia S. Marii 50	33 n.	Fremdtötung	verm T. Fels.	ausgeschl.	ann.19,19,1		58,22,1-3;		

Nr.	Name	Zeitp.	Tötungsart	Tötungsmittel	Ärztl. Ass.	Belege:				
						Tacitus	Sueton	Dio	andere	
52	Jesus N.	33 n.	Fremdtötung	Kreuzigung	ausgeschl.	ann.15,44			Jos. AJ 18,3,3	NT
53	Stephanus	33 n.	Fremdtötung	Steinigung	ausgeschl.				Apg 7,58	
54	Asinius Gallus	33 n.	unklar	Verhungern	ausgeschl.	ann.6,23,1				
55	Drusus f.Germ.(5))	33 n.	Selbsttötung	Verhungern	ausgeschl.	ann.6,23,2				
56	Agrippina ux.G.(5)	33 n.	Selbsttötung	Hunger.	ausgeschl.	ann.6,25,1–3	Tib.52,3;53,1-2	58,22,4		
57	Cocceius Nerva	33 n.	Selbsttötung	Hungerstreik	ausgeschl.	ann.6,26,1		58,21,4		
58	Plancina ux. Pis.(7)	33 n.	Selbsttötung	unklar	unklar	ann.6,26,3		58,22,5		
59	Pomponius Labeo	34 n.	Selbsttötung	Adern.	unklar	ann.6,29		58,24,3		
60	Paxea ux. N.(57)	34 n.	Selbsttötung	verm. Adern.	unklar	ann.6,29		58,24,3		
61	Mamercus Scaurus	34 n.	Selbsttötung	unklar	unklar	ann.6,29		58,24,3		
62	Sextia ux.P.(59)	34 n.	Selbsttötung	unklar	unklar	ann.6,29		-		
63	Fulcinus Trio	35 n.	Selbsttötung	unklar	unklar	Ann.6,38,1-2		58,25,2		
64	Granius Marcianus	35 n.	Selbsttötung	unklar	unklar	ann.6,38,3				
65	Tarius Gratianus pr.	35 n.	Fremdtötung	Hinrichtung	ausgeschl.	ann.6,38,3				
66	Trebellanus Rufus	35 n.	Selbsttötung	unklar	ausgeschl.	ann.6,39,1				
67	Sextius Paconianus	35 n.	Fremdtötung	erdrosselt	ausgeschl.	ann.6,39,1				
68	Vibullius Agrippa	36 n.	Selbsttötung	Gift	unwahrsch.	ann.6,40,1		58,21,4		
69	Tigranes Kg. Arm.	36 n.	Fremdtötung	Hinrichtung	ausgeschl.	ann.6.40,2				
70	C.Galba fr.imp.	36 n.	Selbsttötung	unklar	unklar	ann.6,4,2				
71	Blaesus I	36 n.	Selbsttötung	unklar	unklar	ann.6,40,2				
72	Blaesus II	36 n.	Selbsttötung	unklar	unklar	ann.6,40,2				
73	Aemilia Lep.n.D.(55)	36 n.	Selbsttötung	unklar	unklar	ann.6,40,3				
74	Acutia vid.Vit.(32)	37 n.	Fremdtötung	Hinrichtung	ausgeschl.	ann.6,47				
75	Lucius Arruntius	37 n.	Selbsttötung	Adern.	unwahrsch.	ann.6,48,1		58,27,4		
76	Sex. Papinius	37 n.	Selbsttötung	Sturz v. Fels.	ausgeschl.	ann.6,49,1				

Tabelle I a: Tiberius

Gesamtzahl	76		
Fremdtötungen	35		
Selbsttötungen	33	**Gesamtzahl**	
unklar	8	**(Selbsttötungen)**	33
Tötungsmittel		**Tötungsmittel**	
a) Gift	4	a) Gift	1
b) Hunger	9	b) Hunger	3
c) Adern.	4	c) Adern	4
d) Schwert	7	d) Schwert	1
e) Ersticken	0	e) Ersticken	0
f) Rasierm.	0	f) Rasierm.	0
g) andere	13	g) andere	7
h) Hinrichtung	18	h) Hinrichtung	0
i) unklar	21	i) unklar	17
Arztassistenz		**Arztassistenz**	
a) ausgeschl.	44	a) ausgeschl.	9
b) unwahrsch.	15	b) unwahrsch.	8
c) unklar	17	c) unklar	16

(Daraufhin wurde bei den Unterfeldherren und bei anderen Personen senatorischen Standes, die zugegen waren, darüber beratschlagt, wer an die Spitze Syriens zu stellen sei, und während die übrigen sich nur mäßig bemühten, wurde zwischen Vibius Marsus[629] und Gn. Sentius[630] darum heftig gerungen; darauf gab Marsus gegenüber dem älteren und sich entschiedener bewerbenden Sentius nach. Und dieser entsandte eine wegen Giftmischereien in dieser Provinz berüchtigte, aber bei Plancina[631] besonders beliebte Frau mit Namen Martina in die Hauptstadt, auf Verlangen des Vitellius[632]

629 *Gaius Vibius Marsus*, cos. suff. 17 n. Chr., danach Unterfeldherr des *Germanicus* in Germanien, begleitet *Germanicus* auch in den Orient, später *leg. Aug. pr. pr.* von Syria (42–44 n. Chr.).Vgl. Hanslik, R.: Vibius 39). In: RE., Band VIII A, 2, Stuttgart 1958, Sp. 1973–1975;

630 *Gnaeus Sentius Saturninus*, cos. suff. 4 n. Chr., begleitete *Germanicus* nach *Syrien*, nach dessen Tod im Jahr 19 n. Chr. Statthalter der Provinz, ca. bis 21 N. Chr.; vgl. PIR² S. 395; DNP., Bd. 11, Sp. 424 ff.;

631 *Munatia Plancina*, Enkelin des *Lucius Munatius Plancus*, cos 42 v. Chr. Gemahlin des *Gn. Calpurnius Piso* (s. Tab. I, 7;), vgl. Hanslik, R., Munatius 44, in: RE, Bd. XVI, 1 Stuttgart 1999, Sp. 468;

632 *Lucius Vitellius*, *nicht später als 10 n. Chr. †nach 51 n. Chr., Konsul, Zensor und Vater des nachmaligen Kaisers; vgl. Dabrowa, E.: The governers of Roman Syria from Augustus to Septimius Severus. Bonn 1998, S. 38 – 41. Durey, Th. A.: Claudius und seine Ratgeber. In: Das Altertum. Bd. 12, 1966, S. 144– 155, insbes. S. 144–147; Eck, W., Lucius Vitellius, in DNP, Bd. 12/2 Stuttgart 2002, Sp. 261–262;

und des Veranius[633] und der übrigen, welche Anschuldigungen vorbereiteten und eine Anklage wie gegenüber bereits als Angeklagte akzeptierte Personen.)

Dieser Notiz ist zu entnehmen, dass die darin erwähnten Truppenkommandeure die Absicht verfolgten, den plötzlichen Tod des *Germanicus* juristisch aufarbeiten zu lassen, hierbei von der Vermutung ausgingen, dass *Germanicus* einem Giftanschlag zum Opfer gefallen sei, und der Ansicht waren, dass die Giftmischerin *Martina* einen wichtigen Beitrag zur Aufklärung dieses Falles leisten könne und jene daher nach *Rom* „geschickt" hatten. Der Angabe des *Tacitus*, dass *Gn. Sentius Martina* nach *Rom* geschickt habe, wirft einige Fragen auf, u. a. ob man jene *Martina* überredet hatte sich freiwillig nach Rom zu begeben oder sie dazu gezwungen hatte, die wir aber vorerst noch auf sich beruhen lassen wollen.

Beachtung hinsichtlich der Tötungsart mancher unnatürlicher Todesfälle unter *Tiberius* verdient aber eine zweite Notiz desselben Autors bezüglich *Martinas*, die Ereignissen des Jahres 20 n. Chr, zuzuordnen ist: *nam vulgatum erat missam, ut dixi, a Gn. Sentio famosam veneficiis Martinam subita morte Brundisi extinctam, venenumque nodo crinium eius occultatum, nec ulla in corpore signa sumptui exitii reperta.*[634] (denn es war verbreitet worden, dass die, wie ich gesagt habe, von Gn. Sentius entsandte wegen Giftmischereien berüchtigte Martina durch einen plötzlichen Tod in *Brundisium* ausgelöscht und Gift im Knoten ihrer Haare verborgen gewesen sei, aber an ihrem Körper keinerlei Zeichen für die Einnahme desselben um zu sterben entdeckt worden seien.)

Dieser Notiz ist zu entnehmen, dass die Giftmischerin *Martina* an ihrem Bestimmungsort niemals ankam und zwar deswegen, weil sie bereits auf dem Wege dorthin tot aufgefunden worden war, und zwar in *Brindisi*[635]. Diese in Süditalien gelegene Stadt verfügte in der Antike über einen bedeutenden Hafen, so dass davon auszugehen ist, dass *Martina* von *Antiochien* mit dem Schiff nach *Brindisi* gelangt war, entweder weil das Schiff in *Brindisi* einen Zwischenhalt einlegte, bevor es nach *Ostia*, zu dem Seehafen *Roms* weiter fuhr, oder aber weil sie von *Brindisi* aus – vielleicht um die Reise zu beschleunigen – auf dem Landweg nach *Rom* weiterreisen wollte oder sollte.

Aber auch die Reiseroute *Martinas* braucht uns zunächst nicht weiter zu interessieren. Im Kontext der Frage nach der Todesart und der Todesursachen stellt sich dem Betrachter vor allem die Frage, wie *Martina* zu Tode gekommen sein könnte. *Tacitus* drückt sich im Hinblick darauf bemerkenswert unklar aus. Alles was er über den Tod *Martinas* überliefern zu sollen glaubt, stellt er unter den Vorbehalt *vulgatum erat,* d. h. dass darüber nur Nachrichten verbreitet wurden, nämlich dass *Martina* in *Brindisi* tot aufgefunden worden sei, dass in ihrem Haarknoten auch Gift gefunden worden sei, aber an ihrem Körper keinerlei Anzeichen dafür gefunden worden seien, dass sie von dem Gift etwas genommen haben könnte.

---

633 *Quintus Veranius* (†58) Politiker, der zu *Germanicus* in einem engeren Verhältnis stand, ihn als *comes* in den Osten begleitete und zum ersten Statthalter der Provinz *Cappadocia* ernannt wurde; vgl. Hanslik, R., Veranius 2, in: KIP Bd. 5, Stuttgart 1979, Sp. 1184; PIR² V, 266.

634 Vgl. Tac. ann. 3, 7, 2;

635 Vgl. Radke, G., Brundisium, in KlP, Bd. 1, Sp. 952–953;

Der Vorbehalt, unter dem *Tacitus* diese Nachricht überliefert hat, sollte uns ebenfalls nicht sonderlich interessieren, insofern sich aus ihr im Hinblick darauf, dass *Martina* plötzlich von der Bildfläche verschwand und die Reise nach *Rom* auch nicht lebend überstand, keine Zweifel ergeben, insofern das Gerichtsverfahren, in welchem sie auftreten sollte, ohne sie stattfand[636]. Aber warum starb *Martina*, - wenn nicht an der Einnahme Gifts, welches bei ihr gefunden wurde? Wenn sie das Gift, welches sie bei sich führte, nicht nahm, wäre es auf jeden Fall unwahrscheinlich, dass sie sich selbst getötet haben könnte. Wer aber hätte ein Interesse daran haben können, *Martina* daran zu hindern, vor Gericht auszusagen?

Die Beantwortung dieser Frage erwies sich aus dem Blickwinkel des *Tacitus* als schwierig, weil in dem besagten Gerichtsverfahren ein gewisser *Calpurnius Piso* verdächtigt wurde, *Germanicus* vergiftet zu haben[637]. Der Erwähnung des Ablebens *Martinas* geht u. a. eine Schilderung der Begräbnisfeierlichkeiten für den kurz zuvor nach einer längeren rätselhaften Erkrankung in *Antiochien* verstorbenen *Germanicus*[638] voraus. Bevor der Leichnam eingeäschert worden war, hatte nach *Tacitus* dort eine öffentliche Leichenschau stattgefunden: *corpus antequam cremaretur nudatum in foro Antiochensium, qui locus sepulturae destinabatur, praetulerit veneficii signa, parum constitit. nam ut quis misericordia in Germanicum et praesumpta suspicione, aut favore in Pisonem pronior, diversi interpretabantur.*[639] (Der Leichnam wurde, bevor er eingeäschert wurde, entblößt, und zwar auf dem Marktplatz der Antiochener, der auch für die Begräbnisfeier vorherbestimmt wurde; ob er Zeichen eines Giftmordes verriet, darüber herrschte kein Einvernehmen. Denn wie ein jeder von Mitleid gegenüber Germanicus ergriffen war und zu einem entsprechenden Verdacht oder eher zur Parteinahme zu Gunsten Pisos neigte, deutete er [die Zeichen] unterschiedlich.)

Im Kreise der Unterfeldherren des *Germanicus* aber hatte man sich nach *Tacitus* durch jene Leichenschau in der Absicht bestätigt gesehen, *Piso* als Anstifter zu der mutmaßlichen Vergiftung des *Germanicus* vor Gericht stellen zu lassen und auch die bereits erwähnte Giftmischerin *Martina* zu diesem Zweck nach Rom zu beordern[640], – wo jene allerdings nie ankam. Maßgeblich für die Entscheidung, *Piso* vor Gericht stellen zu lassen, war hierbei nach *Tacitus*, dass *Germanicus* selbst die Erkrankung, der er erlag, auf einen von *Piso* und dessen Gemahlin *Plancina* organisierten Giftanschlag zurückführte[641] und noch auf dem Sterbebett seine Gemahlin sowie seine Freunde beschworen hatte dafür zu sorgen, dass dieses „Verbrechen" gerächt werde[642]. Die letzteren waren nach *Tacitus* dieser Bitte gefolgt, indem sie nach dem Ableben des

636 Vgl. dazu Tac. ann. 3, 12–15;
637 Vgl. Tab. I, Nr. 7;
638 Vgl. dazu Tab. I, Nr. 5;
639 Vgl. Tac. ann. 2, 73, 4;
640 S. o. Tac. ann. 2, 74;
641 Vgl. Tac. ann. 2, 71;
642 Vgl. Tac. Ann. 2, 71, 1: *referatis patri et fratri, quibus acerbitatibus dilaceratus, quibus insidiis circiumventus miserrimam vitam pessima morte finiveram.*

Germanicus dafür sorgten, dass *Piso* und *Plancina* im Senat wegen Mordes an *Germanicus* angeklagt wurden[643].

Aber dieser Prozess konnte nach *Tacitus* nicht zu Ende geführt werden. Über den Verlauf der Nacht nach dem ersten Prozesstag berichtet *Tacitus* Folgendes: *relatus domum, tamquam defensionem in posterum meditaretur, pauca conscribit obsignavitque et liberto tradit; tum solita cura curando corpore exaequitur, dein multam post noctem, egressa cubiculo uxore, operiri fores iussit; et coepta luce perfosso iugulo, iacente humo gladio, repertus est.*[644] (nachdem man ihn [Piso] nach Hause zurückgebracht hatte, schrieb er, als ob er seine Verteidigung für den folgenden Tag vorbereiten wolle, noch etwas, versiegelte die Aufzeichnungen und übergab sie einem Freigelassenen. Dann wandte er sich wie gewohnt der Körperpflege zu und ließ bereits nach Mitternacht, nachdem seine Gemahlin sein Zimmer verlassen hatte, die Tür verriegeln. Aber nachdem der neue Tag angebrochen war, wurde er mit durchbohrter Kehle aufgefunden, wobei gleichzeitig ein Schwert auf dem Boden lag.)

Vor allem der letzte Satz dieses Zitats scheint dem Betrachter zu suggerieren, dass sich *Piso*, nachdem seine Gemahlin sein Zimmer verlassen hatte, mit dem Schwert, das man neben seiner Leiche fand, selbst getötet habe. Dieser Eindruck verdichtet sich in Anbetracht der ebenfalls von *Tacitus* als Tatsache charakterisierte Information, dass anschließend im *Senat* ein angeblich von *Piso* verfasstes an den Kaiser persönlich gerichtetes Schreiben verlesen wurde, in welchem *Piso* sich darüber beklagt, dass er durch eine Verschwörung seiner Feinde zu Fall gebracht worden sei[645] und den Kaiser u. a. inständig beschwört, sich um seine Kinder zu kümmern.[646] Es erscheint als naheliegend, diesen Brief als Abschiedsbrief eines Menschen zu deuten, der aus Verzweiflung darüber, dass er den Prozess, in welchen man ihn verwickelt hatte, für verloren hielt und sich deswegen selbst zu töten beabsichtigte.

Betrachtet man aber die Darstellung des *Tacitus* über den Verlauf des Prozesses bis zum Tode *Pisos* genauer, kann man sich nicht des Eindrucks erwehren, dass *Piso* gar keine Veranlassung hatte, mit einem für ihn nachteiligen Ausgang des Prozesses zu rechnen. Folgt man der Darstellung des *Tacitus*, dann hatten die Hoffnungen der Ankläger *Pisos*, dessen Verurteilung durchsetzen zu können, abgesehen davon, dass ihnen schon vor Prozessbeginn mit dem plötzlichen Tod der Giftmischerin *Martina* eine wichtige Zeugin abhanden gekommen war, bereits durch die Art und Weise der Eröffnung der Verhandlungen durch den Kaiser einen großen Dämpfer erhalten. Der Kaiser hatte der Anklage das für eine Verurteilung entscheidende Argument, nämlich den notwendigen Nachweis, dass das Opfer der angeblichen Machenschaften *Pisos* wirklich durch einen Giftanschlag ums Leben gekommen sei, praktisch aus der Hand geschlagen, indem er die auf dem Marktplatz von *Antiochien* durchgeführte Leichenschau heftig kritisierte: *quorum [scil: accusatorum] ergo nimiis studiis iure suscenseo. nam quo pertinuit nudare corpus et contrectandum vulgi oculis permittere differrique*

643 S. o. Tac. ann. 3, 12–15;

644 Vgl. Tac. ann. 3, 15, 3;

645 Vgl. Tac. ann. 3, 16, 3: … *conspiratione inimicorum et invidia falsi criminis oppressus* …

646 Vgl. Tac. ann. 3, 16, 3: … *vosque oro liberis meis consulatis…*

etiam per externis, tamquam veneno interceptus esset, si incerta adhuc et scrutanda sunt?[647] (Deren übertriebenen Eifer [d. h. dem der Ankläger] zürne ich also. Denn wohin hätte es führen sollen, den Leichnam zu entblößen, zur Augenweide den Blicken des Mobs zu überlassen und ihn sogar zerreißen zu lassen durch Ausländer, als ob er durch Gift getötet worden sei, wenn doch das bislang Ungewisse erst noch zu erforschen wäre?)

Im weiteren Verlauf des Prozesses zeigte es sich dann nach *Tacitus*, dass sich die Verteidigung dennoch in vielerlei Hinsicht auf recht schwankendem Boden bewegte[648], in einem vielleicht entscheidenden aber wohl nicht: *solum veneni crimen visus est diluisse, quod ne accusatores quidem satis firmabant, in convivio Germanici, cum super eum Piso discumberet, infectos manibus eius cibos arguentes. Quippe absurdum videbatur inter aliena servitia et tot adstantium viso, ipso Germanico coram, id ausum*[649]. (allein den Vorwurf des Giftanschlags schien er entkräftet zu haben, weil nicht einmal die Ankläger zur Genüge glaubhaft machen konnten, dass bei einem Gastmahl des Germanicus, bei dem oberhalb dessen Piso speiste, durch dessen Hände die Speisen vergiftet worden sein sollten, wie sie vortrugen. Denn es erschien unglaubhaft, dass er in Anbetracht fremder Sklaven und unter den Augen so vieler Zeugen, ja sogar in Anwesenheit des Germanicus, dies gewagt habe.)

Konkret ist diesem Zitat zu entnehmen, dass es den Anklägern *Pisos* nicht nur misslang nachzuweisen, dass *Germanicus* infolge einer Vergiftung verstorben war, sondern auch, dass *Piso* selbst für *Germanicus* bestimmte Speisen hätte persönlich vergiftet haben können. Dennoch war nach den Angaben des *Tacitus* die Mehrheit der Richter (*Senatoren*) am Ende jenes Tages – aus Erbitterung über den Tod des *Germanicus* – nicht bereit, dessen angeblichen Mörder freizusprechen, vielmehr forderte sie Einsicht in schriftliche Unterlagen zu dem Fall, was aber nicht nur *Tiberius*, sondern auch *Piso* abgelehnt hätten.[650]

Unwillkürlich stellt sich daher die Frage, ob *Piso* vielleicht Gründe hatte, sich vor einer Offenlegung bestimmter Schriftstücke zu fürchten und sich deswegen dafür entschied, sich vorher selbst zu töten. Aber bezüglich solcher Mutmaßungen bieten die Angaben des *Tacitus* wenig Spielraum. Bereits die sprachliche Form, in welcher *Tacitus* auf die Ablehnung der entsprechenden Forderungen der Senatsmehrheit verweist, sollte unbedingt beachtet werden: *quod haud minus Tiberius quam Piso abnuere*[651]. (dies lehnte nicht weniger Tiberius ab als Piso.)

Man ist gut beraten, wenn man die Formel *haud ... minus quam* nicht einfach als Ausdruck dafür interpretiert, dass *sowohl Tiberius als auch Piso* diese Forderung ablehnten, sondern dass vor allem der Kaiser diese Forderung ablehnte und sich *Piso* dieser Ablehnung lediglich anschloss. Denn unmittelbar nach der Erwähnung der Auffindung des Leichnams *Pisos* kommt *Tacitus* auf ein Schriftstück zu sprechen, des-

647 Vgl. Tac. ann. 3, 12, 4;
648 Vgl. Tac. ann. 3, 14, 1: *defensio in ceteris trepidavit.*
649 Vgl. Tac. ann. 3, 14, 1;
650 Vgl. Tac. ann. 3, 14, 4: *scripsissent expostulantes, quod haud minus Tiberius quam Piso abnuere.*
651 S. o. Tac. ann. 3, 14, 4;

sen Wortlaut erklären könnte, warum *Tiberius* dessen Veröffentlichung noch mehr fürchtete als *Piso*.

Tacitus führt dazu aus: *Audire me memini ex senioribus visum saepius inter manus Pisonis libellum, quem ipse non vulgaverit; sed amicos eius dictitavisse litteras Tiberii et mandata in Germanicum contineri, ac destinatum promere apud patres principemque arguere, ni elusus a Seiano per vana promissa foret; nec illum sponte extinctum, verum immisso percussore;*[652] (Ich erinnere mich von Älteren gehört zu haben[653], dass des öfteren in den Händen Pisos ein Schriftstück beobachtet worden sei, welches er selbst aber nicht veröffentlicht habe; aber Freunde von ihm hätten behauptet, dass es sich hierbei um einen Brief des Tiberius gehandelt habe, der gegen Germanicus gerichtete Aufträge enthalten habe, und außerdem sei auch beabsichtigt gewesen, diesen hervorzuholen und vor den Senatoren den Kaiser selbst anzuklagen, wenn er nicht von Sejan durch eitle Versprechungen davon abgehalten worden sei. Auch sei jener nicht freiwillig aus dem Leben geschieden, sondern durch die Hand eines Mörders, der ihm auf den Hals geschickt worden sei.)

Diesem Zitat ist zu entnehmen, dass es sich bei dem Schriftstück, bezüglich dessen der *Senat* in dem Prozess gegen *Piso* eine Einsichtnahme verlangte, um ein Schreiben des Kaisers selbst gehandelt habe, oder um ein in dessen Namen von *Sejan*[654] abgefasstes Schreiben, in welchem *Piso* konkrete Aufträge bezüglich seines Umgangs mit *Germanicus* erteilt worden seien, und dass *Piso* nur deswegen davon nicht Gebrauch gemacht habe, weil *Sejan* ihm bestimmte Versprechungen gemacht habe, welche er aber angeblich nicht einhielt. Statt dessen habe ihn in der Nacht zum 2. Prozesstag ein gedungener Mörder aufgesucht und ihn getötet. *Tacitus* verbürgt sich zwar nicht für diese Mordthese. Betrachtet man aber die Angaben des *Tacitus* über die Beschaffenheit des mutmaßlichen Tatorts, an welchem der Leichnam *Pisos* aufgefunden wurde, so erscheint eine Fremdtötung nicht weniger plausibel als die offiziell verbreitete Selbstmordthese: *et coepta luce perfosso iugulo, iacente humi gladio, repertus est.*[655]

Sollte *Piso* tatsächlich durch einen Stich mit dem neben dem Leichnam aufgefundenen *gladius* getötet worden sein, und zwar in das sog. *iugulum*, dann hätte er sich diese Wunde kaum selbst beigebracht haben können, weil ein solcher Stich sogleich die *Aorta* sowie die von dort aus in die Lungen sowie zum Kopf führenden großen

652 Vgl. Tac. ann. 3, 16, 1;

653 E. Koestermann bezweifelt, dass Tacitus noch Zeitzeugen zu jenen Vorgängen befragt haben könnte (Vgl. Koestermann, s. o. Bd. 1, S. 445;), aber es ist auf der anderen Seite nicht ersichtlich, warum *Tacitus* ein Gerücht erfunden haben sollte, dessen Inhalt er selbst infrage stellt.

654 Gemeint ist hier *Lucius Aelius Seianus*, um 20 v. Chr. in *Volsinii*, *Etrurien*, geboren, als ein Sohn des „Ritters" *Lucius Seius Strabo*; vgl. Corbier, M.: La famille de Séjan à Volsinii. La dédicace des Seii, curatores aquae. In: Mélanges de l'Ecole française de Rome. Antiquité. Bd. 95, Nr. 2, 1983, S. 719–756; S. wurde von *Sextus Aelius Catus* aus der plebejischen Familie der *Aelii Tuberones* adoptiert und bekleidete vom Zeitpunkt des Regierungsantritts des *Tiberius* im Jahre 14 n. Chr. bis zu seinem Tode am 18. 10. 31 n. Chr. das Amt eines praef. praet.; in dieser Funktion gehörte er zu den einflussreichsten Beratern des *Tiberius*. Vgl. Henning, D.: Lucius Aelius Seianus: Untersuchungen zur Regierung des Tiberius. München 1975. Rohden, P. v.: Aelius 133. In: RE Bd. I, 1, Stuttgart 1893, Sp. 529–531;

655 S. o. Tac. ann. 3, 15, 3;

Arterien verletzt hätte, so dass er wegen unmittelbar danach zu erwartender sehr großer Blutverluste nicht mehr in der Lage gewesen wäre, das Schwert eigenhändig wieder aus dieser Wunde herauszuziehen und auf den Boden fallen zu lassen. Wie im Falle der Giftmischerin *Martina* war sich somit *Tacitus* auch im Falle des *Piso* nicht völlig im Klaren über die Todesart, obwohl *Tacitus* genaue Recherchen angestellt zu haben scheint, und zwar indem er – mittelbar? – nicht nur auf die Prozessakten Zugriff nahm, sondern, darin einem modernen Historiker vergleichbar, auch auf die sog. mündliche Überlieferung.

Nun könnte man auf den Gedanken kommen, dass *Tacitus* aus Gründen der Voreingenommenheit die hier besprochenen Informationen über den Tod *Martinas* und *Pisos* in seine Darstellung eingeflochten hat, um *Tiberius* auf diese Weise in einem besonders schlechten Licht erscheinen zu lassen. Um sich darüber Klarheit zu verschaffen, bietet sich ein Vergleich der Darstellung des *Tacitus* mit den darauf Bezug nehmenden Äußerungen *Suetons* und *Cassius Dios* an.

Sueton widmet dem Ende *Pisos* folgende Bemerkungen: *[Germanicus] obiit autem, ut opinio fuit, fraude Tiberi, ministerio et opera Gn Pisonis, qui sub idem tempus Syriae praepositus ... propter quae, ut Romam rediit, paene discerptus a populo, a senatu capitis damnatus est*[656].
([Germanicus] starb aber, wie man meint, durch einen Betrug des Tiberius, mit Unterstützung und auf Betreiben des Gn. Piso, der zum damaligen Zeitpunkt Statthalter von Syrien war ... und deswegen, sobald er nach Rom zurückgekehrt war, vom Volk beinahe zerrissen und vom Senat zum Tode verurteilt wurde.)

Wie dem Ende *Senecas* widmet *Sueton* auch dem Ende *Pisos* nur wenige Worte: *a senatu capitis damnatus est*[657]. *Sueton* erwähnt zwar auch einen Strafprozess gegen *Piso* aufgrund eines angeblichen Verschuldens am Tode des *Germanicus*, geht aber auf einige der bei *Tacitus* überlieferten Eigentümlichkeiten des Prozesses nicht ein: Weder das Verschwinden einer möglicher Weise wichtigen Zeugin erwähnt *Sueton* noch den plötzlichen Tod des Angeklagten vor dem regulären Ende des Prozesses.

Bei *Cassius Dio* wird wenigstens dieses Detail des Prozesses nicht unterschlagen: ὁ δὲ Πίσων χρόνῳ ὕστερον ἐς τὴν Ῥώμην ἀνακομισθεὶς καὶ ἐς τὸ βουλευτήριον ἐπὶ φόνῳ ὑπ᾽ αὐτοῦ τοῦ Τιβερίου ἐσαχθείς, διακρουσομένου τὴν ὑποψίαν τὴν ἐπὶ τῇ φθορ ᾷ τοῦ Γερμανικοῦ, ἀναβολήν τέ τινα ἐποιήσατο καὶ ἑαυτὸν κατεχρήσατο.[658] (Piso kehrte ein Zeitlang später nach Rom zurück und wurde im Senat wegen Mordes von Tiberius selbst angeklagt, der so versuchte den Verdacht der Schuld am Tode des Germanicus von sich abzulenken, während [Piso] eine Verzögerung des Verfahrens erreichte und sich selbst tötete.)

Ansonsten liefert auch *Cassius Dio* eine problematische Darstellung des Prozesses, insofern er behauptet, dass *Tiberius* selbst *Piso* im Senat wegen der Tötung des *Germanicus* angeklagt habe, ungeachtet der hier nicht zu erörternden politikge-

656 Vgl. Suet. Cal. 2, 2;
657 Vgl. Suet. Cal. 2, 2;
658 Vgl. Cass. Dio 67, 18, 10 (Xiph. 135, 23–136, 6, Exc. Val. 188, (p. 665 sq.), Zon. 11, 2 (p. 5, 22–6, 12 D).

schichtlichen Frage, ob die Initiative zu dem Strafverfahren wirklich von *Tiberius* ausging oder nicht. Man darf zumindest in Bezug auf diesen Aspekt des formalen Ablaufs des Prozesses sogar von einer verzerrenden Darstellung sprechen, insofern es für die Regierungszeit des *Tiberius* keinerlei Beweise dafür gibt, dass der Kaiser während im Senat geführter Strafprozesse als Ankläger in Erscheinung trat, vielmehr ist davon auszugehen, dass *Tiberius* allenfalls den Vorsitz während solcher Verhandlungen führte, während die Rolle des Anklägers nicht anders als im republikanischen Geschworenengericht privaten Anklägern überlassen wurde[659], wie das *Tacitus* ja auch für den Prozess gegen *Piso* bezeugt.

Daraus ergibt sich auch im Hinblick auf die Darstellung der hier interessierenden unnatürlichen Todesfälle unter *Tiberius*, dass, so lange dem Betrachter die Wahl bleibt zwischen der vorrangigen Berücksichtigung der ausführlicheren Darstellungen des *Tacitus* und den weniger ausführlicheren Suetons und *Cassius Dios*, er gut beraten ist, auch unter dem Aspekt einer möglichen Voreingenommenheit der jeweiligen Autoren, jeweils derjenigen des *Tacitus* mehr zu vertrauen. Und das gilt wie im Folgenden noch genauer dargelegt werden soll, nicht nur bezüglich der Unterscheidung von Fremdtötungen und Selbsttötungen, sondern auch bezüglich der jeweils eingesetzten Tötungsmittel.

2.1.2 Unsicherheiten bezüglich der Tötungsmittel

Von den insgesamt 76 namentlich bekannten unnatürlichen Todesfällen, die nach den oben dargelegten Kriterien der Regierungszeit des *Tiberius* zuzuordnen sind, lassen sich aufgrund der dazu überlieferten Informationen in der Mehrzahl der Fälle auch klare Angaben über die jeweils zum Zwecke der Fremd- oder Selbsttötung eingesetzten Tötungsmittel machen. In 18 Fällen ließ sich eine Hinrichtung als Todesursache nachweisen, sei es aufgrund eines Gerichtsurteils, meistens des Senatsgerichts, sei es nach Standrecht[660]. In 13 Fällen sind verschiedenartige Tötungsmittel nachweisbar, die im Einzelnen aufzulisten, aber wenig erhellend wäre[661]. 9 mal wurde während der Regierungszeit des *Tiberius* der Tod eines Menschen durch Nahrungsentzug herbeigeführt, jeweils fünfmal dadurch, dass Dritte ihm die Nahrung entzogen oder dass die betreffenden Personen in Selbsttötungsabsicht die Nahrungsmittelaufnahme verweigerten[662]. In sieben weiteren Fällen ist von der Benutzung eines *gladius* als Tötungsmittel auszugehen, davon einmal auch zum Zwecke der Selbsttötung[663]. Jeweils viermal ist der Einsatz eines Toxins in den Quellen greifbar[664] sowie der Versuch den Tod eines Menschen durch die Verletzung größerer Blutgefäße herbeizuführen[665]. Bei ins-

659 Vgl. dazu Kap. 3.2;
660 Vgl. Tab. I a, h;
661 Vgl. Tab. I a, g;
662 Vgl. Tab. I a, b,
663 Vgl. Tab. I a, d;
664 Vgl. Tab. I a, a;
665 Vgl. Tab. I a, c;

gesamt 21 Fällen erwies es sich jedoch als unmöglich, auf der Grundlage der überlieferten Quellen Angaben über die jeweils verwendeten Tötungsmittel machen.

Um das Problem dieser Unsicherheiten hinsichtlich der Tötungsmittel genauer kennenzulernen, wollen wir die Zeugnisse zu einem Fall genauer untersuchen, den wir bereits im Kontext des Prozesses gegen *Calpurnius Piso* kurz gestreift haben, nämlich den Fall des *Germanicus,* und warum im Zusammenhang damit gegen *Piso* der Vorwurf eines Giftmordes erhoben wurde. Lassen wir dazu zunächst wieder *Tacitus* zu Wort kommen. Kurz nach der Rückkehr des *Germanicus* von einer längeren Ägyptenreise nach *Syrien* kam es nach *Tacitus* zu einem heftigen Streit zwischen *Germanicus* und *Piso,* weil letzterer eine große Zahl von Anordnungen des *Germanicus* bezüglich der Provinz sowie der dort stationierten römischen Truppen während der Abwesenheit des *Germanicus* eigenmächtig wieder aufgehoben hatte[666].

Über die weitere Entwicklung der Beziehungen zwischen *Piso* und *Germanicus* berichtet *Tacitus* dann Folgendes: *dein Piso abire Suria statuit. mox adversa Germanici valetudine detentus, ubi recreatum accepit votaque pro incolumitate solvebantur, admotas hostias, sacrificalem apparatum, festam Antiochensium plebem per lictores proturbat. tum Seleuciam degreditur, opperiens aegritudinem, quae rursus Germanico acciderat.*[667] (Darauf beschloss Piso, Syrien zu verlassen. Durch eine bald darauf ausbrechende Erkrankung des Germanicus fühlte er sich aber daran gehindert, sobald er aber erfuhr, dass jener sich wieder erhole und für seine Genesung Weiheopfer dargebracht wurden, ließ er die herbeigeschafften Opfertiere sowie die Ausrüstung und die ganze festlich geschmückte Volksmenge durch *Liktoren* fortschaffen. Darauf begab er sich nach Seleucia, um den Verlauf der Krankheit abzuwarten, die *Germanicus* schon bald erneut befallen hatte.)

Diese Darstellung des *Tacitus* vermittelt den Eindruck, dass *Piso* verantwortlich für den Ausbruch einer nicht genauer beschriebenen Erkrankung des *Germanicus* war und dass die recht auffälligen Reaktionen *Pisos* auf den Wechsel zwischen Erkrankungs- und Genesungsphasen des *Germanicus* dem letzteren zu Recht zu denken gaben. Nach *Tacitus* beschränkte sich *Germanicus* hierbei keineswegs darauf *Piso* zu verdächtigen, sondern ließ ihn für seinen Verdacht auch nach Beweisen suchen: *seavam vim morbi augebat persuasio veneni a Pisone accepti; et reperiebantur solo et parietibus errutae humanorum corporum reliquiae, carmina et devotiones et nomen Germanici plumbis tabulis insculptum, semusti cineres ac tabo obliti aliaque maleficia, quis creditur animas numibusque infernis sacrari. simul missi a Pisone incusabantur, ut valetudine adversa rimantes*[668].(den heftigen Verlauf der Krankheit verschärfte die Überzeugung, von Piso Gift erhalten zu haben; und man fand tatsächlich im Boden und in den Wänden [seines Hauses] Reste von menschlichen Körpern, Zaubersprüche und Verwünschungsformeln sowie den Namen des Germanicus auf Bleitäfelchen eingeritzt, Asche und halbverkohlte Körperteile, die mit Jauche übergossen waren

666 Vgl. Tac. ann. 2, 69, 1: *At Germanicus Aegypto remeans cuncta, quae apud legiones aut urbes iusserat, abolita vel in contrariam versa cognoscit. hinc graves in Pisonem cotumeliae nec minus acerba, quae ab illo in Caesarem temptabantur.*

667 Vgl. Tac. ann. 2, 69, 2;

668 Vgl. Tac. ann. 69, 3;

und andere Verwünschungsmittel, mit deren Hilfe man glaubte, Seelen unterirdischen Mächten opfern zu können. Zugleich wurden Boten, die von Piso entsandt worden waren, beschuldigt, dass sie nur den Fortschritt der Krankheit ausforschen sollten.)

Sollte man diesem Bericht glauben dürfen, hätte *Germanicus* seine Erkrankung einem voodooähnlichen *nekromantischen* Zauber zu verdanken gehabt. Ein solcher Schadenszauber ist vor allem im Mittelalter und in der frühen Neuzeit verbreitet gewesen, aber auch schon für die Antike belegt, bereits im Alten Testament[669] und in den Schriften *Homers*[670]. Weitere Geisterbeschwörungen werden bei *Herodot* und in den Dramen des *Sophokles* beschrieben[671]. Sogar Heiligtümer für den Zweck von Geisterbeschwörungen sind bekannt[672].

Besondere Aufmerksamkeit in Bezug auf die Bedeutung des in dem obigen Zitat beschriebenen Zauberrituals verdient eine Papyrussammlung mit regelrechten Anweisungen[673]. Die Papyri wurden in *Ägypten* gefunden und werden ihrer Entstehung nach in die Zeit zwischen 150 – 500 n. Chr. datiert. Die darin überlieferten Texte (in griechischer Sprache abgefasst;) enthalten zahlreiche Invokationen, Sprüche und Formeln für Nutz- und Schadenzauber, für Beschwörungen von Geistwesen und Göttern. In ihnen spiegeln sich griechische, ägyptische und jüdische Weltanschauung wieder. Einige dieser Papyri enthalten Texte, die in der ägyptischen Spätzeit, d. h. um die Zeitenwende und auch noch kurz danach, im Tempelkult auch zu liturgischen Zwecken verwendet wurden[674].

Zauberrituale, wie sie nach *Tacitus* zum Schaden des *Germanicus* angewandt wurden, scheinen zu jener Zeit vor allem in *Ägypten*, aber auch in *Syrien* häufiger vorgekommen zu sein. Dennoch erscheint es aus medizinischer Sicht als geradezu absurd, dass solche Zauberformeln Krankheiten ausgelöst haben sollten, es sei denn, dass der oder die Täter sich nicht auf den Zauber beschränkten, sondern zusätzlich Mittel und Wege fanden, dem Opfer der Beschwörungsformeln auch noch Toxine einzuflößen.

Nach *Tacitus* scheint auch *Germanicus* fest mit einer solchen Möglichkeit gerechnet zu haben, wobei er allerdings nicht nur sich selbst, sondern sogar seine ganze Familie als potentielle Opfer ähnlicher Angriffe betrachtete: *Ea Germanico haud minus ira quam per metum accepta. si limen obsideretur, si effundendus spiritus sub oculis inimicorum foret, quid deinde miserrimae coniugi, quid infantibus liberis eventurum? len-*

669 Vgl. dazu eine König *Saul* zugeschriebene Totenbeschwörung, der angeblich den Schatten Samuels durch die Hexe von *Endor* aus dem *Scheol* heraufbeschwören ließ (Vgl. 1. Sam 28, 7 ff.;).

670 Vgl. dazu, dass *Odysseus* im 11. Buch der „Odyssee" den Geist des Sehers *Teiresias* durch ein *Nekromanteion* aus der Unterwelt heraufbeschwört.

671 Vgl. Tropper, J.: Nekromantie. Totenbefragung im Alten Orient und im Alten Testament. Reihe: Alter Orient und Altes Testament. Veröffentlichungen zur Kultur und Geschichte des Alten Orients und des Alten Testaments 223. Hrsg: Bergerhof, K., Dietrich, M., Loretz, O., Neukirchen-Vluyn 1989.

672 Dakaris, S.: Das Nekyomanteion am Acheron. Athen 2001. Ders.: Altertümer von Epirus: das Todesorakel von Acheron, Ephyra, Pandosia, Kassope. Athen 1975. Baatz, D.: Wehrhaftes Wohnen. Ein befestigter hellenistischer Adelssitz bei Ephyra, in: Antike Welt 30, 2 (1999), S. 151–155.

673 Preisendanz, K.: Papyri Graecae magicae. Die griechischen Zauberpapyri: Sammlung wissenschaftlicher Commentare (SWC). Bd. II (Bibliotheca Teubneriana), Stuttgart 2001.

674 S. o. Preisendanz, K.: Papyri Graecae magicae. Stuttgart 2001.

ta videri veneficia: festinare et urgere, ut provinciam, ut legiones solus habeat.[675] (Diese Entdeckungen nahm Germanicus nicht weniger mit Zorn als mit Furcht zur Kenntnis. Wenn man schon sein Zimmer belagere, wenn er schon seinen Geist unter den Augen seiner Feinde aufgeben müsse, was werde dann noch seiner bejammernswerten Gattin, seinen unmündigen Kindern passieren? Langsam scheine das Gift zu wirken: aber jemand eile und dränge, damit er die Provinz, damit er die Legionen allein kontrolliere.)

Germanicus deutete die Entdeckung von Überresten eines nekromantischen Schadenszaubers in seinem Hause nach *Tacitus* als Zeichen dafür, dass man mit einem langsam wirkenden Gift, nicht nur ihn selbst, sondern seine ganze Familie auszulöschen beabsichtige, und zwar mit einer politischen Zielsetzung, nämlich die Provinz Syrien möglichst unkontrolliert von ihm beherrschen zu können. Und nach der Kalkulation des *cui bono* kam nach *Tacitus* aus der Sicht des *Germanicus* als Drahtzieher der gegen ihn gerichteten Bemühungen nur einer in Betracht: *componit epistulas, quis amicitiam ei renuntiabat, ... nec Piso moratus ultra navis, moderabaturque cursui quo propius regrederetur, si mors Germanici Suriam aperuisset*[676]. (Er [Germanicus]verfasste ein Schreiben, in welchem er diesem [Piso] förmlich die Freundschaft aufkündigte ... Piso säumte nicht und lichtete die Anker, doch drosselte er die Fahrt, um rascher umkehren zu können, sobald der Tod des Germanicus den Weg nach Syrien wieder frei gemacht habe.)

Germanicus ging nach den o. z. Angaben des *Tacitus* also davon aus, dass *Piso* ihn mit einem langsam wirkenden Toxin vergiftet habe, wobei die Darstellung des *Tacitus* offenlässt, ob der o. e. nekromantische Schadenszauber allein oder ein im Zusammenhang damit verabreichtes Toxin diese Wirkung erzielte[677], und *Piso* wiederum verhielt sich nach *Tacitus* wie ein Mann, der fest davon überzeugt war, dass *Germanicus* in absehbarer Zeit sterben würde, indem er auf die Aufkündigung der Freundschaft durch *Germanicus* durch seine sofortige Abreise reagierte, gleichzeitig aber in einer Art Warteposition verharrte, um nach dem von ihm erwarteten baldigen Ableben des *Germanicus* sobald als möglich wieder nach *Syrien* zurückzukehren.

Auch nach dem Tod des *Germanicus* verhielt sich *Piso* nach *Tacitus* sehr verdächtig: *Pisonem interim apud Coum insulam*[678] *nuntius adsequeretur excessisse Germanicum. Quo intemperanter accepto caedit victimas, adit templa, neque ipse gaudium mo-*

675 Vgl. Tac. ann. 2, 70, 1;

676 Vgl. Tac. ann. 2, 70, 2;

677 Im Zusammenhang damit verdient Beachtung, dass nach Auffassung römischer Juristen auch die Tötung eines Menschen mittelst böswilliger Beschwörungen und Opferrituale für möglich gehalten und gemäß der *lex Cornelia de sicariis et veneficiis* für strafbar gehalten wurde. Vgl. dazu: Dig. 48, 8, 13: *Ex senatus consulto eius legis poena damnari iubeatur, qui mala sacrificia habuerit.* Siehe auch Iust. inst. 4, 18: *venefici capite damnantur, qui artibus odosis tam venenis quam susurris magicis occiderunt.*

678 Die heute griechische Insel *Kos* (gr.: Κῶς [kɔs], türk. İstanköy) ist der kleinasiatischen Küste vorgelagert, etwa 15 km von der heute türkischen Datça-Halbinsel entfernt. Vgl. Ergebnisse der Volkszählung 2011, Griechisches Statistisches Amt (ΕΛ.ΣΤΑΤ) Ελληνική Στατιστική Αρχή (ΕΛΣΤΑΤ) (Hrsg.): Στατιστική Επετηρίδα της Ελλάδος (Statistical Yearbook of Greece) 2009 & 2010. Piräus 2011, S. 47. Die Insel gilt als Geburtsstadt und Hauptwirkungsstätte des Ἱπποκράτης (Hippokrates, *um 460 v. Chr. †um 370 v. Chr. in *Larissa, Thessalien*), des Begründers eines Ärzteschule, die einem

derans et magis insolescente Plancina, quae luctum amissae sororis tum primum laeto cultu mutavit.[679] (Den Piso erreichte unterdessen bei der Insel Kos die Nachricht, dass Germanicus verstorben sei. Nachdem er diese Nachricht erhalten hatte, schlachtete er ohne jede Selbstbeherrschung Opfertiere, suchte die Heiligtümer auf, wobei er nicht nur selbst seine Freude kaum noch zügelte, sondern sich Plancina noch maßloser aufführte, indem sie die wegen des Verlusts einer Schwester angelegten Trauerkleider damals das erste Mal wieder gegen ein Festgewand der Freude vertauschte.)

Man könnte aufgrund dieser Angaben des *Tacitus* auf den Gedanken verfallen, dass die Freude über den Tod des *Germanicus* das Ehepaar *Piso* dazu verleitet habe, dem Gott der Heilkunde Opfer darzubringen. Darüber hinaus wird bei *Tacitus* überliefert, dass aufgrund dieser Nachricht *Piso* aus seiner Umgebung der Ergebenheit der in *Syrien* stationierten Truppen versichert worden sei[680], dass er aus seinem Freundeskreis geradezu aufgefordert worden sei, mit Waffengewalt um die Kontrolle über die Provinz zu kämpfen oder wenigstens in Rom der Witwe des *Germanicus* mit dessen Asche zuvorzukommen[681], ja dass es kurze Zeit später vor der Küste *Lykiens* und *Pamphyliens* zwischen den Schiffen, die *Agrippina* nach *Rom* bringen bzw. sie begleiten sollten, und einer Flottille *Pisos* fast zu einem Gefecht gekommen sei: *Igitur oram Lykiae ac Pamphyliae praelegantes, obviis navibus quae navibus Agrippinam vehebant, utrimque infensi arma primo expediere; dein mutua formidine non ultra iurgium processum est. Marsusque Vibius nuntiavit Pisoni, Romam ad dicendam causam veniret. Ille eludens responit adfuturum, ubi praetor, qui de veneficiis quaereret, reo atque accusatoribus diem praedixisset*[682]. (Als sie nun an der Küste Lykiens und Pamphyliens vorbeifuhren, begegneten sie den Schiffen, die Agrippina an Bord hatten. Beide Parteien brachten aus Erbitterung ihre Waffen in Stellung; dann aber ging man aus wechselseitiger Furcht über ein Wortge-fecht nicht hinaus. Und Marsus Vibius schleuderte Piso entgegen, dass er nach Rom kommen solle, um sich vor Gericht zu verantworten. Jener aber antwortete spottend, er werde da sein, sobald der Prätor, der für Untersuchungen über Giftmorde zuständig sei, dem Angeklagten und den Anklägern einen Termin genannt habe.)

Das in diesem Zitat erwähnte „Wortgefecht" zwischen dem Kommandanten der Flottille *Agrippinas* und *Pisos* scheint zu belegen, dass sich der letztere wegen eines möglichen Strafprozesses keine besonderen Sorgen machte, zumal es kurz nach jenem Wortgefecht nach *Tacitus* in Kilikien zwischen Anhängern und Gegnern *Pisos* sogar zu wirklichen Kampfhandlungen gekommen zu sein scheint[683]. Folgt man der

Asklepiosheiligtum angegliedert war. Vgl. Golder, W.: Hippokrates und das Corpus Hippocraticum. Eine Einführung für Philologen und Mediziner, 2007. Kollesch, J., Nickel, D.: Antike Heilkunst – Ausgewählte Texte. Stuttgart 1994.

679 Vgl. Tac. ann. 2, 75, 2;

680 Vgl. Tac. ann. 2, 76, 1: *Adfluebant centuriones monebantque prompta legionum studia: repeteret provinciam...*

681 Vgl. Tac. ann. 2, 77, 3: *an festinamus cum Germanici cineribus adpellere, ut te inauditum et indefensum planctus Agrippinae ac volgus imperitum primo rumore rapiant. est tibi Augustae conscientia, est Caesaris favor, sed in occulto.*

682 Vgl. Tac. ann. 2, 79, 1;

683 Vgl. Tac. ann. 2, 80–81;

Darstellung des *Tacitus*, warfen die Ankläger *Pisos* später nicht nur jene Kampfhandlungen, sondern auch die Opfer, welche das Ehepaar *Piso* kurz zuvor auf der Insel *Kos* dem *Asklepios* dargebracht hatte, dem Ehepaar *Piso* auch in dem Strafprozess vor, – der dann aber anders als erwartet nicht von dem für Mordprozesse zuständigen Prätor, sondern vom Kaiser persönlich vor dem Senatsgericht geleitet wurde, – *postremo ipsum devotionibus et veneno peremisse; sacra hinc et immolationes nefandas ipsius atque Plancinae, petitum armis rem publicam, utque reus agi passet, acie victum.*[684] (zuletzt habe er [Piso] durch Verwünschungen und Gift getötet; damit hingen seine und Plancinas Tempelbesuche und die frevelhaften Opfer zusammen, und damit er angeklagt werden könne, habe es des Sieges in einer Schlacht bedurft)

Indessen fragt man sich natürlich, ob die Opferrituale auf *Kos* und die Kampfhandlunge in Kilikien wirklich als Beweis dafür gelten können, dass *Piso Germanicus* durch einen Verwünschungszauber und Gift getötet habe, wie die Ankläger behaupteten. Der Schadenszauber war als Faktum kaum zu leugnen, aus der Sicht des Mediziners für das Ableben des *Germanicus* natürlich unerheblich, aber nach damals geltenden Recht strafbar. Aber nicht einmal dass *Piso* den Schadenszauber selbst organisiert habe, vor allem dass *Piso Germanicus* persönlich vergiftet habe, konnte nach *Tacitus* in dem Strafprozess, nachgewiesen werden, - wenn auch nur deswegen nicht, weil *Piso* starb, bevor der Prozess mit einem regulären Urteil abgeschlossen werden konnte.

Gleichwohl besteht die Möglichkeit, dass *Tacitus*, aus Nachlässigkeit, oder aus Voreingenommenheit, Tatsachen verschwieg, welche auch aus der Sicht des Historikers beweisen könnten, dass *Germanicus* durch einen von *Piso* verübten oder organisierten Giftanschlag ums Leben kam. Um darüber Klarheit zu bekommen, besteht jedoch methodisch allenfalls noch die Möglichkeit, zu untersuchen, ob von *Sueton* und *Cassius Dio* bezüglich des Ablebens des *Germanicus* Fakten überliefert sind, die *Tacitus* ignorierte.

In den Kaiserbiographien *Suetons* werden die Beziehungen zwischen *Piso* und *Germanicus* an vier verschiedenen Stellen[685] angesprochen, das erste Mal in der Tiberiusbiographie mit folgenden Worten: *etiam causa mortis fuisse ei Gn. Pisonem legatum Syriae creditur, quem mox huius criminis reum putant quidam mandata prolaturum, nisi ea secreto ostentant <...>*[686] *quae multifariam inscriptum et per noctes celeberrime adclamatum est: redde Germanicum! Quam suspicionem confirmavit ipse postea coniuge etiam ac liberis Germanici crudelem in modum afflictis.* (Sogar die Todesursache für diesen [Germanicus] war Gn. Piso, der Statthalter von Syrien, wie man glaubt; dass dieser, bald wegen eines solchen Verbrechens unter Anklage gestellt, entsprechende Befehle offen vorgewiesen hätte, wenn [deren Beseitigung], als er diese im vertrauten Kreise zeigte, nicht daran gehindert hätte; wegen] dieser wurde vielfach angeschlagen und in der Nacht gerufen: `Gib den Germanicus zurück.´ Diesen Ver-

684 Vgl. Tac. ann. 3, 13, 2;

685 Vgl. Suet. Tib. 52, 3; Cal. 2. 3, 3; und Vit. 2, 3;

686 Die Textlücke ist nach *Roth* (vgl. Suetonius vol I, ed. Ihm S. 139 zu 52, 3;) wie folgt zu ergänzen ... *ostentant <i auferenda ipsumque iugulandum curasset. Propter> quae...*

dacht bestätigte er selbst [unklar, wer][687] später dadurch dass auch die Gemahlin[688] und die Kinder des Germanicus[689] auf grausame Weise zu Grunde gerichtet wurden.)

Dem ersten Teil des Zitats ist zu entnehmen, dass nach den *Sueton* vorliegenden Informationen *Piso* der Mörder des *Germanicus* gewesen und deswegen unter Anklage gestellt worden sei sowie im Besitz eines Dokuments gewesen sei, nach welchem er von höherer Stelle aus beauftragt worden sei, *Germanicus* zu beseitigen. Es ist offenkundig, dass zumindest die Angaben dieses ersten Teils des Zitats kaum über jene Informationen hinausweisen, die auch den *Annalen* des *Tacitus* zu entnehmen sind[690]. Rätsel gibt dem Betrachter jedoch der zweite Teil des Zitats auf. Weder die Anschläge noch die Rufe *redde Germanicum!* lassen sich in Verbindung bringen mit den bei *Tacitus* überlieferten Informationen zu dem Prozess gegen *Piso*.

Nur soviel scheint in Bezug darauf außer Zweifel zu stehen: Die von *Sueton* mit *ipse* bezeichnete Persönlichkeit, die einen Verdacht durch den jammervollen Tod *Agrippinas* und ihrer Kinder bestätigt haben soll, kann weder mit *Piso* noch mit *Germanicus* identifiziert werden, da der eine wie der andere zum Zeitpunkt des Ablebens *Agrippinas*, nämlich im Jahre 33 n. Chr.[691], sowie zweier ihrer Kinder aus ihrer Ehe mit *Germanicus*, des *Nero Caesar* (im Jahre 30/31 n. Chr.[692]) und des *Drusus* Caesar (im Jahre 33 n. Chr.[693]) schon seit einem Jahrzehnt nicht mehr lebten.

Es kann sich bei jener Persönlichkeit nur um eine Person gehandelt haben, die zum Zeitpunkt des Ablebens von *Nero Caesar*, d. h. gegen Ende 30 oder zu Anfang 31 noch gelebt hat und einen nicht unerheblichen Einfluss auf die Strafjustiz zu jener Zeit besessen haben muss, also entweder um den Kaiser „selbst" oder um dessen „Sicherheitschef", den *Prätorianerpräfekten*. Diese Funktion hatte aber bis zum 31. 10. 31 n. Chr., d. h. zum Zeitpunkt des Ablebens von *Nero Caesar*, *Aelius Seianus*[694] inne, danach *Sutorius Macro*[695], der mit mutmaßlichen Verschwörern ebenso rücksichtslos umging wie *Sejan*. Sowohl über *Tiberius* als auch über die beiden Prätorianerpräfekten wird auch von *Tacitus* bezeugt, dass sie zu *Agrippina* und deren zwei o. g. Söhnen denkbar schlechte Beziehungen unterhielten.

Daraus folgt, dass es sich bei dem Gerücht, welches sich durch den Tod *Agrippinas* und deren Nachkommen nach *Sueton* zu bestätigen schien, nur um ein solches gehandelt haben kann, welches entweder *Tiberius* selbst oder sogar *Sejan* nicht nur für den Tod des *Germanicus* sondern auch für denjenigen *Pisos* verantwortlich machte, also um ein Gerücht, das auch bei *Tacitus* greifbar ist.

---

687 Wegen der Textlücke ist unklar, wer den „Verdacht" bestätigt haben könnte. Dennoch kann ausgeschlossen werden, dass mit *ipse Piso* gemeint gewesen sein könnte, insofern dieser ja den Prozess gegen ihn nicht überlebte. Vgl. Tab. I, Nr. 7;

688 *Agrippina*, gest. im Jahre 33, vgl. Tab. I, Nr. 56;

689 *Nero Caesar*, gest. 30/31 n. Chr. (vgl. Tab. I, 31;) und *Drusus Caesar*, gest. im Jahre 33 n. Chr. (Vgl. Tab. I, 33;);

690 S. o. Kap. 2. 1. 1;

691 Vgl. Tab. I, Nr. 56;

692 Vgl. Tab. I, Nr. 31;

693 Vgl. Tab. I, Nr. 33;

694 Vgl. Tab. I, Nr. 25;

695 *Sutorius Macro* kam ums Leben im Jahre 38 n. Chr.. Vgl. Tab. II, Nr. 7;

Das zweite Mal beschäftigt sich *Sueton* mit den Beziehungen zwischen *Germanicus* und *Piso* in seiner Caligulavita. Im Kontext eines kurzen Überblicks über die soziale Herkunft *Caligulas* bietet *Sueton* auch einen kurzen Überblick über die Karriere des *Germanicus*. Über dessen Ende berichtet *Sueton* in diesem Zusammenhang Folgendes: ... *annum agens aetatis quartum et tricesimum diuturno morbo Antiochiae obiit, non sine veneni suspicione. nam praeter livores, qui toto corpore erant, et spumas, quae per os fluebant, cremati quoque cor inter ossa incorruptum repertum est, cuius ea natura existimatur, ut tinctum veneno igni confici nequeat. obiit autem, ut opinio fert, fraude Tiberio, ministerio et opera Gn. Pisonis, qui sub idem tempus Syriae praepositus, nec dissimulans offendendum sibi aut patrem aut filium, quasi plane ita necesse esset, etiam aegrum Germanicum gravissimis verborum ac rerum acerbitatibus nullo adhibito modo adfecit; propter quae, ut Romam rediit, paene discerptus a populo, a senatu damnatus est.*[696] (im vierunddreißigsten Lebensjahr starb er an einer längeren Erkrankung in Antiochien, nicht ohne den Verdacht einer Vergiftung. Denn außer blauen Flecken, die den ganzen Körper bedeckten, und Schaum, der über sein Gesicht floss, wurde auch das Herz des Eingeäscherten unter den Gebeinen unverletzt aufgefunden, dessen Zustand so erklärt wird, dass es von Gift durchtränkt, vom Feuer nicht habe vernichtet werden können. Er starb also, wie man glaubt, durch einen Betrug des Tiberius, mit Unterstützung und auf Betreiben Pisos, der zum damaligen Zeitpunkt Statthalter von Syrien war, und keinen Hehl daraus machte, dass er sich entweder den Vater[697] oder den Sohn zum Feind machen müsse, gleichsam als ob dies unausweichlich sei, und selbst den bereits erkrankten Germanicus mit sehr heftigen Worten und bitteren Taten ohne jedes Maß verletzte. Deswegen wurde er, sobald er nach Rom zurückgekehrt war, von der Bevölkerung beinahe zerrissen, vom Senat aber verurteilt.)

Die Parallelen zu der Darstellung des *Tacitus*, sowohl hinsichtlich der Entwicklung der Feindseligkeiten zwischen *Piso* und *Germanicus*, aber auch hinsichtlich des Verlaufs der Erkrankung des letzteren bis zur Entstehung des Verdachts, dass *Piso Tiberius* „Handlangerdienste" bei der Beseitigung seines Neffen geleistet habe, und der Verwicklung des letzteren in einen Mordprozess aus Gründen eben dieses Verdachts sind unübersehbar und bedürfen daher kaum einer Besprechung. Lediglich der Bericht *Suetons* über die Ergebnisse der bei *Germanicus* angeblich durchgeführten Leichenschau ist genauer als bei *Tacitus*[698] und enthält ein Detail, das *Tacitus* unerwähnt lässt, die Auffindung des angeblich unversehrt gebliebenen Herzens des Verstorbenen in seiner Asche.

Ungeachtet der Frage nach der Bedeutung dieses Details für die Beurteilung des im Falle des *Germanicus* verwendeten Tötungsmittel, belegt dieser Unterschied, dass *Sueton* zumindest in Bezug auf das Ableben des *Germanicus* eigenständige Recher-

---

696 Vgl. Suet. Cal. 1, 2–2, 1;

697 *Germanicus* war zwar ein Neffe des *Tiberius*, aber seit 4 v. Chr. aufgrund einer Adoption (am 27. 06. 4 n. Chr.; vgl. Vell. 2, 103, 2;), rechtlich auch dessen Sohn. Vgl. Kehne, P., Germanicus, in Reallexikon der germanischen Altertumskunde, Berlin/New York 1998², S. 438–448; Hanslik, R., Germanicus 2, in KIP Bd. 2, Sp. 767–770;

698 S. o. Tac. ann. 2,73, 4: *corpus, antequam cremaretur nudatum in foro Antiochensium, qui locus sepulturae destinabatur, praetuleritne veneficii signa, parum constitit;*

chen durchgeführt haben muss und vielleicht deswegen auch zu einer abweichenden Beurteilung des Prozessendes gekommen ist: Nach *Sueton* erfolgte in dem Prozess gegen *Piso* nicht nur eine Anklageerhebung wegen Mordes, sondern auch eine Verurteilung: *a senatu damnatus est.*[699]

Diese Auffassung bekräftigt *Sueton* in seiner Vitelliusvita. Darin erwähnt *Sueton* Folgendes: *P. (ublius) Germanici comes, Gn Pisonem inimicum et interfectorem eius accusavit condemnavitque, ac post praeturae honorem inter Seiani conscios arreptus est et in custodiam fratri datus scalpro librario venas sibi incidit*[700], *nec tam mortis paenitentia quam suorum obtestatione obligari curarique se passus in eadem custodia morbo periit.*[701] (P[ublius Vitellius][702], ein Begleiter des Germanicus, klagte Piso als dessen Feind und dessen Mörder an und verurteilte ihn, und nach der Bekleidung der Prätur wurde er als ein Mitwisser des Seianus ergriffen und der Obhut seines Bruders überantwortet; dort schnitt er sich mit einem Federmesser Adern auf, dann aber weniger aus Reue über den Suizidversuch als wegen der Bitten der Seinen ließ er zu, dass er verbunden und gepflegt wurde, verstarb aber dennoch in demselben Gewahrsam an einer Krankheit.)

Nicht zuletzt dadurch, dass *Sueton Piso* an dieser Stelle als Feind des *Germanicus* und als dessen Mörder bezeichnet, gibt er zu erkennen, dass er aufgrund einer eigenständigen Bewertung der über den Tod des *Germanicus* greifbaren Quellen davon überzeugt war, dass *Germanicus* durch *Piso* oder zumindest in dessen Auftrag ermordet worden war, – berücksichtigt man auch die Ergebnisse der in Antiochien an dem Leichnam vorgenommenen Leichenschau, – vergiftet worden war.

Auch *Cassius Dio* scheint dieser Auffassung gewesen zu sein, soweit die von dessen Geschichtswerk überlieferten Exzerpte darüber Auskunft geben: ἀπέθανε δὲ ἐν Ἀντιοχείᾳ, ὑπό δε τοῦ Πίσωνος καὶ ὑπό τῆς Πλαγκίνης ἐπιβουλευθείς. ὀστᾶ δὲ γὰρ ἀνθρώπων ἐν τῇ οἰκίᾳ ἐν ᾗ ᾤκει κατορωρυγμένα καὶ ἐλασμοὶ μολίβδινοι ἀράς τινας μετὰ τοῦ ὀνόματος αὐτοῦ ἔχοντες ζῶντος ἔθ᾽ εὑρέθη. ὅτι δὲ καὶ φαρμάκῳ ἐφθάρη, τὸ σῶμα αὐτοῦ ἐξέφηνεν ἐς τὴν ἀγορὰν κομισθὲν καὶ τοῖς παροῦσι δειχθέν. ὁ δὲ Πίσων χρόνῳ ὕστερον ἐς τὴν Ῥώμην ἀνακομισθεὶς καὶ ἐς τὸ βουλευτήριον ἐπὶ τῷ φόνῳ ὑπ᾽ αὐτοῦ τοῦ Τιβερίου ἐσαχθείς, διακρυομένου τὴν ὑποψίαν τὴν ἐπὶ τῇ φθορᾷ τοῦ Γερμανικοῦ...[703] (Er starb in Antiochien als Opfer eines Anschlags Pisos und Plancinas; denn menschliche Gebeine, die in seinem Hause vergraben waren, sowie Bleiplättchen mit Fluchformeln, denen sein Name beigefügt war, konnten noch zu Lebzeiten

699 Vgl. Suet. Cal. 1, 2 – 2, 1;

700 Über den Tod des *Vitellius* berichtet auch *Tacitus*. Vgl. Tac. ann. 5, 8, 3: *Vitellius per speciem studiorum scalpro levem ictum venis intulit vitamque aegritudine animi finivit.* – (Vitellius fügte sich mit einem zu Studienzwecken erbetenem Federmesser leichte Stiche in die Adern und beendet sein Leben in einer Krankeit des Gemüts.) Vgl. dazu Tab. I, Nr. 32;

701 Vgl. Suet. Vit. 2, 3;

702 Ein Onkel des Kaisers, Unterfeldherr des *Germanicus* in *Germanien* (Vgl. Tac. ann. 1, 70 f.;) und Zeuge des Ablebens des *Germanicus* in *Antiochien* (Vgl. Tac. ann. 2,74;) und später einer der Ankläger in dem Prozess gegen *Piso*, wo er ein vielbeachtetes Plädoyer hielt (Vgl. Tac. ann. 3, 13, 2; Plin nat. 11, 187;). Vgl. dazu: Winkler, G., Vitellius 6, in KIP Bd. 5, Sp. 1307;

703 Vgl. Cass. Dio 57, 18, 9–10;

des Caesars[704] aufgefunden werden; und dass er an Gift starb, war deutlich an seinem Leichnam zu erkennen, der auf den Markt gebracht und dort den Anwesenden gezeigt wurde. Piso kehrte später nach Rom zurück und wurde dort im Senat von Tiberius selbst wegen Mordes angeklagt; so wollte der Kaiser sich von dem Verdacht, den Tod des Germanicus verursacht zu haben, reinwaschen.)

Dem Zitat ist zu entnehmen, dass auch nach der Auffassung *Cassius' Dios Germanicus* nicht eines natürlichen Todes gestorben war, sondern als Opfer eines von *Piso* und *Plancina* organisierten Mordanschlags. Und wie *Tacitus* und *Sueton* führt auch *Cassius Dio* als Belege dafür den Schadenszauber an, für den im Hause des *Germanicus* Spuren entdeckt worden sein sollen, sowie die Ergebnisse einer auf dem Marktplatz von Antiochien durchgeführten Leichenschau. Und nicht anders als dies von *Tacitus* und von *Sueton* angedeutet wird, wurde der später durchgeführte Strafprozess zur juristischen Aufarbeitung des mutmaßlichen Verbrechens unter dem Vorsitz des Kaisers so geführt, dass der letztere von dem Verdacht, selber den Tod herbeigeführt zu haben, reingewaschen wurde.

Man könnte so fast zu der Auffassung gelangen, dass die Unklarheiten über die im Falle des *Germanicus* zum Einsatz gelangten Tötungsmittel nicht zuletzt der Art der Prozessführung zu verdanken sind, wobei besondere Beachtung verdient, dass *Piso* selbst sich nicht nur nach den Angaben des *Tacitus*, sondern auch nach der Überzeugung *Suetons* durch einen Unbekannten getäuscht fühlte. Zum besseren Verständnis dieser Auffassung sollten wir sie uns noch einmal in der stark verkürzten Formulierung *Suetons* vor Augen führen: *obiit autem, ut opinio fert, fraude Tiberio, ministerio et opera Gn. Pisonis, qui... nec dissimulans offendendum sibi aut patrem aut filium, quasi plane ita necesse esset, etiam aegrum Germanicum gravissimis verborum ac rerum acerbitatibus nullo adhibito modo adfecit; propter quae, ut Romam rediit, paene discerptus a populo, a senatu damnatus est*[705].

Nach dieser Formulierung *Suetons* müsste *Piso* sich bereits, als *Germanicus* erstmals in *Antiochien* auftauchte, vor die Alternative gestellt gesehen haben, sich entweder den Anordnungen des *Germanicus* zu fügen und sich dadurch den Interessen des Kaisers zu widersetzen oder sich den Anordnungen des *Germanicus* zu widersetzen und dadurch sich dem Kaiser als besonders loyal darzustellen. Das Denken und Handeln in derartigen Alternativen setzt aber voraus, dass dem *Piso* irgendjemand signalisiert haben musste, dass *Germanicus* hinsichtlich der von ihm in *Syrien* getroffenen Anordnungen keineswegs im Auftrage des Kaisers handele, sondern auf eigene Faust, so dass er wenig zu befürchten habe, wenn er sich diesen Anordnungen widersetze.

Nach den in diesem Punkte übereinstimmenden Aussagen aller überlieferten Quellen entschied *Piso* sich dann für die zweite Alternative und fühlte sich dabei nach *Tacitus* so sicher, dass er selbst, als ihn auf der Insel *Kos* die Nachricht vom Tode des *Germanicus* erreichte[706] und sich die Gefahr abzeichnete, er könne wegen eines Gift-

704 Gemeint ist hier: *Germanicus*;
705 S. o. Suet. Cal. 1, 2–2, 1;
706 S. o. Tac. ann. 2, 75, 2;

anschlages auf *Germanicus* in einen Strafprozess verwickelt werden[707], nicht aufhörte *Germanicus* in Wort und Tat, d. h. u. a. durch die dem *Asklepios* von *Kos* dargebrachte Opfer, zu verlästern. Und in demselben Zusammenhang verdient Beachtung, dass *Piso* noch am 1. Tag des Prozesses gegen ihn nach *Tacitus* relativ zuversichtlich war, obwohl der Mob auf den Straßen vor dem Gebäude, in welchem gegen ihn und *Plancina* verhandelt wurde, seinen Kopf forderte[708], den Prozess überstehen zu können, und zwar weil er sich im Besitz eines Dokumentes wähnte, mit dessen Hilfe er meinte, notfalls auch im Senat glaubhaft machen zu können, dass er bei allem, was ihm bezüglich des *Germanicus* vorgeworfen wurde, in vollem Einvernehmen mit dem Kaiser selbst gehandelt habe.[709]

Damit aber stellt sich die im Kontext unserer Untersuchung entscheidende Frage nach den Tötungsmitteln, die im Falle des *Germanicus* zum Einsatz gelangten. Oder sollte *Germanicus* in Wirklichkeit gar nicht ermordet worden, sondern eines natürlichen Todes gestorben sein?[710] Die Beantwortung dieser Frage lässt sich kaum trennen von einer anderen: Wer könnte *Piso* den Rücken gestärkt haben, dass er sich hinsichtlich möglicher strafrechtlicher Konsequenzen seines Verhaltens keine großen Sorgen zu machen solle. Denn wenn ihm wirklich *Tiberius* selbst Maßregeln erteilt haben sollte, wie er sich *Germanicus* gegenüber zu verhalten habe, wäre auch nicht auszuschließen, dass die *Piso* erteilten Aufträge die Weisung enthielten, diesen umzubringen, - wovon nicht nur *Tacitus*, sondern auch *Sueton* und *Cassius Dio* überzeugt gewesen zu sein scheinen.

Auch die – in dieser Form allerdings nur von *Tacitus* überlieferte – „Information", dass sich mehr noch als *Piso* selbst auch *Tiberius* der Forderung der Senatsmehrheit nach einer Veröffentlichung des *Germanicus* betreffenden Schriftverkehrs verweigerte, lässt sich dahingehend interpretieren, dass *Tiberius* über die Brisanz bestimmter im Besitze *Pisos* befindlichen Dokumente genau im Bilde war. Daher drängt sich der Eindruck auf, dass einflussreiche politische Kreise, ja vielleicht sogar der Kaiser selbst, den Prozess gegen *Piso* als eine gute Gelegenheit angesehen hätten, den Tod des *Ger-*

707 Man beachte dazu das merkwürdige „Wortgefecht" wischen *Piso* und dem Kommandanten de Flottille, die *Agrippina* mit der Asche des *Germanicus* nach *Rom* begleitete. S. o. Tac. ann. 2, 79, 1;

708 Vgl. Tac. ann. 3, 14, 4: *simul populi ante curiam voces audiebantur: non temperaturos manibus, si patrum sententias evasisset: effigies Pisonis traxerant in Gemonias ac divellebant, ni iussu principis protectae repositae forent.* Vgl. dazu Suet. Cal. 2, 1: ... *ut Romam rediit, paene discerpus est a populo ....* Vielleicht sind auch die Schlachtrufe *Redde Germanicum!* (Vgl. Suet. Tib. 52, 3;) im Kontext dieser Demonstrationen zu sehen.

709 Tac. ann. 3, 16, 1: *audire me memini ex senioribus visum saepius inter manus Pisonis libellum, quem ipse non vulgaverit; sed amicos eius dictitasse litteras Tiberii et mandata in Germanicum contineri, ac destinatum promere apud patres principemque arguere, ni elusus a Seiano per vanas promissas foret.*

710 In der althistorischen Forschung wird dem Gedanken, dass *Germanicus* auf Betreiben des *Tiberius* in *Antiochien* vergiftet worden sei, keine Bedeutung beigemessen. Vgl. Christ, K.: Drusus u. Germanicus. Der Eintritt der Römer in Germanien. Paderborn 1956. Kehne, P.: Germanicus. In: Reallexikon der Germanischen Altertumskunde (RGA). B. 11, Berlin/New York 1998². Timpe, D.: Der Triumph des Germanicus. Untersuchungen zu den Feldzügen der Jahre 14–16 n. Chr. in Germanien (Antiquitas 1, 16). Bonn 1968. Bonamente, G. (Hrsg.): Germanico. La persona, la personalità, il personaggio; nel bimillenario dalla nascita. Rom 1987. Jahn, R. G.: Der Römisch-Germanische Krieg(9–16 n. Chr.). Diss. Bonn 2001.

manicus nicht aufzuklären, sondern dessen Hintergründe eher zu verschleiern, wobei ihnen eine gerichtliche Verurteilung und Hinrichtung *Pisos* als eine gutes Mittel erschien, gegen sie selbst gerichtete Verdächtigungen einem „Sündenbock" anzulasten.

Im Widerspruch zu diesem Deutungsansatz steht, dass ausgerechnet *Tiberius* selbst das nach heutigen Vorstellungen wichtigste Beweismittel, um einen wegen Mordes angeklagten Straftäter auch verurteilen zu können, nämlich den pathologischen Nachweis[711], dass das mutmaßliche Opfer getötet wurde, im Falle *Pisos* juristisch entwertete, indem er die in *Antiochien* durchgeführte Leichenschau ungewöhnlich heftig tadelte.

Was aber waren die wesentlichen Ergebnisse der im Falle des *Germanicus* durchgeführten Leichenschau und welche Aussagekraft ist ihnen nach heutigem medizinischen Wissen bezüglich der in diesem Falle verwendeten Tötungsmittel zuzuordnen? Um diese Frage beurteilen zu können, ist es notwendig sich wenigstens kurz zu vergegenwärtigen, was man sich nach heutigen Vorstellungen unter einer Leichenschau überhaupt vorzustellen hat[712].

Nach den zur Zeit in Deutschland geltenden Regeln ist landesrechtlich verankert, dass ein approbierter Arzt in jedem Todesfall in einer öffentlich rechtlichen Urkunde die Identität des Verstorbenen dokumentiert, den Tod an sich, den Todeszeitpunkt, die Todesart und die Todesursache[713]. Zu diesem Zweck führt der jeweils mit dieser Aufgabe befasste Arzt/Ärztin eine Leichenschau durch, bei der der entkleidete Leichnam vor allem auf folgende Todeszeichen hin untersucht wird:

- *Totenflecke* (die im Fachjargon als „*livores*" bezeichnet werden),
  Totenstarre
- *Fäulnis*[714]
- *Verletzungen, (bzw. Zerstörungen) die mit dem Leben unvereinbar sind.*[715]

Von diesen *Todeszeichen* versucht er dann Rückschlüsse auf den *Todeszeitpunkt*[716] und auf die *Todesart*[717] zu ziehen, wobei in Bezug auf die *Todesart* vor allem folgende Unterscheidungen zu treffen sind:

- *natürlicher Tod*
- *unklar, ob natürlicher Tod oder nichtnatürlicher Tod*
- *nichtnatürlicher Tod*[718].

Hierbei bestehen klare Vorschriften über Kriterien der Zuordnung zu den o. g. Kategorien und über sog. Meldeverpflichtungen gegenüber den Strafverfolgungsbehörden.

711 S. o. Tac. ann. 3, 12, 4;

712 Vgl. dazu: Leitlinien der Deutschen Gesellschaft für Rechtsmedizin: Regeln zur Durchführung der ärztlichen Leichenschau, AWMF – Leitlinien-Register Nr. 054/002, Stand 12/2012; nächste Überprüfung geplant für 12/2017; siehe AMFW online;

713 S. o. AMFW S. 1 u. 2;

714 Zum Kenntnisstand der Antike dazu vgl. Leven, K.-H., Fäulnis, in: Leven, K.-H.: Antike Medizin. Ein Lexikon. München 2005, Sp. 294 – 295;

715 S. o. AMFW 4. 1 Feststellung des Todes, S. 2;

716 S. o. AMFW 4. 2 Feststellung der Todeszeit, S. 3–8;

717 S. o. AMFW 5. Feststellung der Todesart, S. 8–10;

718 S. o. AMFW S. 8 9;

Eine Meldepflicht besteht nach heute in Deutschland geltendem Recht in drei Fällen, bei:

- nichtnatürlichem Tod
- Todesart ungeklärt
- unbekannten Toten.[719]

In all diesen Fällen besteht nämlich für die zuständigen Strafverfolgungsbehörden die Verpflichtung wegen Tötungsdelikten[720] zu ermitteln und im Falle eines hinreichenden Tatverdachts auch gegen Verdächtige Anklage zu erheben[721].

Derartige Regeln sind für den Untersuchungszeitraum aber nicht bezeugt und nach den oben besprochenen Zeugnissen in Bezug auf den Fall des *Germanicus* auch nicht angewendet worden. Die nach *Tacitus* von *Tiberius* gerügte Leichenschau wurde nicht von einem fach- und sachkundigem Arzt vorgenommen, sondern öffentlich, d. h. von Jedermann, der sich dafür interessierte, wie *Germanicus* zu Tode gekommen war. Dennoch wäre es methodisch unstatthaft, die Ergebnisse jener öffentlichen Leichenschau *a priori* als unsachgerecht einzustufen, auch wenn das – allerdings nur von *Sueton* - überlieferte Detail, dass das Herz des Verstorbenen die Einäscherung unbeschadet überstanden habe, und zwar infolge der angeblichen Vergiftung des Verstorbenen[722], mit heutigem medizinischem Wissen kaum zu vereinbaren ist. Andere im Falle des *Germanicus* beobachteten Todeszeichen: ***livores***, *qui toto corpore erant, et* ***spumas***, *quae per os fluebant,*[723] würden auch heute bei Ärzten, welche die Aufgabe hätten, für einen bestimmten Verstorbenen einen Totenschein auszustellen besondere Beachtung finden.

Bei den *livores*, welche an dem entblößten Leichnam beobachtet wurden, könnte es sich natürlich um „normale“ Totenflecken gehandelt haben, die in der Regel 15 – 30 Minuten nach dem Eintritt des Todes an Leichnamen zu beobachten, aber spätestens nach 6 – 8 Stunden voll ausgebildet sind und auch in der Folgezeit nicht mehr verschwinden, sondern sich allenfalls noch in der Konsistenz verändern und daher in der Gerichtsmedizin eine wichtige Rolle bei der Bestimmung des Sterbetermins spielen[724]. Sie verdanken ihre Entstehung im Wesentlichen dem schwerkraftbedingten Absinken des Blutes innerhalb des Körpers eines Verstorbenen und sind daher bei innerhalb ihres Bettes verstorbenen Menschen, wie das nach längeren Erkrankungen zu erwarten wäre, vor allem am Rücken und an der Unterseite der Gliedmaßen zu beobachten[725].

---

719 S. o. AMFW 6. Welche Meldepflichten ergeben sich für den Leichenschauarzt? S. 10–11;

720 Mord § 211 StGB, Totschlag § 212 StGB, Tötung auf Verlangen § 216 StGB, sowie die fahrlässige Tötung § 222 StGB;

721 Als „Offizialdelikt“ gilt in Deutschland eine Straftat, die die Staatsanwaltschaft von Amts wegen verfolgen muss. Vgl. Fischer, Th.: Strafgesetzbuch und Nebengesetze, München 2008[55], vor § 77 Rn. 2.

722 S. o. Suet. Cal. 1, 2: *cremati quoque cor inter ossa incorruptum repertum est, cuius ea natura existimatur, ut tinctum veneno igni confici nequeat.*

723 S. o. Suet. Cal. 1, 1;

724 S. o. AMFW S. 4;

725 Vgl. Bohnert M, Weinmann W, Pollak S (1999) Spectrophotometric evaluation of postmortem lividity. Forensic Sci Int 99: 149–158. Bohnert M, Schulz K, Belenkaia L, Liehr AW (2008): Reoxygenation of hemoglobin in livores after postmortem exposure to a cold enviroment, in: Jornal of legal

Sollten aber über den ganzen Körper verteilte bläuliche Flecken zu beobachten sein, wie das von *Sueton* im Falle des *Germanicus* bezeugt wird, würde auch ein heutiger Pathologe zumindest in Erwägung ziehen, dass blaue Flecken außerhalb der für Totenflecken typischen Stellen nicht erst infolge des Ablebens des Menschen entstanden sind, sondern auf pathogene Prozesse hinweisen, die schon vor dem Eintritt des Todes stattgefunden, vielleicht sogar den Tod des Patienten verursacht haben. Bei lebenden Menschen sind blaue Flecken stets als Hinweise auf subkutane Blutungen zu interpretieren, die entweder mechanische Ursachen haben, d. h. auf äußere Gewalteinwirkungen zurückzuführen sind, oder durch im Inneren noch lebender Organismen ablaufende pathologische Prozesse verursacht sind, entweder durch Gefäßerkrankungen oder aber durch Störungen im Bereich der Blutgerinnung[726].

Die letzteren können durch Krankheiten erzeugt werden, werden heute am häufigsten aber zu therapeutischen Zwecken bei Herz-Kreislauf-Erkrankungen durch sog. *Antikoagulanzien* willkür-lich herbeigeführt, wie z. B. durch *Cumarine*, *Heparine*, durch sog. Faktor Xa-Hemmer wie *Apixaban*, *Rivaroxaban*, *Edoxaban*, durch Thrombinhemmer wie *Dabigatran* und *Ximelagatran* (seit 2006 vom Markt genommen), aber auch durch „natürliche Wirkstoffe“ wie *Hirudin* (wird von Blutegeln genutzt;) *Lepirudin*, *Bivalirudin*, *Calzium- Komplexbildner* und ähnliche Stoffe. Dabei liegt es auf der Hand, dass derartige Medikamente in Überdosierung auch lebensgefährliche spontane innere Blutungen auslösen könne, die u. U. zum Tod des Patienten führen könnten, d. h. auch in Tötungsabsicht zu dessen Vergiftung eingesetzt werden könnten.[727] Auch wenn es zur Zeit keinerlei Anhaltspunkte dafür gibt, dass in der Antike der Wirkungsmechanismus antikoagulierender Substanzen bekannt war, ist davon auszugehen, dass die toxische Wirkung bestimmter Stoffe, welche auf der antikoagulierenden Wirkung bestimmter Inhaltsstoffe beruhte, bekannt war[728] und bewusst in Tötungsabsicht von gewerbsmäßigen Giftmischerinnen an interessierte Kreise weitergegeben wurde[729].

Auch den von *Sueton* bezeugten Schaum, der im Gesicht des verstorbenen *Germanicus* beobachtet wurde, würde ein heutiger Pathologe als Hinweis auf eine möglicher Weise sehr spezifische Todesursache deuten: *et spumas, quae per os fluebant*[730]. In den o. z. „Regeln zur Durchführung der ärztlichen Leichenschau“ wird im Kontext

Medicine. Belenki, L., Sterzik, V., Schulz, K., Bohnert M. (2013) Analysing reflectance spectra of human skin in legal medicine. Journal Biomedical Optics, 01/2013,18(1),17004. Belenki, L., Sterzik, V., Bohnert, M.(2013) Similarity Analysis of Spectra Obtained via Reflectance Spectrometry in Legal Medicine, in: Journal of Laboratory Automation (JALA), online first 29 July 2013. Brinkmann, B., Madea B. (ed) (2004) Handbuch Gerichtliche Medizin. Berlin, Heidelberg 2004.

726 Vgl. Hirner, A. u. a.: Chirurgie, Stuttgart 2004, S. 388; Horn, F.: Biochemie des Menschen, Lehrbuch für Medizinstudenten. Stuttgart 2005[3].

727 Vgl. Pötzsch, B.: Antikoagulation, in: Medizinische Klinik – Intensivmedizin und Notfallmedizin, Stuttgart 2013, S. 325–336;

728 Unter Laborbedingungen wurde getestet, dass auch *Ammonium-Lithium-Citrate*, d. h. natürliche Säuren die Blutgerinnung beeinflussen können. Vgl. Pötzsch, B.: Antikoagulation, s. o. S. 325–336.

729 In dem Zusammenhang ist zu beachten, dass auch Mittel zur Schädlingsbekämpfung auf der toxischen Wirkung von Alkylverbindungen beruhen. Vgl. Kurow, T./Lang, R.: Allgemeine und spezielle Pharmakologie und Toxikologie. Bergisch Gladbach 2000, S. 667 f..

730 S. o. Suet. Cal. 1, 1;

der Vorschriften zur „Untersuchung der Körperteile" ausdrücklich auf ein solches Szenario hingewiesen und zwar mit den Worten: „*Schaumpilz vor Mund/Nase z. B. Lungenödem; Ertrinken, Intoxikation, Ersticken*"[731]

Zum besseren Verständnis dieser Formulierungen ist darauf hinzuweisen, dass der Begriff „Lungenödem" grundsätzlich ein pathologisches Austreten von Blutflüssigkeit aus den Kapillargefäßen in das „*Interstitium*" und die „*Alveolen*" der Lunge bezeichnet. Hierbei werden im Wesentlichen drei Formen unterschieden:

- die „*Lungenstauung*", die aus Veränderungen des Lungengewebes selbst resultiert,
- das „*Kardiale Lungenödem*", das aus einer chronischen oder akuten Insuffizienz resultiert, insbesondere der linken Herzkammer und dazu führt, dass der Blutrückfluss aus der Lunge nicht mehr bewältigt werden kann, und häufig verbunden ist mit Asthmaanfällen (*Asthma cardiale*),
- das „*Nichtkardiale Lungenödem*", das entweder durch Entzündungsprozesse ausgelöst wird oder durch die Aufnahme von Toxinen, die Lungenerkrankungen, Herzerkrankungen oder (wie etwa *Coniin*) neurophysiologisch ein Ersticken bewirken.

Auch die Beobachtung eines Schaumpilzes im Gesicht des Leichnams wäre somit aus medizinischer Sicht als ein relativ sicheres Zeichen darauf zu deuten, dass *Germanicus* durch eine Intoxikation getötet wurde. Im Hinblick auf die von *Sueton* bei dem Leichnam des *Germanicus* bezeugten „*livores*" darf hier natürlich nicht ausgeblendet werden, dass *Tacitus* darüber viel zurückhaltender urteilt: *praetuleritne veneficii signa, parum constitit; nam ut quis misericordia in Germanicum et praesumpta suspicione, aut favore in Pisonem pronior, diversi interpraetabantur.*[732] (Ob er [der Leichnam des *Germanicus*] Zeichen für eine Vergiftung aufwies, steht nicht fest; denn wie ein jeder von Mitleid für Germanicus ergriffen war oder durch Verdachtsmomente beeinflusst oder durch Gunsterweise dem Piso geneigter war, deutete man die Zeichen unterschiedlich.)

Andererseits ist aber zu beachten, dass *Sueton* die im Falle der Leichenschau des *Germanicus* beobachteten Todeszeichen nicht deutet, sondern nur beschreibt, daher bestehen gute Gründe, die Angaben *Suetons* ernst zu nehmen, zumal jene Zeichen ja nicht durch einen einzelnen Leichenbeschauer registriert wurden, sondern durch Hunderte von Neugierigen. Daher erscheinen Zweifel an den von *Sueton* erwähnten Beobachtungen als unangebracht. Um so verwunderlicher ist es, dass dieser Befund in dem historischen Strafprozess gegen *Piso* nach *Tacitus* keine Rolle spielte.

Es entsteht so der Eindruck, als sei der Prozess bewusst so geführt worden, dass eine Verurteilung *Pisos* juristisch zwar weitgehend sichergestellt war, und zwar durch die Fokussierung der Verhandlungen auf den *Piso* und *Plancina* zur Last gelegten „Schadenszauber", der für sich genommen ausgereicht hätte, um eine Verurteilung auf der Grundlage der *lex Cornelia de sicariis et veneficiis* zu rechtfertigen, und auch den leicht zu führenden Nachweis, dass *Piso Germanicus* zutiefst hasste und somit ein plausibles Motiv hatte, *Germanicus* tödlich zu schaden, – ohne dass die wirkliche Todesursachen bzw. Tötungsmittel aufgeklärt werden mussten.

731 S. o. AMFW S. 7;
732 S. o. Tac. ann. 2, 73, 4;

Damit aber stellt sich die Frage des *cui bono*, von deren Beantwortung sich wiederum entscheidende Rückschlüsse darauf ziehen lassen dürften, wer es denn nun wirklich war, der dafür sorgte, dass *Germanicus* sterben musste und eines unnatürlichen Todes starb. Zur Beantwortung dieser Frage könnte es zweckmäßig sein, den Blick darauf zu richten, dass in dem Prozess gegen *Piso* zwei weitere für dessen möglichen Ausgang vielleicht nicht unbedeutende Sachverhalte aus den Verhandlungen ausgeblendet wurden, auf deren Erörterung in einem vergleichbaren Mordprozess heute zumindest die Verteidigung kaum verzichten würde. Sie würde nach Gründen dafür forschen, dass der Anklage bereits vor der Eröffnung des Prozesses eine wichtige Zeugin abhanden kam, nämlich die angebliche Giftmischerin *Martina*[733], und sie würde auch kaum zögern in der Verhandlung zur Sprache zu bringen, warum die angeblich auf die Verabreichung eines langsam wirkenden Gifts zurückzuführende Erkrankung des *Germanicus* erst nach dessen Rückkehr von einer Reise nach Ägypten zum Ausbruch kam[734].

Zumindest über den zuletzt angesprochenen Sachverhalt enthält der Bericht des *Tacitus* über jene Reise einige Informationen, die für die Beantwortung dieser Frage aufschlussreich sind, ohne dass sich *Tacitus* selbst dessen bewusst gewesen zu sein scheint. Seine Darstellung über die Reise des *Germanicus* beginnt mit folgenden Worten: *M. Silano L. Norbano consulibus Germanicus Aegyptum proficiscitur cognoscendae antiquitatis. sed cura provinciae praetenditur, levavitque apertis horreis pretia frugum multaque in vulgus grata usurpavit: sine milite incedere, pedibus intectis et pari cum Graecis amictu, P. Scipionis aemulatione, quem eadem factivisse apud Siciliam quamvis flagrante adhuc Poenorum bello accepimus.*[735] (Unter dem Konsulat des M. Silanus und des L. Norbanus [d. h. im Jahre 19 n. Chr.][736]machte sich Germanicus auf den Weg nach Ägypten, um die dortigen Altertümer kennenzulernen. Aber die Sorge um die Provinz wurde vorgeschoben. Durch die Öffnung der Speicher senkte er die Getreidepreise und erlaubte sich auch sonst Vieles, was der Bevölkerung gefiel: er zeigte sich ohne militärische Bedeckung, barfuß und in der gleichen Tracht wie die Griechen, in Nachahmung des P. Scipio, der, wie überliefert ist, dasselbe in Sizilien getan haben soll[737], noch während der Krieg mit den Karthagern anhielt [d. h. während des 2. Punischen Krieges].)

Dem Zitat ist zu entnehmen, dass *Germanicus* zu Beginn des Jahres 19 n. Chr. eine Reise nach *Ägypten* antrat, angeblich aus touristischen Gründen, allerdings unter dem Vorwand einer „Dienstreise". Nach *Tacitus*[738] führte ihn diese Reise, von *Cano-*

733 S. o. Tac. ann. 2, 74; 3, 7;

734 S. o. Tac. ann. 2, 69, 1: *At Germanicus Aegypto remeans cuncta, quae apud legiones aut urbes iusserat, abolita ... Piso abire Suria statuit. Mox adversa Germanici valetudine detentus...*

735 Vgl. Tac. ann. 2, 59, 1;

736 Vgl. dazu die Konsularfasten zum Jahre 19 n. Chr.: (Tib XXI) *M. Iunius (M. f.) Silanus (Torquatus): L. Norbanus (C. f.) Balbus.* Vgl. V. Ehrenberg a. A.H. M. Jones, Documents illustrating the Reigns of Augustus and Tiberius, Oxford 1975², S. 41.

737 Scipio Africanus maior im Jahre 205 v. Chr. Vgl. Liv. 29, 19, 1; vgl. Deißmann-Merten, M., Scipio 10, KlP, Bd. 5, Sp. 48F;

738 Zur Reiseroute des *Germanicus* vgl. Tac. ann. 2, 60 – 61;

pus[739] aus, d. h. von der Mündung des westlichsten Nilarms aus, – die Stadt war von *Alexandrien* etwa 25 km entfernt und von dort aus über einen Kanal erreichbar – bis nach Oberägypten, u. a. zu der Nilinsel *Elephantine*, in der Nähe der heutigen Stadt *Assuan*[740] und zurück.

Allerdings handelte sich *Germanicus* wegen dieser Reise nach *Tacitus* heftige Kritik ein: *Tiberius cultu habituque eius lenibus verbis perstrictu acerrime increpuit, quod contra instituta Augusti non sponte principis Alexandriam introisset. nam Augustus inter alia dominationis arcana, vetitis nisi permissu ingredi senatoribus aut equitibus Romanis inlustribus, seposuit Aegyptum, ne fame urgeret Italiam, quisquis eam provinciam claustraque terrae ac maris quamvis levi praesidio adversum ingentes exercitus sedisset.*[741] (Während Tiberius seine Kleidung und sein Auftreten milde kritisierte, fuhr er ihn jedoch sehr heftig an, weil er im Widerspruch zu Bestimmungen des Augustus nicht ohne ausdrückliche Zustimmung des Kaisers Alexandrien hätte betreten dürfen. Denn Augustus hatte unter anderen Geheimnissen seiner Herrschaft Senatoren und bedeutenderen Rittern verboten, die [Provinz] ohne Genehmigung zu betreten, er hatte für *Ägypten* diese Sonderregelung geschaffen um zu verhindern, damit niemand Italien aushungern könne, wer auch immer diese Provinz und die Engstellen zwischen Land und Meer mit einer noch so unbedeutenden Streitmacht gegen gewaltige Heere unter Kontrolle gebracht habe.)

Folgt man der in diesem Zitat erwähnten Kritik des *Tiberius* an der „Nilkreuzfahrt“ des *Germanicus*, hätte dieser vor Beginn dieser Reise auch der Stadt *Alexandria*[742] einen Besuch abgestattet haben müssen, was durchaus als plausibel erscheint, insofern es ja schon allein den Regeln der Höflichkeit entsprochen hätte, dass er als einer der höchsten Repräsentanten der römischen Staatsmacht aus Anlass einer solchen Reise auch dem amtierenden *praefectus Aegypti*, dem örtlichen Statthalter und Domänenverwalter des Kaisers, seine Aufwartung machte. Dennoch oder vielleicht gerade deswegen muss man sich im Hinblick auf die Kritik des *Tiberius* aber fragen: Sollte der Kaiser tatsächlich *Germanicus* im Verdacht gehabt haben, immerhin seinen eigenen Neffen und Adoptivsohn, dass dieser die nach *Tacitus* nahezu ohne jede militärische Begleitung durchgeführte Reise deswegen durchgeführt habe, um *Italien* mit

---

739 *Canopus* galt in der frühen römischen Kaiserzeit als besonders luxuriös und dekadent. Vgl. dazu Iuv. Sat. 6 und 15; Verg. Georgica I, 285; ein dortiger Tempel diente später als Vorbild für die *Villa Hadriani* in Tibur: Vgl. Löwe, G./ Stoll, H. A.: Die Antike in Stichworten. Leipzig 1966, 1976, Wiesbaden 1979.

740 Vgl. Tac. ann. 2, 61, 2: *exin ventum Elephantinen ac Syenen, claustra olim Romani imperii, quod nunc rubum ad mare patescit.* Vgl. Bruckmöller, E. … Altägypten von etwa 2850 bis 332 v. Chr. in: Putzger, s. o. S. 25;

741 Vgl. Tac. ann. 2, 59, 2–3;

742 Zur Bedeutung *Alexandrias* als Verwaltungs- und Wirtschaftszentrum, nicht zuletzt für Gold- und Silberwaren, aber auch als Zentrum der Wissenschaften, u. a. Der Medizin, vgl. Helck, H., Alexandreia 1, in: KlP, Bd. 1, Sp. 244–245; Meyer, D., Alexandria, in: Leven, K.-H.: Antike Medizin. Ein Lexikon. München 2005, Sp. 29–30;

der Unterbrechung der Zufuhr von ägyptischem Getreide zu bedrohen, vielleicht sogar die Herrschaft des *Tiberius* zu bedrohen?[743]

Die Tatsache, dass *Germanicus*, wie von *Tacitus* bezeugt wird, auch Einfluss auf das Getreideangebot und die Getreidepreise in *Ägypten* zu nehmen versuchte[744], hätte Feinden des *Germanicus* geradezu als Steilvorlage dienen können, ihm derartige Absichten zu unterstellen. Darüber hinaus stellt sich dem Betrachter auch die Frage, wer *Tiberius* überhaupt über das Unternehmen des *Germanicus* „informiert" hatte. Da der Kritisierte selbst als „Informant" ausscheidet, kommen als solche nur Dritte in Frage, entweder *Piso*, dem natürlich zu unterstellen ist, dass er spätestens seit *Germanicus Antiochien* verlassen hatte, über dessen Reiseziel Bescheid wusste oder jemand aus der Umgebung des damaligen *praefectus Aegypti*, vielleicht sogar der Inhaber dieses Amtes selbst.

Berücksichtigt man ferner, dass *Germanicus* seinen Ausflug nach *Ägypten* nach *Tacitus* nicht nur zu touristischen Zwecken nutzte[745], sondern auch dienstlich, ist es am wahrscheinlichsten, dass der Statthalter von *Ägypten* selbst es war, der darüber in *Rom* Beschwerde führte. Daraus ergibt sich, dass *Tiberius* wahrscheinlich gar nicht so sehr von sich aus über die Reise seine Neffen verärgert war, sondern weil jemand sich darüber bei ihm beschwert hatte.

Aus dieser Schlussfolgerung ergeben sich aber gleich zwei neue Fragen: Wer war der damalige Inhaber des Amtes des *praefecus Aegypti?* Und wandte sich dieser mit seiner Beschwerde an den Kaiser selbst oder eher über einen Mittelsmann? Immerhin ging es im Falle des *Germanicus* darum, sich über ein Mitglied des Kaiserhauses zu beschweren. Darum aber ist es unwahrscheinlich, dass sich ein *praefectus Aegypti*, der ja „nur" ein „Ritter" war, ohne einen Vermittler, der möglichst in besonderem Maße das Vertrauen des Kaisers genoss, in dieser Angelegenheit an *Tiberius* gewandt haben könnte.

Die erste dieser beiden Fragen lässt sich auf der Grundlage der über die *praefecti Aegypti* der Regierungszeit des *Tiberius* bekannten Informationen eindeutig beantworten[746]. Insgesamt sind aus dieser Zeit, d. h. zwischen dem 19. 08. 14 n. Chr. und dem 16. 03. 37 n. Chr., die Namen folgender Persönlichkeiten als Inhaber dieses Amtes bekannt:

Aemilius Rectus (14 n. Chr.)

---

743 E. Koestermann (S. o. Bd. 1, S. 366 f.) betont die Sorgen des *Tiberius* wegen der Reise des *Germanicus* nach *Ägypten*, übersieht aber, dass sich daran aber wohl weniger Tiberius selbst störte, als der amtierende praef. Aegypti und *Sejan*.

744 S. o. Tac. ann. 2, 59, 1: *levavitque apertis horreis pretia frugum;* dass *Germanicus* sich auch dienstlich in *Ägypten* engagierte, wird auch zwei Edikte aus jener Zeit bezeugt. Vgl. dazu den Papyrus, Hunt and Edgar, select Papyri, ii, no 211. Cf. Post, AJP. IXV (1944), 80. Zitiert nach V. Ehrenberg a. A. H. M. Jones: Documents illustrating the Reigns of Augustus and Tiberius, Oxford 1975^2, Nr. 320, p. 147 f..

745 S. o. Tac. ann. 2, 59, 1: *sed cura provinciae praetendebatur...*

746 Über die namentlich bekannten Prätorianerpräfekten insgesamt vgl. Reinmuth, O. W.: The Prefect of Egypt from Augustus to Diocletian. Leipzig 1935 (= Klio. Beiheft 34). Ergänzter Nachdruck, Aalen 1963, 1979. Stein: Die Präfekten von Ägypten in der römischen Kaiserzeit. Bern 1950. Hübner, H.: Der Praefectus Aegypti von Diokletian bis zum Ende der römischen Herrschaft. München-Pasing 1952.

Lucius Seius Strabo (15 n. Chr.)
Gaius Galerius (16 - 31 n. Chr.)
Gaius Vitrasius Pollio (31 - 32 n. Chr.)
Hiberus (32 n. Chr.)
Aulus Avillius Flaccus (32 - 38 n. Chr.).

Zur Zeit der Ägyptenreise des *Germanicus* befand sich das Amt des *praefectus Aegypti* also in den Händen des *Gaius Galerius*[747]. Von diesem aber ist bekannt, dass er, wie alle *praefecti Aegypti* ebenfalls dem Ritterstand angehörte, mit *Helvia*, einer Schwester der gleichnamigen Mutter *Senecas* verheiratet war und als unmittelbarer Amtsnachfolger des *Lucius Seius Strabo* ins Amt gekommen war, des Vaters *Sejans*[748], der zu derselben Zeit das Amt des *praefectus praetorio* in *Rom* innehatte. Unter Berücksichtigung dieses prosopographischen Hintergrundes wäre es somit nicht unwahrscheinlich, dass sich *Galerius* der Kontakte zu Standesgenossen bediente, um sich bei *Tiberius* über dessen Neffen zu beschweren.

Und es bedarf keines besonderen Einfühlungsvermögens in die Interessenlage des *Gaius Galerius*, um zu erkennen, dass aus dessen Sicht als ein möglicher Vermittler von unmittelbaren Kontakten zu *Tiberius*, der Sohn seines Amtsvorgängers, nämlich der Prätorianerpräfekt *Sejan*, der schon damals zu den einflussreichsten Beratern des *Tiberius* gehörte[749], nützlichere Dienste hätte leisten können als der Vater *Senecas*, insofern das Ansehen des letzteren gewiss mehr auf dessen Fähigkeiten als Rhetor beruhte, als auf besonders guten Kontakten zum Kaiserhaus. Bei der Entscheidung des *Galerius* sich über *Sejan* an *Tiberius* zu wenden, könnte eine Rolle gespielt haben, dass bereits im Jahre 15 n. Chr. die Macht *Sejans* soweit gefestigt war, dass er es sich leisten konnte, *Tiberius* gegen ein anderes Mitglied des Kaiserhauses, nämlich gegen *Agrippina*, die Gemahlin des *Germanicus* offen aufzuhetzen[750].

Die vergleichsweise lange Dauer der Amtszeit des *Galerius* lässt es naheliegend erscheinen zu vermuten, dass dieser sogar als Günstling *Sejans* in sein Amt gelangte oder dieses nicht zuletzt wegen der Gunst *Sejans* so lange behauptete. Bereits im Jahre 22 n. Chr., nur 3 Jahre nach dem Tode des *Germanicus* und ein Jahr nach dem Tod *Pisos*, reichte die Macht *Sejans* aus, um zahlreiche mutmaßliche Parteigänger beider trotz ihres senatorischen Ranges unter verschiedenen Vorwänden in Strafprozesse zu verwickeln[751]. Die Tatsache, dass *Galerius* diese politische „Säuberungswelle" unbe-

747 Zu dessen Person vgl. SEG VIII 654; IGR I 1150; Sen. De Consolatione ad Helviam matrem 19, 4 und 19, 6; Plinius, nat. 19, 3; vgl. Hanslik, R.: Galerius C.G. 1. KIP Bd. 2, Stuttgart 1967, Sp. 676; Stein, A.: Galerius 1. In: RE. Bd. VII,1, Stuttgart 1910, Sp. 598;

748 Vgl. Tab. I, Nr. 25;

749 Als Präfekt der in besonderem Maße für die Sicherheit des Kaisers verantwortlichen *Prätorianer*;

750 *Agrippina* wurde nach Tac. ann. 1, 69, 1–4 nachgesagt, dass sie durch ihren persönlichen Mut ihren Gemahl und deren Truppen vor einem Hinterhalt der *Germanen* gerettet hatte. Angeblich hatte sie die auf der gallischen Rheinseite stationierten Truppen daran gehindert, eine Brücke abzureißen, und zwar indem sie mit dem nachmaligen Kaiser *Caligula* auf dem Arm sich auf die Brücke stellte, so dass man sie hätte praktisch töten müssen. Über den Ärger des *Tiberius* darüber liest man bei *Tacitus: accendebat haec onerabatque Seianus, peritia morum Tiberii in longum iaciens, quae reconderet auctaque promeret.* Vgl. Tac. ann. I, 69, 5;

751 Vgl. Tac. ann. 3, 66, 1–3;

schadet überstand, belegt auf jeden Fall, dass *Galerius* weder zur Anhängerschaft des einen noch des anderen gehörte, mehr noch dass beide für beide Seiten profitable Geschäfte betrieben, nicht nur politischer Art, sondern vor dem Hintergrund der Tatsache, dass beide als „Ritter" der sog, Finanzaristokratie angehörten, wahrscheinlich auch finanzieller Art.

Zum besseren Verständnis des Charakters dieser „Geschäfte" ist es notwendig sich zu vergegenwärtigen, dass es zu den Hauptaufgaben des *praefectus Aegypti* gehörte, die Getreidespeicher des Landes zu überwachen sowie den Verkauf dieses Getreides, einerseits an die Bewohner der Provinz, zum anderen aber auch dessen Export nach Italien, vor allem nach Rom. Und aufgrund der diesbezüglichen Zuständigkeiten besaß der *praefectus Aegypti*, wie auch die o. e. Eingriffe des *Germanicus* in dessen Zuständigkeiten belegen, als Inhaber eines staatlichen Monopols weitreichende Möglichkeiten, durch die Schließung oder Öffnung der Speicher das Angebot, dadurch aber auch die Preise zu steuern[752].

Aus diesen „Preisgestaltungsmöglichkeiten" ergaben sich auch vielfältige Möglichkeiten einen Teil der Erlöse aus der Abgabe dieses Getreides, soweit es nicht nach *Rom* exportiert wurde, in die eigenen Taschen fließen zu lassen. Dass derartige Manipulationen, wenn sie ruchbar wurden, strafbar waren, liegt auf der Hand. Solchen Gefahren konnte man aber entgehen, wenn man die Gewinne aus solchen Usancen teilte, am besten mit den Inhabern von Ämtern, die einen entscheidenden Einfluss darauf hatten, ob entsprechende Strafprozesse – in diesem Falle *repetundarum causa* – geführt oder niedergeschlagen wurden.

Dazu wäre aber niemand eher in der Lage gewesen als der Kaiser oder dessen „Sicherheitschef", d. h. der *praefectus praetorio*, in unserem Fall *Sejan*. Und eben aus diesem Grunde wird man wohl davon ausgehen dürfen, dass *Galerius* und *Sejan* in Bezug auf die o. g. „Geschäfte" mit ägyptischem Weizen „eng zusammenarbeiteten." Und daraus wird erklärlich, dass die „Nilkreuzfahrt" des *Germanicus* für die Fortsetzung dieser Geschäftsbeziehungen zwischen *Galerius* und *Sejan* schwer kalkulierbare Risiken heraufbeschwor.

Diese Risiken betrafen aber nicht nur den Getreidehandel, sondern auch ein im Zusammenhang mit dem Getreidehandel profitables Nebengeschäft, das zum Zeitpunkt des Besuchs des *Germanicus* kurz vor dem Beginn seiner Erprobungsphase stand. Im Jahre 20 n. Chr. wurden in *Alexandrien*, d. h. unter der Aufsicht des *praefectus Aegypti*, die nach dem Ende der *Ptolemäer* beendete Prägung großer Silbermünzen wieder aufgenommen. Es sind in vergleichsweise großer Stückzahl[753] sog. *Tetradrachmen* (Vierfachstücke der Drachme) bekannt, auf deren Vorderseite ein belorbeerter und nach rechts blickender Kopf des *Tiberius* abgebildet ist, mit der Umschrift ΤΙΒΕΡΙΟΣ ΚΑΙΣΑΡ ΣΕΒΑΣΤΟΣ (Tiberius Kaiser Augustus) und auf der Rückseite, auf der in der griechisch – römischen Antike in der Regel Götterbilder dargestellt werden, ein nach links blickendes Portrait des *Augustus* mit einer sog. Strahlenkrone,

752 S. o. Tac. ann 2, 59, 1: *levavitque apertis horreis pretia frugum multaque in vulgus grata usurpavit...*

753 Ablesbar an vergleichsweise moderaten Preisen im Münzhandel, vor allem aber an der oftmals sehr nachlässigen Prägung; viele Stücke sind dezentriert oder weisen Prägeschwächen auf.

wie sie auch als Verkörperungen des Sonnengotts *Rha* von den *Ptolemäern* auf Münzen getragen wurden, sowie mit der Umschrift ΘΕΟΣ ΣΕΒΑΣΤΟΣ(Gott Augustus).[754] Auf der Vorderseite der frühesten Stücke dieses Typs sind unterhalb von Tiberius' Kinn ein scheinbares ***L*** sowie der griechischen Buchstabe Z zu erkennen, wobei man das L als eine stilisierte Hieroglyphe für *Helios* bzw. die altägyptische Gottheit *Rha* zu interpretieren hat, das Z (Zeta) aber als Zahlzeichen „7" und zwar als Hinweis auf das Regierungsjahr des Kaisers, bei *Tiberius* auf das siebente, somit auf das Jahr 20/21 n. Chr.

Die Besonderheit dieser Münzen besteht aber darin, dass sie nur maximal die Hälfte des Silbergehaltes „normaler" *Tetradrachmen* aufweisen, wie sie zum Beispiel in *Antiochien* und *Seleukia* geprägt wurden. Es ist offenkundig, dass aus diesen Prägungen ein erheblicher Gewinn gezogen werden konnte, der offiziell dem Inhabers des Münzregals zustand, also dem Kaiser, *de facto* aber zunächst in die Hände von dessen obersten Beamten in *Ägypten* floss, die ihrerseits davon nahezu unkontrolliert so viel abschöpfen konnten, wie ihnen gefiel, solange man ihnen nicht „auf die Schliche kam". Dabei konnte die Minderwertigkeit Alexandrinischer *Tetradrachmen* „Spezialisten", d. h. den Geldwechslern nicht verborgen bleiben, obwohl sich deren Hersteller alle nur erdenkliche Mühe gaben, durch die Beimischung von Blei und Quecksilber diese Münzen nach Gewicht und Silberglanz von vollwertigen *Tetradrachmen* anderer Provenienz kaum unterscheidbar zu machen, so dass sich die ägyptische Währung zwangsläufig zu einer reinen Binnenwährung entwickelte.

Das aber minderte vor allem in Verbindung mit dem Getreidehandel den Nutzen nicht, da aus diesem nur bei einem Verkauf an einheimische Aufkäufer unkontrollierbare Gewinne zu erzielen waren, während eine zu starke Verteuerung von für den Export bestimmten Getreides leicht hätte auffallen und entsprechend unliebsame Kontrollen veranlassen können, wie sie im Zusammenhang der „Nilkreuzfahrt" des *Germanicus* nicht nur in *Alexandrien* befürchtet wurden, d. h. von *Galerius* und seinen Helfern, sondern auch von dessen „Geschäftspartnern" in Rom, nicht zuletzt von *Sejan*. Daher ist davon auszugehen, dass die Kritik, die *Germanicus* für seinen angeblich regelwidrigen Ausflug nach Ägypten von *Tiberius* einstecken musste[755], im Wesentlichen auf Initiativen des *Galerius* und *Sejans* zurückging, die verständlicher Weise große Sorgen hatten, dass *Germanicus*, wenn man nicht dafür sorgte, dass er sobald als möglich aus *Ägypten* wieder verschwand, ihr gemeinsames „Geschäftsmodell" durchschaute und zunichte machte.

Unter kriminologischem Aspekt ließe sich aus derartigen Befürchtungen des *Galerius* und *Sejans* sogar ein Mordmotiv ableiten, welches erklären könnte, dass die am Ende zum Tode führende Erkrankung des *Germanicus* erst nach seiner Rückkehr aus *Ägypten* beobachtet wurde[756]. Aus dieser Überlegung ergäbe sich auch eine Erklärung dafür, dass die Initiative zu der Intoxikation des *Germanicus*, welche jene Erkrankung nach unseren bisherigen Erkenntnissen ausgelöst haben muss, nicht von *Piso* und

754 Vgl. SNG Cop 47, BMC 36;
755 s. o. Tac. ann. 2, 59, 2–3;
756 s. o. Tac. ann. 2, 69, 1–2;

Plancina, sondern von *Galerius* und *Sejan* organisiert wurde. Damit aber stellt sich die unter dem Aspekt der kriminologischen Beurteilung des Falles entscheidende Frage, ob *Galerius* und *Sejan* auch die Mittel besaßen, eine solche Intoxikation zu organisieren.

Bezogen auf *Sejan* lässt sich diese Frage, unabhängig davon, ob er im Auftrag des Kaisers oder wenigstens mit dessen Wissen und stillschweigender Billigung Menschen liquidieren ließ oder auf eigene Faust tätig wurde[757], auf der Grundlage der hier durchgeführten statistischen Erfassung aller namentlich bekannten unnatürlichen Todesfalle, mit „ja" beantworten. Denn die mit Abstand größte Zahl solcher Todesfälle stand während der Regierungszeit des *Tiberius* im Zusammenhang mit Strafprozessen, nahezu ausschließlich vor dem sog. Senatsgericht[758], und zwar unabhängig davon, ob die Delinquenten tatsächlich verurteilt und hingerichtet wurde oder ob sie sich der Gefahr einer Verurteilung und Hinrichtung durch eine Selbsttötung entzogen. Dasselbe gilt auch für fast alle hinsichtlich der Todesart[759] und der Tötungsmittel[760] unklaren Fälle. Daraus erklärt sich der im Zusammenhang mit dem Strafprozess gegen *Piso* unternommene Versuch der Ankläger, diesem den gewaltsamen Tod des *Germanicus* anzulasten[761].

Lediglich in solchen Fällen, in denen der gesellschaftliche Rang der zu liquidierenden Person oder auch deren Popularität und kaum zu leugnende Loyalität gegenüber dem Kaiser, die Erfolgsaussichten eines Strafprozesses als fragwürdig erscheinen ließ, kam es zu Gewalttaten. Daraus erklären sich vor allem die Fälle des *Agrippa Postumus*[762], des Sklaven *Clemens*[763], der die Identität des *Agrippa Postumus* vortäuschte, des Kaisersohnes *Drusus*[764] und wohl auch des *Germanicus*[765]. Einen Gegenbeweis zu der Annahme, dass „Prominenz" bestimmte Personen vor der Schande eines Strafprozesses schützen konnte, scheinen die Fälle *Agrippinas*[766] sowie die der aus der Ehe *Agrippinas* mit *Germanicus* hervorgegangen „Prinzen" *Nero Caesar*[767] und *Drusus Caesar*[768] zu liefern.

Berücksichtigt man aber, dass gegen die zuletzt genannten Persönlichkeiten gerichteten Strafverfolgungsmaßnahmen erst zehn Jahre später in Gang gesetzt wurden, als die Erinnerung an das Ansehen des *Germanicus* längst verblasst und auch das Mitleid für dessen Witwe *Agrippina* sowie deren beiden Söhne psychologisch und po-

757 Das ist vielleicht der entscheidende Vorteil des Medizinhistorikers, dass er sich keine Gedanken über die politischen Hintergründe der jeweiligen Fälle machen muss, damit aber auch die Frage, ob der jeweilige Kaiser ein besonderes Interesse an der Tötung eines bestimmten Delinquenten hatte, bei der Ermittlung der mutmaßlichen Todesursachen weitgehend unberücksichtigt lassen kann.

758 Das gilt nahezu ausnahmslos für die Fälle ab Tab. I, Nr. 9;

759 8 Fälle; vgl. Tab. I a;

760 21 Fälle; vgl. Tab. I a;

761 S. o. Tab. I, Nr. 7;

762 Vgl. Tab. I, Nr. 2;

763 Vgl. Tab. I, Nr. 4;

764 Vgl. Tab. I, Nr. 9;

765 S. o. und Tab. I, Nr. 5;

766 Vgl. Tab. I, Nr. 56;

767 Vgl. Tab. I, Nr. 31;

768 Vgl. Tab. I, Nr. 33;

litisch längst entwertet war, u. a. dadurch, dass *Tiberius* im Jahre 23 n. Chr. jene beiden Söhne des *Germanicus* und *Agrippinas* – anstelle seines kurz zuvor verstorbenen leiblichen Sohnes *Drusus* – im *Senat* ausdrücklich als mögliche zukünftigen Nachfolger präsentiert hatte[769], – so darf unterstellt werden, dass *Agrippina* und ihre Söhne seit jener Zeit kaum noch als bedauernswert angesehen, sondern eher beneidet wurden, so dass in dem Falle, dass es gelang, ihnen verschwörerische Ambitionen glaubhaft zu unterstellen, es als aussichtsreich angesehen werden konnte, sie durch Strafprozesse beseitigen zu lassen.

Soweit *Tacitus* die Worte der Ansprache des *Tiberius* bei der öffentlichen Designation der beiden Söhne des *Germanicus* im Senat sinngemäß richtig wiedergegeben haben sollte, wäre ein Strafprozess sogar die logische Konsequenz dieser Designation gewesen: *erepto Druso preces ad vos converto disque et patria coram obtestor: Augusti pronepotes, clarissimis maioribus genitos, suscipite et regite, vestram meamque vicem explete. hi vobis, Nero et Druse, parentum loco. Ita nati estis, ut bona malaque vestra ad rem publicam pertineant.*[770] (Nachdem mir Drusus genommen worden ist, wende ich mich an euch und beschwöre euch im Angesicht der Götter und des Vaterlandes: der Urenkel des Augustus, der Sprösslinge hochberühmter Vorfahren nehmt euch an und lenkt sie, erfüllt eure und meine Pflicht an ihnen. Diese setze ich bei euch, Nero und Drusus, an die Stelle von Eltern. Von solcher Abkunft seit ihr, dass Euer Wohl und Wehe auch das Gemeinwohl betrifft.)

Vor allem in der Konsequenz des letzten Satzes dieser Äußerungen, insbesondere des Hinweises auf *bona malaque vestra* lag indirekt auch eine an die Adresse der Senatoren gerichtete Ermahnung, im Falle nachteiliger Informationen über die so geehrten *Caesares* nicht zu zögern, solchen Informationen auf den Grund zu gehen, d. h. über diese und ihre jeweiligen Helfershelfer auch Gericht zu halten.

Aus diesen Beobachtungen ergibt sich, dass nicht zuletzt dem Prätorianerpräfekten sehr unterschiedliche Mittel zu Gebote standen, um ihm missliebige Persönlichkeiten zu liquidieren, von denen aber im Bedarfsfall deren Verwicklung in einen Strafprozess zweifellos die eleganteste und effektivste Methode gewesen wäre. Denn in diesem Falle hätte er in den Augen der Öffentlichkeit kaum persönlich für die Liquidierung solcher Personen Verantwortung zu übernehmen brauchen, sondern zu verhängende und zu vollstreckenden Todesurteile zumindest offiziell der Zuständigkeit scheinbar unabhängiger Richter überlassen können, d. h. unter *Tiberius* in der Regel der Mehrheit des *Senats*. Berücksichtigt man aber, dass in dem Prozess *Piso* als Mörder des *Germanicus* keineswegs eindeutig überführt werden konnte, teils weil bereits vor Prozessbeginn eine vielleicht wichtige Zeugin der Anklage „aus dem Verkehr“ gezogen wurde[771], teils aber auch weil der Angeklagte selbst, bevor er verurteilt wurde, aber auch bevor er seine Unschuld beweisen konnte, tot aufgefunden wurde[772], - dann erscheint es als denkbar, dass der Mordprozess gegen *Piso* deswegen inszeniert

769 Vgl. Tac. ann. 4, 8, 1;

770 Vgl. Tac. ann. 4, 8, 5;

771 Vgl. dazu die Angaben des *Tacitus* zum Tode der Giftmischerin *Martina*; s. o. Tac. ann. 2, 74 und 3, 7;

772 S. o. Tac. ann. 3, 15, 3;

wurde, um die Spur zu den wirklichen Tätern und deren Hintermännern zu verwischen.

Die Mittel dazu hätte *Sejan* gehabt. Sie ergaben sich einerseits aus seiner Kommandogewalt über die *Prätorianer*, deren Inhaber von Amts wegen nicht nur militärisch, sondern auch polizeilich für die Sicherheit des Kaisers verantwortlich waren, andererseits auch auf dem persönlichen Vertrauen, das *Tiberius* ihm entgegen brachte. Charakteristisch für diese Vertrauensstellung *Sejans* war, dass er *Tiberius* bereits in der Mitte der 20-er Jahre auch auf privaten Ausflügen begleiten durfte, wo *Tiberius* einmal nur knapp der Verschüttung durch den Einsturz einer Felshöhle entging, wenn ihm nicht *Sejan*, wie er glaubte, durch seinen persönlichen Einsatz das Leben gerettet hätte[773].

Gestützt auf seine Kommandogewalt über die Prätorianer wäre es *Sejan* möglich gewesen, einen Prätorianer auf das Schiff einzuschleusen, das im Auftrage der Ankläger *Pisos*, die sich nicht zuletzt der Unterstützung *Sejans* sicher glaubten[774], *Martina* nach *Rom* bringen sollte, um die Giftmischerin in einem unbewachten Augenblick zu töten. Und *Tiberius* selbst besaß als Vorsitzender der Gerichtsverhandlung alle Möglichkeiten, die Verhandlungen so zu führen, dass, wie das aus dem Bericht des *Tacitus* hervorgeht, jede Nachfrage nach dem Verbleib *Martinas* unterblieb. Ähnliches gilt auch für den Tod *Pisos*. *Sejan* kommandierte genügend Bewaffnete, von denen einer sich unbemerkt oder auch durch Bestechung von Sklaven Zutritt zum Hause *Pisos* hätte verschaffen können, um dessen Zimmer, nachdem *Piso* dieses in der Nacht vor dem zweiten Prozesstag hatte verriegeln lassen, um sich schlafen zu legen[775], erneut zu öffnen und den Schlafenden mittelst eines einzigen Schwertstichs durch das *iugulum*[776] lautlos und – daher von den übrigen Hausbewohnern unbemerkt – zu töten, während es für ihn aufgrund seiner Vertrauensstellung bei *Tiberius* auch nicht schwer gewesen wäre, den Kaiser dazu zu bringen, am nächsten Tag im *Senat* ein Dokument vorlesen zu lassen bzw. so vorlesen zu lassen, dass den Tod *Pisos* als Ergebnis eines Suizids erscheinen ließ[777].

Daher wird man davon ausgehen dürfen, dass in dem Prozess gegen *Piso* so verfahren wurde, wie das von *Tacitus* überliefert ist, zumal das in den Quellen geschilderte Verhalten *Pisos* und *Plancinas* nach dem Tode des *Germanicus* und vor dem Beginn des Prozesses[778], zumindest bei heutigen Ermittlern Zweifel aufkommen lassen

773 Vgl. Tac. ann. 4, 58–59;

774 Zu diesen gehörten u. a. *Fulcinus Trio* (Vg. Tab. I, 63;) und *P. Vitellius* (Vgl. Tab. I, 32;), von denen der erste nach dem Sturz Sejans als einer von dessen Gefolgsleuten hingerichtet wurde und der andere sich einer solchen Hinrichtung dadurch entzog, dass er sich selbst tötete.

775 S. o. Tac. ann. 3, 15, 3: ... *dein multam post noctem, egressa uxore, operiri fores iussit...*

776 Nach *Tacitus* (S. o. Tac. ann. 3,15, 3;) wurde er *perfosso iugulo* aufgefunden, was darauf schließen lässt, dass er „fachgerecht" durch einen Stich in das sog. *Iugulum* getötet wurde, der augenblicklich die Durchblutung des Gehirns unterbrochen hätte, so dass er völlig lautlos hätten gestorben sein müssen.

777 S. o. Tac. ann. 3, 16, 2: *Caesar flexo in maestitiam apud senatum < conquestus M. Pisonem vocari iubet> crebrisque interrogationibus exquirit, qualem Piso diem ultimum noctemque exegisset. Atque illo pleraque sapienter, quaedam inconsultius respondente recitat codicillos a Pisone ... compositos...*

778 S. o. vor allem Tac. ann. 2, 75, 2;

würde, dass *Piso*, wie von den Anklägern behauptet, wirklich mit der Planung und Durchführung des Giftanschlages auf *Germanicus* etwas zu tun gehabt haben könnte. Insofern es jeder menschlichen Erfahrung widerspricht, dass Mordverdächtige, statt sich möglichst unauffällig zu verhalten und Konflikte mit ihren mutmaßlichen Opfern zu verschweigen oder herunter zu spielen, das Elend ihrer Opfer lauthals bejubeln, wie das im Falle des Ehepaares *Piso* bezeugt ist[779], erscheint es als zwingend anzunehmen, dass *Sejan* seine Möglichkeiten, den Prozess gegen *Piso* zu „beeinflussen" dahin gehend nutzte, dass *Piso* als Täter erschien und dass *Sejan* zu demselben Zweck auch *Piso* beseitigen ließ, in der Erwartung, dass der Anschein, dass jener sich selbst getötet habe, diesen Verdacht bestätige, um die Spur zu dem wirklichen Täter, nämlich zu ihm selbst, dadurch zu verwischen.

Ungeachtet der Annahme, dass nicht *Piso* die Vergiftung des *Germanicus* organisiert hatte, sondern *Sejan* und dass letzterer auch über die Mittel verfügte, den Verdacht der Täterschaft in den Augen der Öffentlichkeit von sich selbst auf *Piso* zu lenken, stellt sich natürlich die Frage, wie *Sejan* vom fernen Rom aus die mutmaßliche Vergiftung des *Germanicus* hätte organisieren sollen. Diese Frage mag auf den ersten Blick als müßig erscheinen, insofern als nicht nachvollziehbar erscheint, warum jemand, der in der Lage war, unter seinem Kommando stehenden Soldaten zu befehlen, einen Menschen mittelst eines Schwertes zu töten, diesen nicht den Auftrag hätte gegeben haben können, einen bestimmten Tötungsbefehl auch mittelst Gift auszuführen.

Es darf hierbei aber nicht übersehen werden, dass die meisten aus Pflanzen und Tieren gewonnenen Gifte, die nach den Erkenntnissen römischer Juristen auch als Mordwaffen benutzt wurden, rasch und dosisabhängig zum Tode führen, d. h. entweder gar nicht oder in nur wenigen Stunden, allenfalls in wenigen Tagen den Tod eines Menschen herbeiführen. *Ulpian* erwähnt als zu Tötungszwecken verwendete Gifte das der Arten *cicuta*, (eigentlich *conium maculatum*, d. h. Fleckenschierling[780]) *aconitum* (Eisenhut)[781], und *mandragora* (Alraune, ein Nachtschattengewächs)[782], aber auch von Tieren gewonnene Gifte, als welche *salamandra* (Feuersalamander)[783]sowie die

779 S. o. Tac. ann. 2, 75, 2;

780 Zu den Auswirkungen einer Intoxikation durch Schierlingsgifte s. o. Kap. 1;

781 Das *Aconitin*, ein *Alcaloid*, der Hauptwirkstoff des *Eisenhuts*, wirkt schon in geringen Dosen innerhalb weniger Stunden durch Atemlämung und Herzversagen tödlich. Vgl. Ihm, S., Gift, in: Leven, K.-H.: Antike Medizin. Ein Lexikon. München 2005, Sp. 358–360, zu Eisenhut, Sp. 359; http// www.gifte.de /Giftpflanzen/aconitum_napellus.htm (2015); vgl. Diosk. mat. med. 4;

782 Die *Alraune* (*Mandragora officinarum* L.) kommt vor allem im östlichen Mittelmeerraum vor, enthält ebenfalls verschiedene Alkaloide, die, soweit in tödlicher Dosis verabreicht, innerhalb weniger Stunden zu einem Koma und schließlich zu einer Atemlähmung führen. Vgl. www.gifte.de /Giftpflanzen/mandragora_officinarum.htm; Ihm, S., Gift, in: Leven, K.-H.: Antike Medizin. Ein Lexikon. München 2005, Sp. 358 – 360, zu *Mandragora*, Sp. 359; Fausti, D., Mandragora, in: Leven, K.-H.: Antike Medizin. Ein Lexikon. München 2005, Sp. 386–387;

783 Der Feuersalamander besitzt an Kopf und Rücken Ausgänge von Drüsen, aus denen er im Falle der Bedrohung einen milchig – weißen Schleim absondert, dessen Toxine in entsprechender Dosierung ebenfalls recht kurzfristig zu tödlichen Lähmungen der Atmung und der Herztätigkeit führen können.

Raupen verschiedener Schmetterlingsarten[784] wie *pityocampa*, *bubrostis* und *cantharidas* benannt werden.[785] Außerdem war die toxische Wirkung verschiedener Pilzarten[786], verschiedener Mineralien wie von *Arsen* und *Kupfer-* und *Bleisalzen*[787], von Bleiweis[788], *Amalgamen*, den Salzen des *Quecksilbers* bereits in der Antike bekannt. Auch andere Schwermetalle, wie *Zinn* und *Zink*, wurden in der Antike genutzt, legiert mit *Silber*, *Kupfer*, *Blei*, manchmal auch mit *Quecksilber*, und unbeabsichtigt auch mit *Cadmium*[789], zur Herstellung von Ess- und Trinkgeschirr, aber auch von Münzen, und bilden zum Teil hochtoxische Salze, die zur Tötung von Menschen hätten eingesetzt worden sein können[790].

Die meisten der o. e. aus Pflanzen und von Tieren zu gewinnenden Gifte wirken in der entsprechenden Dosierung ziemlich schnell tödlich und hätten daher, um den in den Quellen beschriebenen längeren, durch zwischenzeitige Genesungsphasen unterbrochenen Krankheitsverlauf zu bewirken, nicht durch eine einmalige Intoxikation bewirkt werden können, wie die Ankläger *Pisos* in dem Prozess gegen ihn vergeblich nachzuweisen versuchten[791], sondern nur durch mehrere verschieden dosierte Applikationen erreicht werden können. Eine wiederholte Intoxikation des *Germanicus* wäre aber kaum ohne die Mitwirkung von bestochenen Dienern bzw. Haussklaven des *Germanicus* möglich gewesen wäre, - wie das nach *Tacitus* ja auch *Nero* im Falle *Senecas* versucht hatte[792], – möglichst durch einen pharmakologisch geschulten Sklaven oder durch einen Arzt, der die Wirkung der zum Zwecke der Tötung des *Germanicus* eingesetzten Toxine, aber auch der durch sie vorzutäuschenden Krankheitsbilder genau kannte. Dass *Sejan* bzw. *Galerius* auch gegen *Germanicus* so vorgingen, wird in den Quellen zwar nicht bezeugt, kann nicht ausgeschlossen werden.

784 Die Raupen verschiedener Schmetterlingsarten, wie zum Beispiel des Kiefernspinners und des Eichenprozessionsspinners besitzen Härchen, deren Toxine neben einer sog. *Raupendermatitis* auch *Bronchitis*, Asthmaanfälle, in Einzelfällen sogar *anaphylaktische* Reaktionen bis zum *anaphylaktischen Schock* auslösen können. Vgl.: Maier, H., Giftpfeilhagel und Raupendermatitis, Ärztewoche, 16, (28) 2002. Utikal, J., Caterpillar dermatitis. An increasing dermatologic problem in warmer regions of Gemany, in: Hautarzt 60: 48–50 (2009); siehe auch:www.welt-der-schmetterlinge.de/schmetterlinge-schaedliche_schmetter linge.html (2015); vgl. Diosk. mat. med. 4;

785 Vgl. Digesta 48, 3, 3, 3: *Alio senatus consulto effectum est, ut pigmentarii, si cui cicutam, salamandram aconitum pituocampas eut bubrostim mandragoram et id, quod lusi causa dederit cantharidas, poena teneantur huius legis.*

786 Vgl. dazu die Berichte über die Tötung des Kaisers *Claudius* durch ein Pilzgericht; Vgl. Tab. IV, Nr. 3; siehe auch Celsus, de medicina 5, 27, 17 (Gegenmittel für Vergiftungen durch Pilze); vgl. auch Scrib. Larg. compositiones 198;

787 Vgl. Celsus, de medicina 5, 6;

788 Vgl. Celsus, de medicina 5, 27, 15

789 Wegen der Vergesellschaftung von Cadmiumverbindungen sowohl mit Kupfererzen, als auch mit zinn- und zinkhaltigen Mineralien.

790 Zu in der Antike bekannten Giften vgl. Ihm, S., Gift, in: Leven, K.-H.: Antike Medizin. Ein Lexikon. München 2005, Sp. 358– 60;

791 S. o. Tac. ann. 3, 14, 1: *solum veneni crimen visus est diluisse, quod ne accusatores quidem satis firmabant, in convivio Germanici ... infectos manibus eius cibos arguentes; quippe absurdum videbatur, inter aliena servitia et tot astantium visu, ipso Germanico coram, id ausum;*

792 S. o. Tac. ann. 15, 45, 3: *tradidere quidam venenum ei per libertum ipsius, cui nomen Cleonicus, paratum iussu Neronis vitatumque...*

Im Unterschied zu den meisten Vergiftungen durch Pflanzengifte verlaufen Pilzvergiftungen viel heimtückischer. Meistens ist für Pilzvergiftungen der Verzehr von grünen Knollenblätterpilzen (*Amanita phalloides*) verantwortlich. Dessen gefährlichster Wirkstoff, das α *-Amantin*, welches aber auch in verschiedenen anderen Arten vorkommt[793], löst erst nach 6 – 8 Stunden Vergiftungssymptome aus, d. h. zu einem Zeitpunkt, zu welchem die Pilzmahlzeit den Verdauungstrakt des Vergiftungsopfers bereits wieder verlassen hat, so dass gegebenenfalls künstlich herbeigeführte Entleerungen des Verdauungstraktes durch Magen- und Darmspülungen den weiteren tödlichen Verlauf der Intoxikation kaum stoppen können[794]. Eine derartige Intoxikation wird als „Phalloides- Syndrom" oder auch „Amatoxin-Syndrom" bezeichnet und führt in der Regel nach vier bis zehn Tagen zum Tode.

Andere Pilzarten wie *Tricholoma equestre* (Grünling) können Erkrankungen von bis zu vierwöchiger Dauer erzeugen, wieder andere *Clytocybe amoenolens* (Parfümierter Trichterling) und *Clitocybe acromelalga* (Bambustrichterling) können sogar mehrere Monate andauernde Erkrankungen auslösen[795]. Daher erscheint es nicht als abwegig, die Erkrankung des *Germanicus* als das Ergebnis eines zu Ehren von dessen Verabschiedung aus *Alexandrien* veranstalteten Diners zu deuten, bei welchem *Galerius* dafür sorgte, dass sich unter den dem Gast aus Rom angereichten Pilzen auch einige giftige Exemplare befanden.

In Wirklichkeit ist aber bei *Germanicus* mit einem solchen Szenario kaum zu rechnen, nicht zuletzt mit Rücksicht auf die Jahreszeit seines Aufenthalts in *Ägypten*. Nach der relativen Chronologie des *Tacitus* fand diese Reise zu Anfang des Jahres statt[796], also zu einer Jahreszeit, in welcher frische Pilze auch in *Ägypten* selten auf den Tisch gekommen sein dürften, wobei gerade bezüglich der zuletzt genannten Arten, nach deren Verzehr über den Zeitraum von zehn Tagen hinausgehende, möglicher Weise wochen- und monatelange Krankeitsphasen beobachtet wurden[797], eine Verbreitung in *Ägypten* nicht nachweisbar ist.

---

793 u. a. in den Arten *Amanita verna* (Frühlingsknollenblätterpilz), *Amanita virosa* (Kegelhütiger Knollenblätterpilz), *Galerina marginata* (Gifthäubling), Lepiota brunneoincarnata (Fleischroter Giftschirmling), *Lepiota helveola* (Fleischrosa Giftschirmling) und zahlreiche andere Amanita - Arten; vgl. http//de. Wikipedia.org/wiki/Pilzvergiftung (2015)mit ausführlichen Literaturverweisen;

794 Vgl. Knollenblätterpilzvergiftung – Fachwissen@MedicoConsult, © 2006–2015 MedicoConsult, GmbH www.medioconsult.de/wiki/Knollenblätterpilzvergiftung (2015); Karow, Th./Lang, R.: Allgemeine und spezielle Pharmakologie und Toxikologie. Bergisch Gladbach 2000, S. 694 f..

795 Vgl. Roth, L., H. Frank, Hoffmann, K.: Giftpilze, Pilzgifte, Schimmelpilze – Mykotoxine – Vorkommen – Inhaltsstoffe – Pilzallergien – Nahrungsmittelvergiftungen, Hamburg 2001; Flammer, R., Horak, E.: Pilzgifte. Pilzvergiftungen. Ein Nachschlagewerk für Ärzte, Apotheker, Biologen, Mykologen, Pilzexperten und Pilzsammler, Basel 2003.

796 Die Reise des *Germanicus* nach Ägypten ist das erste Ereignis, das *Tacitus* dem Jahre 19 n. Chr. zu ordnet. Vgl. dazu Tac. ann. 2, 59, 1: *M. Silano L. Norbano consulibus Germanicus Aegyptum proficiscitur.*

797 Für die Art *Clytocybe amoenolens* ist innerhalb Afrikas nur *Marokko* als Verbreitungsgebiet nachweisbar (Schweizerische Zeitschrift für Pilzkunde 3/2014 S. 30; *Clitocybe amoenolens* und *Clitocybe acromelalga* (Rebmann, R.: *Neue Pilzvergiftungen.* 29. Oktober 2007, abgerufen am 12. August 2012. Clémençon, H.: *Rund um Clitocybe acromelalga.* In: Schweizer Zeitschrift für Pilzkunde. 3, 2002 (online verfügbar), kommen nur in *Japan* und *Korea* vor;

Zwar hätte man einige sich für eine willkürliche Intoxikation eines Menschen eignende Giftpilze auch schon im Frühjahr ernten können, wie zum Beispiel die *Gyromitra* (*Frühjahrs-Giftlorchel*), oder *Amanita verna* (weißer Knollenblätterpilz), *Amanita virosa* und *Amanita citrina,* aber gerade diese Arten verfügen über eine weit geringere Toxizität als die übrigen, hätten andererseits bei entsprechender Dosierung aber früher zum Tode des Vergifteten geführt, schon drei bis vier Tage nach der Intoxikation, im Falle des des *Germanicus* vielleicht noch vor seiner Abreise aus *Alexandrien.* Eine solche Intoxikation des *Germanicus* wäre mit einem sehr hohen Risiko verbunden gewesen, dass *Germanicus* dann *Galerius* und nicht *Piso* als seinen Mörder hätte identifizieren können.

Eine von dem jahreszeitlich bedingten Angebot an Giftpflanzen und Giftpilzen unabhängige Möglichkeit, von *Ägypten* aus eine Intoxikation des *Germanicus* zum Zwecke der Vortäuschung einer Atemwegs oder Herzerkrankung zu organisieren, hätte sich aber durch die Benutzung von *mineralischen Toxinen* ergeben, wobei man unter rein medizinischem Aspekt betrachtet, zwei unterschiedliche Wege hätte beschreiten können, einen *direkten* und einen *indirekten*: Entweder man hätte versucht, *Germanicus* wiederholt unterschiedliche Dosen zu applizieren, um durch die Erzeugung verschiedener akuter Schwermetallvergiftungen einen Krankheitsverlauf mit Remissionen vorzutäuschen, – was prinzipiell möglich gewesen wäre, – aber nicht ohne die Einschaltung einer pharmazeutisch oder ärztlich vorgebildeten Person aus dem unmittelbaren persönlichen Umfeld des Opfers, - oder indirekt, indem man dafür gesorgt hätte, dass *Germanicus* nach seiner Rückkehr zum persönlichen Gebrauch regelmäßig schwermetallhaltiges Geschirr benutzte, um so eine chronische Schwermetallvergiftung herbeizuführen, die ebenfalls voraussichtlich tödlich verlief, aber erst nach einer etwas längeren Zeit.

Um Aufschluss darüber zu erhalten, welchen der oben beschriebenen Wege der oder die Mörder des *Germanicus* beschritten haben, bietet sich in Ermangelung entsprechender Zeugnisse nur eine realistische Möglichkeit an, nämlich die eines Vergleichs dieses Einzelfalles mit anderen aus der Zeit kurz vor oder nicht allzu lange nach dem Tode des *Germanicus,* bei welchem nach den diesbezüglichen Aussagen der Quellen ebenfalls Toxine als Tötungsmittel verwendet wurden, wobei besonders darauf zu achten wäre, ob von einer Tötungsassisstenz durch Dritte oder gar eines Arztes ausgegangen werden kann oder nicht.

2.1.3 Unsicherheiten bezüglich ärztlicher Tötungsassistenz

Aufgrund der hier vorgenommenen Überprüfung der dazu überlieferten Zeugnisse ließ sich bei insgesamt 44 von 76 unnatürlichen Todesfällen der Regierungszeit des *Tiberius,* das entspricht einem Prozentsatz von 57, 9 %, eine ärztliche Tötungsassistenz sicher ausschließen, bei weiteren 15 Fällen, d. h. 19,7 % als unwahrscheinlich einstufen. 17 von insgesamt 76 Fällen, also 22, 3 %, waren nach den hier angewandten Beurteilungsmaßstäben als „unklar“ einzustufen[798].

Hierbei sollte diese Einstufung aber keineswegs als Ausdruck für eine entsprechende Wahrscheinlichkeit gedeutet werden. Sie ergab sich meistens daraus, dass den Quellen dazu keine Angaben zu den jeweils benutzten Tötungsmitteln zu entnehmen ist. Da aber für die begründete Vermutung ärztlicher Tötungsassistenz zumindest die Bezeugung der Benutzung bestimmter Tötungsmittel, wie man sie auch von Ärzten oder Chirurgen erwarten dürfte, wie etwa von Gift oder von einem Skalpell, eine wesentliche Voraussetzung wäre, besteht in den hier als „unklar“ eingestuften Fällen für eine derartige Vermutung nicht der geringste Anhaltspunkt, auch nicht nach den Gesetzen der Wahrscheinlichkeit, insofern in keinem der aus der Regierungszeit bekannten Fälle eine ärztliche Tötungsassistenz als gesichert angesehen werden kann[799].

Und selbst in Bezug auf die Fälle, in denen Gift als Tötungsmittel bezeugt ist, kann grundsätzlich nicht von der Wahrscheinlichkeit einer ärztlichen Tötungsassistenz ausgegangen werden, sondern allenfalls von der Möglichkeit, dass dem so war. In diesem Zusammenhang ist zu beachten, dass ein Skalpell als Tötungsmittel in keinem Fall bezeugt ist, die Verwendung von Gift einschließlich des Falles des *Germanicus* in insgesamt 4 von 76 Fällen[800], das entspricht 5, 26 %. Bei diesen Fällen wiederum wird die Möglichkeit ärztlicher Tötungsassistenz lediglich in einem Fall angedeutet, in dem Fall des Kaisersohnes *Drusus*[801], der aber als historischer *Präzedenzfall* für den Fall des *Germanicus* nicht in Frage kommt, da er sich erst im 4. Jahr nach dessen Vergiftung ereignete, also nur als einer von insgesamt vier Vergleichsfällen. Als Präzedenzfall für den Fall des *Germanicus* käme aus chronologischen Gründen allenfalls der Fall des *Augustus* in Frage, sollte sich in Bezug darauf eine ärztliche Tötungsassistenz wirklich nachweisen lassen.

2.1.3.1 Das Ableben des *Augustus*

Zur Überprüfung der Möglichkeit einer ärztlichen Tötungsassistenz im Zusammenhang des Ablebens des *Augustus* wollen wir uns zunächst der Besprechung der dazu überlieferten Zeugnisse zuwenden, wiederum unter Beachtung der chronologischen Reihenfolge ihrer Entstehung, d. h. zunächst mit den Angaben des *Tacitus* dazu: Nach einer kurzen Darstellung der Überlegungen des *Augustus* über die von ihm ins Auge gefassten Nachfolgeregelung im Prinzipat sowie über die Reaktionen darauf[802], erwähnt *Tacitus* zum Ableben des *Augustus* Folgendes: *Haec ac talia agitantibus gravescere valetudo Augusti, et quidam scelus uxoris suspectabant. quippe rumor incesserat paucos ante mensis Augustum electis consciis et comite uno Fabio Maximo Planasiam vectum ad visendum Agrippam; multas illic utrimque lacrimas et signa caritatis, spemque ex eo fore ut iuvenis penatibus avi redderetur. quod Maximum uxori Marciae ape-*

798 Vgl. Tab. I und Ia;
799 Vgl. Tab. I a;
800 Vgl. Tab. I, Nr. 1. 5. 9 und 68;
801 Vgl. Tab. I, Nr. 9;
802 Vgl. Tac. ann. 1, 4;

ruisse, illam Liviae. gnarum id Caesari; neque multo post extincto Maximo, dubium an quaesita morte, auditos in funere eius Marciae gemitus semet incusantis, quod causa exitii marito fuisset. ... vixdum ingressus Illyricum Tiberius properis matris accitur; neque satis compertum est, spirantem adhuc Augustum apud Nolam an exanimem reppererit. acribus namque custodiis domum et vias saepserat Livia, laetique interdum nuntii vulgabantur, donec provisis quae tempus monebat simul excessisse Augustum et rerum potiri Neronem eadem fama tulit.[803] (Während dieser und ähnlicher Betrachtungen verschlimmerte sich der Gesundheitszustand des Augustus. Und manche hegten den Verdacht, dass dahinter ein Verbrechen der Gemahlin[804] stecke. Denn es war das Gerücht aufgekommen, dass einige Monate zuvor Augustus gemeinsam mit ausgewählten Leuten und als einzigem Begleiter Fabius Maximus[805] nach Planasia[806] gefahren sei, um Agrippa[807] zu besuchen. Dort habe es auf beiden Seiten Tränen und Bekundungen der Zuneigung gegeben. Und es habe seitdem die Hoffnung bestanden, dass der junge Mann dem Hause seines Großvaters zurückgegeben werden würde. Das habe Maximus seiner Gemahlin Marcia[808] offenbart, jene der Livia. Dies sei auch dem Caesar zu Ohren gekommen. Als dann aber nicht viel später Maximus verstorben war,

803 Vgl. Tac. ann. 1, 5;

804 *Livia Drusilla*, *30. 01. 58 v. Chr.; †29 n. Chr., eine Tochter des *Marcus Livius Drusus*, *um 124 v. Chr.; †91 v. Chr.; vgl. Burckhardt, L.: Politische Strategien der Optimaten in der späten römischen Republik. Stuttgart 1988. J. Martin: Die Popularen in der Geschichte der späten Republik. Freiburg i. Br. 1965; sie heiratete im Jahre 43 v. Chr. den Patrizier *Tiberius Claudius Nero*, *um 85 v. Chr.; †um 33 v. Chr.; vgl. Bleicken, J.: Augustus. Berlin 1998, S. 195; 207ff.. Elvers, K.-L.: Claudius [I 19], in: DNP. Bd. 3, Stuttgart 1997, Sp. 10; Yavetz, Z.: Tiberius. Der traurige Kaiser. München 2002, S. 24. Aus dieser Ehe ging am 16. 11. 42 v. Chr. *Tiberius Claudius Nero* hervor, der nachmalige „Kaiser" *Tiberius* (Suet. Tib. 5, 1.). Am 17. 01. 38 v. Chr. heiratete *Livia* in zweiter Ehe *Gaius Octavius* (Vgl. Kunst, Chr., Livia, Stuttgart 2008, S. 336–338.), den nachmaligen „Kaiser" *Augustus*; diese Ehe aber blieb kinderlos. Vgl. Kunst, Chr.: Livia: Macht und Intrigen am Hof des Augustus. Stuttgart 2008. Ritter, H.-W.: Livias Erhebung zur Augusta, in: Chiron 2 (1972), S. 313–338; Schlange-Schöningen, H.: Augustus. Darmstadt 2005. Späth, Th.: „Frauenmacht" in der frühen römischen Kaiserzeit? In: Dettenhofer, M. H.(Hrsg.): Reine Männersache? Frauen in Männerdomänen der antiken Welt. Köln/Weimar/Wien 1994. Temporini-Gräfin Vitzthum, H. (Hrsg.): Die Kaiserinnen Roms. München 2003, S. 21–102.

805 *Paullus Fabius Maximus* (*um 46 v. Chr., †14 n. Chr.;) entstammt der Patrizierfamilie der Fabier, Sohn des *Quintus Fabius Maximus*, cos suff. 45 v. Chr., verh. mit *Marcia*, der Tochter des *Lucius Marcius Philippus*, einer Cousine des *Augustus*, als Mäzen der römischen Dichter *Horaz* und *Ovid* bekannt, zwischen 22 und 19 v. Chr als *quaestor Augusti* Begleiter des *Augustus* auf dessen Reise in den Osten. 11 v. Chr. cos. ord., 10/9 v. Chr. Prokonsul von *Asia*, 3/2 v. Chr. *leg. Aug. pr. pr.* in *Hispania Tarraconensis*, auch Pontifex und Arvalbruder, Vater von *Paullus Fabius Persicus*, cos. 34; vgl. Hanslik, R., Fabius II, 10, in KIP Bd. 2, Sp. 497; vgl. PIR ² F 47; Eck, W.: Fabius [II 14]. In: DNP. Bd. 4, Stuttgart 1998, Sp. 377;

806 Heute *Pianosa*, eine kleine Insel, ca. 14 km südlich von Elba und 26 km vom Festland entfernt;

807 Vgl. Tab. I, 1 (14 n. Chr.); *Marcus Vipsanius Agrippa Postumus*, *12 v. Chr.; †14 n. Chr., jüngster und erst nach dem Tod des Vaters geborener Sohn des *Marcus Vipsanius Agrippa* und der Augustustochter *Iulia*, damit Bruder der beiden Augustusenkel *Gaius* und *Lucius Caesar*, im Jahre 4 n. Chr. gemeinsam mit *Tiberius* von *Augustus* an Sohnes statt angenommen, zwei Jahre später jedoch enterbt, dann zunächst nach *Sorrent*, im Jahre 7 n. Chr. auf die Insel *Planasia* verbannt, wo er unmittelbar nach dem Tod des *Augustus* getötet worden sein soll. Vgl. Bellemore, J.: The Death of Agrippa Postumus and the Escape of Clemens, in: Eranos 98, 2000, S. 93–114.

808 *Marcia*, †nach 14 n. Chr., eine Cousine (mütterlicherseits) des *Augustus* und seit etwa 15 v. Chr. Gattin des *Paullus Fabius Maximus* (s. o.). gehörte dem Geschlecht der Marcier an. Sie war die

– ob aufgrund eines Suizids, weiß man nicht genau - sollen bei dessen Begräbnis Seufzer *Marcias* mitgehört worden sein, in denen sie sich selbst angeklagt habe, dass sie schuld an dem Tode ihres Mannes sei. ... kaum hatte unterdessen *Tiberius Illyrien*[809] erreicht, wurde er durch ein eiliges Schreiben zurückbeordert. Es ist nicht einwandfrei geklärt, ob er Augustus bei *Nola*[810] noch atmend antraf oder bereits leblos. Denn mit aufmerksamen Wachen hatte Livia Haus und Zugangswege abgesperrt; unterdessen wurden günstige Nachrichten verbreitet, bis geregelt war, wozu die Zeit riet und bis gleichzeitig ein und dasselbe „Gerücht“, dass Augustus verstorben sei und Nero die Macht ergreife, sich verbreitete.)

Nach *Tacitus* gab es also Gerüchte, nach denen auch *Augustus* keines natürlichen Todes gestorben sei, sondern aufgrund eines „Verbrechens“ *Livias*, seiner letzten Gemahlin. Diese Gerüchte erscheinen auf den ersten Blick als klischeehaft, ja geradezu als hanebüchen. Denn soweit man *Tacitus* folgen darf, beruhten diese Verdächtigungen im Wesentlichen darauf, dass *Fabius Maximus*, angeblich ein Begleiter und Mitwisser einer Aussprache zwischen *Augustus* und *Agrippa Postumus*, sich kurze Zeit später - vielleicht - das Leben nahm und *Marcia*, dessen Witwe, die angeblich *Livia* über jenes Treffen informiert hatte, sich während der Begräbnisfeier für schuldig an dem Tod ihres Gatten erklärt hatte. Es erscheint daher als plausibel, dass diesem Gerücht in der wissenschaftlichen Literatur keinerlei Bedeutung beigemessen wird, ja dass es bislang geradezu ignoriert wurde[811] Es herrscht vielmehr Einvernehmen, dass

---

Tochter des *Lucius Marcius Philippus*, cos. suff. von 38 v. Chr. und dessen Gattin *Atia*, der jüngeren Schwester der gleichnamigen Mutter von Augustus. *Marcia* gebar ihrem Gemahl um 1 n. Chr. einen Sohn, *Paullus Fabius Persicus*, cos. 34 n. Chr. sowie möglicherweise eine Tochter, *Fabia Numantina*. Sie war mit der dritten Gattin des Dichters *Ovid* befreundet. Vgl. Fluß: Marcius 120, in: RE, Bd. XIV, 2, Stuttgart 1930, Sp. 1605 f.; Kytzler, B.: Frauen der Antike. Frankfurt 1997, S. 113.

809 *Illyricum*, lat. Bezeichnung für die Adriaküste der Balkanhalbinsel und deren Hinterland zwischen *Triest* und der Mündung der *Morawa*, seit dem 2. Jahrh. v. Chr. römisch, entweder mit *Gallien* oder mit *Makedonien* verbunden, seit der Zeit *Cäsars* selbstständige Provinz, aber öfter Schauplatz von Aufständen gegen die Römerherrschaft, insbesondere ab dem Jahre 6 nach Chr., als *Tiberius* im Auftrage des *Augustus* vier Jahre benötigte, um den Frieden im Land wieder her zu stellen (Vgl. Szyilagi, J., Illyricum, in KIP Bd. 2, Sp. 1367 – 1369;). Dass *Tiberius* 14 n. Chr. erneut nach *Illyrien* entsandt wurde, wie von *Tacitus* unterstellt wird, könnte im Zusammenhang damit stehen, dass im Gefolge der Varusschlacht im Jahre 9 n. Chr. auch in *Illyrien* neue Unruhen ausbrachen oder zumindest befürchtet wurden.

810 *Nola*, heute eine Kleinstadt mit 34336 Einwohnern (Stand: 31. 12. 2013), ca. 35 km nordöstlich von *Neapel* am Fuße des *Vesuvs*, mit Anschluss an die Bahnlinie *Salerno–Caserta*, nahe des Autobahnkreuzes von A16 und A 30; bekannt wurde die Stadt u. a. während des zweiten Punischen Krieges in den Jahren 216 bis 214 v. Chr., als *Marcus Claudius Marcellus* dort drei Angriffe *Hannibals* abwehrte, – und als Geburtsort der *Octavia Minor* (*um 69–11 v. Chr.), einer Tochter des *Gaius Octavius* (*ca. 101 v. Chr.; †59/ 58 v. Chr., vgl. Malitz, J.: „O puer qui omnia nomini debes“. Zur Biographie Octavians bis zum Antritt seines Erbes. In: Gymnasium. Band 111, 2004, S. 381–409, zu Gaius Octavius: S. 384–386;), des Vaters des *Augustus* und *Atias*, der Ehefrau des *Marcus Antonius*; vgl. Richardson, L.: Nola. In: R. Stillwell u. a. (Hrsg.): The Princeton Encyclopedia of Classical Sites. Princeton, N.J. 1976.

811 Vgl. Hanslik, R., Augustus, in KIP Bd. 1, Sp. 744–754; Bringmann, K., Schäfer,Th.: Augustus und die Begründung des römischen Kaisertums. Berlin 2002. Christ, K.: Geschichte der römischen Kaiserzeit. Von Augustus bis zu Konstantin. München 2002^4, S. 47ff.. Schlange-Schöningen, H.: Augustus. Darmstadt 2005. K. Bringmann: Augustus. Darmstadt 2007. Kienast, D.: Augustus. Prinzeps und

Augustus an einer *Diarrhoe*[812] erkrankte und an deren Folgen, – das könnte bedeuten – an Dehydratation[813], – auch starb. Auch für Mediziner ist nicht ohne weiteres einzusehen, warum ein Mann in dem Alter, in dem *Augustus* starb, und zu einem Zeitpunkt, zu dem seine Herrschaft unumstritten war, nicht eines natürlichen Todes gestorben sein sollte.

Als offizielles Datum seines Ablebens gilt der 19. 08.14 n. Chr., er starb also in einer Jahreszeit, in welcher auch heute noch in *Nola* mit einer gerade die Gesundheit älterer Menschen stark belastenden Witterung zu rechnen ist[814]. Im August ist dort mit Temperaturen von durchschnittlich knapp 30 Grad Celsius am Tage und knapp 20 Grad in der Nacht zu rechnen, bei einer täglichen Sonnenscheindauer von 10 Stunden und höchstens 3 Regentagen/pro Monat. Dass bei einem Mann wie *Augustus*, den nur noch zwei Jahre von der Vollendung seines 80. Lebensjahres trennten, der Ausbruch einer mit *Diarrhoe* verbundenen Krankheit rasch zu einer lebensgefährlichen ja sogar tödlichen Dehydration hätte führen können[815], liegt auf der Hand. Andererseits weiß man aber, dass *Diarrhoe* keine eigenständige Erkrankung darstellt, sondern lediglich ein Symptom, dem sehr unterschiedliche Krankheiten als Ursachen zu Grunde liegen können, wobei man auch eine in Tötungsabsicht herbeigeführte Intoxikation als Ursache grundsätzlich nicht ausschließen kann.

Allerdings stellt sich im Hinblick darauf auch die Frage, woher man überhaupt hätte wissen können, woran *Augustus* starb. *Tacitus* selbst spricht in dem oben zitierten Text lediglich von dem Verdacht eines „Verbrechens"[816] und erwähnt, dass *Livia* eine Nachrichtensperre über das Haus, in dem *Augustus* verstarb, sowie über die Wege dort hin verhängt habe[817].

Nun wird man sich im Hinblick auf ein „Verbrechen", das den Tod des *Augustus* herbeiführte, kaum etwas anderes als eine durch Intoxikation herbeigeführte Krankheit vorstellen können. Dennoch dürfen wir nicht übersehen, dass bei *Tacitus* von einem Verbrechen als Tatsache zum ersten Mal nach dem Ableben des *Augustus* die Rede ist: *primum facinus novi principatus fuit Postumi Agrippae caedes, quem ignarum*

Monarch. Darmstadt 2009. Eck, W.: Augustus und seine Zeit. München 2009[5]. Dahlheim, W.: Augustus. Aufrührer – Herrscher – Heiland. München 2010. Fündling, J.: Das Goldene Zeitalter. Wie Augustus Rom neu erfand. Darmstadt 2013. Galinsky, K.: Augustus. Sein Leben als Kaiser. Mainz 2013.

812 Zum Krankheitsbild der *Diarrhoe* in der Antike vgl. Stamatu, M., Diarrhoe, in: Lewen, K. H., Antike Medizin. ... s. o. Sp. 221–222; – wo diese Erkrankung allerdings nicht mit dem Ende des *Augustus* in Verbindung gebracht wird. Im Zusammenhang mit dem Ableben des *Augustus* wird in einem anderen Artikel des Lexikons (Marasco, G., Augustus, in: Antike Medizin, Sp. 128;) lediglich für erwähnenswert gehalten, dass sich A. von den Göttern „Euthanasie" erbat.

813 Vgl. Herold, G.: Innere Medizin. Köln 2014;

814 Vgl. http://www.urlaubplanen.org/europa/italien/klima/klima-Nola/(2015)

815 Vgl. Herold, G.: Innere Medizin. Selbstverlag, Köln 2014. Online-Informationen des Pschyrembel: http://www.degruyter.com/view/db/pschykw

816 S. o. Tac. 1, 5, 1: *quidam scelus uxoris suspectabant.*

817 S. o. Tac. 1, 5, 4: *acribus namque custodiis domum et vias saepserat Livia, laetique interdum nuntii vulgabantur, donec provisis quae tempus monebat simul excessisse Augustum et rerum potiri Neronem eadem fama tulit.*

inermumque quamvis firmatus animo centurio aegre confecit.[818] (Das erste Verbrechen der Herrschaft des neuen Kaisers war die Ermordung des Agrippa Postumus, den, obwohl er ahnungslos und unbewaffnet war, selbst ein Zenturio trotz aller Beherztheit nur mit Mühe erledigte.)

Bezüglich des Ablebens des *Agrippa Postumus*[819] stieß *Tacitus* somit auf Informationen, die ihn davon überzeugten, dass jener ermordet worden sei, auch wenn *Tacitus* sich nicht eindeutig darauf festlegt, in wessen Auftrag diese Tat ausgeführt wurde. Allerdings beruft sich *Tacitus* für diese subjektive Überzeugung auf Tatsachen, die im Prinzip kaum Zweifel daran zulassen, dass *Agrippa Postumus* auf eine Weisung von „ganz oben" getötet wurde: *nihil de ea re Tiberius apud senatum disseruit: patris iussa simulabat, quibus praescripsisset tribuno custodiae adposito, ne cunctaretur Agrippam morte afficere, quandoque ipse supremum diem explevisset. multa sine dubio saevaque Augustus de moribus adulescentis questus, ut exilium eius senatus consulto sanciretur, perfecerat.*[820] (Nichts über diese Angelegenheit erörterte Tiberius im Senat: Befehle des Vaters schob er vor, nach denen jener dem zur Bewachung abgestellten Tribunen die Weisung erteilt habe, dass er nicht zögern dürfe, Agrippa zu töten, sobald er selbst verstorben sei. Viele und ohne Zweifel bittere Klagen hatte gegenüber dem jungen Mann Augustus erhoben, als er durchsetzen wollte, dass dessen Verbannung durch einen Senatsbeschluss festgelegt werde.)

Dem Zitat ist zu entnehmen, dass *Tiberius* nach *Tacitus* im *Senat*, d. h. in der Öffentlichkeit eine persönliche Verantwortung für die Tötung des *Agrippa* zwar leugnete, den Sachverhalt als solchen aber öffentlich bestätigte, und zwar indem er die Verantwortung dafür dem – damals bereits verstorbenen – *Augustus* anlastete. Da dies aber öffentlich geschah, besteht aus heutiger Sicht kaum ein Anlass zu vermuten, dass *Tacitus* die von ihm erwähnte Erklärung des *Tiberius* vor dem Senat erfunden oder verfälscht wiedergegeben haben könnte. Ähnliches gilt auch für die von *Tacitus* bezeugten öffentlichen Erklärungen des *Tiberius* im Kontext zu dessen Verbannung nach *Planasia*. Auch diese Erklärungen gab *Tiberius* nach *Tacitus* im *Senat*, also öffentlich ab, so dass auch diese Behauptungen des *Tacitus* unbedingt ernst zu nehmen sind.

Schwerer zu beurteilen ist aus heutiger Sicht, ob *Augustus* tatsächlich einen Befehl zur Tötung des *Agrippa Postumus* hinterließ. *Tacitus* jedenfalls stellte die Existenz eines solchen Befehls infrage, sondern macht dafür *Livia* und *Tiberius* verantwortlich, wobei er es aber in letzter Konsequenz dem Leser überlässt darüber zu entscheiden, wer von beiden eher als tatverdächtig einzustufen sei. Charakteristisch für diese Unentschiedenheit des *Tacitus* ist, wie er über die Reaktion des *Tiberius* auf die Vollzugsmeldung des für die *Tötung* des *Agrippa Postumus* verantwortlichen Soldaten berichtet: *nuntianti centurioni, ut mos militiae, factum esse quod imperasset, neque imperasse sese et rationem facti reddendam apud senatum respondit*[821]. (Als der Zenturio melde-

818 Vgl. Tac. ann. 1, 6, 1;
819 Vgl. Tab. I, Nr. 2;
820 Vgl. Tac. ann. 1, 6, 1–2;
821 Vgl. Tac. ann. 1, 6, 3;

te, wie es militärischer Brauch ist, dass ausgeführt sei, was er befohlen habe, antwortete er, dass er nichts befohlen habe und er sich [für die Tötung Agrippas] vor dem Senat zu rechtfertigen habe.)

Nach *Tacitus* reagierte *Tiberius* auf den Rapport des *Zenturios* mit einem Dementi und einer Drohung, wobei das Dementi im Kern wahrscheinlich sogar zutraf. Berücksichtigt man nämlich, dass die Tötung des *Agrippa Postumus* unmittelbar nach der Übermittlung der Todesnachricht erfolgt sein muss, so folgt daraus zwingend, dass sie auch vor der offiziellen Anerkennung des *Tiberius* durch den Senat erfolgt sein muss, die nach *Tacitus* erst nach dem Beschluss über die Modalitäten der Bestattung des Augustus, erfolgt sein kann[822], – dann hätte *Tiberius* zu jenem Zeitpunkt schon allein mangels Zuständigkeit im Rahmen der militärischen Befehlsstränge einen solchen Befehl rechtskräftig nicht erteilen können[823].

Darüber hinaus lässt sich nur schwer beurteilen, ob *Tiberius* damals überhaupt schon in der Lage gewesen wäre, indirekt den Befehl zur Tötung des *Agrippa* zu erteilen, d. h. durch die Bekanntgabe der Nachricht vom Ableben des Augustus. Im Zusammenhang der Schilderung der Aktivitäten *Livias* unmittelbar nach bzw. vor dem Ableben des *Augustus* erwähnt *Tacitus*, dass sich *Tiberius* in *Illyrien* aufhielt oder zumindest auf dem Wege dorthin war und von dort aus zurückbeordert wurde, um *Augustus* noch lebend anzutreffen[824].

Vergegenwärtigt man sich die Entfernung von *Nola* nach *Illyrien* und die möglichen Wege dorthin, die natürlich zweimal zu bewältigen waren, – einmal von dem Boten, der *Tiberius* nach *Nola* rufen sollte, das andere Mal von *Tiberius* selbst, um von *Nola* nach *Illyrien* zu gelangen, entweder auf dem Landwege über Triest (ca. 1390 km bis *Split*), oder teils auf dem Landwege zu einem an der *Adria* gelegenen Hafen wie *Bari* (ca. 240 km) und von dort aus mit dem Schiff über die *Adria*, – dann wird deutlich, dass *Tiberius* nicht einmal mittelbar als Initiator der Tötung des *Agrippa* infrage kommt, nämlich als Vermittler der den Tötungsbefehl für *Agrippa* aktivierenden Nachricht über das Ableben des *Augustus* von *Nola* zur Insel *Planasia* (ca. 400 km).

Wegen der von *Tiberius* zwischen *Nola* und *Illyrien* zu bewältigenden Entfernungen, stellt sich die Frage, ob es im Falle einer natürlich verursachten lebensgefährlichen *Diarrhoe* des *Augustus* aus dem Blickwinkel *Livias* überhaupt realistisch gewesen wäre, zu erwarten, dass *Tiberius* in der Lage sei, von *Illyrien* aus noch vor dem

822 Vgl. Tac. ann. 1, 8, 1: *Nihil primo senatus die agi passus nisi de supremis Augusti, cuius testamentum inlatum per virgines Vestae Tiberium et Liviam heredes habuit.*

823 Zwar verfügte *Tiberius* bereits vor dem Tod des *Augustus* über das *imperium maius*, also ein weitreichendes militärisches Kommando, und auch über die *tribunicia potestas*, (Vgl. Tac. ann. 1, 10, 7;), kraft derer er über das Recht verfügte, Senatssitzungen einzuberufen und zu leiten, aber Bewachern des *Agrippa* hätte er wahrscheinlich keine Befehle erteilen dürfen, bevor er nicht durch den *Senat* offiziell als Nachfolger des *Augustus* anerkannt war. Und *Tacitus* beschreibt in diesem Punkt durchaus glaubwürdig, dass *Tiberius* sich zunächst keineswegs darüber im Klaren war, in welche staatsrechtliche Form er die Nachfolge des *Augustus* bringen sollte. Vgl. Tac. ann.1, 11, 1: *et ille varie disserebat de magnitudine imperii, sua modestia. solam divi Augusti mentem tantae molis capacem. .... plures facilius munia rei publicae sociatis laboribus exsecutures.*

824 S. o. Tac. ann. 1, 5, 3: *vixdum ingressus Illyricum Tiberus properis matris litteris accitur; neque satis compertum est, spirantem adhuc Augustum apud Nolam an exanimem repperit.*

Ableben des *Augustus Nola* zu erreichen. Eine solche Erwartungshaltung wäre zweifellos eher denkbar, wenn *Livia* überhaupt nicht die Absicht gehabt hätte, abzuwarten bis ihr Gemahl einer natürlichen Erkrankung zu erliegen drohte, bevor sie ihren Sohn nach *Nola* zurückbeorderte, sondern von vornherein die Absicht hatte, den Zeitpunkt des Ablebens ihres Gemahls im Bedarfsfalle aktiv zu beeinflussen. Oder anders ausgedrückt: Wenn entweder *Livia* oder *Tiberius* oder sogar beide gemeinsam bereit waren, im Interesse einer möglichst reibungslosen Regelung der Nachfolge des *Augustus* vor der Ermordung eines Verwandten nicht zurückschreckten, wäre ihnen dann nicht zuzutrauen, dass sie aus der gleichen Motivation heraus auch vor einer aktiven Beeinflussung des Ablebens des *Augustus* nicht zurückschreckten?

Zur Beantwortung dieser Frage erscheint es als erforderlich, dass wir uns mit der Art und Dauer der angeblich tödlich verlaufenen Erkrankung des *Augustus* noch ein wenig genauer beschäftigen. Und da den Angaben des *Tacitus* dazu lediglich das Zeugnis über die nicht genauer erläuterte Verdächtigungen *Livias* zu entnehmen sind, scheint es nötig zu sein, daraufhin auch Darstellungen *Suetons* und *Cassius´ Dios* zu untersuchen, von denen ebenfalls Notizen über die letzte Lebensphase des *Augustus* überliefert sind.

Vor allem *Sueton* berichtet über den letzten Lebensabschnitt des *Augustus* im Vergleich zu *Tacitus* bemerkenswert ausführlich. Die Darstellung *Suetons* beginnt mit dem Bericht über ein Vorzeichen, das nach seiner Auffassung auf das Lebensende des Augustus hinwies und angeblich während der Feierlichkeiten des *Lustrums* des Jahres 14 n. Chr. zu beobachten waren[825]. Obwohl man grundsätzlich gut beraten ist, *Suetons* Geschichten über Vorzeichen für Kommendes keine allzu große Bedeutung beizumessen, insofern die nach *Suetons* Darstellungen ihnen unterstellte Bedeutung sich in der Regel als plumpe *vatecinatio ex eventu* deuten lässt, lassen sich im vorliegenden Fall gerade deswegen daraus wichtige Informationen über die letzten Monate im Leben des *Augustus* entnehmen und auch zu der Frage, warum ihn nicht in *Rom*, sondern in *Kampanien* der Tod ereilte.

Aber lassen wir zunächst *Sueton* selbst zu zwei Vorzeichen über den Tod des *Augustus* zu Wort kommen: *cum lustrum in campo Martio magna populi frequentia conderet, aquila saepius circumvolavit transgressaque in vicinam aedem super nomen Agrippae ad primam aedem sedit; quo animadverso vota, quae in proximum lustrum suscipi mos est, collegam suum Tiberium nuncupavit: nam se, quamquam conscriptis paratisque iam tabulis, negavit suscepturum, quae non esset soluturus. sub idem tempus icto fulminis ex inscriptione statuae eius prima nominis littera effluxit; responsum est, centum post solos dies posthac victurum, quem numerum C littera notaret, futurumque inter deos referretur, quod aesar, id est reliqua pars a Caesaris nomine, Etrusca lingua deus vocaretur. Tiberium igitur in Illyricum dimissurus et Beneventum usque prossecuturus, cum interpellatores aliis atque aliis causis in iure dicendo detinerent, exclamavit, quod et ipsum mox inter omina relatum est: non, si omina morarentur, amplius se posthac Romae futurum; atque itinere incohato Asturam perrexit...*[826] (Als er das alle fünf

825 Vgl. Suet. Aug. 97;
826 Vgl. Suet. Aug. 97, 1–3;

Jahre zu feiernde Reinigungsopfer[827] auf dem Marsfeld[828] unter lebhafter Teilnahme der Bevölkerung zelebrierte, umkreiste ihn öfter ein Adler, flog dann zu einem benachbarten Heiligtum und ließ sich dort oberhalb der Namensüberschrift Agrippas[829] nieder; nachdem er dieses bemerkt hatte, beauftragte er mit den Weihegebeten, welche wie üblich für den nächsten Fünfjahreszeitraum gesprochen werden, seinen Amtskollegen Tiberius; denn dass er selbst die Aufgabe wahrnehme, obwohl die dafür vorgesehenen Gebetstafeln schon beschrieben und vorbereitet waren, lehnte er ab, weil er sie nicht mehr einlösen werden könne. Zu eben diesem Zeitpunkt floss wegen eines Blitzschlages aus der Inschrift seines Standbildes der erste Buchstabe des Namens [geschmolzen] heraus; [von den dazu befragten Deutern] wurde geantwortet, dass er danach nur noch einhundert Tage leben werde, diese Zahl bezeichne der Buchstabe C, und dass er zu den Göttern aufgenommen werde, werde geschehen, weil `aesar´, das heißt der restliche Teil von dem Namen Caesar, in etruskischer Sprache eine Gottheit bezeichne. Den Tiberius wollte er also nach Illyrien entsenden und ihn bis Benevent[830] begleiten; weil ihn aber Störer mit immer neuen Rechtsstreitigkeiten, die zu entscheiden waren, daran hinderten, rief er aus, was auch selbst später zu den Vorzeichen gerechnet wurde, keineswegs werde er, auch wenn alles ihn aufhalte, noch weiter in Rom sein; so reiste er ab und kam bis Astura[831].)

Ob die hier von *Sueton* beschriebenen Vorkommnisse anlässlich der *Lustralopfer* des Jahres 14 n. Chr., insbesondere der Adlerflug und der Blitzeinschlag, sich wirklich so ereigneten, wie beschrieben, braucht uns nicht zu kümmern, obwohl das durchaus wahrscheinlich ist, da es dafür gegebenenfalls zahllose Zuschauer, d. h. Zeugen, gege-

---

827 Diese Reinigungsopfer werden aus dem Zusammenhang des von den *Zensoren* in einem fünfjährigen Jahresintervall durchgeführten Schätzungen des Vermögens und der Wehrkraft des *populus Romanus* erklärt. Die Terminierung unterlag dem Sakralrecht, dessen Kalendarium mit dem regulären nicht in Übereinstimmung zu bringen ist und wechselte. Vgl. Eisenhut, W., Lustrum, in KIP, Bd. 3, Sp. 790 – 791.

828 Der *Campus Martius* lag in einer in der Antike außerhalb des Stadtgebiets liegenden Niederung westlich des Kapitolshügels. Es wurde u.a. durch *Marcus Vipsanius Agrippa* (*64 v. Chr. oder 63 v. Chr.; †12 v. Chr. in Kampanien), durch Teiche und Bäder in einer Umgebung aus Parks und Tempeln umgestaltet. Vgl. Coarelli, F.: Rom. Mainz 2000, S. 258–301. Albers, J.: Campus Martius. Wiesbaden 2013.

829 Dieses Heiligtum lässt sich heute nicht mehr genau identifizieren, weil es wohl mehrere Bauwerke auf dem Marsfeld gab, deren *tituli* auf *Marcus Vipsanius Agrippa* als Bauherrn hinwiesen. S. o. Albers, J.: Campus Martius. Die urbane Entwicklung des Marsfeldes von der Republik bis zur mittleren Kaiserzeit. Reichert, Wiesbaden 2013.

830 Heute: *Benevento*, Hauptstadt der gleichnamigen Provinz in der Region *Kampanien* mit 60770 Einwohnern (Stand 31. Dezember 2013), ca. 239 km südöstlich von *Rom*, 66 km nordöstlich von *Neapel* und 94 km südwestlich von *Foggia* (Apulien), der nächstgelegenen Hafenstadt an der italienischen *Adria;* vgl, http://www.comuni-italiani.it/062/008/(2015)

831 Heute: *Torre Astura*, eine mittelalterliche Burg am Tyrrhenischen Meer im Gemeindegebiet von *Nettuno*, Region *Latium*. Nahe de Burg lag die antike Siedlung *Astura*. In der röm. Kaiserzeit entstand am Festland vor der heutigen Burg eine Villa; die Molen des dazu gehörenden Hafens sind noch gut im Meer zu sehen. Die Gemeinde Nettuno zählt 48389 (Stand 31. 12. 2013) Einwohner. Vgl. http:// de.wikipedia.org/ wiki/ Nettuno (2015). Die Entfernung beträgt von Rom aus ca. 60 km, wozu man heute mit der Bahn oder mit einem PKW ca. eine Stunde benötigt, zu Fuß aber 12 Std., was unter den Bedingungen der in der Antike zur Verfügung stehenden Verkehrsmittel in etwa einer Tagesreise entspricht.

ben haben dürfte. Anders verhält es sich aber mit den angeblich von Priestern vorgenommen Deutungen, da kaum davon ausgegangen werden kann, dass diese auch „veröffentlicht" wurden, sondern höchstens dem Betroffenem selbst mitgeteilt wurden, für den es aber Gründe gab, derartige Prognosen über sein baldiges Lebensende nicht an die „große Glocke" zu hängen.

Ungeachtet dessen liefern jene Deutungen aufschlussreiche Hinweise zur Datierung jener Opferhandlungen und damit indirekt auch für den Aufbruch des *Augustus* in Richtung *Kampanien*, wie vielleicht auch für den Aufbruch des *Tiberius* nach *Illyrien*, wo jenen nach den Angaben des *Tacitus* die Nachricht vom Ableben oder von dem unmittelbar bevorstehenden Ableben des *Augustus* erreichte. Denn ausgehend von der Deutung der anlässlich der *Lustralopfer* beobachteten Vorzeichen, d. h. von der Annahme dass von jenem Zeitpunkt an *Augustus* exakt nur noch einhundert Tage zu leben habe, lässt sich auf der Grundlage des Todesdatums auch das Datum jener *Lustralopfer* ziemlich genau festlegen, zurückgerechnet vom 19. 08. 14, in etwa[832] auf den 20. 05.14 n. Chr..

Davon ausgehend, ist damit zu rechnen, dass *Augustus* ursprünglich auch die Absicht gehabt hat, *Tiberius* noch gegen Ende Mai oder spätestens Anfang Juni auf dem Weg nach *Illyrien* bis *Benevent* zu begleiten, woraus wiederum zu schließen ist, dass *Tiberius* zumindest auf dem Hinweg nach *Illyrien* den bequemeren Weg über *Benevent* zu einer Hafenstadt an der italienischen Adriaküste sowie dann zu Schiff nach *Dalmatien* plante. Da *Augustus* aber nach den o. z. Angaben *Suetons* durch unaufschiebbare Dienstgeschäfte an der Realisierung seiner ursprünglichen Reisepläne immer wieder gehindert wurde[833], lässt sich nicht mit letzter Sicherheit beurteilen, ob er sich zum Zeitpunkt seines Aufbruchs in Richtung *Astura Tiberius* schon von ihm getrennt hatte, um nach *Illyrien* zu gelangen, zumal sich auch über die zeitliche Dauer jener Verzögerungen aufgrund der Angaben *Suetons* schwerlich genauere Angaben machen lassen.

Die Spanne der Möglichkeiten reicht von etlichen Tagen bis zu mehreren Wochen, so dass nicht auszuschließen ist, dass *Augustus* erst Ende Juli oder Anfang August in Richtung *Astura* weiterreiste. Je länger aber *Augustus* selbst seine Abreise verzögerte, desto mehr hat man natürlich damit zu rechnen, dass *Tiberius* sich schon vorher auf den Weg nach *Illyrien* gemacht haben könnte, um seinen dortigen Amtspflichten zu genügen. Jedenfalls ergeben sich aus dem Bericht *Suetons* über die Fortsetzung der Reise des *Augustus* von *Astura* aus zunächst keine Anhaltspunkte dafür, dass sich *Tiberius* damals noch in seiner Begleitung befand: ... *et inde praeter consuetudinem de nocte ad occasionem aurae evectus causam valetudinis contraxit et ex profluvio alvi. tunc Campaniae ora proximisque insulis circuitis Caprearum quoque secessui quadriduum impendit remississimo ad otium et ad omnem comitatem animo*[834]. (Von dort aus

832 Unsicherheiten ergeben sich daraus, dass wegen der von *Livia* kontrollierten Informationen damit gerechnet werden muss, dass der Tod des *Augustus* willkürlich einige Tage später datiert wurde, als er wirklich eintrat. Vgl. dazu Tac. ann. 1, 5, 4: *acribus custodiis domum et vias saepserat Livia, ... donec provisis, quae tempus monebat.*

833 S. o. Suet. Aug. 98, 1: ... *cum interpellatores aliis atque aliis causis in iure dicendo detinerent ....*

834 Vgl. Suet. Aug. 97, 3–98, 1;

brach er entgegen seiner Gewohnheit schon in der Nacht auf, wegen günstiger Windverhältnisse, und zog sich da auch die Ursache für seine Erkrankung zu, aufgrund eines „Hervorfließens" seines Leibes[835]. Dann kreuzte er an den Küsten Kampaniens entlang und verbrachte, nachdem er die nächsten Inseln[836] umrundet hatte, auch vier Tage an einem abgeschiedenen Ort Capris in äußerst entspannter Gemütslage bei Freizeitbeschäftigungen und jeder Art von erheiternden Beschäftigungen.)

Nach dieser Darstellung setzte *Augustus* seine Reise von *Astura* aus mit einer Art Jacht in Richtung *Kampanien* fort, wobei er angeblich bereits vom ersten Tag an unter Verdauungsstörungen litt, die man durchaus als *Diarrhoe* bezeichnen könnte. Dass diese Erkrankung durch die ungewohnte Abfahrtszeit, d. h. durch eine nächtliche Unterkühlung, hervorgerufen wurde, sollte man aber als eine laienhafte Erklärung nicht ernst nehmen, um so mehr als die Bedeutung von bakteriologischen und viralen Keimen als eine Ursache vieler Erkrankungen des Verdauungstrakts erst auf Entdeckungen der Neuzeit beruht[837]. Beachtung verdient aber, dass diese Beschwerden bei *Augustus* nach *Sueton* über einen Zeitraum von mindestens vier Tagen kaum einen allzu großen Leidensdruck erzeugten. *Sueton* berichtet ausführlich über die Vergnügungen, denen sich *Augustus* während seines Aufenthalts auf dem *kampanischen* Inselarchipel widmete, und dass sein Verhalten auch von anderen Menschen, die ihm dort begegneten, als entspannt und heiter empfunden wurde[838].

Diese Wahrnehmungen entsprechen auch heutigen medizinischen Erkenntnissen über die Symptome und die Dauer infektiöser Magen- und Darmerkrankungen.[839] Die Krankheitssymptome treten nach einer Inkubationszeit von nur wenigen Stunden auf, woraus sich auch erklärt, dass man den Ausbruch bei *Augustus* irrtümlich in Zusammenhang brachte mit einer nächtlichen Unterkühlung im Gefolge eines Ankerlichtens bereits in der Nacht[840]. Diese Symptome klingen aber in der Regel nach wenigen Tagen wieder ab, das Erbrechen bereits nach ein bis zwei Tagen, so dass sich *Augustus* wahrscheinlich schon zu Beginn seines viertägigen Aufenthalts auf *Capri* wieder wohler fühlte und den Kontakt mit Menschen nicht mehr scheute[841]. Die Durchfälle halten länger an, außer bei *Entamoeba histolytica*, bis zu zehn Tagen, enden aber

835 Das lateinische Wort *alvus* bezeichnet sowohl den Unterleib eines Menschen als auch den Magen. Heute würde man hier wahrscheinlich von „Brechdurchfall" sprechen. Zum Krankheitsbild der *Diarrhoe* in der Antike vgl. Stamatu, G. Diarrhoe, in: Leven, K.-H.: Antike Medizin. Ein Lexikon. München 2005, Sp. 221–222;

836 Zum *kampanischen* Inselarchipel gehören *Procida*, *Ischia* und *Capri*, von denen in der Antike *Capri* die bekannteste war, nicht zuletzt, weil *Tiberius* ab dem Jahre 26 n. Chr. dort eine Villa bewohnte, die sog *Villa Iovis*. Vgl. http://www.zaw.uni-heidelberg.de/hps/klarch/institut/villa_jovis.htm (2015);

837 Zur Geschichte der Entdeckung von Keimen als Krankheitsursache vgl. http://www.onmeda.de/krank heitserreger/entdeckung_krankheitserreger.html (2015); Eckard, W. u. a.: Medizingeschichte. Eine Einführung. Köln, Weimar, Wien 2005.

838 Vgl. dazu: Suet. Aug. 98;

839 Als verursachende Mikroben gelten: *Salmonellen*, EHEC, *Campylobacter*, *Shigellen*, *Entamoeba histolytica* (Amöbenruhr), *Staphylococcus aureus* und *Clostridium perfringens*. Vgl. Herold, G. Innere Medizin. Köln 2015, S. 437–460, 857– 870;

840 S. o. Suet. Tib. 98, 3: *et inde praeter consuetudinem de nocte ad occasionem aurae evectus causam valetudinis contraxit et ex profluvio alvi.*

841 S. o. Suet. Tib. 98;

meistens ebenfalls früher und beeinträchtigen auch bei längerer Dauer bald den Allgemeinzustand des Patienten kaum noch.

Das scheint nach der Darstellung *Suetons* auch bei *Augustus* der Fall gewesen zu sein. Schon bald fühlte er sich trotz anhaltender Erkrankung nach *Sueton* gesund genug, um sich nach *Neapel* übersetzen zu lassen: *mox Neapolim traiecit quamquam tum infirmis intestinis morbo variante; tamen et quinquennale certamen gymnicum honori suo institutum*[842] *perspectavit et cum Tiberio ad destinatum locum contendit*[843]. (Bald darauf setzte er nach *Neapel* über, obwohl er damals noch immer wegen „unsicherer" Eingeweide an einer sich verändernden Erkrankung litt; dennoch schaute er auch dem alle fünf Jahre stattfindenden und zu seiner Ehre begründeten gymnastischen Wettkampf zu und erst dann reiste er gemeinsam mit Tiberius zu dem vorher bestimmten Ziel.)

Nach diesem Zeugnis scheint *Tiberius* sich aber sogar noch in *Neapel* in der Begleitung des *Augustus* befunden zu haben, ja selbst über diesen Zeitpunkt hinaus, insofern ja behauptet wird, dass der nach wie vor an seiner *Gastroenteritis* leidende *Augustus Tiberius* bis zu dem ursprünglich vereinbarten Reiseziel begleitete; – damit kann nur das von *Neapel* ca. 80 km entfernte *Beneventum* gemeint gewesen sein..

Spätestens im Zusammenhang mit diesen Angaben stellen sich bezüglich der Verlässlichkeit dieser Angaben *Suetons* gewisse Zweifel ein. Wenn sich *Tiberius* selbst noch in *Neapel* in der Begleitung des *Augustus* befunden haben sollte, wäre das gemessen an den Erfordernissen des eigentlichen Auftrages des *Tiberius* nicht nur mit einem unerheblichem Umweg, sondern auch mit großen Zeitverlusten verbunden gewesen. Denn wenn das erste Reiseziel des *Tiberius* auf dem Weg nach *Illyrien* wirklich eine *via Benevent* zu erreichende Hafenstadt an der Adriaküste gewesen sein sollte, dann wäre bereits eine Begleitung des *Augustus* bis *Astura* mit der Inkaufnahme eines überflüssigen Umwegs und Zeitverlusts verbunden gewesen, welcher dann durch die mehrtägige Kreuzfahrt durch den Golf von Neapel an der Seite des *Augustus* sowie die Teilnahme an den mehrtägigen Sportwettkämpfen in Neapel nicht unerheblich vergrößert worden wäre.

Aus heutiger Sicht stellt sich daher die Frage nach dem Zweck der ganzen Reise: Ging es überhaupt darum, dass *Augustus Tiberius* für seine Reise nach *Illyrien* ein Geleit gab oder eher darum, dass *Tiberius Augustus* begleitete, um diesen zu beobachten, wobei sich der Gedanke einstellt, dass *Tacitus* vielleicht doch nicht so ganz falsch informiert war, dass darüber gemunkelt worden sei, *Augustus* habe einige Monate vor seinem Ableben einen Besuch nach *Planasia* unternommen, um sich mit seinem Enkel *Agrippa Postumus* auszusöhnen[844].

Auch wenn diese Geschichte nur auf Gerüchten beruhen sollte, hätte *Tiberius*, falls sie auch ihm zu Ohren gekommen sein sollte, wie *Tacitus* behauptete[845], gute

842 Vgl. Fortuin, R. W.: Sport im augusteischen Rom: philologische und sporthistorische Untersuchungen, Stuttgart 1996; S. 58–59: die Spiele dauerten mehrere Tage.

843 Vgl. Suet. Tib. 98, 5;

844 S. o. Tac. ann. 1, 5, 1: *quippe rumor incesserat paucos ante mensis Augustum electis consciis et comite uno .... vectum ad visendum Agrippam...*

845 S. o. Tac. ann. 1, 5, 2: *gnarum id Caesari;*

Gründe gehabt, misstrauisch zu werden. Dass *Augustus* in *Astura* – angeblich – entgegen seinen sonstigen Gewohnheiten mitten in der Nacht die Segel setzen ließ, um nach *Kampanien* weiter zu reisen[846], hätte jemandem wie *Tiberius*, falls dieser sich noch in *Astura* in seiner Begleitung befand, wie der Versuch, unliebsame Bewacher abzuschütteln, erscheinen müssen; nicht zuletzt der Hinweis auf einen günstigen Wind (*ad occasionem aeris*) als Erklärung für diesen frühen Aufbruch hätte einen einmal misstrauisch gewordenen Mann kaum beruhigen können, zumal *Augustus* damals nicht zu einer Seeschlacht aufzubrechen gedachte, zu Repräsentationszwecken, wenn man an das Vorhaben denkt, *Tiberius* auf dem Weg nach *Syrien* bis *Benevent* ein Ehrengeleit zu geben.

Berücksichtigt man ferner, dass *Tiberius* die Verzögerungen der Reisepläne des *Augustus* durch vordringliche richterliche Tätigkeiten vielleicht nicht davon abgehalten hatten, sich ohne dessen Begleitung auf den Weg nach *Illyrien* zu machen, dann gibt es dafür nur eine Erklärung, nämlich die, dass *Tiberius* den Auftrag in *Illyrien* nach dem Rechten zu sehen, für weniger vordringlich erachtete, als das Anliegen, *Augustus* selbst im Auge zu behalten, – sei es aus Fürsorglichkeit, in der Absicht, sich von seinem Onkel erst zu trennen, wenn die *Gefahr*, dass er ernstlich erkrankt sei, gebannt sei, oder aus Misstrauen, weil er befürchtete, dass sein Oheim während der Kreuzfahrt durch den Golf von *Neapel* auf eine Gelegenheit zu einem weiteren Abstecher nach *Planasia* wartete.

Aber wir sollten hier den Ereignissen nicht zu weit vorauseilen und den „Reisebericht" *Suetons* noch eine Weile weiter verfolgen. Erst nach der Rückkehr aus *Benevent*, d. h. zu einem Zeitpunkt, zu welchem nach heutigem medizinischen Wissen die Symptome der mutmaßlichen *Gastroenteritis* hätten längst abgeklungen sein müssen, verschlechterte sich der Gesundheitszustand des *Augustus* nach *Sueton* so sehr, dass er seine Weiterreise bzw. Rückreise unfreiwillig unterbrechen musste: *sed in redeundo adgravata valetudine tandem Nolae succubuit revocatumque ex itinere Tiberium diu secreto sermone detinuit neque multo post ulli maiori negotio animum accomodavit*[847]. (aber nachdem sich sein Zustand auf der Rückfahrt sehr stark verschlechtert hatte, legte er sich in Nola nieder und hielt den von der Reise zurückgerufenen Tiberius mit einem langen geheimem Gespräch auf und beschäftigte sich nicht viel später mit keinem bedeutenderen Amtsgeschäft mehr.)

Erst nach der Rückkehr aus *Benevent* verschlechterte sich der Gesundheitszustand des *Augustus* angeblich so dramatisch, dass er plötzlich das Krankenbett aufsuchen musste, aber Glück im Unglück hatte, insofern Eilboten *Tiberius* noch erreichten, bevor jener in *Bari* oder *Brindisi* ein Schiff in Richtung *Dalmatien* bestiegen hatte, und ihn an das Krankenbett des *Augustus* holen konnten, wo der letztere seinem Nachfolger auf dem Kaiserthron in einem langen Geheimgespräch noch wichtige Tips geben konnte, bevor er dann endlich beruhigt aufhören konnte zu regieren.

Als fast unglaublich erscheint jene Geschichte, die *Sueton* seinen Lesern über den letzten Tag des *Augustus* zumutet: *Supremo die identidem exquirens, an iam de se tu-*

846 S. o. Suet. Aug. 97, 3: … *inde praeter consuetudinem de nocte ad occasionem aurae evectus…*
847 Vgl. Suet. Tib. 98, 5;

multus foris esset, petito speculo capillum sibi comi ac malas labentes corrigi praecepit et admissos amicos percontatus, equid iis videretur mi[ni]mum vitae commode transigisse, adiecit et clausulam: ἐπεὶ δὲ πάνυ κα<λ>ῶς πέπαισται, δότε κρότον καὶ πάντες ἡμᾶς μετὰ χαρᾶς προπέμψατε. *omnibus deinde demissis, dum advenientes ab urbe de Drusi filia aegra interrogat,repente in osculis Liviae et in hac voce defecit: Livia, nostri coniugii memor vive, ac vale!*[848] (An dem letzten Tag erkundigte er sich wiederholt, ob schon seinetwegen ein Aufruhr vor den Türen stattfinde, und nachdem er um einen Spiegel gebeten hatte, erteilt er den Befehl, dass das Haar, das ihm munter und an den Wangen herabhing, geordnet werde, und befragte die hereingelassenen Freunde, ob es ihnen scheine, dass er das Schauspiel des Lebens ordentlich gespielt habe, er fügte auch die Schlussformel an: Wenn das Ganze gut gefallen hat, spendet Beifall und beginnt mit Freuden den Beifallsruf! Nachdem alle darauf entlassen worden waren und während er aus der Stadt ankommende über eine erkrankte Tochter des *Drusus*[849] befragte, endete er plötzlich in den Armen Livias und mit diesen Worten: Livia, unserer Ehe eingedenk lebe, und lebe wohl!)

Trotz seiner schweren Erkrankung, die ihn ans Bett fesselte, besaß *Augustus* angeblich noch genügend Humor, sich im Spiegel zu betrachten, sich frisieren zu lassen, Freunde zu fragen, ob er die Rolle seines Lebens gut gespielt habe, Neuankömmlinge nach der Krankheit einer Fremden zu fragen und in den Armen seiner Frau mit gut überlegten Abschiedsworten zu sterben. Selbst wenn man beiseite lässt, dass *Livia* nach der Darstellung des *Tacitus* Fremden den Zutritt zum Hause, in dem *Augustus* starb, strikt verwehrte, erscheint es als schwer vorstellbar, dass *Augustus*, insofern er sich nach der Darstellung *Suetons Nola* als den Ort seines Ablebens ja nicht ausgesucht hatte, in der von *Sueton* geschilderten Form von Freunden und Ehefrau Abschied nahm, – es sei denn er fühlte sich gar nicht so krank, wie er war, sondern wirklich wie ein Schauspieler, aber nicht in einem opernhaften Rührstück, als welches *Sueton* die Geschichte darstellt, sondern in einer Komödie[850], auch wenn diese – jedenfalls für *Augustus* selbst – unerwartet tödlich endete.

Im Zusammenhang mit dem Gedanken, dass beim Tode des *Augustus* nicht Alles „mit rechten Dingen" zugegangen sein könnte, erscheint es in Bezug auf die Freunde,

---

848 Vgl. Suet. Tib. 99, 1;

849 Es ist nicht zweifelsfrei zu klären, um welchen *Drusus* es sich hier gehalten haben könnte. Aber da wir ernst nehmen müssen, dass *Livia* eine strenge Auswahl traf, wem sie Zutritt zu ihrem „sterbenskranken" Gemahl gewährte, erscheint es als naheliegend, dass es sich um einen sehr engen Freund gehandelt haben müsste, wahrscheinlich sogar um die Tochter einer Verwandten. Daher kommt am ehesten *Nero Claudius Drusus* (*14. 01. 38 v. Chr.; †14. 09. 9 v. Chr.), in Frage, der „ältere *Drusus*" (*Drusus maior*) ein Heerführer sowie Stiefsohn des *Augustus*. Er war ein Sohn der Livias aus ihrer ersten Ehe mit *Tiberius Claudius Nero* und somit ein Bruder des *Tiberius*. Seine Gemahlin war *Antonia Minor*, eine Tochter des Triumvirn *Marcus Antonius* und *Augustus*' Schwester *Octavia*. Seine Kinder waren *Germanicus*, *Livilla* und der künftige Kaiser *Claudius*. Bei der an dieser Stelle erwähnten kranken Tochter des *Drusus* dürfte es sich demnach um *Livilla* (*um 13 v. Chr.; †31 n. Chr.), gehandelt haben, die einzige Tochter des älteren *Drusus* und der jüngeren *Antonia*. Vgl. Hanslik, R.: Livia 3, in: KlP Bd. 3, Stuttgart 1979, Sp. 688 f;

850 Es ist zu beachten, dass Autokraten ihre Zeitgenossen über gesundheitliche Probleme gerne im Unklaren lassen, weil sie andernfalls gefährliche „Diadochenkämpfe" befürchten.

denen *Livia* trotz der von *Tacitus* bezeugten strengen Abschirmung[851] des Sterbenden den Zugang nach *Sueton* nicht verweigerte[852], ja im Bedarfsfalle hätte gar nicht verweigern können, ohne sich vor aller Welt verdächtig zu machen, als naheliegend zu vermuten, dass sich darunter auch ein Arzt befand, insofern *Sueton* in einem anderen Zusammenhang ausdrücklich bezeugt, dass *Augustus* bereits seit langem mit einem Arzt befreundet war. *Sueton* gibt an: *Medico Antonio Musa, cuius opera ex ancipiti morbo convaluerat, statuam aere conlato iuxta signum Aesculapi statuerunt*[853]. (Dem Arzt Antonius Musa[854], durch dessen Hilfe er von einer gefährlichen Krankheit genesen war, errichtete man ein Standbild, aus gespendetem Geld, neben einem Bild des Asklepios.)

Dass dem *Antonius Musa* eine so große Ehrung zuteil wurde, kann nicht ohne ausdrückliche Billigung des *Augustus* geschehen sein und lässt auf eine recht enge persönliche Beziehung schließen, welche die Annahme rechtfertigt, dass *Antonius Musa* zeitweilig der Leibarzt des *Augustus* war. An einer anderen Stelle erläutert *Sueton* auch die Gründe für diese hohe Ehre, die *Antonius Musa* zuteil geworden war: *Graves et periculosas valetudines per omnem vitam aliquot expertus est; praecipue Cantabrica domita, cum etiam destillationibus iocinere vitiato ad desperationem redactus contrariam et ancipitem rationem medendi necessario subiit: quia calida fomenta non proderant, frigidis curari coactus auctore Antonio Musa.*[855] (Schwere und gefährliche Krankheiten hat er sein ganzes Leben hindurch in großer Zahl durchlitten, vor allem nach der Beendigung des kantabrischen Feldzuges[856], als er sich, durch eine Lebererkrankung im Zusammenhang der Gallenabsonderung[857] zur Verzweiflung gebracht, notgedrungen einer den gewohnten entgegengesetzten und gefährlichen Heilmethode unterwarf. Da nämlich warme Umschläge keinen Erfolg brachten, wurde er gezwungen sich mit kalten behandeln zu lassen, auf Veranlassung des Antonius Musa.[858])

---

851 S. o. Tac. ann. 1, 5, 4: .... *acribus namque custodiis domum et vias saepserat....*

852 S. o. Suet. Aug. 99, 1: ... *et amicos admissos percontatus, equid iis videretur mi[ni]mum vitae commode transigisse...*

853 Vgl. Suet. Aug. 59, 1;

854 *Antonius Musa* wird auf der Grundlage von Plin. nat. 29, 6, 1 (S. u.) zur Schule des Anfang des 1. Jahrhunderts v. Chr. in Rom wirkenden Arztes *Asklepiades* von Bithynien zugerechnet. Ein Bruder *Musas*, mit Namen *Euphorbus*, gilt als Leibarzt des Königs *Juba II.* (*ca. 50 v. Chr; †23 n. Chr.) von Mauretanien (Vgl. Plin. nat. 25, 77;); zu *Antonius Musa* vgl. Nutton, V.: Antonius [II 19]. In: DNP. Bd. 1, Stuttgart 1996, Sp. 816; Hahn, J., Antonius Musa, in: Leven, K.-H.: Antike Medizin ... Sp. 62; auch *Horaz* bezeichnet Antonius *Musa* als „seinen" Arzt. Vgl. Hor. epist. 1, 15, 23: ... *nam mihi Baias Musa supervacuas Antonius ....*

855 Vgl. Suet. Aug. 81, 1;

856 Im Jahre 26 v. Chr. Vgl. dazu; Hanslik, R., Augustus, in KIP, Bd. 1, Sp. 744–754, bes, Sp. 749;

857 Nach den Angaben *Suetons* handelte es sich hierbei entweder um einen entzündlichen Prozess oder um eine mechanisch verursachte Verstopfung des Gallenkanals (*Cholelithiasis*, vgl. Herold, G.: Innere Medizin. Köln 2005, S. 563–565;) Da warme Umschläge angeblich keine Linderung brachten, ist davon auszugehen, dass es sich bei dem bei *Augustus* beobachteten Leiden um *Cholelithiasis* gehandelt hat. Zu Gallenerkrankungen in der Antike vgl. Leven, K.-H., Galle, in: Leven, K.-H.: Antike Medizin. Ein Lexikon. München 2005, Sp. 322–323;

858 Diesen Fall erwähnt auch *Plinius d. Ä.* (Plin. Nat. 29, 6, 1: *sed et illa Antonius Musa eiusdem auctoritate divi Augusti, quem contraria medicina gravi periculo exemerat.* Zu *Antonius Musa* vgl. Hahn, J., Antonius Musa, in: Leven, K.-H.: Antike Medizin. Ein Lexikon. München 2005, Sp. 62;

Nach den diesem Zitat zu entnehmenden Informationen verfügte *Antonius Musa* bereits seit dem sog. *kantabrischen* Krieg, d. h. seit dem Jahre 26 v. Chr., über den Ruf, dank seiner unkonventionellen Methoden *Augustus* das Leben gerettet zu haben. Daraus lässt sich ableiten, dass *Musa*, falls er im Todesjahr des *Augustus* nicht bereits verstorben war und falls ihn *Livia* an das Sterbebett des *Augustus* gerufen hätte, sich diesem Ruf kaum hätte verweigern können. Berücksichtigt man ferner, dass *Antonius Musa* nach *Galen*[859] vor allem als Pharmakologe bekannt[860], geradezu berüchtigt war[861], erscheint es erlaubt die Frage aufzuwerfen, ob *Antonius Musa* nicht auch den finalen Krankheitsprozess mit eigenen pharmakologischen Ratschlägen „begleitet" haben könnte.

Eine solche Vermutung scheint auch die Darstellung des Lebensendes des *Augustus* durch *Cassius Dio*[862] zu bestätigen. In einer dem Jahre 14 n. Chr. zuzuordnenden Notiz[863] beschreibt *Cassius Dio* die Informationspolitik *Livias* im Zusammenhang des Ablebens ihres Gatten ähnlich wie *Tacitus*[864]: οὐ μέντοι καὶ ἐκφανὴς εὐθὺς ὁ θάνατος αὐτοῦ ἐγένετο. ἡ γὰρ Λιουία, φοβηθεῖσα μὴ τοῦ Τιβερίου ἐν τῇ Δελματίᾳ ἔτ᾽ ὄντος νεωτερισθῇ τι, συνέκρυψεν αὐτὸν μέχρις οὗ ἐκεῖνος ἀφίκετο. ταῦτα γὰρ οὕτω τοῖς τε πλείοσι καὶ τοῖς ἀξιοπιστοτέροις γέγραπται. εἰσὶ γάρ τινες οἳ καὶ παραγενέσθαι τὸν Τιβέριον τῇ νόσῳ αὐτοῦ καὶ ἐπισκήψεις τινὰς παρ᾽ αὐτοῦ λαβεῖν ἔφασαν. [865] (Freilich wurde nicht sofort sein Tod bekannt gegeben. Livia nämlich fürchtete, da sich Tiberius noch in Dalmatien aufhielt, einen Umsturz und verheimlichte diesen bis jener eingetroffen war. Dieses nämlich wird von den meisten und vertrauenswürdigsten [Autoren] geschrieben. Es gibt nämlich einige, die behaupten, dass Tiberius noch an dessen Krankenlager gewesen sei und von diesem noch Weisungen erhalten habe.)

Cassius Dio äußert in diesem Zitat die Überzeugung, dass *Livia* den Tod des *Augustus* nicht sogleich bekannt gegeben sondern aus Furcht vor Unruhen erst später, bis *Tiberius* aus *Illyrien* zurückgekehrt sei, und beruft sich hierbei auf das Zeugnis der Mehrheit und der seiner Auffassung nach zuverlässigsten darüber berichtenden Autoren, wobei er allerdings einräumt, dass es auch Autoren gegeben habe, die – in

859 Gal. 13, 463;

860 Vgl. Florianus Caldani (Hrsg.): Antonii Musae, qui Augusti Caesaris Medicus fuit, Fragmenta, quae extant. Remondini, Bassani 1800 (Digitalisat). Howald, E./ Sigerist, H. E.(Hrsg.): Antonii Musae De herba vettonica liber. Pseudoapulei herbarius. Anonymi de taxone liber. Sexti Placiti liber medicinae ex animalibus etc. Teubner, Leipzig 1927 (Corpus medicorum latinorum, 4).

861 S. o. Plin. nat. 29, 6. 25, 77. Siehe dazu auch u. Kap. 3, 1;

862 Vgl. Cass. Dio 56, 30, 1–31, 3;

863 Vgl. Cass. Dio 56, 30, 1: τῷ γὰρ ἐχομένῳ ἔτει, ἐν ᾧ Σέξτος τε Ἀπουλέιος καὶ Σέξτος Πομπήιος ὑπ ἄτευσαν, ἐξωρμήθη τε ἐς τὴν Καμπανίαν ὁ Αὔγουστος, καὶ τὸν ἀγῶνα τὸν ἐν τῇ Νέᾳ πόλει διαθεὶς ἔπειτα ἐν Νώλῃ μετήλλαξε. - In dem betreffenden Jahr, in dem Sextus Apuleius und Sextus Pompeius Konsuln waren, begab er sich nach *Kampanien*, *Augustus*, und richtete einen Wettkampf in *Neapel* aus, und danach starb er in Nola. Vgl. V. Ehrenberg and A. H. M. Jones, s. o. p. 40: A. D, 14. (Aug. XXXVII, Tib. XVI) Sex. Pompeius (Sex. f.): Sex. Appuleius (Sex. f.)

864 S. o. Tac. ann. 1, 5, 3: *neque satis compertum est, [Tiberius] spirantem adhuc Augustum apud urbem Nolam an exanimem repperit. acribusque nam custodiis domum et vias saepserat Livia...*

865 Vgl. Cass. Dio 56, 31, 1;

Übereinstimmung mit der o. z. Darstellung *Suetons*[866], – behaupteten, dass *Tiberius Augustus* noch lebend angetroffen und mit ihm habe sprechen können. *Cassius Dio* lässt indessen keinen Zweifel daran, dass er diese Version der Geschichte für unseriös hält, erwähnt im Anschluss daran aber ein Gerücht, das nicht nur das Verhalten *Livias*, sondern auch dasjenige des Arztes, der *Augustus* auf seinem Sterbebett betreute[867], in ein merkwürdiges Zwielicht rückte.

Das auch von *Tacitus* überlieferte Gerücht, dass *Augustus* nicht eines natürlichen Todes gestorben sei, sondern einem „Verbrechen" Livias[868], bestätigt und konkretisiert *Cassius Dio* mit folgenden Worten: Ὁ δ᾽ οὖν Αὔγουστος νοσήσας μετήλαξε. καί τινα ὑποψίαν τοῦ θανάτου αὐτοῦ ἡ Λιουία ἔλαβεν, ἐπειδὴ πρὸς τὸν Ἀγρίππαν κρύφα ἐσ τὴν νῆσον διέπλευσε καὶ ἐδόκει οἱ καὶ παντάπασι καταλλαγήσεσται. δείσασα γὰρ, ὥς φασι, μὴ καὶ ἐπὶ τῇ μοναρχίᾳ αὐτὸν καταγάγῃ, σύκά τινα ἐπὶ δένδροις ἔτ᾽ ἐπόντα, ἀφ᾽ ὧν ὁ Αὔγουστος αὐτοχειρίᾳ συκάζειν εἰώθει, φαρμάκῳ ἔχρισε, καὶ αὐτή τε ἅμα τὰ ἀνήλιφα ἤσθιε κἀκείνῳ τὰ πεφαρμαγμένα προσέβαλλεν.[869] (Augustus erkrankte nun und starb. Und Livia geriet wegen seines Todes in den Verdacht; er war nämlich heimlich zu Agrippa auf die Insel hinüber gefahren und schien sich auch ausgesöhnt zu haben. Weil sie aber fürchtete, wie sie sagen, dass er ihn für die Alleinherrschaft vorsehen könne, bestrich sie an den Bäumen einige Feigen mit Gift, von denen Augustus gewöhnlich eigenhändig Früchte pflückte; und sie selbst verzehrte die unvergifteten, und warf jenem die vergifteten zu.)

In diesem Zitat charakterisiert auch *Cassius Dio* den *Livia* zur Last gelegten Gattenmord „nur" als Gegenstand fremder Aussagen (ὥς φασι), aber eine mögliche Alternative dazu, etwa eine genauer beschriebene Erkrankung, z. B. ein Magen- und Darmleiden, welches *Sueton* ja als Todesursache andeutete[870], zieht *Cassius Dio* nicht in Erwägung, wodurch er klar zu erkennen gibt, dass er dieser Möglichkeit keine Bedeutung beimaß, die Möglichkeit einer natürlichen Erkrankung des *Augustus* als Todesursache somit ignorierte.

Die Darstellung des *Cassius Dio* könnte man daher mit dem Plädoyer eines *Anklägers* in einem Indizienprozess vergleichen, der dem Gericht, d. h. seinen Lesern, zwar kein Geständnis der Tatverdächtigen liefern kann, aber ihnen glaubhaft zu machen versucht, dass die Angeklagte, also *Livia*, nicht nur über ein Motiv, nämlich die Sorge, dass *Augustus* zu Ungunsten ihres leiblichen Sohnes *Tiberius* eine politische Rehabilitierung des *Agrippa Postumus* plane, sondern auch über die Mittel zu einem

866 Wir sahen, dass nach *Sueton Augustus* selbst *Tiberius* noch zu sich zurückbeorderte, um mit ihm zu sprechen.s. o. Suet. Tib. 98, 5: *sed in redeundo adgravata valetudine tandem Nolae succubuit revocatumque ex itinere Tiberium diu secreto sermone detinuit...*

867 *Cassius Dio* erwähnt im Zusammenhang des Ablebens des *Augustus* weder die Anwesenheit des *Antonius Musa*, noch eines anderen Arztes. Da *Cassius Dio* auch im Zusammenhang des Ablebens *Senecas* die Anwesenheit von dessen Leibarzt *Annaeus Statius* unerwähnt ließ (S. o. Kap. 1: vgl. Tab. IV, 21;), darf man daraus aber nicht schließen, dass *Augustus* ohne die Betreuung eines Arztes starb.

868 S. o. Tac. ann. 1, 5, 1: *haec ac talia agitantibus gravescere valetudo Augusti, et quidam scelus uxoris suspectabant.*

869 Vgl. Cass. Dio 56, 31, 1;

870 S. o. Suet. Tib, 98, 3: *atque itinere incohat Asturam perrexit ... inde ... de nocte ... evectus causam valetudinis ex profluvio alvi...*

Gattenmord verfügte, nämlich das Vertrauen ihres Mannes sowie über die Skrupellosigkeit, das Vertrauen ihres Gemahls zu missbrauchen, und auch über Gift bzw. Helfer, die ihr dieses beschafften, um die Tat auszuführen, bzw. um das Verbrechen auch zu vertuschen.

Ein Verteidiger würde demgegenüber allerdings ins Spiel bringen, ob *Livia* bzw. *Tiberius* ein plausibles Motiv hatten, *Augustus* zu beseitigen bzw. auch die Mittel dazu, also Gift oder wenigstens einen Helfer, ihr solches zu beschaffen. Fragen wir uns also zunächst, ob *Livia* Gründe hatte zu befürchten, dass *Augustus* nach Mitteln und Wegen suchte, *Tiberius* die Anwartschaft auf seine Nachfolge wieder zu entziehen und zu diesem Zweck *Agrippa Postumus* zu rehabilitieren. Unstrittig ist, dass *Agrippa Postumus*[871] zum Zeitpunkt des Ablebens des *Augustus* neben *Germanicus*[872] als dessen einziger noch lebender männlicher Blutsverwandte galt[873], so dass schon allein dessen Überleben den Anspruch des *Tiberius* auf die Nachfolge des *Augustus* im *Prinzipat* hätte politisch gefährden können.

Dass derartige Befürchtungen keineswegs virtueller Natur waren, lässt sich daran ablesen, dass schon unmittelbar nach dem Bekanntwerden der Nachricht[874] vom Ab-

871 *Marcus Vipsanius Agrippa Postumus* (*12 v. Chr.; †14 n. Chr.) war der jüngste (nachgeborene)Sohn des *Marcus Vipsanius Agrippa* (*64 v. Chr. oder 63 v. Chr. in *Arpinum* oder in *Dalmatien*; †12 v. Chr. in *Kampanien*) und der Iulia, (*39 v. Chr.; †14 n. Chr.) einer Tochter des *Augustus* aus der Ehe mit dessen zweiter Gemahlin *Scribonia* (*spätestens um 65 v. Chr.; †nach 16 n. Chr., verheiratet mit Aug. zwischen 40 und 38 v. Chr.), der unmittelbaren Vorgängerin *Livias* als Gemahlin des *Augustus*. Vgl. Bellemore, J.: The Death of Agrippa Postumus and the Escape of Clemens, in: Eranos 98, 2000, S. 93–114. Detweiler, R.: Historical Perspectives on the Death of Agrippa Postumus, in: The Classic Journal 65, 1970, S. 289–295; Jameson, S.: Augustus and Agrippa Postumus, in: Historia 24, 1975, S. 287–314;

872 *Germanicus* war ein Sohn des älteren *Drusus* und der älteren *Antonia*. Die letztere (*36 v. Chr.; †37 n. Chr.) entstammte einer ehelichen Verbindung zwischen dem Triumvirn *Marcus Antonius* (*14. 01. 82 v. Chr., 83 v. Chr. oder 86 v. Chr.; †1. 08. 30 v. Chr.) und *Octavia Minor* (*um 69 v. Chr. in *Nola*; †11 v. Chr.), einer älteren Schwester des *Augustus*. Vgl. Christ, K.: Drusus und Germanicus. Paderborn 1956. Kehne, P.: Germanicus. in: Reallexikon der Germanischen Altertumskunde Bd. 11, Berlin/New-York 1998². Jahn, R. G.: Der Römisch-Germanische Krieg (9–16 n. Chr.). Dissertation, Bonn 2001.

873 Aus der Ehe zwischen *Marcus Vipsanius Agrippa* und *Iulia Augusti* gingen noch weitere Kinder hervor: 1. *Gaius (Iulius) Caesar* (*20 v. Chr.; †21. 02. 4 n. Chr. in *Limyra, Lykien*), 2. *Lucius (Iulius) Caesar* (* 17 v. Chr.; †20. 08. 2 n. Chr. in *Massilia*), 3. *Vipsania Julia Agrippina*, gen. *Iulia minor*, (*19/18 v. Chr.; † 28 n. Chr.) und 4. *Vipsania Agrippina* (*14 v. Chr.; †18. 10. 33 n. Chr.), die Gemahlin des *Germanicus* und Mutter des nachmaligen Kaisers *Caligula*. Da Nr. 1 und 2. aber in den Jahren 2. und 4 n. Chr. bereits verstorben waren, war *Agrippa Postumus* 14 n. Chr. neben *Germanicus* der einzige direkte männliche Nachfahre des *Augustus*, der aus dynastischen Gründen die Nachfolge des *Tiberius* hätte gefährden können. Vgl. dazu: Bellemore, J.: The Death of Agrippa Postumus and the Escape of Clemens, in: Eranos 98, 2000, S. 93–114; Detweiler, R.: Historical Perspectives on the Death of Agrippa Postumus, in: The Classic Journal 65, 1970, CAMWS, S. 289–295; Jameson, S.: Augustus and Agrippa Postumus, in: Historia 24, 1975, S. 287–314;

874 *Cassius Dio* berichtet darüber, dass *Tiberius* noch von *Nola* aus, sämtliche Legionen und Provinzen über den Tod des *Augustus* benachrichtigte, aber einstweilen offen gelassen habe, ob er auch offiziell die Nachfolge des *Augustus* als Kaiser anzutreten beabsichtigte. Vgl. dazu Cass. Dio 57, 2, 1;

leben des *Augustus* in *Germanien*[875], *Pannonien*[876] und *Illyrien*[877] Aufstände ausbrachen, in denen *expressis verbis* Forderungen eine Rolle spielte, dass ein anderer Angehöriger des Kaiserhauses an die Stelle des *Tiberius* trete. Nach der Darstellung des *Tacitus*, aber auch nach derjenigen *Suetons* galt vor allem *Germanicus* als Günstling der Aufständischen in den genannten Truppenteilen und Provinzen[878], der sich aber gegenüber *Tiberius* als loyal erwies.

Dass auch der Name des *Agrippa Postumus* bei den Aufständischen als Alternative zu *Tiberius* eine Rolle gespielt haben könnte, ergibt sich aus Berichten über Machenschaften eines ehemaligen Sklaven des *Agrippa Postumus*[879]. *Tacitus* berichtet darüber u. a. Folgendes: *Postumi Agrippae servus, nomine Clemens, comperto Augusti fine pergere in insulam Planasiam et fraude ac vi Agrippam ferre ad exercitus Germanicos non servili animo concepit. ausa eius impedivit tarditas onerariae navis; atque interim pa<t>rta caede ad maiora et magis praecipitia conversus furatur cineres vectusque Cosam, Etruriae promunturium, ignotis locis sese abdidit, donec crinem barbamque promitteret; ... tum per idoneos et secreto eius socios crebrescit vivere Agrippam ... Vulgabatur interim per Italiam servatum munere deum Agrippam, credebatur Romae...*[880] (Ein Sklave des Agrippa Postumus, mit Namen Clemens machte sich, nach dem er vom Ende des Augustus gehört hatte, auf den Weg zur Insel Planasia und beschloss mit gar nicht sklavischem Mut, mit List und Gewalt Agrippa zu den germanischen Heeren zu entführen. Sein Vorhaben behinderte jedoch die Langsamkeit des [von ihm benutzten] Lastschiffs; und nachdem unterdessen der Mord verübt war, wandte er sich Größerem und Waghalsigerem zu, stahl die Asche, fuhr nach Cosa[881], einem Vorgebirge Etruriens, versteckte sich dort an unbekannten Orten, bis ihm Haar und Bart lang genug gewachsen waren; ... dann verbreitete er über geeignete und in sein Geheimnis eingeweihte Spießgesellen, dass Agrippa noch lebe ... Auch in Italien verbreitete sich das Gerücht, durch ein Geschenk der Götter sei Agrippa gerettet worden, man glaubte das auch in Rom.)

Diese Notiz scheint zu belegen, dass *Agrippa Postumus* in einfacheren Bevölkerungskreisen, d. h. auch in Soldatenkreisen, als denkbare Alternative zu *Tiberius* als Nachfolger des *Augustus* angesehen wurde, und zwar nicht erst im Jahre 16 n. Chr., als es endlich gelang, seines Doppelgängers Herr zu werden und diesen unschädlich zu machen, sondern noch mehr in der Anfangsphase der Regentschaft des *Tiberius*,

875 Vgl. Tac. ann. 1, 31, 1: *Isdem ferme diebus isdem causis Germanicae legiones turbatae*; vgl. dazu: 1, 31 – 51; vgl. dazu Cass. Dio 57, 3, 1–2;

876 Vgl. Tac. ann. 1, 16, 1: *hic rerum urbanarum status erat, cum Pannonicas legiones seditio incessit, ...*; vgl. dazu 1, 16–30; vgl. Cass. Dio 57, 4, 2–3;

877 Vgl. Tac. ann. 1, 46, 1: *At Romae, nondum cognito qui fuisse exitus in Illyrico et legionum germanicarum motu aditu, trepida civitas accusare Tiberium, quod ... dissideat interim miles neque duorum adulescentium nondum adulta auctoritate comprimi poteat.*

878 Vgl. Tac. ann. 1, 3, 33. 35. 39; Cass. Dio 57, 3, 1–5, 1;

879 Vgl. Tab. I, Nr. 4;

880 Vgl. Tac. ann. 2, 39–41, 1;

881 *Cosa* war eine römische Kolonie in der heutigen südlichen *Toskana*, im heutigen Stadtteil *Ansedonia* von *Orbetello* gelegen. *Orbetello* ist eine Stadt mit 14917 Einwohnern (Stand 31. 12. 2013) und einer Fläche von 226,98 km² in der Provinz *Grosseto* in Italien. Vgl. http://www.comune.orbetello.gr.it/ (2015);

als dieser anscheinend noch nicht genau wusste, in welchen verfassungsrechtlichen Formen er die Nachfolge seines Stiefvaters antreten sollte[882].

Dieses Problems dürfte sich auch *Augustus* selbst bewusst gewesen sein, als er sich nach dem Tod der beiden älteren Brüder des *Agrippa Postumus* dazu durchrang, nicht diesen, sondern seinen Stiefsohn *Tiberius* als seinen Nachfolger aufzubauen[883]. Denn zu demselben Zeitpunkt, zu welchem *Augustus Tiberius* an Sohnes statt annahm, adoptierte er auch *Agrippa Postumus*, – den er zwei Jahre später aber enterbte und genau wie seine Mutter (*Iulia Augusti*) vor ihm und seine Schwester *Iulia* (Agrippae) verbannte, zunächst nach *Sorrent* und 7 n. Chr. schließlich auf die Insel *Planasia*[884].

Deswegen wird man im Prinzip Alles für möglich halten dürfen, sowohl dass *Livia* die Anordnung erteilte, *Agrippa* zu töten, um den unter dynastischen Gesichtspunkten gefährlichsten Konkurrenten ihres leiblichen Sohnes *Tiberius* als Nachfolger des *Augustus* zu beseitigen, aber auch dass *Tiberius* es war, der unter dem Vorwand einer entsprechende Weisung des *Augustus* die Tötung *Agrippas* veranlasst hatte, im Prinzip aber auch, dass *Augustus* tatsächlich eine solche Weisung für den Fall seines Ablebens selbst gegeben hatte.

Auf der anderen Seite sind keinerlei Indizien dafür bekannt, dass *Augustus* in den Jahren zwischen dem Beginn des Exils des *Agrippa Postumus* im Jahre 7 n. Chr. und dessen Tod im August des Jahres 14 n. Chr. daran gedacht haben könnte, dessen Verbannung wieder aufzuheben oder ihn gar zu rehabilitieren. Im Gegenteil: Zu den ersten Maßnahmen, die nach der offiziellen Bekanntgabe des Ablebens des *Augustus* von *Livia* bzw. von *Tiberius* ergriffen wurden, um den politischen Wechsel zu organisieren, gehörte neben der feierliche Überführung des Leichnams von *Nola* nach *Rom* sowie der Herbeiführung von Beschlüssen, über die Durchführung der Begräbnisfeierlichkeiten,[885] die Eröffnung des Testaments des *Augustus.*

Darüber überliefert *Tacitus* Folgendes: *cuius testamentum inlatum per virgines Vestae Tiberium et Liviam heredes habuit. Livia in familiam Iuliam nomenque Augustum adsumitur; in spem secundam nepotes pronepotesque, tertio gradu primores civitatis scripserat, plerosque invisos sibi...*[886] (sein Testament wurde durch Jungfrauen der Vesta herbeigetragen, welches Tiberius und Livia zu [Haupterben] einsetzte, in zweiter Linie auch die Enkel und Urenkel, in dritter auch die Ältesten des Staates, von denen die meisten sogar verhasst gewesen waren.)

882 Vgl. Huttner, U.: Recusatio Imperii. Ein politisches Ritual zwischen Ethik und Taktik. Hildesheim. 2004.

883 Dies geschah dadurch, dass er *Tiberius* am 26. 06. 4 n. Chr. adoptierte und dafür sorgte, dass ihm das *imperium proconsulare maius* und die *tribunicia potestas* übertragen wurden, wobei *Augustus* gleichzeitig *Tiberius* zwang, *Germanicus* zu adoptieren. Vgl. Hanslik, R., Tiberius 1, in KIP Bd. 5, Sp. 814–818.

884 S. o. Bellemore, J.: The Death of Agrippa Postumus and the Escape of Clemens, in: Eranos 98, 2000, S. 93–114; Detweiler, R.: Historical Perspectives on the Death of Agrippa Postumus, in: The Classic Journal 65, 1970, S. 289–295; Jameson, S.: Augustus and Agrippa Postumus, in: Historia 24, 1975, S. 287–314;

885 Vgl. Tac. ann. 1, 8, 1–6; Suet. Aug. 100, 2–4; Cass. Dio 56, 32–47;

886 Vgl. Tac. ann. 1, 8, 1;

Es ist zu beobachten, dass dieses Testament als Haupterben nur *Tiberius* und *Livia* eingesetzt hatte, während *Agrippa Postumus* und auch *Germanicus* testamentarisch keine besondere Rolle spielten, nach *Tacitus* allenfalls in zweiter Linie unter den Enkeln und Urenkeln mit Legaten bedacht hätten sein können. Berücksichtigt man die Bedeutung, die für die Karriere des *Augustus* das Testament *Caesars*[887] gespielt hatte, wird ersichtlich, dass zum Zeitpunkt der Abfassung dieses Testamentes *Agrippa Postumus* unter den Erben des *Augustus* keine Sonderrolle spielte, damit auch nicht im Kreise möglicher Nachfolger im Prinzipat.

Ein auch in chronologischer Hinsicht klareres Bild über die Pläne des *Augustus* bezüglich seiner eigenen Nachfolge liefert *Sueton*: *Testamentum L. Planco C. Silio conss III. Non. Apriles, ante annum et quattuor menses quam decederat, factum ab eo ac duobus codicibus partim ipsius partem libertorum Polybi Hilarionis manu scriptum depositumque apud se Virgines Vestales cum tribus signatis aeque voluminibus protulerunt. quae omnia in senatu aperta et recitata sunt. heredes instituit primos Tiberium ex parte dimidia et sextante, Liviam ex parte tertia, quos et ferre nomen suum iussit; secundos: Drusum Tiberi filium ex triente, ex partibus reliquis Germanicum liberosque eius tres sexus virilis; tertio gradu propinquos amicosque complures.*[888] (Das Testament, welches unter dem Konsulat des L. Plancus und des G. Silius [im Jahre 13 n. Chr.[889]] am 04. 04., ein Jahr und vier Monate, bevor er verstarb, errichtet worden war, und in zwei Bänden, teils von eigener Hand, teils von den Freigelassenen Polypios und Hilarion niedergeschrieben worden war, und bei ihnen [den Vestalinnen] hinterlegt worden war, trugen die Vestalinnen zusammen mit noch drei weiteren gleich gesiegelten Schriftrollen herein. Diese wurden geöffnet und vorgelesen. Zu Erben setzte es an erster Stelle Tiberius zur Hälfte und einem Sechstel, Livia zu einem Drittel ein, welche alle seinen Namen tragen sollten; an zweiter Stelle: Drusus den Sohn des Tiberius mit einem Drittel, mit den übrigen Teilen bedachte er Germanicus und dessen drei Kinder männlichen Geschlechts; an dritter Stelle die [übrigen] Verwandten und Freunde.)

Auch den Angaben *Suetons* ist zu entnehmen, dass *Agrippa Postumus* von *Augustus* erst nach *Tiberius* und *Livia* sowie nach *Drusus*[890] und *Germanicus* nebst dessen damals lebenden drei Söhnen allenfalls an dritter Stelle testamentarisch bedachte, und zwar nach dem Stand einer letztwilligen Verfügung vom 04. 04. 13 n. Chr. Wenn *Augustus* eine Rehabilitierung des *Agrippa Postumus* erwogen haben sollte, dann hätte dies in der kurzen Zeit zwischen dem 04. 04. 13 n. Chr. und der zwischen Anfang

887 Vgl. Hanslik, R. Augustus, s. o. Sp. 745; immer noch grundlegend dazu: Schmitthenner, W.: Oktavian und das Testament Cäsars. Eine Untersuchung zu den politischen Anfängen des Augustus, München 1952.

888 Suet. Aug. 101, 1–2;

889 Vgl. dazu V. Ehrenberg and A. H. M. Jones, s. o. p. 40: AD 13.

890 *Tiberius Drusus Iulius Caesar, Drusus* d. J. (* um 15 v. Chr.; † 1. Juli 23), einziger Sohn des *Tiberius* und seiner ersten Frau, *Vipsania Agrippina* (*33 v. Chr.; †um 20 n. Chr.), einer Tochter von *Augustus'* Vertrautem *M. Vipsanius Agrippa* und *Pomponia Caecilia Atticas*, Enkelin des *T. Pomp. Atticus*. Vgl. Hanslik, R.: Drusus. II.1 Drusus Iulius Caesar. In: KIP Bd. 2, Sp. 171; 2. Sohn des *Germanicus* und *Agrippina Maiors*. Vgl. Hanslik, Drusus II.2 (DIII), in KlP Bd. 2, Sp. 171; Winterling, A.: Caligula, Eine Biographie, Drusus (III), Bruder des Caligula, München, 2007, S. 21, 35, 37-41, 45 f.. Grant, M.: The Roman Emperors. Bergisch Gladbach 1989, Tiberius S. 36-38;

Juni und Anfang August 14. n. Chr. zu datierenden Abreise des *Augustus* nach *Kampanien*[891] geschehen sein müssen.

Speziell aus diesem Zeitraum sind aber Ereignisse, die Rückschlüsse auf eine Entfremdung zwischen *Augustus* und *Tiberius* bzw. *Livia* schließen lassen könnten, nicht bekannt. Im Gegenteil: Im Jahre 13 n. Chr. erhielt *Tiberius* erneut die *tribunicia postestas*[892] sowie das *imperium maius*[893] übertragen, wodurch er bereits von dieser Zeit an die Stellung eines Mitregenten des *Augustus* innehatte. Eine weitere Machterweiterung des *Tiberius* im Laufe des Jahres 13 n. Chr. umschreibt *Cassius Dio* mit folgenden Worten: καὶ προσεψηφίσθη, πάνθ᾽ ὅσα ἂν αὐτῷ μετά τοῦ Τιβερίου καὶ μετ᾽ ἐκείνων τῶν τε ἀιεὶ ὑπατευόντων καὶ τῶν ἐς τοῦτο ἀποδεδειγμένων, τῶν τε ἐγγόνων αὐτοῦ τῶν ποιητῶν δῆλον ὅτι, τῶν τε ἄλλων, ὅσους ἂν ἑκάστοτε προσπαραλάβῃ, βουλευομένῳ δόξῃ, κύρια ὡς καὶ πάσῃ ἡ γερουσίᾳ ἀρέσαντα εἶναι.[894] (Ein weiterer Beschluss ging dahin, dass Alles, was er [Augustus] entscheide, im Einvernehmen mit Tiberius und den Beratern, mit den jeweils amtierenden und designierten Konsuln sowie seinen Enkeln[895], den adoptierten natürlich, ferner mit den anderen, die er hinzuziehe, gelte, wie im ganzen Senat entschieden.)

Man könnte im Hinblick auf diese Machterweiterung geradezu von einem „Ermächtigungsgesetz" sprechen[896], aufgrund dessen von *Augustus* mit seinem engsten Beraterstab, nicht zuletzt gemeinsam mit *Tiberius* getroffene Entscheidungen das Gewicht von Senatsbeschlüssen erhielten. Gestützt auf diese Vollmachten führte *Augustus* gemeinsam mit *Tiberius* am 11. 05. 14 n. Chr. also nur wenige Wochen vor seiner Abreise nach Kampanien einen *Census* durch[897], wobei diese Informationen auch im Kontext damit zu sehen sind, dass sich *Augustus* nach *Cassius Dio*[898] schon seit Anfang des Jahres 13 n. Chr. aus der aktiven Regierungstätigkeit zurückzog, indem er sich vor allem im Senat von einer wachsenden Zahl von „Beratern" begleiten bzw. vertreten ließ und seine eigenen täglichen Amtsgeschäfte immer öfter im Liegen erle-

891 S. o. Suet. Aug. 97, 3;

892 Vgl. Tac. ann. 1, 10, 7: *etenim Augustus paucis ante annis, cum Tiberio tribuniciam potestatem rursum postularet* ... Vgl. Hanslik, R.,Tiberius, in KIP, Bd. 5, Sp. 816;

893 Vgl. Vell. 2, 121, 1: ... *et senatus populusque Romanus postulante patre eius, ut aeque ei ius in omnibus provinciis exercitibusque esset quam ipsi* ... Vgl. Hanslik, R., Tiberius, in KIP, Bd. 5, Sp. 816;

894 Vgl. Cass. Dio, 56, 28, 2–3;

895 Gemeint sind *Drusus* und *Gemanicus*.

896 Diese Angaben des *Cassius Dio* stehen in einem gewissen Widerspruch zu der von *Augustus* in den *res gestae* aufgestellten Behauptung, dass er nach Ende der Bürgerkriege an Autorität alle anderen Amtsträger überragt habe, nicht jedoch an Amtsgewalt. Vgl. res gestae c. 34, 2: *post id tempus auctoritate omnibus praestiti potestatis autem nihil amplius habui quam ceteri, qui mihi in magistratu conlegae fuerunt.* Aber im Hinblick darauf ist zu berücksichtigen, dass die von *Dio* beschriebenen Sonderrechte erst nach der Veröffentlichung der *res gestae* erfolgten.

897 Vgl. Suet. Tib. 21, 1: *ac non multo post lege per consules lata, ut provincias cum Augusto communiter administraret simulque censum ageret, condito lustro in Illyricum profectus est.* S. auch: V. Ehrenberg and A.H.M. Jones s. o. p. 40: *[August I] III T. Caesar cens.[egerun]t c.s.c.R.k.* .... Vgl. Hanslik, R., Tiberius, s. o. Sp. 816;

898 Vgl. Cass. Dio 56, 28, 1–4;

digte[899]. Das aber bedeutet, dass jener *Census* in Wirklichkeit zwar im Auftrag des *Augustus*, aber im Wesentlichen doch von *Tiberius* durchgeführt worden sein dürfte. Von Entfremdungen oder gar Misstrauen zwischen *Augustus* und *Tiberius* kann somit gerade während der letzten Monate der Regierungszeit des *Augustus* kaum die Rede sein.

Eine kritischere Haltung scheint *Augustus* in den letzten Monaten seiner Regierungszeit allenfalls gegenüber Eigenmächtigkeiten seiner Enkel eingenommen zu haben: καὶ ὅπως γε μὴ τοῦ Γερμανικοῦ τοῦ τε Δρούσου γνώμον τινα εἰπόντων ὑποτήσωσί τε ἐκ τῆς αὐτοῦ ἐντολῆς τοῦτο γενονέναι καὶ ἀνεξέταστον αὐτην ἔλωνται, προσέταξε μηδέτερον αὐτῶν μηδὲν εἰπεῖν.[900]
(Germanicus und Drusus aber verbot er, irgendwelche Erklärungen abzugeben, aus Sorge, es könne sonst der Verdacht aufkommen, das Ganze sei in seinem Auftrag geschehen und der Senat werde daraufhin seinen Antrag ohne weitere Nachprüfung annehmen.)

Aber auch diese nach *Cassius Dio* im Jahre 13 n. Chr. gegen *Germanicus* und *Drusus* verhängten Redeverbote entsprachen weniger grundsätzlichen Vorbehalten des *Augustus* diesen beiden Enkeln gegenüber, als taktischen Zielen, und zwar im Interesse der im Zusammenhang des Census verfolgten steuerpolitische Ziele[901]. Jedenfalls richteten sich diese Maßnahme nicht gegen *Tiberius* und dürften dessen Position insgesamt sogar noch gestärkt haben. Daher erscheinen die frühestens bei *Tacitus* greifbaren Gerüchte, nach denen *Livia* oder *Tiberius* aus der Sorge heraus, dass sich *Augustus* in seinen letzten Lebensmonaten mit dem Gedanken getragen haben könnte[902], die Optionen des *Tiberius* auf seine Nachfolge zu Gunsten des *Agrippa Postumus* einzuschränken, *Augustus* mittelst eines Verbrechens aus dem Wege geräumt haben könnten, – sowohl aus überlieferungsgeschichtlichen Erwägungen[903] als auch unter dem Aspekt des *cui bono* als nicht plausibel.

Insofern weder *Livia* noch *Tiberius* plausible Motive besaßen, *Augustus* beseitigen zu lassen, wird man für das scheinbar so verdächtige Verhalten *Livias* unmittelbar vor

899 Vgl. Cass. Dio 56, 28, 3: τοῦτ᾽ οὖν ἐκ τοῦ δόγματος, ὅπερ που καὶ ἄλλως τῷ ἔργω εἶχε, προσθέμενος, οὕτω τὰ πλείω καὶ κατακείμενος ἔστιν ὅτε ἐχρηματίζειν - Nachdem der Kaiser nach diesem Beschluss das Sonderrecht, das er sonst schon besaß, hinzubekommen hatte, erledigte er weiterhin, obschon im liegenden Zustand, die meisten öffentlichen Angelegenheiten.

900 Vgl. Cass. Dio 56, 28, 5;

901 Nach *Cassius Dio* diente der *Zensus* u. a. als Voraussetzung für die Erhebung einer neuartigen Steuer, die nicht nur im Senat heftig kritisiert wurde, sondern auch in großen Teilen der Bevölkerung, so dass angeblich sogar ein Aufruhr befürchtet wurde. Vgl. Cass. Dio 56, 28, 4: επεί τε ἐπὶ τῇ εἰκοστῇ π άντες ὡς εἰπεῖν, ἐβαρύνοντο, καὶ ἐδόκει τι νεώτερον ἔσεσθαι, ἔπεμψε βιβλίον ἐς τὴν βουλήν, κελεύων ἄλλους τινάς αὐτὴν πόρους ἐπιζητῆσαι. – Da nun fühlten sich aber fast alle durch die fünfprozentige Abgabe belastet und es schien, dass ein Aufruhr entstehen könne, da schickte er [Augustus] einen Brief an den Senat und ersuchte darum, andere Einnahmequellen ausfindig zu machen.

902 S. o. Tac. ann. 1, 5, 1: *....et quidam scelus uxoris suspectabant...*

903 S. o. Tac. ann. 1, 5, 2: *neque multo post extincto Maximo, dubium an quaesita morte, auditos in funere eius Marciae gemitus semet incusantis, quod causa exitii marito fuisset.* Man muss sich in Bezug darauf fragen, ob es nicht einer häufigen Erfahrung entspricht, dass die Frau eines Mannes, bei dem Zweifel bestehen, ob er sich selbst getötet hat, sich fragt, ob sie an dem Suizid ihres Mannes Schuld trage, ohne dass sich daraus ein „gerichtsfester" Beleg für den Wahrheitsgehalt bestimmter Gerüchte ableiten ließe.

und nach dem Ableben des *Augustus* auch in andere Richtungen ermitteln müssen, – vor allem in Richtung solcher Personen, bei denen aufgrund enger verwandtschaftlicher Beziehungen eine testamentarische Berücksichtigung unbedingt zu erwarten gewesen wäre, die aber gleichwohl von *Augustus* enterbt wurden. Dazu gehören seine ersten beiden Gemahlinnen, *Clodia*[904] und deren Umfeld sowie *Scribonia*[905], die Mutter *Julias*, der einzigen Tochter des *Augustus*, die den Tod des *Augustus* noch erlebte[906], – sie starb zwar ebenfalls im Jahre 14 n. Chr., nach der relativen Chronologie des *Tacitus* aber erst nach ihrem Vater[907] – und deren zahlreiche, z. T. auch „angeheiratete" Verwandte[908].

Eine systematische Recherche in diesen Richtungen verbietet sich, insofern, ausgehend von den zahlreichen und hochrangigen verwandtschaftlichen Beziehungen der o. g. Frauen gewissermaßen der gesamte römische Hochadel jener Zeit unter Generalverdacht gestellt werden müsste. Dennoch darf nicht außer Betracht bleiben, dass gerade von den „ersten Opfern" der politischen Justiz des *Tiberius* direkte Spuren in die verwandtschaftliche Nähe der ersten beiden Gemahlinnen des Augustus führen. Das gilt für *Agrippa Postumus*[909], bzw. dessen Doppelgänger, den Sklaven *Clemens*[910],

904 (*um 54 v. Chr., Todesdatum?) Mit *Augustus* verheiratet zwischen 42 u. 40 v. Chr.; vgl. Bleicken, J.: Augustus. Berlin 1998, S. 141 u. 706–707. Stein: Claudius 390. In: RE. Bd. III 2, Stuttgart 1898, Sp. 2886 f.;

905 Mit *Augustus* verh. zw. 40 u. 38 v. Chr. (*spätestens um 65 v. Chr.; †nach 16 n. Chr.); vgl. Leon, E. F.: Scribonia and her daughters. In: Transactions and Proceedings of the American Philological Association. Bd. 82, 1951, S. 168–175; Scheid, J.: Scribonia Caesaris et les Julio-Claudiens: Problèmes de vocabulaire de parenté. In: Mélanges de l'École Française de Rome. Antiquité 87, 1975, S. 349 ff.; ders.: Scribonia Caesaris et les Cornelii Lentuli. In: Bulletin de Correspondence Hellénique 100, 1976, S. 485–491; Strothmann, M.: Scribonia [1]. In: DNP. Bd. 11, Stuttgart 2001, Sp. 301; Syme, R.: The Augustan aristocracy. Oxford 1986, S. 57, 247–257. Winkler, G.: Scribonius II. 7. In: KIP Bd. 5, Stuttgart 1979, Sp. 55;

906 Vgl. Fantham, E.: Julia Augusti The emperor's daughter. London 2006. Schmitzer, U.: Julia – die Ohnmacht der Erotik. In: Feichtinger, B. (Hrsg.): Gender Studies in den Altertumswissenschaften: Aspekte von Macht und Erotik in der Antike. Trier 2010 S. 151–176;

907 Vgl. Tac. ann, 1, 53, 1: *Eodem anno suppremum diem obiit, ob impudiciam olim a patre Augusto Pandateria insula, mox oppido Reginorum, qui Siculum fretum accolunt clausa....*

908 37 n. Chr. wurde *Julia* erstmalig verlobt, mit *Marcus Antonius Antyllus*, dem ältesten Sohn *Marc Antons*. Nach der Schlacht bei Aktium 31 v. Chr. wurde dieses Verlöbnis aber wieder gelöst (Vgl. Cass. Dio 48, 34, 3;). Ihre erste Ehe ging sie mit im Jahre 25 v. Chr. mit M. Claudius Marcellus ein (* 42 v. Chr.; † September 23 v. Chr. in Baiae), einem Neffen des *Augustus*, der aber im Jahre 23 v. Chr. verstarb. In dritter Ehe war sie verheiratet mit *Marcus Vipsanius Agrippa* (*64 v. Chr. oder 63 v. Chr. in *Arpinum* oder in *Dalmatien*; †12 v. Chr. in *Kampanien;*). Aus dieser Ehe gingen als Kinder hervor: *Gaius (Caesar)*, *Vipsania Julia*, *Lucius (Caesar)*, *Agrippina* und *Agrippa Postumus*. Außerdem sind vier Liebhaber bekannt: *Iullus Antonius* (Vgl. Velleius 2. 100), *Ti. Sempronius Gracchus*, *T. Quinctius Crispinus*, *Appius Claudius Pulcher*, *Cornelius Scipio*. Vgl. Fantham, E., Julia Augusti: The Emperor's Daughter, New York, 2006. Barrett, A. R., Livia: First Lady of Imperial Rome, New Haven: 2002.

909 Vgl. Tab. I, 2, †14 n. Chr., ein Sohn der *Iulia Augusti* aus ihrer Ehe mit *Marcus Vipsanius Agrippa*;

910 Vgl. Tab. I, 4, gest. 17 n. Chr., ein ehemaliger Sklave des o. g. (Tab. I, Nr. 2;).

genauso wie für *Drusus Libo*[911], *Germanicus*[912] und *Gn. Calpurnius Piso*[913]. Und im Zusammenhang damit verdient besondere Beachtung, dass *Tiberius* auch in militärischer Hinsicht während der Anfangsphase seiner Regierungszeit vor allem dort eine besondere Gefahr witterte, wo der Einfluss von Persönlichkeiten aus dem Umfeld *Scribonias*, der zweiten Gemahlin des *Augustus* stark zu sein schien.

Tacitus berichtet über die erste von *Tiberius* selbst organisierte Militäraktion zur Eindämmung gegen seine Herrschaft gerichteter Bestrebungen Folgendes: *Haec audita ... Tiberium pepulere, ut Drusum filium cum primoribus civitatis duabusque praetoriisque cohortibus mitteret, nullis satis certis mandatis, ex re consulturum. et cohortes delecto militum supra solitum firmatae. additur magna pars praetoriani equitis et Germanorum, qui tum custodes imperatori aderant. simul praetorii praefectus Aelius Seianus, collega Straboni patri suo datus, magna apud Tiberium auctoritate, rector iuveni et ceteris periculorum praemiorumque ostentator.*[914] (Dieses trieb Tiberius dazu, Drusus[915], seinen Sohn mit führenden Persönlichkeiten des Staates und zwei Prätorianerkohorten [nach Illyrien (aus dem Kontext ergänzt)] zu entsenden, ohne bestimmte Aufträge, außer dem Befehl, nach der Lage Dinge zu entscheiden. Auch wurden die Kohorten durch eine ungewöhnliche Auswahl von Soldaten verstärkt. Es wurde ein Großteil der Reiterei der Prätorianer hinzugegeben sowie von Germanen [Hilfstruppen). Zugleich wurde der Prätorianerpräfekt Aelius Sejanus, als Amtskollege seines Vaters Strabo beigeordnet, der bei Tiberius in hohem Ansehen stand, den jungen Drusus anleiten sollte und den übrigen zeigen sollte, die Gefahren zu überstehen und Belohnungen zu erringen.)

Dem Text ist zu entnehmen, dass *Tiberius* nach *Illyrien* „Elitetruppen" entsandte, unter Führung seines Sohnes *Drusus*, den aber nach *Tacitus* bereits *Sejan* begleiten und anleiten sollte, was darauf schließen lässt, dass *Sejan* bereits vor dem Regierungsantritt des *Tiberius*, somit auch bereits vor dem Ableben des *Augustus*, das Vertrauen des *Tiberius* genoss. Diese Überlegung bekommt ein zusätzliches Gewicht, wenn man berücksichtigt, dass der von *Drusus* und *Sejan* angeführten Militäraktion in *Illyrien* mehr politische als militärische Aufgaben zugedacht waren. Diesen Eindruck bestätigt auch eine Notiz *Suetons* über den historischen Kontext jener Expedition.

Den Reflexionen *Suetons* über das angebliche Zögern des *Tiberius* beim Antritt der Nachfolge des *Augustus* sind folgende Formulierungen zu entnehmen: *Cunctandi*

---

911 Vgl. Tab. I, Nr. 3, gest. 16. n. Chr., *Marcus Scribonius Libo Drusus*, ein Großneffe *Scribonias*; vgl. Eck, W.: Scribonius [II 6]. In: DNP. Bd. 11, Stuttgart 2001, Sp. 305; Gärtner, Th.: Drusus Libo als Exempel für einen wohlüberlegten Selbstmord (Sen. epist. 70, 10). In: Klio. Bd. 92, 2010, Heft 2, S. 411–422; Pettinger, A.: The Republic in Danger: Drusus Libo and the Succession of Tiberius. Oxford und New York 2012. Prosopographia Imperii Romani, Pars VII, Fasciculus II, Berlin 2006, S. 104–105 (PIR² S 268.).

912 Vgl. Tab. I, 5, †19 n. Chr., *Nero Claudius Germanicus* (*24. 05. 15 v. Chr.; †10. 10. 19 n. Chr. in Antiochia am Orontes), als ein *Sohn Drusus'd. Ä.* und *Antonias d. J.*, versippt mit *Augustus'* erster Gemahlin *Clodia*, durch seine Ehe mit *Agrippina d. Ä.* versippt mit deren Mutter, *Iulia Augusti*.

913 Vgl. Tab. I, Nr. 7, †20 n. Chr., als Angehöriger der Familie der *Calpurnii Pisones* praktisch mit allen hochadeligen Familien Roms versippt.

914 Vgl. Tac. ann I, 24, 1–2;

915 Vgl. dazu Tab. I, 9; *Tiberius Drusus Iulius Caesar*, d. J., (*um 15 v. Chr., †1. 07. 23), 14 n. Chr. ca. 28 Jahre alt.

causa erat metus undique imminentium discriminum, ut saepe lupum se auribus tenere diceret. nam et servus Agrippae Clementis nomine non contemnendum manum in ultionem domini compararat et Scribonius Libo vir nobilis res novas clam moliebatur et dupplex seditio militum in Illyrico et in Germania exorta est. .... compositis seditionibus... Libonem, ne quid in novitate acerbius fieret, secundo demum anno in senatu coarguit, medio temporis spatio tantum cavere contentus;[916] (Grund für das Zögern war Furcht vor von allen Seiten drohenden Gefahren, so dass er oft sagte, ein Wolf halte ihn an den Ohren. Denn sogar ein Sklave des Agrippa mit Namen Clemens hatte eine nicht zu verachtende Schar zur Rächung seines Herrn zusammengebracht und Scribonius Libo[917], ein Mann von Adel, arbeitete heimlich an einem Umsturz und ein zweifacher Aufstand entstand in Illyrien und in Germanien. Als die Aufstände niedergeworfen waren, klagte er den Libo, damit nicht gleich zu Beginn seiner Herrschaft allzu Bitteres geschehe, erst im zweiten Jahr darauf im Senat an, und gab sich in der Zwischenzeit damit zufrieden, auf der Hut zu sein.)

Nach Auffassung *Suetons* oder der Verfasser der von diesem benutzten Quellen, hatte *Drusus Libo*, d. h. ein Neffe der *Scribonia*, *Augustus'* zweiter Gemahlin, obwohl er erst im Jahre 16 n. Chr. als mutmaßlicher Verschwörer unter Anklage gestellt wurde, bereits 14 n. Chr. seine Hände mit im Spiel gehabt, als u. a. in *Illyrien* „gezündelt" wurde. Und vor dem Hintergrund dieser Entwicklung stellt sich dem Betrachter natürlich die Frage, ob nicht bereits *Augustus* ein derartiges Szenario vorausgesehen, oder zumindest befürchtet hatte, als er im Frühsommer des Jahres 14 n. Chr., seine eigene gesundheitliche Hinfälligkeit in Rechnung stellend und sein baldiges Ende voraussehend, den seiner Meinung nach tüchtigsten General, seinen Stiefsohn *Tiberius* nach *Illyrien* beorderte[918], um einer solchen Gefahr entgegen zu wirken und dass *Tiberius* selbst sich für diese Expedition, die er wegen des Ablebens des *Augustus* aber nicht mehr hatte antreten bzw. nicht hatte zu Ende führen können, bereits *Sejan* als persönlichen Adjutanten auserkoren hatte.

Dass *Tiberius* den Beginn seiner eigene Expedition nach *Illyrien* immer wieder herausgezögert hatte bzw. unverzüglich abbrach, als er die Nachricht bekam, dass *Augustus* im Sterben liege, erklärt sich daraus, dass er seinen eigenen Anspruch auf die Nachfolge des *Augustus* weniger durch einen Aufstand in *Illyrien* gefährdet sah als durch die Gefahr einer seinen Interessen zuwiderlaufende Entscheidung im Senat, so lange nicht das Testament des *Augustus* dessen klare Willensbekundung zum Ausdruck brachte, dass *Tiberius* auch in Bezug auf die von ihm inne gehabte Stellung im Staat seine Nachfolge antreten sollte.

Die größte Gefahr für eine Vereitelung der Nachfolge des *Tiberius* hätte dann bestanden, wenn es der Umgebung im Testament des *Augustus* übergangener Verwandter gelungen wäre, noch vor seiner Veröffentlichung im *Senat* Entscheidungen durchzusetzen, welche den testamentarischen Willen des *Augustus* durchkreuzten. Und da-

916 Vgl. Suet. Tib. 25, 1 u. 3;

917 Gemeint ist: *M. Scribonius Drusus Libo*; vgl. Winkler, G.; Scribonius II, 2, in: KlP, Bd. 5, Sp. 55; s. o. Tab. I, Nr. 3;

918 Die Entsendung des *Tiberius* durch *Augustus* nach *Illyrien* wird sowohl von *Tacitus* (Vgl. Tac. ann. 1, 5, 3;) als auch von *Sueton* (Suet. Aug. 97, 3;) und *Cassius Dio* (Vgl. Cass. Dio 56, 31, 1;) bezeugt.

raus wiederum erklärt es sich, dass *Livia* dafür sorgte, dass die Nachricht vom Ableben des *Augustus* nicht eher öffentlich bekannt gegeben wurde, als sicher gestellt war, dass vor allen anderen denkbaren Entscheidungen des Senats über die politische Zukunft Roms nur solche über die postmortalen Ehrungen des *Augustus* getroffen wurden, in deren Rahmen eine Veröffentlichung des Testaments geplant war, nach der eine politische Entscheidungen, die im Widerspruch zu dem Willen des Verstorbenen bezüglich seines Erbes standen, praktisch nicht mehr möglich waren.

Auch *Augustus* selbst scheint alles in seiner Macht stehende getan zu haben, um so lange als möglich politische Handlungsfähigkeit zu demonstrieren. Nach in diesem Punkte übereinstimmenden Zeugnissen des *Tacitus, Suetons* und *Cassius Dios* wurde *Augustus* erst in *Nola* bettlägerig und regierungsunfähig. Berücksichtigt man ferner die in Bezug auf angebliche Vorzeichen während der Abschlussfeierlichkeiten aus Anlass des *Zensus* des Jahres 14 n. Chr. und deren Deutung übereinstimmenden Zeugnisse *Suetons* und *Cassius´ Dios*, dann hätte *Augustus* von jenem Zeitpunkt an, der sich in etwa auf den 20. Mai datieren ließe, noch einhundert Tage die ihm obliegenden Amtspflichten als *Kaise*r dem äußeren Anscheine nach ausgeübt.

Dass *Augustus* sich vorher angeblich noch mit zahlreichen Rechtsstreitigkeiten[919] beschäftigte, dann auch noch eine Reise nach *Kampanien* unternahm, danach an den zu seinen Ehren veranstalteten gymnastischen Spielen in *Neapel* teilnahm[920], ja sogar auch noch nach *Benevent* reiste, wird man daher nicht ausschließen dürfen, obwohl darüber außer von *Sueton* von niemandem berichtet wird[921]. Denn all jene Aktivitäten fanden ja unter den Augen der Öffentlichkeit statt, so dass eine literarische Fiktion bezüglich dieser Aktivitäten, auch in den Quellen, aus denen *Sueton* hierbei schöpfte, ausgeschlossen werden kann. Das gilt auch für verschiedene Aktivitäten während der Schiffsreise des *Augustus* durch den Inselarchipel *Kampaniens.*

Denn abgesehen von jenen vier Tagen, die *Augustus* angeblich in einer abgeschiedenen Villa auf *Capri* verbrachte, scheute er nach *Sueton* auch in *Kampanien* die Öffentlichkeit keineswegs. Er soll in jener Zeit u. a. Passagiere und Seeleute eines Schiffes aus *Alexandrien* mit großzügigen Geldgeschenken bedacht haben.[922] Auch für diese Aktivitäten muss es zahlreichen Zeugen gegeben haben, die sich nach de Tode des *Augustus* an derartige Begebenheiten gern erinnerten, so dass *Sueton* auch diese Informationen nicht „fingiert" haben dürfte. Selbst dass *Augustus* die im Mai geplante Reise nach *Benevent* auch noch wirklich angetreten hat, wird man aufgrund ihres öffentlichen Charakters kaum bezweifeln dürfen, auch wenn darüber nur *Sueton* berichtet.

Unklarheit besteht allerdings hinsichtlich des genauen Zeitpunkts seines Abstechers nach *Benevent*, insofern die „Krankheit", welcher er erlag, nach *Sueton* erst nach

919 Der kurz zuvor durchgeführte *Zensus* könnte dafür Stoff geboten haben. S. o. Suet. Aug. 97, 3;

920 S. o. Aug. 97, 5: *mox Neapolim traiecit, quamquam etiam tum infirmis intestinis morbo variante,,,*

921 Vgl. Suet. Aug. 97, 3: *Tiberium igitur in Illyricum missurus et Beneventum usque prosecuturus...* und Suet. Aug. 98, 5: *... et cum Tiberio ad destinatum locum contendit...*

922 Vgl. Suet. Aug. 98, 2: *Forte Puteolanum sinum praetervehenti vectores nautaeque de navi Alexandrina,,, candidati coronatique et tura libantes fausta omina et eximias laudes congesserant...qua re admodum exhileratus quadrenos aureos comitibus divisit...*

der Rückkehr von dort zum Ausbruch kam[923]. Im Zusammenhang damit stellt sich auch die Frage nach Begleitern, die ein Interesse daran gehabt haben könnten, das Ableben des *Augustus* zu beschleunigen. Insofern die Reise vor den Augen der Öffentlichkeit stattfand und dazu diente, dem *Tiberius* auf der Reise nach *Illyrien* ein Ehrengeleit zu geben, wird man nicht ausschließen dürfen, dass sich auf dieser Reise in der Begleitung des *Augustus* neben *Tiberius*, als dessen Adjutant vielleicht auch *Sejan* befand sowie natürlich *Livia*, die Gemahlin des *Augustus* und ein Arzt, als gesundheitlicher Betreuer.

Denn einerseits hatte *Augustus* bereits zum Zeitpunkt seiner Abreise aus *Rom* die Absicht, *Tiberius* auf seinem Weg nach *Illyrien* bis *Benevent* ein Ehrengeleit zu geben[924], was rituell dem Brauch entsprach, dass dem Abmarsch römischer Feldherrn traditioneller Weise eine Musterung der Truppen auf dem Marsfeld vorausging. Außerdem soll *Augustus* nach *Sueton* diese Absicht erst geraume Zeit später realisiert haben, – erst nach Erledigung etlicher Amtsgeschäfte in *Rom*[925], nach einem viertägigen – durch seine in *Astura* ausgebrochenen *Gastroenteritis* – verursachten Aufenthalt auf *Capri*[926], nach einer Art Kreuzfahrt durch den Archipel des Golfes von *Neapel*[927], nach einem wahrscheinlich ebenfalls viertägigen Besuch *Neapels*[928], – also erst unmittelbar vor dem Beginn seiner Bettlägerigkeit in *Nola*[929], d. h. erst im August.

Vor dem Hintergrund dieser Informationslage ist es verständlich, dass schon in den *Tacitus* vorliegenden Quellen Gerüchte überliefert waren, nach denen *Augustus* nicht eines natürlichen Todes gestorben, sondern einem von seiner langjährigen dritten Ehefrau *Livia* ausgeübten oder veranlassten Verbrechen zum Opfer gefallen sein könnte. Diese Gerüchte hielt *Tacitus* immerhin für erwähnenswert[930], *Sueton* ignorierte sie zwar[931], *Cassius Dio* jedoch konkretisierte sie sogar, durch die Erzählung, dass *Livia* ihren Gemahl durch frisch von einem Baum gepflückte, aber zuvor noch am Baum vergiftete Feigen vergiftet habe[932]. Und obwohl weder *Livia* noch *Tiberius*, objektiv betrachtet, ein Motiv hatten, *Augustus* zu töten oder töten zu lassen, wird man nicht völlig ausschließen können, dass sich aus den oben skizzierten politischen Problemen im Zusammenhang der Bekanntgabe des Ablebens des *Augustus* ein Motiv dafür ergeben haben könnte, das Ableben des *Augustus* zu beschleunigen, - sofern es in der Begleitung des *Tiberius* oder *Livias* Personen gegeben haben sollten, die bereit waren, „ihre Hilfe" dabei anzubieten, wie vielleicht *Sejan* oder gar ein Arzt.

923 S. o. Suet. Aug. 98, 5: *sed in redeundo adgravata valetudine tandem Nolae succubuit...*
924 S. o. Suet. 97, 3;
925 S. o. Suet. Aug. 97, 3:*...cum interpellatores aliis atque aliis causis in iure dicendo detinerent...*
926 S. o. Suet. Aug. 98, 1: ... *Caprearum quoque secessu quadriduum impendit...*
927 S. o. Suet. Aug. 98, 1: *tunc Campaniae ora proximisque insulis circuitis...* 98, 4: .... *vicinam Capreis insulam Apragopolin appellabat a secedentium illuc e comitatu suo...*
928 S. o. Suet. Aug. 98, 5: *mox Neapolim traiecit...et quinquenale certamen ... perspectavit ...et cum Tiberio ad destinatum locum contendit.*
929 S. o. Suet. Aug. 98, 5: *sed in redeundo adgravata valetudine tandem Nolae succubuit...*
930 S. o. Tac. an. 1, 5, 1: ... *gravescere valetudo Augusti, et quidam scelus uxoris suspectabant.*
931 S. o. Suet. Aug. 99, 1–2;
932 S. o. Cass. Dio 56, 30, 2;

Ein moderner „Verteidiger" würde allerdings bezüglich *Livias* fragen, ob diese damals auch ein plausibles Motiv hatte, einen Gattenmord zu begehen. Selbst wenn man unterstellt, dass ihr das Schicksal ihres einzigen Kindes, des am 16. 11. 37 v. Chr. geborenen[933], also im Todesjahr des *Augustus* bereits über 50-jährigen *Tiberius* stärker am Herzen lag, als dasjenige des *Augustus.* Mit ihm war sie zwar seit über einem halben Jahrhundert verheiratet, hatte aber keine Kinder von ihm; daher ist nicht erkennbar, dass sie einen Vorteil für sich selbst oder *Tiberius* darin gesehen haben könnte, *Augustus* mittelst eines Verbrechens aus dem Wege zu räumen, – es sei denn sie hätte durch ein „Verbrechen" lediglich einem entsprechenden Wunsch ihres Gatten stattgeben wollen.

Sueton kommentierte den angeblich „leichten" Tod des *Augustus* in den Armen seiner Gemahlin mit folgenden Worten: *nam fere quotiens audisset cito ac nullo cruciatu defunctum quempiam, sibi et suis* εὐθανασίαν *similem– hoc enim verbo uti solebat – praecabatur.*[934] (denn so oft er [Augustus] davon gehört hatte, dass jemand schnell und ohne Qual verstorben sei, erbat er für sich und die seinen einen ähnlichen – dieses Wort pflegte der nämlich zu benutzen – „schönen Tod".)

Da *Augustus* sich nach *Sueton* zur Bezeichnung eines „schönen Todes" des griechischen Wortes εὐθανασίαν bediente, könnte man u. U. auf den Gedanken kommen, dass *Livia* den Wunsch ihres Gemahls dahingehend deutete, dass sie jenem zu gegebener Zeit „Gift" zu applizieren habe, welches ihr als geeignet erschien, ihm diesen Wunsch, im Sinne von „Sterbehilfe" zu erfüllen. Im Widerspruch dazu steht aber die Angabe *Suetons*, nach welcher *Augustus* diesen Ausdruck immer dann gebrauchte, wenn er davon gehört hatte, dass „ … jemand schnell und ohne Qual verstorben sei…." Dies Formulierung lässt keinen Spielraum für die Annahme, dass *Augustus*, wenn er diesen Ausdruck benutzte, an eine durch eine Intoxikation herbeigeführte Tötung gedacht haben könnte[935].

Berücksichtigt man ferner die konkreten Maßnahmen *Livias* bzw. des *Tiberius* im unmittelbaren Anschluss an die öffentliche Bekanntgabe von *Augustus'* Ableben, insbesondere die feierliche Überführung des Leichnams nach Rom[936], die Testamentseröffnung im *Senat*[937] sowie die Herbeiführung eines Beschlusses über die Divinisierung des Verstorbenen[938], so wird erkennbar, dass *Livia* die Nachfolge des *Tiberius* in dem Falle für am meisten gefährdet ansah, dass die Nachricht vom Ableben des *Au-*

933 Zum Geburtstag des *Tiberius* vgl. Seager, R.: Tiberius. Malden/Massachusetts 2005². Shotter, D. C. A.: Tiberius Caesar. London 2004². Syme, R.: History or Biography. The Case of Tiberius Caesar. In: Historia 23, 1974, S. 481–496; Zvi Yavetz: Tiberius. Der traurige Kaiser. München 2002.

934 Vgl. Suet. 99, 2;

935 Diese Feststellung steht im Gegensatz zu alternativen Deutungen in der medizingeschichtlichen Literatur, nicht zuletzt zu denen Th. Potthoffs und U. Benzendorfers; siehe dazu die Einleitung sowie das Literaturverzeichnis in dieser Arbeit; eher kryptisch äußerte sich dazu G. Marasco (Augustus, in Leven, K.-H.: Antike Medizin. … s. o. Sp. 128;).

936 Vgl. Tib. Aug. 100, 2–4; Cass. Dio 56, 31, 2;

937 Vgl. Tac. ann. 1, 8, 1–2; Suet. Aug. 101, 1–4; Cass. Dio 56, 32, 1–34;

938 Vgl. Tac ann. 1, 8, 1: *Nihil primo senatus die agi passus nisi supremis Augusti, cuius testametum inlatum … Tiberium et Liviam heredes habuit.* und Tac. ann. 1, 10, 8: *ceterum sepultura more perfecto templum et caelestes religiones decernentur.* Vgl. Suet. Tib. 100, 3–4: *… ac a senatorum umeris delatus in Campum [Martium] crematusque … nec defuit vir praetorius, qui se effigiem cremati euntem in*

gustus wesentlich früher bekannt geworden wäre, als der Inhalt seiner letztwilligen Verfügungen: – der aber ließ keinen Zweifel daran zu, dass der zwischenzeitig zum *deus* erhobene *Augustus* sich niemand anderen als Nachfolger auserkoren hatte, als seinen Stiefsohn *Tiberius*, der von jenem Zeitpunkt an auch den Titel *divi filius* führen durfte. Dieser Titel aber hatte zur Folge, dass jede Form von politischem Widerstand gegen die Ansprüche des *Tiberius* auf die Nachfolge des *Augustus* gegebenenfalls strafrechtlich als Gotteslästerung zu ahnden und mit dem Tode zu bestrafen gewesen wäre[939].

So gerät unversehens auch *Tiberius* in den Kreis der des angeblichen Mordes an *Augustus* verdächtigen Personen, obwohl gerade in dessen Fall höchst widersprüchliche Informationen überliefert sind, ob er nach seiner Rückkehr aus *Dalmatien* oder wenigstens von der Reise dorthin in *Nola Augustus* überhaupt noch lebend angetroffen hat[940] und obwohl, ***objektiv*** betrachtet, auch für ihn kein Grund bestand, zu befürchten, dass *Augustus* die Absicht gehabt haben könnte, ihn in den letzten Monaten seines Lebens vom ersten Platz seiner Erben und möglichen Nachfolger auf dem „Kaiserthron" wieder zu verdrängen.

Andererseits kann aber wegen der widersprüchlichen Überlieferungslage in Bezug auf die Möglichkeit der Anwesenheit des *Tiberius*[941] beim Tode des *Augustus* nicht ausgeschlossen werden, dass *Tiberius* ***subjektiv***, vielleicht beraten durch *Sejan*, mit der Möglichkeit einer Veränderung der Nachfolgeregelung zu seinen Ungunsten rechnete und eben dagegen Vorkehrungen glaubte treffen zu müssen. Um diesen Gedankengang besser verstehen zu können, ist es nötig sich zu vergegenwärtigen, dass die persönlichen Beziehungen zwischen *Tiberius* und *Augustus* nicht sehr persönlich gewesen sein dürften und *Tiberius* am eigenen Leibe hatte erfahren müssen, dass weder eine Blutsverwandtschaft mit *Augustus* noch eine Adoption durch diesen die Betroffenen vor politische Verfolgungen schützten.

In erster Ehe war er zwischen 16 und 12 v. Chr. mit *Vipsania Agrippina* verheiratet gewesen, der Tochter von *Octavians* engem Vertrauten *Marcus Vipsanius Agrippa*,

---

caelum vidisse iuravit. reliquias legerunt primores … ac Mausoleo condiderunt. Vgl. auch Cass. Dio 56, 46, 1–47;

939 Vgl. Dreßler, J.: Philosophie vs. Religion? Die Asebie-Verfahren gegen Anaxagoras, Protagoras und Sokrates im Athen des fünften Jahrhunderts v. Chr. Books on Demand, Norderstedt 2010. Thalheim, Th.: Ἀσεβείας γραφή. In: RE, Bd. II 2, Stuttgart 1896, Sp. 1529–1531;

940 *Tacitus* äußert in dieser Beziehung Zweifel. Vgl. Tac. ann. 11, 5, 3; … *vixdum ingressus Illyricum Tiberius properis matris litteris accitur; neque satis compertum est, spirantem adhuc Augustum apud urbem Nolam an exanimuem repperit ….Sueton* behauptet sogar, dass *Augustus* selbst *Tiberius* von *Nola* aus zurückbeordert habe, und letzterer sogar noch mit seinem Stiefvater habe reden können. Vgl. Suet. Aug. Aug. 98, 5: … *revocatumque ex itinere Tiberium diu secreto sermone detinuit …*, während *Cassius Dio* betont, dass *Livia* den Tod des *Augustus* im Wesentlichen nur bis zur Rückkehr des *Tiberius* geheimgehalten habe, um der Gefahr eines Umsturzes zu dessen Lasten vorzubeugen. s. o. Cass. Dio 56, 31, 1; andererseits erwähnt aber auch *Cassius Dio* Gerüchte, nach denen *Tiberius* eventuell doch noch mit *Augustus* gesprochen haben könnte. Vgl. Cass. Dio 1, 31, 1: εἰσὶ γάρ τινες, οἵ καὶ παραγενέσθαι τὸν Τιβέριον τῇ νόσῳ αὐτοῦ καὶ ἐπισκήψεις τινας παρ᾽ αὐτοῦ λαβεῖν ἔφασαν.

941 Es kann nicht ausgeschlossen werden, dass die Nachricht, *Tiberius* sei erst nach dem Tode des *Augustus* an dessen Sterbelager eingetroffen, von *Tiberius* nahestehenden Kreisen bewusst lanciert wurde, um Gerüchte wegen eines Verbrechens im Zusammenhang mit dem Ableben politisch zu entschärfen, indem dieser gefährliche Verdacht gegen *Livia* gelenkt wurde.

die ihm im Jahre 15 v. Chr. seinen einzigen leiblichen Sohn gebar, *Tiberius Drusus Iulius Caesar.* (hier *Drusus* d. J. genannt)[942]. Bereits drei Jahre nach dessen Geburt trennte sich *Tiberius* aber auf Drängen des *Augustus* von dessen Mutter, um *Julia*, die Tochter des *Augustus* zu heiraten, und wurde dafür im Jahre 6 v. Chr. auch politisch belohnt, und zwar durch die Verleihung der *tribunicia potestas* auf 5 Jahre, wodurch *Tiberius* bereits damals schon einmal als Schwiegersohn des Kaisers und Mitregent auch als einer der aussichtsreichsten Kandidaten auf dessen Nachfolge als Kaiser gegolten hatte[943].

Diese Position konnte *Tiberius* aber nicht lange halten, da *Augustus* schon bald damit begann, *Gaius* und *Lucius Caesar*, zwei Söhne aus *Julias* Ehe mit dem o. g. *Marcus Vipsanius Agrippa* als erste Anwärter auf seine Nachfolge aufzubauen, u. a. durch deren Adoption. *Tiberius* sah sich daraufhin praktisch genötigt, in ein selbst gewähltes Exil nach *Rhodos* zurückzuziehen[944], aus dem er erst, nachdem die beiden jungen *Caesares* gestorben waren, wieder nach *Rom* zurückkehrte. Dort war er am 26. Juni 4 n. Chr. auch zu der Ehre einer Adoption durch *Augustus* gelangt, aber keineswegs allein, sondern gleichzeitig mit *Agrippa Postumus*, dem dritten Sohn seiner zweiten Gemahlin *Iulia Augusti* und unter der Bedingung, dass er seinerseits den *Germanicus* adoptierte, der über dessen Mutter *Antonia minor* als Enkel von *Augustus'* Schwester *Octavia* angesehen werden konnte.

Aber auch dafür wurde er politisch belohnt, und zwar durch Verleihung des *imperium proconsulare maius* und eine erneute Ausstattung mit der *tribunicia potestas.* Aber wie viel waren solche Ehrungen wert, wenn er berücksichtigte, dass *Agrippa Postumus*, nicht nur ein leiblicher Enkel des *Augustus*, sondern auch dessen Adoptivsohn sowie dessen Mutter *Julia*, *Augustus'* einziges leibliches Kind und zeitweilig seine eigene Ehefrau, und eine Schwester des *Agrippa Postumus*, trotz ihrer Verwandtschaft mit *Augustus* in die Verbannung gehen mussten und enterbt wurden? Und was *Tiberius* sicherlich besonders zu denken gegeben haben dürfte, war eine Vorschrift im Testament des *Augustus*, nach welcher sogar die Asche *Iulias*, also seiner eigenen ehemaligen Gemahlin, sowie auch die Asche von deren gleichnamigen Tochter nach deren Ableben nicht in dem für ihn, *Augustus*, errichteten Mausoleum bestattet werden durfte[945]. Im Zusammenhang damit darf man nicht außer Acht lassen, dass bereits vor dem offiziellen Regierungsantritt des *Tiberius* als Kaiser zu dessen Beraterstab ein Mann gehörte, – was aber erst viel später offenkundig wurde, – der zur Förderung eigener Interessen im Wortsinn „über Leichen ging", nämlich *Sejan*.

942 Vgl. Tab. I, 9;

943 S. o. Shotter, D. C. A.: Tiberius Caesar. London 2004². R. Syme: History or Biography. The Case of Tiberius Caesar. In: Historia 23, 1974, S. 481–496; Yavetz, Zvi: Tiberius. Der traurige Kaiser. München 2002.

944 Vgl. Kienast, D.: Augustus. Prinzeps und Monarch. Darmstadt 1999, S. 130.

945 Vgl. Suet. 101, 3: *Iulias filiam neptemque, si quid iis acidisset, vetuit sepulcro suo inferri.* Vgl. Cass. Dio 56, 42, 4: τοιοῦτος μέντοι περὶ τοὺς ἀλλοτρίους παῖδας ὢν τὴν θυγατέρα οὔτε κατήγαγε, καίπερ καὶ δωρεῶν ἀξιώσας, καὶ ταφῆναι ἐν τῷ αὑτοῦ μνημείῳ ἀπηγόρευσε.

Über dessen Vergangenheit berichtet im Zusammenhang der Berichterstattung über die rätselhaften Umstände des Ablebens des jüngeren *Drusus*[946], im Jahre 23 n. Chr., *Tacitus* Folgendes: *genitus Vulsini<i>is patre Seio Strabone equite Romano, et prima iuventa Gaium Caesarem, divi Augusti nepotem, sectatus, non sine rumore Apicio diviti et prodigo stuprum veno dedisse, mox Tiberium variis artibus devinxit adeo, ut obscurum adversum alios sibi uni incautum intectumque efficeret, non tam sollertia (quippe isdem artibus victus est) quam deum ira in rem Romanam, cuius pari exitio viguit ceciditque. corpus illi laborum tolerans, animus audax, sui obtegens, in alios criminator.*[947] (Geboren wurde er in Vulsinii[948] als Sohn des römischen Ritters Seius Strabo[949], schloss sich in frühester Jugend Gaius Caesar[950] an, dem Enkel des Augustus, wobei das Gerücht umging, dass er sich dem Apicius[951], einem reichen Verschwender gegen Bezahlung zur Unzucht hingegeben habe; bald aber machte er sich den Tiberius durch verschiedene Machenschaften so sehr verpflichtet, dass er diesen gegenüber anderen verschlossenen Mann ihm selbst gegenüber unvorsichtig und wehrlos machte, nicht so sehr durch seine raffinierte Vorgehensweise – denn er wurde durch dieselben Tricks ja schließlich besiegt – als vielmehr wegen des Zorns der Götter gegen den römischen Staat, zu dessen Verderben er gleichermaßen aufstieg und fiel. Sein Körper ertrug Strapazen, sein Herz war wagemutig, wobei er sich im Hintergrund hielt, sich gegenüber anderen jedoch als Ankläger betätigte.)

Nach diesen Angaben des *Tacitus* verdankte *Sejan* seinen Aufstieg zum vertrautesten und einflussreichsten Ratgeber des *Tiberius* seiner Wendigkeit und Skrupellosigkeit bei der Auswahl der Mittel zur Knüpfung von Kontakten zu Persönlichkeiten, die seiner Karriere nutzen konnten, und seiner Fähigkeit diese Kontakte wieder abzubrechen, bevor sie ihm hätten schaden können, um sich mit derselben Hartnäckigkeit und Skrupellosigkeit neuen „Sternen“ zuzuwenden. *Tacitus* scheint hier anzudeuten, dass ihm diese Fähigkeiten auch dabei behilflich gewesen sein könnten, sich in das Vertrauen des *Tiberius* einzuschleichen, obwohl er zuvor zu den Gefolgsleuten des

946 Vgl. Tab. 1, 9;

947 Vgl. Tac. ann. 4, 1, 2;

948 Heute *Bolsena*, in der Provinz *Viterbo*, im Norden des *Lago di Bolsena*, an der heutige Autobahn SR143 gelegen, deren Trasse in etwa der antike *Via Cassia* entspricht, welche ehedem von *Rom* aus, dem Westabhang des Apennin folgend, nach *Genua* führte. Vgl. Mosello, R. u. a. (2004). *Lago di Bolsena* (Mittelitalien): in Journal für Limnologie 63 (1), S. 1–12. Washington, H. St.: Der römische Comagmatic Region. Washington DC, 1906.

949 *Lucius Seius Strabo* (*1. Jh. v. Chr., †1. Jh. n. Chr.) verh. mit *Cosconia Gallitta*, hatte mindestens zwei Söhne, *Lucius Seius Tubero*, cos. Suff. 18 n. Chr„ und *Lucius Aelius Seianus*, der von *Sextus Aelius Catus* adoptiert wurde. Er war *praefectus praetorio* (Prätorianerpräfekt), zunächst allein, seit dem Regierungs-antritt des *Tiberius* gemeinsam mit *Sejan* (14–15), anschließend *praefectus Aegypti*. Vgl. Corbier, M.: La famille de Séjan à Volsinii. La dédicace des Seii, curatores aquae. In: Mélanges de l'Ecole française de Rome. Antiquité. Bd. 95, Nr. 2, 1983, S. 719–756;

950 *Gaius (Iulius) Caesar* (*20 v. Chr.; †21. 02. 4 n. Chr. in *Limyra, Lykien*);

951 *Marcus Gavius Apicius* (*um 25 v. Chr.; †vor 42), verfasste De re coquinaria, ein antikes „Kochbuch“; vgl. Bode, M.: Zur Rolle spätantiker Oberschichten bei der Tradierung des Apicius-Kochbuches. In: Laverna. Nr. 12, 2001, S. 139–154; Fiehn, K.: Gavius. In: RE. Suppl. VII, Stuttgart 1940, Sp. 204;

Gaius Caesar gehört hatte, dessen Rolle als erster Anwärter auf die Nachfolge des Augustus ihn, *Tiberius*, zeitweilig zu einem „freiwilligen" Exil auf *Rhodos* genötigt hatte.

Hierbei dürfte *Tacitus* sicherlich nicht das Ende der Beziehungen zu *Gaius Caesar* selbst als Ausdruck dieser besonderen Fähigkeiten gemeint haben, insofern das infolge des plötzlichen Ablebens desselben unvermeidlich geworden war, als vielmehr den Abbruch der Kontakte zu *Julia* der Mutter des *Gaius Caesar*, ohne deren Gunst seine Aufnahme in die Reihen der Anhänger des *Gaius Caesar* sicherlich nicht möglich gewesen wäre. Und in diesem Zusammenhang wiederum verdient Beachtung, dass der Bruch zwischen *Augustus* und seiner Tochter *Julia* sowie mit dessen damals allein noch lebendem dritten Sohn[952] *Agrippa Postumus,* nicht unmittelbar nach dem Tod des *Gaius Caesar* erfolgte, sondern erst im Jahre 7 n. Chr[953]. Gleichzeitig mit *Tiberius* hatte *Augustus* im Jahre 6 n. Chr. auch *Agrippa Postumus* an Sohnes statt angenommen, so dass zu jenem Zeitpunkt *Tiberius* noch keineswegs als einziger Kandidat für die Nachfolge des *Augustus* feststand.

Nur wenige Monate später änderte sich das zwar, aus Gründen, die hier nicht zu erörtern sind[954], aber trotzdem zeugt es für eine bemerkenswerte Begabung *Sejans*, nützliche Kontakte zu knüpfen, insofern es diesem trotz zeitweilig enger Beziehungen zu Gegnern starken Konkurrenten des *Tiberius* bei dem Kampf um die Nachfolge des *Augustus* noch vor dessen endgültigen Ableben gelang, auch das Vertrauen des *Tiberius* zu erringen. Denn ohne dieses Vertrauen wäre es kaum vorstellbar, dass zu den ersten Amtshandlungen des *Tiberius* als Kaiser die Berufung *Sejans* zu einem von zwei neu zu berufenden Prätorianerpräfekten gehörte sowie die Bestellung desselben zum Begleiter seines eigenen Sohnes *Drusus* bei einer Expedition nach *Illyrien*[955], mit der *Augustus* zu Lebzeiten noch *Tiberius* selbst beauftragt hatte, welche der letztere aber nicht mehr hatte übernehmen können, weil der Tod des *Augustus* ihn an der Ausführung dieses Auftrages gehindert hatte[956].

Daher stellt sich hier die Frage, ob dabei nicht auch die Bereitschaft des *Sejans*, im Interesse der Sicherung der Nachfolge des *Tiberius* sogar ein Verbrehen zu begehen, eine Rolle gespielt haben könnte, – in Verbindung mit der *Sejan* von *Tacitus* attestierten Fähigkeit, sich selbst im Hintergrund zu halten und Verdachtsmomente auf andere zu lenken (*sui obtegens, in alios criminator.*[957]). Im Zusammenhang damit ist daran zu erinnern, dass *Sejan* nach den bislang in dieser Untersuchung ermittelten Erkenntnissen jene Fähigkeit im Hinblick auf die Verschleierung der Hintergründe und Begleitumstände des Ablebens des *Germanicus*[958] und *Pisos*[959], dessen angeblichen Mör-

952 *Lucius (Iulius) Caesar* (*17 v. Chr.; †20. 08. 2 n. Chr. in *Massilia*), war ja bereits vorher verstorben. Vgl. R. Wolters: Gaius und Lucius Caesar als designierte Konsuln und principes iuventutis. Die lex Valeria Cornelia und RIC I2 205 ff., in: Chrion. 32, 2002, S. 297–323.

953 S. o. Schmitzer, U.: Julia – die Ohnmacht der Erotik. In: Feichtinger, B. (Hrsg.): Gender Studies in den Altertumswissenschaften: Aspekte von Macht und Erotik in der Antike. Trier 2010, S. 151–176;

954 S. o. zur Verbannung *Julias*, ihrer gleichnamigen Tochter und des *Agrippa Postumus*;

955 S. o. Tac. ann. 1, 24;

956 S. o. Tac. ann. 1, 5, 3; Suet. Aug. 97, 3; Cass. Dio 56, 31, 1;

957 Vgl. Tac. ann. 4, 1, 2;

958 S. o. Tab. I, 5;

959 S. o. Tab. I, 7;

ders, unter Beweis gestellt hatte. Hierbei mussten wir bislang lediglich offen lassen, ob sich *Sejan* zur Tötung des *Germanicus* der Mitwirkung eines pharmazeutisch geschulten „Adjutanten" des *Germanicus* bediente, oder andere Wege fand, um zu ihm führende Spuren zu verwischen.

Sollte sich im Falle des *Augustus* ein Verbrechen, d. h. ein ärztlich assistierter Giftmord als Todesursache nachweisen lassen, wäre eine solche Vorgehensweise zweifellos auch im Falle des *Germanicus* wahrscheinlich, auch wenn diese weder in dem einen noch in dem anderen Fall in den Quellen bezeugt wird, – vielleicht nur deswegen, weil *Sejan* es verstand, den Verdacht eines Giftmordes von sich ab und gegen andere zu lenken. Bevor wir dazu ein voreiliges Urteil fällen, sollten wir noch ein weiteres Mal innehalten und unseren Blick auf einen anderen unnatürlichen Todesfall der Regierungszeit des *Tiberius* richten, bezüglich dessen in den Quellen ausdrücklich ein durch *Sejan* veranlasster Giftanschlag als Todesursache bezeugt wird und die Beteiligung eines Arztes an diesem angeblichen Verbrechen angedeutet wird, auf den Fall des Kaisersohnes *Drusus*[960].

2.1.3.2 Das Ableben des *Drusus*

Über diesen Fall berichten sowohl *Tacitus* als auch *Sueton* und *Cassius Dio*. Nach der Darstellung des *Tacitus* kam es im Laufe des Jahres 23 n. Chr. zwischen *Drusus* und *Sejan* zu einer durchaus als Faktum dargestellten tätlichen Auseinandersetzung[961]. In Anschluss daran berichtet *Tacitus* über eine außereheliche Beziehung zwischen *Sejan* und *Livia Drusilla*, der Gemahlin des *Drusus*: *igitur cuncta temptanti promptissimum visum ad uxorem eius Liviam convertere, quae soror Germanici, formae initio aetatis indecorae, mox pulchritudine praecellebat. hanc ut amore incensus adulterio pellexit et, postquam primi flagitii potitus est (neque femina amissa pudicitia alia abnuerit) ad coniugii spem, consortium regni et necem mariti impulit. atque illa, cui avunculus Augustus, socer Tiberius, ex Druso liberi, seque ac maiores et posteros municipali adultero foedabat, ut pro honestis et praesentibus flagitiosa et incerta spectaret. sumitur in conscientiam Eudemus, amicus et medicus Liviae. specie artis frequens secretis. pellit ex domo Seianus uxorem Apicatam, ex qua tres liberos genuerat, ne paelici suspectaretur*[962]. (Während er [Sejan] Alles versuchte, erschien es ihm als das Bequemste, sich an dessen Gemahlin zu wenden, welche, eine Schwester des *Germanicus*, in frühester Jugend von wenig vorteilhaftem Aussehen gewesen war, bald aber durch ihre Schönheit auffiel[963]. Diese verführte er wie ein von Liebe entflammter Mann zum Ehebruch; und nachdem er sich das erste Mal ihrer bemächtigt hatte (keine Frau hat, nachdem

960 Vgl. Tab. I, Nr. 9;

961 Vgl. Tac. ann. 4, 3, 2;

962 Vgl. Tac. ann. 4, 3, 3–4;

963 *Livilla*, *um 13 v. Chr.; †31 n. Chr., auch *Julia Livilla* d. Ä. genannt, die einzige Tochter *Drusus´d. Ä.* und Antonias d. J.. Sie war so Schwester des *Germanicus* (Vgl. Tab. I, Nr. 5:) und des *Claudius* (Vgl. Tab. IV, Nr. 3;), Schwiegertochter des *Agrippa* und des *Tiberius* (Tab. II, 1;), Schwiegermutter und Tante des *Nero Caesar*, Tante *Caligulas* (Vgl. Tab. III, 1:) und *Drusus Caesars* (Vgl. Tab. I, 9;), *Agrippinas d. J.* und des *Britannicus* (Vgl. Tab. IV, 5). Vgl. Hanslik, R.: Livia 3). In: KIP Bd. 3, Sp. 688 f.;

sie ihre Scham erst einmal verloren hat, Weiteres verweigert.) verleitete er sie zur Hoffnung auf eine Ehe, auf eine gemeinsame Herrschaft, auf eine Beseitigung ihres Gatten. Aber jene, die Augustus zum [Groß-]Onkel[964], Tiberius als Schwiegervater, und von Drusus Kinder hatte, beschmutzte ihre Vorfahren und ihre Nachfahren durch eine Beziehung mit jemandem aus einer Landstadt, so dass sie statt auf Ehrbares und Gegenwärtiges zu schauen auf Schändliches und Unsicheres schielte. Mit ins Vertrauen gezogen wurde Eudemus, ein Freund und Arzt Livias, unter dem Vorwand der Ausübung seiner Kunst oft Zeuge von geheimen Besprechungen. Sejan vertrieb seine Gattin Apicata, von der er drei Kinder hatte, aus dem Haus, damit die Geliebte keinen Verdacht errege.)

Nach diesem Zeugnis des *Tacitus* stiftete *Sejan* die Gemahlin des *Drusus* zum Gattenmord an, die sich dabei angeblich der Hilfe ihres Leibarztes *Eudemus*[965] versicherte. In einer knappen Notiz über die praktische Durchführung dieses Mordplans wiederholt *Tacitus* seine Auffassung von einem gemeinsam von *Sejan* und *Livilla* verübten Giftmord an *Drusus* und konkretisiert auch die Wirkung des dabei angeblich benutzten Giftes: *Igitur Seianus maturandum ratus deligit venenum, quo paulatim inrepente fortuitus morbus adsimularetur. id Druso datum per Lygdum spadonem, ut octo post annos cognitum est.*[966] (Also glaubte Sejan das Vorhaben beschleunigen zu sollen, suchte ein Gift aus, durch dessen allmähliche Wirkung eine zufällige Erkrankung vorgetäuscht wurde. Dieses wurde dem Drusus durch Lydgus gegeben, einen Eunuchen, wie 8 Jahre später bekannt wurde.[967])

An dieser Stelle lässt *Tacitus* keinen Zweifel, dass *Drusus* Opfer eines von *Sejan* organisierten Giftanschlages wurde, wobei sich *Sejan* nach *Tacitus* allerdings nur an der Auswahl des Gifts beteiligte, die Ausführung der Tat aber einem Eunuchen *Livillas* überließ, d. h. einem „Hausangestellten" des *Drusus*. Eine unmittelbare Beteiligung des Arztes an der Durchführung des Anschlages bezeugt *Tacitus* an dieser Stelle zwar nicht mehr. Aber in einem anderen Zusammenhang deutet er jedoch an, dass der Arzt bei der Beschaffung des Giftes eine Rolle gespielt haben könnte.

Im Anschluss an die Wiedergabe eines Gerüchts, nach welchem *Sejan Tiberius* sogar eingeredet haben soll, dass er selbst nicht ganz unschuldig an dem Tod seines Sohnes sei, insofern der Zufall es so gefügt habe, dass er als erster den Giftbecher in die Hand bekommen habe, aber dann, natürlich ohne dessen tödliche Wirkung zu kennen, den Becher an *Drusus* weiter gereicht habe[968], geht *Tacitus* auf die Quelle ein, aus der er – zumindest mittelbar – sein Wissen schöpfte, auf Verhörprotokolle, die bei der juristischen Aufarbeitung des Falles später angefertigt wurden. Dazu notiert *Taci-*

964 Über *Antonia minor*, Enkelin der *Octavia*, einer Schwester des *Augustus*;

965 Vgl. Marasco, G., Eudemos [2], in: Leven, K.-H.: Antike Medizin. Ein Lexikon. München 2005. Sp. 280; unter Berufung auf Plin. nat. 29, 20 und Tac. ann. 4, 3–11 unterstellt M *Eudemos*, an der Vergiftung des Kaisersohnes *Drusus* beteiligt gewesen zu sein, in Wirklichkeit belegen diese beiden Textstellen aber allenfalls eine „Mitwisserschaft" des Arztes, welche sich nach Plin. nat. 29. 20 auch nicht auf die Tötung des *Drusus*, sondern lediglich auf das Verhältnis zwischen *Livilla* und *Sejan* bezog.

966 Vgl. Tac. ann. 4, 8, 1;

967 Vgl. Koestermann, s. o. Bd. 2, S. 59;

968 Vgl. Tac. ann. 4, 10, 1–3;

tus, als auktorialer Erzähler, Folgendes: *ordo alioqui sceleris per Apicatam Seiani proditus est, tormentis Eudemi et Lydgi patefactus est;*[969] (ansonsten wurde die Durchführung des Verbrechens durch Apicata, die Gemahlin Sejans verraten und durch Folterungen des Eudemus und des Lydgus offenbart.)

Dieser Notiz ist zu entnehmen, dass *Apicata*, die Ehefrau *Sejans*, die nach *Tacitus* zum Zeitpunkt des angeblichen Verbrechens aber schon von *Sejan* getrennt lebte, den Arzt und den Eunuchen als Zeugen, vielleicht sogar als Täter oder Mittäter benannte und dadurch bewirkte, dass die genannten unter der Folter Angaben machten, die aus der Sicht des *Tacitus* das oben beschriebene Szenario als glaubhaft erscheinen ließen. Eine ähnliche Sicht der Dinge ist auch in einer allerdings sehr kurzen Notiz *Suetons* greifbar: *Auxit intenditque saevitiam exacerbatus indicio de morte filii sui Drusi. quem cum morbo et intemperantia perisse existimaret, ut tandem veneno interemptum fraude Livillae uxoris atque Seiani cognovit, neque tormentis neque supplicio cuiusquam pepercit.*[970] (Er vergrößerte und verschärfte seine Grausamkeit, weil er erbittert war wegen der Anzeige über den Tod seines einzigen Sohnes Drusus. Dass dieser an einer Erkrankung und infolge seiner Unbeherrschtheit zu Grunde gegangen sei, glaubte er; als er aber endlich erfuhr, dass er durch Gift und wegen eines Betrugs seiner Gemahlin Livilla und Sejans getötet worden war, da ersparte er niemandem mehr Folter oder Hinrichtung.)

Die Angaben des *Tacitus* finden in der o. z. Suetonnotiz eine weitgehende inhaltliche Bestätigung, auch wenn in ihr die Helfershelferrollen des Arztes und des Eunuchen unerwähnt bleiben. Mit welchen Augen aber betrachtete *Cassius Dio* den Fall? In einer Notiz zum Jahre 23 n. Chr. berichtet *Cassius Dio* Folgendes: Δροῦσος δὲ ὁ παῖς αὐτοῦ φαρμάκῳ διώλετο. ὁ γαρ Σεΐανὸς ἐπὶ τῇ ἰσχύι καὶ ἐπὶ τῷ ἀξιώματι ὑπερμ άξησας τά τε ἄλλα ὑπέρογκος ἦν, καὶ τέλος καὶ ἐπὶ τὸν Δροῦσον ἐτράπετο καὶ ποτε πὺξ αὐτῷ ἐνέτεινε. φοβηθείς τε ἐκ τούτου καὶ ἐκεῖνον καὶ τὸν Τιβέριον, καὶ ἅμα καὶ προσδοκήσας, ἂν τὸν νεανίσκον ἐκποδὼν ποιήσεται, καὶ τὸν γέροντα ῥᾷστα μεταχειριεῖσθαι, φαρμακόν τι αὐτῷ διά τε τῶν ἐν τῇ θεραπείᾳ αὐτοῦ ὄντων καὶ διὰ τῆς γυναικὸς αὐτοῦ, ἥν τινες Λιουίλλαμ ὀνομάζουσιν, ἔδωκε. καὶ γὰρ καὶ ἐμοίχευεν αὐτήν. αἰτί αν μὲν γὰρ ὁ Τιβέριος ἔλαβεν,...[971]

(Drusus, der Sohn des Tiberius, starb an Gift. Denn aufgeblasen durch die Macht und Stellung und übermütig in seinem sonstigen Gebaren, wandte sich Seianos auch gegen Drusus und versetzte ihm einmal sogar einen Faustschlag. Das erfüllte den Täter mit Angst vor jenem und Tiberius, und da er zugleich damit rechnete, nach der Beseitigung des jungen Mannes den greisen Vater mühelos lenken zu können, ließ er dem Sohn durch die Dienerschaft und die Gattin, die einige als Livilla benennen, Gift reichen, war er doch ihr Liebhaber. Die Schuld aber erhielt Tiberius...)

In seltener Einigkeit charakterisieren also *Tacitus*, *Sueton* und *Cassius Dio,* das Ableben des *Drusus* als Folge eines von *Sejan* angestifteten und unter Mitwirkung *Livillas,* der Gemahlin des *Drusus* sowie deren Hauspersonals verübten Giftanschlags,

969 Vgl. Tac. ann. 4, 10, 2;
970 Vgl. Suet. Tib. 62, 1;
971 Vgl. Cass. Dio 67, 22, 1–2;

wobei *Sejan*, wie wir das auch schon im Falle des *Germanicus* beobachten konnten, seine eigene Rolle nach den Darstellungen des *Tacitus* und *Cassius Dios* so zu verschleiern verstand, dass die Öffentlichkeit, soweit dort ein natürlicher Tod bezweifelt wurde, weder *ihn selbst* noch *Livilla*, sondern ausschließlich *Tiberius* für den Tod seines einzigen Sohnes verantwortlich machte. Daher drängt sich der Verdacht auf, dass *Sejan* als Ratgeber des ihm geradezu blind vertrauenden *Tiberius*, auch schon beim Tode des *Augustus* seine „Hand mit im Spiel" gehabt haben könnte und andere Personen so manipulierte, dass sich etwaige Verdächtigungen automatisch nicht gegen ihn richteten, sondern gegen jene, im konkreten Fall gegen *Livia Augusti*.

Allerdings ist im Hinblick auf einen solchen Vergleich Vorsicht geboten, und zwar aus zwei Gründen,

- aus der methodologischen Erwägung, dass es leicht in die Irre führen kann, wenn man von einem späteren Fall, hier demjenigen des *Drusus*, Rückschlüsse auf frühere Fälle, hier diejenigen des *Germanicus* und des *Augustus* zu ziehen versucht,
- aber auch aus der Überlegung heraus, dass man auch im Falle weitgehender Übereinstimmungen der über einen bestimmten Fall überlieferten Darstellungen mit der Möglichkeit von Verzerrungen rechnen muss, vor allem dann, wenn die eine wichtige Quelle dieser Darstellungen bekannt ist und ihr Aussagewert keineswegs unverdächtig ist, wie das im Falle des *Drusus* nicht auszuschließen ist.

Die Darstellungen aller drei von uns zitierten Autoren gehen zumindest mittelbar auf Protokolle über Verhöre mutmaßlicher Täter und Mittäter zurück[972], die erst etliche Jahre später stattfanden und primär nicht dazu dienten, dem Arzt einen Giftmord nachzuweisen, sondern dem scheinbar allmächtig gewordenen Prätorianerpräfekten eine Verschwörung, wobei die Ermittler wahrscheinlich darauf spekulierten, dass die tatsächlich schon vor der Tat verstoßene Ehefrau[973] nicht zögern würde, ihren untreuen Gatten durch ihre Aussagen zu belasten und der Arzt wie auch der Eunuch unter der Folter Alles gestanden, was man ihnen zu gestehen nahelegte. Der zuletzt genannte Einwand bekommt zusätzliches Gewicht dadurch, dass die objektive Berechtigung des erst im Jahre 31 n. Chr. gegen *Sejan* erhobenen Vorwurfs der Anzettelung einer Verschwörung gegen *Tiberius* in der althistorischen Forschung seit den 90-er Jahren zunehmend kritisch beurteilt wird[974].

Vor allem gegenüber *Tacitus* wird seit geraumer Zeit der Vorwurf einer verzerrten Darstellung der Rolle *Sejans* erhoben[975], insofern dieser Historiker *Sejan* geradezu als Prototypen des verräterischen Schurken dargestellt habe[976]. Gestützt auf derartige Zweifel an der Glaubwürdigkeit des *Tacitus* wurde im Jahre 2002 eine mit „sehr gut"

972 S. o. Tac. ann. 4, 10, 2: *ordo alioqui sceleris per Apicatam Seiani proditus est, tormentis Eudemi et Lydgi patefactus est;*

973 S. o. Tac. ann. 4, 3, 4; *Seianus uxorem Apicatam, ex qua tres liberos genuerat, ne paelici suspectaretur.*

974 Vgl. Schotter, D., Tiberius Caesar, London 1992, S. 41–50; Eck, W., Aelius Seianus, in DNP, Bd. I, Sp. 173–174;

975 Vgl. Marsch, F. B., The Reign of Tiberius, Oxford, 1931. Kornemann, E.: Tiberius, Ffm 1960. Henning, D.: L. Aelius Seianus. Untersuchungen zur Regierung des Tiberius, München 1975, S. 30–31.

976 Vgl. Baar, M.: Das Bild des Kaisers Tiberius bei Tacitus, Sueton und Cassius Dio, Stuttgart 1990. Yavez Z.: Tiberius, der traurige Kaiser München 1999, S. 124.

bewertete „Seminararbeit“[977] veröffentlicht, in welcher der Verfasser, augenscheinlich mit Einverständnis seiner Dozenten, eine solche Verschwörung leugnete. Ein plausibles Motiv, *Tiberius* zu stürzen, hätten weder *Sejan* noch *Livilla* gehabt, weder im Jahre 23 n. Chr., als *Drusus* starb, noch im Jahre 31, als *Sejan* stürzte. Auch dass *Sejan* um *Livillas* Hand angehalten habe, beweise kein Mordkomplott gegen *Drusus*[978]. Niemand habe das Ableben des *Drusus* zunächst zum Anlass zu Spekulationen darüber genommen, dass *Drusus* eventuell auch hätte ermordet worden sein können[979]. Im Übrigen seien die Beziehungen sowohl zwischen *Sejan* und *Drusus* bis zu dessen Tod, als auch zwischen *Sejan* und *Tiberius* bis unmittelbar vor dem Sturz *Sejans* unbelastet und vertrauensvoll gewesen. Es gebe sogar Anhaltspunkte dafür, dass *Drusus* eines natürlichen Todes gestorben sei, womöglich wegen Alkoholproblemen[980].

Sollten die in der neueren Forschung vorgetragenen Argumente gegen die Glaubwürdigkeit des *Tacitus* die oben skizzierten Schlussfolgerungen rechtfertigen, könnte ein Medizinhistoriker, der es sich zur Aufgabe gemacht hat nachzuweisen, dass es unter *Tiberius* keinen Arzt gegeben habe, der tatsächlich Tötungsassistenz leistete, mit einem erleichterten „quod erat demonstrandum“ zurücklehnen, insofern *Tacitus* der einzige antike Autor ist, der eine ärztliche Tötungsbeihilfe in Bezug auf den Tod des *Drusus* behauptet.

Indessen erweisen sich bei näherem Hinsehen die oben erwähnten Tatsachenbehauptungen zur Infragestellung der Glaubwürdigkeit des *Tacitus* als ebenso fragwürdig wie die mit deren Hilfe inkriminierte Darstellung des *Tacitus* selbst. Denn zur Begründung dieser Tatsachenbehauptungen wurde auf nur durch *Tacitus* überliefertes Material zurückgegriffen, aber auch die Darstellung des *Cassius Dio* lässt andere Deutungen zu. Das gilt vor allem für die angeblich guten Beziehungen *Sejans* zu *Drusus* wie auch zu *Tiberius*. Für ein gutes Verhältnis zwischen *Sejan* und *Drusus* wird geltend gemacht, dass ersterer ja bereits im Jahre 14 n. Chr. letzteren auf einer Exkursion nach *Illyrien* begleitet habe[981] und dass *Sejan* anlässlich der Trauerfeier während der Leichenrede des *Tiberius* an dessen Seite gestanden habe[982].

Hierbei wird aber ausgeblendet, dass sich *Drusus* im Jahre 14 n. Chr. nach *Tacitus* *Sejan* als Begleiter keinesfalls selbst ausgesucht hatte, sondern dass dieser ihm von *Augustus* beigeordnet worden war[983] und dass dessen Anwesenheit während der Trauerfeier für den Sohn des Kaisers an dessen Seite, als dessen „Sicherheitschef“, eine Selbstverständlichkeit war, so dass sich diese zur Beurteilung der Qualität der Beziehungen beider kaum eignet. Lässt man das Sejanbild des *Tacitus* als „verdächtig“ außer Acht, so lassen sich auch den diesbezüglichen Angaben *Suetons* und *Dios* An-

977 Vgl. Keisinger, Fl.: Die angebliche Verschwörung des L. Aelius Seianus und sein Sturz im Jahre 31. München 2002.
978 Unter Berufung auf: Maranon, G.: Tiberius, München 1952, S. 155.
979 Unter Berufung auf: Bellemore, J., The wife of Seianus, ZPE 109, 1995, S. 261; Yavetz, Z. S. o.: S. 127.
980 Der Autor beruft sich auf R. Syme, Tacitus, I, 402, der diese These als erster ins Spiel gebracht habe.
981 S. o. Tac. ann. 1, 24;
982 Vgl. Tac. ann. 4, 12;
983 *Tacitus* charakterisiert *Sejan* im Zusammenhang damit ausdrücklich als „Aufpasser“, indem er ihn als *rector iuveni* bezeichnet. Vgl. Tac 1, 24, 2;

haltspunkte dafür entnehmen, dass sich jene Beziehungen nicht spannungsfrei entwickelten.

Der Faustschlag, welcher dem Ausbruch der finalen Erkrankung des *Drusus*, vorausging, wird auch von *Cassius Dio* für erwähnenswert gehalten[984] und ist, unabhängig davon, woran sich der Streit entzündete, in dessen Rahmen es zu dieser Tätlichkeit kam, keineswegs als Indiz für freundschaftliche Beziehungen zwischen beiden Männern zu interpretieren. Selbst Hinweise auf einen gelegentlich übertriebenen Alkoholkonsum bei *Drusus* können diese Entgleisung nicht erklären, insofern in dem besagten Fall ja nicht nur *Drusus*, sondern auch *Sejan* „die Faust ausgerutscht" war und dieser Vorfall ja auch nicht zu vertuschen war, da einer von beiden, nach *Cassius Dio Drusus*, nach *Tacitus Sejan*, mitten im Gesicht, getroffen worden war[985] und daher noch eine geraume Zeit danach die Spuren der „Schlägerei" hätte vor der Öffentlichkeit kaum verbergen können.

Bezüglich der Beziehungen zwischen *Sejan* und *Tiberius* zeichnet auch *Cassius Dio* vor allem im Zusammenhang der Darstellung von Ereignissen unmittelbar vor und im Zusammenhang der Inhaftierung *Sejans* ein Bild, welches die Auffassung von vertrauensvollen Beziehungen zwischen *Tiberius* und *Sejan* jedenfalls seit dem Zeitpunkt des Ablebens und der Beisetzung *Livias d. Ä.*, d. h. der Witwe des *Augustus*[986], kaum noch stützt. Denn obwohl *Tiberius* bis zu diesem Zeitpunkt das Ersuchen *Sejans* um die Hand der Witwe des *Drusus* mit Rücksicht auf den Widerstand der *Augusta* gegen eine nicht standesgemäße Verehelichung *Livillas*, zwar wohlwollend, aber dilatorisch behandelt hatte, ging er auch danach von dieser Taktik nicht ab, beantragte im Senat zwar immer neue Ehrungen für *Sejan* und machte diesen so glauben, dass die von ihm erhoffte Eheschließung und auch die Verleihung der *tribunicia potestas* an ihn nur noch eine Frage der Zeit seien[987], bis jener, in dem festen Glauben, dass die feierliche Verkündigung der Erfüllung dieser Wünsche unmittelbar bevorstehe, entgegen seinen üblichen Gepflogenheiten, ohne jeden militärischen Schutz im Tagungsgebäude des *Senats* erschien[988], dann aber zu seiner Enttäuschung erleben musste, dass er nicht geehrt, sondern durch den unmittelbar zuvor zu seinem Nachfolger ernannten bisherigen *praefectus vigilum, Sutorius Macro*[989], verhaftet wurde[990].

Auch wenn sich der Vorwurf der Unaufrichtigkeit auf der Grundlage dieser Darstellung vor allem gegen *Tiberius* richten müsste, wäre das kein Grund, zu unterstel-

---

984 S. o. Cass. Dio 57, 22, 1: καὶ ποτε πὺξ αὐτῷ ἐνέτεινε.

985 S. o. Tac. ann. 4, 3, 2: *nam Drusus … intenderat Seiano manus et contra tendentis os verberat.*

986 Vgl. dazu: Cass. Dio 58, 2, 3.

987 Vgl. Cass. Dio 58, 3,–8;

988 Vgl. Cass. Dio, 58, 9;

989 Vgl. *Quintus Naevius Cordus Sutorius Macro* (*21 v. Chr.; †38) PIR ^{2} N 12; vgl. auch Tab. II, 7;

990 Vgl. Cass. Dio 58, 10, 1 ff.; Die Darstellung dieser Vorgänge durch *Tacitus* ist nicht überliefert, weil die fortlaufende Darstellung in Kapitel 75 von Buch IV der *Annalen* mit Ereignissen des Jahres 28 endet, von Buch V nur nur die ersten 5 Kapitel überliefert sind, betreffend Ereignisse des Jahres 29, sowie weitere Fragmente, als Kapitel 6–11 bezeichnet, welche Ereignisse des Jahres 31 n. Chr. behandeln, und die fortlaufende Erzählung erst mit Buch VI weitergeführt wird, welches mit Ereignissen des Jahres 32 beginnt. *Sueton* behauptet zwar eine Verschwörung *Sejans* (Vgl. Suet. Tib. 65;), aber überliefert keine Einzelheiten über dessen Entlarvung und Festnahme.

len, dass *Sejan* zu einem solchen Vorgehen nicht dazu auch Veranlassung gegeben hatte bzw. aufgrund seiner langjährigen berufsbedingten Kontakte zu *Tiberius* oft genug die Gelegenheit gehabt und genutzt hätte, seinem obersten Dienstherrn bezüglich der Vorteile einer verdeckten Vorgehensweise „über die Schulter" zu schauen. Anders ausgedrückt: Sollte man nicht davon ausgehen dürfen, dass auch *Sejan*, als der „Sicherheitschef" des *Tiberius*, von Berufs wegen die Methoden der verdeckten Ermittlung kannte, beherrschte und nicht nur zur Durchsetzung von Interessen seines Dienstherrn, nämlich gegenüber tatsächlichen oder vermeintlichen Verschwörern, einsetzte, sondern notfalls auch im Interesse persönlicher Ziele?

Macht man sich zusätzlich die allgemeine Erfahrung bewusst, dass Unaufrichtigkeit ein verbreitetes Laster darstellt und die Verschleierung eines Verbrechens als ein plausibles Motiv dafür in Frage käme, dann wird man dieses auch im Falle des *Drusus*, im Kontext der diesem vorausgegangenen und glaubwürdig bezeugten tätlichen Auseinandersetzungen mit *Sejan*, nicht ausschließen können. Denn für jene Tätlichkeiten, zwischen dem Sohn des Kaisers und seinem obersten Leibwächter, kommen grundsätzlich nur zwei verschiedene Gründe als Erklärungen in Frage, entweder Differenzen in politischen Fragen oder persönliche Zwistigkeiten, wobei man bezüglich letzterer in Anbetracht der auch von den Gegnern der Mordtheorie nicht angezweifelten Tatsache eines Heiratsbegehrens *Sejans* bezüglich der Witwe des *Drusus*, nicht „herumrätseln" sollte.

Hierbei darf man ebenfalls nicht außer Acht lassen, dass ein sog. „Seitensprung" zu jener Zeit keineswegs als ein „Kavaliersdelikt" eingestuft wurde, sondern als ein „Verbrechen"[991], das, wie u. a. das Schicksal der Tochter *Iulia Augusti* lehrt, die Verdächtigten mit schweren Strafen bedrohte[992]. Vor dem Hintergrund dieser Brisanz „außerehelicher Beziehungen" wird man auch die Interessenlagen sowohl *Sejans*, als auch *Livillas*, nicht zuletzt des *Tiberius* nach dem Ableben des *Drusus* und damit auch deren Beziehungen untereinander in einem anderen Licht sehen. Aus dem Blickwinkel *Sejans* wäre eine Eheschließung mit *Livilla* nach dem Tode des *Drusus* zweifellos die bestmögliche Partie gewesen, wäre er doch dadurch als deren Ehegatte praktisch der direkte Nachfolger des einzigen Sohnes des Kaisers geworden, mit entsprechenden Aussichten, auch politisch in dessen Fußstapfen zu treten. Daraus erklärt es sich, dass schon bald nach dem Tode des *Drusus* wilde Gerüchte kursierten, nach denen *Sejan* das Wagnis eines solchen Verbrechens aufgenommen haben könnte.[993]

Vor allem die von Kritikern der Auffassung, dass *Livilla* sich an einem Mordkomplott beteiligt haben könnte, vorgetragenen Behauptung, dass jene dafür kein überzeugendes Motiv gehabt habe[994], galt für die Zeit nach dem Tode ihres Gatten nicht mehr. Denn die auch in politischer Hinsicht starke Stellung einer Gemahlin des zu-

991 Nach der *Lex Iulia de adulteriis coercendis*, erlassen zwischen 18–16 v. Chr. Vgl. Hor. carm. 4, 5, 21 ff.; carm. 4, 5, 9 ff.; Ovid, fasti 2, 139; Ovid, ars amatoria 3, 613 ff.;

992 Zu den Opfern des Gesetzes gehörte auch der Dichter *Ovid*. Vgl. Albrecht, M. v.: Ovid. Eine Einführung. Stuttgart 2003, S. 277. u. S. 9 f..

993 Vgl. Tac. ann. 4, 10; nach dem Gegenstand der Gerüchte erscheint es als zwingend anzunehmen, dass diese bereits lange vor dem tatsächlichen Sturz *Sejans* kursierten.

994 Vgl. dazu Meissner, E.: Sejan, Tiberius und die Nachfolge im Prinzipat, Erlangen 1968, S. 6.

künftigen Nachfolgers des *Tiberius* als *Kaiser* hätte sie nur unter der Voraussetzung zurückgewinnen können, dass *Tiberius* ihr erlaubte, eine neue Ehe einzugehen, wobei auch ihr bewusst gewesen sein dürfte, dass *Sejan* in standesrechtlicher Hinsicht[995] als Angehöriger des Ritterstandes über keine ausreichende Legitimation verfügte, aber diesen Nachteil durch eine Ehe mit ihr hätte leicht ausgleichen können und außerdem als Prätorianerpräfekt über die nötigen Mittel verfügte, Gerüchten über eine voreheliche Liaison mit ihr wirkungsvoll entgegenzutreten, nicht zuletzt wegen seiner Zuständigkeiten auf dem Gebiet der Strafjustiz.

Lediglich die Perspektive des *Tiberius* lässt sich nicht ganz so einfach erklären. Eine nicht standesgemäße Neuvermählung *Livillas* hätte ihn zwangsläufig in einen gefährlichen Gegensatz zu allen übrigen Aspiranten für die nach dem Tode des *Drusus* unausweichlich gewordene Neuregelung für seiner Nachfolge als *Princeps* gebracht. Denn der Tod des *Drusus* stellte für *Tiberius* nicht nur einen schweren menschlichen Verlust dar, sondern in politischer Hinsicht geradezu eine Katastrophe. Die Situation des *Tiberius* 23 n. Chr. ähnelte derjenigen des *Augustus* 4 n. Chr., also nach dem Tod dessen beider Enkel und Adoptivsöhne *Lucius* und *Gaius Caesar:* Deren Tod hatte *Augustus* damals gezwungen, sich nach neuen Adoptivsöhnen als Kandidaten für seine Nachfolge umzuschauen, wovon zunächst *Agrippa Postumus,* der jüngste Bruder der *Caesares* und auch *Tiberius* profitiert hatten.

Tiberius hatte bis zum Jahre 23 n. Chr. ebenfalls in rascher Folge zwei „Söhne" verloren, nämlich im Jahre 19 seinen Neffen und Adoptivsohn *Germanicus* und im Jahre 23 schließlich seinen eigenen Sohn *Drusus.* Und *Tiberius* hatte auf diese Situation ziemlich besonnen, d. h. nach dem Vorbild des *Augustus* reagiert, indem er sich nach entfernteren Verwandten umgeschaut und unverzüglich der Öffentlichkeit zwei mögliche Nachfolgekandidaten präsentierte, nämlich die beiden ältesten Söhne des *Germanicus*, den damals ca. 17-jährigen *Nero Caesar* und den 15-jährigen jüngeren Bruder *Drusus Caesar*[996], wobei es müßig zu sein scheint, ob als ernsthafte Kandidaten für seine Nachfolge oder lediglich als Platzhalter für seinen Enkel *Tiberius Gemellus*, den damals erst vierjährigen *Sohn Livillas.*

Prinzipiell wäre es möglich gewesen, *Livilla* entweder mit *Nero Caesar* oder *Drusus Caesar* zu vermählen, aber zu einer dieser beiden Varianten konnte *Tiberius* sich dann doch nicht so schnell durchringen, vielleicht aus Altersgründen: *Livilla* war damals mit 36 Jahren[997] zwar im Interesse der Fortsetzung der Dynastie eine geeignete Heiratskandidatin, aber für die beiden Söhne des *Germanicus* vielleicht schon zu alt. Es ist somit möglich, dass *Tiberius* die gemeinsamen Ehewünsche *Livillas* und *Sejans* zunächst nur deswegen dilatorisch behandelte, weil er in dieser Angelegenheit unschlüssig war und, solange *Livia Augusta* noch lebte, wegen einer solchen Mesalliance mit anderen Angehörigen der Familie auch keine offene Auseinandersetzung wagte.

Um so dringlicher stellt sich in Anbetracht dessen die Frage, warum *Tiberius* nach dem Tode der *Livia Augusta* seine zögerliche Haltung gegenüber einer solchen

995 Als Angehöriger des Ritterstandes;
996 Vgl. Tac. ann. 4, 8, 4;
997 *um 13 v. Chr.; Hanslik, R: Livia 3. In: KlP, Bd. 3, Stuttgart 1979, Sp. 688–699;

Verbindung nicht aufgab, zumal er innerfamiliäre Streitigkeiten deswegen gar nicht mehr zu fürchten brauchte, da sich diese schon sehr bald ergaben, ohne dass die besagten Ehepläne zwischen *Livilla* und *Sejan* konkretere Gestalt hatten annehmen können: Sowohl *Nero Caesar*[998] als auch dessen Mutter *Agrippina*[999] wurden unmittelbar nach dem Tode der Witwe des *Augustus*, d. h. noch im Jahre 29 wegen einer angeblichen Verschwörung im Senat unter Anklage gestellt[1000], *Nero* zusätzlich auch wegen angeblicher sexueller Perversionen[1001], verurteilt und zu Staatsfeinden erklärt und ein Jahr später, 30 n. Chr., in dem *Nero Caesar* starb, noch vor dem Sturz *Sejans*, wurde auch der zweite Sohn *Agrippinas*, *Drusus Caesar*[1002] angeklagt und eingekerkert.

Aber warum änderte *Tiberius* schon kurze Zeit später seine Heiratspolitik dahingehend, dass er *Sejan Livilla* nicht heiraten, sondern – wegen einer Verschwörung – verhaften, verurteilen und hinrichten ließ, – obwohl eine Verstrickung *Sejans* in eine Verschwörung gegen *Tiberius*, objektiv betrachtet, nicht nur nicht nachweisbar, sondern wohl auch unwahrscheinlich ist? Die Antwort ist naheliegend, obwohl auch für einen kritischen Historiker leicht zu übersehen, es sei denn er machte sich bewusst, dass unter den Bedingungen autoritärer Herrschaftssysteme die juristischen Konstrukte, mit deren Hilfe die gerichtliche Verurteilung missliebiger Persönlichkeiten, u. U. sogar deren Beseitigung legitimiert wird, oftmals nur wenig mit den Gründen zu tun haben, welche die herrschenden Kreise dazu veranlasst, gegen bestimmte Personen juristisch vorzugehen.

Eine solche Vorgehensweise der römischen Strafjustiz haben wir bereits im Kontext des Verfahrens gegen *Piso*[1003], den angeblichen Mörder des *Germanicus*[1004] kennengelernt, in welchem *Tiberius* in der Rolle des Verhandlungsvorsitzenden bereits in seiner Eröffnungsansprache dafür sorgte, dass die wichtigsten Indizien für den Nachweis eines unnatürlichen Todes des *Germanicus*, die Ergebnisse der in *Antiochien* durchgeführten Leichenschau juristisch entwertet wurden[1005], aber nicht um den Angeklagten zu entlasten, sondern lediglich um die Spuren, die zu dem wirklichen Täter hätten führen können, zu verwischen, nämlich zu *Sejan*, und zwar indem ein indirekter Schuldbeweis erbracht wurde, - dadurch, dass ein Suizid des Angeklagten vorgetäuscht wurde[1006].

Eine ähnliche Vorgehensweise der römischen Strafjustiz ist auch in den kurz nach dem Tode der *Livia Augusta*, aber noch vor dem Sturz *Sejans* eröffneten Strafverfahren gegen *Agrippina*, die Witwe des *Germanicus*, sowie gegen deren Söhne *Nero Caesar* und *Drusus Caesar* zu beobachten: Allen dreien wurden u. a. Verschwörungen

998 Vgl. Tab. I, 31;
999 Vgl. Tab. I, 56;
1000 Vgl. Tac. ann. 5, 3, 1 ff.;
1001 Vgl. Suet. Cal. 7, Tib. 54, 2;
1002 Vgl. Tab. I, Nr. 33; vgl. R. Hanslik: D. (III) Drusus Iulius Caesar. 2. In: KIP Bd. 2, Sp. 171. A. Winterling: Caligula, Eine Biographie, Drusus (III), Bruder des Caligula, München, 2007, S. 21, 35, 37–41, 45 f..
1003 S. o. Tab. I, 7;
1004 S. o. Tab. I, 5;
1005 S. o. Tac. ann. 3, 12;
1006 S. o Tac. ann. 3, 15, 3;

vorgeworfen, aber offensichtlich nicht nachgewiesen, sie wurden zwar eingekerkert, aber nicht verurteilt und hingerichtet, man ließ sie verhungern oder brachte sie dazu, sich durch die Verweigerung von Nahrungsaufnahme selbst zu töten[1007].

Aber warum musste plötzlich auch *Sejan* sterben? Wie gesagt, die Antwort ist naheliegend, aber leicht zu übersehen, wenn man sich zu sehr auf die Zweifel daran versteift, dass *Drusus*, immerhin bereits acht Jahre zuvor durch einen von *Livilla* und *Sejan* organisierten Giftmord ums Leben kam, und zwar in Anbetracht der Tatsache, dass diese These ja im Wesentlichen lediglich auf nach der Verhaftung *Sejans* gemachten Angaben *Apicatas*, dessen verstoßener Ehefrau zu beruhen scheinen[1008]. Unter der Prämisse, dass der nach der Verhaftung *Sejans* gegen diesen erhobene Vorwurf der Verschwörung nicht eine historische Wirklichkeit umschrieb, sondern auf einem Konstrukt beruhte[1009], das lediglich dazu diente, die Hinrichtung *Sejans* zu rechtfertigen[1010], gibt es dafür nur eine vernünftige Erklärung: *Tiberius* muss in der kurzen Zeit zwischen den Anklageerhebungen gegen *Agrippina* und deren Söhne *Nero* und *Drusus Caesar*, an denen auch *Sejan* beteiligt war, bis zu dessen Verhaftung, also bereits vor dessen Verhaftung, in den Besitz von Informationen gekommen sein, die ihn zu der Überzeugung gelangen ließen, dass *Sejan* seinen leiblichen Sohn *Drusus*, vielleicht sogar auch seinen Neffen und Adoptivsohn *Germanicus* beseitigt haben könnte.

Berücksichtigt man ferner, dass gute Argumente dafür sprechen, dass ihm diese Informationen durch *Antonia minor*, die Mutter *Livillas*[1011], d. h. der seit längerem von *Sejan* umworbenen Witwe des *Drusus* zugespielt wurden, kann über den Inhalt derselben, obwohl den Quellen über eine Involvierung *Livillas* in die angeblichen konspirativen Machenschaften *Sejans* nichts Konkretes zu entnehmen ist[1012], kaum Zweifel bestehen, - wenn man sich vergegenwärtigt, um welche Informationen es sich gehandelt haben muss, so dass auch *Tiberius* annehmen durfte, dass darüber niemand zuverlässigere Auskünfte geben könne als die Mutter der selbst „auch nicht abgeneigten Braut".

Zieht man außerdem in Betracht, dass nicht davon auszugehen ist, dass *Antonia* ihrer eigenen Tochter schaden wollte, sowohl aus menschlichen als auch aus dynasti-

1007 S. o. Tab. I, Nr. 31. 33. 56;

1008 S. o. Tab. I, Nr. 26;

1009 Ios. ant. Iud. 18, 181 ff. berichtet dazu wenig Überzeugendes.

1010 Diese von mehreren Althistorikern (S. o) vertretene Auffassung wird auch hier nicht angezweifelt.

1011 *Cassius Dio* erwähnt im Zusammenhang eines Lobpreises auf das gute Gedächtnis der *Antonia Caenis*, einer Konkubine *Vespasians*, (Cass. Dio 65, 14;) einer früheren „Sekretärin" der *Antonia minor* (Vgl. Suet. Vesp. 3. 21; Dom. 12, 3; CIL 6, 12037.), dass *Antonia* jene mit der Übermittlung einer für *Tiberius* bestimmten, *Sejan* betreffenden Geheimbotschaft betraut habe. Zur Rolle *Antonias* bei der Aufdeckung der politischen Machenschaften *Sejans* vgl.: Castritius, H.: Die flavische Familie. Frauen neben Vespasian, Titus und Domitian, in: Temporini-Gräfin Vitzthum, H.(Hrsg.): Die Kaiserinnen Roms. Von Livia bis Theodora. München 2002, S. 165–166. Levick, B.: Vespasian. London 1999, S. 11, 102, 182, 196.

1012 Über eine gegen *Sejan* gerichtete Intervention *Antonias* berichtet auch *Flavius Josephus* (Ios. ant. Iud. 18, 181 ff.).

schen Erwägungen heraus[1013], sondern allenfalls *Sejan*, - dann ist anzunehmen, dass sie durch Andeutungen *Tiberius* dazu brachte, darüber ins Grübeln zu verfallen, ob *Tiberius Gemellus*, sein mutmaßlicher Enkel aus der Ehe seines schon vor Jahren verstorbenen Sohnes mit *Livilla*, in Wirklichkeit gar nicht sein leiblicher Enkel, sondern ein Sohn *Sejans* sein könne.

Wenn aber der bereits 19 n. Chr.[1014], d. h. im Jahre der mutmaßlichen Vergiftung des *Germanicus*, geborene *Tiberius Gemellus* nicht ein Sohn *Sejans* gewesen sein sollte, dann erschienen der Schlagabtausch zwischen *Drusus* und *Sejan*[1015], nicht zuletzt die Gerüchte über eine außereheliche Liaison *Sejans* mit *Livilla*, natürlich in einem anderen Licht; dann hätte es – aus dem Blickwinkel des *Tiberius* – sein können, dass *Sejan* vielleicht schon an der Ermordung des *Germanicus*[1016], wahrscheinlich aber auch an der seines Sohnes *Drusus* beteiligt gewesen war.

Daraus erklärt es sich, dass *Tiberius* – aber erst nach[1017] der Verhaftung *Sejans* – als erste dessen verstoßene Ehefrau darüber verhörte bzw. verhören ließ[1018], von der er am ehesten vermuten durfte, dass sie schon frühzeitig Kenntnisse von ehebrecherischen Kontakten ihres früheren Gemahls zu *Livilla* gehabt habe und als verstoßene Ehefrau auch wenig Hemmungen haben würde, ihr Wissen darüber bereitwillig preiszugeben, und auch dass die letztere auf *Eudemus* und *Lydgus* verwies, den Leibarzt und einen Eunuchen *Livillas*, und zwar als Zeugen von außerehelichen Kontakten zwischen *Sejan* und *Livilla*[1019], *vielleicht* sogar als Zeugen eines Verbrechens im Zusammenhang mit dem Ableben des *Drusus*.

Welche Konsequenzen sollten sich aus diesen Überlegungen zur Vorgeschichte der Verhöre von *Apicata*, *Eudemus* und *Lydgus* bezogen auf die Glaubwürdigkeit der darin gemachten Aussagen ergeben? – Zumindest die Deutung als Ausdruck und Er-

---

1013 Als Tochter des Triumvirn *Marcus Antonius* und der *Octavia*, der Schwester des Kaisers *Augustus* galt sie als Repräsentantin der Interessen sehr einflussreicher Adelsgeschlechter, nicht zuletzt im Hinblick auf die Nachfolge des *Tiberius*. Vgl. dazu: Kokkinos, N.: Antonia Augusta. Portrait of a Great Roman Lady. Routledge, London u. a. 1992. Trillmich, W.: Familienpropaganda der Kaiser Caligula und Claudius. Agrippina Maior und Antonia Augusta auf Münzen. Berlin 1978.

1014 Vgl.: Gardthausen, V. Iulius (No. 156). RE 10. 536–537 (1919); Herz, P., Die Arvalakten des Jahres 38 n. Chr. Eine Quelle zur Geschichte Kaiser Caligulas. Bonner Jahrbücher 181 (1981): 89–110; siehe auch: Fagan, G.: Kurzbiografie (englisch) bei De Imperatoribus Romanis (mit Literaturangaben). http://www. luc.edu/roman-emperors/gemell.htm (1997).

1015 S. o. Tac. ann. 4, 3, 2; Cass. Dio 57, 22, 1;

1016 S. o. Tab. I, 5;

1017 Dass *Tiberius* bereits vor der Verhaftung *Sejans Apicata* über dessen Beziehungen zu *Livilla* hätte verhört, wird man ausschließen dürfen, da derartige Verhöre in den Zuständigkeitsbereich *Sejans* gefallen wären, der in diesem Falle gewarnt hätte werden können, dass etwas „gegen ihn lief", was *Tiberius* nicht zuletzt im Interesse der eigenen Sicherheit vermeiden wollte. Man beachte dazu seine Vorgehensweise bei der Verhaftung *Sejans* durch *Sutorius Macro*, der vorher kein Prätorianer, also kein Untergebener *Sejans* gewesen war, sondern der Chef einer anderen mit den Prätorianern konkurrierenden Polizeitruppe gewesen war. Vgl. Cass. Dio 58, 7–10;

1018 S. o. Tac. ann. 4, 11, 2: *ordo alioqui sceleris per Apicatam Seiani proditus, tormentis Eudemi ac Lydgi patefactus est.*

1019 Dieses Wissen bezeugt auch Plinius d. Ä. (nat. 29, 20): *iam vero adulteria etiam in principum domibus, ut Eudemi in Livia Drusi Caesaris...* - hierbei lassen die Formulierungen des *Plinius* im Unklaren, ob *Eudemus* selbst der Kontakte zu *Livilla* bezichtigt werden soll, oder nur der Mitwisserschaft von Kontakten *Livillas* zu Dritten, wie etwa zu *Sejan*.

gebnis der Rachsucht einer betrogenen und verstoßenen Ehefrau erscheint in Anbetracht der oben angestellten Überlegungen als unzulässig. Selbst dann, wenn *Apicata* die Absicht gehabt hätte, ihren früheren Gatten zu belasten, hätte sie kaum die Möglichkeit dazu gehabt. Denn den von *Tacitus* im Hinblick auf ihre Aussage benutzten Ausdruck *sceleris ordo per Apicatam Seiani proditus* wird man keineswegs dahingehend auslegen dürfen, dass sie durch eine spontane Anzeige das Verbrechen ihres Gatten öffentlich gemacht habe, sondern allenfalls im Rahmen eines „unfreiwilligen" Verhörs, in welchem sie speziell zu dem ihrem Gatten zur Last gelegten Giftmord an *Drusus* gar keine Aussage hätte machen können. Denn, wie aus den Aussagen von *Eudemus* und *Lydgus* hervorgegangen sein dürfte[1020], wurde jenes angebliche Verbrechen ja nicht im Hause *Sejans* verübt, aus welchem *Apicata* nach *Tacitus* zum Zeitpunkt des in Rede stehenden Verbrechens ja schon längst vertrieben worden war[1021], sondern in demjenigen des *Drusus* selbst, insofern *Eudemus* und *Lydgus* ja als „Hausangestellte" *Livillas* charakterisiert werden und deswegen im Prinzip ja nur als Zeugen für Vorgänge in Betracht kamen, die im Hause des *Drusus* zu beobachten waren.

Aber selbst wenn das mutmaßliche Verbrechen im Hause *Sejans* stattgefunden haben sollte und *Eudemus* und *Lydgus* ihre Herrin dorthin begleitet haben sollten, hätte *Apicata* davon kaum etwas mitbekommen haben können, weil sie ja zur fraglichen Zeit mit *Sejan* schon längst nicht mehr in Hausgemeinschaft lebte. Der einzige Beitrag, den *Apicata* zur Aufdeckung des mutmaßlichen Verbrechens ihres Gatten hätte leisten können, bestand in Angaben darüber, ab wann sie von *Sejan* als Gemahlin verstoßen worden war und zu Gunsten welcher Nebenbuhlerin. Dass sie in dieser Beziehung *Livilla* schwer belastete, darf man, wegen der anschließenden Verhöre von Hausangestellten *Livillas* unterstellen. Auch dass dadurch der sich gegen ihren Gatten richtende Verdacht an Gewicht gewann, darf konzediert werden, aber dass *Apicatas* Aussagen *Sejan* auch als Verbrecher überführt hätten, ist zu bezweifeln. Insoweit darf man deren Bedeutung als Beweis für die Täterschaft *Sejans* nicht überschätzen.

Damit aber stellt sich die aus dem Blickwinkel des Medizinhistorikers entscheidende Frage, welchen Beitrag die Aussagen von *Eudemus* und *Lydgus* bei der gerichtlichen Überführung *Sejans* als Mörder des *Drusus* gespielt haben könnten, und vor allem, inwieweit aufgrund dieser Aussagen davon ausgegangen werden darf, dass auch der Arzt *Eudemus* an dem mutmaßlichen Verbrechen beteiligt gewesen sein könnte. Und damit wir uns bei der Beurteilung dieser Frage nicht von theoretischen Deduktionen auf eine falsche Fährte führen lassen, ist es an dieser Stelle nötig, dass wir uns noch einmal genau vor Augen führen, wie in den darüber überlieferten Zeugnissen, bei *Tacitus*[1022] und *Cassius Dio*[1023], der Tathergang beschrieben wird. *Tacitus* merkt dazu an: *sumitur in conscientiam Eudemus, amicus et medicus Liviae, specie artis frequens secretis*[1024]. Der kurze Satz ist in drei Kola untergliedert, denen sich drei unterschiedliche Aussagen zur Rolle des Arztes im Kontext des Tathergangs entneh-

1020 S. o. Tac. ann. 4, 11, 2: … *tormentis Eudemi ac Lydgi patefactus est.*
1021 S. o. Tac. ann. 4, 3, 5: *pellit domo Seianus uxorem Apicatam …, ne paelici suspectaretur.*
1022 Vgl. Tac. ann. 4, 3, 4;
1023 Vgl. Cass. Dio 57, 22, 2;
1024 Vgl. Tac. ann. 4, 3, 4;

men lassen. Dem ersten dieser drei Kola ist zu entnehmen, dass *Eudemus* nach Auffassung des Gerichts eindeutig als „Mitwisser“ einzustufen war, d. h. dem im Falle, dass im Hause des *Drusus* oder gar unter Beteiligung *Livillas* ein Verbrechen geschehen sein sollte, zu unterstellen war, dass er davon Kenntnis erhalten haben müsste.

Auch die Dekodierung des zweiten Kolons *amicus et medicus Liviae* dürfte kaum große Schwierigkeiten bereiten: *Eudemus* galt in den Augen des *Tacitus*, somit auch des Gerichts, als ein Freund *Livillas* und als ihr Arzt, wobei die freundschaftlichen Beziehungen zu *Livilla* nach Auffassung des *Tacitus* bzw. des Gerichts aber nur seine Funktion als Arzt betrafen[1025]. In Bezug darauf begründete diese „Freundschaft“, soweit davon ausgegangen werden kann, dass *Eudemus* ein Sklave oder Freigelassener *Livillas* war, u. a. sogar ein Zeugnisverweigerungsrecht. Aber dieses wurde, wie *Tacitus* im Kontext des Falles *Drusus Libo*[1026] näher erläuterte, unter *Tiberius* durch neuartige Rechtsvorschriften ausgehebelt, so dass damit zu rechnen ist, dass *Eudemus* auch bezüglich seiner Herrin sowie bezüglich des Schicksals des *Drusus* in vollem Umfang auskunftspflichtig war.

Als kryptisch erweist sich auf den ersten Blick jedoch das dritte Kolon: *specie artis frequens secretis*[1027]. Es lässt sich als Ausdruck dafür deuten, dass *Eudemus* sich unter dem Vorwand der Ausübung seines Berufs häufig mit ihr zu geheimen Besprechungen getroffen habe, wodurch dem Betrachter suggeriert wird, dass er nicht nur Kenntnisse von Geheimnissen seiner Herrin gehabt habe, sondern auch aktiv an den Vorbereitungen zu ihren kriminellen Machenschaften beteiligt war. Einen vergleichbaren Eindruck vermittelt auch eine Äußerung *Cassius´Dios*, wenn auch ohne Nennung des Namens des *Eudemus*.

Den mutmaßlichen Sachverhalt der Tötung des *Drusus* durch *Sejan* beschreibt *Cassius Dio* mit folgenden Worten: [ὁ Σεΐανὸς…] φαρμακόν τι αὐτῷ διά τε τῶν ἐν θεραπείᾳ αὐτοῦ ὄντων καὶ διὰ τῆς γυναικὸς αὐτοῦ, ἥν τινες Λουίλλαν ὀνομάζουσιν, ἔδωκε.[1028] Hierbei ist der Ausdruck [ὁ Σεΐανὸς…] φαρμακόν τι αὐτῷ … ἔδωκε eindeutig als Umschreibung des Faktums, dass *Sejan Drusus* ein Gift applizierte, zu deuten, während durch die Formulierung διά τε τῶν ἐν θεραπείᾳ αὐτοῦ ὄντων καὶ διὰ τῆς γυναικὸς αὐτοῦ, ἥν τινες Λουίλλαν ὀνομάζουσιν ausgedrückt wird, dass sich *Sejan* hierbei nicht selbst die Hände „schmutzig gemacht“ habe, sondern sich Helfershelfer bediente, nämlich διά τε τῶν ἐν θεραπείᾳ αὐτοῦ ὄντων, d. h. einiger Angehöriger der Dienerschaft des Opfers und schließlich auch διὰ τῆς γυναικὸς αὐτοῦ, ἥν τινες Λουίλλαν ὀνομάζουσιν, der Beihilfe seiner Gemahlin, „die einige als Livilla“ bezeichnen. Sollte *Eudemus* bereits zur Dienerschaft des *Drusus* gehört haben, was aufgrund seiner Charakterisierung durch *Tacitus* als *amicus et medicus Liviae*[1029] nicht sicher ist, aber aufgrund der Formulierung τε τῶν ἐν θεραπείᾳ αὐτοῦ ὄντων zur Bezeichnung

1025 Der von *Plinius* suggerierte Verdacht auch einer erotischen Intimität zwischen *Eudemus* und *Livilla* (S. o. Plin. nat. 29, 20;) wird sicherlich als Niederschlag eines völlig haltlosen Gerüchts einzustufen sein.

1026 Vgl. Tab. I, 3;

1027 Vgl. Tac. ann. 4, 3, 4;

1028 S. o. Cass. Dio 57, 22, 2;

1029 Vgl. Tac. ann. 4, 3, 4;

der Dienerschaft des *Drusus* auch nicht ausgeschlossen werden kann[1030], ließe sich das Zeugnis *Dios* auch als Hinweis darauf interpretieren, dass *Eudemus* an der Auswahl und Beschaffung des Gifts beteiligt war.

Aber ungeachtet der Frage, ob *Eudemus* an der angeblichen Vergiftung des *Drusus* aktiv beteiligt war, ist die von *Tacitus* benutzte Formulierung *specie artis frequens secretis*[1031] so zu deuten, dass *Eudemus* auch über „Geheimnisse" *Livillas* im Bilde war, sowohl hinsichtlich ihres Umgangs mit *Sejan*, gegebenenfalls auch hinsichtlich einer schuldhaften Verstrickung *Livias* in die Ursachen des Ablebens ihres Gatten. Daraus aber wiederum lässt sich ableiten, dass die in allen Quellen überlieferte Information, dass *Sejan Drusus* durch *Livia* und dessen Hauspersonal habe vergiften lassen, im Wesentlichen auf Aussagen des *Eudemus* und des *Lydgus* zurückging, vor allem aber wohl des *Eudemus*, insofern *Eudemus* als Arzt gerade in pharmakologischen Fragen als „Sachverständiger" angesehen werden konnte und auch als solcher befragt worden sein könnte.

Denn ein heutiger Ermittler oder Richter würde einen Arzt als Sachverständigen in einem Mordprozess immer auch daraufhin befragen, ob er auf der Grundlage seines ärztlichen Wissen ausschließen könne, dass ein Verstorbener, bei dem der Verdacht erhoben wurde, dass er einen unnatürlichen Tod erlitten habe oder eine willkürliche Intoxikation durch Dritte als Todesursache nicht zumindest wahrscheinlich sei. Und eben diese Frage dürfte auch dem *Eudemus* gestellt und von diesem vermutlich bejaht worden sein. Aus eben diesem Grunde, weil ein Arzt im Falle des *Drusus* in dem Verhör, dem er unterzogen wurde, eine Intoxikation als Todesursache wahrscheinlich bejahte, bestehen wegen der in diesem Punkte übereinstimmenden Zeugnisse des *Tacitus*, *Suetons* und *Cassius´Dios* gute Gründe zu der Annahme, dass *Drusus* tatsächlich auf Veranlassung *Sejans* vergiftet wurde.

Man könnte gegen diese Schlussfolgerung einwenden, dass *Eudemus* und auch *Lydgus* ihre Aussagen unter der Folter[1032], d. h. womöglich nicht freiwillig, machten. Jedoch lässt sich dieser Einwand leicht entkräften. Denn auch der Einsatz der Folter als Verhörmethode, der ohnehin nur bei Sklaven zulässig war, da solche als nicht selbstbestimmte Personen vor Gericht ohne Zustimmung ihrer Herren keine gültigen Aussagen machen konnten, – das gilt auch für Aussagen gegen ihre Herren, – entband die Verhörten nicht von der Pflicht zu wahrheitsgemäßen Aussagen, diente praktisch nur zur Überwindung ihres Aussageverweigerungsrechts, keineswegs zur Erzwingung von Aussagen bestimmten Inhaltes[1033].

1030 Der Ausdruck ἐν θεραπείᾳ ist sowohl als unspezifischer Hinweis darauf interpretierbar, dass die Helfer bei der Tötung des *Drusus* zu dessen Dienerschaft gehörten, aber auch als spezifischer Ausdruck dafür, dass sich unter dessen Dienerschaft auch jemand befunden haben könnte, dem die medizinische Betreuung des Opfers oblag, sofern das Wort θεραπεία auch so viel wie „Heilung" bedeuten kann.

1031 Vgl. Tac. ann. 4, 3, 4;

1032 S. o. Tac. ann. 4, 11, 2: *ordo alioqui ... tormentis Eudemi ac Lydgi patefactus est*;

1033 Ein gutes Beispiel dafür liefert der Prozess gegen *Drusus Libo* (Vgl. Tab. I, 3), in dem zu dessen Überführung als Verschwörer das Verhör von Sklaven desselben für erforderlich angesehen wurde, aber in Anbetracht dem entgegenstehender Rechtsvorschriften nicht ohne weiteres möglich war. Den juristischen Trick, um dieses Recht zu unterlaufen beschreibt *Tacitus* folgendermaßen: *et quia*

Eine solche Vorgehensweise darf auch in den vorliegenden Verhören unterstellt werden, in denen *Eudemus* und *Lydgus* anstandslos sagten, was sie wussten, d. h. ohne dass sie gefoltert werden mussten, zumal man von ihnen ja wohl keine Aussagen erwartete, die sich primär an ihre Herrin richteten, sondern gegen *Sejan*, auch wenn diese zwangsläufig auch *Livilla* belasteten, wenn dadurch über den Tathergang ein Bild entstand, welches *Tacitus* wie folgt beschrieb: *Igitur Seianus ... deligit venenum, quo ... fortuitus morbus adsimularetur. id Druso datum per Lydgum spadonem, ut octo post annos cognitum est.*[1034]

Danach wählte *Sejan* ein Toxin aus, dessen Wirkung eine natürliche Erkrankung vortäuschte, und sorgte dann dafür, dass dieses Gift durch den Eunuchen *Lydgus* dem *Drusus* verabreicht wurde. Es verdient Beachtung, dass in den o. z. Formulierungen des *Tacitus*, bezüglich welcher zu unterstellen ist, dass sie in etwa das wiedergeben, was in dem Prozess gegen *Sejan* zur Begründung von dessen Verurteilung angegeben wurde: als Mittäter werden weder *Eudemus* noch *Livilla expressis verbis* genannt, auch wenn im Falle *Livillas* eine Mittäterschaft implizite nach den o. z. Formulierungen des *Tacitus* als erwiesen angesehen werden müsste. War doch *Lydgus* ohne Zweifel ein Sklave *Livillas*. Daher darf unterstellt werden, dass dieser auch in Bezug auf die Weitergabe des von *Sejan* ausgesuchten Gifts kaum ohne einen entsprechenden Auftrag seiner Herrin handelte.

Damit aber stellt sich die wichtige Frage, ob durch die o. z. Äußerungen des *Tacitus* in dem Prozess gegen *Sejan* mittelbar nicht auch der Arzt *Eudemus* als Mittäter entlarvt wurde. Eine positive Beantwortung drängt sich auf, wenn man berücksichtigt, dass er aufgrund seines medizinisch – pharmakologischen Wissens dazu in der Lage gewesen wäre, und dass in Bezug auf das Ableben des *Drusus* natürliche Todesursachen auszuschließen sind, und dass er auch fähig gewesen sein müsste, *Sejan* und *Drusilla* dabei zu beraten, welches Gift geeignet sei, eine zum Tode führende Erkrankung vorzutäuschen, zumal auch *Cassius Dio* eine aktive Beteiligung der Haussklaven *Livillas* an der Tötung des *Drusus* bezeugt[1035].

Die Möglichkeit, dass sich *Eudemus*, auf Weisung oder Bitten seiner Herrin und gestützt auf sein ärztliches Wissen, beratend an der Suche nach einem solchen Gift beteiligte, kann grundsätzlich nicht ausgeschlossen werden. Dass er aber sich tatsächlich so verhielt, dafür liefern zumindest die Angaben des *Tacitus* über den Fall keinerlei Anhaltspunkte. *Tacitus* charakterisiert *Eudemus* an keiner Stelle als Täter, sondern an den Stellen, an denen er seinen Namen überhaupt erwähnt, einmal als Mitwisser[1036], das andere Mal als Informanten[1037].

---

vetere senatus consulto quaestio in caput domini prohibebatur, callidus et novi iuris repertor Tibeius mancipari singulos actori publico iubet, scilicet ut in Libonem ex servis salvo senatus consulto quaereretur.

1034 S. o. Tac. ann. 4, 8, 1;

1035 S. o. Cass. Dio 57, 22, 2: [ὁ Σεΐανὸς...] φαρμακόν τι αὐτῷ διά τε τῶν ἐν θεραπείᾳ αὐτοῦ ὄντων καὶ διὰ τῆς γυναικὸς αὐτοῦ, ἥν τινες Λουίλλαν ὀνομάζουσιν, ἔδωκε.

1036 S. o. Tac. ann. 4, 3, *sumitur in conscientiam Eudemus, amicus et medicus Liviae, specie artis frequens secretis*

1037 S. o. Tac. ann. 4, 11, 2; *ordo alioqui ... tormentis Eudemi ac Lydgi patefactus est;*

Beachtung verdient im Hinblick darauf, dass auch *Tiberius* und *Sutorius Macro*, der Nachfolger *Sejans* im Amte des Prätorianerpräfekten, aufgrund der Verhöre von *Eudemus* und *Lydgus* keineswegs davon überzeugt gewesen zu sein scheinen, dass die Verhörten als Mittäter infrage kämen. Denn andernfalls wäre zu erwarten, dass die im Anschluss an die Hinrichtung *Sejans* stattfindende Verfolgung mutmaßlicher Unterstützer, Gefolgsleute und Günstlinge *Sejans*[1038], die zum Teil mit einer erschreckenden Brutalität durchgeführt wurde[1039], auch *Eudemus* und *Lydgus* zum Opfer gefallen wären, da jene im Falle einer Überführung wegen Beihilfe zur Tötung des *Drusus* nach der *lex Cornelia de sicariis veneficiisque* zu verurteilen und hinzurichten gewesen wären. Von einer solchen Bestrafung ist aber weder im Falle des Eunuchen *Lydgus* noch des Arztes *Eudemus* etwas bekannt. Daraus wäre abzuleiten, dass im Falle des Arztes *Eudemus* eine aktive Beteiligung an der Tötung des *Drusus* als theoretisch denkbar, aber ansonsten nicht nur als nicht bezeugt[1040], sondern auch als nicht nachweisbar eingestuft wurde und werden muss.

Oder sollte *Drusus* trotz des anderslautenden Zeugnis des *Eudemus* nicht vergiftet worden, sondern, wie von einigen Althistorikern vermutet wird[1041], eines natürlichen Todes gestorben sein? Diese Möglichkeit kann ebenfalls nicht ausgeschlossen werden, zumal unterstellt werden darf, dass *Eudemus* zumindest ahnte, was man von ihm hören wollte, als man ihn zum Verhör „bat"; es ist davon auszugehen, dass auch *Eudemus* und *Lydgus* zum Zeitpunkt ihrer Verhöre von der spektakulären Verhaftung *Sejans* „Wind bekommen" hatten. Allein die Argumente, die zur Stützung dieser These vorgetragen wurden, können aus der Sicht eines Mediziners kaum überzeugen. Kritiker der „Giftmordtheorie" verweisen auf die Möglichkeit, dass *Drusus* sich durch einen disziplinlosen Lebensstil, eventuell durch fortgesetzten Alkoholmissbrauch, eine tödliche Erkrankung zugezogen haben könnte und benennen als Belege dafür vor allem Suet. Tib. 62 und Tac. ann. 3, 49. Eventuell könnte man auch noch ein in Tac. 4, 10, 2 – 3[1042] überliefertes Gerücht als Hinweis auf eine Neigung zu übermäßigem Alkoholkonsum interpretieren.

1038 Die Mehrzahl der nach dem Sturz *Sejans* zu beobachtenden unnatürlichen Todesfälle der Regierungszeit des *Tiberius* erklärt sich aus dem Zusammenhang einer beispiellosen Verfolgungsjagd auf Personen aus dem persönlichen und politischen Umfeld *Sejans*. Vgl. Tab. I, 25 ff;

1039 Im diesem Zusammenhang ist auf die Tötung der 3 Kinder *Sejans* hinzuweisen, denen schon allein wegen ihrer Jugend kaum eine Beteiligung an den Machenschaften ihres Vaters vorzuwerfen war. Vgl. Tab. I, Nr. 26–28; ein abstoßendes Beispiel für diese Brutalität erwähnt *Cassius Dio* (58, 11, 5;) in Bezug auf eine Tochter: τῆς κόρης, ἣν τῷ τοῦ Κλαυδίου υἱεῖ ἠγγυήκει, προδιαφθαρείσης ὑπὸ τοῦ δημίου, ὡσ οὐχ ὅσιον ὂν παρθενευομένην τινά ἐν τῷ δεσμωτηρίῳ διολέσθαι. - nachdem das Mädchen, das er [Sejan] einem Sohn des [nachmaligen Kaisers] Claudius verlobt hatte, nach dem Grundsatz, dass es ein Rechtsverstoß sei, eine Jungfrau im Gefängnis sterben zu lassen, ließ er [Tiberius] es zuvor vom Henker vergewaltigen.

1040 Nicht bei *Tacitus*, sondern nur bei *Sueton* und *Cassius Dio* also, in späteren und schon allein deswegen weniger glaubwürdigen Quellen, und auch nur indirekt bezeugt, d. h. ohne Namensnennung.

1041 Insbesondere Syme, R.: Tacitus Bd. 1, S. 402; und Henning, D.: L. Aelius Seianus, Untersuchungen zur Regierung des Tiberius, München 1975, S. 35.

1042 S. o.;

Hierbei ist zu beachten, dass die zuerst erwähnte Suetonstelle nichts anderes belegt, als dass *Tiberius* über einen längeren Zeitraum subjektiv davon überzeugt war, dass sein Sohn einer natürlichen Erkrankung erlegen sei: *quem cum morbo et intemperantia perisse existimaret, ut tandem veneno interemptum fraude Livillae uxore atque Seiani cognovit, neque tormentis neque supplicio cuiusquam pepercit, soli huic cognitioni adeo per totos dies deditus et intentus...*[1043]. Hierbei ist erkennbar, dass sich nur im ersten Kolon *quem cum morbo et imperantia perisse existimaret* des Ausdrucks Hinweise auf eine natürliche Erkrankung als Todesursache ausfindig machen lassen, und zwar in Gestalt der Worte *morbo* und *intemperantia* und als Gegenstand einer zeitweiligen subjektiven Einschätzung des Kaisers *existimaret.*

Dabei wird man den Ausdruck *intemperantia* kaum als Ausdruck für den Lebenswandel des *Drusus* an sich wird deuten können, sondern eher als einen verallgemeinernden Hinweis auf jenes Ereignis, welches nach *Tacitus* den letzten Anstoß dazu gab, das länger geplante Verbrechen auszuführen, nämlich die sowohl von *Tacitus* als auch von *Cassius Dio* genauer beschriebenen Tätlichkeiten zwischen *Sejan* und *Drusus* kurz vor dem Ausbruch der „Krankheit" des letzteren.

Hierbei ist damit zu rechnen, dass die Zurückführung des Gefühlsüberschwangs des *Drusus* im Zusammenhang seiner „Schlägerei" mit *Sejan* auf angebliche charakterliche Defizite, vielleicht auch im Zusammenhang mit der Neigung zu Alkoholmissbrauch nicht erst von *Sueton* vorgenommen wurde, sondern bereits in den Quellen vorgebildet worden war, die jener benutzte. *Tacitus* erwähnt im Anschluss an seine Darstellung vom Ende des *Drusus* und der Versicherung, hierbei den meisten und seiner Meinung zuverlässigsten Autoren gefolgt zu sein[1044], ähnliche Gerüchte [1045]: *deinde inter conscios ubi locus veneficii tempusque composita sint, eo audaciae provectum, ut verteret et occulto indicio Drusum veneni in patrem arguens moneret Tiberium vitandam potionem, quae prima ei apud filium epulanti offeretur. ea fraude c<a>ptum senem, postquam convivium inierat, exceptum poculum Druso tradidisse, atque illo ignaro et iuveniliter hauriente auctam suspicionem, tamquam metu et pudore sibimet inrogaret mortem, quam patri struxerat.*[1046] (als darauf unter den Mitwissern Zeitpunkt und Ort des Giftanschlags festgelegt worden seien, habe er seinen Wagemut so weit getrieben, dass er die Geschichte verdrehte und in einer geheimen Anzeige Drusus der Planung eines Giftanschlags auf den Vater bezichtigte und Tiberius ermahnte, den Trank, der ihm bei einem Gastmahl bei seinem Sohn zuerst gereicht werde, zu vermeiden. Durch diesen Betrug umgarnt, habe der Alte, nachdem er den Ort des Gastmahls betreten hatte, einen Pokal in Empfang genommen und an Drusus weiter gereicht, und dadurch dass jener ihn ahnungslos und in jugendlichem Überschwang leerte, sei der Verdacht entstanden, dass er gleichsam aus Furcht und Schamgefühl sich selbst den Tod zugezogen habe, den er dem Vater zugedacht hatte.)

1043 Vgl. Suet. Tib. 62, 2;

1044 Vgl. Tac. ann. 4, 10, 1: *In tradenda morte Drusi quae plurimis maximaeque fidei auctoribus memorata sunt rettuli.*

1045 Vgl. Tac. ann. 4, 10, 1. *set non omiserim eorundem temporem rumorem...*

1046 Vgl. Tac. ann. 4, 10, 2–3;

Im Anschluss an diese Darstellung setzt sich *Tacitus* kritisch mit der Theorie auseinander, dass *Tiberius* selbst *Drusus* den tödlichen Trank angereicht haben könne, aber *Tacitus* charakterisiert die Geschichte als Gegenstand von anonym verbreiteten Gerüchten[1047]. Gleichwohl wird die Darstellung eben als Gegenstand von Gerüchten nicht ganz von der Hand weisen sein, die auch *Tiberius* zeitnah zu Ohren gekommen sein dürften, womöglich ihm bewusst zugespielt wurden, um bei ihm Angst und Vorbehalte gegen *Drusus* zu erzeugen, damit er Gerüchte, nach denen jener durch einen Giftanschlag ums Leben gekommen sein könne, nicht allzu ernst nehme, ihnen auch nicht auf den Grund gehe, aber gleichwohl vor möglichen Anschlägen auf der Hut sei. Dabei sollten derartige Besorgnisse bei *Tiberius* als historisch eingestuft werden, insofern dieser sich in der Folgezeit immer mehr aus Rom und aus der Erledigung der alltäglichen Regierungsgeschäfte, die er *Sejan* überließ, zurückzog und ab 27 n. Chr. dauerhaft in der *Villa Iovis* auf *Capri* lebte[1048].

Dass *Tiberius* vor einem Anschlag auf sich selbst oder auch auf *Drusus* vorher gewarnt worden sein könnte, erscheint vor dem Hintergrund der o. e. Gerüchte als denkbar. Dennoch braucht ihnen im Kontext der Frage nach den medizinischen Ursachen für das Ableben des *Drusus* hier nicht weiter nachgegangen zu werden, – abgesehen von dem Hinweis: … *poculum Druso tradidisse, atque illo ignaro et iuveniliter hauriente* … Sollte diese Neigung, Pokale mit alkoholischen Getränken in jugendlichem Überschwang in einem Zuge zu leeren, jenseits der „Gerüchte" über eine in Tötungsabsicht herbeigeführten Intoxikation durch Dritte, sogar seinen Tod herbeigeführt haben?

Als Beleg für die Haltlosigkeit der Giftmordthese wird von deren Kritikern[1049] auf die Möglichkeit einer selbst verschuldeten chronischen Alkoholvergiftung verwiesen, die beinahe bereits im Jahre 21 n. Chr. seinen Tod herbeigeführt habe. *Tacitus* notierte zu diesem Jahr u. a.: *fine anni Clutorium Priscum equitem Romanum, post celebre carmen, quo Germanci suprema defleverat, pecunia donatum a Caesare, corripuit delator, obiectans aegro Druso composuisse quod, si extinctus foret, maiore praemio vulgaretur,*[1050] (Gegen Ende des Jahres wurde Clutorius Priscus[1051], ein römischer Ritter nach dem [gefeierten Vortrag eines] Gedichts, in welchem er das Ende des Germanicus beweint hatte, mit Geld beschenkt vom Kaiser, diesen griff ein Ankläger an, in dem er ihm vorwarf, dieses während einer Krankheit des Drusus verfasst zu haben, damit es wenn dieser verstorben sei, zu einem höheren Preis veröffentlicht werden könne.)

Der Zusammenhang, in welchem an dieser Stelle von einer Erkrankung des *Drusus* die Rede ist, suggeriert dem Betrachter, dass diese sogar mit der Erwartung eines

1047 Vgl. Tac. ann. 4, 11, 1: *Haec vulgo iactata super id, quod nullo auctore certo firmantur, prompte refutaveris;*

1048 Vgl. Tac. ann. 4, 67;

1049 S. o.;

1050 Vgl. Tac. ann. 3, 49, 1;

1051 *G. <C>Lutorius Priscus* wurde im Senat angeklagt, verurteilt und hingerichtet; vgl. Tab. I, 8; siehe dazu auch: Cass. Dio 57, 20, 3; vgl. Bardon, H. La littérature latine inconnue, 2, 1956, 74 f. Kienast, D., (Neu-Esting). Clutorius Priscus. Brill's New Pauly. Antiquity volumes edited by: Hubert Cancik and Helmuth Schneider. Brill Online, 2015. Reference. 14 February 2015: <http://referenceworks.brillonline. com/entries/brill-s-new-pauly/clutorius-priscus-e302220>

baldigen Ablebens verbunden gewesen sein könnte. Aber welcher Art diese Erkrankung war, lässt sich den Angaben des *Tacitus* und auch *Cassius´ Dios* dazu nicht entnehmen. Daher sind aber auch alle Vermutungen über die Möglichkeiten eines medizinischen Zusammenhangs dieser in das Jahr 21 n. Chr. zu datierenden Erkrankung mit der zum Tode führenden Erkrankung des Jahres 23 n. Chr. nicht zu beweisen. Gleichwohl wird man eine durch Alkoholmissbrauch verursachte Erkrankung bereits im Jahre 21 n. Chr. nicht ausschließen können.

Dennoch ist es nach dem heutigen Stand medizinischen Wissens kaum vorstellbar, dass ein chronifizierter Alkoholismus bei einem Mann im Alter von 38 Jahren bereits zum Tode hätte geführt haben können. Eine akute Alkoholvergiftung[1052] kann relativ schnell zum Tode führen, d. h. innerhalb weniger Stunden, eine chronische Alkoholvergiftung[1053] aber erst nach langer Zeit, nach mehreren Jahren, meistens sogar erst nach Jahrzehnten, und zwar nicht direkt, sondern durch Folgeerkrankungen[1054], vor allem im Bereiche der Leber (wo es zunächst zu Verfettungen kommt, aus denen sich bei anhaltender Belastung eine *Alkohol-Hepatitis* und eine *Leberzirrhose* entwickeln kann.), aber auch im Bereich der Bauchspeicheldrüse (wo sich akut oder chronisch eine *Pankreatitis* entwickeln kann, wobei eine *akute Pankreatitis* rasch zum Tode führen kann, die entschieden häufigere chronischen Pankreatitis aber auf dem Wege einer *exkretorischen Insuffizienz*, und/oder über *Diabetes mellitus* eher ein sehr langsam zum Tode führendes Siechtum auslöst.). Auch zum Tode führende Erkrankungen in den Bereichen des Stoffwechselsystems, im Herz-Kreislaufsystem, im Verdauungstrakt und im Nervensystem, als Folge von chronischem Alkoholismus, sind in der Regel erst jenseits des 50. Lebensjahres zu erwarten. Der im Falle des *Drusus* zum Tode führende Krankheitslauf entwickelte sich nach *Tacitus* aber nicht über wenige Stunden, auch nicht über Monate und Jahre, sondern nur über mehrere Tage[1055], so dass er weder auf eine akute noch auf eine chronische Alkoholvergiftung zurückgeführt werden kann.

Nun wäre es nicht überzeugend, wenn man allein aufgrund des Ausschlusses einer akuten oder chronischen Alkoholvergiftung unter Hinweis auf die zeitliche Dauer der Erkrankung des Drusus eine „natürliche“ Ursache seines Ablebens ausschließen wollte. Aber vielleicht haben wir bislang in unseren Überlegungen noch ein kleines Detail bezüglich des Krankheitsverlaufes übersehen, welches uns gerade in dieser Hinsicht zu größerer Klarheit verhelfen könnte, obwohl dieses weniger den Krankheitsverlauf selbst betrifft als die Art und Weise, wie *Tiberius* darauf reagierte. *Tacitus* berichtet darüber Folgendes: *Ceterum Tiberius per omnes valetudinis eius dies,*

1052 Vgl. ICD-10 online (WHO-Version 2013); Kraut, Jeffrey A., Kurtz, Ira: Toxic Alcohol Ingestions: Clinical Features, Diagnosis, and Management, in: Clin J Am Soc Nephrol. Nr. 3, 2008, S. 208-225.

1053 Zur Unterscheidung der unterschiedlichen Formen von Alkoholismus: ICD-10 und DSM-IV;

1054 Vgl. Singer, M. V./Teyssen, St.: Alkohol und Alkoholfolgekrankheiten: Grundlagen – Diagnostik – Therapie, Heidelberg 2005.

1055 Vgl. dazu Tac. ann. 4, 8, 2: *Ceterum Tiberius per* ***omnes valetudinis eius dies****, nullo metu … curiam ingressus est.*

nullo metu ... curiam ingressus est[1056]. (Im Übrigen betrat Tiberius während aller Tage seiner Erkrankung .... ohne Furcht das Tagungsgebäude des Senats.)

An der hier ausgesparten Stelle des Zitats erwägt *Tacitus* zwar die Möglichkeit, dass *Tiberius* sich nur nach außen furchtlos gezeigt haben könnte, aber diese Spekulation sollte man nicht allzu ernst nehmen, da sie sich wohl nur auf jene Zeit bezog, in welcher *Drusus* zwar bereits verstorben, aber noch nicht bestattet war[1057]. Abstrahiert man also von der Verdächtigung des *Tiberius* durch *Tacitus*, so lässt sich eben aus jener Furchtlosigkeit erschließen, dass die Krankheitssymptome, die bei *Drusus* zu beobachten waren, nach der Einschätzung des *Tiberius* nicht unbedingt einen tödlichen Verlauf erwarten ließen, sondern häufig, in bestimmten Jahreszeiten vielleicht sogar regelmäßig zu beobachten waren, aber nur selten zum Tode führten.

Diese wären nach heutigem medizinischen Wissen entweder im Bereich von Rachen und Thorax oder im gastrointestinalen Bereich zu verorten, also mit Krankheiten in Verbindung zu bringen, die zwar mit erheblichen Einschränkungen des Allgemeinbefindens des Patienten verbunden waren, insbesondere mit Schmerzen und hohem Fieber, vielleicht auch mit Atembeschwerden[1058], mit heftigem Erbrechen und schwerer *Diarrhoe*[1059], ansonsten aber nach wenigen Tagen wieder abklingen und verschwinden, d. h. trotz zum Teil heftiger Symptome als „harmlos" einzustufen wären.

Da im Falle des *Drusus* die oben skizzierten Symptome nach wenigen Tagen nicht verschwanden, sondern der Patient verstarb, ist mit großer Wahrscheinlichkeit davon auszugehen, dass jener Erkrankung eine willkürlich herbei geführte Intoxikation zu Grunde lag. Am ehesten kommen dafür Pflanzengifte in Frage, allerdings nicht aus *Schierling* (*conium maculatum* bzw. *cicuta*) oder *Eisenhut* (*aconitum*) gewonnene, die in der entsprechenden Dosis bereits in wenigen Stunden tödlich wirken, sondern eher Pilzgifte[1060], deren Symptome denen einer schweren *Gastroenteritis* ähneln[1061], die unter den im Vergleich zur Gegenwart eingeschränkten hygienischen Verhältnissen der frühen römischen Kaiserzeit recht häufig vorgekommen sein dürfte. Gerade im Falle einer durch Pilzgifte herbeigeführten Intoxikation des *Drusus* wäre aber eine Inanspruchnahme der Dienste eines Arztes durch die Mörder des *Drusus* weder nötig noch wahrscheinlich gewesen. Wir können hier den Fall des *Drusus* somit abschlie-

1056 S. o. Tac. ann. 4, 8, 1;

1057 Das innerhalb unseres Textes gekürzte Zitat lautet vollständig (die heraus gekürzten Teile sind durch Fettdruck und Unterstreichung kenntlich gemacht;): *Ceterum Tiberius per omnes valetudins eius dies, nullo metu* ***an ut firmitudinem animi ostenaret, etiam defuncto necdum sepulto,*** *curiam ingressus est.*

1058 wie sie für Grippen und grippale Infekte charakteristisch sind;

1059 Typisch für eine Gastroenteritis;

1060 Bresinsky, Besl: Giftpilze – Ein Handbuch für Ärzte, Apotheker ...., Stuttgart 1985; Flammer, Horak: Pilzgifte – Giftpilze. Stuttgart 1983; Benjamin: Mushrooms – Poisons and Panaceas. New-York 1995. Moeschlin: Klinik und Therapie der Vergiftungen. Stuttgart 1985. Stamets: Psilocybin Mushrooms of the World. Berkeley 1996; Roth, L., Frank, H., Kormann, K.: Giftpilze – Pilzgifte. Schimmelpilze – Mykotoxine. Vorkommen – Inhaltsstoffe – Pilzallergien – Nahrungsmittelvergiftungen. Landsberg/Lech 1990. Über bereits in der Antike bekannte Gifte vgl. Ihm, S., Gift, in: Leven, K.-H.: Antike Medizin. Ein Lexikon., s. o. Sp. 358–60.

1061 Vgl. Herold, T.: Innere Medizin. Köln 2015.

ßen mit dem sicheren Urteil, dass *Drusus* zwar vergiftet wurde, aber ohne jede Beteiligung eines Arztes.

Welche Rückschlüsse lassen sich aus dieser Erkenntnis jedoch auf die übrigen hier zu beurteilenden unnatürlichen Todesfälle der Regierungszeit des *Tiberius* ziehen, vor allem hinsichtlich der Möglichkeit der Beteiligung eines Arztes daran, konkret bezogen auf die Fälle des *Germanicus* und auch des *Augustus?* – Ausgehend von den im Zusammenhang der Analyse des Falles *Drusus Tiberii* gewonnenen Erkenntnissen, erscheint es auch im Hinblick auf den medizingeschichtlichen Aspekt von Bedeutung zu sein, zu klären, inwieweit ein natürlicher Tod ausgeschlossen werden kann, bevor wir uns Gedanken darüber zu machen, ob die Involvierung eines Arztes denkbar ist oder nicht, und zwar unabhängig davon ob, eine solche in den Quellen bezeugt ist oder nicht.

Hierbei ist, wie am Beispiel des *Drusus* gezeigt werden konnte, die Frage des Ausschlusses natürlicher Todesursachen nicht ohne Berücksichtigung des Lebensalters der Verstorbenen zuverlässig zu beurteilen, und auch nicht ohne Berücksichtigung der Dauer der jeweils zum Tode führenden Erkrankung, auch nicht unabhängig von den politischen und kriminologischen Aspekten des jeweiligen Falles, d. h. von den politischen und persönlichen Motiven der mutmaßlichen Täter.

2.1.3.3 Die Fälle des *Drusus, Augustus* und *Germanicus* im Vergleich

Bevor wir zu einem abschließenden Urteil über alle drei Fälle gelangen, sollten wir vielleicht ein wenig in die Rolle eines modernen Staatsanwalts schlüpfen, der sich, bevor er die Anklageschrift fertigstellt und noch einmal das Gutachten des Forensikers in die Hand nimmt, fragt: Was haben wir bislang gegenüber dem Haupttatverdächtigen, gegenüber *Sejan*, überhaupt in der Hand?

Bislang ist nur im Falle des *Drusus* eine Täterschaft *Sejans* nachgewiesen worden, wobei allerdings eine Mittäterschaft eines Arztes ausgeschlossen werden musste. Auch im Falle des *Germanicus*, besteht nach wie vor ein dringender Tatverdacht gegenüber *Sejan*, vor allem weil auch bei *Germanicus*, einem Manne im Alter von nur 34 Jahren, nach der Art der Umstände, unter denen er zu Tode kam, ein unnatürlicher Tod durch eine willkürlich herbei geführte Intoxikation nicht nur wahrscheinlich, sondern nahezu sicher zu sein scheint und *Sejan* in Bezug auf *Germanicus* nicht nur über Motive verfügte, diesen beseitigen zu lassen, sondern auch über die nötigen Helfershelfer und Mittel. Aber nach wie vor steht dieser dringende Tatverdacht unter dem Vorbehalt, dass Unklarheiten über die tatsächliche Dauer der Erkrankung des *Germanicus* bestehen und die Möglichkeit der Einschaltung eines Arztes als Helfershelfer bislang nicht völlig ausgeräumt werden konnten.

2.1.3.3.1 Das Ende des *Augustus*

Die größten Schwierigkeiten, *Sejan* als Täter zu überführen, bestehen allerdings im Falle des *Augustus*. Einerseits ist *Sejan* auch in diesem Falle ein plausibles Motiv zu unterstellen, nämlich brennender Ehrgeiz und eine völlige Skrupellosigkeit in der

Auswahl der Mittel, um seine eigene Karriere voranzutreiben, wobei zu vermuten ist, dass er auch schon im Jahre 14 n. Chr. über das Talent verfügte, ein Verbrechen zu organisieren, aber die Spuren, die zu ihm führen könnten, zu verwischen und gegen andere zu lenken, – vielleicht gegen *Livia Augusti*, die ihn wohl Zeit Lebens nie „ausstehen" konnte. Andererseits ist aber unklar, ob *Sejan* zur Tatzeit nicht über ein „wasserdichtes Alibi" verfügte und ob im Falle des damals immerhin bereits kurz vor der Vollendung seines 77. Lebensjahres stehenden *Augustus* natürliche Todesursachen überhaupt mit letzter Sicherheit ausgeschlossen werden können.

Da sich in dem zuletzt genannten Fall die Suche nach einem Alibi für *Sejan* weitgehend erübrigte, sollten wir uns zunächst erneut dem Fall des *Augustus* zuwenden und uns dabei vor allem um ein abschließendes Urteil zur Frage der Todesursachen kümmern. Nach unseren bisherigen Erkenntnissen bestünde für den Nachweis einer willkürlichen Intoxikation des *Augustus*, ein Zeitfenster von ca. 100 Tagen, zwischen dem Ende der Lustralfeiern des Jahres 14 n. Chr., d. h. zwischen dem 20. 05. 14 n. Chr. und dem Zeitpunkt des Ablebens des *Augustus*, offiziell am 19. 08. 14 n. Chr., u. U. aber auch schon einige Tage früher. Bezeugt ist eine willkürliche Intoxikation des *Augustus* erst für die Zeit unmittelbar vor seinem Ableben, nämlich durch *Cassius Dio*, der eine Vergiftung durch von *Livia* vergiftete Feigen unterstellt[1062]. Theoretisch vorstellbar wäre aber auch eine Intoxikation als Ursache für die unmittelbar vor der Abreise des *Augustus* von *Astura* nach *Capri* bei diesem beobachtete *Gastroenteritis*[1063].

Dem *Sejan* wäre eine Schuld im Zusammenhang dieser Ereignisse aber nur dann anzulasten, wenn man davon ausgehen könnte, dass sich *Sejan* zum Zeitpunkt des Ausbruchs der o. g. mutmaßlichen Intoxikationen auch in der Nähe des *Augustus* aufhielt, d. h. dass er diesen auf seiner letzten Reise nach Kampanien auch begleitete. Das aber ist nur in Abhängigkeit davon anzunehmen, dass sich auch *Tiberius* zu den fraglichen Zeiten in der Nähe des *Augustus* aufhielt, insofern *Sejan* damals ja noch nicht als eigenständiger Inhaber eines öffentlichen Amtes Zugang zu *Augustus* gehabt haben kann, sondern nur als Adjutant des *Tiberius*.

Dass dies der Fall war, erscheint für die Zeit zwischen der Abreise des *Augustus* aus *Rom* bis zur Verabschiedung des *Tiberius* in *Benevent* durch ihn als möglich, für die Zeit des finalen Krankenlagers des *Augustus* in *Nola* aber als ungewiss, insofern unklar ist, ob *Tiberius* nach seinem Rückruf aus *Illyrien* oder von dem Weg dorthin überhaupt noch vor dem Ableben des *Augustus Nola* hätte erreicht haben können. Wegen dieser Unsicherheiten bezüglich eines Alibis *Sejans* wollen wir uns jetzt vor allem der Frage zuwenden, ob *Augustus* nicht auch eines natürlichen Todes gestorben sein könnte, insofern es ja nur im Falle des sicheren Ausschlusses dieser Möglichkeit sinnvoll wäre, weiter nach unnatürlichen Todesursachen Ausschau zu halten.

Allein schon wegen des hohen Alters des *Augustus* zum Zeitpunkt seines Ablebens, von fast 77 Jahren, wird man eine große Zahl von altersspezifischen Erkrankungen, die wir bei der Erörterung der möglichen Todesursachen des *Drusus* als todesur-

1062 S. o. Cass. Dio 56, 30,1–1,3;
1063 S. o. Suet. Aug. 97, 3;

sächlich ausgeschlossen haben, im Falle des *Augustus* weiter im Auge behalten müssen. Es wurde im Zusammenhang damit bereits erwähnt, dass bei *Augustus* schon während des sog. *kantabrischen* Krieges (29 v. Chr. bis 19 v.) nach *Sueton* eine Gallenflussstörung diagnostiziert wurde[1064], welche entweder auf Versteinerungen (*Cholelithiasis*) oder einen entzündlichen Prozess (*Virushepatitis*) zurückzuführen sein dürfte. Für beide Erkrankungen sind Chronifizierungen wahrscheinlich, die im fortgeschrittenen Alter des Menschen zu einem pathologischen Umbau des Lebergewebes (*Leberzirrhose*) und nach einem längeren Siechtum über eine *Sepsis*[1065] zum Tode führen können.

Die Vermutung, dass auch *Augustus* unter einer derartigen chronischen Lebererkrankung gelitten haben könnte, ergibt sich u. a. aus einem Zeugnis des *Cassius Dio* über eine im Jahr 13 n. Chr. beobachtete längere Phase der Bettlägerigkeit des *Augustus*[1066]. Schon aus methodologischen Gründen erscheint es aber als unzweckmäßig, sich bei der Frage nach der Möglichkeit einer chronischen Erkrankung des *Augustus* als Todesursache, von vornherein auf eine einzige festzulegen, nur deswegen weil bei *Augustus* bereits 3 Jahrzehnte vor seinem Tode eine Krankheit diagnostiziert wurde, die chronifizieren kann, aber nicht muss, – zumal *Sueton* auch noch andere Erkrankungen des *Augustus* erwähnt, die längerfristig auch hätten zum Tode des *Augustus* geführt haben könnten, unter anderem ein Blasenleiden[1067] (*Stakkatomiktion*), welches wohl ebenfalls auf Steinbildungen (*Uretersteine* aus *Harnsäure*) zurückging[1068], im Prinzip allerdings auch auf ein im fortgeschrittenen Lebensalter häufiger zu beobachtendes Prostataleiden zurückgeführt werden kann[1069].

Besondere Aufmerksamkeit über weitere Erkrankungen des *Augustus* verdienen folgende Angaben *Suetons*: *Quasdam et anniversariae ac tempore certo recurrentes experiebatur; nam sub natalem suum plerumque languebat; et initio veris praecordiam inflatione temptabatur, austrinis autem tempestatibus gravedine. Quare quassato corpore neque frigora neque aestus facile tolerabat. ... itinera lectica et noctibus fere eaque lenta ac minuta faciebat, ut Praeneste vel Tibur biduo procederet; ac si quo pervenire mari posset, potius navigabat.*[1070] (Er litt auch unter gewissen jährlich und zu einer bestimmten Zeit wiederkehrenden Krankheiten. Denn um die Zeit seines Geburtstages [am 23. 09.] herum erschlaffte er [regelmäßig]; und zum Beginn des Frühjahrs wurde er von Anschwellungen im Bereich von Brust, Zwerchfell und Magen [praecordia]

1064 S. o. Suet. Aug. 81, 1;

1065 Zum ant. Wissen über Sepsis vgl. Leven, K.-H., Fäulnis, in: Leven, K.-H.: Antike Medizin. Ein Lexikon. S. o. Sp. 294 f.;

1066 S. o. Cass. Dio 56, 28, 3;

1067 Vgl. dazu: Stamatu, G. Blasenleiden, in: Leven, K.-H., in: Antike Medizin. Ein Lexikon. S.o. Sp. 161;

1068 Vgl. Suet. Aug. 80, 2: *questus est et de vesica, cuius dolore calculis demum per urinam deiectis lenabatur.* Vgl. Stamatu, M., Blasenstein, in: Leven, K.-H.: Ein Lexikon, München 2005, Sp. 161–162;

1069 Auf eine Prostatavergrößerung, der meistens eine benigne *Prostatahyperplasie*, gelegentlich auch eine *Prostatolithiasis* oder entzündlichen Prozesse, eine akute oder chronische *Prostatitis* zu Grunde liegen, manchmal auch bösartige Zellneubildungen, ein *Prostatakarzinom*; vgl. Haag, Manhart, Müller: Gynäkologie und Urologie für Studium und Praxis, Breisach 2008;

1070 Suet. Aug. 81, 2–82, 1;

heimgesucht, bei Südwinden (Schirocco) auch von Schüttelfrost. Wegen seines davon durchgeschüttelten Körpers ertrug er weder Hitze noch Kälte leicht. ... Reisen legte er in einer Sänfte zurück, und zwar meistens nachts, langsam und in kurzen Etappen, so dass er nach Praeneste [heute: *Palestrina:* ca. 35 km entfernt] oder Tibur [heute: *Tivoli*: ca. 28 km entfernt] jeweils zwei Tage benötigte. Und wenn er irgendwohin zur See gelangen konnte, benutzte er ein Schiff.)

Die in diesem Zitat erwähnten angeblich jährlich wiederkehrenden Schwellungen im Brustkorb und Oberbauch, einerseits im Frühling, vor allem aber im Spätsommer und Frühherbst, lassen sich medizinisch als Folgen von Wasseransammlungen deuten, teils in der Lunge, zum Teil aber auch im Bauchraum, die ihrerseits auf eine sich witterungsbedingt verschärfende chronische Herzinsuffizienz[1071] hinzuweisen scheinen. Auch die in dem Zitat beschriebene Angewohnheit des *Augustus*, aus Gründen der Temperaturempfindlichkeit Reisen im Sommer vorzugsweise nachts zu unternehmen, entweder in einer Sänfte und in sehr kurzen Tagesetappen oder auf Schiffen, spricht ebenfalls für eine fortgeschrittene Herzinsuffizienz bei *Augustus* zum Zeitpunkt seines Ablebens. Neben einem chronischen Leberleiden und einer chronischen Blasen- und Nierenerkrankung, mit den Gefahren einer Sepsis, hätte somit auch eine chronische Herzerkrankung, mit der Gefahr eines plötzlich entartenden Lungenemphysems und eines Herzstillstandes, den Tod des *Augustus* herbeigeführt haben können. Jede dieser Erkrankungen hätte schon für sich alleine den Tod des *Augustus* herbeigeführt haben können, in Kombination mit den übrigen o. e. chronischen Erkrankungen, verstärkt und beschleunigt durch eine in der Sommerzeit in Italien nicht unübliche *Gastroenteritis*, – wobei es vor dem Hintergrund von mehreren tendenziell tödlichen chronischen Erkrankungen als nahezu ausgeschlossen erscheint, dass die ansonsten nur von *Sueton* bezeugte *Gastroenteritis*[1072], – unabhängig davon, ob sie natürlich entstand oder willkürlich durch eine Intoxikation verursacht wurde, bei *Augustus* zum Tode geführt haben könnte. Denn unter Berücksichtigung der auch im Zusammenhang der letzten Reise des *Augustus* über *Kampanien* nach *Neapel*, *Benevent* und zurück bis *Nola* eingehaltenen Gewohnheit von Tagesetappen mit maximal 35 km[1073], ist davon auszugehen, dass die in *Astura* beobachtete *Gastroenteritis* bei seiner Ankunft in *Nola* wieder abgeklungen war, wahrscheinlich schon zum Zeitpunkt seiner Abreise von *Neapel* nach *Benevent*.

1071 Vgl.: D. P. Zipes u. a. (Hrsg.): Braunwald's Heart Disease: A Textbook of Cardiovascular Medicine. Philadelphia 2004⁷. U. C. Hoppe u. a.: Leitlinien zur Therapie der chronischen Herzinsuffizienz. In: Z Kardiol. 94, (2005), S. 488–509. S3-Leitlinie: Herzinsuffizienz der DEGAM, AWMF-Registernummer 053/014 (online: Langfassung, Kurzfassung, Patientenversion, Leitlinienreport), Stand 11/2006. S2-Leitlinie: Akute Herzinsuffizienz im Kindesalter. AWMF-Registernummer 023/032 (online: Volltext), Stand 03/2006. NVL Herzinsuffizienz – Nationale Versorgungsleitlinie der AWMF, BÄK und KBV (Stand 03/2010). Deutsche Gesellschaft für Kardiologie – Herz und Kreislaufforschung e.V. (2012): Herzinsuffizienz Leitlinien für die Diagnose und Behandlung der akuten und chronischen Herzinsuffizienz. Leitlinie (PDF; 532 kB); Zu Herzerkrankungen in der Antike vgl. Stamatu, M., Herz, in: Leven, K.-H.: Antike Medizin. Ein Lexikon. München 2005, Sp. 161–162;

1072 S. o. Suet. Aug. 97, 3;

1073 Vgl. die als Beispiel genannten Entfernungen von *Rom* bis *Palestrina* oder *Tivoli* für eine Tagesreise; s. o. Suet. Aug. 82, 2;

Denn ohne eine weitgehende Remission der *Gastroenteritis*, die üblicher Weise innerhalb einer Woche nach ihrem Auftreten stattfindet, wäre es kaum vorstellbar, dass *Augustus* die Reise von dort überhaupt noch angetreten wäre. Berücksichtigt man ferner, dass sich *Augustus* nach dem Aufbruch von *Astura* mindestens vier Tage in *Kampanien* (auf Capri)[1074] und vier weitere in *Neapel* (wegen der zu seinen Ehren veranstalteten Spiele)[1075] aufgehalten hat, erscheint es als sicher, dass er zum Zeitpunkt seiner Abreise nach *Benevent* von der *Gastroenteritis* weitgehend wieder genesen war. Berücksichtigt man ferner, dass *Augustus* für die Reise von *Neapel* nach *Benevent* (ca. 80 km) und von dort aus zurück bis *Nola* (ebenfalls 80 km), d. h. für insgesamt 160 km bei einer Reisegeschwindigkeit von maximal 35 km/Tag allein für die Fahrt mindestens 4, 57 Tage benötigt hätte[1076], - rechnet man dazu noch einmal einen Aufenthalt von mindestens 1 – 2 Tagen in *Benevent* hinzu – dann lag der Ausbruch der *Gastroenteritis* damals bereits mindestens 15 Tage zurück und kann daher kaum noch verantwortlich gemacht werden für die plötzlich erneut auftretende Bettlägerigkeit des *Augustus* in *Nola*. Berücksichtigt man außerdem, dass diese *Gastroenteritis*, falls sie durch eine willkürliche Intoxikation herbeigeführt worden sein sollte, womöglich auf Initiative *Sejans* und unter Mitwirkung eines Arztes, nicht erst in *Nola*, sondern schon in *Neapel*, d. h. vor der Reise nach *Benevent*, seinen Tod herbeigeführt hätte, dann wird man auch diese Möglichkeit weitgehend ausschließen dürfen.

Mit welcher Wahrscheinlichkeit haben wir in Anbetracht dessen dann überhaupt noch damit zu rechnen, dass *Sejan* in *Nola*, eine Intoxikation des *Augustus* organisiert haben und gleichzeitig den Verdacht, dafür verantwortlich zu sein, auf *Livia* abgewälzt haben könnte? Unter Berücksichtigung der Tatsache, dass *Sejan* damals allenfalls als Begleiter des *Tiberius* die Möglichkeit dazu gehabt hätte, vor allem aber auch unter Berücksichtigung der niedrigen Reisegeschwindigkeit des *Augustus* in jenem Sommer, muss man hierbei dreierlei in Rechnung stellen,

- 1. wie weit *Tiberius*, nachdem er sich von *Augustus* in *Benevent* verabschiedet hatte, bereits auf dem Weg nach *Illyrien* vorangekommen war, als ihn ein von *Nola* aus entsandter Bote wieder zurückbeorderte,
- 2. wie viel Zeit vergangen war, bevor ein von *Nola* aus entsandter Bote hätte *Tiberius* frühestens hätte erreichen können.
- 3. wie viel Zeit *Tiberius* und *Sejan* von dem zuletzt genannten Zeitpunkt noch benötigt hätten, um von dort aus nach *Nola* zu gelangen.

Die dritte dieser Fragen lässt sich am leichtesten beantworten, aber auch nur unter der günstigen Annahme, dass *Tiberius* und *Sejan* sich noch auf italienischem Boden befanden und noch kein Schiff gefunden hatten, welches zwischenzeitig in Richtung *Dalmatien* abgelegt hatte: Geht man einmal davon aus, dass *Tiberius* doppelt so schnell reiste wie sein Vater, also nicht 35 km/Tag, sondern 70 km/Tag, und dass von *Benevent* aus am schnellsten in *Bari* ein Schiff zu erreichen gewesen wäre, um nach *Dalmatien* zu gelangen, also in einer Stadt, die von *Benevent* ca. 210 km entfernt ist,

1074 S. o. Suet. Aug. 98, 1;

1075 S. o. Suet. Aug. 98, 4;

1076 S. o. als Maßstab die Entfernungen nach *Palästrina* und *Tivoli* (Vgl. Suet. Aug. 82, 2;);

dann wären ca. 3 Tage für *Tiberius* nötig gewesen um von *Benevent* nach *Bari* zu gelangen.

Unterdessen hätte *Augustus* aber bei einer Reisegeschwindigkeit von maximal 35 km/Tag etwas mehr als zwei Tagesreisen benötigt, um von *Benevent* aus zurück nach *Nola* zu gelangen, während ein von dort aus in Richtung *Bari* entsandter Eilbote für die Strecke von *Nola* nach *Bari* (Entfernung: ca. 236 km) auch bei einer doppelt so großen Reisegeschwindigkeit mehr als drei Tagesreisen benötigt hätte. Zu diesem Zeitpunkt hätte *Augustus* bereits seit 5, 5 Tagen im Sterben gelegen. Sollte zu diesem Zeitpunkt der von *Nola* entsandte Bote *Tiberius* und *Sejan* in *Bari* wirklich noch an Land angetroffen haben, was zwar nicht wahrscheinlich, aber immerhin möglich ist, hätte der Bote für die Rückführung des *Tiberius* – und damit auch *Sejans* – nach *Nola* auch bei einer Reisegeschwindigkeit von ca.70 km/Tag noch weitere drei Tage benötigt, so dass *Augustus* bei deren Eintreffen in *Nola* bereits seit 8 Tagen im Sterben gelegen hätte.

Diese Berechnung gilt aber nur für die optimistische Annahme, dass der Bote, der *Tiberius* zum Sterbebett des *Augustus* bringen sollte, jenen noch auf italienischen Boden, spätestens in *Bari*, antraf, bevor er in See stach. Falls *Tiberius* in *Bari* nicht noch zwei Tage gewartet haben sollte, bevor er ein Schiff fand, das ihn nach *Dalmatien* brachte, hätte er sich zum Zeitpunkt des Eintreffens des Boten in *Bari* wahrscheinlich schon auf hoher See oder in einem dalmatinischen Hafen befunden haben müssen, wahrscheinlich in *Dyrachium* (heute: *Durazzo* bzw *Durrës*)[1077], der von *Bari* aus betrachtet, am nächsten gelegenen Hafenstadt an der Westküste Dalmatiens.

Daraus folgt aber, dass sich die Zeitspanne zwischen dem Beginn der Agonie des *Augustus* und dem Eintreffen des *Tiberius* bzw. *Sejans* am Sterbebett noch einmal hätte verlängert haben können, und zwar um den Betrag der Differenz zwischen dem Doppelten der Reisezeit von *Bari* nach *Durrës* (zwischen 3 Tagen und 2 Stunden und 5 Tagen und 4, 8 Stunden) und den o. e. zwei Tagen, die sich *Tiberius* in *Bari* noch Zeit genommen haben müsste, bevor er von dort aus weiter reiste, falls ihn der Bote noch in *Bari* erreicht haben sollte.

Daraus errechnet sich eine wahrscheinliche Verlängerung der oben ermittelten Dauer zwischen dem Beginn der finalen Bettlägerigkeit des *Augustus* und dem Eintreffen des *Tiberius* bzw. *Sejans* am Sterbelager des *Augustus* in *Nola* um einen Tag und 2 Stunden bis zu 2 Tagen und 8 Stunden auf insgesamt 9 Tage und 2 Stunden oder sogar auf 10 Tage und 8 Stunden. Berücksichtigt man aber, dass *Augustus* schon seit längerem unter wenigstens drei verschiedenen chronischen Erkrankungen litt, an einem alten Leberleiden, an einer chronischen Blasen- und Nierenerkrankung sowie an einer mit periodisch auftretenden Ödembildungen einhergehenden Herzinsuffizienz, von denen jede einzelne binnen weniger Tage zum Tode durch ein Versagen des jeweiligen Organs hätte führen können, in komorbidem Zusammenwirken aber

1077 Diese Annahme ergibt sich daraus, dass *Bari* und *Durrës* ca. 250 km von einander entfernt sind. Für diese Strecke benötigt ein modernes Fährschiff ca. 8–9 St.. Ein antikes Segelschiff hätte für dieselbe Strecke bei einer Geschwindigkeit von 4–6 km/St. (Vgl. Wachsmut, D., Seewesen, in KIP, Bd. 5, Sp. 67– 70;) zwischen 62, 5 Std.(2 Tage und 14, 4 Std.) und 41, 7 Std. (1 Tag und 18 Std.) benötigt.

im Rahmen eines Multiorganversagens in höchstens vier Tagen, - dann erscheint es als nahezu ausgeschlossen, dass *Tiberius* und *Sejan* bei ihrer Ankunft in *Nola* dort *Augustus* noch lebend angetroffen haben könnten, insofern ein älterer Patient, ohne intensivmedizinische Betreuung, wie sie heute allgemein üblich ist, ein akutes Multiorganversagen, wie das dem Ableben des *Augustus* wahrscheinlich vorausging, kaum mehr als 4 – 5 Tage überleben kann.

Vor dem Hintergrund dieser Überlegungen erscheint ein natürliches Ableben des *Augustus* nicht nur als denkbar, sondern als wahrscheinlich, insofern eine entscheidende Voraussetzung für die gegenteilige Annahme, nämlich das Eintreffen einer Person, der auch eine Intoxikation des *Augustus* im Prinzip zuzutrauen wäre, in *Nola* noch vor dessen *Exitus* als nicht vorstellbar erscheint, auch unter Zugrundelegung der dafür günstigsten Voraussetzungen, nämlich eines Eintreffens *Sejans* am Sterbebett des *Augustus* vor dem 6. Tag des Beginns seiner finalen Bettlägerigkeit in *Nola*.

Da somit ein natürliches Ableben des *Augustus* wahrscheinlich ist, wird man auch die Angabe des *Cassius Dio*[1078], dass *Augustus* von *Livia* mittelst vergifteter Feigen getötet worden sei, *a priori* mit einem hohen Grad von Wahrscheinlichkeit als Legende oder als Niederschlag eines böswillig lancierten Gerüchts einstufen dürfen, welches später von Kreisen, welchen der politische Einfluss *Livias* ein „Dorn im Auge" war, erfunden wurde, – vielleicht aber auch auf einem Missverständnis bestimmter Fakten und Zusammenhänge beruhte, die von Römern damals kaum richtig zu deuten waren, – wie noch zu zeigen sein wird.

Damit aber erweist sich auch die Annahme, dass ein Arzt aktiv in die Tötung des *Augustus* involviert gewesen sein könnte, als problematisch, es sei denn *Livia* hätte primär gar nicht die Absicht gehabt, ihren Gatten zu töten, sondern in guter Absicht diesem das Sterben zu „erleichtern"[1079], – vielleicht auch aus dem Kalkül, auf diese Art und Weise mehr Zeit gewinnen zu können, um die notwendigen Vorbereitungen für die Sicherung der Nachfolge des *Augustus* durch ihren leiblichen Sohn *Tiberius* zu einzuleiten. Aber auch solchen Überlegungen sollte man keine zu große Bedeutung beimessen. Denn einmal konnten weder *Livia* noch der sie beratende Arzt nicht sofort wissen, dass die Erkrankung des *Augustus* in *Nola* – anders als vergleichbare frühere hochsommerliche Krankheitsschübe – wirklich zum Tode führen würde. Zum anderen konnte *Livia* auch nicht abschätzen, wie viel Zeit der dem *Tiberius* nachgeschickte Bote benötigen würde, um ihren Sohn aus *Illyrien* oder von der Reise dorthin wieder zurückzuholen.

Daraus aber hätten sich auch für *Livia* schwer zu kalkulierende Unsicherheiten bezüglich der Bestimmung des bestmöglichen Zeitpunkts für eine beschleunigende Sterbebegleitung des *Augustus* ergeben können. Denn ein zu langer Zeitraum zwischen dem von ihr eventuell zu beeinflussenden Zeitpunkt des *Exitus* des *Augustus* und dem von ihr allerdings nicht zu beeinflussenden Zeitpunkt der Rückkehr des *Tiberius* von seiner Reise nach *Illyrien*, den *Livia* ja aus politischen Gründen verschlei-

1078 S. o. Cass. Dio 56, 30, 1–31, 3;

1079 S. o. S. 198; vgl. dazu: Suet. Aug. 99, 2: *nam fere quotiens audisset cito ac nullo cruciatu defunctum quempiam, sibi et suis εὐθανασίαν similem – hoc enim verbo uti solebat – praecabatur.*

ern wollte, hätte das Risiko einer vorzeitigen Verbreitung der Nachricht vom Tode des *Augustus* im Falle eines von ihr angestifteten oder begangenen Verbrechens auch das Risiko der Aufdeckung desselben in unkalkulierbarem Umfang erhöhen können, so dass mit dieser Möglichkeit kaum ernsthaft zu rechnen ist.

Vor dem Hintergrund dieser Überlegungen erscheint auch die bei *Cassius Dio*[1080] überlieferte Nachricht über eine Vergiftung des *Augustus* mittelst „vergifteter" Feigen in einem ganz anderen Licht: Hierbei sollte man nicht unbedingt anzweifeln, dass *Augustus* gerne frisch vom Baum gepflückte Feigen aß und *Livia* auch in dem Sommer des Jahres 14 n. Chr. entsprechenden Wünschen ihres Gatten folgte, indem sie ihn trotz seiner schweren Erkrankung in einen Feigenhain tragen ließ, in seiner Gegenwart Früchte pflückte und ihm auch davon einige zu essen gab, wie in früheren Sommern auch, - allerdings mit großer Wahrscheinlichkeit nicht vergiftete Feigen um ihren Gatten zu töten, sondern aus einem Grund, den viele Zeitgenossen nicht kannten und den auch *Cassius Dio* wahrscheinlich missverstand:

In einigen altägyptischen Papyri, vor allem im *Papyrus Ebers* und *Papyrus Hearst*, werden Rezepte gegen eine als *aaa-Krankheit* (Giftsamenkrankheit) bezeichnete Erkrankung beschrieben. Dazu gehörten neben dem Hersagen von Zaubersprüchen Arzneien, zu deren Herstellung Honig, Milch, süßer Brei, und süße Früchte wie Weintrauben und Feigen verwandt wurden[1081]. Als *aaa-Krankheit* wurde aber bereits im 19. Jahrhundert v. Chr. die noch heute u. a. in Ägypten verbreitete *Bilharziose*[1082] (*Schistosomiasis*) identifiziert. Als Erreger wurde der sog. Pärchenegel (*Schistosoma*) nachgewiesen, eine 1–2 cm lange Spezies der Gattung *Trematoda*. Deren Larven dringen bei Kontakt mit kontaminiertem Wasser, wie z. B. mit demjenigen des *Nils*, durch die Haut des Menschen über dessen Lymph- und Blutgefäße in die Leber ein[1083], wo sie sich weiterentwickeln und dann über die Venen in die Harnblase, in den Darm, in Leber, Lunge und Gehirn gelangen und sich dort einnisten[1084].

Im Gefolge einer Chronifizierung können im urologischen System u. a. die auch bei *Augustus* beschriebenen *Miktionsbeschwerden* auslösen sowie auch wiederkehren-

1080 S. o. Cass. Dio 56, 31, 3;

1081 Vgl. Westendorf, W.: Handbuch der altägyptischen Medizin. Bd. 36. Teil 1. Leiden u. a. 1999, S. 361–366, 469–471;

1082 Vgl. Brugsch, H.: Mémoire sur la médicine de l'Ancienne Égypte. In: Allgemeine Monatsschrift für Wissenschaft und Literatur. 1853, S. 44–56;

1083 Zum Wissensstand der griechisch-römischen Antike über die Leber und ihre Erkrankungen vgl. Leven, K.-H., Leber, in: Antike Medizin. Ein Lexikon, München 2005, Sp. 559–562; nach Leven scheinen der griechisch-römischen Medizin – außerhalb *Ägyptens* – die *Bilharziose* und deren Behandlungsmöglichkeiten nicht bekannt gewesen zu sein. Das schließt aber nicht aus, dass sich *Augustus* während seines Ägyptenaufenthalts damit infiziert haben könnte und durch ägyptische Ärzte und Heiler auch auf Mittel gegen diese Erkrankung aufmerksam gemacht worden sein könnte, - dabei dieses Wissen aber aus nachvollziehbaren Gründen – außer vor seiner Gemahlin *Livia* – lebenslänglich verheimlichte.

1084 Deutsche Gesellschaft für Tropenmedizin und Internationale Gesundheit (DTG)/ AWMF online: 005 – S1-Leitlinie: Diagnostik und Therapie der *Schistosomiasis* (*Bilharziose*) Stand: 07/2013. Auf: awmf.org; zuletzt abgerufen am 18. Juli 2014 (Volltext als PDF-Datei). Bichler, K. H. et al.: EAU guidelines for the management of urogenital schistosomiasis, in: European Urology. Bd. 49, Nr. 1, 2006, S. 998–1003.

de *Schüttelfröste*[1085]. Daher ist nicht auszuschließen, dass sich auch *Augustus* während eines Ägyptenaufenthalts, wahrscheinlich in den Jahren 32 – 33 v. Chr., während des sog. *Ptolemäischen Krieges*[1086], eine im Laufe der Zeit chronifizierte *Bilharziose* zuzog, aber ebenfalls schon in Ägypten frisch vom Baum gepflückte Feigen als schmackhaftes Heilmittel[1087] dagegen kennengelernt hatte, - wovon aber in *Rom*, außer Livia, wahrscheinlich niemand etwas wusste[1088].

2.1.3.3.2 Das Ende des *Germanicus*

Damit aber stellt sich dem Betrachter an dieser Stelle die Frage, ob man nicht auch im Falle des *Germanicus* im Prinzip mit der Möglichkeit eines natürlichen Todes rechnen sollte, zumal wichtige Informationen, die aus der Sicht des Arztes eher für einen natürlichen Tod sprechen könnten, auch im Falle des *Germanicus* als gegeben anzusehen sind, nämlich ein längerer Aufenthalt in *Ägypten* und eine verhältnismäßig lange Dauer der Krankheit, die dessen *exitus* vorausging.

Sowohl das exakte Geburtsdatum, der 24. 05. 15 v. Chr, als auch das Sterbedatum und der Sterbeort des *Germanicus*, am 10. 10. 19 n. Chr. in *Antiochien*[1089], somit das Lebensalter, in welchem er starb, sind bekannt, im Prinzip auch das Datum des Beginns seiner zum Tode führenden Erkrankung: nämlich das Datum seiner Rückkehr aus *Ägypten*[1090]. Insofern nach *Tacitus* und auch aus klimatologischen Erwägungen davon auszugehen ist, dass *Germanicus* seine Reise zu Anfang des Jahres 19 n. Chr. begann und spätestens zu Beginn der sog. Nilschwelle seine „Nilkreuzfahrt" beendet hatte, – die Nilschwelle setzte in der Nähe der Insel *Elephantine* noch Mitte Juni[1091]

1085 S. o. Suet. 81, 2;

1086 Vgl. Hölbl, G.: Geschichte des Ptolemäerreiches. Darmstadt 1994, S. 220–227; Huß, W.: Ägypten in hellenistischer Zeit 332–30 v. Chr.. München 2001, S. 741–750;

1087 Dass Zucker einen therapeutischen Einfluss auf *Bilharziose* haben könnte, ist nicht erwiesen, aber auch irrelevant für den Glauben des *Augustus* und *Livias*, dass dies der Fall sei.

1088 S. o. zum Wissensstand der griechisch-römischen Antike über die Leber und ihre Erkrankungen vgl. Leven, K.-H., Leber, in: Leven, K.-H.: Antike Medizin. Ein Lexikon. München 2005, Sp. 559–562;

1089 Vgl. Christ, K.: Drusus und Germanicus. Der Eintritt der Römer in Germanien. Paderborn 1956. Kehne, P.: Germanicus. In: Reallexikon der Germanischen Altertumskunde (RGA). Bd. 11, Berlin/New-York 1998², S. 438–448; Bonamente, G.(Hrsg.): Germanico. La persona, la personalità, il personaggio; nel bimillenario dalla nascita. Rom 1987. Jahn, R. G.: Der Römisch-Germanische Krieg (9–16 n. Chr.). Bonn 2001.

1090 Vgl. Tab. I, 5;

1091 Vgl. Allan, J. A.: Howell, P. Ph.: The Nile, sharing a scarce Resource: A historical and technical Review of water management and of economic and legal issues. Cambridge 1994. Butzer, K. W.: Nile, flood history. In: Bard, K. A.(Hrsg.): Encyclopedia of the Archaeology of Ancient Egypt. London 1999, S. 568–70. Höber-Kamel, G. (Hrsg.): Ägypten, ein Geschenk des Nil, Berlin 2009. Lehoux, D.: Egyptian Astrometerology, in: Astronomy, Weather and Calendars in the ancient World: Parapegmata and related Texts in classical and Near-Eastern societies. Cambridge 2007, S. 116–135. Seidlmayer, St.: Historische und moderne Nilstände. Berlin 2001. Stauth, G., Krause, A.: Der Nil – Überschwemmung und Nilfeste in Ägypten. In: Stauth, G.: Ägyptische heilige Orte. Konstruktionen, Inszenierungen und Landschaften der heiligen im Nildelta. Bd. 2: Fuwa – Sa al-Hagar (Sais). Zwischen den Steinen des Pharao und islamischer Moderne. Bielefeld 2008, S. 171–192. Lieven, A. v.: Der Himmel über Esna – Eine Fallstudie zur religiösen Astronomie in Ägypten am Beispiel der

ein und hätte eine Reise dorthin ab Juni zu einem Wagnis gemacht – muss davon ausgegangen werden, dass er spätestens im Juli nach *Syrien* zurückkehrte, wo er dann nach *Tacitus* erkrankte. Daraus ergibt sich eine Dauer der letalen Erkrankung des *Germanicus* von mindestens 4 Monaten.

Daher wird man nicht ausschließen können, dass auch *Germanicus* am *Nil* mit *Schistosoma* in Berührung kam und daran erkrankte. Ein solcher Kontakt löst schon nach wenigen Stunden eine sogenannte *Zerkariendermatitis* mit Juckreiz an der Eintrittsstelle und mit einem oft den ganzen Körper bedeckenden fleckenartigen Hautausschlag aus, manchmal in Verbindung mit hohem Fieber[1092]. Man könnte sich in Anbetracht dessen fragen: Hat man nicht auch am Leichnam des *Germanicus* über den ganzen Körper verstreute Flecken beobachten können? – Allerdings dürften jene Flecken, die am Leichnam des *Germanicus* beobachtet wurden, kaum von einer *Zerkariendermatitis* herrühren, da solche Symptome bereits nach wenigen Tagen wieder verschwinden. Dazu kommt dass eine *Zerkariendermatitis* schon vor der Rückkehr des *Germanicus* nach *Syrien* von diesem hätte beobachtet werden müssen und in diesem Falle kaum mit einem Giftanschlag *Pisos* hätte in Verbindung gebracht werden können.

Die von *Germanicus* auf einen Giftanschlag zurückgeführten Krankheitssymptome könnte man allerdings mit dem oft erst nach einigen Wochen zu beobachtenden ebenfalls durch *Schistosoma* ausgelösten *Katayama-Fieber*[1093] in Verbindung bringen. Aber auch diese mit einer Latenz von zwei Wochen bis zu zwei Monaten nach der Primärinfektion zu beobachtende Symptomatik, verbunden mit Fieber, Müdigkeit und Abgeschlagenheit, sowie Kopf- und Gliederschmerzen, *Urtikaria*, unproduktivem Husten, *Dyspnoe* und *Giemen*, verschwindet nach 12 bis 48 Stunden wieder[1094]. Speziell diese Phase der *Schistosomiasis* ist gelegentlich mit Symptomen wie Schüttelfrost, Fieber, Husten, Kopfschmerzen sowie einer Vergrößerung der Lymphknoten sowie von Leber und Milz verbunden und kann in besonders schweren Fällen auch tödlich verlaufen[1095]. Aber auch diese Symptomatik, die Folge einer erregerunspezifischen allergischen Reaktion auf das Eindringen der Larven in die Lunge, Leber, Blasen und Nieren bildet sich im Überlebensfall innerhalb einiger Wochen zurück, hätte in Anbetracht der vier- bis fünfmonatigen Dauer[1096] der Nilkreuzfahrt des *Germani-*

kosmologischen Decken- und Architravinschriften im Tempel von Esna. Wiesbaden 2000. Jankowski, B.: Texte aus der Umwelt des Alten Testaments. N. F., Bd. 1. Gütersloh 2004.

1092 http://www.onmeda.de/krankheiten/schistosomiasis.html (2015); http://www.netdoktor.de/krankheiten/ bilhar ziose/#TOC2 (2015); Mahmoud, A. A. F., Schistosomiasis und andere Trematodeninfektionen, in: Longo, Fauci, Kasper, Hauser, Jamesen, Loscalzo: Harrisons Innere Medizin. Berlin 2012, Bd. 2.

1093 http://flexikon.doccheck.com/de/Katayama-Syndrom (2015); Mahmoud, A., Schistosomiasis … s. o.

1094 http://flexikon.doccheck.com/de/Katayama-Syndrom (2015); Mahmoud, A., Schistosomiasis … s. o.

1095 http://www.onmeda.de/krankheiten/schistosomiasis.html (2015);

1096 Während des Niedrigwassers vor der Nilschwemme benötigte man für die 885 km lange Strecke zwischen *Memphis* und *Theben* zwei Monate an Fahrtzeit, rechnet man dazu noch die ca. 220 km für die Strecke *Memphis* – *Alexandrien* hinzu, kommt man auf 2, 5 Monate, hin und zurück also auf fünf Monate; http://www.selket.de/kemet/nil/ (2015);

cus ebenfalls noch in *Ägypten* entweder zum Tode geführt haben oder abgeklungen sein müssen.

Im Anschluss daran kommt es in der Regel zu einer Chronifizierung der Erkrankung, die, wie das Beispiel des *Augustus* zeigt, erst nach Jahren und bei Patienten im vorgerückten Alter durch Krebserkrankungen in den befallenen Organen oder durch eine *Leberzirrhose* zum Tode führt. Daher kann man die bei *Germanicus* nach *Tacitus*[1097] erst nach dem Abschluss der Reise nach Ägypten beobachtete letale Erkrankung weder einer akuten noch einer chronischen *Bilharziose* zuordnen.

Natürlich kann man auch eine andere sich über mehrere Monate hinziehende Erkrankung des *Germanicus* als Ursache für dessen Tod nicht ganz ausschließen, aber in demselben Maße, in welchem die bei älteren Patienten durchaus üblichen Erkrankungen im Herz-Kreislauf-System, im Herz-Thorax-Bereich, im *endokrinologischen* System, im *gastrointestinalen* Bereich oder auch im zentralen Nervensystem, bei einem erst vierunddreißigjährigen Patienten, als welcher *Germanicus* starb, nur sehr selten vorkommen, ist in Anbetracht der eindeutigen Ergebnisse der Leichenschau von *Antiochien* und der merkwürdigen Begleitumstände des Strafprozesses gegen seinen angeblichen Mörder *Piso* eine natürliche Todesursache sehr unwahrscheinlich.

Damit bliebe am Ende nur noch endgültig zu klären, auf welche Weise *Sejan* es bewerkstelligt haben könnte, *Germanicus* zu vergiften, wobei *Sejan* unter Berücksichtigung der vergleichsweise langen Dauer der Erkrankung im Falle der Involvierung eines Arztes ein sehr hohes Entdeckungsrisiko eingegangen wäre. Denn um eine intermittierend verlaufenden Krankheit vorzutäuschen, hätten dem *Germanicus* wiederholt unterschiedliche Dosen von einem oder mehreren Toxinen appliziert werden müssen, was jenes Entdeckungsrisiko noch vergrößert hätte, da *Germanicus* selbst von Anfang an davon überzeugt war, dass *Piso* ihn intoxiniert habe, und daher seine persönliche Umgebung mit äußerstem Misstrauen daraufhin überwachte, ob sich darin jemand befand, dem gegebenenfalls eine Beteiligung an einem gegen ihn gerichteten Giftanschlag zuzutrauen war.

2.1.3.3.3 Das Ende des *Drusus*

Auf der anderen Seite ist aber, ausgehend von unseren Erkenntnissen über die Tötung des *Drusus* durch *Sejan*, zu berücksichtigen, dass dieser, sollte der ausgerechnet im Jahre der Ermordung des *Germanicus* geborene *Tiberius Gemellus* tatsächlich kein leiblicher Sohn des *Drusus* gewesen sein, nicht nur materielle Motive gehabt hätte, *Germanicus* zu beseitigen, sondern auch hochpolitische, – zu berücksichtigen, dass der Lohn, der ihm im Erfolgsfall winkte, nämlich die Einheirat in die kaiserliche Familie, aus seiner Sicht nahezu jedes Risiko gerechtfertigt hätte, – solange nur die Möglichkeit bestand, den zwangsläufig entstehenden Verdacht eines Verbrechens gegen andere zu lenken.

Wichtige Mittel dazu gab ihm nicht nur das Vertrauen des *Tiberius,* sondern vor allem das Amt des Prätorianerpräfekten, das dessen Inhabern durch die dienstliche

1097 S. o. Tac. ann. 2, 69, 1–2;

Zuständigkeit für die Vorbereitung und Durchführung von Strafprozessen nahezu unbegrenzte Möglichkeiten bot, – auch das zeigten der Fall des *Drusus*, vor allem aber die späteren Strafprozesse gegen *Agrippina*[1098], die Gemahlin des *Germanicus*, sowie deren Söhne *Nero Caesar*[1099] und *Drusus Caesar*,[1100] – gegen jede Person zu lenken, deren Beseitigung ihm Vorteile zu versprechen schien.

Berücksichtigt man aber, dass *Sejan* nach unseren bisherigen Erkenntnissen im Falle des *Drusus* das Risiko der Einschaltung eines Arztes in das in diesem Falle zweifelsfrei nachgewiesene Verbrechen zu eben demselben Zweck scheute, so kann auch im Falle des *Germanicus* nicht ohne weiteres davon ausgegangen werden, dass er dieses Risiko eingegangen sein könnte, zumal das in diesem Fall in Kauf zu nehmende Risiko – wegen der viel kürzeren Dauer der durch eine Intoxikation vorzutäuschenden Krankheit – erheblich geringer war: Obwohl für die Vortäuschung einer lediglich wenige Tage andauernde Erkrankung, die im Falle des *Drusus* bezeugt wird, langsam wirkende Gifte zur Verfügung standen, bei denen bereits durch eine einmalige Applikation das erstrebte Ziel erreicht wurde, schreckte *Sejan* vor einer direkten Involvierung des Arztes *Eudemus* zurück, sondern verabredete mit dessen Gemahlin *Livilla* eine Vorgehensweise, nach welcher deren Eunuch *Lydgus*, wahrscheinlich selbst ahnungslos, dem Opfer das tödlich wirkende Gift beibrachte.

Im Falle des *Germanicus* galt es aber eine mindestens vier Monate dauernde Erkrankung vorzutäuschen. Ein Toxin, bei dem eine einmalige Applikation, wie im Prozess gegen *Piso* nachzuweisen versucht wurde, ausgereicht hätte, war aber in der Antike unbekannt, so dass unter der Voraussetzung der Involvierung eines Arztes – wer hätte ansonsten die verschiedenen Intoxikationen so dosieren können, dass sie überhaupt einen längeren intermittierenden Krankheitsverlaufs hätten vortäuschen können - mehrere Intoxikationen notwendig gewesen wären, um den von *Tacitus* bezeugten, d. h. durch verschiedene Remissionen unterbrochenen, Krankheitsablauf zu ämulieren. Eine solche Vorgehensweise, egal ob durch einen einzigen Arzt mittelst wiederholter Intoxikationen bewerkstelligt oder durch mehrere ärztliche „Todesengel" durch mehrere Interventionen bewirkt, hätte das Risiko einer Aufdeckung vervielfacht, im Vergleich zu dem Fall des *Drusus*, in dem sich *Sejan* offensichtlich darauf beschränkte, sich dessen Gemahlin *Livilla* als Gehilfin bei der Durchführung der Tat gefügig zu machen und selbst lediglich das dafür einzusetzende Gift zu beschaffen.

Und eben daher erweist sich der oben beschriebene Weg[1101], auf indirekte Art und Weise, durch ahnungslose Gehilfen, *Germanicus* eine chronische Schwermetallvergiftung zu induzieren, für *Sejan* als einzig denkbare Möglichkeit, *Germanicus* zu beseitigen und alle erdenkliche Spuren, die zu ihm selbst als möglichem Täter hätten führen können, zu verwischen. Gerade die von *Tacitus* bezeugten gelegentlichen Remissionen der Erkrankung des *Germanicus* lassen sich durch den Gebrauch schwermetallbelasteten Ess- und Trinkgeschirrs gut erklären, wenn man bedenkt, dass im

1098 S. o. Tab. I, 56;
1099 S. o. Tab. I, 31;
1100 S. o. Tab. I, 33;
1101 S. o. Kap. 2.1.2, bes. S. 164/48;

Falle von Erkrankungen namhafte antike Ärzte Diäten empfahlen[1102], in deren Rahmen vor allem der Genuss von Essig und Wein als Getränk durch Quellwasser ersetzt wurde, bei dem die Schwermetallintoxikation zwangsläufig unterbrochen und Remissionen ermöglicht worden wären[1103].

2.1.4 Ausschluss ärztlicher Tötungsassistenz unter Tiberius

Eine ärztlich assistierte Tötung erweist sich somit auch im dritten der insgesamt vier dafür wegen der Verwendung des Tötungsmittels Gift in Erwägung zu ziehenden Fälle als nicht nachweisbar. Damit verbliebe als letzte Möglichkeit für den Nachweis ärztlicher Tötungsassistenz während der Regierungszeit des *Tiberius* lediglich noch ein einziger Fall übrig, der Fall der angeblich mittelst Gift bewerkstelligten Selbsttötung des *Vibullius Agrippa*[1104].

Hierüber berichten *Tacitus* und *Cassius Dio* im Rahmen von Ereignissen des Jahres 36 n. Chr.. Außer dass *Vibullius Agrippa* dem Ritterstand angehörte und im Jahre 36 durch Suizid zu Tode kam, ist über diesen Mann nichts bekannt[1105]. Insofern *Vibullius Agrippa* aber die einzige Persönlichkeit ist, die sich während der Regierungszeit des *Tiberius* mittelst Gift selbst tötete, darf auch dieser Fall in einer Untersuchung über ärztliche Tötungsassistenz in der frühen römischen Kaiserzeit nicht unberücksichtigt bleiben.

Über diesen Fall erfährt man bei *Tacitus* Folgendes:... *sed exterruit quod Vibullius Agrippa eques Romanus, cum perorassent accusatores, in ipsa curia depromptum sinu venenum hausit, prolapsusque ac festinatis lictorum manibus in carcerem raptus est faucesque iam exanimis laqueo vexatae.* (… aber es erschreckte, dass Vibullius Agrippa, ein römischer Ritter, nachdem dessen Ankläger plädiert hatten, in der Kurie [in der *curia Hostilia*, dem üblichen Tagungsgebäude des Senats]selbst Gift, das er aus dem Bausch seines Gewandes hervorgeholt hatte, vollständig zu sich nahm, und dann, nachdem er vornüber gestürzt war, von den hastigen Händen von Liktoren in das Staatsgefängnis gezerrt wurde, wo die Kehle des schon entseelten [noch] mit einem Strick gequält wurde.)

Dem Text ist zu entnehmen, dass sich *Vibullius Agrippa* innerhalb des Sitzungsgebäudes des Senats tötete und zwar mittelst Gift, welches er für diesen Zweck bereitgehalten hatte, und unmittelbar nach der Einnahme des Gifts wohl ebenfalls noch im Sitzungssaal des Senats zusammenbrach. Dass er anschließend auch noch stranguliert

1102 S. o. die Diät *Senecas*, der sich durch eine derartige Diät angeblich auch gegen eine von *Nero* in Auftrag gegebene Intoxikation schützte. Vgl. Tac. ann. 15, 45, 3;

1103 S. o. Celsus; zu mineralogischen Vergiftungen in der Antike vgl. Ihm, S., Gift, in: Leven; K.-H.: Antike Medizin. Ein Lexikon. München 2005, Sp. 358–360, insbes. Sp. 359; Guardasole, A., Quecksilber, in: Leven; K.-H.: Antike Medizin. Ein Lexikon. München 2005, Sp. 745;

1104 Vgl. Tab. I, 68;

1105 Vgl. Lynam, R., White, J. T.: The History of the Roman Emperors: From Augustus to the Death of Marcus Antoninus. London: 1850, pp. 204–205. Edwards, C.: Death in Ancient Rome. New Haven: 2007. p. 246. Plass, P.: The Game of Death in Ancient Rome: Arena Sport and Political Suicide. Madison: 1995, p. 95. Levick, B.: Tiberius the Politician. London (Routledge). 1999², pp. 188–189.

wurde, ist wohl dahingehend zu interpretieren, dass er im *Senat* unter einem von *Tacitus* nicht für überlieferungswürdig gehaltenen Vorwand unter Anklage gestellt gestellt worden war, entweder bereits verurteilt worden war und sich durch den Versuch eines Suizids nur der Hinrichtung zu entziehen versuchte, oder aber sich der Schande einer Verurteilung zu entziehen versuchte, wobei die Information, dass er, obgleich er bereits leblos war, noch stranguliert wurde, eher dafür spricht, dass er zum Zeitpunkt des Suizids bereits verurteilt war. Aber welche Anhaltspunkte ergeben sich aus diesen Informationen zu der Frage nach der möglichen Involvierung eines Arztes, wenigstens als Beschaffer des Gifts, das *Vibullius* benutzte?

Bevor wir eine Antwort auf diese Frage versuchen, sollten wir auch noch einen kurzen Blick auf die entsprechende Notiz des *Cassius Dio* werfen: ἐπεὶ μέντοι Οὐιβούλιός τε Ἀγρίππας ἱππεὺς φάρμακον ἐν αὐτῷ βουλευτηρίῳ ἐκ δακτυλίου ῥοφήσας ἀπέθανε. [1106] (Als freilich Vibullius Agrippa, ein Ritter, Gift im Ratsgebäude selbst aus seinem Fingerring gesogen hatte, starb er.)

Auch nach den Angaben des *Cassius Dio* starb *Vibullius* mitten im Senatsgebäude durch Gift. Dass er dieses nicht aus seinem Gewand hervorholte, sondern aus seinem Fingerring sog, braucht uns als Widerspruch nicht zu beunruhigen, da das Eine das Andere nicht ausschließt. Fest steht aber Folgendes: Sowohl nach *Tacitus* als auch nach *Cassius Dio* hatte *Vibullius Rufus* sich auf die Situation, in der er sich tötete, gut vorbereitet, indem er sich vorher mit einem recht schnell wirkendem Gift versorgt hatte.

Was besagen die in diesem Punkte übereinstimmenden Zeugnisse jedoch über die Möglichkeit einer Assistenz durch einen Arzt? – In der Situation, in welcher *Vibullius* das Gift benutzte, kann man eine ärztliche Assistenz ausschließen, im Zuge der Beschaffung dieses Giftes natürlich nicht. Aber wahrscheinlich ist eine Unterstützung auch in diesem Zusammenhang nicht, insofern es ja offensichtlich unter dem Aspekt, dass es möglichst schnell tödlich wirkte und wirken sollte, keinesfalls eine Krankheit vortäuschen sollte. Insofern muss auch im Falle des *Vibullius Agrippa* eine ärztliche Tötungsassistenz als nicht nachweisbar eingestuft werden.

2.2 Unnatürliche Todesfälle der Zeit *Caligulas, Claudius'* und *Neros* (37 – 68 n. Chr.)

Nach dem Tod des *Tiberius*, am 16. 03. 37 n. Chr. wurde am 18. 03. 37 *Gaius Caesar Augustus Germanicus* (*31. 08. 12 in *Antium* (*Anzio*) als *Gaius Iulius Caesar*; †24. 01. 41 in *Rom*)[1107], der dritte Sohn des *Germanicus*[1108] und dessen Gemahlin *Agrippina*[1109], vor allem unter dem Namen *Caligula* bekannt geworden, durch die *Prätorianer* zum neuen *Imperator* ausgerufen und am 28. 03. 37 n. Chr. durch den *Senat* auch

1106 Vgl. Dio 58, 21, 4;
1107 Vgl. Hanslik, R., Caligula, in KIP Bd. 1, Sp. 1015–1016;
1108 S. o. und Tab. I, Nr. 5;
1109 S. o. und Tab. I. Nr. 56;

als solcher anerkannt[1110]. Diesem folgte am 24. 01. 41 n. Chr. *Tiberius Claudius*[1111] *Caesar Augustus Germanicus* (vor seinem Herrschaftsantritt, *Tiberius Claudius Nero Germanicus*, *1.08.10 v. Chr.; †13. 10. 54 n. Chr.), ein Sohn des *Nero Claudius Drusus*, somit ein Neffe des Kaisers *Tiberius* und ein Sohn der *Antonia Minor*, auch ein Bruder des *Germanicus* und der *Agrippina minor*, der Mutter des späteren Kaisers *Nero*. Der letztere wiederum folgte dem *Claudius* am 13.10.54 n. Chr. und herrschte über das Reich bis zu seinem Tod im Juni 68.[1112]

Während der Herrschaft dieser drei Kaiser kam es zu insgesamt 119[1113] namentlich bekannten unnatürlichen Todesfällen. In die nur vom 16. 03. 37 n. Chr. bis zum 24. 01.41, also nur 34 Monate und 8 Tage, andauernde Regierungszeit *Caligulas* entfielen davon 19 Fälle[1114], in die vom 24. 01. 41 - 13.10.54 n. Chr., also 13 Jahre, 8 Monate und 19 Tage andauernde Regierungszeit des *Claudius* 49 Fälle[1115] und in die Zeit vom 13.10.54 - 9.[1116] bzw.11.[1117]10.68. n. Chr., also fast 13 Jahre und 8[1118] Monate andauernde Regierungszeit *Neros* weitere 51 Fälle[1119]. Daraus folgt, dass rein statistisch gesehen, sich in den 271 Monaten der Regierungszeit des *Tiberius* (gerundet) mit 76 unnatürlichen Todesfällen einer in 108, 41Tagen ereignete,

- in den rund 34 Monaten der Regierungszeit *Caligulas:* einer in 85, 13 Tagen,
- in den rund 165 Monaten der Regentschaft des *Claudius:* einer in 97, 74 Tagen und
- während der 164 Monate andauernden Regentschaft *Neros:* einer in 98, 51 Tagen[1120].

Es ist also zu beobachten, dass sich unter den Kaisern aus der sog. julisch-claudischen Dynastie die Frequenz unnatürlicher Todesfälle kontinuierlich erhöhte. Die Gründe dafür dürften allerdings den Althistoriker stärker interessieren als den Medizinhistoriker. Für den letzteren ist vor allem von Interesse, dass sich die der Epoche Kaiser *Caligula*, *Claudius* und *Nero* zuzuordnenden 119 Fälle erheblich leichter typologisieren lassen als die Fälle der Regierungszeit des *Tiberius*.

1110 Vgl. dazu vor allem:Winterling, A.: Caligula. Eine Biographie. München 2012.
1111 Vgl. Hanslik, R., Claudius 39, in KlP, Bd. 1, Sp. 1215–1218;
1112 *L. Domitius Ahenobarbus Nero Claudius Augustus Germanicus*; vgl. Hanslik, R., Nero Nr. 2, KlP, Bd. 4, Sp.71–73;
1113 Vgl. Tab. II (19), Tab. III (49), Tab. IV (51)
1114 Vgl. Tab. II;
1115 Vgl. Tab. III;
1116 Nach *Hieronymus* (chron. eccl.) dauerte das Regime *Neros* 13 Jahre, 7 Monate und 28 Tage, woraus sich unter Zugrundelegung eines Herrschaftsantritts am 13. 10. 54 n. Chr. als Sterbedatum der 9. 06. 68 n. Chr. errechnen ließ.
1117 *Cassius Dio* (63, 29, 3) und *Flavius Josephus* (B.J. 4, 9, 491) nennen 13 Jahre und acht Monate als Dauer der Herrschaft *Neros*.
1118 Man ist gut beraten, den bei *Cassius Dio* und *Flavius Josephus* erwähnten Daten zu folgen (S. o.), weil zu vermuten ist, dass *Hieronymus* bei seinen Berechnungen die um einen Tag verkürzte Dauer des Monats Februar bzw. die Schalttage des Februar nicht berücksichtigt hat.
1119 Vgl. Tab. IV;
1120 Vgl. Tab. X;

2.2.1 Ärztliche Tötungsassistenz in der Zeit Caligulas? (37 – 41 n. Chr.)

Tabelle II: Caligula (37-41)

Nr.	Name	Zeitp.	Tötungsart	Tötungsmittel	ärztl. Ass.	Belege: Tacitus	Sueton	Dio	andere
1	Ks. Tiberius	37 n.	Fremdtötung	Ersticken	unwahrsch.	ann.6,50,1–5	Tib.72,1–73,1; Cal.12,2	58,28,1–5	
2	an.libertusTib.(1)	37 n.	Fremdtötung	Kreuzigung	ausgeschl.		Cal.12,2		
3	Tiberius Gem.	37/38	Fremdtötung	verm. Schwert	unwahrsch.	-	Cal.23.3	59,8,1	Philo leg. 26–28
4	Afranius P.	38 n.	Femdtötung	verm. Schwert	unwahrsch.			59,8,3	
5	Afranius S.	38 n.	Femdtötung	verm. Schwert	unwahrsch.			59,8,3	
6	M.Iun.Silanus	38 n.	Selbsttötung	Rasiermesser	ausgeschl.	-	Cal.23,3	59,8,4	Philo leg. 30–31
7	Sut. Macro	38 n.	Selbsttötung	verm. Schwert	unklar	-	Cal.26,1	59,10,6–7	Philo, in Flacc.4,16; leg.7–9,41–62
8	Ennia Thrasylla	38 n.	Selbsttötung	unklar	unklar		Cal.26,1	59,10,6–7	Philo, in Flacc.4,16; leg.7–9,41–62
9	anonymus I	38 n.	Selbsttötung	verm. Schwert	unwahrsch.			59,18,3	
10	anonymus II	38 n.	Fremdtötung	Sturz	ausgeschl.			59,18,3	
11	Ptolemaios	40 n.	Fremdtötung	unklar	unklar		Cal.26,1	59,25,1	Plin.nat.5,11
12	Calvisius Sab.	41 n.	Selbsttötung	unklar	unbekannt	hist.1,58		59,18,4	
13	Cornelia ux. C.(12)	41 n.	Selbsttötung	unklar	unbekannt	hist.1,58		59,18,4	
14	Titius Rufus	41 n.	Fremdtötung	unklar	unbekannt			59,18,5	
15	Iunius Priscus	41 n.	Fremdtötung	unklar	unbekannt			59,18,5	
16	Iulius Sacerdos	41 n.	Fremdtötung	unklar	unbekannt			59,22,4	
17	anonymus III	41 n.	Fremdtötung	verm. Schwert	unwahrsch.			59,22,3	
18	Lentulus Gaetulicus	41 n.	Fremdtötung	verm. Schwert	unwahrsch.		Cl. 9,1	59,22,5	
19	Aemilius Lepidus	41 n.	Fremdtötung	unklar	unbekannt		Cal.24,3; Cl.9,1	59,22,6,8	

Bezüglich der 19[1121] Fälle der Regierungszeit des *Caligula* erweist sich eine Unterscheidung nach der jeweiligen Todesart als recht einfach, nämlich in 13 Fremdtötungen[1122] und 6 Selbsttötungen[1123]. Als schwieriger erweist sich die Identifizierung der im einzelnen Falle benutzten Tötungsmittel; bezogen auf die Mehrzahl der Fälle enthalten die Quellen darüber keine direkten Auskünfte. Dennoch besteht unter Berücksichtigung des historischen Kontextes dieser Fälle bei der Mehrzahl, d. h. 11 von 19 Fällen[1124], Klarheit. Aber auch bei den nach den Angaben der Quellen auf Veranlassung des Kaisers durchgeführten „unklaren" Fremdtötungen[1125] kann kaum ein Zweifel bestehen, handelte es sich hierbei doch um „Hinrichtungen", in der Regel aufgrund von Verurteilungen durch das Senatsgericht, so dass in diesen Fällen von Erdrosselungen im *Mamertinum* ausgegangen werden muss. Lediglich in den Fällen des *Ptolemaios*[1126] sowie des *Lentulus Gaetulicus*[1127] kann auch die Möglichkeit einer Tötung mittelst Richtschwert nicht ausgeschlossen werden. *Sueton* merkt u. a. mit Bezug auf diese Fälle an: *quibus omnibus pro necessitudinis iure proque meritorum gratia cruenta mors persoluta est*[1128]. (Von diesen allen wurde mit Rücksicht auf das Recht der Verwandtschaft und mit Rücksicht auf ihre Verdienste ein „blutiger Tod" verbüßt.)

Allerdings beziehen sich diese Angaben nicht nur auf die besagten Fremdtötungsfälle, sondern auch auf den Tod des noch von *Tiberius* zum Prätorianerpräfekten ernannten *Sutorius Macro*[1129] und von dessen Gemahlin, *Ennia Thrasylla*[1130], einer Tochter des ansonsten als Philosoph und Astrologen bekannten Tiberius Claudius *Thrasyllus* (†36)[1131]. Beide töteten sich nach *Cassius Dio* selbst.[1132] Hieraus ist zu erschließen, dass auch *Macro* in einen Strafprozess verwickelt wurde, dessen Konsequenzen jener sich gemeinsam mit seiner Gemahlin durch Selbsttötung entzog, wobei freilich offen gelassen wird, welcher Tötungsmittel sich beide zu diesem Zweck bedienten. Da *Macro* als ehemaliger Prätorianerpräfekt den Beruf eines Soldaten ausübte, wird man zwar am ehesten davon auszugehen haben, dass er *Ennea* und sich selbst mittelst eines Schwertes tötete oder das Ehepaar sich, wie das Ehepaar *Seneca* „gemeinsam" mit einem Schwert tötete. Aber auch andere „blutige" Tötungsmittel kön-

1121 Vgl. Tab. II;
1122 Vgl. Tab. II, Nr. 1–5; 10 u. 11 und 14 16;
1123 Vgl. Tab. II, Nr. 6–9; 12–13;
1124 Vgl. Tab. II, Nr. 1–7. 9. 10. 17. 18.
1125 Vgl. Tab. II, Nr. 6, 9–13;
1126 Vgl. Tab. II, Nr. 11;
1127 Vgl. Tab. II, Nr. 18;
1128 Vgl. Suet. Cal. 26,1;
1129 Vgl. Tab. II, 7;
1130 Vgl. Tab. II, 8;
1131 Vgl. Gundel, W., Gundel, H. G.: Die astrologische Literatur in der Antike und ihre Geschichte. Wiesbaden 1966, S. 43–62. Tarrant, H.: Thrasyllan Platonism. Ithaca (NY) 1993 (mit Quellen S. 215–249);
1132 Vgl. Cass. Dio, 59, 10, 7: καὶ ὅτι τὸν Μάκρονα μετὰ τῆς Ἐννίας, μήτε τοῦ ταύτης ἔρωτος μήτε τῶν ἐκείνου εὐεργετημάτων, δι᾽ ὧν τά τε ἄλλα καὶ τὴν ἀρχὴν αὐτῷ μόνῳ συνκατέπραξε, μνησθείς, ἐς τε ἑκουσίου δὴ θανάτου ἀνάγκην – weil er Makro zusammen mit Ennia, ohne an deren Liebe und dessen Wohltaten zu denken, zum Selbstmord zwang, Vgl. Philo, in Flacc. 4, 16; leg. ad Gai., 7–9, 41–62;

nen in diesem Fall nicht ausgeschlossen werden, wobei man allerdings – mangels klar bezeugter Präzedenzfälle, – ein Skalpell, als Werkzeug eines Arztes, als die am wenigsten wahrscheinliche Variante einzustufen hätte.

Gewisse Aufmerksamkeit verdient im Hinblick die Bevorzugung bestimmter Tötungsmittel ein anderer Präzedenzfall: Wie die Selbsttötung des Ehepaares *Macro* und *Ennea*, ereignete sich ebenfalls im Jahre 38 n. Chr., vielleicht aber auch erst im Jahre 39, der Fall des *M. Iunius Silanus*[1133], über den *Sueton* Folgendes ausführt:... *Silanum item socerum ad necem secandasque novacula fauces compulit,...*[1134] (den Silanus,[1135] seinen Schwiegervater, trieb er ebenfalls in den Tod und brachte ihn dazu sich mittelst eines Rasiermessers die Kehle durchzuschneiden.)

Daraus darf geschlossen werden, dass sowohl im Falle des Ehepaares *Macro* und *Ennea*, aber auch in weiteren „unklaren" Selbsttötungsfällen der Regierungszeit *Caligulas* eventuell auch ein Rasiermesser als Tötungsmittel zum Einsatz gelangt sein könnte. Jedenfalls kommt dieser Möglichkeit, insofern ein solcher Präzedenzfall unter *Caligula* ausdrücklich bezeugt ist, auch bezogen auf die „unklaren" Fälle eine größere Wahrscheinlichkeit zu als dem ansonsten weder unter *Caligula* noch unter *Tiberius* in den Quellen beglaubigten Einsatz eines Skalpells.

Damit könnten wir auch den Abschnitt über Tötungs- und Selbsttötungsfälle während der Regentschaft *Caligulas* mit der Feststellung schließen, dass sich auch darunter nicht ein einziger befand, bezüglich dessen die aktive Mitwirkung eines Arztes mit dem Anspruch auf eine gewisse Wahrscheinlichkeit zu vermuten wäre. Lediglich bezüglich eines sehr frühen Falles, frühesten der Regierungszeit *Caligulas* überhaupt, ist zumindest die Anwesenheit eines Arztes kurz vor dem Ableben der Person nach *Tacitus* nicht zu leugnen: *Iam Tiberium corpus, iam vires, nondum dissimulatio deserebat: idem animi rigor; sermone ac vultu intentus quaesita interdum comitate quamvis manifestam defectionem tegebat. mutatisque saepius locis tandem apud promunturium Miseni consedit in villa cui L. Lucullus quondam dominus. illic eum adpropinquare supremis tali modo compertum. erat medicus arte insignis, nomine Charicles, non quidem regere valetudines principis solitus, consilii tamen copiam praebere. is velut propria ad negotia digrediens et per speciem officii manum complexus pulsum venarum attigit. neque fefellit: nam Tiberius, incertum an offensus tantoque magis iram premens, instaurari epulas iubet discumbitque ultra solitum, quasi honori abeuntis amici tribueret. Charicles tamen labi spiritum nec ultra biduum duraturum Macroni firmavit. inde cuncta conloquiis inter praesentis, nuntiis apud legatos et exercitus festinabantur. septimum decimum kal. Aprilis interclusa anima creditus est mortalitatem explevisse; et multo gratantum concursu ad capienda imperii primordia G. Caesar egrediebatur, cum repente adfertur redire Tiberio vocem ac visus vocarique qui recreandae defectioni ci-*

1133 Vgl. Tab. II, 6;

1134 Vgl. Suet. Cal. 26,3 u. Cass. Dio 59, 8, 4, wo die Selbsttötung des *Silanus* zwar als solche erwähnt wird, aber kein konkretes Tötungsmittel genannt wird.

1135 *Marcus Iunius Silanus Torquatus* (*um 24 v. Chr.; †38 oder 39 n. Chr.) war durch seine Ehe mit *Aemilia Lepida*, einer Tochter der Augustusenkelin *Iulia minor*, mit *Caligula* verwandt. (PIR^2) (1966) I 839; vgl. Hanslik, R.: Iunius 17. In: KlP, Bd. 2, Sp. 1560;). *Caligula* war über seine Mutter *Agrippina maior* ebenfalls ein Urenkel des *Augustus*.

bum adferrent. pavor hinc in omnis, et ceteri passim dispergi, se quisque maestum aut nescium fingere; Caesar in silentium fixus a summa spe novissima expectabat. Macro intrepidus opprimi senem iniectu multae vestis iubet discedique ab limine. sic Tiberius finivit octavo et septuagesimo aetatis anno[1136]. (schon ließ den Tiberius der Körper im Stich, schon die Kräfte, aber noch nicht die Verstellung: die selbe war die Starre des Geistes, im Gespräch und im Mienenspiel wirkte er aufmerksam, mit gesuchter Heiterkeit versuchte er den Verfall, mochte er auch noch so offenkundig sein, zu überspielen. Nach häufigeren Wechseln seines Aufenthaltsortes ließ er sich endlich am Vorgebirge von Misenum nieder, in einem Landhaus, das dem L. Lucullus einst als Residenz gedient hatte. Dass er sich dort seinem Ende näherte erfuhr man folgendermaßen: Es gab einen Arzt von besonderer Kunstfertigkeit, mit Namen Charikles, der es zwar nicht gewohnt war, die gesundheitlichen Belange des Kaisers zu regeln, dennoch die Gelegenheit einer Beratung zu gewähren. Indem dieser sich gleichsam zur Erledigung seiner eigenen Angelegenheiten zurückziehen zu wollen vorgab und unter dem Vorwand der Ehrenbezeugung eine Hand [des Kaisers] ergriff, ertastete er den Schlag der Adern[1137]. Aber er überlistete ihn nicht: denn Tiberius – es ist unklar ob er sich beleidigt fühlte und nichts desto weniger den Zorn unterdrückte – gab den Befehl, Speisen aufzutragen und lag über die gewohnte [Zeit] hinaus bei Tisch, gleichsam um der Ehre eines sich verabschiedenden Freundes Genüge zu tun. Dennoch versicherte Charikles dem Macro, dass der Atem [des Tiberius] schwächer werde und nicht mehr über zwei Tage hinaus anhalten werde. Daher wurde alles [Nötige] durch Besprechungen unter den Anwesenden, durch Botschaften zu den Statthaltern und Generälen und Heeren beschleunigt geregelt. Am 16. 03. glaubte man schließlich wegen eines Atemstillstands, dass er [Tiberius] das Zeitliche gesegnet habe; und schon wollte G. Caesar wegen eines großen Auflaufs von Menschen, die ihm zum Anfang der Herrschaft beglückwünschten, hervortreten, als plötzlich gemeldet wurde, dem Tiberius kehrten Stimme und Gesicht wieder zurück und gerufen werde [nach Dienern], die zur Überwindung seines Schwächeanfalls Speisen herbeibringen sollten. Daher ergriff alle panische Angst, und die übrigen stoben in alle Richtungen davon, ein jeder stellte sich traurig oder unwissend. Der Caesar [Caligula] verharrte in Schweigen und erwartete nach der höchsten Hoffnung [jetzt] das äußerste. Macro aber gab unerschrocken den Befehl, dass der greise [Tiberius] durch das Überwerfen von vielen Decken erstickt werde und man sich dann von seiner Schwelle entferne. So beendete Tiberius [sein Leben] im 78. Jahr seines Lebens.)

Nach dieser Darstellung des *Tacitus* scheint ein Arzt mit dem Namen *Charikles* an dem Tod des *Tiberius* einen kaum zu überschätzenden Anteil gehabt zu haben, allerdings weniger durch konkretes ärztliches Handeln, als vielmehr durch seine Prognose über den weiteren Verlauf der Erkrankung des *Tiberius*, die er gegenüber *Macro* angeblich abgab. Denn dieser Prognose war es nach *Tacitus* geschuldet, dass Informatio-

1136 Vgl. Tac. ann. 6, 50;

1137 Zur Bedeutung der Pulsertastung als diagnostisches Hilfsmittel in der Antike vgl. Garofalo, I, Puls, in: Leven; K.-H.: Antike Medizin. Ein Lexikon. München 2005, Sp. 740–741; auf die Pulsertastung im Falle des *Tiberius* geht G. Jedoch nicht ein.

nen über ein angeblich unmittelbar bevorstehendes Ableben an alle maßgeblichen Amtsinhaber und Verantwortungsträger des Reiches weitergegeben und konkrete Vorbereitungen für den Wechsel an der Spitze des Reiches getroffen wurden, wobei lediglich noch auf die Nachricht von dem endgültigen Ableben des *Tiberius* gewartet wurde, um *Caligula* offiziell – vor allem gegenüber den Prätorianergarden und im Senat – als dessen Nachfolger zu präsentieren.

Mittelbar trug *Charikles* nach *Tacitus* dazu bei, dass sich *Caligula* und *Macro* am Todestag des *Tiberius* durch die Nachricht von dessen unerwarteter Rückkehr ins Bewusstsein, zu einem Zeitpunkt, zu welchem man *Tiberius* bereits für verstorben hielt, so sehr kompromittiert sahen, dass ihnen lediglich noch die Wahl blieb, entweder darauf zu warten, dass der wieder erwachende *Tiberius* sie für ihre „Abtrünnigkeit" bestrafe, wie das *Caligula* selbst erwog, oder die „Flucht nach vorn anzutreten" und *Tiberius* töten zu lassen, wofür sich *Macro* dann angeblich entschied.

Vor allem das von *Tacitus* dem Arzt *Charikles* unterstellte Verhalten gibt Rätsel auf. In wessen Auftrag handelte *Charikles*, als er den Puls des *Tiberius* zu ertasten versuchte, als er angeblich aufgrund dieser Pulsertastung gegenüber *Macro* prognostizierte, dass *Tiberius* allenfalls noch zwei Tage zu leben habe, obwohl dieser soeben erst noch den Arzt wie einen Freund hatte bewirten lassen und sich in der Lage gesehen hatte, gemeinsam mit diesem zu Tische zu liegen.

Um so dringlicher stellt sich in Anbetracht dessen die Frage, wer in der von *Tacitus* berichteten Episode wen über den Gesundheitszustand des *Tiberius* zu täuschen versuchte, und in welcher Absicht?

- vielleicht *Tiberius* selbst alle anderen, um diese dazu zu bringen, dass sie sich in irgendeiner Form outeten,
- oder aber der Arzt, sei es in stillschweigendem Einverständnis mit *Tiberius*, sei es im Auftrage Dritter, nämlich um *Macro* oder *Caligula* dazu zu bringen, dass sie sich in der einen oder anderen Art und Weise unvorsichtig verhielten.

Nur soviel scheint festzustehen, dass *Charikles* nach heutigem Erkenntnisstand, weil *Tiberius* ja nicht sein Patient war, sondern er angeblich nur gelegentlich als Konsiliararzt um seinen Rat gebeten wurde, kaum in der Lage gewesen sein kann, im Falle des *Tiberius* allein auf der Grundlage eines bloßen Pulsfühlens einen bestimmten Todeszeitpunkt vorauszusagen. Ja es erscheint als unglaubwürdig, dass ein erfahrener Arzt, als welcher *Charikles* von *Tacitus* charakterisiert wird, in Anbetracht der Tatsache, dass *Tiberius* noch in der Lage war, gemeinsam mit ihm zu speisen, gestützt auf ärztliches Erfahrungswissen, in der Lage gewesen sein sollte, jenem einen baldigen Tod, innerhalb von nur zwei Tagen, vorauszusagen.

Nicht zuletzt daraus erklärt es sich, dass heutige Betrachter dazu neigen, die Angaben des *Tacitus* über eine [Fremd-] Tötung des *Tiberius* dem Bereich nicht ernst zu nehmender Gerüchte zuzuordnen[1138]. In einem verbreiteten Handbuch zur römi-

1138 In einem neueren Internetbeitrag zum Tode des *Tiberius* liest man unter Bezugnahme auf die oben zitierten Angaben des *Tacitus* und dem vergleichbare Angaben *Suetons* (Vgl. Suet. Cal. 12, 2;) die Formulierung: „*Es wurde auch spekuliert, dass der Prätorianerpräfekt Macro den Tod des Tiberius herbeigeführt habe.*" Vgl. http://de.wikipedia.org/wiki/Tiberius#cite_note-55 (2014)

schen Geschichte werden die in den Quellen gegebenen Hinweise auf einen „unnatürlichen" Tod des *Tiberius* geradezu ignoriert. Bei H. Bengtson liest man dazu lediglich: *Beim Tode des Prinzeps Tiberius (er starb am 16. März 37 in der ehemaligen Villa des Lucullus in Misenum) machte sich in Rom das Gefühl der Befreiung von einem wahren Alpdruck in spontaner Weise Luft, ähnlich wie in Preußen beim Tode Friedrichs d. Gr. im Jahre 1786.*[1139] Und auch R. Hanslik erwähnt in seinem Artikel „Tiberius" im „Kleinen Pauly" lediglich die Fakten seines Ablebens und seiner Bestattung, ohne jeden Hinweis auf die Angaben der Quellen über einen gewaltsamen herbeigeführten Tod[1140].

Dennoch darf man nicht außer Betracht lassen, dass eine Fremdtötung des *Tiberius* nicht nur von *Tacitus*, sondern auch von *Sueton*[1141] und *Cassius Dio* bezeugt[1142] wird, wobei der zuerst genannte ebenfalls das Pulsfühlen des *Charikles* erwähnt, während *Cassius Dio* lediglich die Fremdtötung im Auftrage *Macros* bezeugt, ohne Bezugnahme auf die Rolle des *Charikles*. Daher besteht kaum Veranlassung, die von allen drei maßgeblichen frühkaiserzeitlichen Historikern bezeugte Fremdtötung des *Tiberius* anzuzweifeln. Im Gegenteil: Einen entscheidenden Schlüssel für das Verständnis des in den Quellen bezeugten Verhaltens des *Charikles*, aber auch des *Macro* sowie *Caligulas* beim Ablebens des *Tiberius* liefert bereits der erste Satz der o. z. Tacitusstelle: *Schon ließ den Tiberius der Körper im Stich, schon die Kräfte, aber noch nicht die Verstellung: dieselbe war die Starre des Geistes, im Gespräch und im Mienenspiel wirkte er aufmerksam, mit gesuchter Heiterkeit versuchte er den Verfall, mochte er auch noch so offenkundig sein, zu überspielen.*[1143]

Das in diesen Formulierungen charakterisierte Misstrauen des *Tiberius* gegenüber Freund und Feind, das sich u. a. darin ausdrückte, dass er in den letzten Monaten seines Lebens das von ihm selbst gewählte Exil auf *Capri* nach übereinstimmenden Angaben der Quellen wieder verließ und sich durch einen häufigeren Wechsel seines Aufenthaltsortes gegenüber möglichen Anschlägen schützen zu können glaubte[1144]. Man ist aber schlecht beraten, wenn man dieses Verhalten des Tiberius allein psychologisch zu erklären versucht, als Ausdruck einer tief in seinem Charakter verwurzelten *Paranoia*. Vielmehr ist zu berücksichtigen, dass die Problematik einer ungeklärten Nachfolgeregelung des *Tiberius*, die *Sejan* bis zu seinem Sturz durch eine gnadenlose Verfolgung aller möglicher durch ihre Verwandtschaft zu *Augustus* und zu *Tiberius*

1139 Vgl. Bengtson, H.: Grundriss der Römischen Geschichte, Bd. I, München 1967, S. 282;

1140 Vgl. Hanslik, R., Tiberius 1, KlP, Bd. 5, Sp. 817;

1141 Vgl. Suet. Tib. 72,1–73,1; Cal. 12,2;

1142 Vgl. Cass. Dio 58, 28, 1–5;

1143 S. o. Tac. ann. 6, 50, 1: *Iam Tiberium corpus, iam vires, nondum dissimulatio deserebat: idem animi rigor; sermone ac vultu intentus quaesita interdum comitate quamvis manifestam defectionem tegebat.*

1144 S. o. Tac. Ann. 6, 50, 1: „Nach häufigeren Wechseln seines Aufenthaltsortes ließ er sich endlich am Vorgebirge von Misenum nieder, in einem Landhaus, das dem L. Lucullus einst als Residenz gedient hatte." Nach Angaben *Suetons* erwog *Tiberius* sogar eine Rückkehr nach *Rom*. Vgl. Suet. Tib. 72, 1: *Bis omnino toto secessus tempore Romam redire conatus, semel triremi usque ad proximos naumachiae hortos subvectus est disposita statione per ripas Tiberis, iterum Appia usque ad septimum lapidem.*

geeigneter Kandidaten für eigene Ziele auszunutzen versuchte, sich im Gefolge des Sturzes *Sejans* keineswegs aufgelöst hatte.

Nach dem Tode der beiden *Germanicus* - Söhne *Nero Caesar* und *Drusus Caesar* spielte in Ermangelung weiterer dynastisch so eng mit *Augustus* verbundener Kandidaten deren jüngerer Bruder *Gaius Caesar*, genannt *Caligula*, eine wichtige Rolle, – *Caligula* war unter den engeren Verwandten des *Tiberius* im Jahre 31 n. Chr. mit seinen damals 19 Lebensjahren[1145] der einzige, der zu diesem Zeitpunkt altersbedingt als potentieller Nachfolger infrage gekommen wäre, insofern *Tiberius Gemellus*[1146], – zumindest familienrechtlich ein Enkel des *Tiberius* aus der Ehe des Kaisersohnes *Drusus* mit der *Augustus*-Enkelin *Livilla*, leiblich eventuell aber auch aus einer Beziehung der letzteren mit *Sejan* hervorgegangen, – damals erst 12 Jahre alt, kaum als regierungsfähig einzustufen war und *Tiberius Claudius Nero Germanicus*, der nachmalige Kaiser *Claudius I.*, trotz seines fortgeschrittenen Lebensalters als dafür ungeeignet angesehen wurde.

Spätestens seit dem Jahre 37 n. Chr., in welchem *Tiberius Gemellus* das 18. Lebensjahr vollendete und gleichzeitig damit, wenn auch etwas verspätet, ebenfalls die sog. *toga virilis* hatte anlegen dürfen[1147], wurde dieser als ernsthafter Rivale des *Caligula* um die Nachfolge des mittlerweile 77 Jahre alt gewordenen *Tiberius* gehandelt, zumal es Gerüchte gab, nach denen *Tiberius* sich seit jener Zeit zunehmend mit dem Gedanken getragen habe, *Tiberius Gemellus* gegenüber *Caligula* als Anwärter auf die eigene Nachfolge an die erste Stelle zu setzen[1148]. Nach *Tacitus* soll *Tiberius* ab 37 n. Chr. über eine Neuregelung seiner Nachfolge zugunsten des *Claudius* nachgedacht haben[1149].

Hat man sich die vor allem seit der Volljährigkeit des *Tiberius Gemellus* bestehende Virulenz des Problems der Nachfolge des *Tiberius* klar gemacht, versteht man auch, warum sich dieser von demselben Zeitpunkt an selbst auf *Capri* vor Anschlägen auf sein Leben nicht mehr sicher fühlte. Denn in Anbetracht der Tatsache, dass sich *Tiberius* seit dem Jahre 31 n. Chr., als er *Caligula* eingeladen hatte, mit ihm gemeinsam die *villa Iovis* auf der Insel zu bewohnen, über dessen sprunghaften Charakter aus nächster Nähe ein Bild hatte machen können, dürfte nicht nur diesem selbst klar gewesen sein, dass jeder Tag, den *Tiberius* nach der Volljährigkeit des *Tiberius Gemellus*, noch lebte, *Tiberius* eine weitere Gelegenheit gab, *Caligula* politisch zu enterben.

Vielleicht waren es wirklich nur Gerüchte, nach denen *Tiberius* in den letzten Monaten über eine Neuregelung seiner Nachfolge zu Lasten des *Caligula* nachdachte, aber gerade aus derartigen Gerüchten könnte sich nicht nur für das zunehmende Misstrauen des *Tiberius*, sondern auch für das Verhalten des *Charikles, Caligulas* und *Macros* im Zusammenhang des Ablebens des *Tiberius* eine sinnvolle Erklärung ergeben. Denn Maßnahmen, die das Leben des *Tiberius* verkürzten, lagen zweifellos im

1145 *Gaius Caesar Augustus Germanicus*, *31. 08. 12 in *Antium* als *Gaius Iulius Caesar*;
1146 *Tiberius Iulius Caesar Nero*, *19 n. Chr.;
1147 Vgl. Suet. Cal. 15, 2; dazu auch Cass. Dio 59, 8, 1;
1148 Vgl. Tac. ann. 6, 46;
1149 Vgl. Tac. ann. 6, 46, 1: *etiam de Claudio agitanti, quod is composita aetate, bonarum artium cupiens erat,...*

Interesse *Caligulas* und von dessen Anhängern und Günstlingen, - Maßnahmen die das Leben des *Tiberius* verlängerten, aber im Interesse aller übrigen möglichen Kandidaten für die Nachfolge des *Tiberius*. Daher verdient es besondere Aufmerksamkeit, dass *Tiberius* ausgerechnet die Gegenwart des *Charikles* zum Anlass zu einem ausgedehnteren Festschmaus nahm[1150].

Man gewinnt so fast den Eindruck, dass zu der ihm auf Veranlassung *Macros* und *Caligulas* aufgezwungenen Therapie neben der Verabreichung von langsam wirkendem Gift auch Nahrungsentzug gehörte: *Sunt qui putent venenum ei a Gaio datum, lentum atque tabificum; alii, in remissione fortuiti febris cibum desideranti negatum.*[1151] (Es gibt Leute, die glauben dass ihm [Tiberius] von Gaius Gift gegeben wurde, ein langsam wirkendes aber verzehrendes; andere [behaupten], dass ihm, als er während des Nachlassens eines zufälligen Fiebers nach Speise verlangte, diese ihm verweigert worden sei.)

Nicht zuletzt die Verweigerung von Nahrungsmittel trägt zu deutlich die im Falle auch anderer Tötungen erkennbare „Handschrift“ des Prätorianerpräfekten *Macro*[1152], als dass man die diesbezüglichen Angaben *Suetons* ignorieren dürfte.

Vor dem Hintergrund dieser Überlegungen wird man auch das Auftauchen des *Charikles* in der Umgebung des sterbenden *Tiberius*, da dieser nach dem Zeugnis des *Tacitus* für den Kaiser nicht als Leibarzt, sondern als Konsiliararzt fungierte, am ehesten auf Machenschaften von Gegnern des *Caligula* und *Macros* und auf das Betreiben von Befürwortern anderer Nachfolgekandidaten zurückführen dürfen, die darauf spekulierten, dass *Caligula* bzw. *Macro* bei der Durchsetzung ihrer eigenen Ziele – aus Übereifer – eventuell ein gravierender Fehler unterlief.

Daher wird man dem Arzt *Charikles* - unabhängig davon, dass ihm auf der Grundlage der Überlieferung des *Tacitus* und *Suetons* allenfalls eine fehlerhafte Prognose anzulasten wäre, – kaum Manipulationen unterstellen dürfen, die bewusst darauf abzielten, *Tiberius* zu töten. Somit kann als gesichert gelten, dass sich unter den unnatürlichen Todesfällen der Regierungszeit *Caligulas* nicht ein einziger befand, bezüglich welcher die Assistenz eines Arztes als erwiesen oder wenigstens begründet vermutet an zu sehen wäre.

1150 S. o. Tac. ann. 6, 50, 3: *nam Tiberius, ... instaurari epulas iubet discubuitque ultra solitum, quasi honori ebeuntis amici tribueret.*

1151 Vgl. Suet. Tib. 73, 2;

1152 Vgl. dazu die Fälle I, 31. 34. 45. 54. 55. 57;

Tabelle II a: Caligula

Gesamtzahl	19		
Fremdtötungen	13		
Selbsttötungen	6	**Gesamtzahl**	
Fremd/Selbst		**(Selbsttötung.)**	6
Tötungsmittel		**Tötungsmittel**	
a) Gift	0	a) Gift	0
b) Hunger	0	b) Hunger	0
c) Adern	0	c) Adern	0
d) Schwert	7	d) Schwert	2
e) Ersticken	1	e) Ersticken	0
f) Rasiermess.	1	f) Rasierm.	1
g) andere	1	g) andere	0
h) Hinrichtung	0	h) Hinrichtung	0
h) unklar	9	i) unklar	3
Arztassistenz		**Arztassistenz**	
a) ausgeschl.	3	a) ausgeschl.	1
b) unwahrsch.	7	b) unwahrsch.	1
c) unklar	9	c) unklar	4
angedeutet	1		

Insgesamt sind für die Regierungszeit *Caligulas* mangels ausreichender Auskünfte in den Quellen 4 unnatürliche Todesfälle hinsichtlich ärztlicher Tötungsassistenz als „unklar" einzustufen[1153]. Aber auch diese „Unklarheit" darf aus in den Vorbemerkungen zu Kapitel 2 dargelegten Gründen nicht als Ausdruck für irgendeine Form von Wahrscheinlichkeit gedeutet werden, insofern mangels solcher Fälle, in denen ärztliche Tötungsassistenz als „erwiesen" oder als „wahrscheinlich" angesehen werden könnte, für die Bestimmung der Wahrscheinlichkeit im Sinne der „Stochastik" keine Grundlage besteht.

2.2.2 Ärztliche Tötungsassistenz unter Claudius? (41 – 54 n. Chr.)

Unter der Herrschaft des *Claudius* kam es zu 49 namentlich unnatürlichen Todesfällen, von denen 29[1154] als Fremdtötungen einzustufen sind, 10 als Selbsttötungen[1155]

1153 Vgl. Tab. II a;
1154 Vgl. Tab. III, Nr. 1–4. 6. 7. 8. 11. 13. 16. 20. 21. 27. 29. 33. 34–46. 48;
1155 Vgl. Tab. III, Nr. 5. 8. 10. 12. 17 – 19. 28. 47. 49;

und ebenfalls 10 als unklar[1156]. Insofern aber, wie wir bereits gesehen haben, die Wahrscheinlichkeit ärztlicher Tötungsassistenz im Kontext von Selbsttötungen keineswegs erkennbar größer war als im Kontext von Fremdtötungen, brauchen uns diese Unsicherheiten nicht sonderlich zu kümmern.

Beachtung verdienen sie allenfalls unter der Voraussetzung, dass in denselben Fällen Tötungsmittel nachweisbar sind, bei deren Verwendung die Vermutung der Hilfestellung eines Arztes wenigstens denkbar erscheint, wie zum Beispiel im Falle der Verwendung von Giften oder der Benutzung eines Skalpells, oder aber im Falle der Koinzidenz mit Unsicherheiten auch bezüglich des Tötungsmittels. Die Involvierung eines Arztes kann in diesen Fällen prinzipiell nicht ausgeschlossen werden, aber nur dann, wenn sich im Untersuchungszeitraum auch ein *Präzedenzfall* ausfindig machen lassen sollte, bei dem ärztliche Tötungsassistenz als erwiesen oder wenigstens als wahrscheinlich einzustufen wäre.

Aber bezüglich der Möglichkeit solcher Nachweise bestehen für die Regierungszeit des *Claudius* ungünstige Voraussetzungen. Als das mit Abstand am häufigsten benutzte Tötungsmittel ist unter *Claudius* das Schwert nachweisbar, mit einer Häufigkeit von insgesamt 17 Fällen[1157]. Hierbei verdient Beachtung, dass auch in der Sondergruppe der Selbsttötungsfälle die Benutzung eines Schwerts mit 4 von 10 Fällen relativ häufig vorkam. Mit 14 Fällen[1158] ergab sich eine recht große Zahl von unnatürlichen Todesfällen unter *Claudius* auch im Zusammenhang von Hinrichtungen, bei denen eine Hilfestellung von Ärzten kaum vorstellbar erscheint, jedenfalls weder unter *Claudius* noch in der griechisch-römischen Antike überhaupt.

1156 Vgl. Tab. III, Nr. 14. 15. 22 – 26. 31. 32;
1157 Vgl. Tab. III, Nr. 1–11. 14–16. 28–29. 33; siehe auch Tab. III a;
1158 Vgl. Tab. III, Nr. 13 (44 n. Chr.). 34–46 (ab 48 n. Chr.); siehe auch Tab. III a;

Tabelle III: Claudius (41-54)

Nr.	Name	Zeitp.	Tötungsart	Tötungsm.	ärztl. Ass.	Belege:				
						Tacitus	**Sueton**	**Dio**	**andere**	extra
1	Ks. Caligula	41 n.	Fremdtötung	Schwert	ausgeschl.	ann.1,32,2	Cal.58,1–3	59,28,6	Jos. AJ 19,162	
2	Milonia Caesonia	41 n.	Fremdtötung	Schwert	ausgeschl.		Cal.59		Jos. AJ 19,2,4	
3	Iulia Drusilla f. G. (I,5)	41 n.	Fremdtötung	Schwert	ausgeschl.		Cal. 59;	60,8,5	Sen.ap. 10,4; Sen. Oct. 944; Jos. AJ 19,162	Horst 5 (10)*
4	Cassius Chaera	41 n.	Fremdtötung	Schwert	ausgeschl.			60,3,4		
5	Cornelius Sabinus	41 n.	Selbsttötung	v. Schwert	unwahrsch.		Cal.58,1–3	60,3,5	Jos. AJ 19,1,4	Horst 1*
6	Appius Iun. Silanus	42 n.	Fremdtötung	v. Schwert	ausgeschl.		Cl.72,2	60,14,3–4	Sen.ap. 11,5 (13,5)	Horst 3 (10)*
7	L.A.C.Scribonianus	42 n.	Fremdtötung	v. Schwert	ausgeschl.	hist.2,75,2		60,15,3	epit.d. Caes. 4,4	
8	Annius Vinicianus	42 n.	Selbsttötung	v. Schwert	ausgeschl.			60,14,3 – 4		
9	Caecina Paetus	42 n.	Fremdtötung	v. Schwert	ausgeschl.			60.16,6	Plin.ep.3,16,6–9	
10	Arria d. Ä.	42 n.	Selbsttötung	Schwert	ausgeschl.	ann.16,34,2		60,16,6	Plin.ep.3,16,6.13	
11	Iulia Livilla f. G. (I,5)	42 n.	Fremdtötung	Schwert	ausgeschl.	ann.14,63,2	Cl.29,1	60, 8, 5;	Sen.ap.10,4;Oct. 946F	
12	Iulia Drusi C.f.(I,33)	43 n.	Selbsttötung	unklar	unklar	ann.13,43,2	Cl.29,2		Sen.ap. 11,5; (13,5)	Horst 6 (10)*
13	Jac. d. Ältere	44 n.	Fremdtötung	Hinrich-tung	ausgeschl.					Mk 10,39;Mt 20,23
14	Catonius Iustus pr.pr.	46/7	Fremd/Selbst	v. Schwert	unwahrsch.	ann.1,29,2		60,18,3	Sen.ap.13,5; PIR C 576;	Horst 9*
15	Rufrius Pollio pr.pr.	46/7	Fremd/Selbst	v. Schwert	unwahrsch.			60,23,2	Sen.ap.13,5	Horst 9*
16	Gn. Pompeius Magn.	46/7	Fremdtötung	v. Schwert	unwahrsch.		Cl.27,2;29,2	61,29,6 a	Sen.ap.11,5	Horst 2 (10)*
17	M. L.Crassus Frugi	46/7	Selbsttötung	unklar	unklar				Sen.ap. 11,5; (13,5)	Horst 2 (10)*
18	Scribonia ux.Cr.(17)	46/7	Selbsttötung	unklar	unklar				Sen.ap. 11,5	Horst 2*
19	D. Valerius Asiaticus	47 n.	Selbsttötung	Adern.	ausgeschl.	ann.11,2–3		60,27,2		
20	G. Iulius Polybius	47 n.	Fremdtötung	unklar	unwahrsch.			61,6 a		
21	Popp.Sab. d. Ä.	47 n.	Fremdtötung	unklar	unwahrsch.	ann.13,43,2				
22	Cornelius Lupus	47 n.	unklar	unklar	unwahrsch.	ann.13,43,2				
23	Lusius Saturninus	47 ?	unklar	unklar	unklar	ann.13,43,2			Sen.ap.13,6	Horst 10*
24	Pompeius Pedo (19)	47 n.	Fremd/Selbst	unklar	unwahrsch.				Sen.ap.13,6	Horst 10*

Nr.	Name	Zeitp.	Tötungsart	Tötungsm.	ärztl. Ass.	Belege:				
						Tacitus	Sueton	Dio	andere	extra
25	Lupus (19)	47 n.	Fremd/Selbst	unklar	unwahrsch.				Sen.ap.13,6	Horst 10*
26	Asinius Celer (19)	47 n.	Fremd/Selbst	unklar	unwahrsch.				Sen.ap.13,6; PIR2 A 1225;	Horst 10*
27	Passienus Crispus	47 ?	Fremdtötung	unklar	unklar				Su:.vit.pass.9	elktr.
28	Valeria Messalina	48 n.	Selbsttötung	Schwert	ausgeschl.	Ann.11,37-38, 1	Cl.39,1	61,8,6 a,2 – 5	Sen.ap.10,4; 11,5; 13,5;	Horst 4*
29	Gaius Silius (s.Mess.)	48 n.	Fremdtötung	v. Schwert	ausgeschl.	ann.11,32-35		61,31,3-4	Sen.ap.13,4	Horst 7*
30	M. Helvius	48 n.	Fremd/Selbst	unklar	unklar				Sen.ap.13,4; PIR H 63	Horst 7*
31	Cotta	48 n.	Fremd/Selbst	unklar	unklar				Sen.ap.13,4; PIR C 1545	Horst 7*
32	Fabius	48 n.	Fremd/Selbst	unklar	unklar				Sen.ap.13,4; PIR F 13	Horst 7*
33	Mnester (s. Mess.)	48 n.	Fremdtötung	v. Schwert	ausgeschl.	ann.11,36		61,8,6 a,5	Sen.ap.13,4	Horst 7*
34	Tilius Proculus	48 n.	Fremdtötung	Hinrich-tung	ausgeschl.	ann.11,35,2				Horst 7*
35	Vettius Valens	48 n.	Fremdtötung	Hinrich-tung	ausgeschl.	ann.11,35,2			Sen.ap.13,4	Horst 7*
36	Pompeius Urbicus	48 n.	Fremdtötung	Hinrich-tung	ausgeschl.	ann.11,35,2				Horst 7*
37	Saufeius Trogus	48 n.	Fremdtötung	Hinrich-tung	ausgeschl.	ann.11,35,2			Sen.ap.13,4	Horst 7*
38	Decrius Calpurnianus	48 n.	Fremdtötung	Hinrich-tung	ausgeschl.	ann.11,35,2				Horst 7*
39	Sulpicius Rufus	48 n.	Fremdtötung	Hinrich-tung	ausgeschl.	ann.11,35,2				
40	Iuncus Vergilianus	48 n.	Fremdtötung	Hinrich-tung	ausgeschl.	ann.11,35,2			Sen.ap.13,4	Horst 7*
41	Traulus Montanus	48 n.	Fremdtötung	Hinrich-tung	ausgeschl.	ann.11,36,3			Sen.ap.13,4	Horst 7*
42	Polybius lib (20)	47/48	Fremdtötung	Hinrich-tung	ausgeschl.		Cl.28	61,31,2	Sen.ap.13,5	Horst 8*
43	Myron lib (20)	48 n.	Fremdtötung	Hinrich-tung	ausgeschl.				Sen.ap.13,5	Horst 8*

Nr.	Name	Zeitp.	Tötungsart	Tötungsm.	ärztl. Ass.	Belege:				
						Tacitus	Sueton	Dio	andere	extra
44	Hapocras lib (20)	48 n.	Fremdtötung	Hinrich-tung	ausgeschl.		Cl.28		Sen.ap.13,5	Horst 8*
45	Amphaeus lib (20)	48 n.	Fremdtötung	Hinrich-tung	ausgeschl.				Sen.ap.13,5	Horst 8*
46	Pheronactus l (20)	48 n.	Fremdtötung	Hinrich-tung	ausgeschl.				Sen.ap.13,5	Horst 8*
47	L. Iunius Silanus	49 n.	Selbsttötung?	unklar	unwahrsch.	ann.12,2–8	Cl.27,2;29,2		Sen.ap. 8,2; 10,4; 11,5; 13,5	Horst 3 (10)*
48	Sosibius (Erz. d. Brit.)	51 n.	Fremdtötung	unklar	unwahrsch.	ann.12,41,2		61,32,5–6		
49	Domitia Lepida	54 n.	Selbsttötung	unklar	unklar	ann.12,64,2-65				Horst 11*

* Horstkotte, U. s. Lit. - Verz.

Die Verwendung von Gift als Tötungsmittel, in deren Zusammenhang man sich am ehesten die Involvierung eines Arztes vorstellen könnte, ist für die Zeit der Regentschaft des *Claudius* nicht bezeugt. Das Mittel der Öffnung von Adern, wobei man sich allerdings nur im Falle der Verwendung eines Skalpells die Mithilfe eines Arztes vorstellen könnte, ist lediglich ein einziges Mal unter *Claudius* nachweisbar[1159], aber in einem Kontext, der die Tötungsassistenz eines Arztes nicht unbedingt wahrscheinlich macht. Im Zusammenhang der Berichterstattung über einen Strafprozess gegen *Valerius Asiaticus*[1160] (in das Jahr 47 n. Chr. datiert;) erwähnt *Tacitus*, dass jenem als Straferleichterung ein *liberum mortis arbitrium*[1161] gewährt wurde.

Tabelle III a: Claudius

Gesamtzahl	**49**		
Fremdtötungen	29		
Selbsttötungen	10	**Gesamtzahl**	
Fremd/Selbst	10	**(Selbsttötung.)**	10
Tötungsmittel		**Tötungsmittel**	
a) Gift	0	a) Gift	0
b) Hunger	0	b) Hunger	0
c) Adern	1	c) Adern	1
d) Schwert	17	d) Schwert	4
e) Ersticken	0	e) Ersticken	0
f) Rasiermess.	0	f) Rasiermess.	0
g) andere	1	g) andere	0
h) Hinrichtung	14	h) Hinrichtung	0
i) unklar	17	i) unklar	5
Arztassistenz		**Arztassistenz**	
a) ausgeschl	28	a) ausgeschl.	4
b) unwahrsch.	12	b) unwahrsch.	2
c) unklar	9	c) unklar	4

1159 Vgl. Tab. III, Nr. 19;

1160 *Decimus Valerius Asiaticus* (*um 5 v. Chr.; †47 n. Chr.), stammte aus *Vienna* in der Provinz *Gallia Narbonensis*, bekleidete 35 n. Chr., also noch unter *Tiberius* ein (Suffekt-)Konsulat, erwarb später die Freundschaft *Caligulas*, beteiligte sich aber auch an dessen Sturz, begleitete im Jahre 43 n. Chr. *Claudius* auf dessen Britannienfeldzug, geriet aber zunehmend in Gegensatz zu *Messalina*, die ihn u. a. einer außerehelichen Liaison zu *Poppaea Sabina d. Ä.*, der Gemahlin des *T. Ollius*, eines früheren Freundes und Schicksalsgenossen *Sejans*, bezichtigte und so seinen Sturz herbeiführte. Vgl. PIR^{2} V, 25;

1161 Vgl. Tac. ann. 11, 3, 1;

Über die Art und Weise, in welcher *Valerius Asiaticus* von diesem „Gunsterweis" Gebrauch machte, überliefert *Tacitus* Folgendes: *hortantibus dehinc quibusdam inediam et lenem exitum, remittere beneficium Asiaticus ait; et usurpatis quibus insueverat, exercitationibus, lauto corpore, hilare epulatus ... venas exsolvit, viso tamen ante rogo iussoque transferri partem in aliam, ne opacitas arborum vapore ignis minueretur*[1162]; (Als gewisse Leute zu Nahrungsverweigerung und einem sanften Tod rieten, sagte er, dass er auf den Gnadenerweis verzichte. Und nachdem er die gewohnten Übungen durchgesetzt, den Körper gewaschen und heiter gespeist hatte, ... öffnete er sich Adern, wobei er aber trotzdem sich vorher noch den Scheiterhaufen betrachtet und angeordnet hatte, dass er zu versetzen sei, damit der Schatten der Bäume durch den Rauch des Feuers nicht verringert werde.)

Die hier von *Tacitus* geschilderte Szene lässt keinen Raum für Spekulationen, dass ihm ein Arzt das Sterben hätte erleichtert haben können, zumal aus dem Kontext zu erschließen ist, dass der Tod, den *Valerius Asiaticus* sich aussuchte, nicht unbedingt als ein sanfter Tod angesehen wurde, - was aber sicherlich eher der Fall gewesen wäre, wenn er sich mit einem Skalpell die Adern geöffnet hätte oder sich diese sogar von der fachkundigen Hand eines Chirurgen hätte öffnen lassen. So lässt sich der o. z. Text des *Tacitus* kaum anders interpretieren, als dass eben dies auch nicht geschah.

Sicherheitshalber sollten wir auch noch einen kurzen Blick auf die Darstellung des Falles durch *Cassius Dio* werfen: ὁ δ᾽ Ἀσιατικὸς ὑπ᾽ αὐτοῦ του πλούτου, ὑφ᾽ οὗπερ καὶ ἀπέθανεν[1163]. (Asiaticus aber legte wegen dieses Reichtums [sein Amt nieder], weswegen er auch starb.)

Dieser Notiz ist nur soviel zu entnehmen, dass *Asiaticus* seinen Tod seinem Reichtum bzw. dem durch seinen Reichtum evozierten Neid seiner Gegner verdankte, sie vermittelt aber keinesfalls neue Einsichten über die Art und Weise des Ablebens des *Asiaticus;* vor allem aber liefert sie keinerlei Anhaltspunkte dafür, dass *Asiaticus* sich bei der Realisierung der von ihm ausgewählten Art zu sterben der Unterstützung eines Arztes bedient haben könnte. Aus diesem Grunde und aus dem Mangel an weiteren Fällen, bezüglich welcher positive Anhaltspunkte für ärztliche Tötungsassistenz unter *Claudius* abzuleiten wären, lässt sich auch im Hinblick auf solche Fälle, in denen Unsicherheiten über die Todesart mit Unsicherheiten über die jeweils eingesetzten Tötungsmittel koinzidierten, keine Argumentationsgrundlage für einen solchen Nachweis herauspräparieren.

Insgesamt lassen sich 9 Fälle[1164] benennen, bei welchen der Kontext, in dem sie erwähnt werden, eine ärztliche Tötungsassistenz nicht mit letzter Sicherheit auszuschließen ist. Aber nur in vier dieser Fälle besteht auch eine Koinzidenz von Unsicherheiten sowohl in Bezug auf die jeweilige Todesart als auch in Bezug auf das Tötungsmittel. Wollte man aber auf der Grundlage dieses Mangels an Informationen eine Argumentationskette aufbauen, wäre das nur mit stochastischen Mitteln möglich. Um aber die Wahrscheinlichkeit eines bestimmten Falles berechnen zu können,

1162 Vgl. Tac. ann. 11, 3, 3;
1163 Vgl. Cass. Dio 60, 27, 2;
1164 Vgl. Tab. III, Nr. 12. 17. 18. 23. 27. 30. 31. 32. 49;

müsste man mindestens einen Fall benennen können, um diesen mathematisch in eine Relation zur Gesamtzahl der unklaren Fälle bringen zu können, was sich aber bislang weder bezogen auf die Fälle der Regierungszeit des *Claudius* noch auf die hier besprochenen Fälle der Regierungszeiten des *Tiberius* und *Caligulas* als möglich erwies. Um mit Hilfe der Stochastik zu einem Ergebnis bezüglich des Nachweises ärztlicher Tötungsassistenz zu kommen, wäre es somit auf jeden Fall nötig auch die Fälle der Regierungszeiten der übrigen Kaiser des Untersuchungszeitraums daraufhin zu analysieren.

2.2.3 Ärztliche Tötungsassistenz unter Nero? (54 – 68 n. Chr.)

Für diese Epoche sind insgesamt 51[1165] unnatürliche Todesfälle bezeugt, von denen 33 auf Fremdtötungen[1166] zurückzuführen sind, 14 auf Selbsttötungen[1167], während 3[1168] Fälle in dieser Hinsicht nicht eindeutig zuzuordnen sind. Insofern sich bislang bereits gezeigt hat, dass in der Antike anders als heute, Unklarheiten bezüglich der Todesart hinsichtlich der Beurteilung ärztlicher Tötungsassistenz als Indizien nur wenig Aussagekraft besitzen, brauchen wir diesen Befund hier nicht weiter zu erörtern. Größere Bedeutung haben in dieser Hinsicht nach unseren bisherigen Erkenntnissen Angaben über die jeweils eingesetzten Tötungsmittel.

Bezogen auf die 51 unnatürlichen Todesfälle der Regierungszeit *Neros* hätten wir uns dabei rein statistisch mit folgendem Befund auseinander zu setzen: Relativ häufig scheint die Öffnung von Adern unter *Nero* todesursächlich gewesen zu sein. Insgesamt 12 Fälle sind bekannt[1169], bei denen dieses Tötungsmittel bezeugt ist, darunter bei 6 Selbsttötungen[1170]. Mit jeweils 9 Fällen sind auch Tötungen mittelst eines Schwertes[1171], mittelst Gifts[1172] oder als Hinrichtungen[1173] unter *Nero* bezeugt. Hierbei könnten unter Berücksichtigung unserer bisherigen Erkenntnisse vor allem die Verwendung von Gift, in gewissem Umfang aber auch die Eröffnung von Adern, soweit dazu ein Skalpell benutzt wurde, als Indizien für ärztliche Tötungsassistenz gewertet werden, – allerdings nur unter der Voraussetzung, dass der jeweilige Kontext derartige Vermutungen stützt und auch nur nach den Gesetzen der Wahrscheinlichkeit, d. h. unter der Prämisse, dass wenigstens in bestimmten Fällen eine ärztliche Tötungsassistenz in den Quellen bezeugt oder zumindest angedeutet wird.

1165 Vgl. Tab. IV;
1166 Vgl. Tab. IV, Nr. 2–3. 5–8. 10–17. 19. 21–28. 31–36. 38. 39. 49. 50:
1167 Vgl. Tab. IV, Nr. 1. 4. 9. 18. 20. 29. 30. 37. 40. 41. 42. 46–48;
1168 Vgl. Tab. IV, Nr. 43–45;
1169 Vgl. Tab. IV, Nr. 14. 19. 34–36. 38. 39. 42. 43, 47. 48; siehe auch Tab. IV a, c (s. u.);
1170 Vgl. Tab. IV, Nr. 19. 38. 42 – 44; siehe auch Tab. IV a, c (s. u.);
1171 Vgl. Tab. IV, Nr. 7–10. 20. 24. 26 - 28. 49.; Tab. IV a, d;
1172 Vgl. Tab. IV, Nr. 2. 3. 5. 11–13. 15. 21. 38; Tab. IV a, a (bezüglich Nr. 38 spielte ebenfalls die die Öffnung von Adern eine Rolle;);
1173 Vgl. Tab. IV, Nr. 16–18. 22. 23. 29. 33. 51;

Tabelle IV: Nero (54 - 68)

Nr.	Name	Zeitp.	Tötungsart	Tötungsm.	ärztl. Ass.	Belege:			
						Tacitus	Sueton	Dio	andere
1	Statilius Taurus	53 n.	Selbsttötung	unklar	unklar	ann.12,59			
2	M. Iunius Silanus	54 n.	Fremdtötung	Gift	unklar	ann.13,1,1		61,6,4–5	Exc.Val.235-236
3	Ks. Claudius	54 n.	Fremdtötung	Gift	bez./unwahr.	ann.12,66–67	Cl.44	61,34,2–3	Sen.ap.1-3
4	Narcissus	54 n.	Selbsttötung?	unklar	unklar	ann.13,1–3		61,34,4 – 6	Sen.ap.13
5	Britannicus	55 n.	Fremdtötung	Gift	unwahrsch.	ann.13,15–16	N.33	61,6,4(epit)	Juv.sat.1,71
6	C. Caninius Rebilus	56 n.	Selbsttötung	Aderneröffn.	unwahrsch.	ann.13,30,2			Brandt*
7	Crepereius Gallus	59 n.	Fremdtötung	Schwert	unwahrsch.	ann.14,5,1;			
8	Acerronia	59 n.	Fremdtötung	Waffen	ausgeschl.	ann.14,5,3			
9	Agrippina d. Jüng.	59 n.	Fremdtötung	Schwert	ausgeschl.	ann.14,2– 8	N.39,2	62,13,4–14,1	
10	anonymus	59 n.	Selbsttötung	ferro	ausgeschl.	ann.14,9,1–2;			
11	Pallas Freig.	62 n.	Fremdtötung	Gift	unwahrschl.	ann.14,65,1	-	62,14,3	
12	Doryphorus Fr.	62 n.	Fremdtötung	Gift	unwahrschl.	ann.13,65,1	N.29 erw.	61,5,4 erw.	
13	Afranius Burrus	62 n.	Fremdtötung?	Gift?	unwahrschl.	ann.14,51,1	N.35.5	62,13,3 Exz.	
14	Octavia	62 n.	Fremdtötung	Aderneröffn.	ausgeschl.	ann.14,63-64	N.35,2;57,1	62,13,1	Joh.Ant Fr.90
15	L. Annaeus Serenus	62/63 n.	Fremdtötung	Gift(Pilz)	unklar	ann.13,13,1			Plin.n.h.22,96
16	Jacob. d. J. s. I, 51	62-64 n.	Fremdtötung	Hinrichtung	ausgeschl.				NT
17	Paulus s. I, 51	62-67 n.	Fremdtötung	Hinrichtung	ausgeschl.				NT
18	Petrus s. I, 51	62-67 n.	Fremdtötung	Hinrichtung	ausgeschl.				NT
19	G. Piso	65 n.	Selbsttötung	Aderneröffn.	unwahrschl.	ann.15,59,4-5	N.36,1–2		
20	Aulus Plautius Lat.	65 n.	Fremdtötung	Schwert	ausgeschl.	ann.15.60,1	N.35,4		
21	Seneca	65 n.	Selbsttötung	Gift?	unwahrschl.	ann.15,60-65	N.35,5	62,25,1	
22	Faenius Rufus pr.pr.	65 n.	Fremdtötung	gef.u.getöt.	ausgeschl.	ann.15,66	-	62,24,2	
23	Flavius Scaevinus	65 n.	Fremdtötung	gef.u.getöt.	ausgeschl.	ann.15,66		62,24,2	
24	Subrius Flavus trib.	65 n.	Fremdtötung	Enth.	ausgeschl.	ann.15,67		62,24,2	
25	Sulpicius Asper cent.	65 n.	Fremdtötung	unklar	ausgeschl.	ann,15,68		62,24,2	

Nr.	Name	Zeitp.	Tötungsart	Tötungsm.	ärztl. Ass.	Belege:			
						Tacitus	Sueton	Dio	andere
26	Lucanus Ann. Mela f.	65 n.	Fremdtötung	v.Schwert	ausgeschl.	ann.15,70			
27	Afranius Quintianus	65 n.	Fremdtötung	v.Schwert	ausgeschl.	ann.15,70			
28	Claudius Senecio equ.	65 n.	Fremdtötung	v.Schwert	unwahrschl.	ann.15,70			
29	Flavius Scaevinus	65 n.	Fremdtötung	Hinrichtung	unwahrschl.	ann.15,66			
30	Gavius Silvanus tr.	65 n.	Selbsttötung	unklar	unwahrschl.	ann.15,71			
31	Statius Proximus tr	65 n.	Selbsttötung	unklar	unklar	ann.15,71			
32	Poppaea Sabina	65 n.	Fremdtötung	Fußtritt Ns.	ausgeschl.	ann.16,6	N.35,3	62,28,1	
33	L. Iun. Silanus	65 n.	Fremdtötung	centurio	ausgeschl.	ann.16,9,2.12			
34	L. Antistius Vetus	65 n.	Fremdtötung	Veneneröffn	unwahrschl.	ann.16,10–11			
35	Sextia Schwiegerm. v. 31	65 n.	Fremdtötung	Veneneröffn	unwahrschl.	ann.16,10-11			
36	Pollita Tochter v. 31	65 n.	Fremdtötung	Veneneröffn	unwahrschl.	ann.16,10-11			
37	Publius Gallus equ.	65 n.	Fremdtötung	Verhungern	ausgeschl.	ann.16,12			
38	P. Anteius	66 n.	Selbsttötung	Gift/Adern	unklar	ann.16,14			
39	M. Ostorius Sc.	66 n.	Fremdtötung	Aderneröffn.	unwahrschl.	ann.16,15			
40	Rufrius Crispinus	66 n.	Fremdtötung	Ertränken	ausgeschl.	ann.16,17	N.35,5		
41	Annicius Cerialis	66 n.	Selbsttötung	unklar	unklar	ann.16,17			
42	Annaeus Mela p.	66 n.	Selbsttötung	Aderneröffn.	unklar	ann.16,17			
43	G. Petronius	66 n.	Selbsttötung	Aderneröffn.	unklar	ann.16,18–19			
44	Thrasea Paetus	66 n.	arbitr.mort	Aderneröffn.	ausgeschl.	ann.16,33.35	N.37	62,26,1	
45	Barea Soranus	66 n.	arbitr.mort	unklar	unklar	ann.16,33		62,26,1	
46	Servilia (T. d. B.Sor.)	66 n.	arbitr.mort	unklar	unklar	ann.16,33.35			
47	Sulpicius Scr. Ruf.	67/68 n.	Selbsttötung	Aderneröffn.	unklar			63,17,4	
48	Sulpicius Scr. Proc.	67/68 n.	Selbsttötung	Aderneröffn.	unklar			63,17,4	
49	Gn. Domitius Corbul	67 n.	Selbsttötung	Schwert	ausgeschl.	hist,2,76,3		63,17,6	Xiph.179,5
50	Paris histrio	67/68	Fremdtötung?	unklar	unklar	Ann.13,20	N.54	63,18,1	
51	Sulpicius Camerinus	67/68	Fremdtötung	Hinrichtung	ausgeschl.			63,18,2	

* Brandt, H. s. Lit.-Verz.

Tabelle IV a: Nero

Gesamtzahl	**51**		
Tötungsart insg.			
Fremdtg.	**33**		
Selbsttg.	**15**	**Gesamtzahl**	
Fremd/Selbst	**3**	**(Selbsttötung.)**	15
Tötungsmittel insg.		**Tötungsmittel**	
a) Gift	**9**	a) Gift	2
b) Hunger	**1**	b) Hunger	0
c) Aderneröffnung	**12**	c) Adern	6
d) Schwert (Enth. / Cent.)	**9**	d) Schwert	2
e) Ersticken	0	e) Ersticken	0
f) Rasierm.	0	f) Rasierm.	0
g) andere	**2**	g) andere	0
h) Hinrichtung	**9**	h) Hinrichtung	0
i) unklar	**9**	i) unklar	5
Arztassistenz		**Arztassistenz**	
ausgeschl.	**21**	a) ausgeschl.	2
unwahrsch.	**16**	b) unwahrsch.	4
unklar	**14**	c) unklar	9

Unter Berücksichtigung dieser Prämissen ergab sich aber bei unseren Recherchen bezüglich der o. g. 51 Fälle Folgendes: Bei insgesamt 21 Fällen[1174], darunter 2 Selbsttötungsfällen[1175] ist ärztliche Selbsttötungsassistenz unter Berücksichtigung der eingesetzten Tötungsmittel sowie der historischen Begleitumstände „auszuschließen", bei 16 weiteren Fällen[1176], einschließlich 4 Selbsttötungsfällen[1177] als „unwahrscheinlich" einzustufen. Nur in 2 Fällen wird eine ärztliche Tötungsassistenz unter *Nero* bezeugt[1178] und in einem weiteren Fall[1179] wird sie angedeutet. Da in einem der beiden Fälle, bei denen in den Quellen die aktive Involvierung eines namentlich benannten Arztes bereits ausgeschlossen wurde, nämlich im Falle *Senecas*[1180], wollen wir uns im Folgenden mit den verbleibenden Fällen genauer beschäftigen, mit dem Ableben des

1174 Vgl. Tab. IV a;
1175 Tab. IV, Nr. 10 und 44; Tab. IV a;
1176 Vgl. Tab. IV a;
1177 Vgl. Tab. IV, Nr. 6. 19. 21. 30; Tab. IV a; im Falle Tab. IV, 19 ist sogar eine Fremdtötung nicht ausgeschlossen.
1178 Vgl. Tab. IV, Nr. 1 und 20;
1179 Vgl. Tab. IV, Nr. 5;
1180 Vgl. Tab. IV, 20; s. o. Kap. 1;

Kaisers *Claudius*[1181] sowie des *Britannicus*[1182], – um nicht bezüglich der sog. „unklaren Fälle“[1183] ins Spekulieren zu geraten.

2.2.3.1 Der Fall des Kaisers *Claudius*

Nach einer ausführlichen Darstellung der durch die Trennung des *Claudius* von *Messalina*[1184] und seiner Wiederverheiratung mit *Agrippina,*[1185] der Mutter des nachmaligen Kaisers *Nero* heraufbeschworenen Problematik der Nachfolgeregelung des *Claudius* berichtet *Tacitus* über dessen Ende Folgendes: *In tanta mole curarum valetudine adversa corripitur, refovendis viribus mollitia caeli et salubritate aquarum Sinuessam pergit. tum Agrippina, sceleris olim certa et oblatae occasionis properae nec ministrorum egens, de genere veneni consultavit: ne repentino et praecipiti facinus proderetur; si lentum et tabidum delegisset, ne admotus supremis Claudius et dolo intellecto ad amorem filii rediret. exquisitum aliquid placebat, quod turbaret mentem et mortem differret. deligitur artifefex talium vocabulo Locusta, nuper veneficii damnata et diu inter instrumenta regni habita. eius mulieris ingenio paratum virus, cuius minister e spadonibus fuit Halotus, inferre epulas et explorare gustu solitus. Adeoque cuncta mox pernotuere, ut temporum illorum scriptores prodiderint infusum delectabili boleto venenum, nec vim medicaminis statim intellectam, socordia an Claudii vinolentia; simul soluta alvus subvenisse videbatur. Igitur exterrita Agrippina, et, quando ultima timebantur, spreta praesentium invidia provisam iam sibi Xenophontis medici conscientiam adhibet. ille tamquam nisus evomentis adiuvaret, pinnam rapido veneno inlitam faucibus eius demisisse creditur, haud ignarus summa scelera incipi cum periculo, peragi cum praemio.*[1186] (Unter einer so großen Last von Sorgen wurde er [Claudius] von einer Krankheit erfasst; um die Kräfte wieder herzustellen brach er wegen der Milde des Klimas und der Heilsamkeit der Quellen nach Sinuessa[1187] auf. Da begann Agrippina, die sich längst

---

1181 Vgl. Tab. IV, Nr. 3;

1182 Vgl. Tab. IV, Nr. 5;

1183 Insgesamt 16; vgl. Tab. IV a;

1184 *Valeria Messalina*, *vor 20 n. Chr.; †Herbst 48 n. Chr., dritte Ehefrau des *Claudius*; vgl. Tac. ann. 12, 66–67; Demandt, A.: Das Privatleben der römischen Kaiser. München 1997². Eck, W.: Die iulisch-claudische Familie. In: Temporini-Gräfin Vitzthum, H. (Hrsg.): Die Kaiserinnen Roms. München 2002, (V. Messalina: S. 116-133). Herzog-Hauser, G., Wotke, F.: Valerius 403, in: RE. Band VIII A, 1, Stuttgart 1955, Sp. 246–258;

1185 *Iulia Agrippina*, *6. 11. 15 n. Chr. oder 16 n. Chr. in *Oppidum Ubiorum*, heute Köln; †59 n. Chr., gen. *Agrippina minor*, Tochter des *Germanicus* und *Agrippinas d. Ä.*, seit 28 n. Chr. mit *Gnaeus Domitius Ahenobarbus* verheiratet (bis ca. 47 n. Chr.), dem Vater ihres im Jahre 37 n. Chr. geborenen einzigen Sohnes *Nero*, des nachmaligen Kaisers. Vgl. Eck, W.: Agrippina, die Stadtgründerin Kölns: Köln 1993. Barrett, A.: Agrippina: mother of Nero. London 1996. Vogt-Lüerssen, M.: Neros Mutter. Mainz 2002. Moltesen, M., Nielsen, A. M.: Agrippina Minor. Life and Afterlife – Liv og eftermaele. Copenhagen 2007. Kaiser, P. u. a. Das Gift der Agrippina, Berlin 1984.

1186 Tac. ann. 12, 66–67;

1187 *Sinuessa* (griechisch Σινούεσσα; auch Σινόεσσα) an der *Via Appia* im Süden *Latiums*, an der Grenze zu *Kampanien*;(von einigen antiken Autoren bereits zu *Kampanien* gerechnet: Pol. 3, 91; Ptol. 3, 1, 6, von anderen zu Latium: *Strabon* 5, 219; 5, 231; 5, 234; *Pomp. Mela* 2, 70; Plin. Nat. 3, 59); *Sinuessa* lag im Gebiet der heutigen Gemeinden *Cellole*, *Sessa Aurunca* und *Mondragone*, ca. 120 km südöstlich *Roms*.

für ein Verbrechen entschieden hatte und bei der sich so gebotenen rasch zu ergreifenden Gelegenheit auch nicht der Helfer ermangelte, über eine Art von Gift zu beratschlagen: damit nicht durch ein plötzlich und unmittelbar [wirkendes Gift] die Tat verraten werde; und - wenn sie ein langsam und zehrend wirkendes ausgewählt hätte, - dass Claudius, dem Tode nahe und nachdem er Heimtücke durchschaut habe, nicht zu der Liebe zu seinem Sohn [Britannicus][1188] zurückkehre. Irgend etwas sehr ausgesuchtes gefiel [ihr], etwas, das den Verstand verwirrte und den Tod [gleichzeitig] hinauszögerte. Auserwählt wurde eine „Künstlerin" in solcherlei Angelegenheiten, mit Namen Locusta[1189], die erst unlängst wegen Giftmischerei verurteilt worden war und über eine lange Zeit zu den Werkzeugen der „Herrschaft" gerechnet wurde. Unter Ausnutzung des Erfindungsreichtums dieser Frau wurde ein [Gift-] Schleim zubereitet, als dessen „Mundschenk" aus dem Kreis der Eunuchen Halotus[1190] gewonnen wurde, der gewöhnlich [für Claudius] bestimmte Speisen auftrug und auch durch Verkostung[1191] überprüfte. Und so sehr wurde bald alles bekannt, dass die Schriftsteller jener Zeit überlieferten, einem schmackhaften Pilz sei das Gift aufgeträufelt worden, aber die Wirkung des „Heilmittels" sei nicht sofort durchschaut worden, aus Unachtsamkeit oder wegen einer Trunkenheit des Claudius; zugleich schien ihm auch noch ein Fließen des Unterleibs geholfen zu haben. Also erschrak Agrippina und, weil schon das Äußerste befürchtet wurde, machte sie sich unter Missachtung von [möglichen] Verdächtigungen seitens Anwesender die schon zuvor hergestellte Mitwisserschaft Xenophons[1192], eines Arztes, zu Nutze. Jener – so wird geglaubt – habe, als wolle er [dem Claudius] die Anstrengungen zum Erbrechen erleichtern, eine [Spei-] Feder, die mit einem rasch wirkenden Gift bestrichen gewesen sei, in dessen Rachen eingeführt, nicht in Unkenntnis darüber, dass die größten Verbrechen unter Gefahr begonnen, aber mit einer Belohnung beendet würden.)

Tacitus schildert das Ende des *Claudius* bemerkenswert ausführlich und unter dem Aspekt der Kohärenz des Dargestellten auch bemerkenswert plausibel. Danach scheint Folgendes festzustehen:

1188 *Tiberius Claudius Caesar Germanicus oder Britannicus*, *12. 02. 41 n. Chr.; †02. 55 n. Chr., leiblicher Sohn des *Claudius* und seiner dritten Frau *Valeria Messalina*. Vgl. Hanslik, R., Britannicus, in: KIP, Bd. 1, Sp. 948–949;

1189 Auch nach *Cassius Dio* (Cass. Dio 60, 34, 2.) bereits 54 n. Chr. wegen Giftmischerei verurteilt, 55 n. Chr. an der Tötung des *Britannicus* (Vgl. Tab. I, 5;) beteiligt, unter Galba 68 n. Chr. hingerichtet (Cass. Dio 64, 3, 4. Vgl. Tab. V, 17;).

1190 Vorkoster und Eunuch des *Claudius*, außer bei *Tacitus* auch bei Suet. Claud. 44, 2 und Suet. Galba 15, 2 erwähnt; soll unter *Galba* eine einträgliche Prokuratur bekleidet haben; vgl. Hanslik, R., Halotus in KIP, Bd. 2, Sp. 927;

1191 Zur Gewohnheit antiker Herrscher, sich gegen Giftanschläge durch Vorkoster zu schützen vgl. Breitwieser, R., Vorkoster, in: Leven, K.-H.: Antike Medizin. Ein Lexikon. München 2005, Sp. 909; B. erwähnt auch den Fall des *Claudius*.

1192 *Gaius Stertinius Xenophon*, *etwa 10 v. Chr. auf Kos; †nach 54 n. Chr., Leibarzt des *Claudius*, vgl. Buraselis, K.: Notes on C. Stertinius Xenophon's Roman career, family, titulature and official integration into Koan civil life and society. In: Ders.: Kos between Hellenism and Rome. Studies on the political, institutional and social history of Kos from ca. the middle second century B.C. until late antiquity. Philadelphia 2000, S. 66-110. Wolters, R.: C. Stertinius Xenophon von Kos und die Grabinschrift des Trimalchio, in: Hermes. Band 127, 1, 1999, S. 47–60; Marasco, G., Xenophon v. Kos, in: Leven, K.-H.: Antike Medizin. Ein Lexikon. München 2005, Sp. 930;

- *Claudius* wurde durch eine vergiftete Pilzmahlzeit getötet.
- Den Anschlag organisierte *Agrippina*, die vierte Gemahlin des *Claudius*.
- Bei der Vorbereitung des Attentats, vor allem bei der Auswahl des Gifts, fand sie die Unterstützung der Giftmischerin *Locusta*.
- Bei der Durchführung unterstützten sie der Vorkoster und Eunuch *Halotus* sowie der Leibarzt des *Claudius*, *Stertinius Xenophon*, der, als die Wirkung der vergifteten Pilzmahlzeit nicht die erhoffte Wirkung zu zeitigen schien, durch die „Behandlung" mit einer vergifteten Speifeder das Ableben des *Claudius* beschleunigte.

Und wie aus der Darstellung der politischen Konsequenzen durch *Tacitus* hervorgeht, scheint *Agrippina* für dieses Verbrechen ein klares Motiv gehabt zu haben. Darüber erfährt man drei Kapitel weiter Folgendes: *Tunc medio diei tertium ante Idus Octobris, foribus Palatii repente diductis, comitante Burro Nero egreditur ad cohortem, quae more militiae excubiae adest. Ibi monente praefecto festis vocibus exceptus indicitur lecticae. Dubitavisse quosdam ferunt, respectantes rogitantesque ubi Britannicum esset: mox, nullo in diversum auctore, quae offerebantur secuti sunt. Illatusque castris Nero et congruentia tempori praefatus, promisso donativo ad exemplum paternae largitionis, imperator consalutatur.*[1193] (Dann am Mittag des 13. Oktober[1194], nachdem die Tore des Palatiums plötzlich geöffnet worden waren, trat begleitet von Burrus Nero zu der Kohorte, die nach militärischen Brauch dort Wache hielt. Dort wurde er auf Ermahnung des Präfekten mit festlichen Rufen empfangen und in eine Sänfte gesetzt. Einige sollen – so sagt man – gezögert haben, indem sie sich umschauten und fragten, wo Britannicus sei: bald aber, da niemand etwas anderes veranlasste, befolgten sie das Beispiel (der anderen]. Und Nero wurde in das [Praetorianer-] Lager getragen und nachdem er eine dem Zeitpunkt angepasste Ansprache gehalten hatte, und nach der Zusage eines Geldgeschenks nach dem Vorbild der Freigebigkeit des Vaters als Kaiser begrüßt.)

Das Motiv *Agrippina*s den Gattenmord auszuführen liegt nach dieser Darstellung auf der Hand, nämlich möglichst rasch den Prätorianern als Nachfolger des damals 64-jährigen *Claudius*[1195] ihren damals 17-jährigen Sohn aus erster Ehe, *Nero*[1196] zu präsentieren, obwohl *Claudius* aus der Ehe mit *Messalina* über einen eigenen Sohn verfügte, den damals 13- jährigen *Britannicus*[1197]. Da der letzte aber noch nicht die sog. *toga virili*s angelegt hatte, was in der Regel erst im Alter von 15 – 17 Jahren geschah[1198], war aus der Sicht *Agrippinas* bei dem Vorhaben, *Britannicus* von der Nachfolge des *Claudius* zugunsten ihres eigenen bereits volljährigen Sohnes *Nero* auszuschließen, Eile geboten, weil in dem Falle, dass *Claudius* die Volljährigkeit des *Britan-*

1193 Vgl. Tac. Ann. 12, 69,1 – 2;

1194 Anscheinend noch am Tage des endgültigen Ablebens des *Claudius*;

1195 *Tiberius Claudius Caesar Augustus Germanicus*, *01. 08. 10 v. Chr. †13. 10. 54 n. Chr.. Vgl. Osgood, J.: Claudius Caesar: Image and power in the early Roman Empire. Cambridge u. a. 2011.

1196 *Nero Claudius Caesar Augustus Germanicus* (* 15. 12. 37;); vgl. Krüger, J.: Nero. Der römische Kaiser und seine Zeit. Köln 2012.

1197 S. o. *Tiberius Claudius Caesar Germanicus* oder *Britannicus*, *12. 02. 41 n. Chr.; †02. 55 n. Chr.;

1198 Vgl. Gross, W. H., Toga, in KIP, Bd. 5, Sp. 879–880;

nicus noch erlebt hätte, die Ansprüche des letzteren auf den Prinzipat nur noch schwer zu übergehen gewesen wären.

Aus der Sicht des juristisch vorgebildeten Historikers *Tacitus* hatte *Agrippina* also ein überzeugendes Motiv für ein Verbrechen, und verfügte auch über die nötigen Mittel und Helfer, dieses durchzuführen, neben der Giftmischerin *Locusta*, den Eunuchen *Halotus* und den Arzt *Stertinius Xenophon*. Jedenfalls hegte *Tacitus* kaum Zweifel, dass sich das Verbrechen so abgespielt hatte, wie er es darstellte; er berichtet darüber als auktorialer Erzähler, der sich an keiner Stelle der Darstellung auf Quellen beruft oder auf abweichende Darstellungen verweist und zu rechtfertigen versucht, warum er sich eine bestimmte Lesart der Geschichte zu eigen machte und andere verwarf. Das gilt auch für die Involvierung des Arztes.

Da gerade das Verhalten von Ärzten im Rahmen dieser Untersuchung eine besondere Rolle spielt, sollten wir uns die darauf Bezug nehmenden Formulierungen der Darstellung des *Tacitus* noch einmal genauer vor Augen führen: *Igitur exterrita Agrippina, et, quando ultima timebantur, spreta praesentium invidia provisam iam sibi Xenophontis medici conscientiam adhibet. Ille tamquam nisus evomentis adiuvaret, pinnam rapido veneno inlitam faucibus eius demisisse creditur, haud ignarus summa scelera incipi cum periculo, peragi cum praemio.*[1199] Um den Leser auf die Rolle des Arztes vorzubereiten, benutzt *Tacitus* fast die gleiche Wendung, welcher er sich bediente, um im Falle der Ermordung des *Drusus* auf die Rolle des Arztes *Eudemus* hinzuweisen: *sumitur in conscientiam Eudemus, amicus et medicus Liviae.*[1200] Zunächst erweckt *Tacitus* auf diese Weise den Endruck, dass dem Arzt „nur" die Rolle eines Mitwissers zugedacht worden sei.

Aber bereits im nächsten Satz scheint *Tacitus* den Leser nicht mehr im geringsten Zweifel darüber belassen zu wollen, dass die Rolle des *Xenophon Stertinius* über die Rolle eines Mitwissers hinausgegangen sei: *ille tamquam nisus evomentis adiuvaret, pinnam rapido veneno inlitam faucibus eius demisisse creditur,...*Lediglich das Prädikat *creditur* relativiert diesen Eindruck, indem es das, was dem Arzt an konkretem Handeln unterstellt wird, nämlich die Applizierung eines rasch wirkenden Gifts mittelst einer Speifeder, eben doch nicht als Faktum kennzeichnet, sondern als Gegenstand einer allgemeinen Überzeugung, welche *Tacitus* selbst aber zu teilen scheint, insofern er dem Arzt ein Motiv unterstellt, das *prima vista* als überzeugend erscheint:...*haud ignarus summa scelera incipi cum periculo, peragi cum praemio. Tacitus* unterstellt dem Arzt, dass er sich des Risikos, das er einging, als er sich angeblich an der Beseitigung des *Claudius* beteiligte, bewusst gewesen sei, aber den Gedanken daran beiseiteschob zugunsten der Erwartung einer entsprechenden Belohnung für seine Dienste: *summa scelera... peragi cum praemio.*

Tacitus unterstellt dem Leibarzt des *Claudius* also „Habsucht" als Tatmotiv, ein nicht gerade seltenes Motiv für Kapitalverbrechen, als Mordmotiv fast schon ein Klischee. Es findet eine wichtige Stütze darin, dass *Stertinius Xenophon* ein vermögender Mann war. Nach dem gegenwärtigen Stand der Erkenntnis wurde er etwa 10 v. Chr.

1199 Tac. ann. 12, 66–67;
1200 S. o. Tac. ann. 4, 3, 4;

auf der Ägäisinsel *Kos* geboren, wo er auch in einer berühmten dem dortigen Asklepiosheiligtum zugeordneten Ärzteschule medizinisch ausgebildet wurde, bevor er nach Rom ging und aufgrund seiner ärztlichen Tätigkeit dort ein Vermögen von 30 Mio. Sesterzen anhäufte, allein als Leibarzt des Kaisers *Claudius*[1201] ein Jahreseinkommen von 500 000 Sesterzen erzielte[1202].

In diesem Zusammenhang darf nicht unerwähnt bleiben, dass *Stertinius Xenophon* sein Vermögen nach *Tacitus* nicht allein den Honoraren aus seiner ärztlichen Tätigkeit verdankte. Im Zusammenhang mit Ereignissen des Jahres 53 n. Chr. kommt *Tacitus* auch auf folgenden Vorgang zu sprechen: *Rettulit dein de immunitate Cois tribuenda, multaque super antiquitate eorum memoravit: Argivos vel C<oe>um Latonae parentem, vetustissimos insulae cultores; mox adventu Aesculapii artem medendi inlatam maximeque inter posteros eius celebrem fuisse, nomina singulorum referens et quibus aetatibus viguissent. quin etiam dixit Xenophontem, cuius scientia ipse uteretur, eadem familia ortum, precibusque eius dandum, ut omni tributo vacui in posterum Coi sacram et tantum deo ministram insulam colerent.*[1203] (Er [Claudius] erstattete daraufhin Bericht über eine den Bewohnern von Kos zu gewährende Abgabenbefreiung[1204]. Und er erwähnte dabei vieles über deren Geschichte: Argiver und Coeus, der Vater Latonas[1205], seien die ältesten Bewohner der Insel; bald sei durch die Ankunft des Äskulap die Kunst des Heilens eingeführt worden und sei vor allem unter dessen Nachfahren berühmt gewesen, wobei er [Claudius] auch die Namen einzelner erwähnte und zu welchen Zeiten sie gewirkt hatten. Ja er behauptete sogar, dass Xenophon, dessen Wissen er selbst nutzte, aus derselben Familie stamme, und dass dessen Bitten stattzugeben sei, dass von jeder Abgabe befreit in Zukunft die Koer die nur noch der Gottheit geweihte und dienstpflichtige Insel bewohnten.)

Dem Text ist zu entnehmen, dass *Claudius* im Jahre vor seiner Ermordung, ob aus eigenem Antrieb oder bereits auch in solchen Fragen unter dem Einfluss *Agrippinas* stehend, für die Bewohner der Insel *Kos* eine vollständige Abgabenbefreiung beantragte, und zwar unter Berufung auf angebliche Bitten seines Leibarztes *Xenophon*. Gewissermaßen zwischen den Zeilen lesend, könnte man diese Angaben des *Tacitus* dahin gehend interpretieren, dass *Claudius* sich durch die Gewährung der Steuerfreiheit für die Insel *Kos* „das eigene Grab geschaufelt“ habe, indem er nämlich so die Voraussetzungen dafür schuf, dass sein Leibarzt die ihm für „eine kleine Gefälligkeit“

1201 Vgl. Dittenberger, W., Sylloge^3, Nr. 804; Segre, M., Iscrizioni di Cos, EV 143.: Θεοῖς Πατρῴοις/ ὑπὲρ ὑγιείας Γαΐ-/ ου Στερτινίου Ἡρα-/ κλείτου υἱοῦ Ξενο-/φῶντος, φιλοκαίσαρος, /φιλοκλαυδίου, φιλοσεβά-/ στου, δάμου υἱοῦ, φιλο- /πάτριδος, εὐσεβοῦς, / εὐεργέτα τᾶς πατρί- / δος.

1202 Vgl.: Buraselis, K.: Notes on C. Stertinius Xenophon's Roman career, family, titulature and official integration into Koan civil life and society. In: Kos between Hellenism and Rome. Studies on the political, institutional and social history of Kos from ca. the middle second century B.C. until late antiquity. Philadelphia 2000, S. 66-110. Wolters, R.: C. Stertinius Xenophon von Kos und die Grabinschrift des Trimalchio, in: Hermes. Bd. 127, 1, 1999, S. 47–60;

1203 Tac. ann. 12, 61;

1204 Darüber befand für außerhalb Italiens liegende Gemeinden der *Senat*. Vgl. Volkmann, H., Immunitas, KIP, Bd. 2, Sp. 1376–1377;

1205 *Latona* gilt als Mutter *Apolls* und *Dianas*, ihr wurde in *Rom* bereits 433 v. Chr. im Tempel des *Apollo* Medicus verehrt. Vgl. Eisenhut, W., Latona, in KIP Bd. 3, Sp. 515; zur Bedeutung *Apollons* als Heilgott vgl. Leven, K.-H., Apollon, in: Leven, K.-H.: Antike Medizin. Ein Lexikon. S. o. Sp. 67–68;

von *Agrippina* in Aussicht gestellte „große Belohnung“ auf die Insel nehmen und ohne irgendwelche Besteuerungen genießen konnte.

So bestechend dieser Gedanke auf den Blick auch erscheinen mag, so sehr stellt sich auf der anderen Seite jedoch die Frage nach der Höhe der Belohnung, die *Agrippina* dem berühmten und vermögenden Arzt hätte in Aussicht stellen müssen, damit er den Verlust eines so zahlungskräftigen und zu Gunsterweisen fähigen und bereiten Patienten wie *Claudius* hätte verschmerzen können. Und nicht zuletzt deswegen drängt sich auch die Frage auf, ob die Überzeugung, dass *Stertinius Xenophon* ein handfestes Tatmotiv gehabt habe, den ansonsten so sorgfältig recherchierenden und und abwägend urteilenden Historiker *Tacitus* für bestimmte Details des Tathergangs, die auch andere Deutungen zuließen, blind gemacht haben könnte.

Denn einen anderen Eindruck in Bezug auf die Möglichkeit einer Mittäterschaft des Arztes vermittelt die Darstellung des Ablebens des *Claudius* durch *Sueton*: *et veneno quidem occisum convenit; ubi autem et per quem dato, discrepat. quidam tradunt epulanti in arce cum sacerdotibus per Halotum spadonem praegustatorem; alii domestico convivio per ipsam Agrippinam, quae boletum medicatum avidissimo ciborum talium optulerat. etiam de subsequentibus diversa fama est. multi autem hausto veneno obmutuisse aiunt excruciatumque doloribus nocte tota defecisse prope lucem. Nonulli inter initia consopitum, deinde cibo affluente evomisse omnia, repetitumque toxico, incertum pultine addito, cum velut exhaustum refici cibo oporteret, an immisso per clystera[m], ut quasi abundantia laboranti etiam hoc genere egestionis subveniretur. mors eius celata est, donec circa successorem omnia ordinarentur. itaque et quasi pro aegro adhuc nota suscepta sunt et inducti per simulationem comoedi, qui velut desiderantem oblectarent.*[1206] (Dass er durch Gift getötet worden sei, darüber besteht Einvernehmen; wo aber und durch wen es verabreicht wurde, ist man sich uneins; gewisse [Schriftsteller] überliefern, dass dies, als er auf der Burg[1207] gemeinsam mit den Priestern speiste, durch Halotus, einen Eunuchen und den Vorkoster [des Kaisers] bewerkstelligt worden sei, andere [überliefern] dass dies an der heimischen Tafel[1208] durch Agrippina selbst besorgt worden sei, die einen „heilsam behandelten“ Pilz ihrem nach derartigen

1206 Vgl. Suet. Claud. 44, 2–3;

1207 Die sog. „Arx“ beherbergte in der Frühzeit die nördlichere der beiden Kuppen des Kapitolshügels, die heute vom *Palazzo Senatorio* überbaut ist, bzw. vom *Monumento a Vittorio Emanuele II.* Noch in der Kaiserzeit stand dort der im Jahre 344 v. Chr. errichtete Tempel der *Iuno Moneta*, in dessen Nachbarschaft sich auch die nach dem Tempel als „*moneta*“ bezeichnete Münzstätte befand. Neben dem Junotempel befanden sich dort zeitweilig noch andere Heiligtümer, ein *Isistempel*, der aber bereits im Jahre 58 v. Chr. zerstört worden war, sowie ein *Mithrasheiligtum*, welches aber erst im 2. Jahrh. n. Chr. errichtet wurde. Daher ist davon auszugehen, dass sich bei den auf der „*Arx*“ speisenden Priestern um Priester der sog. *Capitolinischen Trias* handelte, d. h. um *pontifices*, als deren Oberhaupt, als *pontifex maximus* ja der Kaiser selbst fungierte. Vgl. http://www.roma-antiqua.de/antikes_rom/kapitol/iuno_moneta_tempel (2014);

1208 Wenn *Sueton* in Bezug auf das letzte Mahl des *Claudius* von einer heimischen Tafel (*domestico convivio*) spricht, so wird man diese am ehesten in der sog. *domus Tiberiana* zu lokalisieren haben, welche nach *Sueton* (vgl. Suet. Cal. 22;) auch noch von *Caligula* als Palast benutzt wurde, erst nach dem Brand *Roms* unter *Nero* zerstört und durch neue Palastbauten überbaut wurde. Demgemäß grenzte der von *Claudius* als Palast genutzte Gebäudekomplex zwischen dem Tempel der *Magna Mater* im Süden und dem *Forum Romanum* im Norden an den Tempel von *Castor und Pollux* an.

Speisen überaus begierigen [Gatten angeblich] dargereicht hatte. Auch über das darauf Folgende wies die Nachrede in unterschiedliche Richtungen. Viele aber geben an, dass er nach der Einnahme des Giftes verstummt sei und nachdem er von Schmerzen heftig gequält worden sei, die ganze Nacht über, gegen Tagesanbruch verstorben sei. Nicht wenige geben aber an, dass er am Anfang eingeschlummert sei, darauf habe er von der reichlichen Speise alles ausgespien, und [dann] sei er erneut mit Gift aufgesucht worden; unsicher ist, ob dieses einem Brei zugesetzt worden sei, gleichsam als ob jemand, der völlig entleert sei, wieder mit Speise „geheilt" werden müsse, - oder ob es [das Gift] ihm durch eine Einlaufspritze eingeflößt worden sei, damit dem gewissermaßen an Überfluss leidenden [Kaiser] auch durch diese Art der Entleerung geholfen werde. Sein Tod wurde geheim gehalten, bis alles bezüglich seines Nachfolgers geordnet werden konnte. Und so wurde gleichsam wie für einen Kranken Gebetsformeln gesprochen und zum Schein wurden zu ihm Possenreißer hineingeführt, gleichsam als ob sie ihn auf Verlangen unterhalten sollten.)

Davon, dass *Claudius* einem Giftanschlag zum Opfer gefallen sei, zeigt sich auch *Sueton* überzeugt, auch davon, dass *Agrippina* und eine von letzterer vergiftete Pilzmahlzeit hierbei eine wichtige Rolle gespielt habe, selbst den Namen des Vorkosters *Halotus* als den eines möglichen Mittäters erwähnt *Sueton*, - jedoch **nicht** den Namen des Arztes oder überhaupt einen Arzt als Mittäter. Im Gegenteil: Sowohl über den Ort des Verbrechens als auch über die konkrete Ausführung, d. h. über die Täter im eigentlichen Sinne, lagen *Sueton* nach eigenem Bekunden unterschiedliche Informationen vor, bezüglich welcher er keine Präferenz vornimmt.

Anders als *Tacitus*[1209] lässt *Sueton* den 120 km südöstlich Roms gelegenen Kurort *Sinuessa* als einen möglichen Tatort außer Betracht und bringt statt dessen zwei andere ins Spiel, die „Burg" oder den von *Claudius* mit seiner Familie bewohnten innerstädtischen Palast[1210]. In Abhängigkeit davon, ob *Claudius* im Bereich des Tempels der *Iuno Moneta* oder in der *domus Tiberiana* vergiftet wurde, - *Sueton* legt sich auf einen bestimmten Tatort nicht fest - spricht er sich dafür aus, dass in dem ersten Fall der Eunuch *Halotus*, im zweiten Fall *Agrippina* selbst dem *Claudius* die vergifteten Pilze angereicht habe[1211].

Dass *Sueton Sinuessa* als möglichen Tatort ignoriert, mag in Bezug auf die Frage nach der Involvierung eines Arztes zwar unerheblich sein, wirft aber im Hinblick darauf, dass *Tacitus* seinerseits die Möglichkeit der von *Sueton* genannten Tatorte ignoriert, Fragen bezüglich der Glaubwürdigkeit der Darstellung des *Tacitus* auf, also auch hinsichtlich der von ihm aufgestellten Behauptung über die Involvierung eines Arztes, für die es in der Darstellung *Suetons* keine Parallele gibt: Nach einem Überlieferungs-

Vgl. dazu: Krause, Cl.: Die Domus Tiberiana. In: Hoffmann, A., Wulf U., (Hrsg.): Die Kaiserpaläste auf dem Palatin in Rom. Mainz 2004. S. 34-61. Krause, M.-F. M.: Domus Tiberiana. Analyses stratigraphiques et céramologiques. Oxford 2002.

1209 S. o. Tac. ann. 12, 66, 1;

1210 S. o. Suet. Claud. 44, 2: *quidam tradunt epulanti in arce cum sacerdotibus per Halotum spadonem praegustatorem; alii domestico convivio per ipsam Agrippinam, quae boletum medicatum avidissimo ciborum talium optulerat.*

1211 S. o. Suet. Claud. 44, 2;

strang soll nach *Sueton* die Intoxikation des *Claudius* zur Folge gehabt haben, dass dieser, wie ursprünglich geplant, bald verstummte und bis zum nächsten Morgen ohne jede zusätzliche Intoxikation auch starb[1212], nach einer anderen für *Sueton* greifbaren Überlieferung schlief *Claudius* zwar zunächst ein, wachte aber irgendwann wieder auf und erbrach das vorher Gegessene, so dass von den Beteiligten des Verbrechens eine zusätzliche Intoxikation für erforderlich angesehen worden sei.[1213]

Aber auch bezüglich dieser neuerlichen Intoxikation bietet *Sueton* dem Leser zwei unterschiedliche Versionen an: *repetitumque toxico, incertum pultine addito, cum velut exhaustum refici cibo oporteret, an immisso per clystera[m], ut quasi abundantia laboranti etiam hoc genere egestionis subveniretur*[1214]. (unsicher ist, ob dieses einem Brei zugesetzt worden sei, gleichsam als ob jemand, der völlig entleert sei, wieder mit Speise „geheilt" werden müsse, – oder ob es [das Gift] ihm durch eine Einlaufspritze[1215] eingeflößt worden sei, damit dem gewissermaßen an Überfluss leidenden [Kaiser] auch durch diese Art der Entleerung geholfen werde.)

Beachtung verdient, dass auch im Kontext der nach *Sueton* von einigen Autoren berichteten zweiten Intoxikation des *Claudius*, entweder durch einen vergifteten Brei oder durch eine vergiftete Darmspülung mittelst eines Klistiers, die Mitwirkung eines Arztes, anders als von *Tacitus* im Zusammenhang des Einsatzes einer vergifteten Speifeder behauptet[1216], nicht bezeugt wird. Dieses wäre im Hinblick auf die Verabreichung des Breis ja auch abwegig gewesen, im Hinblick auf die vergiftete „Darmspülung" zwar theoretisch nicht auszuschließen, aber praktisch kaum vorstellbar, insofern eine derartige Maßnahme zwar hätte von einem Arzt angeordnet worden sein können, aber gegebenenfalls kaum von diesem auch selbst ausgeführt worden wäre, sondern von Sklaven.

Bereits vor dem Hintergrund dieser Angaben *Suetons* stellt sich dem Betrachter die Frage, warum *Tacitus* in Bezug auf den von ihm behaupteten Einsatz einer Speifeder zum Zwecke der Tötung des *Claudius* nicht auch mit einkalkulierte, dass Speifedern in der Regel ja nicht von Ärzten eingesetzt wurden, sondern von Sklaven, - und natürlich nicht um ihre Herrschaften zu vergiften, sondern um diesen die beschwerdefreie Fortsetzung ihrer Ess- und Trinkgelage zu ermöglichen. Aber bevor wir uns in dieser Hinsicht in Spekulationen verlieren, sollten wir uns auch vor Augen führen, was *Cassius Dio* an den ihm vorliegenden Informationen für überlieferungswert erachtete.

Im Anschluss an die Berichterstattung über angebliche Befürchtungen *Agrippinas*, dass *Claudius* ernsthafte Schritte vorbereite, um nicht *Nero*, sondern seinem leibli-

---

1212 S. o. Suet. Claud. 44, 3: *Multi autem hausto veneno obmutuisse aiunt excruciatumque doloribus nocte tota defecisse prope lucem.*

1213 S. o. Suet. Claud. 44, 3: *Nonulli inter initia consopitum, deinde cibo affluente evomisse omnia, repetitumque toxico, incertum pultine addito, cum velut exhaustum refici cibo oporteret.*

1214 S. o. Suet. Claud. 44, 3;

1215 Über die Verwendung von Klistieren in der Antike, bereits im alten Ägypten bekannt, vgl. Stamatu, M., Klistier, in: Leven, K.-H.: Antike Medizin. Ein Lexikon. München 2005, Sp. 503–504; über die Verwendung von Klistieren als Tötungsmittel in der Antike ist aber ansonsten nichts bekannt.

1216 S. o. Tac. ann. 12, 67, 2: *ille tamquam nisus evomentis adiuvaret, pinnam rapido veneno illitam faucibus eius demisisse creditur.*

chen Sohn *Britannicus* als Thronfolger aufzubauen, u. a. durch die Verleihung der *toga virilis*[1217], berichtete *Cassius Dio* über die Reaktionen *Agrippinas* darauf Folgendes: Ἀγριππῖνα ἐφοβήθη, καὶ αὐτὸν προκαταλαβεῖν φαρμάκῳ πρίν τι τοιοῦτον πραχθῆναι ἐσπούδασεν. ὡς δὲ ἐκεῖνος οὐδὲν ὑπό δὲ τοῦ οἴνου, ὃν πολὺν ἀεί ποτε ἔπινε, καὶ ὑπὸ τῆς ἄλλης διαίτης, ᾗ πάντες ἔπιπαν πρὸς φυλακήν σφων οἱ αὐτοκράτορες χρῶνται, κακοῦσθαι ἠδύνατο, Λουκοῦστάν τινα φαρμακίδα περβόητον ἐπ᾽ αὐτῷ τούτῳ νέον ἑαλωκυῖαν μετεπέμψατο, καὶ φάρμακόν τι ἄφυκτον προκατακευάσασα δι᾽ αὐτῆς ἔς τινα τῶν καλουμένων μυκήτων ἐνέβαλε, καὶ αὐτὴ μὲν ἐκ των ἄλλων ἤσθιεν, ἐκεῖνον δὲ ἐκ τοῦ τὸ φάρμακον ἔχοντος (καὶ γὰρ μέγιστος καὶ κάλλιστος ἦν) φαγεῖν ἐποίησε. καὶ ὁ μὲν οὄτως ἐπιβουλευθεὶς ἐκ μὲν τοῦ συμποσίου ὡς καὶ ὑπερκορῆς μέθης σφόδρα ὢν ἐξεκομίσθη, ὅπερ που καὶ ἄλλοτε πολλάκις ἐγεγόνει, κατεργαθεὶς δὲ τῷ φαρμάκῳ διά τε τῆς νύκτος οὐδὲν οὔτ᾽ εἰπεῖν οὔτ᾽ ἀκοῦσαι δυναθεὶς μετήλαξε, τῇ τρίτῃ καὶ δεκάτῃ τοῦ Ὀκτυβρίου...[1218] (*Sobald Agrippina das merkte, geriet sie in Angst und beeilte sich, derlei Unternehmen zuvorzukommen, indem sie Claudius vergiftete. Da ihm aber wegen des vielen Weins, den er jeweils trank, und seiner sonstigen Lebensweise, wie sie alle Herrscher gewöhnlich zu ihrer persönlichen Sicherheit führen, nicht beizukommen war, ließ Agrippina eine berüchtigte Giftmischerin namens Locusta, die eben erst gerade deshalb verurteilt worden war, zu sich kommen und bereitete mit ihrer Hilfe ein sicher wirkendes Gift vor, das sie in ein sogenanntes Pilzgericht mischte. Sie selbst aß dann von den anderen Pilzen, während sie ihren Gemahl von dem vergifteten Pilz – dem größten und feinsten – kosten ließ. Und so ein Opfer des Anschlags geworden, wurde Claudius offensichtlich volltrunken, wie es schon oft zuvor der Fall gewesen, vom Mahl weggetragen. In der Nacht tat dann das Gift seine Wirkung: Ohne etwas sagen oder hören zu können, schied der Kaiser aus dem Leben. Es war der 13. Oktober.*)[1219]

Wie *Tacitus* und *Sueton* ging anscheinend auch *Cassius Dio* davon aus, dass im Zusammenhang des Ablebens des *Claudius* ein auf Veranlassung *Agrippinas* vergiftetes Pilzgericht eine wichtige Rolle spielte, wobei die letztere sich hierbei wie nach der Darstellung der beiden anderen Autoren bei der Beschaffung des Giftes der Dienste einer Giftmischerin mit dem Namen „*Lucusta*" bediente, aber anders als von *Tacitus* geschildert und auch anders als in den Quellen *Suetons* unterstellt, für den Fall, dass der Giftanschlag während eines offiziellen Mahles der *pontifices* auf der „Burg" verübt worden sein sollte, nicht die Dienste des Vorkosters *Halotus* in Anspruch nahm, sondern dem Kaiser den vergifteten Pilz persönlich anreichte.

Angaben zu dem Ort des mutmaßlichen Verbrechens sind der Darstellung *Dios* in der uns überlieferten Form byzantinischer Exzerpte nicht zu entnehmen. Dennoch spricht die Unterstellung, dass *Agrippina* persönlich dem *Claudius* den vergifteten Pilz angereicht habe, eher für eine Vergiftung im häuslichen Umfeld und die Angabe *Dios*, dass *Claudius* „ *offensichtlich volltrunken, wie es schon oft zuvor der Fall gewesen, vom Mahl weggetragen*" worden sei, – d. h. ohne jeden Hinweis auf eine längere „Rückfahrt", etwa von einem außerhalb gelegenen Ort nach *Rom* – rechtfertigt au-

1217 Vgl. Cass. Dio 61, 34, 1–2 (Epit.);
1218 Vgl. Cass. Dio 61, 34, 2–3; (Epit.)
1219 Vgl. O. Veh, s. o. Bd. 5; S. 21 f..

ßerdem die Annahme, dass nach der von *Cassius Dio* favorisierten Version der Geschichte der Anschlag nicht, wie von *Tacitus* behauptet, in dem ca. 120 km von Rom entfernten Badeort *Sinuessa*, sondern in *Rom* selbst verübt wurde, und zwar innerhalb des Kaiserpalasts.

Eine Bestätigung für diese Annahme findet man an einer anderen Stelle bei *Cassius Dio*, in welcher dieser den Vorgang der Tötung des *Claudius* kommentiert: Ταῦτα δὲ δὴ ἡ Ἀγριππῖνα ποιῆσαι ἠδυνήθη, ὅτι τὸν Νάρκισσον ἐς Καμπανίαν, προφάσει ὡς καὶ τοῖς ὕδασι τοῖς ἐκεῖ πρὸς τὴν ποδάγραν χρησόμενον, προσαπέπεμψεν, ἐπεὶ παρόντος γε αὐτοῦ οὐκ ἄ ποτε αὐτὸ ἐδεδράκει. τοιοῦτός τις φύλαξ τοῦ δεπότου ἦν.[1220] (Agrippina konnte diese Tat nur deshalb ausführen, weil sie zuvor den Narcissus[1221] nach Kampanien geschickt hatte, unter dem Vorwand, er solle die dortigen Wasser gegen seine Podagra[1222] benutzen, insofern ihr in dessen Anwesenheit ein derartiger Anschlag nie möglich gewesen wäre, so ein Wächter seines Herrn war der.)

Folgte man dieser Darstellung, wäre, anders als *Tacitus* behauptete, nicht *Claudius* selbst nach *Kampanien* gereist – der Hinweis, dass *Narcissus* seine Gicht mit dortigen „Heilwassern" behandeln lassen könne, lässt sich als Indiz dafür deuten, dass *Agrippina Narcissus* nach *Sinuessa* „schickte" – sondern *Narcissus* und dass dieser, indem er den „Urlaub", den ihm *Agrippina* gewährte, annahm, die bestmöglichen Voraussetzungen dafür schuf, dass *Agrippina* den Gattenmord so organisieren konnte, dass sie dazu die Dienste möglichst weniger Helfer benötigte. Das wäre am leichtesten möglich gewesen, wenn sie die Tat bei einer Mahlzeit im engsten Kreis, d. h. innerhalb der *domus Tiberiana*, verübt hätte. – Daher stellt sich an dieser Stelle die Frage, ob *Tacitus*, indem er den Tatort nach *Sinuessa* verlegte, vielleicht Angaben in den ihm vorliegenden Quellen missverstand oder zumindest missverständlich wiedergab[1223].

1220 Vgl. Cass. Dio 61, 34, 4; (Epit.)

1221 *Narcissus* († 10. 54 n. Chr.) ein Freigelassener am Hof des *Claudius*. Als *ab epistulis* besaß er großen politischen Einfluss. Er genoss auch das Vertrauen *Messalinas*, im Jahr 48 sorgte *Narcissus* unterstützte *Claudius* gegen *Messalina* und schuf so indirekt die Voraussetzung für die Ehe des *Claudius* mit *Agrippina*, der er sich aber widersetzte, was so kurz nach dem Regierungsantritt *Neros* auch zu seinem Sturz führte. Vgl. Eck, W.: Narcissus [1]. In: DNP Bd. 8, Stuttgart 2000, Sp. 710 f.; siehe auch Tab. IV, 4;

1222 *Podagra*, (= *Arthritis urica*, bzw. Hyperurikämie), im Volksmund „Zipperlein"; „infolge der Hyperurikämie lagern sich in verschiedenen Körpergeweben, besonders aber in den Gelenken, Harnsäurekristalle ab, die zu sehr schmerzhaften Entzündungen in Form von Gichtanfällen führen können." Vgl. http://www. onmeda.de/Anwendungsgebiet/Gicht.html (2015); zu *Podagra* in der Antike vgl. Stamatu, M., Gicht, in Leven, K.-H., Antike Medizin. Ein Lexikon. S. o. Sp. 356–358;

1223 Um sich wenigstens eine vage Vorstellung davon zu machen, was *Tacitus* veranlasst haben könnte zu glauben, dass der Mord in *Sinuessa* geschehen sei, empfiehlt sich ein kurzer Blick auf den Anfang von *Senecas* „Apokolokyntosis". Der satyrische Berichterstatter über die Vergöttlichung des *Claudius* beantwortet die Frage nach den Quellen seines Wissens folgendermaßen: *tamen si necesse fuerit auctorem producere, quaerito ab eo, qui Drusillam euntem in caelum vidit: idem Claudium vidisse se dicet iter facientem `non passibus aequis´. Velit nolit, necesse est illi omnia videre, quae in caelo aguntur: Appiae viae curator est, qua scis et divum Augustum et Tiberium Carsarem ad deos isse.* Es liegt auf der Hand, dass jemand, der aufgefordert wird, den *Appiae viae curator* als Zeugen für den Sterbeort des *Claudius* zu befragen, zu der Auffassung gelangen könnte, dass auch dieser in *Kampanien* starb.

Hierbei muss man berücksichtigen, dass der Tod des *Claudius* niemals juristisch „aufgearbeitet" wurde, so dass „Historiker", die sich dafür interessierten, vergebens nach Protokollen und Akten ausschauten, um zu rekonstruieren, was wirklich in der Nacht nach der letzten Pilzmahlzeit des *Claudius* geschah. Als einzige „Mittäterin", die darüber hätte Aussagen machen können und vermutlich auch gemacht hat, kommt die Giftmischerin *Locusta* in Betracht, insofern diese ja bereits vor dem Tod des *Claudius* wegen Giftmischerei verurteilt und inhaftiert war, aber trotzdem nicht hingerichtet wurde, weil ihre Dienste weiterhin benötigt wurden[1224]. – Aber *Locusta* besorgte lediglich das Gift, das *Agrippina* für den von ihr geplanten Gattenmord benötigte, sie war nicht anwesend[1225], als jene ihn verübte.

Ähnliches gilt aber auch für *Halotus*, der vorausgesetzt, dass der Mord so verübt wurde, wie *Cassius Dio* das beschreibt, wahrscheinlich ebenfalls nicht anwesend war, als er geschah. Aber selbst, wenn *Halotus* stärker in den Tathergang verwickelt gewesen sein sollte, vielleicht als „Vorkoster", der seine Aufgabe bewusst „nachlässig" wahrnahm[1226], so dass die für *Claudius* bestimmten vergifteten Speisen, sei es das Pilzgericht, sei es im Zuge der mutmaßlichen zweiten Intoxikation ein vergifteter Brei[1227] auch ihr Opfer fanden, hätte dieser im Falle einer Befragung nie zugegeben, dass er in den Tatvorgang verwickelt gewesen sei, – weil das unweigerlich zu seiner Verurteilung bzw. Hinrichtung geführt hätte, – sondern er hätte im Falle einer späteren Befragung wahrscheinlich auf *Agrippina* oder auf den Arzt als mögliche Haupttäter verwiesen.

Auch von *Agrippina* und *Stertinius Xenophon* ist nicht überliefert, dass sie je zu den Vorgängen vernommen wurden oder sich dazu öffentlich geäußert hätten. Und dass sie dies getan haben sollten, wäre unwahrscheinlich, da sie sich in diesem Falle als Mörder geoutet hätten, was vor allem in strafrechtlicher Hinsicht schwerwiegende Folgen hätte haben können, nämlich eine Anklage auf der Grundlage der *lex Cornelia de sicariis et veneficiis*[1228]. Ein solcher Prozess gegen *Halotus* wird in den Quellen aber nicht erwähnt, aber auch bezogen auf *Agrippina* ist ein Strafprozess auszuschließen: *Agrippina* wurde im Auftrage *Neros* ohne einen Prozess im Jahre 59 n. Chr. kaltblütig ermordet[1229].

Aber auch über die Verwicklung des *Stertinius Xenophon* in einen Strafprozess wegen seiner Rolle im Rahmen der Ermordung des *Claudius* ist nichts überliefert. Am Wahrscheinlichsten ist, dass der Arzt sich nach dem Tode seines berühmtesten Patienten nach *Kos* zurückzog, um seine Tage dort als Asklepiospriester zu beenden. Jedenfalls wird von einer Fortsetzung seiner ärztlichen Tätigkeit in Rom oder anders-

1224 Vgl. dazu: Tab. V, Nr. 17;

1225 Jedenfalls wird die Anwesenheit *Locustas* in den Quellen nicht erwähnt und ist auch nicht wahrscheinlich, wenn man bedenkt, dass sie damals ja eine „Gefangene" war.

1226 Vgl. dazu die Charakterisierung durch *Tacitus* (ann. 12, 66, 3): … *cuius minister e spadonibus fuit Halotus, inferre epulas et explorare gustu solitus*. Siehe auch Suet. Claud. 44, 2: *quidam tradunt epulanti in arce cum sacerdotibus per Halotum spadonem praegustatorem;*

1227 S. o. Suet. Claud. 44, 3: *repetitumque toxico, incertum pultine addito, cum velut exhaustum refici cibo opporteret….*

1228 Näheres dazu u. in Kap. 3.2;

1229 Vgl. Tab. IV, Nr. 9;

wo in keiner Quelle berichtet. Abgesehen davon ist auch bei ihm davon auszugehen, dass er, falls ihn jemand später auf den Fall angesprochen hätte, – um sich nicht selbst zu belasten, - betont hätte, dass seine Aufgabe sich darin erschöpft habe, – nach dem Ableben des *Claudius* in den frühen Morgenstunden des 13. 10. 54 n. Chr. bis zur offiziellen Vorstellung *Neros* als dessen Nachfolger am Mittag desselben Tages[1230], – öffentlich zu behaupten, der Kaiser lebe noch und brauche nur ein wenig Unterhaltung um wieder zu genesen[1231].

Das heißt, die widersprüchlichen Angaben der Quellen über den wirklichen Tathergang erklären sich daraus, dass es für den Vorgang kaum aussagebereite bzw. aussagefähige Zeugen gab, so dass den Spekulationen darüber Tür und Tor geöffnet war[1232]. Was bedeutet das aber für die „Überführung" des Arztes *Xenophon* als mutmaßlichen Täter? Müsste man in Anbetracht der Tatsache, dass *Cassius Dio* im Hinblick auf die vielleicht tödlich wirkende Darmspülung eine aktive Beteiligung eines Arztes unerwähnt lässt, in Bezug auf den von *Tacitus* dem Arzt angelasteten Einsatz einer vergifteten Speifeder nicht wenigstens damit rechnen, dass der Arzt sich hierbei im Hintergrund hielt und die Ausführung der Tat ahnungslosen Sklaven überließ?

In Bezug auf diese Überlegung verdient Beachtung, dass in der Forschung tatsächlich erwogen wurde, dass ein Arzt vielleicht nur „beratend" in derartige Fälle involviert wurde, wie das P. F. Moog in Bezug auf den Tod des *Britannicus* zur Diskussion stellt. Moog führt dazu u. a. aus: „*Wahrscheinlich wird man auch die alsbald fällige Ermordung des Britannicus dem Xenophon anlasten müssen. Denn auch hier wurde offenbar mit ärztlichem Sachverstand und exakt nach demselben Schema wie bei Claudius verfahren: Akute Vergiftung unter dem Bild einer alters- und personenentsprechenden Erkrankung. Den unglücklichen Sohn des Claudius riß nämlich ein Giftcocktail just bei einem Mahl mit Nero zum allgemeinen Entsetzen geradezu von den Beinen. Nur Nero blieb völlig ruhig und begründete sein Verhalten mit ungewohnten klinischem Sachverstand. Das sei ja offensichtlich ein epileptischer Anfall, bei dem man nichts machen könne, aber auch keine Hilfe von Nöten sei.*"[1233]

1230 Vgl. dazu Tac. ann. 12, 69, 1: *Tunc medio diei … comitante Burro Nero egreditur ad cohortem, quae more militiae excubiis adest.* Suet. 45, 1: *mors eius celata est, donec circa successorem omnia ordinaretur.* Vgl. Sen apoc. 2, 2: *mensis erat October, dies III. Idus Octobis horam non possum certam tibi dicere … tamen inter sextam et septimam erat.* Nach *Seneca* müsste *Claudius* erst zwischen der 6. und 7. Stunde, d. h. zwischen zwischen 11 und 12 Uhr verstorben sein, was aber in Wirklichkeit nicht der Zeitpunkt des *exitus* als vielmehr der Zeitpunkt der offiziellen Bekanntgabe desselben sowie der Präsentierung *Neros* als Nachfolger des Claudius gewesen sein dürfte.

1231 S. o. Tac. ann. 12, 68, 3: *crebroque vulgabat ire in melius valetudinem principis* …. Vgl. Suet. Claud. 45, 1: *itaque et quasi pro aegro adhuc vota suscepta sunt et inducti per simulationem comoedi, qui velut desiderantem oblectarent.*

1232 In diesem Kontext verdient Beachtung, dass auch *Tacitus* die These von der Involvierung des *Statinius Xenophon* unter den Vorbehalt stellt, dass dies allgemein geglaubt werde: … *ille … pinnam rapido venenam inlitam faucibus eius dimisisse creditur* …, s. o. Tac. ann. 12, 67, 2;

1233 Vgl. F. P. Moog, Zwischen Medizin und Ehik – Ärzte am Hofe des des römischen Kaisers Claudius, in Fachprosaforschung – Grenzüberschreitungen, Baden Baden 2/3 (2006/2007), S. 9–28, insbes. S. 14;

Um diese Hypothese zu überprüfen, ist es nötig, noch zwei weitere unnatürliche Todesfälle in einem engen zeitlichen Kontext mit der Tötung des *Claudius* näher zu betrachten, die Fälle des *Iunius Silanus* und des *Britannicus*[1234].

2.2.3.2 Der Fall des *Iunius Silanus*

Zu den frühesten unnatürlichen Todesfällen der Regierungszeit *Neros*, bei denen als Tötungsmittel Gift bezeugt ist, gehören neben dem oben bereits quellenkritisch erörterten Fall des *Claudius*, die Fälle des *Iunius Silanus* und des *Britannicus*. Über den ersten dieser beiden Fälle berichtet *Tacitus* beinahe in derselben sprachlichen Form, in welcher er auch die Tötung des *Agrippa Postumus*[1235] zur Sprache brachte: *Prima novo principatu mors Iunii Silani proconsulis Asiae ignaro Nerone per dolum Agrippinae paratur.*[1236] (Der erste Mord unter der neuen Herrschaft an Iunius Silanus[1237], dem Prokonsul von Asien wurde, allerdings ohne Wissen Neros, durch eine List Agrippinas verübt.)

Eine Parallele der Fälle bestand aber nur, wie *Tacitus* selbst bald aufklärt, in politischer Hinsicht: *quippe et Silanus divi Augustus abnepos erat. haec causa necis. ministri fuere P. Celer eques Romanus et Helius libertus, rei familiari principis in Asia praepositi. Ab his proconsuli venenum inter epulas datum est*[1238]. (Denn auch Silanus war Urenkel des Augustus. Dies war der Grund für den Mord. Handlanger waren P. Celer, ein römischer Ritter, und Helius, ein Freigelassener, beide mit der Verwaltung des kaiserlichen Privatvermögens in [Klein-] Asien betraut. Von diesen wurde dem Prokonsul Gift unter die Speisen gegeben.)

Wie der ältere Verwandte des *Iunius Silanus*, *Agrippa Postumus*, nach *Tacitus* beseitigt wurde, weil jener wegen seiner Verwandtschaft zu *Augustus* die dynastische Legitimation des *Tiberius* hätte infrage stellen können, wurde nach *Tacitus* auch *Iunius Silanus* wegen seiner Verwandtschaft zu *Augustus* hingerichtet, – weil er als solcher die dynastische Legitimation *Neros* hätte infrage stellen können. Und so wie nach *Tacitus* wahrscheinlich *Livia*, die Mutter des *Tiberius*, *Agrippa Postumus* beseitigen ließ, so ließ nach *Tacitus* im vorliegenden Fall *Agrippina*, die Mutter *Neros Silanus* beseitigen. Aber darin erschöpfte sich nach *Tacitus* die Parallelität der Fälle bereits: *Livia* ließ *Agrippa Postumus* mit einem Schwert töten, *Agrippina* aber ließ *Silanus* angeblich vergiften.

Damit, d. h. pathographisch, weist dieser Fall eher eine Parallele zu dem Fall des *Claudius* auf, zur mörderischen Handschrift *Agrippinas*, insofern diese sich auch im Falle des *Silanus*, wie das ihr in den Quellen unterstellt wird, der Unterstützung willi-

1234 Vgl. Tab. IV, Nr. 2 u. 5;

1235 S. o. Tac. ann. 1, 6, 1: *Primum facinus novi principatus fuit Postumi Agrippae caedes…*

1236 Vgl. Tac. ann. 13, 1;

1237 *Marcus Iunius Silanus* (*14 n. Chr.; †54 n. Chr.), Sohn des *Marcus Iunius Silanus Torquatus* (cos. 19 n. Chr.), und der *Aemilia Lepida*, die über ihre Mutter *Iulia minor*, eine Schwester des *Agrippa Postumus*, und deren Mutter *Iulia maior* als Urenkelin des *Augustus* galt. Vgl. PIR²(1966)I 833. Hanslik, R.: (M.) Iunius II. (Silanus) in: KIP, Bd. 2 (1979) Sp. 1560;

1238 Vgl. Tac. ann. 13, 2;

ger Helfer bediente. Namentlich benannt werden *P. Celer* und *Helius* als vergleichsweise hochrangige Helfer, aber man wird sich nicht allzu sehr des Spekulierens verdächtig machen, wenn man unterstellt, dass *Celer* und *Helius* das Gift nur beschaffen mussten und dieses dem *Silanus* nicht persönlich unter die Speisen schmuggelten, sondern damit Hausangestellten beauftragte, – aber beraten durch einen Arzt?

Zumindest über die Herkunft des Giftes, mittelst dessen *Silanus* getötet wurde, sind wir durch ein Zeugnis *Cassius Dios* gut unterrichtet: ὅτι ἡ Ἀγριππῖνα οὕτω καὶ τὰ μέγιστα πράττειν ἐπεχείρει ὥστε Μᾶρκον Ἰούνιον Σιλανὸν ἀπέκτεινε, πέμψασα αὐτῷ τοῦ φαρμάκου ᾧ τὸν ἄνδρα ἐδεδολοφονήκει.[1239] (Agrippina war so zu jeder Zeit bereit die verwegensten Taten zu begehen, so dass sie den Markus Junius Silanus tötete, indem sie jenem von dem Gift schickte, mit dem sie ihren Gatten getötet hatte.)

Nach *Cassius Dio* ließ *Agrippina Silanus* mittelst des gleichen Giftes töten, welches sie auch schon zur Tötung ihres Gatten benutzt hatte. Wenn dies aber der Fall gewesen sein sollte, kommt auch im Falle des *Silanus* niemand als Herstellerin des Giftes in Frage außer *Locusta* und dann wird man sich die Weiterleitung des Giftes am ehesten so vorzustellen habe, dass entweder der Ritter *P. Celer* oder der Freigelassene *Helius* die Aufgabe eines Kouriers von *Rom* zum Tatort übernahm und der andere dafür sorgte, dass *Silanus* bei einem Gastmahl oder auch durch seine eigenen Leute dass Gift auch appliziert wurde. Dass an diesem Giftmord ein Arzt beteiligt war, wird aber selbst von *Tacitus* nicht behauptet oder auch nur angedeutet, - wäre aber denkbar, wenn auch in den Fall des Gemahls *Agrippinas*, eben des Kaisers *Claudius* ein Arzt verstrickt gewesen sein sollte, was hier aber bereits ausgeschlossen werden konnte[1240].

2.2.3.3 Der Fall des *Britannicus*

Über das Ende des *Britannicus* sind sowohl von *Tacitus* als auch von *Sueton* und *Cassius Dio*[1241] Darstellungen überliefert, so dass wir im Falle widersprüchlicher Angaben die Möglichkeit haben, diese gegebenenfalls durch einen Vergleich zu erklären oder zu entkräften. Lassen wir also auch bezüglich dieses Falles zunächst wieder *Tacitus* zu Wort kommen. *Tacitus* schildert im Rahmen der Berichterstattung über Ereignisse des Jahres 55 n. Chr., wahrscheinlich über einen Vorgang vom 12. 02. 55[1242], zunächst ausführlich den Verlauf einer Feier aus Anlass des 14. Geburtstages des *Britannicus*, während derer *Nero* den damals vermutlich altersbedingt stimmbrüchigen *Britannicus* auffordert ein Lied anzustimmen. Dieser entzog sich dieser Aufgabe nicht, sondern trug nach *Tacitus* einen Gesang vor, in welchem er sich darüber beklagte, wie ihm der Anspruch auf die Nachfolge des *Claudius* entzogen worden sei.[1243]

1239 Cass. Dio 61, 6, 4;

1240 S. o. Kap. 2.2.3.1;

1241 Vgl. dazu Tab. IV, Nr. 5;

1242 Berechnet danach, dass als Geburtstag des *Britannicus* der 12. 02. 41 n. Chr. gilt. Belege dazu s. o.;

1243 Vgl. Tac. ann. 13, 15, 1 – 2: *Nero ... die, quo quartum decimum aetatis annum Britannicus explebat, volutare secum modo matris violentiam, modo ipsius indolem, ... festis Saturno diebus inter alia aequalium ludicra regnum lusu sortientium evenerat ea sors Neroni. ... ubi Britannico iussit exsurgeret*

Über die Reaktion *Neros* auf diese juvenile Provokation erfährt man im unmittelbaren Anschluss daran Folgendes: *Nero intellecta invidia odium intendit;..., quia nullum crimen neque iubere caedem fratris palam audebat, occulta molitur parariqe venenum iubet, ministro Pollione Iulio praetoriae cohortis tribuno, cuius cura attinebatur damnata veneficii nomine Locusta, multa scelerum fama. ... primum venenum ab ipsis educatoribus accepit, tramaisitque exsoluta alvo parum validum, sive temperamentum inerat, ne statim saeviret. sed Nero lenti sceleris impatiens minitari tribuno, iubere supplicium veneficae. ... promittentibus dein tam praecipitem necem, quam si ferro urgeretur, cubiculum Caesaris iuxta decoquitur virus cognitis antea venenis rapidum.*[1244] (Nero erkannte die Erbitterung und steigerte seinen Hass; ... da er aber keinen Grund für eine Anklage hatte und es auch nicht wagte, vor aller Augen die Tötung des [Stief-] Bruders zu befehlen, ging er konspirativ vor und ließ einen Gift [-anschlag] vorbereiten, mit Unterstützung des Iulius Pollio eines Tribunen einer Prätorianerkohorte, unter dessen Bewachung die bereits wegen Giftmordes verurteilte Locusta festgehalten wurde, die wegen ihrer Verbrechen sehr berüchtigt war. ... Das erste Gift erhielt er [Britannicus] von seinen eigenen Erziehern, gab es aber infolge eines Erbrechens wieder von sich, vielleicht weil es nicht stark genug war, vielleicht weil es in einer Mischung war, dass es nicht sofort wirkte. Aber Nero duldete den langsamen Fortschritt des Verbrechens nicht, drohte dem Tribunen, ordnete für die Giftmischerin bereits die Hinrichtung an, ... als jene ihm einen Tod in Aussicht stellten, der so rasch wirke, wie ein Schwert, und direkt neben dem Schlafgemach ein Sirup aus vorher bekannten Giften gekocht wurde, welches rasch wirkte.)

Diesem Zitat ist zu entnehmen, dass auch in den Giftanschlag auf *Britannicus* nach den Erkenntnissen des *Tacitus* die Giftmischerin *Locusta* involviert war und dass diese nach ersten erfolglosen Bemühungen dem Befehl des Kaisers zu folgen, durch Drohungen gegen den für die Bewachung *Locustas* zuständigen Tribunen als auch durch die Androhung des Vollzugs der Hinrichtung[1245] *Locustas* bewirkt wurde, dass diese angeblich ein sofort wirksames toxisches Gebräu herstellte. Die Involvierung eines Arztes in den Fall deutet *Tacitus* aber bis zu diesem Punkte der Erzählung auch im Falle des *Britannicus* nicht an. Gewisse Anhaltspunkte dafür, ergeben sich erst im weiteren Verlauf der Darstellung des *Tacitus*.

Über die Intoxikation selbst berichtet *Tacitus* Folgendes: *Mos habebatur principum liberos cum ceteris idem aetatis nobilibus sedentes vesci in aspectu propinquorum propria et parciore mensa. Illic epulante Britannico, quia cibos potusque eius delectus ex ministris gustu explorabat, ne omitteretur institutum aut utriusque morte proderetur scelus, talis dolus repertus est. innoxia adhuc ac praecalida et libata gustu potio traditur*

---

progressusque in medium cantum aliquem inciperet, inrisum ex eo sperans pueri ... ille constanter exorsus est carmen, quo evolutum eum sede patria rebusque summis significabatur. unde orta miseratio manifestior ...

1244 Vgl. Tac. ann. 13, 15, 3–5;

1245 Die von *Tacitus* benutzte Formulierung *iubere veneficae supplicium* lässt auch eine Deutung als „Anordnung des unverzüglichen Vollzugs der Todesurteils“ zu, die Formulierung spricht aber dafür, dass *Locusta* lediglich im Falle eines weiteren Versagens die sofortige Hinrichtung angedroht wurde.

Britannico; dein, postquam fervore aspernabatur, frigida in aqua affunditur venenum, quod cunctos eius artus pervasit, ut vox pariter et spiritus eius raperentur. trepidatur a circumsedentibus, diffugiunt imprudentes; atque quibus altior intellectus, resistunt defixi et Neronem intuentes. ille ut erat reclinis et nescio similis, solitum ita ait per comitialem morbum, quo prima ab infantia adflictaretur Britannicus, et redituros paulatim visus sensusqe.[1246] (Es herrschte die Sitte, dass die Kinder der Kaiser gemeinsam mit adligen Altersgenossen speisten, vor den Augen ihrer Verwandten, aber an einem eigenen und sparsamer gedeckten Tisch. Insofern dort auch Britannicus speiste, und weil dessen Speisen und Getränke ein dazu auserwählter Diener vorkostete, wurde, damit nicht der Brauch geändert werden musste und durch den Tod beider das Verbrechen verraten werde folgende List ersonnen: Noch unvergiftet, aber bereits vorgekostet, aber sehr heiß, wurde Britannicus ein Getränk angereicht; dann aber, nachdem [Britannicus] dieses wegen der Überhitzung abgelehnt hatte, wurde ihm mit kaltem Wasser Gift beigegeben, welches in alle seine Glieder eindrang, so dass ihm gleichzeitig Atem und Stimme geraubt wurden. Panik brach bei den um ihn herum sitzenden [Jugendlichen] aus, ratlos stoben sie auseinander. Aber diejenigen, die eine tiefere Einsicht besaßen, blieben wie gebannt auf ihren Sitzen und blickten auf Nero. Jener aber blieb, wie er war, zurückgelehnt und, wer weiß, wem ähnlich, und sagte, dass sei bei Epilepsie[1247], an der Britannicus seit frühester Jugend leide, so üblich, und Blick und Gefühl würden bald zurückkehren.)

Nach *Tacitus* blieb *Nero*, als *Britannicus* vor eine größeren Tischgesellschaft plötzlich zusammenbrach, völlig entspannt und erklärte diesen Zusammenbruch mit epileptischen Anfällen, unter denen *Britannicus* seit frühester Jugend leide. Und nach Moog demonstrierte *Nero* dabei *ungewohnten klinischem Sachverstand* [1248], jedenfalls für einen achtzehnjährigen jungen Mann, der *Nero* damals ja erst war, und für jemanden, der über keine ärztliche Vorbildung verfügte, – und soweit *Britannicus* nicht wirklich unter dem sog. *morbus comitialis*[1249] litt, – was in den vorhandenen Quellen zwar nicht überliefert ist, aber auch nicht ausgeschlossen werden kann. Jedenfalls ist auch in der Parallelüberlieferung zu dem Fall außerhalb des Zusammenhangs der Ermordung des *Britannicus* von einem derartigen Leiden nirgends die Rede.

Ähnlich wie *Tacitus* äußerte sich auch *Sueton* über die Reaktion *Neros* auf den Zusammenbruch des *Britannicus*: *et cum ille ad primum gustum concidisset, comitiali morbo ex consuetudine correptum apud convivas ementitus.*[1250] (Und als jener [Britan-

1246 Vgl. Tac. ann. 13, 16, 1–3;

1247 Zum antiken Wissen über das Krankheitsbild der Epilepsie vgl. Leven, K.-H., Epilepsie, in: Leven, K.- H.: Antike Medizin. Ein Lexikon. München 2006, Sp. 260–262; Präzedenzfälle für Tötungen mittelst Gift, bei denen eine Epilepsie vorgetäuscht wurde, sind ansonsten nicht quellenkundig.

1248 S. o. Moog, P. F., s. o. S. 15;

1249 Diese Erkrankung war in der frühen römischen Kaiserzeit nicht unbekannt, insofern u. a. Caesar, wahrscheinlich aber auch *Caligula* darunter gelitten hatte (Vgl. Berger, A., in: Enzyklopädisches Wörterbuch für Römisches Recht, von [Transaktionen der American Philosophical Society, New Ser., Vol. 43, Nr. 2, 1953, S. 333–809;); über das Krankheitsbild in der Antike vgl. Leven, K.-H., Epilepsie, in: Leven, K.-H.: Antike Medizin. Ein Lexikon. München 2006, Sp. 260–262;

1250 Vgl. Suet. Nero 33, 3;

nicus] schon beim ersten Schluck zu Boden gestürzt war, log er vor den Gästen, dass er wegen einer Epilepsie aus Gewohnheit zusammengebrochen sei.)

Sueton bestätigt also die Angabe des *Tacitus*, nach der *Nero* den durch eine willkürliche Intoxikation herbei geführten Zusammenbruch des *Britannicus* mit dem – angeblich erlogenen – Hinweis auf einen epileptischen Anfall desselben. *Bei Cassius Dio*[1251] und *Flavius Josephus*[1252] sucht man zwar vergeblich nach einer Bestätigung für diese Angabe; aber im Hinblick darauf ist zu beachten, dass die diesbezüglichen Angaben des *Cassius Dio* nur in der Gestalt eines sehr knappen Exzerpts überliefert sind und *Flavius Josephus* dem Ereignis ohnehin nur einen einzigen Satz widmet.

Daher wird man die von *Tacitus* und *Sueton* übereinstimmend überlieferte Nachricht in der Sache kaum infrage stellen dürfen. Es stellt sich allerdings die Frage, ob man die Äußerung *Neros,* wie von P. F. Moog behauptet, wirklich als Ausdruck von Fachwissen deuten darf, welches womöglich den Rückschluss zuließe, dass sich *Nero* vor dem Anschlag mit einem Arzt darüber beraten haben könnte. Zur Beantwortung dieser Frage wollen wir im Folgenden die medizingeschichtlichen Aspekte der „Giftmorde" *Agrippinas* und *Neros* noch genauer untersuchen.

2.2.4 Die „Giftmorde" Agrippinas und Neros unter medizinischem Aspekt

Bereits ein kurzer Blick auf die näheren Umstände, unter denen das Gift beschafft und hergestellt wurde, dem *Britannicus* seinen plötzlichen Tod verdankte, spricht gegen die Annahme, dass bei dessen Beschaffung der Rat eines Arztes eine Rolle gespielt haben könnte. *Tacitus* hebt hervor, dass *Locusta* wegen vorher gescheiterter Versuche *Britannicus* zu vergiften, bei der Herstellung des zum Schluss „erfolgreichen" Mittels einem erheblichem Druck unterworfen waren, um ihr eigenes Leben fürchtete und ein Versprechen abgab. Über dieses Versprechen und dessen Umsetzung lasen wir bei *Tacitus*: *promittentibus dein tam praecipitem necem, quam si ferro urgeretur, cubiculum Caesaris iuxta decoquitur virus cognitis antea venenis rapidum..*[1253] (… als jene ihm einen Tod in Aussicht stellten, der so rasch wirke, wie ein Schwert, und direkt neben dem Schlafgemach wurde ein Sirup aus vorher bekannten Giften gekocht, welches rasch wirkte.)

Schon diese knappen Bemerkungen lassen nur wenig Raum für die Vermutung, dass sich *Nero* oder auch die Giftmischer über die Suche nach einem Gift, welches eben so schnell wie ein geübter Schwertstich zum Tode führte, mit einem Arzt ins Benehmen gesetzt haben könnte. In weitgehender Übereinstimmung mit *Tacitus*, aber erheblich ausführlicher berichtete *Sueton* dazu Folgendes: *Britannicum … veneno aggressus est. quod acceptum a quadam Lucusta venerariorum indice, cum opinione tardius cederet ventre modo Britannici moto, accersitam mulierem sua manu verberavit arguens pro veneno remedium dedisse; excusantique minus datum ad occultandum facin-*

1251 Vgl. Cass. Dio 61, 6, 4 (Epit);
1252 Vgl. Ios. ant. Iud. 20, 8, 2;
1253 S. o. Tac. ann. 13, 15, 5;

oris invidiam: sane, inquit, legem Iuliam timeo, coegit se coram in cubiculo quam posset velocissimum ac praesentaneum coquere. deinde in haedo expertus, postquam is quinque horas protraxit, iterum ac saepius recoctum porcello obicit; quo statim exanimato inferri in triclinium darique cenanti secum Britannico imperavit.[1254] (Den Britannicus …. griff er mit Gift an. Als dieses Gift welches er von einer gewissen Lucusta einer überführten Giftmischerin empfangen hatte, langsamer wirkte, als geglaubt, außer dass es Durchfall bewirkte, ließ er die Frau herbeiholen und verprügelte sie mit eigener Hand, indem er sie beschuldigte, statt eines Gifts ein Gegengift gegeben zu haben; als sie sich entschuldigte, dass sie weniger Gift gegeben habe, um das abscheuliche Verbrechen zu verheimlichen, sagte er: Ach freilich, ich fürchte das Julische Gesetz[1255], und zwang sie unter seiner Beobachtung in einem kleinen Raum ein möglichst schnell und augenblicklich wirkendes Gift zu kochen. Als sie dies dann an einem Ziegenbock erprobt hatte, und nachdem dieser noch fünf Stunden lang gelebt hatte, ließ sie es immer wieder durch Einkochen verstärken und warf es dann einem Ferkel vor. Als dieses sogleich verendet war, befahl er es in das Speisezimmer zu bringen und dem dort gemeinsam mit ihm speisenden Britannicus zu geben.)

Folgt man dieser Darstellung, dienten die darin geschilderten, von *Nero* persönlich beaufsichtigten Bemühungen *Locustas* und die im Zusammenhang damit durchgeführten „Tierversuche" nicht dem Ziel, eine bestimmte Erkrankung vorzutäuschen, eventuell einen epileptischen Anfall, sondern ein möglichst schnell wirkendes Gift zur Verfügung zu haben, das die von ihm erhoffte Wirkung möglichst nicht noch ein weiteres Mal verfehlte. Oder allgemeiner ausgedrückt: Das entscheidende Problem bei den Bemühungen, *Britannicus* mittelst Gift zu beseitigen, ergab sich zu jenem Zeitpunkt nicht mehr daraus, dass es einen Vorkoster zu täuschen oder zu bestechen galt, wie *Tacitus* seine Leser zunächst glauben machen wollte[1256], sondern eine Giftmischung zu finden, deren Wirkung, wie der Tribun *Iulius Pollio* dem Kaiser versprochen hatte, mit derjenigen eines ins *iugulum* des Opfers eingeführten *gladius* an Schnelligkeit vergleichbar war.

Es ist in diesem Kontext daran zu erinnern, dass die üblichen auch strafrechtlich indizierten Pflanzen wie *Schierling*, *Eisenhut*, *Alraune*, auch Pilze wie *Knollenblätterpilze* und giftige Röhrlinge[1257], auch Tiere[1258] wie *Salamander* und verschiedene Raupen, deren Gifte zur Tötung von Menschen benutzt wurden, in der Jahreszeit, in welcher *Britannicus* starb, nicht allzu lange nach seinem 14. Geburtstag, also in der zweiten Februarhälfte, spätestens zu Anfang März, frisch geerntet bzw. lebend kaum zu bekommen waren, sondern nur getrocknet und daher in ihrer Toxizität eingeschränkt.

1254 Vgl. Suet. Nero 33, 2–3;

1255 Gemeint ist die aus Sullanischer Zeit stammende *lex Cornelia de sicariis et veneficiis*, die aber unter *Augustus* novelliert worden war. Vgl. dazu Kap. 3.2;

1256 S. o. Tac. ann. 13, 16, 1–3;

1257 Zu Kenntnissen über Pilze in der Antike vgl. Wenskus, O., Pilz, in Leven, K.-Leven: Antike Medizin. S. o. Sp. 707–708;

1258 Vgl. Ihm, S., Gift, in Leven, K.-Leven: Antike Medizin. S. o. Sp. 358–360, insbes. Sp. 359; Leven, K.-H., Kanthariden, in Leven, K.-H.: Antike Medizin. S. o. Sp. 483–484;

Die Annahme, dass *Locusta* zur Herstellung des für *Britannicus* bestimmten Elixiers vorwiegend derartiges in seiner Wirkung eingeschränktes Material benutzte, findet in den Quellen eine doppelte Bestätigung, und zwar einmal darin, dass *Tacitus* das Gift, wie übrigens auch im Falle *Senecas*[1259], als *venenum ... olim provisum*[1260] charakterisiert, zum anderen auch dadurch, dass sie glaubte seine Wirkung verstärken zu können, indem sie den daraus gewonnen Sud durch wiederholtes Aufkochen eindickte[1261]. In Anbetracht der Tatsache, dass wiederholtes Aufkochen zumindest im Falle des Schierlings zu einer Reduzierung der darin enthaltenen Toxine geführt hätte[1262], fragt man sich, wie das Elixier eine sofortige tödliche Wirkung entfaltet haben sollte, – wenn es, wie von *Tacitus* behauptet wird, durch kaltes Wasser dem für *Britannicus* bestimmten Getränk zugesetzt worden sein sollte[1263], dann wieder verdünnt worden wäre, bevor es *Britannicus* zu sich nahm.

Daher drängt sich vielleicht der Verdacht auf, dass *Britannicus* nicht durch eine willkürliche Intoxikation ums Leben kam, sondern aus bislang ungeklärten anderen Gründen. Zumindest diese Möglichkeit wird man aber mit einem hohen Grad an Wahrscheinlichkeit ausschließen dürfen, insofern bei der angeblich unmittelbar nach dem Tode des *Britannicus* stattfindenden Begräbnisfeier[1264] von einigen Zeugen Beobachtungen gemacht wurden, die eine Intoxikation doch als die wahrscheinlichste Todesart erscheinen lassen. Bei *Xiphilinos* ist dazu folgende Information greifbar: Τὸν Βρεταννικὸν φαρμάκῳ δολοφονήσας ὁ Νέρων, ἐπειδὴ πελιδνὸς ὑπὸ τοῦ φαρμάκου ἐγενήθη, γύψῳ ἔχρισεν. ὑετὸς δὲ διὰ τῆς ἀγορᾶς αὐτοῦ διαγομένου πολύς, ὑγρᾶς ἔτι οὔσης τῆς γύψου, ἐπιπεσὼν πᾶσαν αὐτὴν ἀπέκλυσεν, ὥστε τὸ δεινὸν μὴ μόνον ἀκούεσθαι ἀλλὰ καὶ ὁρᾶσθαι.[1265] (Nachdem Nero den Britannicus mit Gift umgebracht hatte, ließ er, da die Haut von dem Gift blau anlief, ihn [den Leichnam] mit Gips bestreichen. Doch während man den Toten über den Marktplatz trug, ging ein Regenguss herunter und wusch, weil der Gips noch feucht war, diesen ganz ab, so dass von dem Verbrechen nicht nur zu hören, sondern auch etwas zu sehen war.)

Aus dieser Darstellung geht hervor, dass während der Leichnam des *Britannicus* zum Ort seiner Einäscherung getragen wurde, an der Haut eine deutliche Blauverfärbung zu beobachten war, die von den Zeugen als Zeichen dafür gedeutet wurde, dass er einem Verbrechen zum Opfer gefallen war, und auch aus dem Blickwinkel eines heutigen Arztes kaum eine andere Deutung zuließe, als dass der Verstorbene einen

1259 S. o. Tac. ann. 15, 64, 3;

1260 Vgl. Tac. ann. 15, 3–4;

1261 S. o. Tac. ann. 13, 15, 5: *cubiculum Caedaris iuxta decoquitur virus cognitis antea venenis rapidum.* Siehe auch Suet. Nero 33, 2: [Nero]*coegitque [Locustam]se coram in cubiculo quam posset velocissimum ac praesentaneum coquere.*

1262 Vgl. dazu Kap. 1;

1263 S. o. Tac. ann. 13, 16, 3:*...frigida in aqua affunditur venenum...*

1264 Vgl. Tac. ann. 13, 17, 1: *Nox eadem necem Britannici et rogum coniunxit, proviso ante funebri paratu, qui modicus fuit. In campo Martis sepultus est, adeo turbibus imbribus...* Suet. Nero 33, 3: *postero die raptim inter maximos imbres tralaticio extulit funus.* Cass. Dio 61, 7, 4;

1265 Vgl. Cass. Dio 61, 7, 4: (Xiph. 150, 22 – 26 R. St.) Vgl. Zon. 11, 12, p. 38, 23–32 D: ἐν δὲ γε τῇ ἐκφορᾷ ἐπεὶ πελιδνὸς ὑπὸ τοῦ φαρμάκου γέγονε γύψῳ χρισθεὶς διὰ τῆς ἀγορᾶς ἤγετο. Vgl. Joann. Antioch. fr. 40 M. v. 87–93: πελιδνὸς γὰρ ὅλος ἐγένετο καὶ οἱ ὀφθαλμοὶ αὐτοῦ ἀνεῳγμένοὶ καὶ τοὺς ἐφόρους πρὸς τιμωρίαν καλοῦντες.

Erstickungstod erlitten habe. Da aber in den Quellen eine natürliche Erkrankung, die bei *Britannicus* einen Erstickungstod hätte verursacht haben könnte, eine Herz- oder Lungenerkrankung, weder bezeugt noch für Menschen seines Alters wahrscheinlich ist, wird man die Hautverfärbung auf eine willkürliche Intoxikation zurückführen müssen, wie man sie etwa im Gefolge einer Vergiftung mit *Aconitin*[1266] oder mit *Zyanid*[1267] bzw. mit *Zyanid* enthaltenden oder im Körper bildenden Pflanzensubstanzen[1268] würde beobachten können.

In Anbetracht dessen stellt sich die Frage, in welcher Konzentration und in welcher Darreichungsform die in der Antike bekannten Giftstoffe, Schierling, Eisenhut, und auch Bittermandeln die von *Tacitus* behauptete Wirkung, nämlich einen epilepsieanfallähnlichen Zusammenbruch unmittelbar nach der Aufnahme, hätte entfalten haben sollen, zumal der wichtigste toxische Wirkstoff des Schierlings *Coniin*, oder auch *Amygdalin*, das Haupttoxin *der* Bittermandel durch die Zubereitungsart des bei *Britannicus* angeblich zum Einsatz gelangte Elixiers, nämlich ein langes und wiederholtes Aufkochen, kaum überstanden hätten. Selbst eine akute Arsenvergiftung[1269], falls *Locusta* ihrem Elixier auch eine hohe Dosis dieses bereits in der Antike bekannten mineralische Giftstoffes beigemengt haben sollte, hätte frühestens zwei Stunden nach der Aufnahme zum Tode geführt[1270].

Lediglich *Aconitin*[1271] hätte die von *Locusta* angewandte Prozedur vielleicht überstehen, angereichert auch relativ rasch tödlich wirken können, aber ebenfalls nicht ohne eine Zeitspanne von 5 bis zehn Minuten nach dem „Genuss" des mit angeblich vergiftetem kalten Wasser vermischten Getränks, das *Britannicus* plötzlich zusam-

---

1266 *Aconitin*, das vor allem im blauen Eisenhut vorkommt, wirkt bereits in sehr geringen Dosen tödlich und auch recht schnell tödlich, innerhalb von 5–10 Minuten nach der Intoxikation. Vgl. http://www.chemie. de/lexikon/Aconitin.html (2015);

1267 *Zyanide* führen durch innere Erstickung den Tod des damit vergifteten Menschen aus, und zwar recht schnell, innerhalb von 10 - 20 Minuten. Vgl. http://flexikon.doccheck.com/de/Zyanid (2015);

1268 Als derartige Pflanzen kommen in den Kernen von Kirschen, Pflaumen und Pfirsichen, in erster Linie in *Prunus dulcis var. Amara, (Bittermandeln) vor.* Der giftigste Inhaltsstoff, *Amygdalin*, ein *cyanogenes Glykosid*, spaltet in Gegenwart von Wasser Blausäure (HCN) ab. Man geht davon aus, dass bereits eine einzige Bittermandel/kg Körpergewicht ausreicht um einen Menschen zu töten. http://flexikon. doccheck.com/de/Zyanid (2015). Zu den antiken Kenntnissen über die *Bittermandel* vgl. Stamatu, G., Blausäure, in: Leven, K.-H.: Antike Medizin. S. o. Sp. 162–163; inwieweit auch die toxische Wirkung von *Bilsenkraut* auch schon in der Antike zur Tötung von Menschen benutzt wurde, ist unklar; über seine Nutzung als Heilpflanze vgl. Stamatu, G., Bilsenkraut, in: Leven, K.-H.: Antike Medizin. S. o. Sp. 157- 158; Über die Wirkung weiß man, dass die toxischen Inhaltsstoffe u. a. Hautrötungen auslösen und über verschiedene Stadien der Verwirrtheit durch Atemlähmungen Tod herbeiführen, allerdings erst nach geraumer Zeit. Vgl. Düll, R./Kutzelnig, H.: Taschenlexikon der Pflanzen Deutschlands und angrenzender Länder. Wiebelsheim 2011[7].

1269 Vgl. http://www.onmeda.de/naehrstoffe/arsen-arsenvergiftung-3435-4.html (2015);

1270 Ähnliches gilt auch für akute Vergiftungen durch andere mineralische Toxine wie durch Bleiverbindungen sowie andere Schwermetallverbindungen. Zur toxischen Wirkung von Blei in der Antike vgl. Riha, O., Blei, in: Leven, K.-H.: Antike Medizin. S. o. Sp. 163; Stamatu, G., Bleivergiftung, in: Leven, K.-H.: Antike Medizin. S. o. Sp. 163 - 164; seine toxische Wirkung tritt ebenfalls nicht sofort ein.

1271 *Aconitin* ist der Hauptwirkstoff des blauen Eisenhuts (*Aconitum napellus*). Über seine toxische Wirkung vgl. http://www.pharmazea.de/gesundheit/blauer-eisenhut-aconitum-napellus/ (2015).

menbrechen ließ. Insofern aber auch Pilzgifte, egal ob aus frischer Ware gewonnen, die damals ja ohnehin nicht zur Verfügung stand, oder aus konservierter, die ihre tödliche Wirkung erst nach einigen Tagen entfalten, erscheint es als ausgeschlossen, dass die Tötung des *Britannicus* tatsächlich so vonstatten ging, wie sie von *Tacitus* geschildert wurde. Hierbei ist zu unterstellen, dass sich eine erfahrene Giftmischerin, als welche *Locusta* in den Quellen dargestellt wird, darüber im Klaren war, dass eine Reduzierung (Eindickung) des zur Tötung des *Britannicus* von ihr bereiteten Giftsirups nur unter der Voraussetzung die Wirkung erhöhte, dass sie eine Erhöhung der Dosis ermöglichte, was allein durch eine Beimischung zu den für *Britannicus* bestimmten Getränken kaum möglich gewesen wäre.

Vor dem Hintergrund dieser Überlegungen ist die von *Sueton* in Bezug auf die Intoxikation des *Britannicus* gebrauchten Formulierung *inferri in triclinium dari cenanti secum Britannico imperavit*[1272] allgemeiner zu deuten, als dies die Darstellung des *Tacitus* suggeriert, als Ausdruck dafür, dass das von *Locusta* „gekochte" Gift nicht nur den für *Britannicus* bestimmten Getränken, wo es ja wieder „verwässert" wurde, sondern auch seinen Speisen untergemischt wurde. Das von *Tacitus* behauptete Zusammenbrechen des *Britannicus* unmittelbar nach der Aufnahme eines angeblich vergifteten Getränks ließ sich aus medizinisch – pharmakologischer Sicht am ehesten als das zufällige zeitliche Zusammentreffen ursächlich nicht verknüpfter Ereignisse erklären, der chronologischen Koinzidenz der Wirkung einer bereits vorher stattgefundenen Intoxikation durch die Aufnahme vergifteter Speisen mit der Aufnahme des vielleicht ebenfalls vergifteten, aber kaum tödlichen Getränks.

Damit aber stellt sich die entscheidende Frage nach der Möglichkeit der Verwicklung eines Arztes in den Vorgang der Vergiftung des *Britannicus*. – Zumindest in Bezug auf den Vorgang jener finalen Intoxikation, welche den plötzlichen Zusammenbruch des *Britannicus* verursachte und welche *Nero* mit dem Hinweis auf Epilepsie zu verschleiern suchte, wird man eine direkte Involvierung eines Arztes ausschließen dürfen. Denn *Neros* Hinweis und seine – gespielte – Gelassenheit dienten dazu, die Einschaltung eines Arztes zu verhindern.

Grundsätzlich ist nicht auszuschließen, dass sich *Nero* vorher mit einem Arzt darüber beraten haben könnte, mit welcher „natürlichen" Erkrankung die Wirkung des Giftes zu vergleichen sei, um sie zu verschleiern. In diesem Kontext verdient aber Beachtung, dass *Nero* nach *Sueton* die ersten gescheiterten Bemühungen *Locustas* ausdrücklich mit dem Hinweis kommentierte, dass sie *Britannicus* statt mit einem Gift mit einem Heilmittel versorgt habe[1273]. Auf der anderen Seite lässt gerade diese Anschuldigung *Neros* kaum Zweifel daran zu, dass dieser ausschließlich *Locusta* als Beschafferin des für *Britannicus* bestimmten Gifts ansah. Und dass sich *Locusta* bei der Herstellung des Gifts den Rat eines Arztes eingeholt haben könnte, lässt sich dem Zitat nicht entnehmen.

1272 S. o. Suet. Nero 33, 3;
1273 S. o. Suet. Nero 33, 2: *arguens pro veneno remedium dedisse…*

Aber auch aus den Kenntnissen *Neros* über *Antidote*[1274] gegen eine Intoxikation wird man keineswegs schlussfolgern dürfen, dass sich *Nero* vorher gezielt mit einem Arzt darüber beraten habe, wie er die Intoxikation des *Britannicus* so durchführen lassen könne, damit er sie durch den Hinweis auf eine natürliche Erkrankung wie Epilepsie verschleiern könne. Vielmehr ist davon auszugehen, dass *Nero* dieses Wissen auch den wohlmeinenden Ratschlägen seines eigenen Leibarztes hätte entnehmen können, zu dessen pflichtgemäßen Aufgaben es auch gehörte, den Kaiser darin zu beraten, an welchen Symptomen eine Intoxikation zu erkennen sei und wie er sich selbst dagegen schützen könne.

Mittelbar kann man eine Beraterfunktion des Arztes *Xenophon* in Bezug auf die vorher gescheiterten Bemühungen, dem *Britannicus* ein von *Locusta* zusammengestelltes Giftelixier diesem durch seine Erzieher applizieren zu lassen, natürlich nicht leugnen, insofern *Tacitus* andeutet, dass jenes Gift dasselbe gewesen sei, welches schon früher[1275], d. h. im Zusammenhang der Tötung des *Claudius* zum Einsatz gelangt war. Einen ähnlichen Eindruck vermittelt auch der nach *Sueton* vorgenommene Rechtfertigungsversuch *Locustas* für diese gescheiterten Bemühungen bzw. die Antwort *Neros* darauf: ... *excusantique minus datum ad occultandum facinoris invidiam: sane, inquit, legem Iuliam timeo...*[1276] (... als sie sich damit entschuldigte, dass sie zu wenig [eine zu geringe Dosis] gegeben habe, um den Hass wegen eines Verbrechens zu verheimlichen, sagte er [Nero], tatsächlich fürchte ich das julische Gesetz [d. h. die *lex Cornelia de sicariis et de veneficiis*]...)

Das Zitat suggeriert dem Leser, dass *Locusta* ihren Auftrag so verstanden haben könnte, das Verbrechen so zu organisieren, dass gegen niemanden deswegen ein Gerichtsverfahren wegen eines Tötungsdelikts hätte angestrengt werden können. Dass sich *Nero* aber Sorgen gemacht haben könnte, dass man ihn selbst nach der *lex Cornelia de sicariis et de veneficiis* würde belangen können, ist wegen seiner politischen Stellung als Kaiser unwahrscheinlich. Die *Nero* von *Sueton* unterstellte Äußerung ist daher eher als ironische Anspielung darauf zu deuten, dass *Locusta* zu jenem Zeitpunkt aufgrund jenes Gesetzes längst verurteilt war und ihr Leben lediglich dem Umstand verdankte, dass *Nero* den Hinrichtungsbefehl noch nicht erteilt hatte, eben weil er sich ihrer Dienste versichern zu können glaubte.

Daher wird man die Äußerung *Neros* auch als Anspielung darauf interpretieren müssen, dass *Agrippina*, seine Mutter, welche vorher bereits die Dienste *Locusta*s zur Tötung des *Claudius* in Anspruch genommen und vielleicht dieselbe Giftmischung erhalten hatte, die auch im Falle des *Britannicus* zum Einsatz gelangte, zu jenem Zeitpunkt Gründe hatte, dass man sie im Falle des Scheiterns dieses Anschlages gerichtlich deswegen hätte belangen können. Man muss sich hierbei vor Augen führen, dass den Tod des *Claudius* nach dem übereinstimmenden Zeugnis aller Quellen nicht „Giftpilze" herbeigeführt hatten, die zu der Zeit, als *Claudius* starb, nämlich im Okto-

1274 Über Antidote in der Antike vgl. Dilg, P., Antidot, in: Leven, K.-H.:Antike Medizin. S. o. Sp. 61–62;

1275 S. o. Tac. ann. 13, 15, 3: *nam ut proximus quisque Britannico neque fas neque pensi habebat, olim provisum erat. Primum venenum ab ipsis educatoribus accepit.*

1276 S. o. Suet. Nero 33, 2;

ber des Vorjahres, auch in frisch geernteter Form in ausreichender Menge zur Verfügung gestanden hätten, sondern durch eine „vergiftete Pilzmahlzeit". Und man fragt sich in Anbetracht dessen natürlich auch, warum *Agrippina* im Falle der Ermordung ihres Gatten nicht den einfacheren Weg gegangen war, ihn mit einem *Knollenblätterpilz* oder oder ähnlichen Giftpilzen töten zu lassen[1277].

Zumindest dafür, dass nach der Auffassung *Agrippinas* eine Tötung des *Claudius* mittelst wirklicher Giftpilze nicht in Frage kam, gibt es eine einfache Erklärung: Da *Agrippina* damit rechnen musste, dass *Claudius* eine Intoxikation mittelst Pilzgift zwar nicht überlebt hätte, aber nach dem Auftreten der ersten Vergiftungssymptome noch mindestens zehn Tage Zeit gehabt hätte, nach den Schuldigen suchen und dafür bestrafen zu lassen, hätte ein großes Risiko bestanden, dass er ihr auf die Schliche gekommen wäre und sie den Tod ihres Gatten kaum überlebt hätte[1278].

Daraus erklärt sich, dass sie nach *Tacitus* im Hinblick auf das für *Claudius* bestimmte Gift sehr spezielle Anforderungen gestellt hatte: *tum Agrippina, sceleris olim certa et... nec ministrorum egens de genere veneni consultavit: ne repentino et praecipiti facinus proderetur; si lentum ac tabidum delegisset, ne admotus supremis Claudius et dolo intellecto ad amorem fili rediret. Exquisitum placebat, quod turbaret mentem et mortem differet. Deligitur artifex talium vocabulo Locusta...*[1279] (Da beratschlagte *Agrippina*, zu einem Verbrechen längst entschieden und ... auch nicht an Helfern ermangelnd, über die Art des Gifts: es solle nicht durch eine plötzliche und überstürzt eintretende Wirkung das Verbrechen verraten werden; wenn sie aber ein langsam und schleichend wirkendes Gift ausgewählt hätte, dann stehe zu befürchten, dass *Claudius*, dem Tode nahe, nachdem er das Komplott durchschaut habe, zur Zuneigung gegen-

1277 In Bezug auf das in grünen Knollenblätterpilzen enthaltene extrem toxische *Amanitin* verdient Beachtung, dass es durch Kochen nicht unschädlich gemacht werden kann und seine toxische Wirkung vollständig erhält, Vergiftungssymptome aber erst nach 8 bis 12 Stunden auslöst, wenn die üblichen Behandlungsmethoden bei Vergiftungen durch den Gastrointestinaltrakt, nämlich künstlich herbeigeführte Entleerungen, diese nicht mehr aufhalten können. Die tödliche Dosis von *Amanitin* liegt beim Menschen etwa bei 0,1 Milligramm/Kilogramm Körpergewicht, d. h. für eine ca. 70 Kilogramm schwere Person also bei etwa 7 Milligramm. Diese Substanzmenge ist bereits in weniger als 35 Gramm Frischpilz enthalten, d. h. dass ein einzelner verspeister Pilz bereits tödlich wirken kann, wobei der Tod aber – mehr oder weniger dosisunabhängig – erst etwa zehn Tage nach dem Verzehr eintritt. (Vgl. Wasson, R. G.: The death of Claudius, or mushrooms for murderers. In: Botanical Museum Leaflets, Harvard University. 23, Nr. 3, 1972, S. 101–128;) Dieses sog. Amatoxin-Syndrom kann auch durch zahlreiche andere Pilzarten ausgelöst werden. Vgl. Roth, L., u. a.: Giftpilze, Pilzgifte. Schimmelpilze – Mykotoxine – Vorkommen – Inhaltsstoffe – Pilzallergien – Nahrungsmittelvergiftungen. Sonderdruck der Ausgabe von 1989. Hamburg 2001. Flammer, R. u. a.: Giftpilze – Pilzgifte. Pilzvergiftungen. Ein Nachschlagewerk für Ärzte, Apotheker, Biologen, Mykologen, Pilzexperten und Pilzsammler. Basel 2003. In der Literatur wird nicht zuletzt in Bezug auf *Claudius* eine willkürliche Intoxikation mittelst vergifteter Pilze bezweifelt, allenfalls eine „versehentliche" Pilzvergiftung *„nicht ausgeschlossen."* Vgl. Wenskus, O., Claudius, in: Leven, K.-H.: Antike Medizin. Ein Lexikon. München 2006, Sp. 260–262;

1278 Es ist in zu beachten, dass 20 von insgesamt 49 unnatürlichen Todesfällen der Regierungszeit des Claudius (Vgl. Tab. III, Nr. 29 – 40.) erst nach dem Tode *Messalinas* (Vgl. Tab. III, Nr. 28;) eintraten, d. h. augenscheinlich mit deren Entlarvung als Haupt einer Verschwörung im Zusammenhang standen.

1279 Vgl. Tac. ann. 12, 66, 1,–2;

über seinem Sohne zurückkehre. Also wählte sie eine „Künstlerin“ für solche Vorhaben aus, mit dem Namen Locusta ...)

Dieses Zitat scheint die Vermutung zu bestätigen, dass *Agrippina* sich des Risikos einer Entdeckung des Gattenmordes im Falle des *Claudius*, damit auch der Gefahr der Verwicklung in einen Strafprozess nach der *lex Cornelia de sicariis et veneficiis* bewusst war und deswegen nach Rücksprache mit ihren eigenen engsten Ratgebern die Giftmischerin *Locusta* beauftragte, ein Toxin zu beschaffen, welches diesem Risiko einer vorzeitigen Aufdeckung des Komplotts vorbeugte. Vor dem Hintergrund dieses Problems erscheint es als nicht abwegig zu vermuten, dass *Agrippina* bei der Planung des Mordes an *Claudius* auch einen Arzt in ihr Vertrauen gezogen haben könnte, vielleicht sogar *Stertinius Xenophon*, weil der ihr eventuell wegen der Steuer- und Abgabenbefreiung für die Bewohner der Insel *Kos*[1280] noch einen „Gefallen“ schuldete.

Daraus ist aber nicht zwingend abzuleiten, dass *Xenophon Agrippina* bewusst und in der Absicht, sie in dem Plan ihren Gatten umzubringen, beriet, es ist sogar denkbar, dass der Arzt das Anerbieten *Agrippinas*, wahrscheinlich unter Hinweis auf den von allen „Schülern“ der Ärzteschule von *Kos* zu leistenden *Hippokratischen Eid*[1281] entrüstet zurückwies und ihr lediglich die darin enthaltene Verpflichtung zur Verschwiegenheit zusicherte[1282], sie dann – wenn überhaupt, dann mehr im Zorn, als im Ernst – an *Locusta* „weiter verwies“. Aber völlig ausschließen kann man eine solche „Beratung“ *Agrippinas* durch *Xenophon*, zumindest im Falle des Mordes an *Claudius*, vielleicht auch an *Iunius Silanus*, nicht.

Im Zusammenhang damit ist darauf hinzuweisen, dass P. F. Moog einen Arzt nicht nur für in die Planung[1283] sondern auch in die Ausführung desselben für involviert hält. Moog vermutet, dass *Aconitin* ein Hauptbestandteil des im Falle der Intoxi-

1280 S. o. Tac. ann. 12, 61; Diese Steuerbefreiung wurde zwar von *Claudius* persönlich beantragt, da dies aber erst nach der Verstoßung *Messalinas* geschah und *Claudius* auch in Allem stark dem Einfluss seiner Ehefrauen unterlag, ist nicht auszuschließen, dass die Steuerbefreiung von *Kos* auf eine Initiative *Agrippinas* zurückging.

1281 Vgl. Bauer, A. W.: Der Hippokratische Eid. Medizinhistorische Neuinterpretation eines (un) bekannten Textes im Kontext der Professionalisierung des griechischen Arztes. Zeitschrift für medizinische Ethik 41 (1995), S. 141-148. Eckart,W. U.: Geschichte der Medizin. Berlin 2005⁵. Lichtenthaeler, C.: Der Eid des Hippokrates. Köln 1984. Seidler, E./ Leven, K.-H.: Geschichte der Medizin und Krankenpflege. Stuttgart 2003⁷. siehe auch in dieser Arbeit Kap. 3. 3; vgl. dazu auch Deutsches Ärzteblatt vom 19. 06. 2010; vgl. http://www.aerzteblatt.de/blog/42037(2015);

1282 Siehe im hippokratischen Eid die Formulierung: Ἃ δ' ἂν ἐν θεραπείῃ ἢ ἴδω, ἢ ἀκούσω, ἢ καὶ ἄνευ θεραπηίης κατὰ βίον ἀνθρώπων, ἃ μὴ χρή ποτε ἐκλαλέεσθαι ἔξω, σιγήσομαι, ἄρρητα ἡγεύμενος εἶναι τὰ τοιαῦτα. (Was ich bei der Behandlung oder auch außerhalb meiner Praxis im Umgange mit Menschen sehe und höre, das man nicht weiterreden darf, werde ich verschweigen und als Geheimnis bewahren.) Vgl. Bauer, A. W., Der Hippokratische Eid, (1993), Deutsche Übersetzung und medizinhistorischer Kommentar, in: bauer_hippokratischer_eid.pdf von: umm.uni-heidelberg,de (2015)

1283 Vgl. Moog, P. F., s. o. S. 14: „*Agrippina beriet mit Eingeweihten, unter denen Tacitus Xenophon ausdrücklich erwähnt, geradezu zeitlose Strategien des Giftmords. Ein sofort tödliches Gift mußte den Verdacht einer kriminellen Machenschaft erwecken. Ein schleichendes Gift, unter dem Bilde einer Krankheit sein zerstörerisches Werk vollziehend, konnte unerwünschte letzte Verfügungen des Opfers - hier des Claudius - sogar noch provozieren. So wählte man eine Kombination, die Claudius zwar nicht sofort tötete, aber ihm jede Handlungsfähigkeit nahm.*“ Vgl. Tac. ann. 12, 66, 1–2;

kation des *Claudius* eingesetzten Gifts gewesen sei[1284], schildert dann den Verlauf der Intoxikation, in enger Anlehnung an *Tacitus*, bis zu jenem Punkt, von dem an die antiken Quellen unterschiedlichen Überlieferungssträngen folgen, d. h. von dem an nach Aussage einiger Quellen *Claudius* aus dem Schlummer, in den er nach dem Verzehr des Pilzes verfiel, angeblich wieder aufwachte und mittelst einer neuerlichen Intoxikation endgültig getötet wurde.

Diese Bemühungen stellt Moog wieder in Anlehnung an *Tacitus*[1285] folgendermaßen dar: *Hier schlug die Stunde des Gaius Stertinius Xenophon. Es fällt schwer die Niedertracht seines Verhaltens zu glauben, doch Tacitus ist ein zuverlässiger Gewährsmann. Demnach hatte Agrippina Xenophon gleichsam als `ultima ratio´ eingeplant und dies auch mit ihm abgesprochen. Der natürlich eilends hinzustürzende Leibarzt gab vor, durch Auslösen von Erbrechen den sich in den Krämpfen windenden Kaiser entlasten zu wollen. Dazu führte er eine Feder in seinen Rachen – eine typische Provokation von Würgereiz. Diese hatte Xenophon aber zuvor mit einer sofort tödlichen Tinktur bestrichen. Augenblicklich hauchte Claudius seinen Geist aus.*[1286]

In weitgehender Übereinstimmung mit dem von *Tacitus* überlieferten Material, führt Moog das Ableben des *Claudius* darauf zurück, dass *Stertinius Xenophon* dem Kaiser, unter dem Vorwand, auf diese Weise ein Erbrechen desselben herbeiführen zu wollen, mittelst einer Speifeder ihm im Rachen einen stark aconitinangereicherten Giftsirup appliziert habe. Bei dem Bemühen, die dramatisierende Erzählweise des *Tacitus* nicht nur nachzuahmen, sondern auch noch zu übertreffen, - indem *Xenophon* als *eilends hinzustürzender Leibarzt* charakterisiert wurde, unterliefen dem Medizinhistoriker jedoch drei vermeidbare Fehler, ein *quellenkritischer*, ein *semantischer* und ein *medizinisch-toxokologischer*:

In quellenkritischer Hinsicht erscheint es als problematisch, *Tacitus* eine besondere *Zuverlässigkeit* zu attestieren, ohne die divergierenden Darstellungen der Parallelüberlieferung *Suetons* und des *Cassius Dio* überhaupt zur Kenntnis zu nehmen und in Rechnung zu stellen, dass *Tacitus*, als Laie in medizinisch – pharmakologischen Fragen kaum besondere Glaubwürdigkeit beanspruchen[1287] kann. Hinsichtlich des Textverständnisses ist zu beachten, dass *Tacitus* speziell den angeblichen Einsatz einer vergifteten Speifeder durch den Arzt nicht als auktorialer Erzähler berichtet, sondern unter dem Vorbehalt, dass dies geglaubt wurde[1288], und dabei durchaus offen ließ von wem. Bezüglich der medizinisch – pharmakologischen Aspekte des Falles ist aber, wie bereits im Zusammenhang mit dem Fall des *Britannicus* erörtert wurde, darauf hinzuweisen, dass ein derartig schnell und blitzartig wirkender Giftstoff, wie das im Falle

1284 Vgl. Moog, P. F., s. o. S. 14: *Vermutlich war der Hauptbestandteil Aconitin, das Gift des Blauen Eisenhutes und verwandter Gewächse, das das Bild eines schweren Schlaganfalls imitiert.*

1285 S. o. Tac. ann. 12, 67, 2: *ille tamquam nisus evomentis adiuvaret, pinnam rapido veneno inlitam faucibus eus demisisse creditur.*

1286 Moog P. F., s. o. S. 15;

1287 Als Beispiele für die Unzuverlässigkeit des Tacitus sei hier u. a. auf seine Darstellungen der Tötungen des *Piso* (Vgl. Tab. I, 7) sowie vor allem des *Britannicus* (s. o. und Tab. IV, 5) hingewiesen.

1288 S. o. Tac. ann. 12, 67, 2: *ille … pinnam rapido veneno inlitam faucibus eius demisisse* ***creditur***. Die Einkleidung der Information in einen NCI mit ***creditur*** als Prädikat ist auf jeden Falls als Ausdruck einer gewissen Distanz des Tacitus gegenüber der Information zu deuten.

des dem *Claudius* angeblich mit einer Speifeder applizierten *Aconitins* unterstellt wird, kaum vorstellbar wäre. Selbst im Falle des Einsatzes von hochkonzentriertem *Cyanid*[1289] – *Cyanid* gilt zur Zeit als das am schnellsten wirkende Toxin überhaupt – wäre ein sofortiger *Exitus* nicht zu erwarten.

Im Falle der Applikation von hochkonzentrierten *Aconitin* mittelst einer Speifeder[1290], hätte *Claudius*, falls er zu dem Zeitpunkt nicht bereits verstorben oder sich in einem komatösen Tiefschlaf befunden haben sollte, sondern wie in jenen Quellen, in der eine zweite Intoxikation des *Claudius* behauptet wird, im Wachzustand, – noch 5 Minuten Zeit gehabt, – ausgehend von der Überlegung, dass im Falle einer hyperakuten *Cyanidvergiftung* die Zeitspanne zwischen *Intoxikation* und *Exitus* mindestens 5 Minuten betragen hätte[1291], – um im Zuge des auch von Moog beachteten Würgereflexes - mit dem erbrochenen Mageninhalt einen großen Teil des mengenmäßig ohnehin als nicht zu umfangreich zu veranschlagenden Toxins wieder von sich zu geben.

Daraus aber folgt, dass selbst in dem unwahrscheinlichen, aber immerhin möglichen Falle, dass *Stertinius Xenophon* alle Bedenken gegen eine aktive Beteiligung an der Tötung des *Claudius* hintan gestellt haben sollte[1292], es als ausgeschlossen angesehen werden muss, dass es dem Arzt so schnell, wie Moog das unterstellt, gelungen sein könnte, *Claudius* zu töten.

Aus diesem Grunde kann im Falle des *Claudius* allenfalls von einer Mitwisserschaft des Arztes ausgegangen werden, und zwar in dem Sinne, dass er wusste, dass *Claudius* vergiftet werden sollte und auch den Zeitpunkt von dessen *Exitus*, wahrscheinlich erst in den frühen Morgenstunden des 13. 10. 54, ziemlich genau kannte, sich aber an den Bemühungen *Agrippinas* bzw. *Neros* aktiv beteiligte, diesen zu verschleiern, u. a. durch selbstverständlich vergebliche Versuche, die scheinbare Pilzvergiftung durch willkürliche Magenentleerungen und Darmspülungen, auch durch die Veröffentlichung von Fehlinformationen über den Zustand des bereits verstorbenen Kaisers, – bis in Verhandlungen mit den Prätorianern, vor allem mit deren Präfekten *Afranius Burrus* erreicht war, dass diese *Nero* als Nachfolger des *Claudius* akzeptierten [1293]. Hierbei dürfte auch das Versprechen eines sog. *Donativs*[1294] an die Adresse der Prätorianer einen erheblichen Beitrag dazu geleistet haben, dass sich deren Mur-

---

1289 Selbst bei einer *hyperakuten Cyanidvergiftung* würden immerhin noch drei Minuten vergehen, bevor mit dem Eintritt einer Atemlähmung der *exitus* unausweichlich würde. Vgl. http://www.cyanidvergiftung. de/zeitfaktor.htm (2015)

1290 Zu Erbrechen in der Antike, auch zu künstlich herbeigeführtem Erbrechen vgl. Stamatu, M., Erbrechen, in: Leven, K.-H.: Antike Medizin. Ein Lexikon. S. o. Sp. 267; S. weist daraufhin, dass es in der frühen römischen Kaiserzeit in der Oberschicht *„als Mittel angewandt wurde, um den überfüllten Magen für weitere Völlerei zu entlehren."* nennt in dem Kontext sogar *Claudius*, geht aber auf die näheren Umstände von dessen Ableben nicht ein.

1291 Vgl. http://www.cyanidvergiftung.de/zeitfaktor.htm (2015)

1292 Mit diesen Möglichkeiten wollen wir uns noch in den Kap. 3. 2 und 3. 3 dieser Untersuchung noch intensiver auseinandersetzen.

1293 Vgl. dazu Tac. ann. 12, 69; vgl. Suet. Claud. 44, 3;

1294 Vgl. Tac. ann. 12, 2: *promisso donativo ... imperator consalutatur, scientiam militum secuta patrum consulta.*

ren in Grenzen hielt und auch der *Senat* sich dem „Votum" der Prätorianer nicht widersetzte[1295].

Somit ist in den Fällen des *Claudius*[1296] und des *Britannicus* eine durch einen Arzt geleistete Tötungsassistenz als unwahrscheinlich einzustufen, damit mittelbar aber auch in allen übrigen Fällen, jedenfalls soweit in ihnen durch entsprechende Zeugnisse der Quellen *Agrippina* oder *Nero* als Initiator der jeweiligen Intoxikationen charakterisiert werden[1297]. Diese Schlussfolgerung ergibt sich nicht allein daraus, dass eine ärztliche Tötungsassistenz bezüglich dieser Fallgruppe in den Quellen nicht nur nicht erwähnt wird, sondern unabhängig von diesen Unsicherheiten, auch aus der von *Sueton* bezeugten Information, dass *Nero* aus der Erleichterung darüber, dass es *Locusta* am Ende doch gelang, *Britannicus* zu vergiften, diese nicht nur beschenkte, sondern ihr auch Straflosigkeit zusicherte[1298], - sicherlich nicht ohne den Nebengedanken, wann immer ihm das als sinnvoll erschien, sich erneut ihrer Hilfe zu bedienen. Daher ist nicht erkennbar, warum *Nero* im Bedarfsfalle, statt auf den Rat eines Arztes, nicht erneut hätte auf die Dienste *Locustas* oder deren Schülerinnen und Schüler zurückgreifen sollen.

Lediglich in den beiden Selbsttötungsfällen der Regierungszeit *Neros*[1299], kommen die o. g. Gründe für einen Ausschluss ärztlicher Tötungsassistenz nicht infrage, - dafür aber andere: Im Falle *Senecas* wurde bereits in Kapitel 1 dieser Untersuchung die Möglichkeit einer willentlichen und wissentlichen Tötungsassistenz ausgeschlossen, in dem Fall des *P. Anteius*[1300] lassen die dazu überlieferten Informationen ebenfalls die Vermutung eines aktiven Eingreifens eines Arztes in die Selbsttötungsbemühungen dieser Person nicht zu. *Tacitus* berichtet dazu in einer Notiz zu Ereignissen des Jahres 66 n. Chr. Folgendes: *atque ille, hausto veneno, tarditatem eius perosus intercisis venis mortem adproperavit.*[1301] (aber nachdem jener einen Giftbecher ausgetrunken hatte, ärgerte er sich über dessen langsame Wirkung und beschleunigte sie durch das Öffnen von Adern.)

Nach dieser Notiz versuchte sich *P. Anteius* zuerst zu vergiften, nachdem ihm dies aber zu lange dauerte, öffnete er sich angeblich auch noch größere Blutadern. Über

---

1295 S. o. Tac. ann. 12, 2;

1296 Die von O. Wenskus in Bezug auf den Fall des Claudius angemahnte Vorsicht gegenüber einer „retrospektiven Diagnose" (S. o. In Leven, K.-H. Antike Medizin ... Sp. 203 f.) wird hinsichtlich der These P. F. Moogs, dass er von seinem Leibarzt mittelst einer vergifteten Speifeder getötet worden sei, hier geteilt, - obwohl es in Anbetracht der bezüglich einer Vergiftung mittelst eines vergifteten Pilzgerichts übereinstimmenden Quellenzeugnisse durch *Agrippina* und *Locusta* für ihre Zweifel an einer tödlichen Intoxikation kaum „belastbare" Indizien gibt.

1297 Vgl. dazu Tab. IV, Nr. 2. 11. 12. 13. 15;

1298 Vgl. Suet. Nero 33, 3: *Lucusta pro navata opera impunitatem praediaque ampla, sed et discipulos dedit.*

1299 Vgl. Tab. I, 21 (*Seneca*) und I, 38 (*P. Anteius*);

1300 *P. Anteius*, ein *legatus Aug. pr. pr.* von *Dalmatien* im J. 51/52 n. Chr. (CIL III 1977), im J. 55 vorgesehen als *leg. Aug. pr. pr. Syriae*, wurde aber unter verschiedenen Vorwänden in Rom zurückgehalten (Vgl. Tac. Ann. 13, 22.), bis er im Jahre J. 66 n. Chr. durch *Ofonius Tigellinus* zur Selbsttötung gedrängt wurde (Vgl. Tac. ann. 16, 14.). Vgl. Rohden, P. v., Anteius 4, in RE, Band I,2 (1894), Sp. 2349;

1301 Vgl. Tac. ann. 16, 14, 3;

die Herkunft des Gifts, mit dessen Hilfe sich *P. Anteius* zunächst zu töten versuchte, bevor er sich auch noch in Selbsttötungsabsicht Adern öffnete, erfährt man aber weder bei *Tacitus* noch in anderen Quellen Näheres. Man könnte Mutmaßungen darüber anstellen, ob nicht *Ofonius Tigellinus* ihm das Gift zur Verfügung stellte, damit er sich damit selbst töte, insofern er sich augenscheinlich nicht aus Verzweiflung selbst tötete, sondern weil er durch den Prätorianerpräfekten dazu ausdrücklich gedrängt wurde; somit könnte auch dieses Gift aus der Giftküche *Locustas* stammen oder einer ihrer Schülerinnen; allerdings bieten die Quellen keine Grundlage, dies auch zu beweisen. Auf der anderen Seite ließe sich aber auch für den Fall, dass jenes Gift von *Locusta* beschafft worden sein sollte, daraus keine Anhaltspunkte für die Involvierung eines Arztes ableiten; auch andere zur Zeit bekannten Quellen zu der Person des *Anteius* liefern keinerlei Anhaltspunkte für die Annahme, dass an der Beschaffung jenes Toxins ein Arzt hätte involviert sein können.

Damit lässt sich auch bezüglich der unnatürlichen Todesfälle der Regierungszeit *Neros* ein einfaches und klares Fazit ziehen: Eine durch Ärzte geleistete Tötungsassistenz gab es unter *Nero* nicht, weder im Zusammenhang mit Fremdtötungen, noch mit Selbsttötungen.

2.3 Todesfälle aus der Zeit zwischen dem Tod *Neros* und *Domitians* (68 – 96 n. Chr.)

Das Regime *Neros* endete in einer Orgie der Gewalt, wie sie *Rom*, ja mehr noch der Mittelmeerraum insgesamt, seit dem 02. 09. 31 v. Chr., d. h. seit der Schlacht bei *Aktium*[1302], welche die Auseinandersetzungen zwischen *Octavianus* auf der einen Seite und *Marcus Antonius* sowie *Kleopatra* auf der anderen wegen der Vorherrschaft über den Mittelmeerraum beendete, nicht mehr erlebt hatte. Der sog *Pisonischen Verschwörung* des Jahres 65 n. Chr., deren Aufdeckung u. a. *Seneca* seinen Tod verdankte[1303], folgte in den Jahren 66 oder 67 n. Chr. eine Verschwörung, welche nach ihrem mutmaßlichen Oberhaupt, *Annius Vinicianus*[1304], als *Vinicianische* Verschwörung bezeichnet wird. Im Frühjahr 68 n. Chr. erhob sich *Gaius Iulius Vindex*[1305], Statthalter der Provinz *Gallia Lugudunensis* gegen *Nero* und wurde hierbei unterstützt durch *Ser-*

1302 Vgl.: Brambach, J.: Kleopatra. München 1996, S. 299–311; Clauss, M.: Kleopatra. München 2000, S. 90-98. Laspe, D.: Actium. Die Anatomie einer Schlacht. In: Gymnasium. Band 114, 2007, S. 509–522; Schäfer, Chr.: Kleopatra. Darmstadt 2006, S. 222–230;

1303 s. o. Kap. 1 und Tab. IV, 21;

1304 Sohn des *M.* oder *L. Annius Vinicianus*, der nach dem Tode *Caligulas* 41 n. Chr. angeblich selbst Thronprätendent war (Cass. Dio 60.15.1), zusammen mit *Lucius Arruntius Camillus Scribonianus* (Vgl. Tab. III, 7;) einen Aufstand in *Dalmatien* organisierte und sich nach dessen Scheitern 42 n. Chr. selbst tötete (Vgl. Tab. III, 8;). Außerdem war er ein Schwiegersohn des *Gnaeus Domitius Corbulo* (Vgl. Tab. IV, 49;), der ihn 63 n. Chr. zum leg. Aug. der *legio V Macedonica* ernannt hatte. Unter *Nero* wurde *Vinicianus* im Jahre 66 *cos. suff.*, ohne vorher *Prätor* gewesen zu sein (Tac. ann.15.28; Cass. Dio 62, 28, 6;). Warum er gegen *Nero* putschte, ist nicht bekannt, vermutet wird, dass die Situation seiner Familie ihn zum Handeln zwang. Vgl. Krüger, J.: Nero. Ein Kaiser und seine Zeit. Köln, Weimar, Wien 2012, S. 386 f..

1305 *Gaius Iulius Vindex* (*um 25; †68 bei *Vesontio*, heute *Besançon*), stammte aus *Aquitanien*, seit 67 n. Chr. Statthalter der Provinz *Gallia Lugdunensis* (Vgl. Tab. V, 1); vgl. Callies, H.: Rom von der klas-

vius Sulpicius Galba[1306], den Statthalter der Provinz *Hispania Terraconensis*, der sich am 2. 04. 68 zum *legatus senatus populique Romani* erklärte und damit von *Nero* lossagte, durch *Marcus Salvius Otho*[1307], den Statthalter von *Lusitania*, und durch *Lucius Verginius Rufus*[1308], den *leg. Aug. pr. pr. Germaniae superior.*

Von den o. g. Unterstützern des *Iulius Vindex* konnten sich in der Folgezeit *Servius Sulpicius Galba und Marcus Salvius Otho* zeitweilig als Kaiser durchsetzen. *Galba* wurde am 3. 04. 68 n.Chr. in *Carthago Nova*[1309] zum Kaiser ausgerufen, am 8. Juni auch durch den Senat als Kaiser anerkannt, bis zum 15. 01. 69 n. Chr. und *Otho* vom 15. 01. 69 bis zu seinem Tod am 16. 04. 69 in *Brixellum*. Bereits am 02. 01. 69 n. Chr. hatten sich in *Colonia Claudia Ara Agrippinensium* (Köln), aber auch *Aulus Vitellius*[1310] zum Kaiser ausrufen lassen.

Den nach der Ermordung *Galbas* (am 15. 01. 69 n. Chr.) noch amtierenden zwei Kaisern *Otho* und *Vitellius* gesellte sich im Sommer des Jahres noch ein weiterer Bewerber um die Alleinherrschaft hinzu: Am 1. 07. 69 n. Chr. riefen die in *Ägypten* stationierten Legionen *Titus Flavius Vespasianus*[1311] zum Kaiser aus, denen sich am 07.07.69 n. Chr. auch die *syrischen* Legionen anschlossen sowie die römischen Klientelkönige des Orients. Aber erst am 20. 12. 69 n. Chr. gelang es im Dienste *Vespasians* stehenden Truppen, mit der Besetzung der Stadt *Rom* das monatelange Ringen um

---

sischen Republik bis zum Beginn der Völkerwanderung. Stuttgart 1981. Christ, K.: Die Römer. München 1994³. Hanslik, R., Iulius Nr 92, in KIP, Bd. 5, Sp. 1537–1538;

1306 *Lucius Livius Ocella Servius Sulpicius Galba*,*24. 12. 3 v. Chr. bei *Tarracina*; †15. 01. 69 n. Chr. in *Rom*, Sohn des Gaius *Sulpicius Galba, cos. suff.* 5 v. Chr., 33 n. Chr. selbst *cos ord.*, während der Herrschaft *Caligulas* ab 39 n. Chr. *leg. Aug. pr. pr. Germaniae superioris*, unter *Claudius* in dessen Begleitung bei der Eroberung *Britanniens*, 45–47 n. Chr. *Prokonsul* von *Africa*, unter *Nero* ab 60 n. Chr. Statthalter der Provinz *Hispania Tarraconensis*. Vgl. Tab. VI, 1; Hanslik, R., Galba 2, in KIP, Bd, 2, Sp. 670–672; Flaig, E.: Den Kaiser herausfordern. Ffm. 1992. Fluß, M.: Sulpicius 63. In: RE. Bd. IV A, 1, Stuttgart 1931, Sp. 772–801; Wellesley, K.: The year of the four emperors. London 2000³.

1307 *Marcus Salvius Otho*, *28. 04. 32 in *Ferentium*; †16.04. 69 in *Brixellum*, seit 59 n. Chr. *leg. Aug pr. pr. Lusitaniae*. Vgl. Tab.VII, 1; Winkler, G., Otho, in KIP Bd. 4, Sp. 380 – 381; Flaig, E.: Den Kaiser herausfordern. Ffm.1992. Nagl, A.: Salvius 21. RE, Bd. I A,2, Stuttgart 1920, Sp. 2035–2055. Wellesley, K.: The year of the four emperors. London 2000³.

1308 *um 14 n. Chr. bei *Comum* (h. *Como*); †97; Vgl. R. Engel: Verginius II 1. In KIP, Bd. 5, Sp. 1205 f.;

1309 Heute Cartagena in Südostspanien,

1310 *7. bzw. 24. 09. 12 oder 15 n. Chr. in *Luceria*; † 20. oder 21. 12. 69 in *Rom*, Sohn des *Lucius Vitellius* (*cos.* 34, 43 und 47, der an den Höfen der Kaiser *Tiberius*, *Caligula* und *Claudius* einflussreiche Positionen bekleidete,) 48 n. Chr. selbst erstmalig Konsul; Unter *Nero* 60/61 n. Chr. *Prokonsul* der Provinz *Africa*, anschließend dort Legionslegat unter seinem Bruder *Lucius*, der ihm als Statthalter nachgefolgt war, Ende 68 n. Chr. durch *Galba* zum *leg. Aug. pr. pr. Germaniae inferioris* ernannt, als der er im Januar 69 n. Chr. gegen *Galba* putschte. Vgl. Winkler, G., Vitellius, 2, in KIP, Bd. 5, Sp. 1303–1306; Tab. VIII, 1;

1311 *17. 11. 9 in *Falacrinae*; †23. 06. 79 in *Aquae Cutiliae*, *Vespasian* bekleidete unter *Caligula Quästur*, *Ädilität* und *Prätur*. Unter *Claudius* hatte er verschiedene militärische Kommandos inne, 42 n. Chr. in *Germanien* über die *legio II Augusta*, 43/44 n. Chr. gehörte er während der Eroberung *Britanniens* durch *Claudius* dessen Stab an, 47 n. Chr. kehrte er *Rom* zurück und bekleidete dort 51 n. Chr. erstmals ein *Konsulat*. Unter *Nero* bekleidete er 62 n. Chr. das Amt eines *Prokonsuls von Afric*a und übernahm 67 n. Chr. das Oberkommando der römischen Truppen in *Syrien* im Zusammenhang der Niederschlagung des sog. Jüdischen Aufstandes. Vgl. Hanslik, R., Vespasianus, in KIP, Bd. 5, Sp. 1224–1226;

die Nachfolge *Neros* militärisch für sich zu entscheiden. Aber noch einmal ein halbes Jahr sollte es dauern, bis *Vespasian* persönlich nach *Rom* kommen konnte, um sich dort als neuen Herrscher *Roms* zu präsentieren[1312]. Unumstritten war die Alleinherrschaft *Vespasians* aber bereits seit dem 22. 12. 69 n. Chr, als diese auch durch den Senat[1313] offiziell anerkannt wurde. Von *Vespasian* aus ging diese nach dessen Tod (†am 23. 06. 79[1314] in *Aquae Cutiliae*) auf dessen Söhne über, am 24. 06. 79 auf den älteren, *Titus*[1315], nach dem Ableben des letzteren, am 13. 09. 81 in *Aquae Cutiliae*, am 14. 09. 81 n. Chr., auf dessen jüngeren Bruder *Domitian*[1316], bis zu dessen Ermordung am 18. 09. 96 n. Chr..

Obwohl auch bezüglich der unnatürlichen Todesfälle dieser Epoche die Frage nach der Inzidenz ärztlicher Tötungsassistenz im Focus steht, erzwingt die Quellenlage, die in vielen Fällen eine klare Typologisierung nicht zulässt, zumindest nicht hinsichtlich der Tötungsmittel, sowie die Identifizierung einer großen Zahl von betroffenen Opfern als „Philosophen", bei denen man nach unseren bisherigen Erkenntnissen als Tötungsart am ehesten Selbsttötungen erwarten würde, die aber nach den Aussagen der Quellen dennoch mehrheitlich „Fremdtötungen" zum Opfer fielen, eine vorherige sorgfältige Analyse des politischen Hintergrunds.

2.3.1 Der politische Hintergrund

Der ganzen Epoche der Herrschaft der Kaiser von *Galba* bis *Domitian*, die einem Zeitraum von ca. 28 Jahren umspannt, d. h. der Dauer der Regentschaften des *Tiberi-*

1312 Vgl. Flaig, E.: Den Kaiser herausfordern. Ffm. 1992, S. 356–416, Jones, Ch. P.: Egypt and Judaea under Vespasian. In: Historia. Bd. 46, 1997, S. 249–253, Levick, B.: Vespasian, London und New York 1999.

1313 Durch die die *Lex de imperio Vespasiani*, deren Verabschiedung im Senat *Tacitus* auf den 22. 12. 69 n. Chr. datiert. Vgl. Tac. hist. 4, 3, 3. Zum Wortlaut: CIL 6, 930 = 31207 = Dessau, H., Inscriptiones Latinae selectae (ILS) 244. Vgl. Brunt, P.: Lex de imperio Vespasiani. In: JRS. 67, 1977, S. 95–116. Pabst, A.: „... ageret faceret quaecumque e re publica censeret esse". Annäherungen an die lex de imperio Vespasiani. In: Dahlheim, W. (Hrsg.): Festschrift Robert Werner zu seinem 65. Geburtstag. Konstanz 1989, S. 125–148. Thompson, J. S.: Demonstrative Legitimation der Kaiserherrschaft im Epochenvergleich. Zur politischen Macht des stadtrömischen Volkes. Stuttgart 1993, S. 63 f., Anm. 172.

1314 Gelegentlich wird auch 24. 06. 79 n. Chr. als Todestag *Vespasians* genannt, u. a. von Bengtson, H.: Die Flavier. Vespasian, Titus, Domitian. München 1979, S. 289; Vgl. Eck, W.: Rezension von Hermann Bengtson. Die Flavier. Vespasian, Titus und Domitian. In: Gnomon. Bd. 53, 1981, S. 343–347. Ansonsten vgl. Christ, K.: Geschichte der Römischen Kaiserzeit. München 2002⁴, S. 243–264. Griffin, M.: The Flavians. In: Bowman, A. K., Garnsey, P. und Rathbone, D. (Hrsg.): The Cambridge Ancient History 11. The High Empire, A. D. 70–192. Cambridge 2000, S. 1–83. Pfeiffer, St.: Die Zeit der Flavier. Vespasian, Titus, Domitian. Darmstadt 2009.

1315 *Imperator Titus Caesar divi Vespasiani filius Vespasianus Augustus*, *30. 12. 39; †13. 09. 81, herrschte als Kaiser vom 24. 06. 79 bis zu seinem Tod. Vgl. Hanslik, R., Titus, Nr. 2, in: KIP Bd. 5; Sp. 874–876;

1316 *Titus Flavius Domitianus*, *24. 10. 51, †18. 09. 96, trat die Nachfolge seines Bruders als „Kaiser" am Tage nach dessen Ableben an, am 14. 09. 81 n. Chr. auch als Inhaber der *tribunicia potestas*. Vgl. Hanslik, R., Domitianus 1, in KIP, Bd. 2; Sp. 122–125; Jones, B. W.: The Emperor Domitian. London 1993², S. 20 f.;

us und des *Gaius* zusammen, entspricht, lassen sich 82 unnatürliche Todesfälle zuordnen, die sich auf die einzelnen Kaiser wie folgt verteilen: *Galba* 18, *Otho* 14, *Vitellius* 15, *Vespasian* 12 und *Domitian* 23.[1317]Die Verteilung der Fälle auf die Regentschaften der einzelnen Kaiser erscheint auf den ersten Blick als unspektakulär, muss aber in Relation zur Dauer derselben gesehen werden, wobei dann doch Unterschiede der Fallfrequenzen ins Auge fallen: *Galba* 12,08, *Otho* 6,61, *Vitellius* 16,53, *Vespasian* 289,17 und *Domitian* 238,26 Tage/Fall.[1318]

Tabelle V: Galba (68/69)

Nr.	Name	Zeitp.	Tötungsart	Tötungsm.	Ärztl. Ass.	Belege:				
						Tacitus	Sueton	Dio	andere	
1	Iulius Vindex	68 n.	Selbsttötung	w. Schwert	ausgeschl.	hist.1,51,1	Galb.11, 2	63,24,4	Joh. Ant. fr.91	
2	Ks.Nero	58 n.	Fremdtötung	Schwert	ausgeschl.		N. 57	63,27 – 29,2		
3	Cingonius Varro	68 n.	Fremdtötung	unklar	unwahrsch.	hist. 1,5. 37	-	-		
4	Nymphidius Sabinus	68 n.	Fremdtötung	Hinrichtung	unwahrsch.	hist.1,5.37,3	G.11	63,2,1	Plut.G.14	Xiph. 186
5	L. Clodius Macer	63 n.	Fremdtötung	Hinrichtung	unwahrsch.	hist.1,7.11.37, 3	G.11			
6	Fonteius Capito	68 n.	Fremdtötung	Hinrichtung	unwahrsch.	hist.1,7.11.37, 3	G.11	63,2,1	Xiph. 186	
7	Petronius Turpilianus	68 n.	Fremdtötung	unklar	unwahrsch.	hist.1,6.37				
8	Obultronius Sabinus	68 n.	Fremdtötung	Hinrichtung	unwahrsch.	hist.1,37	-	-		
9	Cornelius Marcellus	68 n.	Fremdtötung	Hinrichtung	unwahrsch.	hist.1,37	-	-		
10	Betuus Cilo	68 n.	Fremdtötung	Hinrichtung	unwahrsch.	hist.1,37	-	-		
11	Titus Vinius	69 n.	Fremdtötung	Ermordung	ausgeschl.	hist.1,42			Plut.G.16, 4;	
12	Helius	68/69 n.	Fremdtötung	Ermordung	ausgeschl.			63,3,4	Plut.G.17, 2	
13	Polycleitos	68/69 n.	Fremdtötung	Ermordung	ausgeschl.				Plut.G.17, 2	
14	Petinos	68/69 n.	Fremdtötung	Ermordung	ausgeschl.				Plut.G.17, 2	

1317 Vgl. Tab. X; Der Regentschaft des *Titus* lässt sich unter chronologischen Gesichtspunkten kein Fall zuordnen, unter politischem Aspekt betrachtet, müsste man zwei Fälle der Regierungszeit *Vespasians* (Vgl. Tab. VIII, Nr. 10 und 11) eher *Titus* zuordnen, weil Tab. VIII, Nr. 10 nach den Angaben der Quellen auf Befehl des *Titus* getötet wurde und auch Tab. VIII, Nr. 11 in eine Verschwörung verwickelt war, die sich vor allem gegen *Titus* richtete.

1318 Vgl. Tab. X a;

Nr.	Name	Zeitp.	Tötungsart	Tötungsm.	Ärztl. Ass.	Belege:				
						Tacitus	Sueton	Dio	andere	
15	Patrobius	68/69 n.	Fremdtötung	Ermordung	ausgeschl.			63,3,4	Plut.G.17, 2	
16	Narcissus	68/69 n.	Fremdtötung	Ermordung	ausgeschl.			63,3,4		
17	Locusta	68/69 n.	Fremdtötung	Ermordung	ausgeschl.			63,3,4		
18	Scipulus praef. praet.	68 n.	Fremdtötung	Ermordung	ausgeschl.			63,27,2	Joh.Ant.fr. 91	

Tabelle VI: Otho (69)

Nr.	Name	Zeitp.	Tötungsart	Tötungsm.	ärztl. Ass.	Belege:			
						Tacitus	Sueton	Dio	andere
1	S. Sulp. Galba	69 n.	Fremdtötung	iugulatus	ausgeschl.	hist.1,41,2-3	Gal.20,2	63,5,1-6,4	Plut.Galb.24
2	L. Piso	69 n.	Fremdtötung	trucidatus	ausgeschl.	hist.1,43,2	Oth.5,3	63,6,5	
3	Corn.Laco pr.pr.	69 n.	Fremdtötung	durchbohrt	ausgeschl.	hist.1,46,5	G.14,2		
4	Marcian. Icelus	69 n.	Fremdtötung	Hinrichtung	ausgeschl.	hist.1,46,5	G.14,2		
5	Pomp.Propinqu.	69 n.	Fremdtötung	Hinrichtung	ausgeschl.	hist.1,58,1			
6	Crispinus cent.	69 n.	Fremdtötung	Hinrichtung	ausgeschl.	hist.1,58,2			
7	Nonius cent.	69 n.	Fremdtötung	Hinrichtung	ausgeschl.	hist.1,59,1			
8	Donatius cent.	69 n.	Fremdtötung	Hinrichtung	ausgeschl.	hist.1,59,1			
9	Romilius cent.	69 n.	Fremdtötung	Hinrichtung	ausgeschl.	hist.1,59,1			
10	Calpurnius cent.	69 n.	Fremdtötung	Hinrichtung	ausgeschl.	hist.1,59,1			
11	Iulius Alpinus	69 n.	Fremdtötung	Hinrichtung	ausgeschl.	hist.1,68,2			
12	Of. Tigell.pr.pr.	69 n.	Selbsttötung	Rasiermess.	ausgeschl.	hist.1,72,3			Plut.Otho 2
13	Varius Crisp. tr.	69 n.	Fremdtötung	Meuterei	ausgeschl.	hist.1,80,2			
14	Nero falsus	69 n.	Fremdtötung	Hinrichtung	ausgeschl.	hist.2,9,2			

Vergleicht man diese Fallfrequenzen mit denen der früheren Kaiser, *Tiberius – Nero*, bei denen Frequenzen von maximal 85,13 (bei *Caligula*) und 108,41 (bei *Tiberius*)[1319] zu errechnen sind, kann man die Unterschiede als dramatisch bezeichnen, wofür es aber, zumindest für die hohe Fallfrequenz während der kurzen „Regierungszeiten" *Galbas, Othos* und *Vitellius* eine einfache Erklärung gibt: Es herrschte zwischen dem Tod *Neros* und der allgemeinen Anerkennung *Vespasians* als dessen Nachfolger eine Art Bürgerkrieg, auch wenn sich hierbei weniger „Bürger" bekriegten, sondern „Warlords".

Andererseits stellt sich die Zeit der Kaiser, *Vespasian* und *Domitian* mit Fallfrequenzen von 289, 17 bzw. 238,26 Tagen/Fall[1320] als innenpolitisch außerordentlich stabil dar. Das gilt nicht zuletzt für die Regierungszeit *Domitians*, - der in den Quellen in besonderem Maß als Tyrann verunglimpft wird, – welche sich nicht nur im Vergleich mit Regierungszeiten *Galbas, Othos* und des *Vitellus*, sondern auch mit denen der Kaiser *Tiberius – Nero* innenpolitisch aber als eine friedliche Zeit darstellt.

1319 Vgl. Tab. X;
1320 Vgl. Tab. X a;

Tabelle VII: Vitellius (69)

Nr.	Name	Zeitp.	Tötungsart	Tötungsm.	ärztl. Ass.	Belege: Tacitus	Sueton	Dio	andere
1	Otho Ks.	69 n.	Selbsttötung	Dolch	ausgeschl.	hist. 2,49,2	O.11,2	63,15,1	Xiph. Zon.
2	Coenus lib.	69 n.	Fremdtötung	Hinrichtung	ausgeschl.	hist.2,54			
3	Lucc. Albinus	69 n.	Fremdtötung	Hinrichtung	ausgeschl.	hist.2,58,1–59,1			
4	uxor Alb.	69 n.	Fremdtötung	Hinrichtung	ausgeschl.	hist.2,59,1			
5	Festus pr.coh.	69 n.	Fremdtötung	Hinrichtung	ausgeschl.	hist.2,59,1			
6	Scipio pr.coh.	69 n.	Fremdtötung	Hinrichtung	ausgeschl.	hist.2,59,1			
7	Asinius Poll. pr. a.	69 n.	Fremdtötung	Hinrichtung	ausgeschl.	hist.2,59,1			
8	Mariccus	69 n.	Fremdtötung	Hinrichtung	ausgeschl.	hist.2,61			
9	Corn. Dolabella	69 n.	Fremdtötung	Hinrichtung	ausgeschl.	hist.2,63-64			
10	Geta Sklave	69 n.	Fremdtötung	Hinrichtung	ausgeschl.	hist.2,72			
11	Iunius Blaesus	69 n.	Fremdtötung	Gift	unklar	hist.3,38-39			
12	Iulius Agrestis c.	69 n.	Selbsttötung	unklar	unklar	hist.3,54			
13	Fabius Valens	69 n.	Fremdtötung	Hinrichtung	ausgeschl.	hist.3,62			
14	Flavius Sabinus	69 n.	Fremdtötung	Ermordung	ausgeschl.	hist.3,74–75	Vit.15,3		
15	Sporus	69 n.	Selbsttötung	unklar	unklar			64,10,1	

Tabelle VIII: Vespasian (69 – 79)

Nr.	Name	Zeitp.	Tötungsart	Tötungsm.	ärztl. Ass.	Belege:			
						Tacitus	Sueton	Dio	andere
1	**Ks. Vitellius**	69 n.	Fremdtötung	Ermordung	ausgeschl.	hist.3,84–85	Vit.17–18	65,21,2	
2	**L. Vitellius fr.**	69 n.	Fremdtötung	Ermordung	ausgeschl.	hist.4,2,3	Vit.18	65,22,1	
3	**Vitellius fil.**	69 n.	Fremdtötung	Ermordung	ausgeschl.	hist.2,61;4,80;	Vit.18	65,22,2	
4	L. Calp. Piso	70 n.	Fremdtötung	Hinrichtung	ausgeschl.	hist.4,48–50			
5	Papirius centurio	70 n.	Fremdtötung	Hinrichtung	ausgeschl.	hist.4,48			
6	Helvidius Priscus	75 -79	Fremdtötung	Hinrichtung	ausgeschl.	verloren	V.15	65,12,1.3	Plin.ep.7,19,4
7	Heras (Philosoph	75 -79	Fremdtötung	unklar	unwahrsch.			65,15,5	
8	Sabinus Gallus	76 n.	Fremdtötung	Hinrichtung	ausgeschl.			65,16,1 – 2	
9	Peponilla ux. Galli	76 n.	Fremdtötung	Hinrichtung	ausgeschl.			65,16,1 – 2	
10	A. Caecina Alienus	79 n.	Fremdtötung	Hinrichtung	ausgeschl.	verloren	Tit.6,2	66,16,3	
11	T. Epr. C. Marcellus	79 n.	Selbsttötung	Rasiermesser	ausgeschl.	verloren		66,16.4	
12	P. Licinius Caecina	69-79 n.	Selbsttötung	Gift	unwahrsch.			*	Plin.n.h.20,199;PIR 5,1,L178

* Brandt, U. s. Lit. - Verz.

Dieser Eindruck verstärkt sich noch, wenn man berücksichtigt, dass die Mehrzahl der Fälle der Regierungszeit *Domitians*, nämlich 15 von 23, in die 90-er Jahre zu datieren ist, d. h. in die Zeit nach der Niederwerfung des Aufstandes *L. Antonius Saturninus*[1321] im Jahr 89 n. Chr. und nach der zeitweiligen Verstoßung seiner Ehefrau *Domitia Longina*[1322], die erst im Jahre 90 n. Chr. wieder aufgehoben wurde[1323]. Klammerte man diese 9 Fälle aus, dann ließe sich für die ersten zehn Jahre der Regierungszeit *Domitians* eine Frequenz von 260, 07 Tage/Fall errechnen, nach dem Wert für die Regierungszeit *Vespasians* der günstigste Wert für die gesamte frühe römische Kaiserzeit, – wenn man von der Regierungszeit des *Titus* absieht, der sich kein unnatürlicher Todesfall zuordnen lässt.

1321 *Lucius Antonius Saturninus* (†89), in *Mogontiacum* (Mainz) der *legio XIIII Gemina* und der *legio XXI Rapax*, im Januar 89 zum Imperator ausgerufen; der Aufstand wurde nach 42 Tagen von Truppen des Statthalters der Provinz *Germania inferior*, *Aulus Bucius Lappius Maximus*, niedergeschlagen. Vgl. Strobel, K.: Der Aufstand des L. Antonius Saturninus und der sogenannte zweite Chattenkrieg Domitians. In: Tyche 1, 1986, S. 203–220, Walser, G.: Der Putsch des Saturninus gegen Domitian. In: Schmid, E., Berger, L., Bürgin, P. (Hrsg.): Provincialia. Festschrift für Rudolf Laur-Belart. Basel 1968, S. 497–507;

1322 *Domitia Longina* (*vor 55; †zwischen 126 und 140 n. Chr.), Tochter des *Gnaeus Domitius Corbulo* (Vgl. Tab IV, Nr. 48,), seit 70 n. Chr. mit *Domitian* verheiratet, gebar entweder 71 oder 73 einen Sohn und ca. 76 eine Tochter, die aber beide jung starben. Vgl. Demandt, A.: Das Privatleben der römischen Kaiser. 2007, S. 93–95, Eck, W.: Domitia [6]. In: DNP. Bd. 3, Stuttgart 1997, Hemelrijk, E. A.: Matrona Docta: Educated Women in the Roman Élite from Cornelia to Julia Domna. London 2004, S. 108–111.

1323 Aufgrund des zeitweiligen Verschwindens ihres Namens in den Opferprotokollen der Arvalakten, erscheint es als naheliegend ihre Verstoßung in die Zeit zwischen Januar 87 und Januar 90 n. Chr. zu datieren. Vgl. acta fratr. Arv, 14–16; vgl. M. Mc. Crumm and A. G. Woodhead, Select Documents of the principates of the Flavian emperors, Cambrigde 1966, p. 23–29;

Tabelle IX: Domitian (81 – 96) Für die Regierungszeit des Titus sind keine Fälle überliefert.

Nr.	Name	Zeitp.	Tötungsart	Tötungsm.	Ärztl. Ass.	Belege:			
						Tacitus	Sueton	Dio	andere
1	Ks. Titus	81 n.	Fremdtötung	Vernachl.	ang./unwahrsch.		**Dom.2,3**	**66,26,1 – 4**	**Plut. De San. Tuenda 3**
2	Aelius Lamia	cos.80	Fremdtötung	Hinrichtung	unwahrsch.		Dom.10,2	Kl. P. Sp 89 No 12	
3	Flavius Sabinus	82 – 89	Fremdtötung	Hinrichtung	unwahrsch.		Dom.10,4		Phil. Apoll. 7,7;Kl. P. Sp. 573 No 15
4	Helvius Agrippa	83 n. Chr.	Selbsttötung	unklar	unwahrsch.			67,3,2 (Xiph. 218,17–22,R.St.)	
5	Arrecinus Clemens	83 – 96	Fremdtötung	Hinrichtung	unwahrsch.		Dom.11,1		PIR A1072
6	Valerius Festus	84-85	Selbsttötung	Gift/inedia	unwahrsch.				Mart.1,78*
7	L. Antonius Saturn.	89 n.	Fremdtötung	Hinrichtung	unwahrsch.		Dom. 6,3	67,11,1	Epit.de Caes.11,9
8	Sallustius Lucullus	89/90?	Fremdtötung	Hinrichtung	unwahrsch.		Dom.10,3		
9	Mettius Pompusianus	90/91	Fremdtötung	Hinrichtung	unwahrsch.		Dom.10,3	67,12,2 – 5	Kl.P.1042
10	disc. Paridis	unklar	Fremdtötung	Hinrichtung	unwahrsch.		Dom.10,1		
11	Herm.Tarsensis	unklar	Fremdtötung	Kreuzigung	ausgeschl.		Dom.10,1		
12	an.pater familias	unklar	Fremdtötung	v. Hunden	ausgeschl.		Dom.10,1		
13	Civica Cerealis	unklar	Fremdtötung	Hinrichtung	unwahrsch.		Dom.10,2		viell. Kl. Pauli 1239
14	Salvius Cocceianus(N.Othos)	unklar	Fremdtötung	Hinrichtung	unwahrsch.		Dom.10,2		
15	C. Salvidienus Orph.	93 n.	Fremdtötung	Hinrichtung	unwahrsch.		Dom.10,2	Phil.Vit.Ap.7,8,33 (Kl.P. 1319/47	
16	Iunius Rusticus	93 n.	Fremdtötung	Hinrichtung	unwahrsch.	Agr.2,1; 45,1	Dom.10,3	67,13,2	Xiph
17	Helv. Prisc. f.	93 n.	Fremdtötung	Hinrichtung	unwahrsch.	Agr.45,1	Dom.10,4	67,13,2	Xiph
18	Herennius Senecio	93 n.	Fremdtötung	Hinrichtung	unwahrsch.	Agr.2,1;		67,13,2	Xiph
19	Curiatius Maternus soph	93 n.?	Fremdtötung	Hinrichtung	unwahrsch.	dial.de or.		67,12,5	
20	Acilius Glabrio	95 n.	Fremdtötung	ad bestias	ausgeschl.		Dom.10,2	67,14,3	Xiph
21	Epaphroditus	95 n.	Fremdtötung	Hinrichtung	unwahrsch.		Dom.14,3,	67,14,4	
22	Flavius Clemens	95 n.	Fremdtötung	Hinrichtung	unwahrsch.		Dom.15,1	67,14,1	Xiph
23	Ks. Domitian	96 n.	Fremdtötung	Schwert	ausgeschl.		Dom.17		

* Brandt, H. S. Lit.-Verz.

Auf der anderen Seite verdient Beachtung, dass sich speziell für das letzte *Quinquennium* der Regierungszeit *Domitians* mit 9 Fällen eine Frequenz von 202,77 Tagen/Fall errechnet, ein auch im Vergleich zu den Werten der Kaiser des julisch-claudischen Kaiserhauses hoher Wert. Aber auch dafür gibt es eine einfache Erklärung: *Domitian*[1324]selbst wurde nach den Angaben einiger über den Fall berichtender Autoren[1325] nicht ohne Wissen seiner Gemahlin ermordet. Ob die antiken Autoren, die das behaupteten, zuverlässig informiert waren, braucht in diesem Kontext nicht genauer geklärt zu werden. Allein die Gründe, aus denen jene Autoren zu einer solchen Einschätzung gelangten, liegen auf der Hand: Unter den Opfern der angeblichen „Terrorjustiz" *Domitians* befinden sich hochrangige Personen, sogar mehrere Angehörigen des Kaiserhauses[1326].

Außerdem wird *Stephanus*, der Hauptattentäter und Mörder *Domitians*, von *Sueton* als Kämmerer einer *Flavia Domitilla* bezeichnet[1327]. Auch wenn über die Identität dieser *Flavia Domitilla* keine vollständige Klarheit herrscht – wahrscheinlich handelte es sich um eine Tochter *Domitillas* der Jüngeren[1328], d. h. um die Gattin des im Jahre 95 n. Chr. hingerichteten *Flavius Clemens*[1329], des Vaters zweier von *Domitian* im Interesse der Sicherstellung einer dynastisch legitimierten Nachfolge adoptierten Söhne[1330], – vielleicht war sie eine Christin, nach der die südlich Roms gelegenen *Domitilla-Katakomben* benannt sind[1331], – unabhängig davon ist offenkundig, dass der

---

1324 Vgl. Tab. IX, Nr. 23;

1325 Vgl. Cass. Dio 67, 15–18; insbes. 67, 15, 4: ἡ Δομιτία ἡ γυνὴ αὐτοῦ οὔτε δὲ ὁ Νωρβανὸς ὁ ἔπαρχος οὐδ' ὁ συνάρχων Πετρώνιος Σεκοῦνδος ἠγνόησαν, ὥς γε καὶ λέγονται. ἥ τε γὰρ Δομιτία ἀεί ποτε ὑπ' αὐτοῦ ἐμισεῖτο καὶ διὰ τοῦτ' ἐφοβεῖτο μὴ καὶ ἀποθάνῃ,... (Domitia, die Gemahlin von ihm [Domitian] und auch Norbanus, der Präfekt [praef. pr.] und auch dessen Amtsgenosse *Petronius Secundus* wussten Bescheid, wie jedenfalls gesagt wird. *Domitia* wurde ja stets von ihm gehasst und musste daher um ihr Leben bangen, ...) Vgl. Aur. Vict. lib. de Caes. 11, 7: *is ergo ... uxore non ignara ... poenas luit.* inc. auct. epit. de Caes.11,11: *igitur coniuravere plerique...ascita etiam in consilium tyranni uxore Domitia...*

1326 Vgl. dazu Tab. IX, 3; *Flavius Sabinus*, ein Nachfahre von *Vespasians* gleichnamigen älteren Bruder (Tab. IX, 5), *Arrecinus Clemens*, der Vater von *Arrecina Tertulla*, der ersten Gemahlin des Kaisers *Titus*, (Tab. IX, 21), *Flavius Clemens*, ein Bruder des o. g. *Flavius Sabinus*, dessen zwei Söhne *Domitian* in Ermangelung eigener Nachkommen, adoptiert hatte;

1327 Vgl. Suet. Dom. 17, 1: ... *Stephanus, Domitillae procurator et tunc interceptarum pecuniarum reus, consilium operamque optulit.*

1328 Vgl. Bautz, F. W.: Domitilla, Flavia. In: Biographisch-Bibliographisches Kirchenlexikon. Hamm 1990^2, Sp. 1359–1360. Kirsch, J. P.: Nereus and Achilleus, Domitilla and Pancratius. In: Catholic Encyclopedia, Bd. 10, New York 1911; Healy, P.: Flavia Domitilla. In: Catholic Encyclopedia, Bd. 6, New-York 1909, S. (4). Stadler, J. E. u. a. (Hrsg.): Flavia Domitilla, In: Vollständiges Heiligen-Lexikon..., Bd. 2, Augsburg 1861, S. 218–219. Singer, I.(Hrsg.): Flavia Domitilla. In: Jewish Encyclopedia, New-York 1901–1906.

1329 S. o. Tab. IX, Nr. 21;

1330 Vgl. Suet. Dom. 15, 1: *denique Flavium Clementem patruelem suum ..., cuius filios etiam tum parvulos successores palam destinaverat abolitoque priore nomine alterum Vespaianum appellari, alterum Domitianum, repente ... interemit.* Vgl. dazu: Cass. Dio 67, 14, 1;

1331 Unter dem Namen *Flavia Domitilla* sind drei Personen bekannt: 1. *Flavia Domitilla die Ältere* (†vor 69), Ehefrau von Kaiser *Vespasian*, 2. *Flavia Domitilla die Jüngere* (*~45, †vor 69), Tochter von *Vespasian* und *Domitilla d. Ä.*, 3. *Flavia Domitilla* (Heilige) († ~100), christliche Märtyrerin und Heilige. Insofern 1 und 2 aber schon vor 69 verstorben waren, kann es sich bei der o. g. nur um Nr. 3 gehandelt haben.

Haupttäter *Stephanus* in engen Beziehungen zu einer engen Verwandten *Domitians* stand.

Daher wird man die meisten unnatürlichen Todesfälle der Regierungszeit *Domitians* kaum ohne den Zusammenhang der sich bereits seit dem Tod der beiden Kinder *Domitians* aus der Ehe mit *Domitia Longina* abzeichnenden Probleme der dynastischen Legitimation verstehen können, d. h. spätestens seit dem Jahre 73 n. Chr.. Das gilt aber nicht nur für die unnatürlichen Todesfälle von Verwandten des *Domitians*, sondern auch für andere, jedenfalls aus der Zeit nach der Rückführung *Domitia Longinas*, soweit wir davon ausgehen dürfen, dass jene zur Klientel derselben gehörten, wie zum Beispiel für *Aelius Lamia*[1332], einen früheren Ehemann der *Domitia Longina* und den Philosophen, *Helvidius Priscus*[1333], d. J..

Über die Tötung des *Aelius Lamia* erfahren wir bei *Sueton: Aelium Lamiam [scil: occidit] ob suspiciones quidem, verum et veteres et innoxios iocos, quod post abductam uxorem... Tito hortanti se ad alteram matrimonium responderat*: μὴ καὶ σὺ γαμῆσαι θέλεις[1334]; (Den Aelius Lamia [tötete] er [Domitian]wegen zwar zweideutiger, aber tatsächlich lange zurückliegender und unschuldiger scherzhafter Äußerungen, weil er nämlich, nachdem ihm seine Frau entführt worden war, ... zu Titus, als der ihn zu einer neuen Eheschließung aufforderte, entgegnete: „Heirate ja nicht auch noch Du!")

Obwohl diese Äußerungen zum Zeitpunkt der Hinrichtung des *Aelius Lamia*, wie aus der von *Sueton* gebrauchten Formulierung *ob suspiciones quidem, verum et veteres et innoxios iocos* zu entnehmen ist, bereits längere Zeit zurücklagen – die Entführung *Domitia Longinas* durch *Domitian* ist aufgrund entsprechender Angaben des *Tacitus* in das Jahr 70 zu datieren[1335], die Tötung des *Aelius Lamia* sicher erst nach dessen Konsulatsjahr 80 n. Chr., wahrscheinlich sogar erst nach der zeitweiligen Verbannung *Domitias* oder nach der Niederschlagung der Erhebung des *L. Antonius Saturninus*, – erscheint es als nachvollziehbar, dass von diesem Mann dem Kaiser nach Auffassung des letzteren Gefahren drohten, nämlich wegen Kinderlosigkeit des Kaisers und der daher ungeklärten Frage seiner Nachfolge.

Ähnliches gilt auch für Äußerungen einiger Literaten und Philosophen, denen offiziell nichts anderes vorzuwerfen war, als deren literarische Produktion[1336], vor allem *Helvidius Priscus* d. J..[1337] Über dessen Ende berichtet *Sueton* Folgendes: *occidit et Helvidium Priscum filium, quasi scenico exodio sub persona Paridis et Oenones divortium suum cum uxore taxasset*[1338]. (Er tötete auch den Helvidius Priscus, den Sohn [H. Ps. d. Ä.], weil er gleichsam in einem szenischen „Nachspiel" mit den Bühnenfiguren Pa-

---

1332 *L. Aelius Plautius Lamia Aelianus, cos.* 80 n. Chr., bez. für Mitte Januar bis Februar (Mc. Crumm and Woodhead, s. o. p. 7;); Vgl. Hanslik, R., Aelius II, 12, in KIP, Bd. 1, Sp. 89; Vgl. Tab. IX, Nr. 2;

1333 *Helvidius Priscus, d. J.*, * vor 56, *cos. suff.*, vor 86 ca. 93 getötet. Vgl. Hanslik, R., H. P. Nr. 3, in KIP, Bd. 2, Sp. 1018; vgl. Brodersen K./Zimmermann, B. (Hrsg.): Personen der Antike. Stuttgart und Weimar, S 93. Vgl. Tab. IX, 16;

1334 Suet. Dom. 10, 2;

1335 Vgl. Tac. hist. 4, 2: *Nomen desemque Caesaris Domitianus acceperat, nondum ad curas intentus, sed stupris et adulteriis filium principis agebat.*

1336 Vgl. dazu Tab. IX, Nr. 15–18;

1337 Vgl. Tab. IX, Nr. 16;

1338 Suet. Dom. 10, 4; vgl.: Tab. IX, Nr. 15;

ris und Oenone seine eigene [Domitians]Trennung von seiner Gemahlin [Domitia Longina] verulkt habe.)

Um zu begreifen, dass es sich bei diesem „Bühnenstück" aus der Sicht *Domitians* keineswegs nur um einen harmlosen Scherz handelte, muss man sich vor Augen führen, dass die mythologischen Vorlagen jener Bühnenfiguren jedem gebildeten Römer bekannt gewesen sein dürften: *Paris* ist als trojanischer Königssohn bekannt, der *Helena* entführte und dadurch den trojanischen Krieg auslöste. Aber auch *Oenone* ist aus dem Mythos über den trojanischen Krieg bekannt, und zwar als Name einer Bergnymphe, die *Paris Hellenas* wegen verließ[1339]. Allein schon die Vorstellung, dass *Domitian*, in der Rolle des Königssohnes *Paris*, *Domitia* in der Rolle der schönen *Hellena* wegen einer Bergnympfe verstoßen habe, dürfte pikante Spekulationen ausgelöst haben, nicht nur über die Identität der *Nymphe*, sondern auch über den Krieg, wobei sich die Zeitgenossen bezüglich der *Nymphe* wahrscheinlich einig waren, obwohl sich auch diesbezüglich zeitabhängig unterschiedliche Deutungsansätze anboten:

Zum Zeitpunkt der Hinrichtung des *Helvidius Priscus*[1340] standen wahrscheinlich Gerüchte über die Rolle der *Iulia Titi*[1341] im Vordergrund der pikanten Deutungsansätze. *Sueton* beschreibt die Rolle *Julias* folgendermaßen: *fratris filiam adhuc virginem oblatam in matrimonium sibi cum devinctus Domitiae nuptiis pertinacissime recusavisset, non multo post alii conlocatam corrupit ultro et quidem vivo etiam tum Tito; mox patre ac viro orbatam ardentissime palamque dilexit, ut etiam causa mortis extiterit coactae conceptum a se abigere.*[1342] (Die Tochter seines Bruders sei ihm als Braut zur Ehe angetragen worden; weil er diese aber, gebunden durch die Hochzeit mit Domitia, hartnäckig zurückgewiesen hatte, sei sie viel später mit jemand anderem verheiratet worden[1343]; als solche habe er sie aber noch zu Lebzeiten des *Titus* missbraucht[1344]; bald aber, nachdem sie ihren Vater und ihren Gatten verloren habe, zeigte er öffent-

---

1339 Vgl. Roscher, W. H..: Oinone 2; in: Roscher, W. H. (Hrsg.): Ausführliches Lexikon der griechischen und römischen Mythologie. Band 3, 1, Leipzig 1902, Sp. 784–791.

1340 Die Hinrichtung des *Helvidius Priscus* sowie auch anderer „Philosophen" wird man sich wohl nicht als Liquidierungen, sondern als Konsequenz von Verurteilungen in Strafprozessen vorzustellen haben: Vgl. dazu Tac. Agr. 45: *Non vidit Agricola obsessam curiam et clausum armis senatum et eadem strage tot consularium caedes, tot nobilissimarum feminarum exilia et fugas. Una adhuc victoria Carus Mettius censebatur, intra Albanum arcem sententia Messalini strepebat, et Massa Baebius etiam tum reus erat: mox nostrae duxere Helvidium in carcerem manus; nos Maurici Rusticique visus, nos innocenti sanguine Senecio perfudit: Nero tamen subtraxit oculos suos iussit scelera, non spectavit:*

1341 *Iulia Flavia*, *zwischen 64 und 66, †um 88, als einziges Kind des *Titus*. Deren Mutter *Marcia Furnilla*, 2. Ehefrau des *Titus*, war nach kurz nach *Iulias* Geburt verstoßen worden (Vgl. Suet.Tit. 4, 2;). Vielleicht war auch *Arrecina Tertulla*, die 64/65 n. Chr. verst. 1. Frau des *Titus*, *Julias* Mutter. Seit 81 war sie Ehefrau des *Titus Flavius Sabinus*, der 82 gemeinsam mit dem seit 81 n. Chr. als Kaiser amtierenden *Domitian* Konsul wurde, aber später hingerichtet wurde, wahrscheinlich im Zuge der Niederwerfung des Aufstandes des *L. Antonius Saturninus* oder nach der Rückberufung *Domitias.*

1342 Vgl. Suet. 22, 2;

1343 Vgl. Barrett, A.(Hrsg.): Lives of the Caesars. Malden, MA/Oxford 2008, S. 151.

1344 Vgl. Cass. Dio 67, 3, 2: κἀκ τούτο τῇ ἀδελφιδῇ τῇ ἰδίᾳ, ἤγουν τῇ Ἰουλίᾳ, ἀπαρακαλυπτότερον ὡς γαμετῇ συνῴκει εἶτα δεηθέντος τοῦ δήμου κατηλλάγη μὲν τῇ Δομιτίᾳ ἐχρῆτο δ' οὐδὲν ἧττον τῇ Ἰουλίᾳ. (Seit dem lebte er mit seiner eigenen Nichte, der *Julia* nämlich, unverhüllt als Gattin zusammen. Später versöhnte er sich auf Bitten des Volkes mit *Domitia*, setzte aber gleichermaßen seine Beziehungen zu *Julia* fort.)

lich seine Leidenschaft, so dass er sogar der Grund dafür war, dass sie gezwungen wurde, die empfangene Leibesfrucht abzutreiben.)

Der in diesem Zitat überlieferten „Information" zur Folge spielte *Julia* bereits zu Lebzeiten des *Titus* die Rolle einer Mätresse *Domitians*. Wegen der *Domitian* gegenüber feindseligen Tendenz der Überlieferung gibt es aber Gründe anzunehmen, dass an diesen Gerüchten „nichts dran war", außer dass sich *Domitian* demonstrativ um gute Beziehungen zu der einzigen Tochter seines Bruders bemühte, inschriftlich und auf Münzen ihr die Rolle einer *Augusta* zubilligte[1345], – um ihre Klientel, d. h. auch die Klientel seines verstorbenen Bruders *Titus* möglichst eng an die eigene Person zu binden. Dabei übte *Domitian*, in Anbetracht der großen Bedeutung *Julias* im Rahmen der Dynastie, bezüglich einer Neuvermählung große Zurückhaltung, was mögliche „Freier" wahrscheinlich bewusst mit der Lancierung von Gerüchten über angebliche Amouren zwischen dem Kaiser und seiner Nichte quittierten.

Nicht nur ärgerlich, sondern auch gefährlich wurden diese Gerüchte für *Domitian* aber erst im Gefolge der zeitweiligen Verstoßung *Domitia Longinas*, insofern diese wiederum Raum schuf für Gerüchte über Amouren *Domitias*. Diesen „Zusammenhang" stellt *Sueton* folgendermaßen dar:*...uxorem Domitiam, ex qua in secundo suo consulatu filium tulerat alteroque anno <...>, consalutavit Augustam; eandem Paridis histrionis amore deperditam repudiavitque breve tempus inpatiens discidii quasi efflagitante populo reduxit.*[1346] (Seine Gemahlin Domitia, von der er während seines zweiten Konsulats[1347] einen Sohn erhalten hatte und im nächsten Jahr ..., begrüßte er als Augusta; dieselbe, weil sie durch die Liebe zu Paris, einem Schauspieler verdorben worden sei, verstieß er, führte sie aber nach kurzer Zeit, da er die Trennung nicht ertrug, als verlange das Volk das, wieder zurück.)

Dass *Domitian*, wie von *Sueton* behauptet, ausgerechnet in dem Jahr, in welchem *Domitia Longina* ihm einen Sohn gebar und im Folgejahr erneut schwanger wurde, um auch noch eine Tochter zur Welt zur bringen, diese verstoßen habe, erscheint als geradezu grotesk und ist daher als böswilliges Gerücht zu deuten, das darauf abzielte, den Eindruck von Widersprüchen innerhalb der Dynastie zu lancieren. Das aber geschieht, wenn man auch das Gerücht über eine Liaison zwischen *Domitia Longina* und den Schauspieler *Paris* berücksichtigt, auf perfide Art und Weise, nämlich indem in der Titelfigur der Bühnenfarce des *Helvidius Priscus*, der Kaiser selbst, nicht nur mit dem mythologischen *Königssohn Paris* verglichen wird, der durch die Entführung *Helenas* den trojanischen Krieg auslöste, sondern gleichzeitig auch mit seinem eigenen Nebenbuhler, dem *Schauspieler Paris*, um dessentwillen *Domitian* seine Gemahlin *Domitia Longina* angeblich zeitweilig verstieß.

Hierbei fragt man sich natürlich: *cui bono*? – Aber auch diese Frage lässt sich relativ einfach beantworten, wenn man berücksichtigt, dass die in dem Bühnenstück als Nymphe *Oenone* personifizierte Nichte *Domitians*, *Julia Titi*, in Wirklichkeit auch

1345 Vgl. M. Mc. Crumm and A. G. Woodhead, Documents of the Flavian emperors, Nr. 110–112;
1346 Vgl. Suet. Dom 3,1; vgl.: Cassius Dio (Xiphilinos) 67, 15, 2–5;
1347 73 n. Chr., vgl. M. Mc. Crumm and A. G. Woodhead, s. o., Fasti consulares, p. 5;

eine Nichte des *Quintus Marcius Barea Soranus* war[1348], der seinerseits als Schwiegervater *Helvidius' Priscus'*, d. Ä., damit aber auch als ein Großvater *Helvidius' Priscus'* des Jüngeren bekannt ist, d. h. des Verfassers des o. e. „Bühnenstücks" über die Beziehung zwischen *Paris und Oenone*. Hat man sich diesen Hintergrund erst einmal klar gemacht, kann es kaum noch einen Zweifel daran geben, dass jenes Stück keineswegs zufällig das schwierige Problem der Nachfolge *Domitians* streifte, sondern es satirisch ansprach und mythologisch verkleidete, um *Domitian* moralisch zu diffamieren, ja wenn möglich sogar politischen Widerstand gegen dessen Herrschaft zu schüren.

Ähnliches gilt für andere literarische Produktionen, wie Lobschriften des *Arulenus Rusticus* bzw. des *Herennius Senecio* auf *Thrasea Paetus* und *Helvidius Priscus* d. Ä..[1349] Darin wurde u. a. daran erinnert, dass der letztere in einen Konflikt mit *Vespasian* geraten sei, weil er den eben aus *Syrien* heimkehrenden neuen Kaiser in Rom als Privatmann begrüßte und auch in seinen Edikten als amtierender *Prätor* diesem jede ehrende Erwähnung verweigerte[1350]. Die Gründe für diesen Konflikt lagen einerseits darin, dass *Vespasian* keine Neigung zeigte, über eine bloße Rehabilitierung des *Thrasea Paetus* und von dessen Freunden hinausgehend, auch deren Ankläger zur Rechenschaft ziehen zu lassen[1351], andererseits aber auch darin, dass die demonstrative Weigerung, den neuen Kaiser als solchen zu bezeichnen, nicht nur einer harmlosen Marotte entsprach, sondern grundsätzlichen Bedenken gegenüber der Stellung *Vespasians* im Rahmen der römischen Verfassung: Übereinstimmend berichten *Sueton* und *Cassius Dio* darüber, dass es im Senat immer wieder zu verbalen Auseinandersetzungen zwischen *Helvidius Priscus* gekommen sei,[1352] bis *Vespasian* eines Tages eine Sitzung zornentbrannt verlassen habe, mit den Worten: „*... aut filios sibi successorem aut neminem...*"[1353](... entweder seine Söhne würden seine Nachfolge antreten, oder niemand...) Daher hatte *Domitian*, als ein Sohn *Vespasians*, sicherlich gute Gründe, Veröffentlichungen, welche das Verhalten des *Helvidius* zu rechtfertigen suchten, auch als Angriffe auf die eigen Stellung als Kaiser zu bewerten und zu verfolgen.

Daher wird man die Verfolgungen von Philosophen, sei es durch Strafprozesse, sei es durch Vertreibungen aufgrund entsprechender „zensorischer" Edikte, – unabhängig von deren tatsächlichen politischen oder „philosphischen" Zielen, – als Indikatoren für die aktuelle Bedrohungsgefahr der jeweiligen Kaiser interpretieren können, vor allem im Kontext dynastischer Probleme der jeweiligen Kaiser. Im Falle der Verfolgung von Philosophen durch *Domitian* kann dieses nach den obigen Überlegungen als erwiesen angesehen werden.

Dasselbe gilt im Zusammenhang des Vorgehens *Vespasians* gegen *Helvidius Priscus d. Ä.*, auch für die Vertreibung von Philosophen durch *Vespasian*[1354]. Denn sowohl durch *Sueton* als auch durch *Cassius Dio* ist klar bezeugt, dass *Vespasian Helvidi-*

1348 *vor 52; †65 oder 66 n. Chr.;
1349 Vgl. Tac. Agr. 2, 1–2;
1350 Vgl. Suet. Vesp. 15; Cass. Dio 65, 12. 1 u. 3; Plin epist. 7, 19, 4;
1351 Vgl. dazu Tac. hist. 4, 4–11;
1352 Vgl. Suet. Vesp. 25; Cass. Dio 65, 12, 1;
1353 Vgl. Suet Vesp. 15; ähnlich Cass. Dio 65, 12, 1: ἐμὲ μὲν υἱὸς διαδέξεται, ἢ οὐδεὶς ἄλλος.
1354 Vgl. Tab. VIII, Nr. 6;

us Priscus u. a. wegen Widerstandes gegen eine Nachfolgeregelung zugunsten des *Titus* bzw. *Domitians* töten ließ, wobei es aus der Sicht des Medizinhistorikers letztendlich unerheblich ist, ob *Helvidius Priscus* mehr aus „philosophischen" Erwägungen opponierte oder aus anderen. Hierbei ist aus dem Blickwinkel des Medizinhistorikers nicht von Belang, ob das oben skizzierte Bedrohungsszenario wirklich bestand, sondern nur, dass es von den Kaisern so gesehen wurde, insofern ja vor allem vor dem Hintergrund jenes subjektiven Gefühls der Bedrohung die hier zu analysierenden unnatürlichen Todesfälle, mehrheitlich Fremdtötungen im Auftrage der Kaiser, zustande kamen.

Und das wiederum gilt nicht nur für die drei Kaiser der sog. *Domus Flavia*, sondern auch schon für *Galba*, *Otho* und *Vitellius*, insofern ja auch diese jeweils neue Dynastien zu begründen suchten und sich nicht zuletzt deswegen gegenseitig so erbittert, nämlich in blutigen „Bürgerkriegen", bekämpften[1355]. Ja man kann sogar noch einen Schritt weitergehen: Es herrscht nicht nur in der antiken Überlieferung[1356], sondern auch in der althistorischen Forschung ein Konsens[1357] darüber, dass die Bürgerkriege des sog. Dreikaiserjahres 69 n. Chr. durch dem Versuch *Galbas* ausgelöst wurden, in Ermangelung eigener Nachkommen, für seine eigene Nachfolge den Angehörigen einer anderen berühmten Adelsfamilie zu „adoptieren".

Welche Rückschlüsse lassen sich aus den oben gewonnen Erkenntnissen über die politische Bedeutung vieler unnatürlicher Todesfälle des Zeitraums zwischen dem Tod *Neros* und dem *Domitians* bezüglich der medizingeschichtlichen Implikationen derselben ziehen?

2.3.2 Die medizingeschichtlichen Implikationen

Vor allem hinsichtlich der Todesart vermitteln die Quellen bezüglich der unnatürlichen Todesfälle der Epoche zwischen dem Tod *Neros* und demjenigen *Domitians* ein bemerkenswert klares Bild. Von den insgesamt 82 Fällen der Epoche lassen sich nur wenige als Selbsttötungen identifizieren, unter *Galba* und *Otho* je ein Fall, und aus der Zeit des *Vitellius, Vespasians* und *Domitians jeweils* zwei [1358]. Gerade bei diesen Selbsttötungsfällen, bei denen man im Prinzip noch am ehesten erwarten würde, dass die davon betroffenen Personen, sei es aus Verzweiflung, sei es um einen ihnen andernfalls drohenden qualvolleren oder schändlichen Tod zu vermeiden, versucht haben könnten, sich der Hilfe eines Arztes zu versichern, bestehen aufgrund der in die-

1355 Vgl. dazu vor allem Tac. hist. 1–3; Suet. Caes. lib. 8; Cass. Dio 63, 1–65, 1; zu weiteren Quellen vgl. Bengtson, H.: Römische Geschichte... s. o., S. 308;

1356 Vgl. Tac. hist. 1, 14–52, Suet. 18–20; Cass. Dio 63, 4–7; zu weiteren Quellen vgl. Bengtson, H.: Römische Geschichte... s. o., S. 308;

1357 Vgl.: Bengtson, H.: Römische Geschichte... s. o., S. 308–313. Eck, W.: Galba. In: DNP, Bd 4, Stuttgart u. a., 1998, Sp. 746–747; Fluß, M.: Sulpicius 63. In: RE, Bd. IV A,1, Stuttgart 1931, Sp. 772–801; Morgan, G.: 69 AD. The Year of Four Emperors. Oxford 2006. L. Murison, C. L.: Galba, Otho and Vitellius: Careers and Controversies. Hildesheim u. a. 1993. Wellesley, K.: The year of the four emperors. London 2000[3].

1358 Vgl. Tab. X; V, Nr. 1, VI, Nr. 12; VII, Nr. 1 u. 12; VIII, Nr. 11; IX, Nr, 4;

sen Fällen überlieferten Angaben zu den Tötungsmitteln kaum Chancen eines konkreten Nachweises ärztlicher Tötungsassistenz.

In dem frühesten dieser Fälle, im Falle der Selbsttötung des *Iulius Vindex*[1359], jenes Statthalters der Provinz *Gallia Lugdunensis*, mit dessen Erhebung zu Beginn des Jahres 68 n. Chr. der Sturz *Neros* eingeleitet wurde, ist der Gebrauch eines Schwertes als Tötungsmittel klar bezeugt[1360]. Der zweite Selbsttötungsfall dieses Zeitraums betrifft den ehemaligen Prätorianerpräfekten *Neros Ofonius Tigellinus*[1361], der nach *Tacitus* inmitten zahlreicher lasziver Gespielinnen in den Thermen der Kurstadt *Sinuessa* sich selbst tötete, und zwar mittelst eines Rasiermessers.[1362] Auch Rasiermesser gehörten bereits in der Antike nicht in die Arzttasche eines Mediziners.

Den 8 Monaten und 4 Tagen der Regierungszeit des *Vitellius* lassen sich 2 Selbsttötungsfälle zuordnen, derjenige seines unmittelbaren Amtsvorgängers *Otho*[1363] sowie eines *Zenturios* aus dem Stab des letzteren, des *Iulius Agrestis*[1364]. Von *Otho* erfahren wir, dass er sich nach der Schlacht bei *Cremona* in sein eigenes Schwert gestürzt habe[1365]. Insofern *Otho* nach *Sueton* die Nacht vor seinem Tod die Türen zu seinem Schlafzimmer nicht verschlossen hatte, so dass seine Wachen alles beobachten konnten, was darin geschah, besteht kein Grund an der Glaubwürdigkeit der Berichte über eine Selbsttötung mittelst *gladius* zu zweifeln. Diese in den Quellen überlieferten Informationen über die Begleitumstände der Selbsttötung *Othos* sowie über die von ihm benutzten Waffe schließen ebenfalls die Möglichkeit einer ärztlichen Tötungsassistenz aus.

Lediglich im Hinblick auf die Selbsttötung des *Iulius Agrestis*, über die ausschließlich *Tacitus* berichtet, herrscht, vordergründig betrachtet, eine gewisse Unsicherheit, weil *Tacitus* seine Leser zwar recht ausführlich über die Vorgeschichte dieses Suizids informiert, aber den Tathergang in einem einzigen kurzen Satz darstellt. *Tacitus* berichtet zunächst darüber, dass *Otho* um die Nachrichten über die Niederlage seines Heeres auf ihren Wahrheitsgehalt hin zu überprüfen, verschiedene Kundschafter ent-

---

1359 Vgl. Tab. V, Nr. 1;

1360 Ein Schwert wird als Tötungsmittel zwar nicht ausdrücklich erwähnt, aber der Zusammenhang der Selbsttötung des *Vindex* mit einer verlorenen Schlacht lässt keine andere Deutung zu, als dass er sich dazu eines Schwertes bediente. Vgl. Tac. hist. 1, 51, 1: ... *caeso cum omnibus copiis Iulio Vindice ferox praeda gloriaque exercitus* ... siehe dazu auch Cass, Dio 63, 24, 4 (Xiph. 183, 25 R. St.): ἰδὼν δὲ τοῦτο καὶ περιαλγήσας ὁ Οὐίνδιξ αὐτὸς ἑαυτὸν ἔσφαξε. (Als er dies sah [den Tod seiner Soldaten], war er so sehr von Schmerz erfüllt, dass er sich selbst tötete.), Vgl. Zon. 11, 13. p. 41, 19–24; Joann. Antioch. fr. 91;

1361 Vgl. Tab. VI, 12;

1362 Vgl. Tac. hist. 1, 72, 3: ... *in circum ac theatra effusi seditiosis vocibus strepere, donec Tigellinus accepto apud Sinuessanas aquas supremae necessitatis nuntio inter stupra concubinarum et oscula et deformes moras sectis novacula faucibus infamem vitam foedavit etiam exitu sero et inhonesto.*

1363 Vgl. Tab. VII, 1;

1364 Vgl. Tab. VII, 12;

1365 Vgl. Tac. hist. 2, 49, 2: *prima luce in ferrum pectore incubuit.* Vgl. Suet. Otho 11, 2: ... *arripuit duos pugiones et explorate utriusque aciei, cum alterum pulvino subdidisset, foribusque adopertis artissimo somno quievit. Et circa lucem demum expergefactus uno se traiecit.* ... Auch nach *Cass. Dio* 63, 11, 1–2 tötete sich *Otho* nach dem Sieg der Vitellianer selbst. *Cassius Dio* nennt zwar keine bestimmte Waffe, aber die Situation erlaubt keinen Zweifel, dass er sich mittelst eines Dolches oder eines Schwertes tötete.

sandte, u. a. auch den Zenturio *Iulius Agrestis*[1366], aber schließlich aus der Sorge heraus, dass dieser ihn, vom Gegner bestochen, bewusst falsch informiert habe, Zweifel an dem Wahrheitsgehalt des Rapports des Zenturios äußerte, worauf der letztere dann angeblich wie folgt reagierte: *`quando quidem´ inquit `magno documento opus est, nec alius iam tibi aut vitae aut mortis meae usus est, dabo cui mihi credas.´ atque ita digressus voluntaria morte dicta firmavit*[1367]. (Da jedenfalls, sagte er [Iulius Agrestis] ein großer Beweis nötig ist und du keinen anderen Nutzen weder von meinem Leben noch von meinem Tode mehr hast, werde ich Dir [einen solchen] liefern, damit du mir glaubst. Und so ging er fort und bekräftigte mit einem freiwilligen Tod das Gesagte.)

Agrestis tötete sich nach *Tacitus* also, um seinem Kaiser die Glaubwürdigkeit seines Berichts zu beweisen. Berücksichtigt man, dass der Zenturio nach *Tacitus* bei seinem Suizid in erster Linie dem Kaiser seine Soldatenehre beweisen wollte, ist auch in diesem Falle kaum etwas anderes vorstellbar, als dass sich *Agrestis* seiner wichtigsten Hieb- und Stichwaffe als Soldat bediente, nämlich seines *gladius*. Auch in diesem Falle erscheint somit die Inanspruchnahme der Hilfe eines Arztes als unvorstellbar.[1368]

Von den übrigen unnatürlichen Todesfällen aus der Zeit nach *Neros* Tod bis zum Tode *Domitians*, die nach den Aussagen der Quellen auf Selbsttötungen zurückzuführen sind, sind 2 in die Regierungszeit *Vespasians* einzuordnen, der Fall des *T. Eprius Marcellus*[1369] und der Fall des *Licinius Caecina*[1370], und 2 in die Regierungszeit *Domitians*, der des *Helvius Agrippa*[1371] und der des *Valerius Festus*[1372].

Bezüglich des *Eprius Marcellus*, der sich angeblich gemeinsam mit *Caecina Alienus* an einer Verschwörung gegen den Kaiser beteiligte[1373]. berichtet *Cassius Dio* Folgendes: Μάρκελλος δὲ κριθεὶς ἐν τῷ συνεδρίῳ καὶ καταδικασθεὶς ἀπέτεμε τὸν λαιμὸν

1366 Vgl. Tac. hist. 3, 54, 1–2;

1367 Vgl. Tac. hist. 3, 54, 43;

1368 *Tacitus* deutet in Bezug auf *Agrestis* an, dass Agrestis sich nicht selbst getötet habe, sondern auf Befehl *Othos* getötet worden sei. Vgl. Tac. hist. 3, 54, 3:... *quidam iussu Vitelli interfectum, de fide constantia eadem tradidere.*, – aber auch diese Formulierungen rechtfertigen kaum die Vermutung, dass *Otho* ihm einen Arzt vorbei geschickt haben könnte, um ihm das Sterben zu erleichtern.

1369 *Titus Clodius Eprius Marcellus* (*? in *Capua*; †79); dank seines rhetorischen Talents hatte er eine erstaunliche Karriere hinter sich: Unter Claudius bekleidete er 48 n. Chr. eine Prätur, danach ein Legionskommando und von 53 bis 56 n. Chr. das Amt eines Statthalters der Provinz *Lykien* (im äußersten Südwesten Kleinasiens gelegen). Nach seiner Amtszeit dort wurde er von der Provinz zwar wegen Bestechlichkeit angeklagt, aber freigesprochen. Im Jahre 56 n. Chr. wird er als *Augur* bezeugt, im Jahre 62 n. Chr. als *cos, suff.* und ebenfalls noch unter *Nero* als Prokonsul von *Zypern*. In der Folgezeit trat er häufiger als Ankläger in Erscheinung, u. a. der „Stoiker" *Thrasea Paetus, Barea Soranus* und *Sentius* (Vgl. Tac. hist. 4, 7, 2;); Vgl. PIR^2 E 84; Steven, H.: Imperial inquisitions. Prosecutors and informants from Tiberius to Domitian. London 2001 S. 225–228; vgl. Tab. VIII 11;

1370 *P. Licinius Caecina*, der sich nach *Plinius d. Ä.* (n. h. 20, 199) mittelst eines „Safts" aus Opium das Leben nahm. Vgl. Tab. VIII, 12; vgl. PIR V1 L 178; Brandt, H., Am Ende des Lebens. Alter, Tod und Suizid in der Antike, München 2010, S. 95, Anm. 433, und S. 114;

1371 *Helvius Agrippa* scheint identisch zu sein mit einer in CIL X 7852 erwähnten Person, einem aus der spanischen Provinz *Baetica* stammenden *procos. Sardiniae*, vgl. Tab. II, 1; Vgl. Tab. IX, 4;

1372 *C. Calpetanus Rantius Quirinalis Valerius Festus;* vgl. Mart. epigr. I, 178; Vgl. Tab. IX, 6;) dazu Brandt, H., Am Ende des Lebens. Alter, Tod und Suizid in der Antike, München 2010, S. 116 (mit Lit.);

1373 Vgl. Cass. Dio 65/66, 1–3;

αὐτὸς ἑαυτῷ ξυρῷ. οὕτω που τοὺς φύσει κακοὺς οὐδ' αἱ εὐεργεσίαι νικῶσιν, ὁπότε κ ἀκεῖνοι τῷ τοσαῦτα εὐηργετηκότι σφᾶς ἐπεβούλευσαν.[1374] (Marcellus aber wurde vor das Senatsgericht gestellt und verurteilt und und durchschnitt sich selbst den Hals mit seinem Rasiermesser. So können von Natur aus schlechte [Menschen] nicht einmal Wohltaten besiegen, so dass jene selbst ihrem Wohltäter[1375] nach dem Leben trachten.)

Eprius Marcellus tötete sich nach dieser Angabe des *Cassius Dio*, um der Qual und Schande einer Hinrichtung aufgrund einer bereits erfolgten Verurteilung durch das Senatsgericht zu entgehen, wie vor ihm *Ofonius Tigellinus*[1376], der ehedem mächtige Prätorianerpräfekt *Neros*, mit dem jener als Ankläger u. a. gegen die „Stoiker" so oft gut zusammengearbeitet hatte, mittelst eines Rasiermessers. Auch im Falle des *Eprius Marcellus* wird man aufgrund des Gebrauchs eines solchen Tötungsmittels eine ärztlliche Tötungsassistenz ausschließen dürfen.

Über den Fall des *Licinius Caecina* berichtet nur *Plinius d. Ä.*[1377], und zwar im Kontext der Beschreibung der Wirkung von Schlafmitteln: *non vi soporifera modo, verum si copiosior hauritur, sed etiam mortifera per somnos. opium vocant. sic scimus interemptum P. Licinii praetorii viri patrem in Hispania Bavili, cum valetudo impetibilis odium vitae fecisset; item plerosque alios.*[1378]
(Der Saft wirkt nicht nur einschläfernd, sondern wenn er in größerer Menge getrunken wird, auch tödlich im Schlaf. Opium nennt man es. Wir wissen, dass so auch der Vater des Prätoriers P. Licinius in Bavilis in Spanien getötet wurde, weil sein Gesundheitszustand [bei ihm] Lebenshass erzeugt hatte, ebenso [tötete er] auch die meisten anderen.)

Welche Rückschlüsse ergeben sich aus dieser Notiz jedoch bezüglich der Involvierung eines Arztes? Sicherlich ist nicht völlig auszuschließen, dass der Betroffene sich das Mittel durch einen Arzt beschaffte, obwohl die Notiz dafür keine Beweise liefert. Aber dass es ihm der Arzt gab, damit er sich mit diesem „Schlafmittel" töte, ist selbst für den Fall nicht wahrscheinlich, dass es ihm ein Arzt gegeben haben sollte. Auch in diesem Fall kann nicht ausgeschlossen werden, dass der Arzt ihm das Mittel als „Schlafmittel" verordnete[1379].

1374 Vgl. Cass. 65/66, 16, 4;

1375 Dieser Hinweis ist wohl im Zusammenhang damit zusehen, dass *Vespasian* im Jahre 70 n. Chr, Bemühungen des „Stoikers" *Helvidius Priscus d. Ä.*, *Eprius Marcellus* für seinen Anklagen gegen ihresgleichen zur Zeit *Neros* zur Rechenschaft zu ziehen, vereitelt hatte. Vgl. dazu Tac. hist. 4, 6. 10.;

1376 S. o. Tab. VI, 2;

1377 Obwohl nur *Plinius* über den Fall berichtet und auch der Ort des Geschehens in anderen Quellen nicht genannt wird, besteht kaum eine Veranlassung an dem Wahrheitsgehalt zu zweifeln, insofern es in dem Kontext ja nicht um eine bestimmte Person geht, sondern lediglich um die Wirkung und Zubereitung verschiedener Mohnarten. Vgl. dazu auch Plin. n. h. 20, 198–209; auch über die Identität des Person ist wenig bekannt. Dazu wird hier verwiesen auf: Brandt, H., Am Ende des Lebens. Alter, Tod und Suizid in der Antike, München 2010, S. 95, Anm. 433, und S. 114;

1378 Vgl. Plin. n. h. 20, 199;

1379 Die Frage der Involvierung eines Arztes wird von H. Brandt nicht erörtert. s. o. Am Ende des Lebens. Alter, Tod und Suizid in der Antike, München 2010, S. 95, und S. 114;

Über den Fall des *Valerius Festus*, den ersten Selbsttötungsfall der Regierungszeit *Domitians*, berichtet *Martial*:

Indigenas premeret pestis cum tabida fauces
inque ipsos vultus serperet altera lues
siccis ipse genis flentes hortatus amicos
decrevit Stygios Festus adire lacus.
Nec tamen obscuro pia polluit ora veneno
aut torsit lenta tristia fata fame
sanctam Romana vitam sed morte peregit
dimisitque animam nobiliore rogo.
hanc mortem fatis magni praeferre Catonis
Fama potest: huius Caesar amicus erat.[1380]
(Als zehrendes Geschwür den schuldlosen Hals von Festus befiel,
und die schwarze Seuche sogar auf sein Gesicht kroch,
tröstete er selber trockenen Auges die weinenden Freunde
und beschloss zu den stygischen Wassern zu gehen,
Doch er entstellte sein edles Gesicht nicht durch verborgen wirkendes Gift,
machte auch sein trauriges Ende nicht durch einen langsamen Hungertod qualvoll,
sondern beschloss sein untadeliges Leben mit einem römischen Tod
und entließ seine Seele auf eine edlere Art des Sterbens:
Diesen Tod kann der Ruhm noch über das Schicksal des großen Cato stellen:
Caesar war sein Freund.)[1381]

Prima vista erscheint die von *Valerius Festus* gewählte Todesart wie ein Rätsel. Man erfährt nur, dass er Gift als Tötungsmittel ebenso sehr ablehnt wie auch die Verweigerung der Aufnahme von Nahrungsmitteln, sondern sich statt dessen für einen „römischen Tod" entschied. Die Beschwörung des Beispiels des „großen Cato" lässt aber am Ende keinen Zweifel an der Todesart, bzw. an dem von *Valerius Festus* gewählten Tötungsmittel zu: Nach *Ovid*[1382] tötete sich *Cato* (Uticensis) mit einem Schwert, mittelst dessen er sich eine große Wunde im intestinalen Bereich zufügte. Diese wurde zwar zunächst von einem Arzt chirurgisch versorgt, aber anschließend von dem Suizidenten wieder geöffnet, der sich dann eigenhändig die Gedärme zerfetzt haben soll[1383].

1380 Vgl. Mart. epigr. I, 78;

1381 Übers. n. Brandt, H.: Am Ende des Lebens. S. o. München 2010, S. 116 f..

1382 Vgl. Ov. met. IV, 119–123;

1383 Vgl. Moog, P. F., Eine Lanze für Ovid – Anmerkungen zu `Metamorphosen´IV, 119–123, in: Würzburger medizinhistorische Mitteilungen 23, 2004, S. 7–18, bes. S. 12; auch bezogen auf den Fall des

Unklarheit, selbst in Hinsicht auf die Frage, ob man überhaupt von einem unnatürlichen Todesfall sprechen kann, besteht allerdings in Bezug auf den Fall des *Helvius Agrippa*, über den auch nur ein Autor, in diesem Falle *Cassius Dio* berichtete. Kurz nach der Schilderung der Pläne *Domitians*, sich von seiner Gemahlin *Domitia Longina* zu trennen[1384] sowie der „Beziehungen" *Domitians* zu *Iulia Titi*, aber noch vor der Erwähnung des Aufstandes des *L. Antonius Saturninus*[1385] erwähnt *Cassius Dio*, im Zusammenhang der Bestrafung einiger Vestalinnen, wegen angeblich unerlaubter Beziehungen zu Männern, den Fall des *Helvius Agrippa* mit folgenden Worten: εἷς τῶν ποντιφίκων Ἔλουιος Ἀγρίππας ἀλλ' ἐκπλαγεὶς αὐτοῦ ἐν τῷ συνεδρίῳ, ὥσπερ εἶχεν, ἀποψύξαι[1386] (... einer der pontifices, Helvius Agrippa, erschrak selbst im Senat, wie er sich verhalten sollte, und hörte auf zu atmen.)

Der in dem Zitat in Bezug auf das Ableben des *Helvius Agrippa* benutzte Ausdruck ἀποψύξαι lässt im Prinzip auch den Schluss zu, dass er in Anbetracht des schrecklichen Todes, den Vestalinnen wegen sexueller Verfehlungen zu erleiden hatten[1387], infolge einer traumatischen Überlastungsreaktion spontan einen Gehirnschlag oder Herzkreislaufkollaps erlitt und daran starb. Auf der anderen Seite fragt man sich aber, warum *Helvius Agrippa* in seiner Eigenschaft als *Pontifex* an jener Senatssitzung teilnahm, in welcher über die Vestalinnen verhandelt wurde, – vielleicht als Angeklagter?

Es ist in diesem Zusammenhang zu beachten, dass den Vestalinnen u. a. die Aufbewahrung von Testamenten oblag, so dass man mit der Möglichkeit rechnen muss, dass in Verbindung mit dem Vorwurf der Unkeuschheit gegen die Vestalinnen auch der Verdacht der Testamentsfälschung im Raum stand, in den u. U. auch *Helvius Agrippa* hätte involviert sein können. Im letzteren Fall wäre natürlich nicht auszuschließen, dass sich *Helvius Agrippa* selbst tötete, um einer Verurteilung seiner selbst zuvorzukommen, – berücksichtigt man aber den Ort, an dem er „zu atmen aufhörte" – sicherlich ebenfalls ohne Hilfe eines Arztes.

Bei den wenigen Selbsttötungen des Zeitraumes zwischen dem Tod *Neros* und demjenigen *Domitians* ist also eine ärztliche Tötungsassistenz mit an Sicherheit grenzender Wahrscheinlichkeit auszuschließen. Inwieweit gilt das aber auch für die immerhin noch 73 Fremdtötungen desselben Zeitraums[1388]?

Valerius Festus wird das Problem der Involvierung eines Arztes von H. Brandt nicht *expressis verbis* thematisiert. S. o. Am Ende des Lebens. ... S. 116 ff;

1384 Vgl. Cass. Dio 67, 3, 1–2;

1385 Vgl. Tab. IX, Nr. 7;

1386 Vgl. Cass. Dio 67, 3, 3²; (Xiph. 218, 17–22 R. St.)

1387 Der Unkeuschheit überführte Vestalinnen wurden gefesselt und geknebelt in einer verschlossenen Sänfte zu einem unterirdischen Verlies nahe der *Porta Collina* getragen, wo sie eingemauert, verhungerten. Vgl.: Cancik-Lindemaier, H.: Vestalin. In: DNP, Band 12/2, Sp. 132 f.; Gardner, J. F.: Frauen im antiken Rom. Familie, Alltag, Recht. München 1995. Korten, Chr.: Ovid, Augustus und der Kult der Vestalinnen. Ffm.1992. Mekacher, N.: Die vestalischen Jungfrauen in der römischen Kaiserzeit. Wiesbaden 2006. Schalles, Chr.: Die Vestalin als ideale Frauengestalt. 2 Bände. Göttingen 2002, 2003, (Diss. Marburg).

1388 *Galba*, 17, *Otho*, 13, *Vitellius*, 12, *Vespasian* 10, *Domitian* 21 Fälle; vgl. Tab. X;

Zumindest für die 17 der Regierungszeit *Galbas* zuzuordnenden Fremdtötungen, – es handelt sich hierbei entweder um nach Standrecht ausgeführte Tötungen[1389] oder um Hinrichtungen[1390] aufgrund eines Urteils - kann man eine ärztliche Tötungsassistenz ebenfalls weitgehend ausschließen. Lediglich im Fall des Lebensendes *Neros*[1391] fällt eine klare Zuordnung schwer, so dass wir darauf in einem anderen Zusammenhang noch näher eingehen sollten.[1392] Auch im Falle der dem Prinzipat *Othos* zuzuordnenden 13 Fremdtötungen kann man eine ärztliche Tötungsassistenz mit großer Wahrscheinlichkeit ausschließen, insofern es sich hierbei ausnahmslos um Hinrichtungen[1393] gehandelt hat.

Ähnliches gilt für die 12 Fremdtötungen der Regierungszeit des *Vitellius*[1394], die ebenfalls ausnahmslos als Folge von Strafprozessen oder von Tötungsbefehlen nach Standrecht zu erklären sind, mit einer einzigen Ausnahme, nämlich des Falles des *Iunius Blaesus*[1395], der nach *Tacitus* zwar unter Anklage gestellt worden war, aber weder verurteilt, noch hingerichtet wurde, sondern vorher, angeblich im Auftrage des *Vitellius* vergiftet wurde: *Trepidanti inter scelus et metum, ne dilata Blaesi mors maturam perniciem, palam iussa atrocem invidiam ferret, placuit veneno grassari*[1396]. (Weil er schwankte zwischen [der Bereitschaft zu] einem Verbrechen und der Furcht, dass ein Aufschub der Tötung des Blaesus baldiges Verderben, eine offen befohlene Tötung wilden Hass heraufbeschwören könne, beschloss er, dass mit Gift vorzugehen sei.)

Statt dafür zu sorgen, dass *Junius Blaesus* in dem gegen ihn eröffneten Strafprozesse auch verurteilt und hingerichtet wurde, entschied sich *Vitellius* nach der o. z. Darstellung des *Tacitus* dafür, jenen mittelst eines Giftanschlags aus dem Wege räumen zu lassen, wobei über Einzelheiten der konkreten Durchführung dieses Vorhabens keine Informationen greifbar sind. Da im Falle der Verwendung von Gift als Tötungsmittel auch mit der Möglichkeit der Involvierung eines Arztes zu rechnen ist, kann dies auch im vorliegenden Fall nicht grundsätzlich ausgeschlossen werden. Da aber von einer Erkrankung des *Iunius Bleasus* im Vorfeld seines Ablebens nichts bekannt ist, ist die Involvierung eines Arztes in die Tötung des *Blaesus* nicht wahrscheinlicher als in die jeder nur erdenklichen anderen Person, zumal über die Identität dieses Mannes außer dem, was darüber im Zusammenhang seiner Tötung von *Tacitus* berichtet wird[1397], nichts überliefert ist, so dass auch in diesem Falle kein konkreter Anlass für die Vermutung der Involvierung eines Arztes erkennbar ist.

1389 Vgl. Tab. V, Nr. 2. 3. 7. 11–18;

1390 Vgl. Tab. V, Nr, 4–6. 8 - 10;

1391 Vgl. Tab. V, Nr. 2;

1392 S. u. Kap. 2.3.3;

1393 Vgl. Tab. VI, Nr. 1–11. 13–14;

1394 Tab. VII, Nr. 2–10. 13;

1395 Tab. VII, Nr. 11;

1396 Vgl. Tac. hist. 3, 39, 1;

1397 Von *Tacitus* erfahren wir nur so viel, dass jener *Iunius Blaesus* sich als amtierender Statthalter der Provinz *Gallia Ludgudunensis* im Jahre 69 n. Chr. dem *Vitellius* angeschlossen habe (Tac. hist. 2, 59, 2;), dann aber vom Bruder des Kaisers, *L. Vitellius*, in einen Prozess verwickelt und dann vergiftet worden sei (Vgl. Hanslik, R., Iunius II, 2, in KIP, Bd. 2, Sp. 1557;). Ansonsten sind noch zwei weitere Träger dieses Namens bekannt, die eventuell mit dem o. g. vielleicht verwandt, aber keineswegs identisch waren. Vgl. Hanslik, R., Iunius II, 3 und 4, in KIP, Bd. 2, Sp. 1557 ff.;

Auch bezüglich der Fremdtötungsfälle der Regierungszeit der Kaiser *Vespasian* und *Domitian* bestehen ungünstige Voraussetzungen für den Nachweis ärztlicher Tötungsassistenz. Der Regierungszeit *Vespasians* lassen sich insgesamt 10 Fremdtötungsfälle zuordnen, von denen sich 9 eindeutig als „Hinrichtungen" klassifizieren lassen, so dass auch bezogen auf diese Fälle ärztliche Tötungsassistenz auszuschließen ist. Lediglich bezogen auf einen einzigen – nur von *Cassius Dio* bezeugten – Fall[1398] herrscht hinsichtlich der Tötungsmittel eine gewisse Unklarheit.

Im Zusammenhang mit der Berichterstattung über die öffentliche Empörung über eine Liaison zwischen *Titus* und *Berenice*[1399] und über Hetzreden sog. *Sophisten* und *Kyniker* dagegen, unter Führung des Kynikers *Demetrios*[1400], merkte *Cassius Dio* zu dem von ihm ebenfalls zu den Kynikern gerechneten „Philosophen" *Heras*[1401] an: Διογένης μὲν πρότερος ἐς τὴν θέατρον πλῆρες ἀνδρῶν ἐσῆλθε καὶ πολλὰ αὐτοὺς λοιδορήσας ἐμαστυγώθη, Ἡρᾶς δὲ μετ' αὐτὸν, ὡς οὐδὲν πλεῖον πεισόμενος, πολλὰ καὶ ἄτοπα κυνηδὸν ἐξέκραγε, καὶ διὰ τοῦτο καὶ τὴν κεφαλὴν ἀπετμήθη.[1402] (Zuerst ging Diogenes ins Theater voller Menschen und griff das Paar in einer langen Schmährede an; dafür wurde er ausgepeitscht. In der Annahme, dass er nicht mehr erleiden würde, schrie nach ihm Heras auf Kynikerart viel Sinnloses und büßte das mit seinem Kopf.)

Die als Ausdruck für die Art und Weise, in der *Heras* sein Leben verlor, gebrauchte Formulierung τὴν κεφαλὴν ἀπετμήθη (wörtlich: „er wurde in Bezug auf den Kopf abgeschnitten.") lässt im Prinzip zwei Deutungen zu, eine eher abstrakte oder metaphorische – im Sinne von „er verlor sein Leben" – aber auch eine konkrete, im Sinne von „er bekam den Kopf abgeschlagen". Hierbei ist offenkundig, dass die erste dieser beiden Deutungen auch die Möglichkeit einschließt, das *Heras* sich selbst tötete und sich dabei der Assistenz eines Arztes bedient haben könnte, während der zweite Deutungsansatz, d. h. die Deutung als Ausdruck für eine Enthauptung diese Möglichkeit ausschließt. Bei der Entscheidung für eine dieser beiden Deutungsmöglichkeiten ist

1398 Vgl. Tab. VIII, Nr. 7; vgl. dazu Cass. Dio 66, 15, 5;

1399 *Julia Berenike* *28 n. Chr.; (Nach Jos. ant. Iud. 19, 354 im J. 44 n. Chr., 16 Jahre alt.) †nach 79 n. Chr., Mitglied der Dynastie der Herodianer, lebte meistens am Hof ihres Bruders, *Herodes Agrippas II.*, galt als Mätresse des *Titus*, bevor letzterer sie im Zusammenhang seines Regierungsantritts verließ (Vgl. Suet. Tit. 7, 2;). Vgl. Castritius, H.: Die flavische Familie. Frauen neben Vespasian, Titus und Domitian. In: Temporini-Gräfin Vitzthum H.(Hrsg.): Die Kaiserinnen Roms. München 2002, S. 166–169. Wesch-Klein, G.: Titus und Berenike: Lächerliche Leidenschaft oder weltgeschichtliches Liebesverhältnis? In: Spickermann, W. u. a. (Hrsg.), Rom, Germanien und das Reich, Festschrift zu Ehren von Wiegels, R. anlässlich seines 65. Geburtstages, St. Katharinen 2005, S. 163–173; Wilcken, U.: Berenike 15. In: RE, Bd. III, 1, Stuttgart 1897, Sp. 287–289;

1400 *Demetrios* (gr.: Δημήτριος, lat.: Demetrius), kynischer Philosoph aus *Korinth*, der unter *Caligula*, *Nero* und *Vespasian* in *Rom* lebte, u. a. mit *Seneca* sowie mit *Thrasea Paetus* und anderen „Stoikern" befreundet war und zeitweilig mit letzteren exiliert wurde. Vgl.: Billerbeck, M.: Der Kyniker Demetrius. Leiden 1979. Kindstrand, J. F.: Demetrius the Cynic, in: Philologus 124, 1980, S. 93–98; Moles, J.: Honestius Quam Ambitiosius? An Exploration of the Cynic's Attitude to Moral Corruption in His Fellow Men, in: The Journal of Hellenic Studies 103, 1983, S. 103–123;

1401 Nicht zu verwechseln mit einem Arzt dieses Namens, mit dem *Empiriker Heras* aus *Kappadokien* (*ca. 30 v. Chr., Vgl. Gal. XIII 812); vgl. Kudlien, F., Heras in KIP, Bd. 2, Sp. 1053. Zur „Schule" der Empiriker vgl. Guardasole, A., Empiriker, in: Leven, K.-H.: Antike Medizin. Ein Lexikon. S. o. Sp. 254–255; G. erwähnt *Heras* als Angehörigen dieser Schule jedoch nicht.

1402 Vgl. Cass. Dio 66, 15, 5;

aber zu berücksichtigen, dass der konkrete historische Zusammenhang, in welchem *Heras* sein Leben einbüßte, die Annahme nahelegt, dass dieser Lebensverlust das Ergebnis einer Bestrafung war, – so wie ja auch *Diogenes* mit der Verbannung „bestraft" wurde; – daher wird man davon ausgehen müssen, dass *Heras* wirklich enthauptet wurde, womit dann natürlich auch in diesem Falle, d. h. aber auch für die Regierungszeit *Vespasians* insgesamt, die Möglichkeit einer ärztlichen Tötungsassistenz auszuschließen wäre.

2.3.3 Ausschluss ärztlicher Tötungsassistenz unter Domitian (81 – 96 n. Chr.)

Als komplizierter erweist sich die Beantwortung der Frage nach der Möglichkeit ärztlicher Tötungsassistenz für die Regierungszeit *Domitians*. Einerseits lassen sich auch die insgesamt 21 namentlich bekannten Fremdtötungsfälle der Regierungszeit *Domitians*, mit Ausnahme der angeblichen Fremdtötung des *Titus*[1403] eindeutig als „Hinrichtungen" klassifizieren oder auf andere Weise mit Tötungsmitteln verknüpfen, welche die Tötungsassistenz eines Arztes geradezu als absurd erscheinen lassen[1404], andererseits ist in der Regierungszeit *Domitians* im Strafvollzug eine Neuerung zu beobachten, nach der auch im Falle von Hinrichtungen die Inanspruchnahme der Hilfe eines Arztes nicht grundsätzlich auszuschließen ist. Nach *Sueton* beantragte *Domitian* für alle Personen, die unter seiner Herrschaft zum Tode verurteilt wurden, ein sog. *liberum mortis arbitrium,*[1405]d. h. ein Recht, nach dem es den zum Tode verurteilten Delinquenten in einem gewissen Rahmen freigestellt wurde, zu wählen, auf welche Weise sie getötet zu werden wünschten. Würde man dieses Recht wörtlich nehmen dürfen, könnte man zu der Auffassung gelangen, dass die „freie Wahl des Todes" auch das Recht eingeschlossen habe, sich zur eigenen Tötung der Hilfe eines Arztes zu bedienen.

Die Gewährung eines *liberum mortis arbitrium* durch *Domitian* wird zwar nur durch *Sueton* ausdrücklich bezeugt, indirekt aber auch durch *Tacitus* angedeutet, wenn er im Zusammenhang der Erwähnung der Tötung des *Aulus Plautius Latera-*

1403 Vgl. Tab. IX, Nr. 1; nach Cass. Dio 66,26,1–4; kam *Titus* dadurch zu Tode, dass *Domitian* seinen unter heftigem Fieber leidenden Bruder – mitten im im Hochsommer! – in eine Kiste voller Schnee setzen ließ und sich unmittelbar darauf, auf den Weg nach *Rom* machte, um sich dort von den Prätorianern als Nachfolger seines Bruders zum neuen *imperator* ausrufen zu lassen.

1404 Eine nur als *pater familias* bezeichnete männliche Person wurde von Hunden zerrissen (Vgl. Tab. IX, Nr. 12), *M. Acilius Glabrio* (Vgl. IX, 20;) wurde im Kollosseum wilden Tieren vorgeworfen. (†95). Er ist vermutlich identisch mit *Acilius Glabrio cos.* 91 und soll nach *Sueton* (Dom. 10, 2;) auf Befehl *Domitians* als Gladiator in der Arena von Albano gekämpft haben. *Juvenal* (Sat. IV, 99–101;) spricht von einem unbewaffneten Kampf gegen einen Bären, *Cassius Dio* (66, 3;) von einem Kampf mit einem Löwen. In der Literatur wurde auch darüber spekuliert, dass er erst 95 n. Chr. hingerichtet wurde, weil er Beziehungen zu Christen aus der Familie der Flavier unterhalten habe. Vgl. Rohden, P. v.: Acilius (40). In: RE, Bd. I, 1, Stuttgart 1893, Sp. 257; PIR ^{2} A 67.

1405 Vgl. Suet. 11, 3: *permittite, patres conscripti, a pietate vestra impetrari, quod scio me difficulter impetraturum, ut damnatis liberum mortis arbitrium indulgeatis; nam et parcetis oculis vestris et intellegant me omnes senatui interfuisse.*

nus[1406] hervorhebt: *necem Plautii Laterani ... Nero adiungit, adeo propere, ut ... non illud breve mortis arbitrium tempus permitteret....*[1407] (Die Tötung des Plautius Lateranus ... fügte Nero an, so eilig, dass ... er nicht jenen kurzen Zeitraum für die Wahl der Todesart gewährte.)

Der Ausdruck lässt die Deutung zu, dass vielleicht schon unter *Nero* die Gewährung einer kurzen Frist zur Wahl der Todesart nicht unüblich war. Tatsächlich ist bereits unter *Nero* in drei Fällen die Gewährung eines *mortis arbitrium* bezeugt[1408], nämlich für die „Stoiker" *Thrasea Paetus*[1409], *Barea Soranus*[1410] und dessen Tochter *Servilia*[1411]. Im Zusammenhang damit ist hier auch daran zu erinnern, dass auch *Seneca*[1412] *de facto* ein sog. *liberum arbitrium mortis* eingeräumt wurde. Die von *Tacitus* in Bezug auf die Bekanntgabe des Tötungsbefehls *Neros* gebrauchte Formulierung, *Silvanus ... intromisitque ad Senecam unum ex centurionibus, qui* ***necessitatem ultimam*** *denuntiaret*[1413] lässt sogar die Möglichkeit zu, dass die Gewährung eines *liberum arbitrium mortis* zum Inhalt des zu überbringenden Befehls gehörte. Und der Fall *Seneca* scheint zu beweisen, dass bereits unter *Nero* die Gewährung eines *liberum arbitrium mortis* die Möglichkeit einschloss, dass der Delinquent einen Arzt, soweit anwesend, bat, ihm beim Sterben „behilflich" zu sein.

Die Tatsache, dass weder *Seneca* noch die übrigen drei „Stoiker/innen", bezüglich welcher unter *Nero* ein *liberum arbitrium mortis* bezeugt ist[1414], ärztliche Hilfe in Anspruch nahmen, schließt eine solche Möglichkeit auch unter *Domitian* nicht aus, – vorausgesetzt dass ein Arzt zugegen gewesen wäre und dieser auch dazu bereit gewesen wäre, Tötungsbeihilfe zu leisten. Vor dem Hintergrund dieser Überlegung verdient auch noch ein anderes Zeugnis *Suetons* über die Grausamkeit *Neros* Beachtung:

1406 Vgl. Tab. IV, Nr. 20;

1407 Vgl. Tac. ann. 15, 60, 1;

1408 Vgl. Tab. IV, Nr. 43–45;

1409 *Publius Clodius Thrasea Paetus* (*in Patavium; †66 in Rom); 56 n. Chr. *cos. suff.*, und mit der Betreuung der Sibyllinischen Bücher beauftragt, 57 n. Chr. Unterstützer kilikischen Gesandten in einem Repetundenprozess gegen *Cossutianus Capito*, geht seit 59 n. Chr. zunehmend auf Distanz zu *Nero*, verhindert 62 n Chr. die Hinrichtung des Prätors *Antistius Sosianus*, der wegen eine Schmähschrift über *Nero* angeklagt worden war, wird schließlich selbst unter Anklage gestellt und verurteilt. Vgl. Hanslik, R., Clodius II, Nr. 10, in KIP, Bd. 1, Sp.1230–1231;

1410 *Quintus Marcius Barea Soranus* (* vor 52; † 65 oder 66); im Jahr 52 *cos. suff.*, vielleicht 61 n. Chr. Prokonsul von *Asia*, war mit *Servilia Considia* verheiratet, einer Tochter des Historikers *Servilius Nonianus*, dessen Werk u. a. von *Tacitus* als Quelle benutzt wurde (Devillers, O.: Tacite et les sources des Annales. Leuven 2003, S. 15ff.; Syme, Oxford 1958, Bd. 1, S. 274ff.), nach *Cassius Dio* 62, 26, 3; „hingerichtet": Σωρανὸς μὲν οὖν ὡς καὶ μαγεύματί τινι διὰ τῆς θυγατρὸς κεχρημένος, ἐπειδὴ νοσήσαντος αὐτοῦ θυσίαν τινὰ ἐθύσαντο, ἐσφάγη...(Soranus nun wurde unter dem Vorwand eines Zaubers durch seine Tochter, weil jene gelegentlich einer Erkrankung ein Opfer dargebracht hätten, abgeschlachtet.)

1411 *Marcia Servilia Sorana*, Tochter d. *Barea Soranus* und der *Considia Servilia*, als Nichte des *Quintus Marcius Barea Sura*, eines Freundes *Vespasians*, auch eine Cousine von *Marcia*, der Großmutter der Mutter *Trajans*, und von *Marcia Furnilla*, der 2. Frau des *Titus* (Vgl. Smith, W. G.: Wörterbuch der griechischen und römischen Biografie und Mythologie, 1858); zum *librerum arbitrium mortis* aller drei vgl. Tac. ann. 16, 33, 4: *Thraseae Soranoque et Serviliae datur mortis arbitrium.*

1412 S. o. Kap. 1 und Tab. IV, Nr. 21;

1413 S. o. Tac. ann. 15, 61, 4;

1414 S. o. Kap. 2.3.2;

mori iussis non amplius quam horarum spatium dabatur; ac ne quid morae interveniret, medicos admonebat, qui cunctantes continuo curarent; ita enim vocabatur venas mortis gratia incidere.[1415] (Denen zu sterben befohlen worden war, wurde nicht mehr als eine Stunde Zeit [dazu] gewährt; und damit keine Verzögerung eintrete, ermahnte er die „Ärzte", Zögernde unverzüglich zu „behandeln"; so wurde nämlich das Einschneiden in Adern zum Zwecke der Tötung bezeichnet.)

Dieser Notiz ist die Information zu entnehmen, dass Delinquenten, welchen unter *Nero* das *liberum mortis arbitrium* zugestanden wurde, eine einstündige Frist zur Auswahl der von ihnen bevorzugten Todesart eingeräumt wurde und dass die zur Übermittlung bzw. Überwachung der Ausführung der jeweiligen Todesbefehle entsandten „Ärzte" – den Ausdruck *medicus* wird man in diesem Kontext nicht wörtlich als Berufsbezeichnung deuten dürfen, wie man das heute gewohnt ist, sondern eher als zynische Bezeichnung für einen Soldaten, der zwar dazu ausgebildet worden war, mit Schild und Schwert in einer Schlacht zu kämpfen, aber auch andere Methoden zur Tötung eines Menschen beherrschte – und angewiesen war, nach dem Verstreichen dieser Frist unverzüglich selbst zur Tat zu schreiten.

Wenn *Sueton* also behauptet, dass *Domitian* gesetzlich habe verankern lassen, dass unter seiner Herrschaft zum Tode verurteilten „Straftätern" ein *liberum mortis arbitrium* eingeräumt wurde, so ist bei der Beurteilung der Glaubwürdigkeit dieser Information zu berücksichtigen, dass es für diese Form einer „humanisierten" Vollstreckung von Todesstrafen Vorbilder gab, die *Domitian* lediglich gesetzlich zu sanktionieren brauchte, zumal zu unterstellen ist, dass es für den angeblichen Antrag *Domitians* schriftliche Unterlagen gab, in den sog. *acta senatus*, auf welche zuzugreifen *Sueton* in seiner Funktion als *ab epistulis* des Kaisers *Hadrian*[1416] (ab 121 n. Chr.) kaum größere Probleme gehabt haben dürfte.

Im Zusammenhang mit der Praxis des *liberum mortis arbitrium* unter *Domitian* verdient u. a. auch Beachtung, was *Cassius Dio* im Zusammenhang der Verfolgung mutmaßlicher Hintermänner des Aufstandes des *L. Antonius Saturninus*[1417] zu berichten weiß: Ἐν δὲ τῷ χρόνῳ τούτῳ ἐπετήδευσάν τινες φαρμάκῳ βελόνας[1418] χρίοντες, κεντεῖν αὐταῖς οὓς ἐβούλοντο. καὶ πολλοὶ μὲν ἐκείνων μηδὲ αἰσθόμενοι ἔθνησκον, πολλοὶ δὲ καὶ μηνυθέντες ἐτιμωρήθησαν. καὶ τοῦτο οὐκ ἐν τῇ Ῥώμῃ μόνον ἀλλὰ καὶ ἐν πάσῃ ὡς εἰπεῖν τῇ οἰκουμένῃ ἐγένετο. [1419] (In jener Zeit beschäftigten sich welche damit, Nadeln mit Gift zu bestreichen und mit denen zu stechen, die sie wollten. Und viele von jenen merkten davon nichts und starben, viele aber wurden auch angezeigt und bestraft. Und dieses geschah nicht nur in *Rom*, sondern, wie man sagt, auf der ganzen Welt.)

1415 Vgl. Suet. Nero 37, 3;

1416 Vgl. Baldwin, B.: Suetonius. The biographer of Caesars. Amsterdam 1983. Grant, M.: Klassiker der antiken Geschichtsschreibung. München 1973. Gugel, H.: Studien zur biographischen Technik Suetons. Wien 1977. Power, T. /Gibson, R. K.(Hrsg.): Suetonius the Biographer. Oxford 2014.

1417 Vgl. Tab. IX, 7;

1418 Das Wort ἡ βελόνη bezeichnet sowohl eine „Pfeilspitze" als auch eine „Nadel", im Kontext, insofern die Stiche oftmals gar nicht bemerkt wurden, erscheint „Nadel" aber als angemessener.

1419 Vgl. Cass. Dio 67, 11, 6;

Nach *Cassius Dio* schwärmten nach der Niederschlagung der Erhebung des *L. Antonius Saturninus* und im Zusammenhang der Bestrafung möglicher Hintermänner in *Rom*, aber auch außerhalb *Roms* Personen aus, die mittelst vergifteter Nadeln oder Speerspitzen Menschen töteten, deswegen teils vor Gericht gestellt wurden, teils aber auch unbestraft davon kamen. Unwillkürlich drängt sich die Vermutung auf, dass entweder der Kaiser oder aber dessen Widersacher, um die Hintermänner des Militärputsches möglichst unauffällig zu beseitigen, vielleicht aber auch um Spuren, die zu ihnen hätten führen können, zu verwischen. Und wer würde im Falle der Benutzung von „Nadeln" zur Tötung nicht unwillkürlich auch an Injektionsnadeln denken, wie sie heute von Ärzten benutzt werden, allerdings weniger um Menschen zu töten, als um sie zu heilen?

Um diesem Verdacht auf den Grund zu gehen, bleibt uns auch in dieser Phase unserer Untersuchung nichts anderes übrig, als namentlich bekannte unnatürliche Tötungsfälle des Untersuchungszeitraums, hier der Epoche zwischen dem Tod *Neros* und demjenigen *Domitians* noch einmal gezielt daraufhin zu überprüfen, inwieweit – entgegen unserer bisherigen Annahmen – entweder die Applikation von Giften todesursächlich gewesen sein könnte oder auch auf eine andere Art und Weise das Wirken eines Arztes.

Als für eine solche Überprüfung geeignete Fälle kommen nur solche in Betracht, über welche die Quellen ausführlicher berichten, und bezüglich welcher Gift als Tötungsmittel bzw. eine ärztliche Tötungsassistenz aus anderen Gründen nicht ohnehin schon sicher ausgeschlossen werden konnte. Solche Bedingungen erfüllen aber nur die Berichte über das Ablebens *Neros*, des *Titus* und *Domitians*, wobei ein besonderes Augenmerk darauf gerichtet werden sollte, welches Tötungsmittel tatsächlich den *Exitus* der jeweiligen Person herbeiführte, vielleicht auch, ob verschiedene Tötungsmittel eingesetzt wurden, wie wir das ja bereits im Falle *Senecas* beobachten konnten[1420], und deren Einsatz schließlich doch erfolglos blieb.

2.3.3.1 Der Fall *Neros*

Über das Ende *Neros* sind nur kurze Notizen des *Flavius Josephus*[1421], *Suetons*[1422], aber *auch* vergleichsweise ausführliche Exzerpte aus dem Werk des *Cassius Dio*[1423] überliefert, abgesehen von kurzen Anmerkungen in der spätantiken Breviarienliteratur[1424]. Der frühesten erhaltenen Quelle dazu, der in den Jahren 75–79 n. Chr. entstandenen Ἱστορία Ἰουδαϊκοῦ πολέμου πρὸς Ῥωμαίους, des *Flavius Josephus* ist dazu Folgendes zu entnehmen: Οὐεσπασιανῷ δ᾽ εἰς Καισάρειαν ἐπιστρέψαντι καὶ παρασκευαζομένῳ μετὰ πάσης τῆς δυναμέως ἐπ᾽ αὐτῶν τῶν Ἱεροσολύμων ἐξελαύνειν ἀγγέλε-

1420 S. o. Kap. 1;
1421 Vgl. Ios. bell. Iud. 4, 491;
1422 Vgl. Suet. Nero 57;
1423 Vgl. Cass. Dio 63, 27–29;
1424 Vgl. Aur. Vict. lib. de Caes. 5, 16: *verum eius adventu desertus undique nisi ab spadone, quem quondam exsectum formare in mulierem tentaverat, semet ictu transegit, cum implorans percussorem diu ad mortem meruisset cuiusquam officium.* Inc. Auct. epit. de Caes. 5, 17; Eutr. brev. 15, 1;

ται Νέρων ἀνῃρημένος, τρία καὶ δέκα βασιλεύσας ἔτη καὶ ἡμέρας ὄκτω. περὶ οὗ λέγειν ὃν τρόπον εἰς τὴν ἀρχὴν ἐξύβρισεν πιστεύσας τὰ πράγματα τοῖς πονηροτάτοις Νυμφιδίῳ καὶ Τιγελλίνῳ, τοῖς γε ἀναξίοις τῶν ἐξελευθέρων, καὶ ὡς ὑπὸ τούτων ἐπιβουλεθεὶς κατελείφθη μὲν ὑπὸ τῶν φυλάκων ἁπάντων, διαδρὰς δὲ σὺν τέτρασιν τῶν πιστῶν ἀπελευθέρων ἐν τοῖς προαστείοις ἑαυτὸν ἀνεῖλεν,...[1425] (Als Vespasian nach Caesarea[1426] zurückgekehrt war und sich anschickte mit seiner ganzen Streitmacht gegen Jerusalem zu ziehen, wurde gemeldet, dass Nero gewaltsam geendet habe, nachdem er 13 Jahre und acht Tage geherrscht hatte. Über diesen sagt man, dass er seine Herrschaft missbraucht habe, indem er die Staatsgeschäfte, dem Nymphidius[1427] und dem Tigellinus[1428] überließ, den unwürdigsten der Freigelassenen, und dass er von all seinen Leibwachen im Stich gelassen worden sei, mit vier seiner treuen Freigelassenen flüchtete und sich in der Vorstadt selbst tötete.)

Nach den Angaben des *Flavius Josephus* verließ *Nero*, nachdem er einsah, dass *Galba* auch in Rom als Herrscher allgemein anerkannt wurde, begleitet von vier seiner treuesten Freigelassenen seinen Palast und die Stadt und tötete sich in der Vorstadt selbst. Über die Tötungsmittel, die er dazu benutzte und ob er von einem seiner vier Freigelassenen hierbei unterstützt wurde, weiß *Flavius Josephus* nichts zu berichten. Auch über die Identität der vier Begleiter *Neros* auf dessen Flucht in die Vorstädte Roms erfährt man von *Flavius Josephus* nichts und fragt sich dabei unwillkürlich, ob diese in aller Seelenruhe und unbeteiligt zuschauten, wie sich ihr Herr selbst tötete.

Wäre es nicht denkbar, dass jene letzten Getreuen den Kaiser nicht an dem Suizid gehindert, andernfalls ihn dabei unterstützt hätten? Vielleicht lagen derartige Einzelheiten aber auch außerhalb des Interesses des *Flavius Josephu*s, denn den Hauptgegenstand seiner Darstellung bildete die Geschichte des sog. Jüdischen Krieges, in dessen Rahmen derartige Einzelheiten von nachrangigem Interesse waren.Vielleicht aber interessierte man sich zu der Zeit, als *Flavius Josephus* an jenem Werk arbeitete[1429], auch in *Rom* noch kaum für Einzelheiten des Endes *Neros*.

Suetons Nerovita, der frühesten erhaltenen Quelle in lateinischer Sprache, sind über das Ende *Neros* folgende Angaben zu entnehmen: *perlatos a cursore Phaonti codicillos praeripuit legitque se hostem a senatu iudicatum et quaeri, ut puniatur more maiorum, interrogavit quale id genus esset poenae; et cum comperisset nudi hominis cervicem inseri furcae, corpus virgis ad necem caedi, conterritus duos pugiones, quos secum tulerat, arripuit temptataque utriusque acie rursus condidit, causatus nondum*

1425 Vgl. Ios. bell. Iud. 4, 9, 2, 491–493;

1426 *Caesarea maritima*, die Hauptstadt Judäas und der Sitz des *praefectus Iudeae*;

1427 *Gaius Nymphidius Sabinus* († 68); seit 65 n. Chr. Prätorianerpräfekt, nach der Aufdeckung der Pisonischen Verschwörung erhielt er die *konsularischen Insignien*. Während *Neros* Aufenthalt in Griechenland (67/68) leitete er mit *Tigellinus*, (*praef. praet.* seit 62 n. Chr.) die Regierung. Vgl. PIR ^{2} N 250.

1428 *Gaius Ofonius Tigellinus* (*in *Agrigent*; †69) seit 62 n. Chr. *Prätorianerpräfekt*. Vgl. Hanslik, R.: Tigellinus, Ofonius. In: KIP, Bd. 5, Stuttgart 1975, Sp. 824 f..

1429 Als *terminus post quam* gilt die Einweihung des Friedenstempels in *Rom* (Ios. bell. Jud. 7, 158 ff.;), d. h. das Jahr 75 n. Chr., als *terminus ante quam* der Tod *Vespasians*, dem der Autor diese Schrift gewidmet hat, das Jahr 79 n. Chr.. Vgl. Michel, O. und Bauernfreund, O.: De bello Judaico – Der jüdische Krieg, Darmstadt 1959, Bd. I, Vorwort, S. XX.

adesse fatalem horam. ac modo Sporum hortabatur ut lamentari ac plangere inciperet, modo orabat ut se aliquis ad mortem capessendam exemplo iuvaret. ... iamque equites approquinquabant, quibus praeceptum erat, ut vivum eum adtraherent. ... quod ut sensit ... ferrum iugulo adegit iuvante Epaphrodito a libellis. semianimisque adhuc irrumpenti centurioni et paenula ad vulnus adposita in auxilium venisse simulanti non aliud respondit quam: sero et haec est fides. atque in ea voce defecit, extantibus rigentibusque oculis usque ad horrorem formidiniemque visentium.[1430] (einen durch einen Kurier dem Phaon[1431] überbrachten Brief riss er an sich und las, dass er vom Senat zum Staatsfeind erklärt worden sei und nach ihm gesucht werde, damit er nach Sitte der Vorfahren bestraft werde, und fragte, was für eine Art Strafe dies sei; und als er erfahren hatte, dass der Hals eines entblößten Mannes in eine Holzgabel gelegt werde, und der Körper mit Ruten zu Tode geprügelt, griff er erschrocken nach zwei Dolchen, die er bei sich hatte, und nachdem er die Schärfe beider Klingen überprüft hatte, legte er sie wieder zurück, mit der Begründung, dass die vom Schicksal vorgegebene Stunde noch nicht da sei. Dann forderte er Sporus[1432] auf, die Totenklage und ein Wehgeschrei anzustimmen; bald bat er, dass ihn jemand bei der Selbsttötung durch sein Beispiel behilflich sei. ... und schon näherten sich Reiter, die den Auftrag hatten, ihn lebend herbeizuschaffen. ... als er dieses bemerkte ... führte er das Eisen an die Kehle, mit Unterstützung des Sekretärs Epaphroditus[1433]. Schon halb entseelt, antwortete er dem herbeieilenden Zenturio, der seinen Mantel auf die Wunde drückte und heuchelte zur Hilfe gekommen zu sein, nicht mehr als: „Zu spät und das ist Treue!" Und bei diesen Worten starb er, während die Augen hervorquollen und erstarrten zum schaudernden Entsetzen der Umstehenden.)

Auch nach dieser Darstellung *Suetons* starb *Nero* durch Selbsttötung mittelst eines Dolch- oder Schwertstiches durch das sog. *Iugulum*, allerdings nicht ohne die Unterstützung seines Sekretärs *Epaphroditus*. Dass letzterer *Nero* bei seinem Suizid unterstützt habe, behauptet *Sueton* auch in der Vita *Domitians*. Im Zusammenhang einer Charakterisierung der Verhörmethoden *Domitians* führt *Sueton* aus: *nec nisi secreto atque solus plerasque custodias, receptis quidem in manum catenis, audiebat. utque domesticis persuaderet, ne bono quidem exemplo aud[i]endam esse patroni necem, Epaphroditem a libellis capitali poena condemnavit, quod post destitutionem Nero in adipiscenda morte manu eius adiutus existimabatur.*[1434](Auch verhörte er [Domitian] die

1430 Vgl. Suet. Nero 49, 2–4;

1431 dieser *Phaon* wird als Freigelassener *Neros* auch von *Cassius Dio* (63, 27, 3;) und in der epit. Caes. 5, 7; erwähnt. Vgl. Hanslik, R., Phaon, Nr. 2, in KlP Bd. 2, Sp. 710;

1432 „Lustknabe" *Neros*, der außer von *Sueton* (Nero 28. 29;) von *Sextus Aurelius Victor* (Aur. Vict. Caes. 5, 16;) und *Orosius* (7, 2, 2) erwähnt wird und, weil er von *Vitellius* gezwungen werden sollte, als *Kore* aufzutreten, sich selbst tötete (Cass. Dio. 64, 10, 1;). Vgl. Winkler, G., Sporus, in KlP, Bd. 5, Sp. 232.

1433 *Tiberios Klaudios Epaphroditos* oder *Tiberius Claudius Epaphroditus* oder *Epaphroditus*; Ἐπαφρόδιτος; *ca. 20-25, †ca 95 n. Chr., wurde wahrscheinlich bereits durch *Claudius* (41–54) freigelassen, 65 n. Chr. spielte er eine bedeutsame Rolle im Zusammenhang der Aufdeckung der Pisonischen Verschwörung, wofür er reich belohnt wurde, u. a, mit einem Palast und Park auf dem *Esquilin*, östlich der *Domus Aurea*, dem Palast *Neros*, vermutlich Widmungsadressat der *antiquitates Iudaeorum* des *Flavius Josephus*, vgl. Hanslik, R., Epaphroditus Nr. 2, in KlP, Bd. 2, Sp. 283;

1434 Vgl. Suet. Dom. 14, 4;

meisten Gefangenen allein, wobei er allerdings die Ketten in die Hände nahm. Und um den Hausangestellten zu raten, dass man sich auch durch ein gutes Beispiel nicht dazu verleiten lassen dürfe, den eigenen Herrn zu töten, verurteilte er den Epaphroditus, seinen Sekretär, weil Nero nach seiner Absetzung bei dem Versuch sich selbst zu töten, durch dessen Hand unterstützt worden sei, wie man glaubte.)

Diese Notiz verdient vor allem im Hinblick auf die Herkunft der Informationen, so wie sie bei *Sueton* und auch in späteren Quellen greifbar sind, Beachtung: Jener *Epaphroditus* stand in den 90 -er Jahren eben wegen der angeblich *Nero* geleisteten Suizidassistenz unter Anklage und wurde deswegen zunächst verbannt, schließlich auch hingerichtet[1435]. Daraus ist zu erschließen, dass *Sueton* für diese Angaben - wenigstens mittelbar - Protokolle über den Prozess gegen *Epaphroditus* benutzte, auf die *Flavius Josephus* aber aus zeitlichen Gründen bei der Abfassung seines Geschichtswerks über den jüdischen Krieg noch nicht zurückgreifen konnte. Um so bemerkenswerter ist es, dass wenigstens drei von vier Fluchtbegleitern *Neros*, welche *Flavius Josephus* nur anonym erwähnte, von *Sueton* auch namentlich erwähnt werden.

Allerdings beginnen an dieser Stelle auch schon die ersten Schwierigkeiten bezüglich der Glaubwürdigkeit der Berichte. Von einer Flucht *Neros* aus dem Palast, die *Flavius Josephus* behauptet, ist bei *Sueton* keine Rede mehr. Man könnte aufgrund der o. z. Darstellung *Suetons* zu der Auffassung gelangen, dass *Phaon*, den *Sueton* als Verfasser einer für *Nero* bestimmten Nachricht erwähnt, den Vorgang der angeblich von *Epaphroditus* unterstützten Selbsttötung *Neros* nicht persönlich miterlebte und *Nero* seinen Palastes auch gar nicht verlassen hatte, als er starb.

In diesem Zusammenhang muss auch berücksichtigt werden, dass die Vernehmungsprotokolle, die wir soeben als mutmaßliche Quelle für die Darstellung *Suetons* glaubten identifizieren zu können, ihre Entstehung einem Strafverfahren verdanken, das explizit dazu diente, dem *Epaphroditus* ein Verbrechen nachzuweisen, so dass man im Zusammenhang damit mit unterschiedlichen Aussagen der Verhörten rechnen muss, die auch in unterschiedlichen Darstellungen der zu dem Fall überlieferten Quellen ihren Niederschlag fanden.

Eine hinsichtlich des Sterbeortes *Neros* von der Darstellung *Suetons* stark abweichende Darstellung enthält das Geschichtswerk des *Cassius Dio*[1436]. Danach soll *Nero*, nachdem er davon erfahren hatte, dass der Senat *Galba* als neuen Kaiser anerkannt hatte, zunächst in ohnmächtiger Wut den Plan gefasst haben, sämtliche Senatoren töten und die Stadt Rom niederbrennen zu lassen, um sich dann nach *Alexandrien* in *Ägypten* abzusetzen[1437]. Nachdem sich diese Pläne aber als unausführbar erwiesen hätten, soll er zunächst daran gedacht haben sich selbst zu töten, dann aber nach einer Übernachtung im Freien ein Pferd bestiegen und aus der Stadt geflohen sein, und zwar zu einem Gut *Phaons*[1438]. Auf dieser Flucht soll nach den Angaben *Dios Nero* außer von *Epaphroditus* noch von zwei weiteren Freigelassenen begleitet worden

1435 Vgl. Tab. IX, Nr. 20;
1436 Vgl. Cass. Dio 63, 27–29;
1437 Vgl. Cass. Dio 63, 27, 2;
1438 Vgl. Cass. Dio 63, 27, 3;

sein:...μετὰ τε αῦτου ἐκείνου καὶ μετὰ Ἐπαφροδίτου τοῦ τε Σπόρου, νυκτὸς ἔτι οὔσης ἤλασε[1439]. (Gemeinsam mit eben diesem selbst [Phaon] und mit Epaphroditus und Sporus[1440] machte er sich noch während der Nacht auf die Flucht.)

Nach der Darstellung *Dios* verließ *Nero*, nachdem er von seiner Absetzung erfahren hatte, seinen Palast. Und auf dieser Flucht begleiteten ihn angeblich nicht nur *Epaphroditus* und *Sporus*, sondern auch *Phaon*, der Besitzer des Landgutes, wohin die Gruppe zu fliehen beabsichtigte, aber nach *Cassius Dio* anscheinend nie ankam. Denn auf dem Weg zu dem Gut sollen *Nero* und seine Begleiter dann durch ein Unwetter vom Weg abgekommen und Zuflucht in einer Höhle in der Nähe des Gutes gefunden haben[1441].

Über das Ende *Neros* selbst berichtet *Cassius Dio* Ähnliches wie *Sueton*, nur dass *Cassius Dio* die Geschichte in jene Höhle verlegt: καὶ οὕτως ἐκεῖνος προσιόντας αὐτοὺς αἰσθόμενος προσέταξε τοῖς παροῦσιν ἑαυτὸν ἀποκτεῖναι. ἐπεὶ δὲ οὐχ ὑπήκουσαν, ἀνεστέναξε τε καὶ ἔφη. „ἐγὼ μόνος οὔτε φίλον οὔτε ἔχθρον ἔχω." καὶ τούτῳ πελασάντων αὐτῷ τῶν ἱππέων αὐτὸς ἑαυτὸν ἀπέκτεινε, τὸ θρυλούμενον ἐκεῖνο εἰπών, „ὦ Ζεῦ, οἷος τεχνίτης παραπόλλυμαι. καὶ αὐτὸν δυσθανατοῦντα ὁ Ἐπαφρόδιτος προσκατειργάσατο.[1442] (Als jener nun merkte, dass die Verfolger sich näherten, befahl er seinen Begleitern ihn zu töten. Als diese sich aber weigerten, sagte er aufstöhnend: „Ich allein habe weder einen Freund noch einen Feind." Und in dem Augenblick, als sich schon Reiter näherten, tötete er sich selbst, indem er wie schon so oft sagte: „Oh Zeus, was für ein Künstler stirbt hier doch!" Da er nicht sogleich starb, machte ihm Epaphroditus den Garaus.)

Damit wird nun deutlich: Als *Nero* berittene Häscher sich ihm nähern sieht, fordert er seine Begleiter auf, ihn zu töten. Als diese sich weigern, versucht er es selbst und, als ihm das nicht so schnell wie erhofft gelingt, hilft ihm *Epaphroditus*, wie das ja auch *Sueton* angibt. Bei genauerem Hinschauen bemerkt man aber, dass außer hinsichtlich des Tatorts auch noch ein anderer Unterschied zur Darstellung *Suetons* besteht. *Cassius Dio* liefert keine klaren Informationen über das Tötungsmittel, das *Nero* einsetzte, um sich, vom *Epaphroditus* unterstützt, selbst zu richten. Mit keinem Wort wird ein Dolch oder ein Schwert von *Cassius Dio* als Tötungsmittel genannt. Außerdem erwähnt auch *Cassius Dio* einen vierten Fluchtbegleiter *Neros*, der später in dem Prozess gegen *Epaphroditus* als Zeuge hätte aufgetreten sein können. Aber wer war dieser Unbekannte?

Einen vierten Zeugen und ein Tötungsmittel erwähnt auch ein *Anonymus* der Spätantike: *ubi adventare Nero Galbam didicit senatusque sententia constitutum, ut more maiorum collo in furcam coniecto virgis ad necem caederetur, desertus undique noctis medio egressus urbe sequentibus Phaone Epaphrodito Neophytoque et spadone*

1439 Vgl. Cass. Dio 63, 27, 3;

1440 Angeblich ein „Lustknabe" *Neros*, der außer von *Cassius Dio* auch von *Sueton* (Nero 28. 29;), *Sextus Aurelius Victor* (Aur. Vict. Caes. 5, 16;) und *Orosius* (7, 2, 2;) erwähnt wird und, weil er von *Vitellius* gezwungen werden sollte, als *Kore* aufzutreten, sich selbst tötete (Cass. Dio. 64, 10, 1;). Vgl. Winkler, G., Sporus, in KlP, Bd. 5, Sp. 232;

1441 Vgl. Cass. Dio 63, 28, 3–5;

1442 Vgl. Cass. Dio 63, 29, 3 (epit.);

Sporo, quem quondam exsectum formare in mulerem temptavit, semet ictu gladii transegit adiuvante trepidantem manum impuro, de quo diximus, eunucho, cum sane prius nullo reperto, a quo feriretur, exclamavit: 'Itane nec amicum habeo nec inimicum? Dedecorose vixi, turpius peram.[1443] (Sobald Nero erfahren hatte, dass Galba ankomme und durch einen Senatsbeschluss bestimmt worden war, dass er nach altem Brauch mit dem Hals in einem Holzblock mit Ruten zu Tode geprügelt werden sollte, verließ er von allen verlassen die Stadt, begleitet von Phaon, Epaphroditus, Neophytus[1444] und Sporus, den er einst zu einer Frau zu verschneiden zu lassen versucht hatte, und durchbohrte sich selbst mit einem Schwertstich, wobei die zitternde Hand der unsaubere Eunuch, über den ich bereits sprach, hielt, nachdem vorher überhaupt niemand gefunden worden war, der ihn hätte töten mögen, und er ausgerufen hatte: „So habe ich weder einen Freund noch einen Feind? Schändlich habe ich gelebt noch schändlicher gehe ich zugrunde.)

Nach den Angaben dieses *Anonymus* diente also ein *gladius* als Tötungsmittel im Falle *Neros* und außerdem nennt dieser auch den Namen eines vierten Fluchtgefährten *Neros*, sodass man geneigt sein könnte, auch diesen Fall im Hinblick auf die medizingeschichtlich relevante Frage des Tötungsmittels als abgeschlossen anzusehen. Denn im Falle des Gebrauchs eines Schwertes als Tötungsmittel wäre die Tötungsassistenz eines Arztes auszuschließen, – ungeachtet der gerade durch die zuletzt zitierte Quelle neu aufgeworfene Frage, ob wirklich *Epaphroditus* oder doch eher *Sporus* die zitternde Hand *Neros* führte, zumal es sowohl für die Benennung unterschiedlicher Täter und Tatorte, vor allem aber auch für die Bezichtigung des *Sporus* eine simple Erklärung gibt: *Sporus* lebte zum Zeitpunkt des Strafprozesses gegen *Epaphroditus* schon seit Jahren nicht mehr. Was aber lag aus der Sicht des *Epaphroditus* näher als die Mitschuld am Tode *Neros* jemandem anzulasten, der wegen zwischenzeitigen Ablebens als Tatzeuge nicht mehr in Frage kam?

Auch in dem Prozess gegen *Epaphroditus* ist nicht zu leugnen, dass von den Soldaten, die *Nero* hatten festnehmen sollen, dessen Körper mit einer Wunde am *iugulum* aufgefunden wurde und dass sich das Schwert, mit dem er getötet worden war, offensichtlich nicht mehr in dieser Wunde befand, da ja der *Zenturio*, der seinen Mantel nach *Sueton* eben auf diese Wunde presste[1445], angeblich um die Blutungen zu stillen, es zuvor daraus hätte entfernen müssen, was aber in der Quelle nicht bezeugt wird. Deswegen stand aus der Sicht dieses Zenturos wie auch aus der Sicht des Gerichts, welches diesen Fall fast 30 Jahre später wieder aufrollte, fest, dass *Nero* nicht ohne die Unterstützung Dritter ums Leben gekommen sein konnte und der Helfer nirgendwo anders zu suchen war als im Kreise der Fluchtbegleiter *Neros*[1446].

1443 Vgl. Auct inc. epit. de Caes. 5, 7;

1444 Außer in der hier zitierten Quelle wird ein Freigelassener dieses Namens nirgendwo erwähnt.

1445 S. o. Suet. 49, 4: *Semianimisque adhuc irrumpenti centurioni et paenula ad vulnus adposita in auxilium venisse simulanti non aliud respondit quam: sero et haec est fides. atque in ea voce defecit,...*

1446 *Nero* fand auch bei Medizinhistorikern Aufmerksamkeit (Vgl. Grote, A., Nero, in: Leven, K.-H.: Antike Medizin. Ein Lexikon. S. o. Sp. 245–246;), – aber die rätselhaften Umstände seines Ablebens nicht!

Damit aber scheint außer Frage zu stehen, dass im Falle *Neros* auch die Beihilfe eines Arztes zu dessen Tötung ausgeschlossen werden kann. Und dennoch will es einem nicht ganz einleuchten, dass ausgerechnet *Nero*, der im Kampf gegen mutmaßliche politische Gegner oder überhaupt missliebige Personen wiederholt auf Gift als Tötungsmittel zurückgriff, sich für den Fall des eigenen Ablebens im Bedarfsfalle weder eine Ampulle noch eine vergiftete Nadel zurückgelegt hatte, zumal *Locusta*, deren Hilfe sich *Nero* zu solch einem Zweck hätte bedienen können, ihn ja überlebte[1447].

Tatsächlich scheint *Nero*, soweit man in dieser Hinsicht *Sueton* glauben kann, zeitweilig daran gedacht zu haben, auch seinem eigenen Leben mittelst Gift ein Ende zu setzen. Im Zusammenhang mit der Berichterstattung über *Neros* Reaktionen auf die Nachricht, dass sich die Armee von ihm abzuwenden begann, berichtet *Sueton*: *Nuntiata interim etiam ceterorum exercituum defectione litteras prandenti sibi redditas concerpsit, mensam subvortit, duos scyphos gratissimi usus, quos Homerios a caelatura carminum Homeri vocabat, solo inlisit ac sumpto a Locusta veneno et in auream pyxidem condito transiit in hortos Servilianos …*[1448] (Nachdem unterdessen der Abfall auch der übrigen Heere gemeldet worden war, zerriss er das ihm beim Mahle überreichte Schreiben, stürzte den Tisch um, warf zwei Pokale, die er gerne benutzte und die er wegen Ziselierungen nach Gesängen Homers als Homerische bezeichnete, zu Boden und begab sich, nachdem er von Locusta erhaltenes Gift in einer goldene Dose verborgen hatte, in die Servilianischen Gärten[1449]…)

Nachdem *Nero* aus den Gärten, in denen er sich in etwa bis Mitternacht aufgehalten haben soll, in den zwischenzeitig von der Dienerschaft weitgehend verlassenen Palast wieder zurückkehrte, war das Behältnis mit dem Gift dort nach *Sueton* nicht mehr aufzufinden: … *in cubiculum rediit, unde iam custodes diffugerant, direptis etiam stragulis, amota et pyxide veneni;*[1450] (… er kehrte in sein Schlafzimmer zurück, aus dem die Wächter schon geflohen waren, nachdem sie auch die Teppiche entwendet hatten, – und wobei auch das Gefäß mit Gift verschwunden war.)

Der Notiz ist zu entnehmen, dass die Wächter des kaiserlichen Schlafgemachs, als sie sich aus dem Staube machten, wahrscheinlich auch das goldene Gefäß mit dem Gift, von dem *Nero* hoffte im äußersten Notfall zum Zwecke der Selbsttötung Gebrauch machen zu können, hatten „mitgehen lassen." Sollten diese Angaben *Suetons* zutreffen, wären auch sie als ein Beleg dafür anzusehen, dass *Nero* keinesfalls mit Unterstützung eines Arztes ums Leben gekommen sein kann.

2.3.3.2 Der Fall des *Titus*

Als besonders rätselhaft erscheint in medizingeschichtlicher Hinsicht der Fall des Kaisers *Titus*. Dieser war am 30. 12. 39 n. Chr. als ältester Sohn des damaligen Prätors

1447 Vgl. Tab. V, 17;
1448 Vgl. Suet. Nero 47, 1;
1449 Wahrscheinlich im Süden des 12. Stadtbezirks; identisch mit den *Horti Maecenatii* bzw. *Neronis*, von denen aus *Nero* auch den Brand *Roms* betrachtet und besungen haben soll; vgl. Groß, R., Horti, in KIP, Bd. 2, Sp. 1231;
1450 Vgl. Suet. 47, 3;

Titus Flavius Vespasianus[1451] und dessen Gemahlin *Flavia Domitilla*[1452] geboren worden. Dank der Stellung seines Vaters als Günstling der *Antonia*, deren Sekretärin *Caenis*, die Geliebte seines Vaters war, geriet er schon früh zu Hofkreisen in Kontakte, insbesondere zu *Britannicus*, dem Sohn des *Claudius*, mit dem er gemeinsam erzogen wurde[1453]. Nach *Sueton* war er im Februar des Jahres 51 n. Chr. sogar Augenzeuge der Vergiftung des *Britannicus*[1454]. Er diente nach dem Eintritt ins Erwachsenenalter zunächst als Militärtribun in Germanien und Britannien, bekleidete ca. im Jahre 65 n. Chr. das Amt eines Prätors und setzte ab dem Jahre 66 n. Chr. seine militärische Laufbahn als Kommandeur der *leg. XV Apollinaris* unter dem Oberkommando seines Vaters im sog. Jüdischen Krieg fort.

Nach dem Tod *Neros* war er von seinem Vater zur Huldigung *Galbas* entsandt worden, änderte auf dem Weg dorthin aber seine Absicht und unterstützte seinen Vater dann dabei, dass der letztere sich selbst um den Thron bemühe. Nach dessen Sieg im Bürgerkrieg erhielt er den Rang eines *Caesars* sowie den Titel *princeps iuventutis*, blieb aber noch einige Monate bis zur vollständigen Niederwerfung des jüdischen Aufstandes in Palästina, bevor er im Juni des Jahres 71 nach Rom zurückkehrte, einen *Triumpf* feierte und mit dem Titel *imperator* und der der *tribunicia potestas* die Funktionen eines Mitregenten übertragen bekam. Außerdem übertrug ihm sein Vater die für die innenpolitische Absicherung seines Kaisertums wichtige Funktion eines Prätorianerpräfekten. Seit dem Tod seines Vaters, am 24. 06. 79 n. Chr. in *Aquae Cutiliae*[1455], hatte er die Alleinherrschaft inne, bis zu seinem Tode am 13. 09. 81 n. Chr., ebenfalls in *Aquae Cutiliae.* [1456]

Über das Ableben des *Titus* berichten verschiedene antike Quellen, außer *Sueton*[1457] und *Cassius Dio*[1458] auch noch *Aurelius Victor*[1459] und *Eutropius*[1460], recht späte Quellen, die aber speziell bezogen auf den Fall des Titus interessante Zusatzinformationen liefern. Die entsprechende Darstellung des *Tacitus* ist nicht überliefert. Aber befragen wir die Quellen wiederum in der Reihenfolge ihrer Entstehungszeit, d. h. zunächst *Sueton*! Im Anschluss an die Erwähnung angeblich unablässiger Streitigkeiten des *Titus* mit *Domitian* führt *Sueton* dazu aus: *inter haec morte praeventus est maiore hominum damno quam suo. Spectaculis absolutis, in quorum fine populo coram ubertim fleverat, Sabinos petit aliquantio tristior, quod sacrificanti hostia aufugerat quodque tempestate serena tonuerat. deinde ad primam statim mansionem febrim*

1451 Vgl. Hanslik, R.,Vespasianus, in KIP Bd. 5, Sp. 1224.

1452 *Flavia Domitilla d. Ä.*, eine Tochter des *Flavius Liberalis* aus *Ferentum*, Mutter dreier Kinder, des *Titus, Domitians* und einer gleichnamigen Tochter; vgl. Hanslik, R., Flavius II, Nr. 21, in: KIP, Bd. 5, Sp. 574;

1453 Vgl. Tac. ann. 11, 1. 4;

1454 Vgl. Suet. Tit. 2, 3: *erant autem adeo familiares, ut de potione, qua Britannicus hausta periit, Titus quoque iuxta cubans credatur gravique morbo afflicatus diu;*

1455 Heute: *Terme di Cotilia*, zwischen *Reate* (Rieti) und *Interocrea*, nahe *Castel Sant'Angelo* im Tal des *Velino*; Vgl. Hülsen, Ch.: Aqua, Aquae 38. In: RE. Bd. II, 1, Stuttgart 1895, Sp. 299 f.;

1456 Vgl. Hanslik, R., Titus 2, in KIP Bd. 5, Sp. 874–876.

1457 Suet. Tit. 10;

1458 Cass. Dio 66, 26, 1–4;

1459 Sext. Aur. Vict. lib. de Caes. 10, 5; inc. auct. epit. de Caes. 10, 15–16;

1460 Eutr. brev. 7, 22;

nanctus, cum inde lectica transferretur, suspexisse dicitur dimotis pallulis caelum, multumque conquestus eripi sibi vitam immerenti; neque enim extare ullum suum factum paenitendum excepto dumtaxat uno. id quale fuerit, neque ipse tunc prodidit neque cuiquam facile succurrat. quidam opinantur consuetudinem recordatum, quam cum fratre uxore habuerit; sed nullum habuisse persancte Domitia iurabat, haud negatura, si qua omnino fuisset, immo etiam gloriatura, quod illi promptissimum erat in omnibus probris. Excessit …[1461] (Unterdessen wurde er vom Tode eingeholt, mehr zum Schaden der Menschen als zu seinem eigenen. Nach dem Ende der Spiele[1462], bei dessen Abschluss er öffentlich reichlich geweint hatte, begab er sich zu den Sabinern[1463], noch trauriger, weil ihm bei einem Opfer ein Opfertier entsprungen war und weil es bei heiterem Himmel gedonnert hatte. Gleich beim ersten Zwischenaufenthalt[1464] erlitt er einen Fieberanfall; insofern er von dort mit einer Sänfte weitergetragen wurde, soll er bei zurückgezogenen Vorhängen zum Himmel aufgeblickt und sich sehr darüber beklagt haben, dass ihm unverdient das Leben geraubt werde; denn es gebe keine Tat, die er zu bereuen habe, mit Ausnahme einer einzigen. Welche diese gewesen sei, verriet er selbst damals nicht und niemand dürfte leicht darauf kommen. Gewisse Leute glauben, dass er sich eines Umgangs erinnert habe, den er mit der Gemahlin seines Bruders gepflegt habe; aber dass sie einen solchen gehabt habe, bestritt Domitia unter heiligsten Schwüren, gleichwohl bereit dies gegebenenfalls nicht zu bestreiten, falls es da etwas gegeben haben sollte, ja sogar bereit sich dessen zu rühmen, was ihr bei allen Vorwürfen leicht fiel. Er starb...)

Nach dieser Darstellung befiel *Titus* auf einer Reise von Rom nach *Aquae Cutiliae* eine fiebrige Erkrankung, bezüglich welcher *Titus* selbst angeblich sogleich davon ausging, dass er daran sterben werde und dass es bei dieser Erkrankung vielleicht nicht so ganz mit rechten Dingen zugehe: *multumque conquestus* ***eripi sibi vitam*** *immerenti.* Außerdem ist dem Text zu entnehmen, dass die wahrscheinlich von den Trägern der Sänfte des *Titus* auf jener Reise „aufgeschnappten" angeblichen Stoßseufzer des Kaisers von einigen Autoren, deren Werke von *Sueton* als Quellen benutzt wurden (*Quidam opinantur consuetudinem recordatum, quam cum fratre uxore habuerit;*), dahingehend gedeutet wurden, dass bei dem Ausbruch jener Erkrankung des *Titus*, der Gemahl jener *Domitia*, zu welcher ihm ein Verhältnis nachgesagt wurde, also *Domitian*, seine Hand mit im Spiel gehabt haben könnte.[1465]

1461 Vgl. Suet. Tit. 10;

1462 aus Anlass der feierlichen Eröffnung des sog. Kolosseums; Vgl. Suet. Tit. 7, 3; Vgl. Cass. Dio 66, 25;

1463 Heute: das Gebiet der *Monti Sabini*, das westliche Randgebirge der *Abbruzzen*, zwischen Tiber und Turano gelegen, im Südwesten der Provinz *Rieti*.

1464 *mansio* bezeichnet einen Ort, an welchem ein Pferdewechsel vorgenommen wurde und sich Reisende eine kurze Erholung gönnten. Vgl. Radke, G. Mansio, in KIP, Bd. 3, Sp. 967; der Ort, an welchem bei *Titus* das Fieber ausbrach, müsste eine Tagesreise von *Rom* entfernt gewesen sein, d. h. ca. 40 km. von *Rom* entfernt, an der *Via Salaria* in der Gegend des heutigen Ortes *Passo Correse*; Trapp, W., Wallerus, H.: Handbuch der Maße, Zahlen, Gewichte und der Zeitrechnung: mit 100 Tabellen, Stuttgart 2012[6].

1465 *Sueton* führt diesen Gedanken nicht weiter aus, stellte dem Bericht über den Tod des *Titus* aber eine Notiz voraus, aus der hervorgeht, dass er *Domitian* einen Mordanschlag auf *Titus* durchaus zutraute. Vgl. Suet. Tit. 9, 3: *fratrem insidiari sibi non desinentem, sed paene ex professo sollicitantem exercitus, meditantem fugam, neque occidere neque seponere ac ne in minore quidem honore habere*

Deutlicher äußert sich in dieser Hinsicht *Cassius Dio*: ὡς μὲν ἡ φήμη λέγει, πρὸς τοῦ ἀδελφοῦ ἀναλωθεὶς, ὅτι καὶ πρότερον ἐπεβεβούλευτο ὑπ᾿ αὐτοῦ, ὡς δὲ τινες γρ άφουσι, νοσήσας. ἔμπνουν γὰρ τοι αὐτὸν ὄντα καὶ τάχα περιγενέσθαι δυνάμενον ἐς λ άρνακα χιόνος πολλῆς γέμουσαν ὁ Δομιτιανὸς ἐνέβαλεν, ὡς δεμένης τῆς νόσου τάχα τινὸς περιψύξεως, ἵνα θᾶσσον ἀποθάνῃ. ἔτι γοῦν ζῶντος αὐτοῦ ἐς τε τὴν Ῥώμην ἀφΐππευσε καὶ ἐς τὸ στρατόπεδον ἐσῆλθε, τὴν τε ἐπίκλησιν καὶ τὴν ἐξουσίαν τοῦ αὐτοκράτορος ἔλαβε, δοῦς αὐτοῖς ὅσουπερ καὶ ὁ ἀδελφὸς αὐτοῦ ἐδεδώκει.[1466] (Wie das Gerücht sagt, wurde er von seinem Bruder beseitigt, weil der zuvor einen Anschlag auf ihn verübt hatte, wie einige schreiben, erkrankte er aber auch. Während er noch atmete und hätte noch genesen können, soll ihn Domitian in eine Kiste mit viel Schnee geworfen haben, unter dem Vorwand, dass die Krankheit derartiges erfordere, [in Wirklichkeit aber] damit er schneller sterbe. Obwohl er [Titus] noch lebte, ritt er [Domitian] weg nach Rom und zwar ins Prätorianerlager, nahm dort die Ausrufung zum Alleinherrscher und dessen Machtbefugnisse entgegen, nachdem er denen [den Soldaten] das gewährt hatte, was auch sein Bruder [Titus] ihnen gegeben hatte.)

Nach dieser Darstellung lässt *Cassius Dio* dem Leser die Auswahl zwischen zwei verschiedenen Geschichten, die aber im Endeffekt auf dasselbe hinauslaufen, nämlich dass *Titus* keines natürlichen Todes gestorben sei: Nach der ersten Version wurde *Titus* von *Domitian* schlicht durch einen *Anschlag* beseitigt, wobei keine konkreten Angaben zu den dabei eingesetzten Tötungsmitteln gemacht werden, indirekt aber ein Giftanschlag angedeutet wird, insofern eine „Erkrankung" nicht zu leugnen war, aber stillschweigend als Ergebnis eines Anschlags umgedeutet wurde.

Nach der zweiten Version der Geschichte, hatte die Erkrankung, der *Titus* erlag, zwar eine natürliche Ursache, aber der tödliche Verlauf wurde durch *Domitian* angeblich beschleunigt, in dem dieser seinem Bruder eine „Therapie" verordnete, die voraussehbar zum Tode führen musste, so dass sich *Domitian*, noch bevor endgültig der Tod seines Bruders eingetreten war, unverzüglich zu Pferde auf den Weg nach Rom machte, um sich im Prätorianerlager zum neuen *Imperator* ausrufen zu lassen und so die eigene Machtergreifung unumkehrbar zu machen.

In dem einen wie auch in dem anderen Fall müsste man grundsätzlich mit der Möglichkeit einer ärztlichen Tötungsassistenz rechnen, sei es dass ein Arzt den mutmaßlichen Mörder bei der Auswahl von Giften so beriet, damit durch die Intoxikation eine mit heftigen Fieberanfällen einhergehende Erkrankung ausgelöst wurde[1467], sei es, dass er nach Ausbruch des Fiebers zu einer Therapie riet, die scheinbar dazu

sustinuit, sed ut a primo imperii die, consortem successoremque testari perseveravit, nonumquam secreto precibusque ac lacrimis orans, ut tandem mutuo erga se animo vellet esse.

1466 Vgl. Cass. Dio 66, 26, 3;

1467 Heftige Fieberschübe treten bei allen sog. Lebensmittelvergiftungen auf, die dann durch verschiedene Keime in verdorbenen Lebensmitteln hervorgerufen werden und lebensbedrohlich sein können: ***Salmonellen*** (Bakteriengattung Salmonella verursacht Salmonellose. Zur Gattung gehören über 2.000 Arten. Diese gelten als Erreger für: Typhus, Paratyphus und des Salmonellen-Magen-Darm-Katarrhs. Die Übertragung der Bakterien erfolgt über rohe oder nicht genügend erhitzte tierische Lebensmittel, die unter Verwendung roher Geflügeleier hergestellt werden.), ***Campylobacter*** (aufgenommen durch: Geflügelfleisch, Eier und Produkte aus rohen Eiern), ***Shigellen*** (Erreger der sog. Bakteriellen Ruhr), ***Yersinien*** (werden durch Kontakte mit befallenen Tieren übertragent;),

beitrug, die Körpertemperatur des Erkrankten zu senken[1468], in Wirklichkeit aber darauf abzielte, das Siechtum des Kranken zu beschleunigen.

Vor allem die nach *Cassius Dio* von *Domitian Titus* verordnete „Kältetherapie" wirft aus der Sicht des Medizinhistorikers Fragen auf: Sie dürfte manchem heutigen Betrachter *prima vista* als reichlich unglaubwürdig erscheinen – mitten im September und mitten in Italien! Trotz seiner Lage in ca. 580 m. NN misst man in *Castel Sant'Angelo, Rieti*, dem Standort des antiken *Aquae Cutiliae*, Mitte September nur selten Tagestemperaturen von weniger als 25 Grad *Celsius*, so dass man sich fragen könnte, woher der Schnee zur fraglichen Zeit denn hätte kommen sollen, der benötigt wurde, um *Titus* zu töten.

Auf der anderen Seite ist aber zu berücksichtigen, dass der Sterbeort des *Titus* inmitten der Abbruzzen lag, die in nicht allzu großer Entfernung von *Aquae Cutiliae* (ca. 50 km entfernt) auf Höhen von über 2500 m, am sog. *Gran Sasso d'Italia* sogar bis auf 2914 m, ansteigen, sodass es auch an heißen Sommertagen möglich gewesen wäre, von dort für Kühlungszwecke Schnee zu beschaffen. Denn an der Nordseite des *Gran Sasso d'Italia* schiebt sich der *Ghiacciaio del Calderone* zu Tal, ein Gletscher, der heute eine Fläche von 35545 m^2 bedeckt, aber noch um 1800 n. Chr. noch 104,257 m^2,[1469] so dass es auch in der Antike möglich gewesen wäre, binnen eines Tages von dort Schnee zu beschaffen. Außerdem sind in den *Abbruzzen* zahlreiche natürliche Höhlen bekannt[1470], in welche wahrscheinlich im Winter Schnee für Kühlungszwecke eingelagert wurde, so dass man den Gedanken an eine Schneekiste als mögliches Tötungsmittel nicht *a priori* ausschließen sollte.

Dennoch darf aus dem Blickwinkel des Medizinhistorikers nicht außer Betracht bleiben, dass in der zeitgenössischen medizinischen Fachliteratur Kältekuren[1471] zur

Escherichia coli (kann durch Verzehr von kontaminiertem rohem Fleisch ausgelöst werden), ***Staphylokokken***(lösen allerdings eher Untertemperaturen aus;), ***Listerien*** (kommen in allen tierischen wie Pflanzlichen Lebensmitteln vor, vor allem in Milchprodukten), ***Clostridium botulinum*** (in Fleischprodukten, aber selbst in Gemüse anzutreffen); vgl. http://www.net doktor.at/krankheit/lebensmittelvergiftung-7541; die hier erwähnten „Keime" waren in der Antike zwar unbekannt, aber die „Lebensmittel", durch welche die Erkrankungen ausgelöst wurden keineswegs. In diesem Kontext ist vor allem auf die Beliebtheit von ***garum*** bzw. ***liquamen*** hinzuweisen, deren Herstellung unter hygienischen Bedingungen erfolgte, die in der warmen Jahreszeit geradezu zwingend Lebensmittelvergiftungen auslöste. Vgl. Maier, R. (Hrsg.): Das römische Kochbuch des Apicius. Stuttgart 1991 Curtis, R. I.: The Production and Commerce of Fish-Sauce in the Western Roman Empire. A social and economic study. University Microfilms Int., Ann Arbor MI 1982. Ders.: Garum and salsamenta - production and commerce in materia medica. Leiden 1991.

1468 Im Prinzip hätte eine „Kältekur", wie sie *Cassius Dio* bezogen auf *Titus* als todesursächlich unterstellt wird, durch Unterkühlung den Tod eines Patienten beschleunigen können.

1469 World Glacier Monitoring Service (WGMS): Fluctuations of Glaciers 2005–2010 (Vol. X). Zürich 2012 (online; PDF; 5,0 MB). Fiucci, A. et al.: The Calderone Glacier (Gran Sasso d'Italia). Determination of Ice Thickness and bedrock Morphology by means of radio-echo sounding. In: Geografia Fisica Dinamica del Quaternario. Bd. 20, 1997, S. 305–308 (online; PDF; 518 kB); Pecci, M. et al.: Ghiacciaio del Calderone (Apennines, Italy): the mass balance of a shrinking mediterranean glacier. In: Geografia Fisica Dinamica del Quaternario. Bd. 31, 2008, Seiten 55–62 (online; PDF; 850 kB);

1470 http://www.lochstein.de/hoehlen/I/Abruzzen/_vti_cnf/ (2015)

1471 Abgesehen von gelegentlichen allgemeinen Hinweisen (in der Belletristik) auf Kaltwasserkuren. Vgl. Hor. ep. 1, 15, 3; vgl. Stamatu, M., Kur, in: Leven, K.-H.: Antike Medizingeschichte. Ein Lexikon. München 2005, Sp. 547;

Behandlung fiebriger Erkrankungen nicht empfohlen werden. *Celsus* empfiehlt für die Behandlung mancher Fieber warme Bäder[1472], vor Kältebehandlungen jeglicher Art warnt er jedoch ausdrücklich[1473], Daher erscheint es als nachvollziehbar, wenn *Cassius Dio* oder die Verfasser der Quellen, die *Cassius Dio* bei der Abfassung seiner Darstellung über das Ende des *Titus* zitierte, die Kältekur, welche *Domitian* seinem Bruder verordnete, als Tötungsmittel deuteten und dementsprechend der angeblich von *Domitian* angeordneten Behandlung Tötungsabsichten unterstellten.

Auf der anderen Seite sollte uns aber gerade in dieser Hinsicht das Beispiel des *Antonius Musa* vor allzu voreiligen Schlussfolgerungen warnen, der nicht zuletzt dadurch Ruhm und Anerkennung erlangte, weil er im Falle des *Augustus* durch eine unkonventionelle, als gefährlich eingestufte Behandlungsmethode, d. h. durch kalte statt warmer Umschläge *Augustus*[1474] angeblich von einem lebensgefährlichen Fieber befreit hatte. Es ist daher denkbar, dass die negativen Urteile über die angeblich mörderischen Machenschaften *Domitians* gewissermaßen *ex eventu* entstanden, bzw. im Gefolge bewusst lancierter Verzerrungen durch politische Gegner *Domitians* „quellenkundig“ wurden und daher mit Vorsicht zu behandeln sind.

Und aus denselben Erwägungen heraus ist es auch grundsätzlich in Frage zu stellen, dass *Titus* durch einen Anschlag ums Leben gekommen sein könnte, womöglich durch einen Giftanschlag, wie nicht nur von *Sueton*, sondern auch in der spätantiken Breviarienliteratur mit Nachdruck behauptet wird. *Sextus Aurelius Victor* überlässt den Leser keinem Zweifel daran, dass *Titus* einer willkürlichen Intoxikation erlag: *Ita biennio post ac menses fere novem amphiatro perfecto opere lautusque veneno interiit,...*[1475] (So ging er nach zwei Jahren und ungefähr neun Monaten [gerechnet von seinem Regierungsantritt als Alleinherrscher], nach der Fertigstellung des Amphitheaters, und als ein anständiger, an Gift zugrunde....)

Dass *Titus* vergiftet wurde, wird von *Aurelius Victor* als Faktum dargestellt. Weniger eindeutig äußert sich der bereits in Bezug auf den Tod *Neros* zitierte *Anonymus*: *vixit annos quadraginta unum, et in eodem, quo pater, apud Sabinos agro febri interiit. Huius mors credi vix potest, quantum luctus urbi provinciisque intulerit, adeo ut eum delicias publicas, ... appellantes quasi perpetuo custode orbatum terrarum orbem deflerent.*[1476] (Er lebte 41 Jahre, und auf demselben Landgut,auf dem bereits sein Vater gestorben war, starb er an Fieber. An einen [natürlichen] Tod kann man bei diesem aber kaum glauben, [wenn man bedenkt] wieviel Trauer er in der Hauptstadt und in den Provinzen auslöste, so dass sie ihn als öffentliche Zierde bezeichneten und den Erdkreis bejammerten, als sei er eines ewigen Wächters beraubt.)

Zunächst stellt dieser Autor fest, dass *Titus* an einer fiebrigen Erkrankung verstarb, verknüpft diese Feststellung aber mit Zweifeln an natürlichen Ursachen für diese Erkrankung, allerdings indirekt durch den demonstrativen Hinweis auf die öffent-

1472 Vgl. A. Celsus, de medicina, 3, 7 und 3, 12;

1473 Vgl. A. Celsus, de medicina, 3, 17;

1474 s. o. Suet. Aug. 59; und vor allem 81: *et ancipitem rationem medendi necessario subiit; quia calida fomenta non poterant, frigidis curari coacto auctore Antonio Musa.*

1475 Aur. Vict. lib. de Caes. 10, 5;

1476 auct inc. epit. de Caes. 10, 15;

liche Trauer, die der Tod des *Titus* angeblich auslöste. Eine ähnliche Tendenz ist auch bei *Eutrop* zu beobachten:... *inusitato favore dilectus morbo periit in ea, qua pater villa, post biennium et menses octo, dies viginti, quam imperator factus, aetatis anno altero et quadragesimo. tantus luctus eo motuo publicus fuit, ut omnes tamquam in propria doluerunt orbitate. Senatus obitu ipsius circa vesperam nuntiato nocte inrupit in curiam et tantas ei mortuo laudes gratiasque congessit, quantas nec vivo numquam egerat nec praesenti. Inter divos relatus est.*[1477] (...mit ungewöhnlicher Begeisterung verehrt, starb er an einer Krankheit in demselben Landhaus, wie sein Vater, zwei Jahre, acht Monate und zwanzig Tage, nachdem er Kaiser geworden war, im einundvierzigsten Lebensjahr. So groß war die öffentliche Trauer, dass alle wie über einen persönlichen Verlust trauerten. Der Senat drang, nachdem gegen Abend die Botschaft von seinem Tod eingetroffen war, noch in der Nacht in das Tagungsgebäude des Senats ein und überhäufte den Verstorbenen mit Dank und Ehre, wie er [scil.: der Senat] sie ihm [scil.: Titus] im Leben und in seiner Gegenwart niemals gezollt hatte: Er wurde vergöttlicht.)

Eutrop verschwendet *expressis verbis* zwar keinen Gedanken darauf, dass *Titus* eines unnatürlichen Todes gestorben sein könnte, schildert im Anschluss an die Erwähnung seines Ablebens jedoch die Reaktionen darauf so, dass ein unbefangener Beobachter hinsichtlich der Todesart misstrauisch werden müsste, das gilt vor allem für die Reaktionen der Senatoren: Sie überhäuften den Verstorbenen angeblich spontan so sehr mit Dank und Ehre, wie das zu seinen Lebzeiten nie geschehen war.

Hierbei wird man gut verstehen können, warum der Verstorbene sich zu Lebzeiten kaum besonderer Sympathien erfreute. Es wurde hier bereits an die massive Missbilligung seiner Beziehungen zu *Berenice*[1478] erinnert. Von dieser hatte er sich zwar zu Beginn seiner Alleinherrschaft getrennt, aber es wäre töricht anzunehmen, dass sich der öffentliche Ärger über jene Liaison in den zwei Jahren seiner Alleinherrschaft einfach „in Luft aufgelöst" hatte, zumal sie durch andere Gerüchte überlagert worden waren, die *Titus* kaum weniger kompromittierten, nämlich Gerüchte über eine angebliche Beziehung zu *Domitia Longina*[1479], d. h. zur Gemahlin seines Bruders *Domitian*. Außerdem gilt es zu berücksichtigen, dass, wie in den Quellen übereinstimmend gerühmt wird, während der kurzen Regierungszeit des *Titus* nicht ein einziger politisch motivierter Strafprozess stattfand, durch den Menschen zu Tode kamen; im Gegenteil *Sueton* schildert ausführlich, wie *Titus* zwei namentlich nicht genannten Priestern, die angeblich kurz vor seinem Tod der Verwicklung in eine Verschwörung überführt wurden, ausdrücklich verzieh und ihnen noch nicht einmal ihre Ämter nahm[1480].

Andererseits erscheint es kaum vorstellbar, dass die früher zahlreichen Kritiker des *Titus* schon nach zwei Jahren völlig vergessen haben sollten, dass *Titus* unter der Herrschaft seines Vaters fast zehn Jahre lang das Amt des *praef. praet.* ausgeübt hatte, und schon allein von Amts wegen für etliche unnatürlichen Todesfälle der Regierungszeit *Vespasians* sehr wohl verantwortlich gewesen war[1481]. Daher erscheint vor

1477 Vgl. Eutr. brev. 7, 22;
1478 S. o. *Julia Berenike* *28 n. Chr.; †nach 79 n. Chr., Schwester *Herodes Agrippa. II*); vgl. Kap. 2.3.1;
1479 S. o. Kap. 2.3.1;
1480 Vgl. Suet. Tit. 9, 1 – 2;
1481 Vgl. dazu Tab. VIII.

allem die in dem o. z. Zeugnis *Eutrops* geschilderte Reaktion der Senatoren auf die Nachricht vom Tode des *Titus* eher als unverständlich, nämlich, dass diese sich über jede Regel und Konvention hinweggesetzt haben sollten und ohne eine reguläre Einberufung durch einen Magistrat oder durch den Nachfolger des Verstorbenen, nicht etwa wie üblich am Morgen, sondern bereits in der Nacht zum Sitzungsgebäude eilten, um den Verstorbenen zu ehren.

Und dass dies auch so der Fall war, wird man ohne weiteres glauben dürfen, da Ähnliches auch von *Sueton* berichtet wird: *quod ut palam factum est … senatus prius quam edicto convocaretur ad curiam concurrit, obseratisque adhuc foribus, deinde apertis, tantas mortuo gratias egit laudesque congessit, quantas ne vivo quidem umquam atque praesenti.*[1482]

Da dieser Text nahezu wortwörtlich mit dem oben zitierten *Eutrops* übereinstimmt, kann hier auf eine Übersetzung verzichtet werde, aber **eine** Abweichung sollte dennoch nicht unerwähnt bleiben. Der Text *Eutrops* enthält auch noch Angaben über den Zeitpunkt des Bekanntwerdens der Nachricht vom Tode des *Titus* und über den Beginn der tumultuarischen Senatssitzung über die postmortalen Ehrungen des *Titus*: *Senatus obitu ipsius circa vesperam nuntiato nocte inrupit in curiam*[1483]. Danach verbreitete sich die Nachricht vom Tode des *Titus* am Abend seines Todestages und der Senat versammelte sich in der – darauf folgenden? - Nacht!

Daher fragt man sich unwillkürlich, von welchem Abend in der Quelle überhaupt die Rede ist. Halten wir uns bei dem Versuch einer Antwort möglichst an verbürgte Fakten: *Titus* starb am 13. 09. 81 n. Chr.;[1484] die genaue Urzeit wird zwar nicht genannt, insofern aber bei mit hohen Fiebern verbundenen Erkrankungen eine lebensgefährliche Überhitzung, kaum am Morgen, sondern frühesten am Nachmittag oder am frühen Abend zu erwarten ist, sollte man davon ausgehen dürfen, dass dieses Ereignis auch bei *Titus* frühestens am Nachmittag des 13. 09. 81 n. Chr. eintrat.

Sollte der Bote, der die Nachricht vom Ableben erst nach dem *Exitus* des Kaisers nach *Rom* gebracht haben, hätte diese Nachricht aber auf keinen Fall noch am selben Tag in *Rom* angekommen sein können. Denn die Entfernung von *Castel Sant'Angelo, von* dem Standort des antiken *Aquae Cutiliae* bis zur *Porta Salaria* in *Rom*, in deren Nähe sich das u. a. Prätorianerlager befand, beträgt 95, 7 km.; ein Fußgänger würde dafür bei einer Geschwindigkeit von 6 km/h ca. 16 Stunden benötigen. Ein Pferd, obwohl im Galopp bis zu 72 km/h schnell, hätte aber ebenfalls nicht viel früher in *Rom* angekommen sein können, da Pferde über eine längere Distanz allenfalls eine Geschwindigkeit von 12 – 20 km erreichen.[1485] Daraus folgt aber, dass ein berittener Bote für die Strecke von *Aquae Cutiliae* bis *Rom*, ohne Pausen, zwischen 5 – 8 Stunden benötigt hätte, – rechnet man die für Reiter und Pferd gleichermaßen unerlässlichen Ruhepausen hinzu, würde man diesen Zeitrahmen noch um mindestens 2 Stunden verlängern müssen und käme dann auf ca. 7 bis 10 Stunden.

1482 Suet. Tit. 11;
1483 S. o. Eutr. brev. 7, 22;
1484 S. o. Hanslik, R., Titus Nr. 2, in KIP, Bd. 5, Sp. 875;
1485 Vgl. http://equivetinfo.de/html/eckdaten_pferd.html (2015);

Ein anderes Faktum, das wir ebenfalls in unserer Kalkulation berücksichtigen müssen, besteht darin, dass in den sog. *Arvalakten*[1486] für den 14. 09. 81 Opfer ob *imperium divi f. Domitiani* bezeugt sind[1487]. Daraus ist zu erschließen, dass *Domitian* bereits an eben diesem Tage, frühestens in den frühen Morgenstunden des 14. 09., also bereits am Tag unmittelbar nach dem Ableben seines Bruders im Prätorianerlager als Nachfolger des *Titus* zum neuen *Imperator* ausgerufen worden sein müsste. Das erscheint unter Berücksichtigung, dass *Domitian* ein geübter Reiter war und die ganze Nacht vom 13. zum 14. 09. 81 n. Chr. mit den notwendigen Pausen durchgeritten war, ebenfalls als denkbar.

Vor dem Hintergrund dieser Überlegungen gibt es aber für die Verbreitung der Nachricht vom Ableben des *Titus* im Kreise der Senatoren, dies sich in etwa zur gleichen Zeit in der *curia hostilia* versammelten, um *Titus* zu ehren, nur zwei Möglichkeiten: Entweder wurde ein Bote mit dieser – dann natürlich unzutreffenden Nachricht - in Marsch gesetzt, bevor sich *Domitian* auf den Weg nach Rom machte, also bereits etliche Stunden vor dem Ableben des *Titus*, – dann hätte die – falsche! – Nachricht darüber tatsächlich noch am Tage des Ablebens des *Titus* auch in Rom eintreffen können, mit der Folge, dass deren Verbreitung dort noch in der Nacht vom 13. zum 14. 09. zu einer irregulären Senatssitzung über postmortale Ehrungen für *Titus* hätte führen können, – wobei man sich in diesem Falle zu fragen hätte, von welchen Zielen sich die Verbreiter dieser Informationen hierbei leiten ließen. Oder jener Bote mit der – in diesem Falle zutreffenden – Nachricht über den Tod des *Titus* wurde erst nach dem Aufbruch *Domitians* nach Rom entsandt – und dann hätte jene Senatssitzung frühestens in der Nacht vom 14. 09. zum 15. 09. stattgefunden haben können, wobei man sich dann aber erst recht Gedanken zu machen hätte bezüglich der Ziele der Verbreitung jener Botschaft.

Aus dieser Überlegung folgt, dass es in der unmittelbaren Umgebung des sterbenden *Titus* Personen gegeben haben muss, die alles daran setzten, die Nachricht von dessen Ableben schneller nach *Rom* zu bringen, als *Domitian* dorthin gelangen konn-

1486 Die *fratres arvales* bildeten ein Zwölferkolleg von Priestern, deren ursprüngliche Aufgabe, wie bereits der Name besagt (*arvales* leitet sich von *arvum* = Feld, Acker her;), darin bestand, von der ansonsten unbekannten Fruchtbarkeitsgöttin „Dia" einen Ackersegen zu erbitten. Die Mitgliedschaft, Patriziern vorbehalten, war lebenslänglich, die Wiederbesetzung durch den Tod eines Mitglieds frei gewordener Stellen erfolgte durch *Kooptation*. Herausgehobene Positionen innerhalb des Kollegiums hatten ein *magister* inne sowie ein *flamen*. Durch *Augustus* hatten die *Arvalbrüder* im Jahre 27 v. Chr. eine zusätzliche Aufgabe übertragen bekommen, im Rahmen des sog. Kaiserkults, insofern sie auch an Gedenktagen der Kaiser zu deren Wohl bestimmte Opfer darbrachten. Nicht zuletzt daraus resultiert die große Bedeutung der über die Opfer der Bruderschaft abgefassten Protokolle als Quelle für bestimmte die jeweiligen Herrscher betreffenden besonderen Ereignisse. Vgl. Edelmann, B.: Arvalbrüder und Kaiserkult. In: Cancik, H. (Hrsg.): Die Praxis der Herrscherverehrung in Rom und seinen Provinzen. Tübingen 2003, S. 189–205; siehe auch: Rüpke, J.: Fasti sacerdotum: die Mitglieder der Priesterschaften und das sakrale Funktionspersonal römischer, griechischer, orientalischer und jüdisch-christlicher Kulte in der Stadt Rom von 300 v. Chr. bis 499 n. Chr; 3 Bände, 2005.

1487 Vgl. M. Mc. Crumm and A. G. Woodhead, s. o. p.21: *M. Petronio Umbrino, L. Carminio Lusitaco cos. XV[III K. Octobr.] collegiu<m> fratrum Arvalium immolavit in Capitolio ob imperium Caes[aris] divi f. Domitiani Aug. ... Iovi o*[vem]. *m* [arem]. *b*[ovem]. *m* [marem]. *Iunoni reginae vaccam, Minervae vaccam, Salut[i] vaccam, Felicitati vaccam, Marti taurum.*

te, um sich dort als dessen Nachfolger bestätigen zu lassen, und dass diese Kreise, da dort ja bekannt war oder damit gerechnet wurde, dass sich *Domitian* nach dem Tode seines Bruders zunächst an die *Prätorianer* wenden würde[1488], um sich zum neuen Kaiser ausrufen zu lassen, sich ihrerseits an einflussreiche *Senatoren* wandten, um eben gegen dieses Vorgehen *Domitians* Stimmung zu machen, indem sie durch eben jene Bereitschaft maßlos überschwänglichen Trauerbekundungen über den *Titus* entfachten, die in allen Zeugnissen überliefert sind und nur einem Zweck zu dienen schienen, nämlich zu verhindern, dass nach den Prätorianern auch der Senat die Nachfolge *Domitians* sogleich bestätige.

Und dieses Ziel scheinen die Gegner *Domitians* auch erreicht zu haben: Obwohl *Domitian* nach *Cassius Dio* noch vor dem endgültigen Ableben des *Titus* von *Aquae Cutiliae* nach Rom aufbrach, um sich von den *Prätorianern* so schnell wie möglich als Nachfolger seines Bruders ausrufen zu lassen und er dieses Ziel auch am Tage unmittelbar nach dem Tod seines Bruders, d. h. am 14. 09. 81 n. Chr. ausweislich des Protokolls der *Arvalbrüder* über Opfer *ob imperium*[1489] auch erreichte, erfolgte die Übertragung der *tribunicia potestas* ausweislich der entsprechenden Opferprotokolle der *Arvalbrüder*[1490] erst etliche Tage später:*[I] s[dem] cos. pr. K. Oct. in Capitoli[o ob co]mitia tribunicia Caesaris divi f. Dom [itia] ni Aug. collegium fratrum Arvalium ...* (Während der Amtszeit derselben Konsuln am Vortag der Kalenden des Oktober [opferte] auf dem Kapitolshügel wegen der „Volksabstimmung" über die tribunizische Gewalt des Caesars des Sohnes des Vergöttlichten, des Domitianus Augustus, das Kollegium der Arvalbrüder ...)

Dieser Inschrift ist zu entnehmen, dass die dem Senat obliegende Übertragung der *tribunicia potestas* auf *Domitian* erst am 30. 09. 81 stattfand, d. h. gegenüber der Anerkennung durch die Prätorianer mit einer Verzögerung von 14 Tagen. Diese Verzögerung erscheint als ungewöhnlich, - vor allem im Vergleich zu den entsprechenden Prozeduren im Falle *Neros*, bei dem beide Vorgänge an ein und demselben Tage stattgefunden zu haben scheinen[1491] – und lässt die Vermutung zu, dass es im *Senat* Kreise gab, die ein Interesse an einer solchen Verzögerung hatten, vielleicht in der Erwartung, dass sich jemand anders diese Frist zu Nutze machen würde, um seinerseits Ansprüche auf die Nachfolge des *Titus* geltend zu machen oder um das Verfassungsprinzip der Erbmonarchie überhaupt auszuhebeln.

1488 *Domitian* hatte zu jener Zeit kein Amt inne, welches ihm das *ius agendi cum senatu* gewährte: Er war zu jenem Zeitpunkt weder Konsul (zu den Konsuln des Jahres 81 vgl. M. Mc. Crumm and A. G. Woodhead, p. 7;) noch Inhaber der *tribunicia potestas*; die letztere bekam er erst am 30. 09. 81 n. Chr. (M. Mc. Crumm and A. G. Woodhead, p. 21;) Nicht auszuschließen ist aber, dass *Domitian* während der Regentschaft des *Titus* die Prätorianerpräfektur bekleidete, so wie *Titus* dieses Amt während der Regentschaft *Vespasians* innegehabt hatte. Bezeugt ist dies nicht, aber durchaus denkbar, wenn man beachtet, dass *Titus* der einzige Kaiser ist, für dessen Regierungszeit kein Prätorianerpräfekt quellenkundig ist.

1489 S. o. M. Mc. Crumm and A. G. Woodhead, s. o. p.21; insofern diese Opfer auf dem Kapitolshügel stattfanden und der gesamten *capitolinischen Trias* galten, geht aus dem Opferprotokoll hervor, dass eine Abteilung von Prätorianern *Domitian* am 14. 09. 81 auch noch zur Burg geleitet haben muss, damit er sich dort als pontifex maximus investieren lassen konnte.

1490 M. Mc. Crumm and A. G. Woodhead, s. o. p.21

1491 Zu den Belegen für diese Annahme: Vgl. Tab. IV, Nr. 3; siehe hier auch Kap. 2.3.3.1;

Für die offenkundige Eile *Domitians* bei den Bemühungen, sich noch in der Nacht nach dem Ableben seines Bruders sich auf den Weg nach *Rom* zu machen, um sich den *Prätorianern* als dessen Nachfolger zu präsentieren, scheint es aber sehr handfeste Gründe gegeben zu haben. Denn vielleicht nur wenige Tage, nachdem ihn auch der Senat als neuen Kaiser anerkannt hatte, kam es aus Anlass der durch den Tod des *Titus* erforderlich gewordenen Vervollständigung der Konsulatsliste für das Jahr 82 n. Chr. zu einem bemerkenswerten Zwischenfall, über den Sueton Folgendes überliefert hat: *Flavium Sabinum alterum e patruelibus [scil.: interemit], quod eum comitiorum consularium die destinatum perperam praeco non consulem ad populum, sed imperatorem pronuntiasset.*[1492] (Flavius Sabinus[1493] einen von den Söhnen seines Onkels [tötete] er [Domitian], weil diesen ein Herold, als er am Tage der „Volksversammlung" über die neuen Konsuln vorherbestimmt worden war, vor dem Volk nicht als Konsuln ausgerufen hatte, sondern als „imperator" [d. h. als Kaiser. der Verf.])

Nach dieser Notiz hatte also ein Herold, nur kurze Zeit nach der offiziellen Anerkennung *Domitians* als Kaiser durch den Senat, seinen Großcousin und gleichzeitig auch seinen Schwager nicht als Konsuln, sondern „irrtümlich" vor dem Volk als Kaiser proklamiert. Da derartige Irrtümer äußerst selten vorkamen – jedenfalls ist kein anderer Fall dieser Art bekannt, – und *Flavius Sabinus* nicht irgendein *Senator* war, sondern ein Angehöriger der kaiserlichen Familie, als Gemahl von Titus´ einziger Tochter *Julia*, *Domitian* hinsichtlich der Nachfolge des *Titus* als Kaiser somit fast gleichrangig, gute Gründe den Versprecher des Herolds nicht „auf die leichte Schulter zu nehmen", auch wenn er den *Flavius Sabinus* sein Konsulat durchaus antreten und wahrscheinlich erst viel später deswegen hinrichten ließ[1494].

Eine so frühe Datierung des Vorfalls wird in der Literatur zwar bestritten, weil man der Auffassung ist, dass *Domitian Flavius Sabinus*, falls er sich bereits im Jahre 81 ereignet haben sollte, das Konsulat des Jahres 82 hätte gar nicht mehr antreten lassen, sondern dass es dazu erst anlässlich der Designation zu einem 2. Konsulat gekommen sei. Andererseits sind den Quellen keinerlei Hinweise auf ein zweites Konsulat des *T. Flavius Sabinus* zu entnehmen, so dass es sich bei den diesbzüglichen Überlegungen um reine Spekulationen handeln dürfte, bei denen man sich zu sehr von dem längst von der Forschung überholten Bild *Domitians* als dasjenige eines völlig irrational agierenden Tyrannen leiten ließ, der selbst im Falle vager Verdächtigungen (*levissima ex causa*) vermeintliche Widersacher töten ließ.

Selbst die *Domitian* gegenüber nicht gerade „wohlgesonnene" antike Überlieferung unterstellt ihm zumindest für die Anfangsphase seiner Herrschaft eine gewisse

---

1492 Vgl. Suet. Dom. 10, 4;

1493 *Titus Flavius Sabinus*, wahrsch. ein Sohn des gleichnamigen *cos. suff.* d. J. 72 n. Chr. und Enkel des gleichnamigen cos. suff. d. J. 47 n. Chr., Stadtpräf. im Jahre 69 n. Chr. und älteren Bruders d. Kaisers Vespasian; im Jahre 81 n. Chr., wahrscheinlich noch vor dem Ableben des Kaisers *Titus*, hatte dieser *T. Flavius Sabinus*, *Iulia Titi*, die einzige [Erb-] Tochter des *Titus*, geheiratet und amtierte seit Januar 82 n. Chr., gemeinsam mit *Domitian* als einer der beiden eponymen Konsuln desselben Jahres. Vgl. Hanslik, R., Flavius (Sabinus) II 15, in KlP, Bd. 2, Sp. 573; Eck, W., Senatoren von Vespasian bis Hadrian. Prosopographische Untersuchungen mit Einschluss der Jahres- und Provinzialfasten der Statthalter. München 1970, S. 51 f.. Ders. Flavius II 42 in DNP, Bd. 4, Sp. 550 f.;

1494 Vgl. Tab. IX, 3;

Zurückhaltung gegenüber tatsächlichen oder vermeintlichen Gegnern. So ist ein Ausspruch von ihm überliefert, der zu belegen scheint, dass er sich in den ersten Jahren seiner Herrschaft keineswegs leichtfertig durch bestimmte Bedrohungsszenarien dazu verleiten ließ, gegen vermeintlich oppositionelle Kreise sogleich gewalttätig vorzugehen: *princeps, qui delatores non castigat, irritat.*[1495] (Ein politischer Anführer, der Ankläger nicht zurechtweist, begeht Fehler.)

Man kann diesen Ausspruch sogar dahingehend auslegen, dass es von Anfang an oppositionelle Kreise gab, die *Domitian* bekämpften, ja die schon seine Anerkennung als Nachfolger des *Titus* durch den Senat bewusst hinauszuzögern versuchten, um hochrangigen Verwandten wie *Flavius Sabinus* die Möglichkeit zu verschaffen, sich im *Senat* als Alternative zu *Domitian* zu präsentieren, - während es gleichzeitig aber auch in der Umgebung des neuen Kaisers Kräfte gab, die diesen dazu bringen versuchten, gegenüber der Opposition von Anfang an „hart durchzugreifen", wobei der Kaiser sich diesen Bemühungen aber widersetzte, - wahrscheinlich weil er genau wusste, dass es der Opposition kaum gelingen würde, sich auf einen einzigen Prätendenten zu einigen, solange dafür mehrere geeignete Kandidaten in Frage kamen und solange das Heer, die eigentliche Machtbasis der Kaiser, d. h. die Prätorianer, die er ja durch ein doppeltes *Donativ* für sich eingenommen hatte[1496], und das Heer der Provinzen, ihm treu ergeben blieben und von denen er nichts zu befürchten hatte, - solange seine Ehe mit *Domitia Longina*, die als Tochter des *Domitius Corbulo* gerade in Militärkreisen über einen großen Anhang verfügte, intakt blieb.

Diesbezüglich bestand für ihn aber zur Zeit des Ablebens seines Bruders kaum Veranlassung zu Sorgen, obwohl nach einem von *Sueton* überlieferten Gerücht auch außereheliche Beziehungen zwischen *Domitia Longina* und *Titus* bestanden haben sollen[1497]. Aber dieses Gerücht scheint die Beziehungen zwischen *Domitia* und *Domitian* bis gegen Ende der 70-er Jahre kaum belastet zu haben und hatte mit der zeitweiligen Verstoßung auch nichts zu tun. Diese Verstoßung wird man wohl hauptsächlich daraus zu erklären haben, dass *Domitia* nach einem 73 n. Chr. geborenen Sohn, der aber früh gestorben zu sein scheint[1498], keine weiteren Kinder mehr zur Welt brachte, und *Domitian* daher in Ermangelung eines Erben zeitweilig nach einer neuen Verbindung Ausschau hielt, wobei er sich aber dadurch des Rückhaltes innerhalb des Heeres beraubte und den Aufstand des *L. Antonius Saturninus*[1499] auslöste, den Beginn der finalen Krise seiner Herrschaft.

Außerdem fehlten *Domitian* zum Zeitpunkt des Ablebens seines Bruders wichtige staatsrechtliche Befugnisse, die zum Beispiel dem *Tiberius* und auch seinem eigenen Bruder *Titus* zur Verfügung standen, um sich jeweils die Nachfolge ihrer Vorgänger

1495 Vgl. Suet. Dom. 9, 3;

1496 Vgl. Suet. Dom. 2, 3: *Patre defuncto dius cunctatus an dupplum donativum militi offererret...*

1497 Vgl. Suet. Tit. 10, 2: *quidam opinantur consuetudinem recordatum, quam cum fratris uxore habuerit; sed nullum habuisse persancte Domitia iurabat, haud negatura, si qua omnino fuisset, immo etiam gloriatura quod illi promptissimum erat in omnibus.*

1498 Vgl. Suet. Dom. 3, 1: *deinde uxorem Domitiam, ex qua in secundo suo consulatu filium tulerat ... consalutavit Augustam.* Vgl. dazu: Hanslik, R., Domitius II 22, KlP, Bd. 2, Sp. 134;

1499 Vgl. dazu Tab. IX, 7;

zu sichern, nämlich die *tribunicia potestas* und in Verbindung damit das *ius agendi cum senatu*. *Titus* hatte ihn zwar von Anfang seiner Herrschaft an angeblich als Mitregenten und Nachfolger bezeichnet[1500], aber diesen Erklärungen bis zum Zeitpunkt seines Ablebens keine Taten folgen lassen, wie etwa durch die Beantragung der *tribunicia potestas* für ihn. Diese übertrug ihm der *Senat* erst nach dem Tode des *Titus* und nachdem er dadurch, dass er sich von den Prätorianern unverzüglich hatte zum „Imperator" ausrufen lassen, Fakten geschaffen hatte, denen sich der *Senat* kaum noch hätte entziehen können, etwa indem er die *tribunicia potestas* dem *Flavius Sabinus* übertrug.

Aber welche Erkenntnisse könnten sich aus diesen Überlegungen für die Beurteilung der näheren Umstände des Ablebens des *Titus* ergeben? Ziemlich widersprüchliche: Denn einerseits ist unverkennbar, dass sich *Domitian* zum Zeitpunkt des Ablebens seines Bruders zumindest hinsichtlich seiner Ausstattung mit staatsrechtlich relevanten Befugnissen in einer recht schwachen Position befand, so dass für ihn Eile geboten war, um einer seinen eigenen Ansprüchen auf die Nachfolge seines Bruders entgegenwirkenden Entscheidung des *Senats* zuvorzukommen, was aber am ehesten zu erreichen war, wenn er sich so zeitig auf den Weg ins Prätorianerlager machte, dass ihm möglichst niemand dort bei der Überbringung der Nachricht vom Tode des *Titus* hätte zuvorkommen können.

Daher erscheint es als plausibel, dass *Domitian* das endgültige Ableben seines Bruders in *Aquae Cutiliae,* wie das auch bei *Cassius Dio* überliefert ist, tatsächlich nicht mehr abwartete, sondern schon vorher von dort aus nach *Rom* losritt. Selbst die Vermutung im Auftrage *Domitians* durchgeführte Maßnahmen, um den Prozess des Ablebens des *Titus* zu beschleunigen erscheinen vor dem Hintergrund der oben beschriebenen Situation als nicht völlig abwegig.

Aber die ohnehin nur bei *S. Aurelius Victor* greifbare, ansonsten weder bei *Cassius Dio* noch von *Sueton* bezeugte Theorie, dass die finale Erkrankung des *Titus* selbst durch eine willkürliche Intoxikation herbeigeführt worden sein könnte, erscheint schon allein vor dem Hintergrund der kaum zu übersehenden domitianfeindlichen Tendenz der überlieferten Quellen als problematisch, zumal, wie bereits gezeigt wurde, sich unter den der Regierungszeit *Domitians* zuzuordnenden unnatürlichen Todesfälle mit einer einzigen Ausnahme kein Fall befindet, bezüglich dessen Gift als Tötungsmittel in keinem einzigen Fall zweifelsfrei nachweisbar ist[1501]. Selbst im Falle des *Valerius Festus* wird Gift als Tötungsmittel allenfalls angedeutet. Es ist aber auch in diesem Falle auf der Grundlage der von *Martial* benutzten Formulierungen zweifelhaft, ob *Valerius Festus* wirklich Gift benutzte, um sich zu töten, – abgesehen davon, dass es sich nach den Erkenntnissen H. Brandts[1502] bei diesem Fall um einen sog. Alterssuizid handelte, der zur Ermittlung der „Handschrift" *Domitians* bei den diesem angelasteten Tötungen ohnehin nicht herangezogen werden kann. Um die Frage der

1500 Vgl. Suet. Dom 9, 3:... *a primo imperii die, consortem successoremque testari perseveravit...*

1501 Vgl. dazu Tabb. IX und IX a; Der einzige Fall, bezüglich dessen Gift als Tötungsmittel angedeutet wird, ist derjenige des *Valerius Festus* (Tab. IX, 6);

1502 S. o. Am Ende des Lebens..., s.o. München 2010, S. 116 f..

Inzidenz von ärztlicher Tötungsassistenz abschließend beurteilen zu können, wollen wir uns im Folgenden auch noch mit den näheren Umständen des Ablebens *Domitians* selbst beschäftigen.

2.3.3.3 Der Fall des *Domitianus*

In mehr oder weniger gleichlautenden Darstellungen[1503] wird darüber berichtet, dass schon etliche Tage vor dem Attentat auf *Domitian* einer der Attentäter mit Verbänden am Arm eine Verletzung vortäuschte und am Tage des Attentats selbst dem Kaiser innerhalb des Palasts eine Liste mit dem Namen angeblicher Verschwörer vorlegte und, während dieser sich der Lektüre des Dossiers widmete, aus dem Verband einen Dolch oder ein Schwert hervorzog und ihm in den Leib stieß. Unterdessen eilten auch die übrigen Attentäter herbei, um ebenfalls auf den bereits verwundeten Kaiser einzustechen.

Aus der Sicht des Medizinhistorikers verdient vor allem die Aussage eines unbeteiligten Zeugen Beachtung, der darüber berichtete, wie *Domitian* sich auf ein mögliches Attentat vorbereitet hatte und sich gegen die Attentäter zu wehren versuchte: *puer, qui curae larum cubiculi ex consuetudine assistenens interfuit caedi, hoc amplius narrabat, iussum se a Domitiano ad primum statim vulnus pugionem pulvino subditum porrigere ac ministros vocare, neque ad caput quidquam excepto capulo et praetera clausa omnia repperisse; atque illum interim arrepto deductoque ad terram Stephano conluctatum diu, dum modo ferrum extorquere, modo quamquam laniatis digitis oculos effodere conatur.*[1504] (Ein Knabe, der gewohnheitsmäßig bei den Hausgöttern des Schlafzimmers die Aufsicht führte, erzählte darüber hinaus: ihm sei bereits nach der ersten Verwundung von Domitian der Befehl erteilt worden, ihm einen unter dem Kissen verborgenen Dolch anzureichen und die Diener zu rufen, aber er habe unter dem Kopf [-kissen] nichts außer einem Griff gefunden und ansonsten alle Türen verschlossen; Unterdessen habe jener [Domitian] Stephanus angefasst, zu Boden gerissen und lange gerungen, während er bald ihm das Schwert zu entwinden, bald ihm trotz zerfleischter Finger die Augen auszubohren versuchte.)

Es fällt auf, dass sich *Domitian* sorgfältig auf die Möglichkeit eines Attentats vorbereitet hatte, und zwar, indem er unter dem Kissen seines Ruhebetts eine Stichwaffe verborgen hielt, um sich notfalls damit gegen gewaltbereite Attentäter zur Wehr zu setzen, dass er sich aber nicht im geringsten mit Gift – wie vor ihm *Nero* – eingedeckt hatte, um sich damit erforderlichenfalls der Notwendigkeit einer allzu schmerzhafte Gegenwehr oder Gefangennahme zu entziehen.

Nicht zuletzt das erfolgreiche Attentat auf *Domitian*, das nach übereinstimmenden Berichten der Quellen mittelst Schwertern verübt wurde und gegen das sich *Domitian* auch mittelst eines Schwertes oder Dolches zur Wehr setzen zu können glaubte, sich dann aber solange als möglich mit seinen bloßen Händen zur Wehr setzte, beweist, dass nicht nur bei der Planung und Durchführung des Attentats, sondern auch

1503 Zu den Belegen vgl. Tab. IX, 23;
1504 Vgl. Suet. Dom. 17, 2;

bei der Vorbereitung einer möglichen Gegenwehr durch *Domitian* die Bereitstellung von Gift, damit aber auch der Gedanke an die Inanspruchnahme der Hilfe eines Arztes, keine Rolle gespielt haben können.

Welche Erkenntnisse ergeben sich aus diesen Beobachtungen aber für die Beurteilung der Möglichkeit der Involvierung eines Arztes in die Vorgänge um den Tod des *Titus?* – Soweit *Domitian* sich tatsächlich aktiv darum bemüht haben sollte, den Tod des *Titus* willkürlich herbei zu führen, ist aufgrund der dazu überlieferten antiken Zeugnisse die Einschaltung eines Arztes durch *Domitian* nicht nur nicht nachweisbar, sondern auch nicht wahrscheinlich, und zwar nicht zuletzt deswegen, da die Inanspruchnahme der Hilfe eines Arztes seinem eigenen Denken bezüglich der Sicherheit der eigenen Person offensichtlich fremd war.

Bezüglich der dem *Titus* durch *Domitian* verordneten Kältekur erweist sich der Nachweis einer Tötungsabsicht *Domitians,* ungeachtet der Frage ob es bezüglich dieser zuvor eine Beratung durch einen Arzt gegeben hatte oder nicht, ebenfalls aus den oben dargelegten Gründen als unmöglich. Lediglich hinsichtlich der Frage, ob das Fieber, an dem *Titus* erkrankte, eine natürliche Ursache hatte oder durch eine willkürliche Intoxikation herbeigeführt wurde, wird man die Möglichkeit der Involvierung eines Arztes nicht mit letzter Sicherheit ausschließen können, obwohl aus der Antike kaum Beispiele dafür bekannt sind, dass fiebrige Erkrankungen durch willkürliche Intoxikationen herbeigeführt wurden[1505]. – Daher ist auch in Anbetracht der Vieldeutigkeit der im Falle des *Titus* beschriebenen Symptomatik und der Jahreszeit, in welcher die Erkrankung ausbrach, eine natürliche Ursache, etwa eine Lebensmittelvergiftung als Ursache der finalen Erkrankung des *Titus* mindestens ebenso wahrscheinlich wie eine willkürlich herbeigeführte Intoxikation.

Berücksichtigt man ferner, dass es eine starke Opposition gegen das Herrscherhaus der *Flavier,* vor allem gegen *Domitian,* nicht nur tatsächlich gegeben hat, sondern dass diese sich aufgrund des erfolgreichen Attentats auf *Domitian* auch als siegreich fühlen konnte, und dass mit zeitgenössischen Autoren wie dem Historiker *Tacitus* und dem Epistolographen *Plinius d. J.* und mit dem Biographen *Sueton* – nach dem Tode *Domitians* – in erster Linie solche Schriftsteller Einfluss auf die antike Überlieferung nahmen[1506], die sich eher mit den politischen Zielen und Ideen der Opposition identifizierten, als mit denen *Domitians,* ist man gut beraten, wenn man den Berichten der antiken Überlieferung über den Zwist zwischen *Domitian* und *Titus,* – und damit auch der „These", dass *Domitian* seinem Bruder nach dem Leben getrachtet habe, – keine allzu große Bedeutung beimisst.

Indem die domitianfeindliche antike Überlieferung für den Vorwurf, dass *Domitian* seinen Bruder getötet habe, klare Beweise schuldig bleibt, entfällt natürlich auch jede Grundlage für die Vermutung, dass er daran auch einen Arzt beteiligt haben könnte. Insofern aber der Tod des *Titus* als der einzige „unnatürliche Todesfall" der

1505 Vgl. Gundert, B., Fieber, in: Leven, K.-H.: Antike Medizin. Ein Lexikon. S. o. Sp. 300–301;

1506 Wir gehen hierbei von der Annahme aus, dass auch die Darstellungen des *Cassius Dio* sowie der spätantiken *Breviarien* von den Darstellungen des *Tacitus*, Plinius und *Suetons* beeinflusst waren. Vgl. dazu Kap. 2.0.2;

Regierungszeit *Domitians* anzusehen ist, bei dem die Involvierung eines Arztes aufgrund entsprechender Darstellungen in den Quellen als diskussionswürdig anzuerkennen ist, entfällt damit aber auch für die Regierungszeit *Domitians* insgesamt, die Möglichkeit des Nachweises einer ärztlichen Tötungsassistenz.

2.4 Fazit

Tabelle X: Zusammenfassung

	Ges-Z.			Tötungsart			Tötungsmittel									Arztassistenz			
				Fremdt.	Selbstt	a) Fr./S.	Gift	b) Hung.	c) Adern	d) Schw.	e) Erstick.	f) Rasierm.	g) andere	h) Hinr.	i) unklar	ausg.	unw.	unkl.	
Tab./Kaiser	Anz.	in Pr.	T/F																anged.
I. Tiberius	76	27,44	108,41	35	33	8	4	9	4	7	0	0	13	18	21	44	15	17	1
II. Caligula	19	6,86	85,13	13	6		0	0	0	7	1	1	1	0	9	3	7	9	1
III. Claudius	**49**	17,69	97,74	29	10	10	0	0	1	17	0	0	1	14	17	28	12	9	
IV. Nero	**51**	**18,41**	**96,58**	**33**	**15**	**3**	**9**	1	**12**	**9**	0	0	**2**	**9**	**9**	**21**	**16**	**14**	2
V. Galba	18	6,50	12,08	17	1		0	0	0	2	0	0	8	6	2	10	8	0	
VI. Otho	14	5,05	6,61	13	1		0	0	0	3	0	1	1	9	0	14	0	0	
VII. Vitellius	15	5,42	16,53	12	3		1	0	0	0	0	0	2	10	2	12	0	3	
VIII. Vesp.	12	5,42	289,17	10	2		1	0	0	0	0	1	0	9	1	10	2	0	
IX. Domit.	23	8,30	238,26	21	2		0	0	0	1	0	0	4	16	2	4	19	0	1
Gesamt:	**277**	**100**	107,3	**183**	**73**	**21**	**15**	**10**	**17**	**46**	**1**	**3**	**32**	**91**	**63**	**146**	**79**	**52**	**5**
in Prozent	100			66,06	39,89	7,58	5,42	5,46	6,14	16,61	0,55	1,08	11,55	32,85	22,74	52,71	28,52	18,77	1,81

Nach den im Rahmen dieser Untersuchung vorgenommenen Einzelfallprüfungen von insgesamt 277 unnatürlichen Todesfällen aus der Zeit zwischen dem 19. 08. 14 n. Chr. und dem 18. 09. 96 n. Chr. ergibt sich als eindeutiger Befund, dass sich in keinem dieser Fälle ärztliche Tötungsassistenz konkret nachweisen lässt.

Tabelle X a: Todesfälle/Regierungszeit

Tab./Kais,		Jahre	Monate Tage		TT(insges.)	TT/F
I. Tiberius		22	6	26	8239	108,41
II. Caligula		4	5	5	1617,5	85,132
III. Claudius		13	1	14	4789,5	97,745
IV. Nero		13	5	28	4925,5	96,578
V. Galba			7	4	217,5	12,083
VI. Otho			3	1	92,5	6,6071
VII. Vitellius			8	4	248	16,533
VIII. Vesp.		9	6	2	3470	289,17
IX. Domit.		15	0	5	5480	238,26
zus:		76	41	89	29080	104,98
Titus		2	2	20	811	

In 146 von den hier untersuchten 277 Fällen (52,71 %) kann man eine von Ärzten geleistete Tötungsassistenz sogar sicher ausschließen und in weiteren 79 Fällen (28,52 %) ist aufgrund der in den Quellen überlieferten Angaben zur Todesart und zu den Tötungsmitteln eine ärztliche Tötungsassistenz als „unwahrscheinlich" einzustufen.

Lediglich 52 aller Fälle (18,77%) sind als „unklar" zu klassifizieren, wobei auch bezüglich dieser Fälle die Wahrscheinlichkeit ärztlicher Tötungsassistenz als gering zu veranschlagen ist. Denn in nur 5 Fällen, (1,82%) wird in den Quellen eine ärztliche Tötungsassistenz behauptet oder angedeutet, aber auch in diesen Fällen lässt sich ärztliche Tötungsassistenz nicht nachweisen.

Mit anderen Zahlenverhältnissen konfrontieren uns die Quellen allerdings bezüglich jener 73 Fälle (26,35% bezogen auf die Gesamtzahl), die sich eindeutig als Selbsttötungen identifizieren lassen. Von diesen sind mangels Informationen über die jeweils eingesetzten Tötungsmittel immerhin 35 (47,95% bezogen auf die Gesamtzahl der Selbsttötungen, 12,63 % bezogen auf die Gesamtzahl aller Fälle) als „unklar" einzustufen.

Außerdem konnten im Bezugsrahmen der Gesamtzahl von 72 Suiziden[1507] im Untersuchungszeitraum 11 Fälle (= 15,28%) ausfindig gemacht werden, bezüglich welcher die Öffnung von Adern als Tötungsmittel nachgewiesen werden konnte,

1507 Vgl. Tab. XI; A. Van Hooff (S. o. 1990) kommt bezogen auf die frühe römische Kaiserzeit bereits in seiner Monographie aus dem Jahre 1990 auf eine erheblich höhere Anzahl, nämlich auf weit über

und 4 Fälle (5,56%), bei denen Gift zu demselben Zweck verwendet wurde[1508], d. h. bezüglich welcher Mittel angewendet wurden, bei denen eine aktive Beteiligung von Ärzten prinzipiell nicht ausgeschlossen werden kann. Speziell in Bezug auf diese Fälle erscheint ein Vergleich mit den Zahlen sinnvoll, auf die sich A. Van Hooff bezieht: Bezogen auf insgesamt 120 Selbsttötungsfälle, bei denen nach Auffassung Van Hooffs eine Unterscheidung nach Tötungsmitteln möglich war, benutzten 31 mutmaßliche „jüngere" Suizidenten (26 %) „Waffen" und 5 (=4%) „Gift" als Tötungsmittel[1509] und 13 ältere Suizidenten „Waffen" (=21%) und 11 (= 18 %) „Gift"[1510], - wobei der allgemeine Hinweis auf „Waffen" bei Van Hooff, unter dem Aspekt der Vermutung einer Involvierung von Ärzten problematisch ist, da unter „Waffen" auch Schwerter und Rasiermesser zu subsumieren wären, die aber in der Antike nicht als berufsspezifische Geräte von Ärzten einzustufen wären und dementsprechend auch nicht die Vermutung einer Involvierung von Ärzten in die jeweiligen Fälle stützen können.

Als bemerkenswert erscheint jedoch, dass Van Hooff bezüglich Gifts als Tötungsmittel zumindest bei jüngeren Suizidenten[1511], – bei dessen Benutzung durch Suizidenten auch eine Hilfestellung durch Ärzte prinzipiell nicht völlig ausgeschlossen werden kann, – von ähnlichen Zahlenwerten ausgeht, wie das in dieser Untersuchung geschieht[1512]. Gleichwohl ist zu konstatieren, dass auch bezogen auf die Verwendung von Gift als Tötungsmittel in dieser Untersuchung Präzedenzfälle, bei denen Ärzte den Suizidenten das Gift beschafften oder sogar applizierten, für die frühe römische Kaiserzeit nicht nachgewiesen werden konnten.

Andererseits ist aber auch in dieser Fallgruppe ärztliche Tötungsassistenz positiv nicht nachweisbar, so dass zumindest die stochastische Wahrscheinlichkeit, dass sich unter den „unklaren Fällen" einer mit ärztlicher Tötungsassistenz befunden haben könnte, sich dem Wert 0 nähert.

Trotz dieses klaren Befundes kann nicht ausgeschlossen werden, dass es in einer unbestimmten Anzahl von Fällen, bei Fremdtötungen und Selbsttötungen, vor allem in solchen Fällen, die in den überlieferten Quellen keine sichtbaren Spuren hinterlassen haben (Dunkelziffer), ärztliche Tötungsassistenz gegeben haben könnte. – Die Frage, ob dieses der Fall war oder wenigstens als denkbar bzw. als wahrscheinlich eingestuft werden kann, wird im nächsten und letzten Abschnitt dieser Untersuchung zu erörtern sein, allerdings mit anderen methodischen Mitteln, als denen der konkreten Einzelfallprüfung.

200 Fälle (Vgl. dazu die Graphik auf S. 12), aber es ist nicht ganz klar, ob das Zahlenmaterial Van Hooffs hier auf Schätzungen beruht.

1508 S. o. Tab. XI (Zeilen, „Gesamt" und „in%)

1509 Vgl. A. Van Hooff, s. o. S. 29, Figure 2.1 (Methods...)

1510 Vgl. A. Van Hooff, s. o. S. 35;

1511 Vgl. A. Van Hooff, s. o. S. 29;

1512 A. Van Hooff geht in seinen jüngsten Schätzungen (Vom „willentlichen Tod" zum „Selbstmord". Suizid in der Antike; in: Bähr, A Medick, H., Köln 2005. S. o., S. 23-43;) davon aus, dass 36,08 % der Suizidenten durch „Waffen" zu Tode kam und 8,67 % durch „Gift" (Vgl. „*Abb. I: Methoden der antiken Selbsttötung*" S. 25;).

Tabelle XI: Zusammenfassung: Selbsttötungen

	Ges-Z.	**Tötungsmittel**									**Arztassistenz**		
	Selbstt.	Gift	b)Hunger	c) Adern.	d) Schwert	e) Erstick.	f) Rasierm.	g) and.	h) Hinr.	i) unklar	ausgeschl.	unwarsch.	unklar
Tab./Kaiser													
I. Tiberius	33	1	3	4	1			7		17	9	8	16
II. Caligula	6				2		1			3	1	1	4
III. Claudius	10			1	4				0	5	4	2	4
IV. Nero	15	2		6	2			0		5	2	4	9
V. Galba	1				1						1		0
VI. Otho	1						1				1		0
VII. Vitellius	2				1					1	1		1
VIII. Vesp.	2	1					1				1	1	
IX. Domit.	2									2	1	1	
Gesamt:	**72**	**4**	**3**	**11**	**11**	**0**	**3**	**7**	**0**	**33**	**21**	**17**	**34**
In %	100	5,56	4,17	15,28	15,28		4,17	9,72	0,00	45,83	29,17	23,61	47,22

Zuvor soll aber auch am Ende dieses Kapitels nicht versäumt werden, die Bedeutung der konkreten Ergebnisse unserer Untersuchung im Rahmen ihres Forschungskontextes zu reflektieren: Da wir uns hinsichtlich der Frage der Inzidenz von ärztlicher Tötungs- und Selbsttötungsassistenz in der frühen römischen Kaiserzeit in diesem 2. Kapitel der Untersuchung sowohl inhaltlich als auch methodisch auf medizingeschichtlichem Neuland bewegten, lässt sich die Bedeutung der hier erzielten Erkenntnis, dass ärztliche Tötungsassistenz zwischen 14 n. Chr. und 96 n. Chr. innerhalb der Grenzen des römischen „Weltreiches" nicht positiv nachweisbar zu sein scheint, in den verschiedenen in der Einleitung beschriebenen Forschungskontexte nur schwer einschätzen.

Schon allein im Bezugsrahmen der Befunderhebung auf dem Feld der Deskription eines historischen Sachverhalts ist zu beachten, dass hier bislang allenfalls der positive Nachweis ärztlicher Tötungsassistenz im Untersuchungszeitraum ausgeschlossen werden konnte, nicht jedoch die Möglichkeit, dass es in Bezug auf die sog. „unklaren Fälle" und auf solche Fälle, die in den zur Zeit bekannten Quellen nicht erwähnt werden, auch in unserem Untersuchungszeitraum gelegentlich dennoch zu ärztlicher Tötungsassistenz gekommen sein könnte.

Besonders schwer lassen sich die hier ermittelten Befunde aber im Kontext der aktuellen Debatte über „Sterbehilfe" beurteilen. Denn allein aufgrund der Tatsache, dass in einem überschaubaren Zeitabschnitt der griechisch – römischen Antike sich ärztlich assistierte Tötung und Selbsttötung nicht nachweisen ließen, sind natürlich keinerlei zuverlässige Aussagen darüber möglich, ob von Ärzten geleistete bzw. zu leistende Tötungs- und Selbsttötungsasssistenz im Untersuchungszeitraum in bestimmten Kreisen der Gesellschaft der frühen römischen Kaiserzeit nicht trotzdem akzeptiert oder sogar gefordert wurde, - wobei im Falle des Nachweises einer derartigen Akzeptanz nicht auszuschließen wäre, dass entweder der Nachweis oder aber der Ausschluss dieser Möglichkeit auch im Bezugsrahmen der aktuellen Debatte über „Sterbehilfe" argumentativ eine gewisse Bedeutung erhalten könnte.

Daher sollten wir die Beurteilung dieser Fragen noch auf sich beruhen lassen, bis wir uns auch in Bezug auf den normengeschichtlichen Bezugsrahmen der in den beiden ersten Kapitel dieser Untersuchung erforschten medizingeschichtlichen Sachverhalte auf gesicherterem Boden bewegen.

Kapitel 3: Die soziokulturellen Rahmenbedingungen ärztlichen Handelns im Untersuchungszeitraum

3.0 Vorbemerkungen

Das wesentliche Ziel dieses letzten Abschnittes unserer Untersuchung besteht darin, Aufschluss über die soziokulturellen Rahmenbedingungen ärztlichen Handelns in der frühen römischen Kaiserzeit zu gewinnen, – wissenschaftlich-heilkundlicher, politisch-rechtlicher und ethisch-moralischer Natur. Das geschieht zum Teil zu dem Zweck, die bislang in Kapitel 1 und 2 ermittelten Befunde über die Inzidenz von ärztlicher Tötungs- und Selbsttötungsassistenz besser zu verstehen, zum Teil in der Erwartung, dass sich von den Ergebnissen der Erforschung der berufsspezifischen Handlungsspielräume von Ärzten der frühen römischen Kaiserzeit auch Rückschlüsse auf die Wahrscheinlichkeit ärztlicher Tötungsassistenz ziehen lassen.

In den ersten beiden Kapiteln dieser Studie wurde versucht, diese Frage auf der Grundlage der Untersuchung tatsächlich nachweisbarer konkreter unnatürlicher Todesfälle im Untersuchungszeitraum zu beantworten. Das Ergebnis dieser Untersuchungen lieferte einen klaren Befund: Konkrete Todesfälle, an deren Herbeiführung Ärzte oder andere Heiler willentlich und wissentlich beteiligt waren, sei es durch aktives Handeln, sei es durch zielbewusstes Unterlassen von medizinisch erfolgversprechenden Maßnahmen, konnten hier nicht nachgewiesen werden. Dennoch ist die Gesamtzahl der hier untersuchten Fälle, 277 in einem Zeitraum von ca. 82 Jahren (zwischen 14 n. Chr. und 96 n. Chr.), nicht so groß, dass mit letzter Gewissheit auszuschließen wäre, dass in dem einen oder anderen Fall der sicherlich größeren Gesamtzahl von unnatürlichen Todesfällen, welche die Autoren der hier untersuchten Quellen aber nicht für erwähnenswert hielten, eine ärztlich Tötungsassistenz eine Rolle gespielt hat.

Teils um Rückschlüsse eben auf diese Dunkelziffer, lediglich aus überlieferungsgeschichtlichen Gründen unbekannter Fälle ziehen zu können, teils um den Befund der in den Kapiteln 1 und 2 durchgeführten Einzelfallprüfungen besser zu verstehen, soll im Folgenden untersucht werden, welche Risiken ein Arzt eingegangen wäre, wenn er im Untersuchungszeitraum, statt Kranke zu therapieren, gelegentlich auch Beihilfe zur Tötung oder Selbsttötung geleistet hätte.

Um etwaigen Missverständnissen vorzubeugen, wird an dieser Stelle noch einmal ausdrücklich betont: Trotz der Verlagerung des Erkenntnisinteresses von dem konkreten Verhalten von Ärzten im Bezugsrahmen einzelner Tötungs- und Selbsttötungsfälle des Untersuchungszeitraum auf die sozial- und normengeschichtlichen Rahmenbedingungen dieses Verhaltens wird auch in dieser Phase unserer Untersuchung primär nicht eine inhaltliche Auseinandersetzung mit bestimmten Einzelnormen angestrebt, etwa unter dem Aspekt einer möglichen Relevanz im Kontext der aktuellen Debatte bezüglich der in Deutschland geltenden Rechtsnormen für berufsmäßiges Handeln von Ärzten, – sondern eine Analyse von zeitgeschichtlichen Quellen zu dem tatsächlichen Verlauf der Diskussion darüber im Untersuchungszeitraum. Auch in diesem 3. Abschnitt unserer Untersuchung ist das Hauptanliegen nicht normativer Natur, sondern historisch deskriptiver Art: Es besteht in einem Erkenntnisgewinn über historische Sachverhalte, auch wenn als Hauptgegenstände der Untersuchung in diesem Kapitel nicht bestimmte historische Ereignisse und Vorgänge, sondern bestimmte Ergebnisse historischer normativer Diskurse fungieren.

3.0.1 Zur Quellengrundlage

Bei den dazu erforderlichen Recherchen ist auf sehr heterogenes Quellenmaterial zurückzugreifen. Die oben durchgeführten Einzelfalluntersuchungen haben gezeigt, dass in den erhaltenen historiographischen Quellen zur Geschichte der frühen römischen Kaiserzeit dem berufsmäßigen Handeln von Ärzten nur in Ausnahmefällen Beachtung geschenkt wird, im Zusammenhang des Ablebens bestimmter Persönlichkeiten nur bei *Tacitus*, und zwar im Zusammenhang der Berichterstattung über das Ende des Kaisersohnes *Drusus*[1513], des Kaisers *Tiberius* selbst[1514], des *Claudius*[1515] und *Senecas*[1516], – außerdem erwähnt *Tacitus* die Hinrichtung des Arztes *Vettius Valens*[1517], aber ohne jeden Hinweis auf einen Zusammenhang mit der Ausübung seines Berufs. Ansonsten erwähnt lediglich *Sueton* einen Arzt in unserem Untersuchungszeitraum, *Antonius Musa*, den Leibarzt des *Augustus*[1518], aber auch ohne Hinweise auf die Möglichkeit der Involvierung dieses Arztes in den Tod des *Augustus*. Bei *Cassius Dio* werden Ärzte in dem Untersuchungszeitraum überhaupt nicht erwähnt, weder als Täter noch als Opfer im Zusammenhang von Todesfällen mit unnatürlichen Todesursachen.

Es ist möglich, dass in einigen verlorengegangenen zeitgenössischen Geschichtswerken, in Schriften des *Aufidius Bassus*, des *Cluvius Rufus*, *Fabius Rusticus*, *Servilius Nonianus* sowie *Senecas* und *Plinius d. Älteren*[1519], auch die gesellschaftspolitische Rolle von Ärzten ausführlicher behandelt wurde, in Bezug auf ein Geschichtswerk des *älteren Plinius*, den *Tacitus* auch als Historiker geschätzt zu haben scheint[1520], ist das sogar wahrscheinlich, insofern sich *Plinius* in der allein überlieferten *historia naturalis*

1513 Vgl. Tab. I, 9;
1514 Vgl. Tab. II, 1;
1515 Vgl. Tab. IV, 3;
1516 Vgl. Tab. IV, 21;
1517 Vgl. Tab. III, 35;
1518 Vgl. Tab. I, 1; vgl. Suet. Aug. 59. 81, 1; Vgl. Hahn, J., Antonius Musa, in: Leven, K.-H.: Antike Medizin. Ein Lexikon. S. o. Sp. 62.
1519 Vgl. dazu bes. Bengtson, H.: Römische Geschichte, München 1976, Bd. I, S. 276.
1520 Vgl. Tac. ann. 1, 69; 13, 20; 15, 53;

auch zur gesellschaftspolitischen Rolle von Ärzten äußert[1521]; da die o. e. Geschichtswerke verloren gegangen sind, lässt sich darüber aber allenfalls spekulieren.

Um so bedeutsamer sind als Quelle zur Ermittlung der gesellschaftlichen Rolle von Ärzten in der frühen römischen Kaiserzeit Ausführungen des älteren *Plinius* in seiner erhaltenen „Naturgeschichte". *Plinius* stellt seinen Ausführungen über Heilpflanzen eine kurze Darstellung über die Entstehung und die Geschichte verschiedener Ärzteschulen voran, in der er auch die therapeutische „Innovationsfreudigkeit" und „Geschäftstüchtigkeit" vieler Ärzte, nicht zuletzt namhafter zeitgenössischer römischer Ärzte charakterisiert und damit indirekt auch deren Ethik kritisiert.

Eine ähnliche Tendenz ist in der zeitgenössischen Belletristik zu beobachten, insbesondere in einigen Epigrammen *Martials* und in den Satiren *Juvenals*. Auch einzelne Werke dieser Poeten sind zum Zwecke der Analyse des Berufsethos von Ärzten der frühen römischen Kaiserzeit als Quellen heranzuziehen. Als Grundlage zur Beurteilung der Ethik frühkaiserzeitlicher Ärzte, sowohl in normativer wie auch in empirisch-pragmatischer Hinsicht, kommen auch die philosophischen Schriften *Senecas* sowie dessen Satire über die *Vergöttlichung des Claudius*[1522] in Betracht; hierbei ist aber zu berücksichtigen, dass *Seneca* die ethischen Aspekte von Tötung und Selbsttötung nicht bezogen auf das Handeln der Angehörigen bestimmter Berufe oder Stände reflektiert, sondern universell als humanistisches Problem.

Als weitere zeitgenössische Quellen zur Erforschung der soziokulturellen Rahmenbedingungen für ärztliches Handeln kommen auch Werke in griechischer Sprache schreibender Autoren in Betracht, wie Texte *Philons von Alexandrien*[1523], des *Flavius Josephus*[1524] und der Verfasser des *NT*. Dabei ist zu berücksichtigen, dass weder *Philon von Alexandrien*, noch *Flavius Josephus* in ihren Werken *expressis verbis* die gesellschaftliche Rolle von Ärzten behandeln, sondern lediglich die Aktivitäten von Mitgliedern einer Gruppierung innerhalb des zeitgenössischen Judentums beschrieben, die aber angeblich durch ihr besonderes Interesse für Fragen der Heilkunde in Erscheinung traten.

Ähnliches gilt auch für das *NT*. Nach der Darstellung der Evangelisten, insbesondere des Verfassers des *Lukasevangeliums* und der *Apostelgeschichte*, der wahrscheinlich selbst den Beruf eines Arztes ausübte[1525], verdankten der Religionsstifter *Jesus von Nazareth*[1526] und dessen „Schüler", die Apostel, insbesondere ein gewisser *Saul*

1521 Vgl. Plin. nat. 29, 1–8;

1522 Als wichtige Quellen zu den ethischen Implikationen des Tötungshandelns von Ärzten sind die *Apokolokyntosis* und die *epistulae morales* heranzuziehen.

1523 ca. 20 v. Chr.–42 n. Chr., vgl. Grote, A., Philon v. Alexandria, in: Leven, K.-H., Hrsg.: Antike Medizin. Ein Lexikon. München 2005, Sp. 695–696;

1524 Kottek, S., Josephus Flavius, in: Leven, K.-H., Hrsg.: Antike Medizin. Ein Lexikon. München 2005, Sp. 471–472;

1525 Vgl. Schulze, Chr.: Medizin und Christentum in Spätantike und frühem Mittelalter, Tübingen 2005, Nr. 161, S. 126. Stamatu, M., Nächstenliebe, in: Leven, K.-H., Hrsg.: Antike Medizin. Ein Lexikon. München 2005, Sp. 638–640, insbes. Sp. 639; anders. Kollmann B. (Vgl. Lit.-Verz.); dazu Näheres s. u. Kap. 3.3.3.4;

1526 Vgl. Amundsen, B./Ferngren, G. B., Jesus, in: Leven, K.-H., Hrsg.: Antike Medizin. Ein Lexikon. München 2005, Sp. 467–468;

aus *Tarsos* (genannt *Paulus*), ihre „Missionserfolge“ u. a. ihrem Auftreten als „Wunderheiler“. *Paulus* übte nach frühchristlicher Überlieferung zwar den Beruf eines Zeltmachers[1527] aus, ließ sich auf seinen großen Missionsreisen aber eigenen Angaben zur Folge oft von einem Arzt begleiten[1528]. Somit stellt sich das Christentum aus dem Blickwinkel des Historikers, nicht zuletzt des Medizinhistorikers, in der Phase seiner Entstehung, also innerhalb unseres Untersuchungszeitraums, nicht nur als „Heilslehre, sondern auch als „*Heilerreligion*“[1529] dar, das auch nach außerchristlicher Überlieferung spätestens zur Zeit *Neros* auch schon in *Italien* und *Rom* selbst Fuß fasste[1530].

Daher wird man im Interesse der Erforschung der Erwartungen, die vor allem in einfacheren Bevölkerungskreisen an das berufsmäßige Handeln von Ärzten geknüpft wurden, auch die *Schriften des frühen Christentums* nicht ignorieren dürfen, insbesondere das dritte *Evangelium* und die *Apostelgeschichte*. Aber auch von Ärzten außerhalb des Christentums, von zeitgenössischen „Schulmedizinern“ wie *A. Celsus*[1531] und *Scribonius Largus*[1532] sind Reflexionen über den Sinn der von ihnen bevorzugten Therapien und Heilmittel überliefert, aus denen sich Rückschlüsse auf das berufliche Selbstverständnis von Ärzten im Untersuchungszeitraum ziehen lassen, auf deren standes- und berufsethische Vorstellungen.

Zur Frage der strafrechtlichen Implikationen der Involvierung von Ärzten in unnatürliche Todesfälle wäre es im Prinzip nötig, auf den Wortlaut der betreffenden Gesetze zurückzugreifen, insbesondere auf das *Zwölftafelgesetz* und auf die *lex Cornelia de sicariis et veneficiis*. Aber da davon nur Fragmente und *testimonia* überliefert sind, hauptsächlich in Gerichtsreden *Ciceros*, aber auch in den *Digesten* des *Gaius* und anderer Rechtsgelehrter der römischen Kaiserzeit, ist das natürlich nicht möglich, - aber zu verkraften, da die übrigen o. g. Quellen auch Rückschlüsse auf die Praxis der Deutung jener gesetzlichen Vorschriften erlauben. Vereinzelt sind auch den Darstellungen des *Tacitus*, *Suetons* und *Cassius Dios* aufschlussreiche Information über die Strafrechtspraxis im Untersuchungsraum zu entnehmen[1533].

1527 Vgl. Apg 18, 3;

1528 Vgl. Kol 4, 14;

1529 Vgl. dazu vor allem zahlreichen Berichte über Krankenheilungen und Totenerweckungen, sowohl in den Evangelien als auch in der „Apostelgeschichte“; Näheres s. u. Kap. 3.3.3.4;

1530 Vgl. Tac. ann. 15, 44; zum Verhältnis des Christentums zur Medizin vgl. Ferngren, G. B./Amundsen, B., Christentum, in Leven, K.-H., Antike Medizin. Ein Lexikon, München 2005, Sp. 199–202; über das Heilerethos des frühkaiserzeitlichen Christentums erfährt man in dem Artikel nur wenig, außer einigen kurzen Hinweisen auf die angebliche Konkurrenz der Wunderheiler des sog. Asklepioskultes. Dabei scheint aber bislang nur wenig erforscht zu sein, inwieweit die letzteren nicht nur mit christlichen Heilern konkurrierten, sondern diesen auch die Bahn ebneten, ja gelegentlich sogar – wie vermutlich der frühchristliche Arzt *Lukas* – „überliefen.“ Vgl. dazu Kap. 3.3.3.4.4;

1531 Vgl. Celsus de medicina; vgl. Schulze, Chr. Aulus Cornelius Celsus – Arzt oder Laie? Autor, Konzept und Adressaten der De medicina libri octo. Trier 1999. Ders.: Celsus. Hildesheim 2001. Oser-Grote, C., Celsus, in: Leven, K.-H.: Antike Medizin. Ein Lexikon, München 2005, Sp. 189–191; O.-G. charakterisiert *Celsus* trotz anderslautender Erkenntnisse Chr. Schulzes als „Enzyklopädisten“.

1532 Vgl. Scrib. Larg. Compositiones; vgl. Hahn, J., Scribonius Largus, in: Leven, K.-H.: Antike Medizin. Ein Lexikon, München 2005, Sp. 786;

1533 Vgl. dazu den Prozess gegen *Piso*, den mutmaßlichen „Mörder“ des *Germanicus* (Vgl. Tab. I, 7);

3.0.2 Zum Forschungsstand

Vor allem bezüglich der strafrechtlichen Implikationen ärztlichen Handelns in der römischen Kaiserzeit liegen wichtige Vorarbeiten vor, die aber bislang bei Historikern und Medizinhistorikern wenig Beachtung gefunden haben[1534]. Namentlich sei an dieser Stelle auf Arbeiten W. Kunkels[1535] und K.-H. Belows[1536] hingewiesen. Einen bemerkenswerten Teilaspekt der juristischen Implikationen ärztlichen Handelns in der Antike beleuchtete auch Chr. Schulze mit einer im Jahre 2014 veröffentlichten Arbeit unter dem Titel „`Unterlassene Hilfeleistung´ in der Antike."[1537] Ansonsten konnte für die Beurteilung der strafrechtlichen Risiken von Ärzten, die ihr medizinisches Wissen für die Tötung von Menschen benutzten, sowie zur Einordnung von Ärzten in die römische Gesellschaft auf Vorarbeiten von H. Gummerus und F. Kudlien zurückgegriffen werden.[1538]

Charakteristisch für die Arbeiten W. Kunkels ist, dass darin allein die Geschichte des römischen Strafprozesses untersucht wird, ohne Berücksichtigung bestimmter Gruppen von Betroffenen, während sich Karl-Heinz Below zwar *expressis verbis* auch mit den rechtlichen und strafrechtlichen Implikationen ärztlichen Handelns auseinandersetzt, aber ohne daraus Konsequenzen zu ziehen, für die Beurteilung der tatsächlichen Involvierung von Ärzten in konkrete Fälle von Tötungen und Selbsttötungen in unserem Beurteilungszeitraum. Auch die Bemühungen mancher Forscher um eine Bestimmung des sozialgeschichtlichen Standortes „römischer" Ärzte[1539] tangierten die hier im Vordergrund stehende Frage möglicher Konsequenzen bei der Verwicklung von Ärzten in Strafprozesse kaum.

Für die Untersuchung der ethischen Implikationen ärztlicher Tötungsassistenz in der Antike steht ebenfalls umfangreiches Schrifttum zur Verfügung. Dieses betrifft vor allem die *causa Seneca*, die hier aber bereits besprochen wurde[1540], und die grundsätzliche Einstellung antiker Ärzte zur Frage der Suizidassistenz. In diesem Zusammenhang ist kurz auf die von Forschern wie Th. Potthoff[1541], A van Hooff[1542], Th.

1534 K.-H. Levens Lexikon, Antike Medizin, enthält zwar auch einen kurzen Artikel zum römische Recht (Vgl. Grote, A., Corpus Juris Civilis, in: Leven, K.-H., Antike Medizin. Ein Lexikon, München 2005, Sp. 205–206;), darin wird aber nur der rechtliche Aspekt der Medizin in der Spätantike beleuchtet, nicht jedoch in der frühen römischen Kaiserzeit.

1535 Kunkel, W.: Die römischen Juristen. Herkunft und soziale Stellung. Unveränderter Nachdruck von 1967[2]. Köln u. a. 2001, gem. mit Wittmann, R.: Staatsordnung und Staatspraxis der römischen Republik. Zweiter Abschnitt. Die Magistratur. München 1995. (handbuchartige Darstellung)

1536 Vgl. Below, K.-H.: Der Arzt im römischen Recht, München 1953. (quellengestützte Untersuchung)

1537 Schulze, Chr., `Unterlassene Hilfeleistung´ in der Antike, in: Gadebusch, M.(ed.): Medical Ethics, Stuttgart 2014, S. 14–27;

1538 Vgl. Gummerus, H.: Der Ärztestand im römischen Reiche nach den Inschriften, Helsinki 1932. Kudlien, F.: Die Stellung des Arztes in der römischen Gesellschaft, Stuttgart 1986. (quellengestützte Unters.)

1539 Der Begriff „römischer Arzt" wird unabhängig davon benutzt, ob sie über das röm. Bürgerrecht verfügten oder nicht. Zum Begriff Arzt in der Antike vgl. Stamatu, M., Arzt, in: Leven, K.-H.: Antike Medizin. Ein Lexikon, München 2005, Sp. 99–102;

1540 S. o. Kap. 1;

1541 Potthoff, Th.: Euthanasie in der Antike. München 1982.

1542 Van Hooff, A.: s. Einleitung; Veröffentlichungen aus den Jahren 1990, 2001, 2004, 2005 und 2007;

Rütten[1543], D. v. Engelhardt[1544], D. Hofmann,[1545] U. Benzenhöfer[1546], und H. Brandt[1547] dazu vertretenen Auffassungen einzugehen. Von den o. g. Autoren hat sich allein D. v. Engelhardt explizit kritisch zur Frage der Tatsächlichkeit ärztlicher Tötungsassistenz in der Antike geäußert: „*Eine Beihilfe des Arztes beim Selbstmord (`physician assisted suicide´) bei infauster Prognose oder tödlicher Erkrankung ist aus der Antike nicht überliefert.*“[1548] Allerdings äußert sich v. Engelhardt so in einem historischen Überblick, der die Verhältnisse in der Antike lediglich streift und in Bezug darauf auch nicht auf eigenes Quellenstudium zurückgreift. Eher indifferent äußern sich Th. Rütten, U. Benzenhöfer und A. van Hooff.[1549]

Als charakteristisch für dieses „Schwanken“ erscheinen einige Äußerungen U. Benzenhöfers. Einerseits stellt er unter Berufung auf eine Arbeit von D. Gourevitsch[1550] fest: „*Es gab in der Antike sicherlich auch Fälle, in denen Ärzte Kranke auf Verlangen töteten bzw. Beihilfe zum Suizid leisteten. Allein die Tatsache, daß sich der Schwörende im sog. „hippokratischen Eid“ ... verpflichtete, keine Tötung auf Verlangen bzw. keine Beihilfe zur Selbsttötung durchzuführen, ist ein hinreichender Beweis dafür, daß es entsprechende Anfragen an Ärzte tatsächlich gab und daß manche Ärzte solche Behandlungen auch durchführten*[1551]“ Andererseits stellt er aber, wiederum unter Berufung auf die Ergebnisse anderer Forscher[1552] fest: „*Allerdings sind verläßliche Berichte, die eine solche Praxis genau beschreiben, nicht überliefert. Lediglich einige „belletristische“ oder quasi – fiktive Quellen lassen sich mit aller Vorsicht als weitere Belege für die Auffassung anführen, daß es in der Antike durchaus möglich war, von einem Arzt ein Mittel für die Selbsttötung zu bekommen.*[1553]“

Nun muss man U. Benzenhöfer zugute halten, dass er sich bezüglich der Antike nicht auf eigenes Quellenstudium beruft, sondern auf die Ergebnisse von Spezialisten. Aber verschiedene Äußerungen A. Van Hooffs, eines ausgewiesenen Althistorikers, zeigen, dass auch Spezialisten diesbezüglich zu zwiespältigen Einschätzungen gelang-

---

1543 Rütten, Th., Medizinethische Themen in den deontologischen Schriften des Corpus Hippocraticum, in Flashar, H./Jouanna, J., Medecine et morale dans l `antiquite, Genf 1997, S. 65–111; (phil. Unters.)

1544 Von Engelhardt, D., Die Beurteilung des Suizids im Wandel der Geschichte, in: Wolfslast, G./ Schmidt, K. W. (Hrsgg.): Suizid und Suizidversuch. Ethische und rechtliche Herausforderung im klinischen Alltag, München 2005. S. 1–90. (hist. Überblick)

1545 Hofmann, D.: Suizid in der Spätantike. Seine Bewertung in der lateinischen Literatur. Stuttgart 2007.

1546 Benzenhöfer, U.: Der gute Tod? Geschichte der Sterbehilfe. Göttingen 2009.

1547 Brandt, H.: Am Ende des Lebens. Alter, Tod und Suizid in der Antike. München 2010, insbes. Kapitel: 8. `Einen guten Tod haben´: Alterssuizid und Euthanasie. S. 127–136. (phil. Unters.).

1548 S. o. S. 16; zitiert nach: Brandt, H.: Am Ende des Lebens. Alter,... München 2010, S. 131;

1549 S. o. Einleitung;

1550 Vgl. Gourevitsch, D. Suicide among the sick in classical antiquity, in: Classical Bulletin of the History of Medicine 43, 1969, S. 501–518, insbes. S. 505–509 (altphil. bzw. althist. Studie);

1551 S. o. Der gute Tod?, S. 13 f; die Behauptung, dass allein schon die Leistung des Eides „beweise“, dass es „in der Antike“ durchaus vorgekommen sei, dass Ärzte sich völlig anders verhalten hätten, erscheint im Hinblick auf Weiträumigkeit der mit dem Begriff Antike zu verknüpfenden chronologischen und geographischen Vorstellungen, als problematisch, auf jeden Falle als beweispflichtig.

1552 S. o. Der gute Tod?, S. 14, Anm. 7;

1553 S. o. Der gute Tod?, S. 14;

ten. Während dieser Autor in einer Studie aus dem Jahre 2001 ohne Umschweife feststellte, „*daß es in der Antike am Sterbebett keinen Platz für Ärzte gab. ... Sie vermieden Situationen, die sie mit ihrem Versagen konfrontierten,...*“[1554], zeigte er sich in einem neueren Lexikonartikel unter dem Stichwort „Euthanasie“, unter Berufung auf den Fall *Seneca* davon überzeugt, dass es in der Antike ärztlich assistierten Suizid gegeben habe, bzw. dass dieser gutgeheißen wurde[1555].

Eindeutig für die These, dass in der Antike ärztliche Tötungsassistenz geleistet und anerkannt gewesen sei, sprachen von den o. g. Autoren Th. Potthoff.[1556], D. Hofmann,[1557] und H. Brandt[1558] aus. Für alle drei Autoren gilt aber, dass sie sich vor allem auf den Fall *Seneca* berufen, so wie er sich ihnen nach der *communis opinio* der bisherigen Forschung darstellte, und, was ja auch bereits U. Benzenhöfer vorsichtig kritisierte: auf „*einige „belletristische“ oder quasi – fiktive Quellen*“[1559]

H. Brandt führt als Kronzeugen dafür, dass in der Antike ärztlich assistierter Suizid akzeptiert gewesen sei, einen Bericht des Cassius Dio[1560] über das Ende des römischen Kaisers *Hadrian* an: „*So geht schon allein aus der Darstellung Cassius Dios vom Ende Kaiser Hadrians hervor, dass dessen Leibarzt Hermogenes dem offenbar todkranken und leidenden Herrscher diejenige Stelle im Brustbereich gezeigt hatte, wo ihn „der tödliche Stoß treffen und ihm ein schmerzloses Ende bereiten sollte.“Streng genommen, liegt hier bereits ein Fall aktiver ärztlicher Sterbehilfe zum (angestrebten) alters- und krankheitsinduzierten Suizid vor, denn es bedarf des ärztlichen Sachverstandes, um einen möglichst qualfreien Tod `punktgenau´ selbst herbeiführen können.*“[1561]

Ungeachtet der Frage, ob H. Brandt die von ihm zitierte Dio-Stelle überinterpretiert, gilt diese nach dem gegenwärtigen Stand der althistorischen Forschung, die sich diesbezüglich mehr auf die entsprechende Darstellung in der sog. *Historia Augusta*[1562] stützt[1563], kaum als ein zuverlässiger Bericht, zumal dieser ja nicht im Original überliefert ist, sondern, wie H. Brandt konzediert, nur in einem Exzerpt aus byzanti-

---

1554 Van Hooff, A., Thanatos und Asklepios. Wie antike Ärzte zum Tod standen, in Schlich, Th./Wiesemann, G.(Hrsgg.): Hirntod. Zur Kulturgeschichte der Hirntodfeststellung, Ffm. 2001, S. 85–101, hier S. 97; zitiert nach Brand, H. s. o. 2010; S. 131;

1555 Vgl. Van Hooff, A., Euthanasie, in: Leven, K.-H. (Hrsg.). Antike Medizin. Ein Lexikon. München 2005, Sp. 284–285, insbes. Sp. 285: „*Seneca d. J. Erhielt bei seinem Selbstmord auf Befehl Neros Gift überreicht v. Annaeus Statius, «der sich seit langem durch treue Freundschaft u. med. Können (lat. Arte medicinae) bewährt hatte» (Tac. Ann. 15, 64, 3).*“

1556 Potthoff, Th.: Euthanasie in der Antike. München 1982.

1557 Hofmann, D.: Suizid in der Spätantike. Seine Bewertung in der lateinischen Literatur. Stuttgart 2007.

1558 Brandt, H.: Am Ende des Lebens. Alter, Tod und Suizid in der Antike. München 2010, insbes. Kapitel: 8. `Einen guten Tod haben´: Alterssuizid und Euthanasie. S. 127–136.

1559 S. o. Der gute Tod?, S. 14; vgl. dazu: Hofmann, D.: Suizid in der Spätantike. Seine Bewertung in der lateinischen Literatur. Stuttgart 2007, S. 31–34; Brandt, H.: Am Ende des Lebens. s. o. Alter, Tod und Suizid in der Antike. S. 127–136.

1560 Vgl. Cass. Dio 69, 22, 3;

1561 Brandt, H.: Am Ende des Lebens. S. o. Alter, Tod und Suizid in der Antike. S. 131, dazu auch S. 121;

1562 Vgl. Aeli Spartani, De vita Hadriani (HA) 24, 8–25, 6;

1563 Vgl. Fündling, J.: Kommentar zur Vita Hadriani, 2 Bde., Bonn 2006; S. 1094;

nischer Zeit[1564]. Nach der Darstellung der *Historia Augusta* starb *Hadrian* aber eines natürlichen Todes,[1565] zwar trug er sich nach der *HA* zeitweilig mit Suizidgedanken, erteilte einem Sklaven, – nicht etwa einem Arzt, – den Befehl, ihn zu gegebener Zeit zu töten[1566], erbat schließlich sogar von einem Arzt ein Gift, – der aber weigerte sich und tötete sich selbst, um dem Kaiser dieses nicht geben zu müssen[1567].

H. Brandt zitiert diese Stelle der *Historia Augusta*[1568] und glaubt daraus eine Bestätigung für seine Deutung der o. e. Dio-stelle ableiten zu können: „*Bei allen berechtigten Vorbehalten gegenüber der Historia Augusta kann daher in diesem Fall ... der Bericht in der HA als ein weiterer Beleg dafür gelten, daß der alters- und krankheitsbedingte Suizid eine etablierte Handlungsoption in der kaiserzeitlichen römischen Gesellschaft darstellte...*“[1569]

Eben diese Schlussfolgerung ist methodologisch fragwürdig, – weil sie von einem Einzelfall, nämlich den gescheiterten suizidalen Anstrengungen eines einzelnen Kaisers des 2. Jahrhunderts Rückschlüsse auf die Gepflogenheiten der *kaiserzeitlichen römische Gesellschaft* als ganzer zieht – und auch deswegen, weil der Bericht der *Historia Augusta* über das Ableben *Hadrian*s auch nicht als Beispiel für einen ärztlich assistierten Suizid infrage kommt. Das Einzige, worin die Aussagen der o. z. Stellen aus der HA und bei *Cassius Dios* über den Tod *Hadrians* übereinstimmen, und was daher als sicher gelten kann, ist die Annahme, dass *Hadrian* eines natürlichen Todes starb.

Bezogen auf die standesethischen Implikationen einer möglichen Beteiligung von Ärzten an Tötungen und Selbsttötungen in der frühen römischen Kaiserzeit konnte – abgesehen von dem umfangreichen Schrifttum zur *causa Seneca*[1570] und einem hier bereits kritisch besprochenen Aufsatz F. P. Moogs zur Rolle von einigen Ärzten der Regierungszeit des *Claudius*[1571] – kaum auf Vorarbeiten zurückgegriffen werden. Zwar liegen einige bemerkenswerte Arbeiten von Renate Wittern – Sterzl zur antiken Medizinethik vor, die Teilaspekte des hier zu untersuchenden Themas kritisch beleuchten, aber vorzugsweise für in Griechenland praktizierende Ärzte[1572]. Daher konnten die hier dazu vorgetragenen Thesen im Wesentlichen nur in kritischer Auseinandersetzung mit dem dazu überlieferten Quellenmaterial entwickelt werden.

Bezogen auf die frühkaiserzeitlichen Ärzte, *Aulus Cornelius Celsus* und *Scribonius Largus*, kann auf Vorarbeiten aus der Feder von Medizinhistorikern zurückgegriffen

1564 Brandt, H., s. o. S. 121;
1565 Vgl. HA 25, 5: *Post haec Hadrianus Baias petit ... apud Baias perit die VI iduum Iuliarum.*
1566 Vgl. HA 24, 8: ... *ultimo vitae taedio iam adfectus gladio se transfigi a servo iussit...*
1567 Vgl. HA 24, 12: *petit et venenum a medico, qui se ipse, ne daret, occidit.*
1568 S. o. Brandt, H., s. o. S. 122, Anm. 548;
1569 S. o. Brandt, H., s. o. S. 122 f..
1570 S. o. Kap. 1;
1571 Vgl. dazu Tab. III, 35 und Tab. IV, 3;
1572 Wittern-Sterzl, R.: Hippokratische Medizin und antike Philosophie. Hildesheim: 1996 (gem. m. P. Pellegrin). Dies.: Die Anfänge der abendländischen Medizin. In: Panta rhei. Beiträge zum Begriff und zur Theorie der Geschichte, hrsg. v. Colla, H.und Faulstich, W.: Paderborn 2008, S. 93–107. Dies.: Medizin in Griechenland und Rom am Beispiel von Hippokrates von Kos und Aulus Cornelius Celsus. In: Antike Welt und Literatur. Einblicke, Analysen und Vermittlung im Unterricht 2007, hrsg. v. Kussl, R., Brodersen, K., Speyer 2007, S. 45–70. Dies.: Die Anfänge der griechischen Medizin. In: Philosophen der Antike I. Hrsg. Ricken, Fr.. Stuttgart, Berlin, Köln 1996, S. 145–159.

werden[1573], bezogen auf die Werke des frühchristlichen Arztes *Lukas* ist die überwiegend theologisch ausgerichtete Literatur selbst für Spezialisten kaum noch überschaubar[1574] – auch die Frage nach der Einstellung dieser „Ärzte"[1575] zur Frage ärztlich assistierter Tötungen und Selbsttötungen wird in den besagten Arbeiten nicht gestellt[1576]; ihre Beantwortung darf somit trotz der großen Zahl von Vorarbeiten als ein Desiderat angesehen werden. Das gilt nicht zuletzt für den Evangelisten *Lukas*.

Eine Interpretation von Heilungsgeschichten aus den dem Evangelisten *Lukas* zugeschriebenen Schriften des *NT* als Ausdruck des Selbstverständnisses eines frühchristlichen Arztes als Heiler, d. h. unter medizinethischen Gesichtspunkten, ist bislang noch nicht versucht worden[1577], obwohl dessen Identität als hellenistisch vorgebildeter Arzt noch bis vor kurzem außer Frage stand.[1578] Seit dem Beginn des 21. Jahrhunderts wird diese Identität aber von Kennern des *NT* angezweifelt.[1579] In dieser Studie wird aber gezeigt, dass jene Zweifel an der Identität des Evangelisten unberechtigt sind und dass daher eine Interpretation des sog. *Lukanischen Doppelwerks* als Ausdruck des Heilerethos eines hellenistischen zum Christentum konvertierten Arztes des Untersuchungszeitraums nicht nur möglich, sondern auch sinnvoll ist, und zwar im Interesse des Erkenntnisgewinns über das Heilerethos von Ärzten, die ihre Dienste auch solchen Patienten anboten, welche sich ansonsten die Inanspruchnahme der Dienste von Ärzten aus Kostengründen nicht leisten konnten. Denn es besteht die Hoffnung, dass über die Rekonstruktion des Heilerethos eines sog. Armenarztes auch Rückschlüsse auf die Erwartungshaltung weniger begüterter Bevölkerungskreise be-

1573 Vgl. vor allem neuere Arbeiten von Chr. Schulze, u. a.: Aulus Cornelius Celsus, Arzt oder Laie, Trier 1999; Celsus, Hildesheim 2001; Medizin und Christentum in Spätantike und frühem Mittelalter, Tübingen 2005. `Unterlassene Hilfeleistung´ in der Antike, in: Gadebusch, M. (ed.): Medical Ethics, Stuttgart 2014, S. 14–27; zu Celsus auch: Oser-Grote, C., Celsus, in: Leven, K.- H.: Antike Medizin. Ein Lexikon. S. o. Sp. 189–191 (die Charakterisierung des *Celsus* als „römischer Enzyklopädist" ist nach dem Vorliegen der Forschungsergebnisse Chr. Schulzes kaum noch aufrecht zu erhalten.); zu Scribonius Largus: Hahn, J., Scribonius Largus, in: Leven, K.- H.: Antike Medizin. Ein Lexikon. S. o. Sp. 786;

1574 Vgl. Westermann, Cl.: Abriß der Bibelkunde. Berlin + Altenburg 1981. Schnelle, U.: Einleitung in das Neue Testament. Göttingen 1996, S. 281 f.. Hengel, M.: Die vier Evangelien und das eine Evangelium von Jesus Christus: Studien zu ihrer Sammlung und Entstehung. Tübingen 2008, S. 62, 172–179.

1575 Bezüglich des „Evangelisten" *Lukas* wird neuerdings in Frage gestellt, ob dieser überhaupt als Arzt angesehen werden dürfe. Vgl. Kollmann, B., Neues Testament kompakt. Stuttgart 2014: Neutestamentliche Wundergeschichten. Stuttgart: 2011³. s. u. Kap. 3.3.3.4;

1576 außer bei Chr. Schulze, `Unterlassene Hilfeleistung´ in der Antike, in M. Gadebusch (ed.): Medical Ethics, Stuttgart 2014, S. 14–27;

1577 Auch der katholische Theologe M. Dörnemann, der sich intensiv mit der Rezeption des lukanischen Doppelwerkes bei den sog. Kirchenvätern beschäftigte, deutete, in Anlehnung an entsprechende Deutungen durch die Kirchenväter, die darin überlieferten Heilungsgeschichten *Jesu* sowie der *Apostel* „symbolisch", d. h. als Ausdruck der gleichnishaften Darstellung theologischer Heilsbotschaften. Vgl. dazu Dörnemann, M.: Krankheit und Heilung in der Theologie der frühen Kirchenväter. Diss. Theol. Tübingen 2003. Ders., Einer ist Arzt, Christus. ZAC, 2013, Nr. 17(1) S. 102–124;

1578 Vgl. dazu Kap. 3.3.3.4.1;

1579 Vgl. Broer, I. (in Verb. mit H.-U. Weidemann): Einleitung in das NT., Würzburg 2010, S. 138–142; Ebner, M./Schreiber, St.(Hrsg.), Einleitung in das Neue Testament, Stuttgart, 2008, S. 192–195 u. 235– 239; B. Kollmann, Neues Testament kompakt, Stuttgart 2014.

züglich des Berufsethos von Ärzten möglich sind und dadurch mittelbar auch auf das Verhalten von Ärzten in solchen unnatürlichen Todesfällen ein Schlaglicht geworfen wird, die wegen des gesellschaftlich niedrigen Ranges der „Opfer" in den überlieferten Quellen keine Erwähnung gefunden haben.

Hierbei soll nicht verkannt werden, dass in einigen der in der Einleitung erwähnten neueren Publikationen zu medizingeschichtlichen und medizinethischen Themen die Frage nach dem Rollenverständnis von Ärzten in der Antike eine wichtige Rolle spielt, nicht zuletzt im Hinblick auf die ethische und standesethische Orientierung von Ärzten unseres Untersuchungszeitraums. Es ist auch in diesem Zusammenhang noch einmal auf die o. e. Arbeiten zur Geschichte der sog. „Euthanasie" in der Antike[1580] sowie auf die Geschichte des hippokratischen Eides hinzuweisen[1581]. Als problematisch erweist sich in den genannten Arbeiten aber, sowohl hinsichtlich der darin vorgenommenen Einschätzungen als auch in methodischer Hinsicht, dreierlei:

1. Auch bezogen auf die Analyse und Beschreibung des Rollenverständnisses von Ärzten in Bezug auf den Tod von Patienten erscheint der Begriff „Antike" als Bezugsrahmen chronologisch und geographisch als zu weiträumig. Der Begriff „Antike" umspannt allein bezogen auf die „Griechische Geschichte"[1582] einen Zeitraum von fast 3000 Jahren[1583] und räumlich ein Gebiet vom *Indusdelta* bis Südspanien bzw. von den Wüstengebieten Nordafrikas bis zu den Nordküsten des Schwarzen Meeres und des Mittelmeeres[1584]. Er trägt in Anbetracht dessen zu wenig dem Umstand Rechnung, dass die Rollenzuschreibungen und das berufliche Selbstverständnis von Ärzten in dem „Raum" aufgrund einer starken Aufgliederung in sehr heterogene kulturelle und politische Einheiten, die sowohl in ihrer räumlichen Ausdehnung als auch hinsichtlich ihrer inneren Struktur dem Gesetz des historischen Wandels unterlagen, sich grundsätzlich kaum auf eine einheitliche Formel bringen lassen, so dass alle entsprechenden Versuche von vornherein zum Scheitern verurteilt sein dürften.

1580 Benzenhöfer, U: Der gute Tod? ... München 2009, insbesondere S. 13–S. 60. Brandt, H.: Am Ende des Lebens ... München 2010. Carrick, P. Medical Ethics in the Ancient World. Washington, DC 2001. Frewer, A.: Der sterbende Patient und die Medizin ... Hannover 2005, insbes. S. 19–26. Hofmann, D.: Suizid in der Spätantike ... Stuttgart 2007. Potthoff, Th.: Euthanasie in der Antike. Münster 1982. Van Hooff, Euthanasie, in: Leven, K.- H.: Antike Medizin. Ein Lexikon. München 2005, Sp. 284–285;

1581 Neben den o. g. Arbeiten von Benzenhöfer, Brandt, Carrick, Frewer, Hofmann und Potthoff ist hier noch hinzuweisen auf: Rütten, Th. Medizinethische Themen in den deontologischen Schriften des Corpus Hippocraticum, ... Genf. 1997, S. 65–120; Schubert, C.: Der hippokratische Eid ... Darmstadt 2005. Leven, K.-H., Hippokratischer Eid, in: Leven, K.-H.: Antike Medizin. Ein Lexikon. München 2005, Sp. 284–285;

1582 Vgl. Bengtson, H.: Griechische Geschichte. Von den Anfängen bis in die römische Kaiserzeit. Handbuch der Atertumswissenschaft. Dritte Abteilung. Vierter Teil. München 1960³ ff..

1583 Von der sog. „Frühhelladischen Kultur", ab. ca. 2300 v. Chr. bis 639 n. Chr. zum „Beginn der arabischen Eroberung Ägyptens"; vgl. die Zeittafel in Bengtson, H.: Griech. Geschichte... s. o. S. 559–577.

1584 Vgl. dazu die Karten „Griechische und phönikisch-punische Kolonisation bis zu den Perserkriegen" (in: Bruckmöller, E./Hartmann, P. C. Hrsgg.: Putzger. Historischer Atlas. Berlin 2004¹⁰³ ff., S. 29) und „Das Weltreich Alexanders des Großen bis 323 v. Chr." vgl. Putzger, S. 34 und 35;

2. In dem verständlichen Bestreben nach „Beispielen“ für bestimmte Positionen in der aktuellen Debatte über die Rolle des Arztes im Rahmen der sog. „Sterbehilfe“ zu suchen, wird zu wenig unterschieden zwischen historischen Fakten, d. h. den Ergebnissen der Analyse von Quellen zu konkreten historischen Todesfällen, und den zeitgenössischen Reflexionen darüber, im Rahmen literarischer, philosophischer und standesethischer Erörterungen, – mit der Folge recht unterschiedlich begründeter und daher im Einzelnen oft kaum sinnvoll miteinander zu vergleichenden Einschätzungen der „antiken Positionen“ dazu.
3. In den o. g. Veröffentlichungen zur antiken Medizinethik ist eine auffällige Scheu zu beobachten, auch die rechtsnormativen Rahmenbedingungen ärztlichen Handelns in der Bezugsepoche in die eigenen Betrachtungen einzubeziehen, obwohl nicht zuletzt die aktuelle Debatte über neue Regeln für den Umgang mit den Wünschen und Interessen von Suizidenten und moribunden Patienten gezeigt hat, dass die darauf anzuwendenden gesetzlichen Regelungen einen maßgeblichen Einfluss darauf haben, wie Ärzte über derartige Wünsche denken und damit umgehen.

Diesen Problemen könnte dadurch Rechnung getragen werden,

1. dass man sich auch bei der Aufarbeitung des normengeschichtlichen Hintergrundes des berufsmäßigen Handelns von Ärzten zeitlich und räumlich auf die Analyse von Quellen aus und über einen bestimmten Untersuchungszeitraum konzentrierte.
2. dass man möglichst streng unterschiede zwischen medizingeschichtlichen Fakten und den zeitgenössischen Reflexionen darüber, wobei besonders Wert darauf zu legen wäre, zu differenzieren zwischen literarischen, philosophischen und standesethischen Reflexionen, insofern zwischen diesen zwar Wechselwirkungen vermutet werden dürfen, – welche sich aber nur dann beurteilen lassen, wenn man zuvor die Unterschiede klar herausgearbeitet hat.
3. dass man in die Betrachtungen verstärkt auch die rechtsnormativen Rahmenbedingungen für die Ausübung von Heilberufen einbezöge, was aus den o. g. Gründen nicht nur als vordringlich erscheint, sondern auch als sinnvoll, insofern die Grenzen des *„Römischen Reiches“* in der frühen römischen Kaiserzeit[1585] auch schon weitgehend die Grenzen des Geltungsbereichs des römischen Rechts markierten[1586].

3.0.3 Zur Methodik

Aus den oben skizzierten Eigentümlichkeiten des Forschungsstandes zu den normengeschichtlichen Hintergründen ärztlichen Handelns im Untersuchungszeitraum so-

1585 Vgl. die Karte: „Das römische Weltreich seit Caesar und Augustus“, in: Putzger, s. o. S. 40–41.

1586 In gewissem Umfang galt innerhalb der Grenzen des Römerreiches bis zum Erlass der sog. *constitutio Antoniniana* auch noch autochthones Recht, aber nur in dem Umfang, in dem dieses durch die römischen Statthalter toleriert wurde. Vgl. die Fälle des *Jesus v. Nazareth* (Tab. I, 52) und des *Stephanus* (Tab. I, 53).

wie aus den im Anschluss daran aufgezeigten Möglickeiten zur Überwindung derselben ergibt sich wegen der vielfachen Verschränkung von ideengeschichtlichen und faktenbezogenen Überlegungen in der Literatur auch für dieses Kapitel dieser Arbeit in methodologischer Hinsicht die Notwendigkeit der Einhaltung folgender Prinzipien:

1. eine möglichst strenge Abtrennung der hier beabsichtigten normengeschichtlichen Überlegungen von faktengeschichtlichen Erwägungen,
2. eine möglichst strenge Beachtung des chronologischen Bezugs der zu besprechenden Quellen auf normengeschichtliche Sachverhalte innerhalb des Untersuchungszeitraums. Das bedeutet, dass Sachverhalte aus der Zeit vor dem dem Ableben des *Augustus* und aus der Zeit nach dem erfolgreichen Attentat auf *Domitian* unberücksichtigt bleiben sollen.

Nach diesen Prinzipien wollen wir uns nacheinander mit Äußerungen zeitgenössischer Literaten über Ärzte auseinandersetzen, danach mit Zeugnissen über die juristischen Rahmenbedingungen ärztlichen Handelns und schließlich auch mit Zeugnissen über den zeitgenössischen ethischen und standesethischen Diskurs über die Rolle von Ärzten im Kontext des Sterbens von Menschen. Bevor wir uns jedoch im weitesten Sinne des Wortes mit der Ethik von Ärzten in der frühen römischen Kaiserzeit auseinandersetzen, erscheint es als angebracht, dass wir uns in der gebotenen Kürze einer Selbstverständlichkeit widmen, nämlich der Frage, was man sich in der fraglichen Zeit überhaupt unter einem „Arzt“ vorzustellen hat.[1587] Zwar wird in gängigen lateinisch-deutschen Wörterbüchern für das lateinische Substantiv „*medicus*“ als deutsches Äquivalent „*Arzt*“ vorgeschlagen[1588], trotzdem kann kein Zweifel daran bestehen, dass sich das Wortfeld des deutschen Wortes „Arzt[1589]“ nur zum Teil mit demjenigen des lateinischen Wortes überschneidet.

1587 Vgl. dazu: Stamatu, M., Arzt, in: Leven, K.-H.: Antike Medizin. Ein Lexikon. S. o. Sp. 99–102; Leven, K.-H., Römische Medizin, in: Leven, K.-H.: Antike Medizin. Ein Lexikon. S. o. Sp. 757–759, insbes. Sp. 759; die Behauptung Levens, „*Die Medizin in Rom blieb bis in die Spätantike eine Domäne gr. Ärzte.*“ ist m. E. in dieser allgemeinen Form nicht aufrecht zu erhalten. (dagegen spricht, dass Plinius d. Ä. auch mehrere Ärzte mit eindeutig lat. Namen erwähnt. S. u. Kap. 3.1.1; auch *Celsus* und *Scribonius Largus* und *Cassius* lassen sich als Gegenbeispiele nennen; zu Cassius vgl. Marasco, G., Cassius, in: Leven, K.-H., s. o. Sp. 187;) Die Behauptung Ls. mag vielleicht zutreffen für die verhältnismäßig kleine Zahl sog. „Schulmediziner“, deren Dienste sich aber nur Angehörige der gesellschaftlichen Oberschicht „leisten“ konnte, nicht jedoch für die vermutlich große Zahl – auch christlicher – „Armenärzte“ bzw. „Heiler“, deren Honorare auch „einfache Leute“ bezahlen konnten. Zu Arzthonoraren in der Antike vgl. Marasco, G., Arzthonorar, in: Leven, K.-H., s. o. Sp. 104–105;

1588 Vgl. z. B. Langenscheidt und Stowasser;

1589 Es verdient Beachtung, dass die deutsche Berufsbezeichnung *Arzt* (mittelhochdeutsch arzât, neuniederländisch arts), anders als dessen Entsprechungen in mehreren anderen europäischen Sprachen (italienisch *medico*, spanisch/portugiesisch *médico*, rumänisch *medic*, französisch *médecin*, baskisch *mediku*, englisch *medic.*) nicht aus dem Lateinischen ins Deutsche eindrang, sondern aus dem Griechischen, nämlich über die latinisierte Variante „archiater“ des griechischen Wortes ἀρχίατρος (für „Oberarzt“ bzw. Leibarzt‘). Auch in vielen fachsprachlichen Komposita tritt das ursprüngliche griechische Wort ἰατρός bzw. die latinisierte Form -iater als Wortbestandteil auf: *iatrogen* (durch ärztliches Handeln verursacht), *Psychiater* (Seelenarzt) usw. Über die Vermittlung der deutschen Sprache gelangte das Wort auch in das Vokabular baltischer Sprachen wie „ārsts“ (let-

Während das deutsche Wort „Arzt" fest mit der Vorstellung von akademisch vorgebildeten „*Schulmedizinern*" verknüpft zu sein scheint, hebt das lateinische Wort „*medicus*" mehr auf die Tätigkeit des „*Heilens*", bzw. die Funktion des „*Heilers*"[1590] ab. Hierbei ist zu beachten, dass die lateinischen Vokabeln für „*heilen*", nämlich „*mederi*" und „*medicare*" eine enge etymologische Verwandtschaft zu Substantiven wie „*medicamen*", „*medicamentum*", *medicatus*" und „*medicina*" aufweisen (für „*Heilmittel*", aber auch für „*Zaubermittel*", „*Gift*" und „*Schminke*"), welche wiederum von dem Begriffspaar „*herba medica*" (= „medisches" bzw. aus „Medien importiertes Heilkraut") herzuleiten sind[1591].

Es hat somit den Anschein, dass in der frühen römischen Kaiserzeit, die Bezeichnung „*medicus*" für jeden Menschen gebräuchlich war, der sich darauf verstand, Krankheiten zu heilen oder zumindest ihre Folgen zu lindern[1592], während im deutschen Sprachraum das Wort „Arzt" erst zu einem Zeitpunkt gebräuchlich wurde, als man zwischen an Universitäten[1593] ausgebildeten „*Ärzten*" einerseits und anderen „*Heilern*", wie „*Badern*" oder „*Stübnern*" und „*Feldscheren*" (nicht akademisch gebildeten Militärärzten)[1594] sprachlich bereits deutlich zu unterscheiden wusste. Zum Zwecke der kritischen Überprüfung dieser Hypothese wollen wir uns im Folgenden zunächst mit zeitgenössischen Zeugnissen zum Begriff „*medicus*" beschäftigen.

3.1 „Ärzte" im Focus von Schriftstellern der frühen römischen Kaiserzeit

Nach hier bereits besprochenen Zeugnissen des Historikers *Tacitus* und des Biographen *Sueton* drangen *medici* im Untersuchungszeitraum in die höchsten gesellschaftlichen Kreise *Roms* ein. Nach Angaben *Suetons* beschäftigte schon *Augustus* einen

tisch), arst (estnisch). Vgl. Stamatu, M., Arzt, in: K.-H.: Antike Medizin. Ein Lexikon. München 2005, Sp. 99–102;

1590 Vgl. dazu die lateinischen Verben „*mederi*" bzw. „*medicare*".

1591 Vgl. dazu die entsprechenden Stichworte in handelsüblichen lateinisch-deutschen Wörterbüchern von „Langenscheidt", dem „Stowasser" etc..

1592 F. Kudlien (Die Stellung des Arztes in der römischen Gesellschaft, Stuttgart, 1986, S. 186) weist m. E. zu Recht daraufhin, dass es in *Rom* – anders als etwa heute in Deutschland – keine staatliche Kontrolle über die Ausbildung von Ärzten gab, so dass sich für unseren Untersuchungszeitraum eine Unterscheidung zwischen Ärzten und nichtärztlichen Heilern als schwierig erweist. Vgl.: Schulze, Chr.: Medizin und Christentum in Spätantike und frühem Mittelalter, Tübingen 2005, Kap. 3.1.2.3 „Mediziner oder Nichtmediziner?", S. 42–45.

1593 Die Entstehung der ältesten europäischen Universitäten (zwischen dem 12. und 15. Jahrhundert, zunächst in Italien, Frankreich, Spanien und Portugal, ab der Mitte des 14. Jahrh. auch in Mitteleuropa, Prag, Wien, Erfurt, Heidelberg, Köln,) fällt in eine Epoche, die in Deutschland sprachgeschichtlich der „Mittelhochdeutschen Zeit" zugerechnet wird, in der sich u. a.das Wort „arzât" (Arzt) einbürgerte.

1594 Vgl. Hahn, E.: Medizinalgesetzgebung in Kursachsen. Ärzteblatt Sachsen 2007, S. 525–527, 569–572. Vgl. die hist. Übersichten: Tuchen, B.T: Öffentliche Badhäuser in Deutschland und der Schweiz im Mittelalter und der frühen Neuzeit. Petersberg 2003. Widmann, M., Mörgeli, Chr.: Bader und Wundarzt, Medizinisches Handwerk in vergangenen Tagen. Zürich 1998. Vgl. Wilmans, J., Militärarzt, in: Leven, K. - H.: Antike Medizin. Ein Lexikon. München 2005, Sp. 617 – 618; dies. Der Sanitätsdienst im Römischen Reich. Hildesheim 1995.

„Leibarzt“[1595]. Dasselbe bezeugt *Tacitus* auch für *Tiberius*[1596], für dessen Schwiegertochter *Livia Drusilla*[1597], *Claudius*[1598] und dessen Gemahlin *Messalina*[1599] sowie für *Seneca*[1600]. Ob auch *Galba, Otho* und *Vitellius* sowie die *Flavier Vespasian, Titus* und *Domitian* „Leibärzte“ beschäftigten, ist allerdings nicht überliefert, kann aber auch nicht ausgeschlossen werden[1601].

Abgesehen von den o. g. Präzedenzfällen wird die gesellschaftspolitische Rolle von „Ärzten“ in der frühen römischen Kaiserzeit von Historikern und Biographen, so weit deren Werke überliefert sind, nicht weiter thematisiert. Um so eifriger und auch kritischer äußern sich dazu aber andere Autoren, wie der Polyhistor *Plinius d. Ä.* und die Verfasser „belletristischer“ Werke wie der Epigrammatiker *Martial* und der Satiriker *Juvenal*.

3.1.1 Der Blickwinkel Plinius' d. Ä.

In der *naturalis historia* stellt *Plinius d. Ä.* seinen Ausführungen über Arzneimittel und Heilmethoden einen kurzen Abriss der Geschichte der Medizin voran, von ihren sagenhaften Anfängen in der Zeit des *trojanischen* Krieges bis in die eigene Lebenszeit bzw. die Abfassungszeit der *„historia naturalis“*, d. h. bis in die siebziger Jahre des 1. Jahrhunderts n. Chr[1602]. Bereits die Einleitung zu diesem historischen Überblick enthält Formulierungen, die keinen Zweifel daran zulassen, dass *Plinius* das Handeln von

1595 S. o. Suet. Aug. 59 und 81: *Antonius Musa*, der auch als Verfasser pharmakologischer Schriften hervorgetreten zu sein scheint. Vgl. Caldani, F. (Hrsg.): Antonii Musae, qui Augusti Caesaris Medicus fuit, Fragmenta, quae extant. Remondini, Bassani 1800. Howald, E., Sigerist, H. E.(Hrsg.): Antonii Musae De herba vettonica liber. Pseudoapulei herbarius. Anonymi de taxone liber. Sexti Placiti liber medicinae ex animalibus etc. Teubner, Leipzig 1927. Die Autorschaft A. *Musas* ist aber nicht gesichert.

1596 S. o. Tac. ann. 6, 50, 1 - 5; *Tacitus* erwähnt an dieser Stelle den Besuch eines Arztes mit Namen *Charicles* am Sterbebett des *Tiberius* und betont, dass dieser nicht der Arzt gewesen sei, der *Tiberius* üblicher Weise behandelt habe (zu *Charicles*: Kudlien, F., s. o. S. 60 u. 80;). Indirekt lässt sich aus dieser Angabe jedoch erschließen, dass auch *Tiberius* einen „Leibarzt“ beschäftigte. Es wird vermutet, dass *Claudius Menekrates* Leibarzt des *Tiberius* gewesen sei. Vgl. Sprengel, K.: Versuch einer pragmatischen Geschichte der Heilkunde, 2. Teil, Halle 1800², S. 68. Vgl. Kudlien, F., s. o. S. 57; auch ein gewisser *Zopyros* (Kudlien, F., s. o., S. 89; nicht zu verwechseln mit *Zopyros v. Alexandria*; dazu Marasco, G., in: Leven, K.-H.: Antike Medizin. Ein Lexikon. München 2005, Sp. 928–939;) käme als behandelnder Arzt des *Tiberius* in Frage.

1597 *Eudemus*, s. o. Tac. ann. 4,3.5; vgl. Kudlien, F., s. o. S. 117. vgl. Marasco, G., Eudemos [2] in: Leven, K.-H.: Antike Medizin. Ein Lexikon. München 2005, Sp. 280; M. erwähnt, dass E. gestanden habe, bei der Ermordung des *Drusus* mitgewirkt zu haben, – was in dieser Form aber auf einer Fehlinterpretation der diesbezüglichen Angaben des *Tacitus* beruht. S. o. Kap. 2.1.3.3.3;

1598 *Stertinius Xenophon*; vgl. Tac. ann. 12, 67; vgl. dazu Kudlien, F., s. o. S. 57 u. 59.

1599 *Vettius Valens*; s. o. Tac. ann. 11, 35, 2; vgl. F. Kudlin, s. o., S. 22. 23. 24.

1600 *Annaeus Statius*; s. o. Tac. ann. 15, 64, 3; vgl. Kudlien, F., s. o., S. 135; auch *Cleonicus* (Vgl. Tac. ann. 45;) könnte ein „freigelassener“ Arzt im Dienste *Senecas* gewesen sein. s. o. Kap. 1.

1601 Als Leibarzt *Domitians* gilt *L. Arruntius Sempronianus Asclepiades*. vgl. Plin. nat. 1, 7. 29, 8; vgl. PIR² A 1123. Kudlien, F.: Die Stellung des Arztes in der römischen Gesellschaft, Stuttgart, 1986, S. 22; Mratschek-Halfmann, S.: Divites et Praepotentes, Stuttgart 1983, Nr. 102, S. 298.

1602 Vgl. Plin. nat. 29, 1–8;

Ärzten kritisch beurteilte: … *mirumque et indignum protinus subit, nullam artium inconstantiorem fuisse aut etiamnunc saepius mutari…*[1603] (… etwas Wundersames und Unwürdiges fällt sogleich auf, dass keine der Künste unbeständiger sei und auch jetzt noch zu oft dem Wandel unterliegt.)

Der Hinweis auf die Veränderlichkeit einer Entwicklung aus der Feder römischer Schriftsteller ist nur selten als Ausdruck einer positiven Einstellung gegenüber dem jeweiligen Gegenstand der Darstellung zu deuten. Dabei attestiert *Plinius* der Medizin sogar einen göttlichen Ursprung: … *dis primum inventores suos adsignavit et caelo dicavit, nec non et hodie multifariam ab oraculis medicina petitur.*[1604] (… den Göttern rechnete sie ihre Erfinder zu und weihte sie dem Himmel, und sogar heute noch erstrebt man auf vielfältige Weise von Orakeln Heilkunde.)

Zumindest der letzte Satz lässt sich als Beleg dafür ansehen, dass *Plinius* auch noch zu seinen Lebzeiten Medizin als Form religiöser Scharlatanerie erlebt hat. Beachtung verdient, dass bereits in der mythologischen Frühzeit der Medizin das Heilhandeln „göttlicher" Ärzte in der Darstellung des *Plinius* von dem Odium des Verbrechens umhüllt wird: *auxit deinde famam etiam crimine, ictum fulmine Aesculapium fabulata, quoniam Tyndareum revocavisset ad vitam — nec tamen cessavit narrare alios revixisse opera sua —, clara Troianis temporibus, a quibus fama certior, vulnerum tamen dumtaxat remediis*[1605]. (den Ruhm vergrößerte sie auch wegen eines Verbrechens, es wurde erzählt, dass Aesculapius[1606] von einem Blitz erschlagen worden sei, da er den Tyndareus zum Leben zurückgerufen habe; – und der zögerte nicht zu erzählen, dass er durch eigenes Bemühen auch andere wiederbelebt habe –; sie war also berühmt in den Zeiten Trojas, aus denen es schon zuverlässigere Kunde gibt, war aber dennoch nur auf die Heilung von Wunden beschränkt.)

Selbst das Heilerhandeln des *Hippokrates*[1607], der in der gesamten Antike gewissermaßen als der Begründer der Heilkunde angesehen wurde, rückte *Plinius* in ein recht zweifelhaftes Licht: *Sequentia eius, mirum dictu, in nocte densissima latuere usque ad Peloponnesiacum bellum. tunc eam revocavit in lucem Hippocrates, genitus in insula Coo in primis clara ac valida et Aesculapio dicata. is, cum fuisset mos, liberatos morbis scribere in templo eius dei quid auxiliaturum esset, ut postea similitudo proficeret, exscripsisse ea traditur atque, ut Varro apud nos credit, templo cremato iis instituisse medicinam hanc, quae clinice vocatur.*[1608] (Das darauf Folgende, es ist merkwürdig, das zu sagen, lag in dichtester Nacht verborgen, bis zum peloponnesischen Krieg. Damals rief sie wieder ans Licht Hippokrates, der auf der Insel Kos geboren worden war, auf einer besonders berühmten und mächtigen und dem Aesculapius geweihten. Da es die Sitte gab, dass die von Krankheiten befreiten [Menschen] in dem Tempel dieses Gottes niederschrieben, was helfen werde, damit später die Ähnlichkeit helfe, soll die-

1603 Plin. nat. 29, 1, 2;
1604 Plin. nat. 29, 1, 3;
1605 Plin. nat. 29, 1, 3;
1606 Vgl. Schnalke: Th.: Asklepios – Heilgott und Heilkult. Erlangen 1990. Ders., Asklepios, in Leven, K.-H.: Antike Medizin. S. o. Sp. 110–112;
1607 Vgl. Wittern-Sterzel, R., Hippokrates, in: Leven K.-H.: Antike Medizin. S. o. Sp. 414–416;
1608 Plin. nat. 29, 2, 4;

ser nach der Überlieferung das abgeschrieben haben und, wie bei uns Varro glaubt, nachdem er den Tempel in Brand gesteckt hatte, aus diesen [Abschriften] dasjenige Heilverfahren begründet haben, welches als Klinik bezeichnet wird.)

Betrug und Gewinnsucht charakterisiert *Plinius* auf diese Weise als wichtige Handlungsmotive des *Hippokrates*[1609]. Vor allem inbezug auf seine „Geschäftstüchtigkeit" konnte auch *Prodicus*, ein Schüler des *Hippokrates*[1610], nach *Plinius* seinem Meister durchaus das Wasser reichen: *nec fuit postea quaestus modus, quoniam Prodicus, Selymbriae natus, e discipulis eius instituit quam vocant iatralipticen et unctoribus quoque medicorum ac mediastinis vectigal invenit*[1611]. (auch später gab es kein Maß beim Gewinnstreben, da ja Prodicus der in Selymbrien[1612] geboren war, einer von dessen Schülern die sog. „Salbenheilkunst" begründete und auch für „Salbenheiler" und für die Gehilfen von Ärzten eine Abgabe einführte.)

Anderen griechischen Ärzten, wie zum Beispiel einem gewissen *Chrysippus* und *Erasistratos*, einem Schwager des *Aristoteles*, warf derselbe Autor eine geradezu marktschreierische Geschwätzigkeit (*ingenti garrulitate*) oder Neuerungssüchtigkeit (*Horum placita Chrysippus ingenti garrulitate mutavit, plurimumque...*) vor[1613], lässt in Bezug auf den letzteren auch die Höhe eines Honorars[1614], das jenem gezahlt wurde, nicht unerwähnt: *hic Antiocho rege sanato centum talentis donatus est a rege Ptolemaeo filio eius, ut incipiamus et praemia artis ostendere.*[1615] (… dieser wurde, nachdem König Antiochos geheilt worden war, mit 100 Talenten[1616] belohnt, von König Ptolemaios, dessen Sohn, damit wir damit beginnen auch auf die Honorare für die Kunst hinzuweisen.)

Auch namhafte römische Ärzte kritisierte *Plinius*. Im Falle des *Antonius Musa*[1617], des Leibarztes des *Augustus* und gleichzeitig des ersten römischen Arztes, den *Plinius* der Erwähnung für würdig erachtet, beanstandet er eine übertriebene Neigung zur Kritik an Kollegen. Im Anschluss an eine kurze Charakterisierung der Heilmethoden

1609 Vgl. Wittern- Sterzel, R., Hippokrates, in: Leven, K.-H.: Antike Medizin. S. o. Sp. 414–416;

1610 *Prodikos von Keos*, *zwischen 470 und 460 v. Chr. in *Iulis* auf *Kea*; †nach 399 v. Chr.; vgl. Oser-Grote, C. M. Prodikos, in: Leven, K.-H.: Antike Medizin. S. o. Sp. 727; Kerferd, G. B., Flashar, H.: Prodikos aus Keos. In: Flashar, H. (Hrsg.): Grundriss der Geschichte der Philosophie. Die Philosophie der Antike, Band 2/1, Basel 1998, S. 58-63. Narcy, M.: Prodicus de Céos. In: Goulet, R. (Hrsg.): Dictionnaire des philosophes antiques, Bd. 5, Teil 2 Paris 2012, S. 1691–1695; Oser-Grote, C., Prodikos, in Leven, K.-H.: Antike Medizin. Ein Lexikon. München 2005, Sp. 727–728;

1611 Plin.nat. 29, 2, 4;

1612 Heute *Silivri* (westlich des *Bosporus* am *Marmarameer* gelegen, Bezirkshauptstadt in der Provinz *Istanbul*);

1613 Plin. nat. 29, 3, 5;

1614 Vgl. Marasco, G., Arzthonorar, in: Leven, K.-H., s. o. Sp. 104–105;

1615 Plin. nat. 29, 3, 5;

1616 Ausgehend von der Relation: 1 *Talent* = 60 *Minen* zu jeweils 100 *Drachmen*, betrug das Honorar in griechischer Währung 600000 Drachmen, übersetzt in römische Währung (orientiert an der Gleichsetzung von neronischem Denar und griechischer Drachme, zu jeweils vier Sesterzen) 1,8 Mio. Sesterzen; gemessen an dem Tagelohn eines zeitgen. Arbeiters von ca. 4 Sesterzen im Untersuchungszeitraum und dem heute in Deutschland gezahlten Mindestlohn von (8*8,50 Euro) 68 Euro/Tag, entspräche jene Summe 30,6 Mio. Euro.

1617 Vgl. Kudlien, F., s. o. S. 42. 135. 136. 187; Hahn. J., Antonius Musa, in: Leven, K.-H.: Antike Medizin. S. o. Sp. 62;

von griechischen Ärzten wie *Herophilus* von *Alexandrien*, und *Asclepiades* betont *Plinius*: *auditor eius Themison fuit seque inter initia adscripsit illi, mox procedente vita sua et placita mutavit, sed et illa Antonius Musa eiusdem auctoritate divi Augusti, quem contraria medicina gravi periculo exemerat*[1618]. (Dessen Zuhörer *Themison*[1619] schloss sich anfangs jenem an, bald aber mit fortschreitendem Alter änderte er auch das, was ihm vorher gefallen hatte, aber auch jenes [veränderte] Antonius Musa wegen des Ansehens des vergöttlichten Augustus, den er mit einer entgegengesetzten Behandlung aus großer Gefahr errettet hatte[1620].)

Bezüglich einer Reihe von namentlich genannten Ärzten aus der Zeit der Kaiser *Tiberius*, *Caligula* und *Claudius*, reduziert *Plinius* seine Auskünfte nahezu vollständig auf Angaben über die jenen gezahlten Honorare: *multos praetereo medicos celeberrimosque ex iis Cassios, Carpetanos, Arruntios, Rubrios. CCL HS annuae iis mercedes fuere apud principes. Q. Stertinius inputavit principibus, quod sestertiis quingenis annuis contentus esset, sescena enim sibi quaestu urbis fuisse enumeratis domibus ostendebat. par et fratri eius merces a Claudio Caesare infusa est, censusque, quamquam exhausti operibus Neapoli exornata, heredi HS CCC reliquere, quantum aetate eadem Arruntius solus. exortus deinde est Vettius Valens, adulterio Messalinae Claudii Caesaris nobilitatus, pariterque eloquentiae adsectatores et potentiae nanctus novam instituit sectam.*[1621] (… viele Ärzte übergehe ich, und zwar sehr gefeierte, von diesen die Cassii[1622], Capetani, Arruntii[1623], Rubrii[1624]. Auf 250 000 Sesterzen jährlich beliefen sich die Einkünfte bei den Kaisern. Q. Stertinius[1625] prahlte gegenüber den Kaisern, weil er mit 500000 Sesterzen jährlich zufrieden sei, er wies nämlich darauf hin dass er 600000 Sesterzen Gewinn aus der Stadt erziele, wobei er auch die Häuser aufzählte. Ein gleich großer Gewinn floss auch dessen Bruder von Kaiser Claudius zu; und obwohl große Summen von ihm für die Ausschmückung von Neapel mit Bauwerken ausgegeben wurden, blieben dem Erben 30 Mio. Sesterzen, soviel wie bis zu derselben Zeit nur *Arruntius* [hinterlassen hatte]. Darauf tauchte *Vettius Valens*[1626] auf, der „ge-

1618 Plin. nat. 29, 5, 6;

1619 *Themison von Laodiceia* (Kleinasien, 1. Jahrh. v. Chr.), ehedem Asklepiadeer, Begründer der Schule der Methodiker; vgl. Schnalke: Th.: Asklepios – Heilgott und Heilkult. Erlangen 1990, Ders. Asklepios, in Leven, K.-H.: Antike Medizin. S. o. Sp. 110–112; Lessing, M. B.: Handbuch der Medizin, Berlin 2011, S. 80–81.

1620 Vgl. Suet. Aug. 59 u. 81,1:… *praecipue Cantabria domita … cum etiam destillationibus iocinere vitiato ad desperationem redactus ancipitem rationem medendi necessario subiit: quia calida fomenta non proderant, frigidis curari coactus auctore Antonio Musa.*

1621 Plin. nat. 29, 5, 7 – 8;

1622 Zu einem *Cassius* vgl. Kudlien, F., s. o. S. 22, vielleicht ein Zeitgenosse des *Celsus* (S. u.); vgl. Marasco, G., Cassius, in: Leven, K.-H.: Antike Medizin. S. o. Sp. 187;

1623 Vielleicht ist einer der Vater des o. e. Leibarztes *Domitians*. Vgl, Kudlien, F., s. o. S. 22;

1624 Ein *Rubrius* ist vielleicht identisch mit dem bei *Tacitus* (Tac. ann. 1, 23) erwähnten. Vgl. Kudlien, F., s. o. S. 22; ein anderer könnte der von Kudlien (S.o. S. 42;) als *medicus miles* der *legio XIII. Gemina* bezeichnete gewesen sein.

1625 *Stertinius Xenophon*, s. o. Tac. ann. 12, 67; vgl. auch Tab. IV, 3; vgl. Marasco, G., Xenophon v. Kos, in: Leven, K.-H.: Antike Medizin. S. o. Sp. 930; M. verweist auf die Verdächtigung des X., an der Beseitigung des *Claudius* beteiligt gewesen zu sein, hinterfragt diesen Verdacht aber nicht. Vgl. dazu Kap. 2.2.3.1;

1626 *Vettius Valens*, s. o. Tac. ann. 11, 35, 2;

adelt" wurde durch Ehebruch mit *Messalina*, der Gemahlin des Kaisers *Claudius*, Anhänger seiner Beredsamkeit und Machtstellung gewann und eine neue „Schule" begründete.)

Die in dem obigen Textauszug erwähnten Namen von Ärzten, die von *Plinius* lediglich im Plural als *Cassii*[1627], *Capetani, Arruntii,* und *Rubrii*[1628] bezeichnet werden, lassen sich nicht mit letzter Gewissheit genauer identifizieren, dennoch brauchen wir an der Höhe der diesen von verschiedenen Kaisern gezahlten Honorare nicht zu zweifeln, da derartige Zahlen, soweit die Beträge ja aus „öffentlichen Kassen" gezahlt wurden, überprüfbar waren.

Dies gilt in weit höherem Maße für die Gebrüder *Stertinius* und *Vettius Valens*. Einer der beiden *Stertinii* dürfte mit jenem *Stertinius Xenophon*[1629] identisch sein, der nach *Tacitus* angeblich in die Tötung des *Claudius* involviert war, *Vettius Valens* dürfte mit dem ebenfalls von *Tacitus* erwähnten römischen Ritter gleichen Namens[1630] identisch sein. Vor allem durch die Erwähnung des *Vettius Valens* und dessen Beziehungen zu *Messalina* wird für den Betrachter auch ein persönliches Motiv für das negative Urteil des *Plinius* über Ärzte greifbar, nämlich ein offensichtlich auch moralisch erklärbares Unverständnis eines Ritters dafür, dass es Ärzte, die nach ihrem gesellschaftlichen Status in Rom ursprünglich wohl nur Sklaven, allenfalls Freigelassene gewesen waren, durch bestimmte „Beziehungen" nicht nur nach Einkünften und Vermögen, sondern auch nach ihrem gesellschaftlichen Rang bereits unter *Claudius* bis zum Ritterstand schaffen konnten.

Noch deutlicher greifbar wird das Gefühl persönlicher Zurücksetzung als ein mögliches Motiv für das negative Bild, das *Plinius* von den Ärzten seiner Zeit entwickelt, im Zusammenhang der Erwähnung von Ärzten aus der Zeit der Regentschaft *Neros: eadem aetas Neronis principatu ad Thessalum transilivit, delentem cuncta placita et rabie quadam in omnis aevi medicos perorantem, quali prudentia ingenioque, aestimari vel uno argumento abunde potest, cum monumento suo, quod est Appia via, iatronicen se inscripserit. nullius histrionum equorumque trigarii comitatior egressus in publico erat, cum Crinas Massiliensis arte geminata, ut cautior religiosiorque, ad siderum motus ex ephemeride mathematica cibos dando horasque observando auctoritate eum praecessit, nuperque HS C reliquit, muris patriae moenibusque aliis paene non minore summa extructis.*[1631] (Dasselbe Zeitalter lief unter der Herrschaft Neros über zu Thessalus[1632], der alle bisherigen Erkenntnisse verwarf und mit einer gewissen Toll-

1627 Zu einem *Cassius* vgl. Kudlin, F., s. o. S. 22: ein Zeitgenosse des *Celsus* (S. u.)? Marasco, G., Cassius, in: Leven, K.-H.: Antike Medizin. S. o. Sp. 187;

1628 Der Plural darf nicht dazu verleiten, zu glauben, dass damit mehrere Träger desselben Namens gemeint waren. So nennt *Tacitus* (Tac. ann. 11, 30, 2;) u. a. „*Vettii*", obwohl er anschließend nur eine einzige Person mit dem Namen *Vettius Valens* erwähnt, einen Ritter, der wegen seiner Teilnahme an der „Hochzeit *Messalinas* mit *G. Silius*" angeblich auf Befehl des *Narcissus* getötet wurde. (Vgl. Tac. ann. 11, 35;)

1629 Vgl. Tac. ann. 12, 61. 67; siehe auch Tab. IV, Nr. 1;

1630 S. o. Tac. ann. 11, 35; vgl. Tab. III, Nr. 35;

1631 Vgl. Plin. nat. 29, 5, 9;

1632 Wahrsch. *Thessalos v. Kos*, vgl. Kudlien, F., s. o. S. 81–82; Leven, K.-H., Thessalos v. Kos, in: Leven, K.-H.: Antike Medizin. S. o. Sp. 861;

heit gegen die Ärzte jeden Zeitalters anredete, mit welcher Klugheit und mit welcher Erfindergabe, kann man, wenn man so will, anhand eines einzigen Beweismittels zur Genüge abschätzen, insofern er auf seinem Grabmal, welches an der *appischen* Straße steht, sich als „Arztbesieger[1633]" einmeißeln ließ. Er zeigte sich in der Öffentlichkeit in größerer Begleitung als irgendein Schauspieler und Lenker eines Dreigespanns von Pferden, als Crinas aus Massilia[1634], mit verdoppelter Kunstfertigkeit, da er vorsichtiger und gottesfürchtiger war, indem er nach den Bahnen der Sterne aufgrund eines astrologischen Tagebuchs Speisen verordnete und die Stunden beobachtete, jenen [*Thessalus*] übertraf. Erst kürzlich hinterließ er ein Vermögen von 10 Mio Sesterzen, obwohl er [zuvor] eine kaum geringere Summe auf die Errichtung von Mauern seiner Vaterstadt und anderer Bauten aufgewendet hatte.)

Den beißenden Spott, auch die Empörung, mit der *Plinius* gegen die vermeintliche Scharlatanerie und die Prunksucht von Ärzten wie *Thessalos*, vor allem gegen *Krinas von Marsilia* zu Felde zieht, wird man erst dann richtig verstehen können, wenn man bedenkt, dass *Plinius* wie *Krinas* zwar aus Gallien stammte, aber anders als der Arzt nicht aus dem mondänen *Massilia*, sondern aus dem idyllischen *Como*[1635]. Was zum Verständnis des Urteils des Schriftstellers vielleicht noch wichtiger ist: Es drängt sich die Vermutung auf, dass *Plinius* von Neidgefühlen beeinflusst war. Während der „griechische Arzt" *Krinas* unter der Herrschaft *Neros* nicht nur berühmt, sondern auch „steinreich" wurde, wartete *Plinius d. Ä.*, als *eques Romanus* während der gesamten Regierungszeit *Neros* auf ein seinem Rang entsprechendes gut besoldetes öffentliches Amt vergeblich.

Und nicht zuletzt aus dem Gefühl dieser persönlichen Betroffenheit des *Plinius* ist zu erklären, dass dieser noch einen weiteren aus *Massilia* stammenden Arzt erwähnt und entsprechend kritisiert: *hi regebant fata, cum repente civitatem Charmis ex eadem Massilia invasit damnatis non solum prioribus medicis, verum et balineis, frigidaque etiam hibernis algoribus lavari persuasit. mersit aegros in lacus. videbamus sense consulares usque in ostentationem rigentes, qua de re exstat etiam Annaei Senecae adstipulatio.*[1636] (… diese beherrschten das Schicksal, als plötzlich in die Bürgerschaft *Charmis*[1637] eindrang, aus demselben *Massilia*, und nachdem er nicht nur frühere Ärzte verdammt hatte, sondern auch frühere Badekuren, dazu riet, kalt zu baden auch bei winterlichen Frösten. Er tauchte Kranke in Teichen unter. Wir sahen selbst [Männer] konsularischen Ranges die bis zur Prahlerei erstarrten, worüber sogar eine Bestätigung des *Annaeus Seneca* existiert.)

Die an dieser Stelle dem *Charmis* von *Massilia* unterstellte „Therapie" der Untertauchens in Teiche erinnert mehr an religiöse Initiationsriten – wie sie zum Beispiel

1633 Das urspr. griechische Wort „ἰατρονίκης" ist ein dem Wort „Olympionike" angelehnter *Neologismus*.

1634 Vgl. Kudlien, F., s. o. S. 81; *Krinas* praktizierte vielleicht schon unter *Claudius*.

1635 Vgl. Plin. epist. III, 5, 7; Vgl. Sallmann, K., Plinius 1, in KIP, Bd. 4, Sp. 929.

1636 Plin. nat. 29, 5, 10;

1637 Soll ca. 55 n. Chr. nach *Rom* gekommen sein. Vgl. Nutton, V. Charmis. In: DNP, Online, 2014. Reference. 11 December 2014 <http://referenceworks.brillonline.com/entries/der-neue-pauly/charmise231970 > First appeared online: 2006.

im frühen Christentum üblich waren – als an ernsthaftes ärztliches oder ärztlich verordnetes Heilen[1638], so dass man sich kaum noch darüber wundert, wenn *Plinius* in einer Art Zusammenfassung seiner Beobachtungen bezüglich Ärzten der frühen römischen Kaiserzeit angewandten Heilmethoden diesen geradezu „alles Mögliche" zuzutrauen scheint: *nec dubium est omnes istos famam novitate aliqua aucupantes anima statim nostra negotiari. hinc illae circa aegros miserae sententiarum concertationes, nullo idem censente, ne videatur accessio alterius. hinc illa infelicis monumenti inscriptio: turba se medicorum perisse. mutatur ars cottidie totiens interpolis, et ingeniorum Graeciae flatu inpellimur, palamque est, ut quisque inter istos loquendo polleat, imperatorem ilico vitae nostrae necisque fieri, ceu vero non milia gentium sine medicis degant nec tamen sine medicina, sicuti populus Romanus ultra sexcentesimum annum, neque ipse in accipiendis artibus lentus, medicinae vero etiam avidus, donec expertam damnavit*[1639]. (Es ist unstrittig, dass alle diese Menschen, die mit irgendeiner Neuheit Jagd auf Ruhm machen, sogleich mit unserem Leben Geschäfte machen. Daraus entstehen jene elenden Streitigkeiten über die Kranken, wobei niemand in Bezug auf dasselbe [mit einem anderen] übereinstimmt, damit das nicht als Zustimmung zu dem Anderen angesehen werde. Daher rührt auch die Inschrift auf dem Grabmahl eines Unglücklichen: er sei an dem Gedränge von Ärzten zu Grunde gegangen. Geändert wird die Kunst täglich und ebenso oft verfälscht man sie, und von dem „Wind" der Geister Griechenlands werden wir angetrieben, und offenkundig ist, dass gerade der, der bei diesen da durch Reden stark ist, sofort Herrscher über unser Leben und den Tod wird; dass ebenso Tausende von Völkern ohne Ärzte leben, dennoch nicht ohne Heilmittel, so wie das römische Volk vor dem 600. Jahr [153 v. Chr.], das selbst bei der Übernahme [fremder] Wissenschaften nicht zögerlich war, sogar begierig nach [fremder] Heilkunst war, bis sie diese, nachdem sie Erfahrung damit gemacht hatte, verdammte[1640].)

Im Zusammenhang mit der Erwähnung einer allgemeinen Vertreibung griechischer Ärzte aus Italien erinnert *Plinius* an einen Arzt mit Namen *Archagathos*[1641], der

---

1638 Da *Charmis* von *Massilia* in anderen Quellen nicht als Arzt erwähnt wird, ist denkbar, dass er gar kein Arzt war, sondern ein Angehöriger einer religiösen Sekte, der gleichwohl von vielen seiner Anhänger als „Heiler" verehrt wurde. In der medizingeschichtlichen Literatur wird *Charmis* zwar seit den Tagen E. J. Gurlts (Geschichte der Chirurgie und ihrer Ausübung, Bd 3, Berlin 1898, S. 322;) als Arzt angesehen (Vgl. Kudlien, F., s. o. S. 81;), aber neuere Autoren wie Heinze W., (Medizin und Religion in der Spätantike, in: Dinzelbacher, P., (Hrsg.): Mystik und Natur: Zur Geschichte ihres Verhältnisses vom Altertum bis zur Gegenwart, Berlin 2009, S. 23) drücken sich in dieser Hinsicht vorsichtig aus. Es ist davon auszugehen, dass es auch in gräzisierten Städten wie *Massilia* im Berichtszeitraum kaum staatliche Vorgaben für die Führung der Berufsbezeichnung *medicus* gegeben hat. Zu sog. „Kaltwasserkuren" vgl. Hor. Ep. 1, 15, 3; dazu: Stamatu, M., Kur, in: Leven, K.-H.: Antike Medizin. S. o. Sp. 547–548;

1639 Plin. nat. 29, 5, 11;

1640 Es scheint, dass bereits die römische Republik mit den „griechischen" Philosophen auch griechische Ärzte des Landes verwies. Vgl. Bengtson, H. Römische Geschichte..., s. o. S. 144–147.

1641 *Archagathos*, Sohn eines *Lysanias*, von der *Peloponnes*, der um 219 v. Chr. das römische Bürgerrecht erhielt und u. a. durch ein bestimmtes Pflaster (Celsus, de medicina V, 19, 27) Berühmtheit erlangte. Vgl. dazu Wellmann, M., Archagathos Nr. 7, in RE, Band II, 1 (1895), Sp. 432–433 (biographischer Überblick). Hahn, J., Archagathos, in: Leven, K.-H.: Antike Medizin. Ein Lexikon. S. o. Sp. 79;

angeblich im Jahre 153 v. Chr. von der Peloponnes nach Rom gekommen sei, zunächst einen gewissen Zulauf gehabt habe, dann aber wegen seiner Heilmethoden zunehmend in die Kritik geraten und aufgrund einer Verfügung des damaligen *Censors* vertrieben worden sei: *vulnerarium eum fuisse egregium, mireque gratum adventum eius initio, mox a saevitia secandi urendique transisse nomen in carnificem et in taedium artem omnesque medicos, quod clarissime intellegi potest ex M. Catone, cuius auctoritati triumphus atque censura minimum conferunt*[1642]; (dieser sei ein hervorragender Wundarzt gewesen, auf wunderbare Weise willkommen sei dessen Ankunft zunächst gewesen, bald aber sei wegen seines Ungestühms beim Schneiden und Brennen sein Name in „Henker" übergegangen und Überdruss gegen die Kunst und alle Ärzte, was am deutlichsten an Cato zu ersehen ist, zu dessen Ansehen ein Triumph und das Amt des *Zensors* noch am wenigsten beitrugen.)

Nach dieser Äußerung scheint nicht nur persönliche Betroffenheit, sondern auch die Autorität des älteren *Cato* einen Beitrag zu dem von *Plinius* entworfenen Zerrbild des Arztes beigetragen zu haben. *Plinius* zitiert u. a. einen Brief *Catos* an seinen Sohn: *quandoque ista gens suas litteras dabit, omnia conrumpet, tum etiam magis, si medicos suos hoc mittet. iurarunt inter se barbaros necare omnes medicina, sed hoc ipsum mercede faciunt, ut fides iis sit et facile disperdant. nos quoque dictitant barbaros et spurcius nos quam alios'Oπικων appellatione foedant. interdixi tibi de medicis.*[1643] (Wenn dieses Volk seine eigene Wissenschaft geben wird, wird es alles verderben, dann um so mehr, wenn es seine Ärzte dorthin schickt. Sie haben sich untereinander verschworen, dass sie die Barbaren töten, und zwar alle mittelst der Heilkunde, aber das selbst tun sie auch noch gegen Entlohnung, damit man ihnen Vertrauen schenkt und sie leicht Verderben bringen können. Auch uns bezeichnen sie als Barbaren und lästern uns noch unflätiger als andere durch die Bezeichnung „Dummkopf". [Daher] erteilte ich Dir ein strenges Verbot wegen der Ärzte.)

Unter Berufung auf diese Warnungen *Catos* beschreibt *Plinius* sein eigenes schriftstellerisches Anliegen folgendermaßen: … *non deseram Catonem tam ambitiosae artis invidiae a me obiectum aut senatum illum, qui ita censebat, idque non criminibus artis arreptis, ut aliquis exspectaverit. quid enim venenorum fertilius aut unde plures testamentorum insidiae? iam vero et adulteria etiam in principum domibus, ut Eudemi in Livia Drusi Caesaris, item Valentis in qua dictum est regina*[1644]. (… ich werde nicht den Cato im Stich lassen, der von mir einer so ehrsüchtigen Kunst entgegen gestellt wurde, oder jenen Senat, der so entschied, und dies [geschieht auch nicht] aufgrund von an den Haaren herangezogenen Vorwürfen gegen die Kunst, wie jemand erwarten könnte. Welche [Kunst] wäre fruchtbarer für [die Verabreichung von] Gifte [n] und woher kämen mehr Fälschungen von Testamenten? Ja sogar Ehebrüche in den Häusern der Kaiser, wie des Eudemus an Livia, der Gemahlin des Drusus Cae-

1642 Plin. nat. 29, 6, 13;
1643 Plin. nat. 29, 7, 14; Vgl. dazu Schulze, Chr.: Aulus Cornelius Celsus – Arzt oder Laie: Autor, Konzept und Adressaten der De medicina libri octo, Trier 1999, mit weiteren Literaturhinweisen.
1644 Plin. nat. 29, 8, 20;

sar[1645], ebenso des Vettius [Valens][1646] – wie bereits erwähnt – an der Kaiserin [Messalina].)

Schließlich räumt *Plinius* aber ein: *non sint artis ista, sed hominum.*[1647] (allerdings liegt das nicht an der Kunst, sondern an den Menschen.) und kommt dann noch einmal auf von ihm anscheinend als besonders abschreckend empfundene Beispiele zu sprechen: *notum est ab eodem Charmide unum aegrum e provincialibus HS CC reconductum, Alconti vulnerum medico HS | C| damnato ademisse Claudium principem, eidemque in Gallia exulanti et deinde restituto adquisitum non minus intra paucos annos.*[1648] (… bekannt ist, dass von demselben Charmis[1649] ein einziger Kranker aus der Provinz für 200000 Sesterzen behandelt wurde, und dass der Kaiser Claudius dem Alkon[1650], einem Wundarzt, nach seiner Verurteilung 10 Mio. Sesterzen genommen hat, der in Gallien in der Verbannung lebte und darauf, nachdem ihm die Rückkehr erlaubt worden war, innerhalb weniger Jahre nicht weniger [wieder] verdiente.)

Plinius erklärt an dieser Stelle die „Gewinnsucht" und den „übertriebenen Ehrgeiz" bei Ärzten *„medici"* als allgemeine menschliche Schwäche. Im Kontext dieser Untersuchung interessiert aber vor allem die Verwendung des Wortes *„medicus"*. – Soweit von griechischen Ärzten die Rede ist, sollte möglichst nicht daran gezweifelt werden, dass er mit dem Wort die Vorstellung von einem an griechischen Medizinschulen „akademisch" ausgebildeten Mediziner verknüpft, dem sog. Schulmediziner. Dasselbe gilt auch für andere bei *Plinius* erwähnte namentlich genannte Ärzte, bei denen bereits die Namen auf eine Herkunft aus Griechenland oder der *„magna Graecia"* schließen lassen. Auch bei *Charmis von Massilia* ist wegen dessen Herkunft aus der in der Antike mehrheitlich von Griechen bewohnten Stadt *Massilia* (Marseille) davon auszugehen, dass der Autor auch in diesem Falle einen akademisch ausgebildeten „Schulmediziner" kritisieren möchte.

Weniger klar scheint dies bei dem „Wundarzt" *Alkon* zu sein, dessen Name zwar auf eine griechische Herkunft schließen lässt, dessen Berufsbezeichnung als *vulnerum medico* aber auch eine andere Deutung zulässt. Der Begriff „Wundarzt" als deutsches Äquivalent zu dem lateinischen *vulnerum medicus* ist seit dem europäischen Mittelalter nicht zur Bezeichnung von akademisch gebildeten Ärzten, sondern eher zur Be-

1645 S. o. Tab. Tab. I, 9;

1646 S. o. Tab. III, 35;

1647 Plin. nat. 29, 8, 21;

1648 Plin. nat. 29, 8, 22;

1649 *Charmis von Massilia*, s. o. Plin. nat. 29, 5, 10; *Charmis v. M.* gelangte ca. 55 n. Chr. nach *Rom* und gewann zahlreiche wohlhabende Patienten (Plin. nat. 29,10). Angeblich stellte er einem Patienten für eine Heilbehandlung HS 200000 in Rechnung (Plin. nat. 29, 22;) und verlangte einen vergleichbar exorbitanten Preis von 1000 att. Drachmen für eine einzige Dosis eines Gegengiftes (Gal. 14, 114, 127;). Vgl. Nutton, V., Charmis. In: DNP, Brill Online, 2014. Reference. 22 July 2014 <http://referenceworks.brill online.com/entries/der-neue-pauly/charmis-e231970> First appeared online: 2006

1650 Der hier genannte *Alkon* wird außer bei *Plinius* auch noch von *Martial* erwähnt (Vergl. Mart. epigr. XI 84, 5. VI, 70, 6.). Vgl. dazu Wellmann, R., Alkon 14, in RE, I, 2 (1894), Sp. 1579.

zeichnung von mit handwerklichen Fähigkeiten ausgestatteten „Chirurgen" gebräuchlich, wie man sie zur Wundversorgung im Militärwesen benötigte[1651].

Dass bereits *Plinius* den Begriff *medicus vulneratorum* in dieser Weise benutzte, ist nicht sicher - aber vorstellbar, und lässt daher die Vermutung zu, dass im Untersuchungszeitraum auch - nicht akademisch gebildete - „Heiler", sofern sie auf entsprechende Heilerfolge verweisen konnten, zu Reichtum und gesellschaftlichem Ansehen in der römischen Gesellschaft kommen konnten. Und besondere Beachtung verdient im Kontext unserer Untersuchung auch, dass *Plinius* „Ärzte" - unabhängig von ihrem Bildungs- und Ausbildungsstand - nicht zuletzt wegen ihrer Gewinnsucht und ihres Ehrgeizes für *zu Allem fähig* hielt, - auch zu dem Verbrechen, ihr Wissen und ihre Kenntnisse in den Dienst der Tötung von Patienten zu stellen?

3.1.2 Der Blickwinkel Martials[1652]

Für unseren Untersuchungszeitraum ist der Verdacht, dass Ärzte der frühen römischen Kaiserzeit auch zur Tötung ihrer Patienten bereit gewesen sein könnten, vor allem für *Martial* mehrfach bezeugt. Noch eher verhalten spricht *Martial* diesen Verdacht in einem Epigramm mit folgendem Wortlaut an:

> *Uxorem, Charideme, tuam scis ipse sinisque*
> *a medico futui: vis sine febre mori.*[1653]
> (Die Gattin, Charidimus[1654], die Deinige, du weißt es selbst und lässt es zu,
> wird von einem Arzt eingeschläfert[1655]: du willst, dass sie ohne Fieber sterbe.)

1651 Vgl. Ehrlich, A.: Ärzte, Bader, Scharlatane, Die Geschichte der österreichischen Medizin, Wien 2007, S. 192 ff.. Guttkuhn, P.: Dr. med. Wilhelm Levens (1803–1859). Ein Arzt zwischen Gesundheits-Handwerk und wissenschaftlicher Medizin. In: Schleswig-Holsteinisches Ärzteblatt. 48 (1995), Heft 4, 7–11. Groß, D.: Die Aufhebung des Wundarztberufs im Spiegel zeitgenössischer wundärztlicher Quellen, Würzburger medizinhistorische Mitteilungen 14 (1996), S. 459-47. Groß, D.: Die Aufhebung des Wundarztberufs - Ursachen, Begleitumstände und Auswirkungen am Beispiel des Königreichs Württemberg (1806-1918) Stuttgart 1999.

1652 *Marcus Valerius Martialis*, kurz: *Martial*, *1. 03. 40 n. Chr. in *Bilbilis*; vgl. Barié, P.: Martial. Gespiegelte Wirklichkeit im römischen Epigramm, Exemplarische Reihe Literatur und Philosophie. Annweiler 2004. Burnikel, W.: Quintilian und Martial, in Quintilian. Pädagogische Texte aus der Antike. Annweiler 2013, S. 88 – 95; Gnilka, Chr.: Martial über seine Kunst. In: Rheinisches Museum für Philologie 2005, S. 293-304; Graßhoff, F.: Martial für Zeitgenossen. Epigramme von Marcus Valerius Martialis. Düsseldorf 1998. Holzberg, N.: Martial und das antike Epigramm. Darmstadt 2002. Schmieder, C.: Zur Konstanz erotischer Erfahrung. Martial, Juvenal, Berlin 2006. Seel, O.: Ansatz zu einer Martial-Interpretation, in: Antike und Abendland 10, 1961, S. 53–76;

1653 Vgl. Mart. epigr. 6, 31;

1654 *Charidimus* wird in anderen Quellen nicht als Name eines Arztes oder Heilers erwähnt.

1655 Das Wort „*futui*" (Inf.: *futuere*) ist als ein vulgärsprachlicher Ausdruck für „mit jemandem schlafen" gebräuchlich. Der Stamm „fut-" taucht aber auch in Verben wie *confutare* bzw. *refutare* (zurückstoßen = widerlegen) auf. Daher ist davon auszugehen, dass beim Gebrauch von Ausdrücken wie *futuere* oder *confutator* (Beischläfer) bewusst Vorstellungen des „Stoßens" assoziiert wurden,

Vor allem im zweiten Vers des Epigramms wird unterstellt (… *vis sine febre mori* ….), dass der angesprochene *Charidimus* einem anonymen Arzt erlaubt, nicht nur mit seiner Frau zu schlafen, sondern im Gegenzug dazu von dem Arzt auch erwartet, dass dieser jene töte.

Auch das Motiv der angeblichen Gewinnsucht von Ärzten spricht *Martial* an, indirekt, versteht sich, insofern er demselben *Charidimus* noch ein zweites Epigramm „widmete“:

> *Dives eras quondam: sed nunc pedico fuisti*
> *et tibi nulla diu femina nota fuit.*
> *Nunc sectaris anus*[1656]. *Oh quantum cogit egestas!*
> *Illa fututorem te, Charidime, facit.*[1657]
> (Reich warst du einst: doch jetzt hast du dem „Knabenliebhaber“ gehört
> und dir ist keine Frau schon seit langem nicht mehr bekannt.
> Jetzt folgst Du als After. Oh wie viel erzwingt der Mangel?
> Jener [Mangel?] macht dich, Charidimus, zum [gewerbsmäßigen] Beischläfer.)

Anders als im vorigen Beispiel wird in diesem Epigramm die Inanspruchnahme der Dienste eines Arztes zu Tötungszwecken nicht *expressis verbis* erwähnt, aber in Fortspinnung der Gedanken des vorher zitierten Epigramms – um die Sexualpartner zu beerben (?) – nicht ausgeschlossen.

Deutlicher unterstellt *Martial* in dem nachfolgenden Epigramm einem Arzt die Bereitschaft, einen Patienten auch zu töten: Einen gewissen „*Parthenopaeus*“, also einen Mann aus Neapel[1658], warnt *Martial* davor, dass es in dem Fall um weit mehr gehe, als bloß um einen Husten, wenn er sich zu dessen Linderung der Kunst von Ärzten anvertraue:

> *Leniat ut fauces medicus, quas aspera vexat*
> *adsidue tussis, Parthenopaee, tibi,*
> *mella dari nucleosque iubet dulces placentas*

---

die hauptsächlich sexuell interpretiert wurden, aber indirekt auch auf die „Dolchstöße“ eines Mörders anspielten.

1656 Der Ausdruck *sectaris anus* ist vieldeutig, insbesondere das Wort *anus*: Es lässt sich sowohl als Nom. Sing. zu *anus, ani* m. (After) deuten und wäre dementsprechend – wie in der obigen Übersetzung – prädikativ zu deuten und inhaltlich auf *Charidimus* zu beziehen, was unter Berücksichtigung der Angabe von Vers 2, dass jener sich bereits einem Knabenliebhaber hingegeben habe, als naheliegend erscheint. Grundsätzlich lässt sich *anus* auch als Akk. Pl. zu *anus* -us (= alte Frau) deuten, womit dann alludiert würde, dass sich *Charidimus* gegen entsprechende Entlohnung auch älteren Damen verdingte.

1657 Vgl. Mart. epigr. 11, 72;

1658 Der Name Παρθενόπη kommt bereits in *Homers Odyssee* vor, und zwar als Name einer *Sirene*, die durch ihren Gesang den Griechen den „Kopf verdrehte“. Nach dieser *Sirene* wurde eine auf dem Territorium der späteren Stadt *Neapel* gelegene griechische Kolonie benannt. Der heutige Name (*Neapolis*) *Neapel* ist erst ab dem 5. Jahrh. v. Chr. belegt, als von *Parthenope* aus eine „Neustadt“ gegründet wurde.

et quidquid pueros non sinit truces.
Non est haec tussis, Parthenopaee, gula est.[1659]
(Damit er den Rachen lindere, der Arzt, welchen hart quält
beständig Husten, Mann aus Neapel, dir,
heißt Honigsüßes er zu geben, Nüsse und süße Kekse
und was immer Knaben nicht trotzig werden lässt.
Nicht ist dies der Husten, Mann aus Neapel, es ist der Hals.)

Der Hinweis darauf, dass es hier nicht um die Behandlung von Husten gehe, sondern um den Hals ist doppeldeutig, insofern das hier von *Martial* verwendete Wort *gula* nicht nur als Metapher für „übermäßige Appetit" gebräuchlich ist, sondern auch für eine Bedrohung des Lebens des guten „Essers", wenn man etwa an die Umstände des Ablebens des Kaisers *Claudius*[1660] denkt.

Eine versteckte Warnung vor den therapeutischen Empfehlungen von Ärzten enthält das folgende Epigramm:

Profecit poto Mithridates saepe veneno
toxica ne possent saeva nocere sibi.
Tu quoque cavisti cenando tam male semper
ne posses umquam, Cinna, perire fame.[1661]
(Voran kam durch Trinken Mithridates[1662], oft durch Gift,
dass Gifte, auch schreckliche nicht schaden konnten, jedenfalls ihm.
Du hast dich ebenfalls gehütet beim Essen so schlimm immer,
dass du niemals, Cinna[1663], könntest durch Hunger zugrunde gehen.)

Dass in diesen Versen auch vor Ärzten gewarnt wird, erschließt sich dem Betrachter erst, wenn er sich vor Augen führt, dass auch Ärzte der frühen römischen Kaiserzeit den Genuss von Wein als Gegenmittel gegen Vergiftungen empfahlen[1664]. Auch Kaiser *Claudius* scheint nicht nur aus Trunksucht, sondern auch aus Furcht vor Giftanschlägen getrunken zu haben. Eine deutlichere Warnung vor den therapeutischen Ansätzen bestimmter Ärzte enthält der folgende Zweizeiler *Martials*:

„Artis ebur medicae narthecia cernis: habebis

1659 Vgl. Mart. epigr. 14, 78;

1660 S. o. Kap. 2. 2

1661 Vgl. Mart. epigr. 5, 76;

1662 *Mithradates VI.* (*ca. 134 v. Chr. in *Sinope*; †63 v. Chr), Kg. von *Pontos* (Kleinasien); Volkmann, H. Mithradates 5, in KlP, Bd. 3, Sp. 1355–1358; vgl. Marasco, G., Mithridates, in: Leven, K.-H.: Antike Medizin. S. o. Sp. 621–622;

1663 *Lucius Cornelius Cinna* (*um 130 v. Chr.; †84 v. Chr. in *Ancona*), Politiker, der als als Gegner *Sullas* und als Anhänger des *Marius* 87 v. Chr. zum Konsul gewählt wurde und in diesem Amt – nach *Sullas* Abreise – Krieg gegen *Mithridates* VI. von *Pontos* führte. Bulst, C. M.: Cinnanum tempus. A reassessment of the Dominatio Cinnae, in: Historia. 13, 1964, S. 307–337. Lovano, M.: The age of Cinna. Crucible of late republican Rome. Stuttgart 2002.

1664 Vgl. Scrib. Larg. compositiones 169–176;

munera quae cuperet Paccius esse sua.[1665]

(Für die Heilkunst das Elfenbein, Salbendosen, siehst du: Besitzen wirst Du
sie als Geschenke, welche Paccius als eigen sich wünschte.)

Schon allein der Hinweis auf „Salbendosen aus Elfenbein" ist als ein Sprachsymbol für den Reichtum seines Besitzers zu interpretieren. Wer aber ist gemeint? Ein Arzt? Der an dieser Stelle von *Martial* erwähnte *Paccius*, der angeblich nur zu gern solche Salbengefäße sein eigen genannt hätte, hieß mit vollem Namen wahrscheinlich *Paccius Antiochus.*[1666] *Scribonius Largus* jedenfalls benennt einen Arzt dieses Namens als Gewährsmann für ein Heilmittel, das vor allem gegen *podagra* (Gicht) und *dolor lateris* (Seitenstechen oder Brustschmerz) wirksam gewesen sein soll[1667].

Für das Verständnis der Pointe von *Martials* Epigramm ist vor allem folgender Hinweis von Bedeutung: *fecit enim magnos quaestus ex ea propter crebros successus in vitiis difficillimis. Sed ne hic quidem ulli, se vivo, compositionem dedit. Post mortem autem eius, Tiberio Caesari per libellum scriptum ad eum, et bibliothecis publicis posita, venit in manus nostras, quam nullo modo extrahere potuimus: quamvis omnia fecerimus, ut sciremus, quae esset. Ipse enim clusus componebat, nec ulli suorum committebat: plura enim, quam recipit, ipsemet contundi iubebat pigmenta, fallendi suos causa.*[1668] (Er zog nämlich große Gewinne aus diesem [Mittel] wegen zahlreicher [Heilungs-] Erfolge bei sehr schwierigen Erkrankungen. Aber dieser gab niemandem, jedenfalls so lange er lebte, das Rezept. Nach dessen Tod aber, gelangte es zu Kaiser Tiberius über einen an diesen gerichteten Brief, und wurde in öffentliche Bibliotheken eingestellt, so kam es in unsere Hände, dieses konnten wir auf keine Weise „analysieren", obwohl wir alles taten, um zu erfahren, was es sei. Denn er selbst stellte es zusammen, nachdem er sich hatte einschließen lassen, er vertraute es niemanden der Seinen an: denn mehr als er benötigte, ließ er selbst an „Inhaltsstoffen" zerstoßen, [nur] um die seinen zu täuschen.)

Paccius Antiochus[1669] scheint – nach dem Vorurteil, welches *Martial* in diesem *Epigramm* bedient, – als ein Arzt bekannt gewesen zu sein, der sich eher wie ein heutiger Pharmaunternehmer verhielt, der um des geschäftlichen Erfolges willen, seine Rezepturen bewusst geheim hält, wie ein Arzt, der seine Therapieansätze im Interesse der Patienten auch an Schüler weiterreicht, - scheint durch diese menschenfeindliche „Geschäftsidee" reich geworden zu sein: Der Vergleich mit jenem *Paccius* dürfte für den Adressaten von *Martials* Epigramm somit wenig schmeichelhaft gewesen sein: *Martial* charakterisierte den Adressaten des Epigramms – wie *Paccius* – als einen an dem Wohl seiner Patienten weitgehend desinteressierten Arzt.

1665 Vgl. Mart. epigr. 14, 78;

1666 Vgl. Eck, W.: Paccius, in: DNP, hrsg. Cancik, H. u. a. Brill Online, 2014. Reference. 24 February 2014; Wellmann, M.: Antiochos 66. RE Bd. I, 2, Sp.2494.

1667 Vgl. Scrib. Larg. compositiones 97;

1668 S. o. Scrib. Larg, compositiones 97;

1669 Verm. Flottenarzt unter *Tiberius*; vgl. Diller, H., Paccius 4, RE, XVIII 2, 1942, Sp. 2063. Kudlien, F., s. o., S. 64;

Völlig ungeschminkt bezichtigt *Martial* in zwei weiteren Zweizeilern Ärzte der „Mordlust": *Nuper erat medicus, nunc est vispillo Diaulus:*
Quod vispillo facit, fecerat medicus[1670]
(Neulich war er [noch] Arzt, jetzt ist er Totengräber, Diaulus:
Was der Totengräber tut, hatte schon der Arzt getan.)

In einem anderen Epigramm bezeichnet *Martial* jenen *Diaulus*[1671] zwar nicht als „*medicus*", sondern als Chirurgen, aber der Autor verfolgt in diesem Epigramm eine vergleichbare Tendenz:

Chirurgus fuerat, nunc est vispillo Diaulus
coepit quo poterat clinicus esse modo.[1672]
(Chirurg war er gewesen, jetzt ist Totengräber Diaulus,
er begann, seit er es konnte, „Kliniker"[1673] zu sein, auf seine Weise.)

Ärzte sind nach den Aussagen dieser beiden Epigramme *Martials* nichts weiter als gewinnsüchtige „Leichenträger" und „Totengräber", d. h. Menschen, die Menschen töten, sei es absichtlich, aus Gewinnsucht, sei es unabsichtlich, wegen mangelnder beruflicher Kompetenz.

3.1.3 Der Blickwinkel Juvenals[1674]

Kaum weniger unfreundlich als *Martial* äußerte sich auch der ein wenig jüngere Satiriker *Juvenal* über Ärzte. Gleich in seiner ersten Satire erinnert er an den Tod des *Claudius*[1675]:

occurrit matrona potens, quae molle Calenum
porrectura viro miscet sitiente rubetam
instituitque rudes melior Lucusta propinquas

1670 Vgl. Mart. epigr. I, 47;

1671 Ob es einen Chirurgen oder Arzt mit dem Namen *Diaulus* gegeben hat, ist unklar, da ein solcher in anderen Quellen nicht erwähnt wird. Der Name (gr.: Δίαυλος" = dtsch. „Doppelflöte) könnte von *Martial* erfunden worden sein, um bereits durch diesen Namen („Flöte" oder „Pfeife"), als Ausdruck für einen völlig unfähigen Mann, einen ganzen Berufsstand der Lächerlichkeit preiszugeben.

1672 Vgl. Mart. epigr. I, 30;

1673 Das Wort „*clinicus*" wird hier im Deutschen mit dem Fremdwort „*Kliniker*" wiedergegeben. Die Pointe dieses Zweizeilers erschließt sich erst dann, wenn man berücksichtigt, dass die Vokabel *clinicus* aus dem Griechischen, wo es mit dem Wort κλίνη (Bahre) zusammenhängt und ursprünglich einen „Feldbetträger" bezeichnete, in den lateinischen Wortschatz eindrang, wo es dann sowohl zur Bezeichnung eines Arztes verwendet wird als auch zur Bezeichnung eines „Leichenträgers".

1674 *Decimus Iunius Iuvenalis*, kurz *Juvenal*, Satiriker des 1. und 2. Jahrhunderts.*um 60 (58?) und gest. nach 127 n. Chr.); Vgl. Adamietz, J.,: Juvenal. In: J. Adamietz (Hrsg.): Die römische Satire. Darmstadt 1986, S. 231–307. Schmieder, C.: Zur Konstanz erotischer Erfahrung: Martial, Juvenal, Berlin 2007. Schmitz, Chr.: Das Satirische in Juvenals Satiren, Berlin/New-York 2000.

1675 S. o. Tab. IV, Nr. 3;

per famam et populum nigros efferre maritos.[1676]
(Da kommt machtvoll die Dame[1677], die zärtlich milden Calener[1678]
darreicht, als der Mann aber dürstet, einmischt die Kröte[1679],
ungebildete lehrte zu gut Lucusta[1680], ihre Verwandten,
nach Gered` auch das Volk[1681], schwarz[1682] wegzuschaffen die Gatten.)

Ein Arzt als Gehilfe für einen Gattenmord sowie der Name des Kaisers *Claudius* als Opfer der Mordlust eines Arztes wird von *Juvenal* an dieser Stelle zwar nicht *expressis verbis* erwähnt, aber die Erwähnung der Giftmischerin *Locusta* als Beschafferin des Giftes für einen Gattenmord wird man sicherlich als Hinweis auf den rätselhaften Tod des Kaisers *Claudius* deuten dürfen, an dem nach dem Zeugnis des *Tacitus* angeblich auch der Arzt *Stertinius Xenophon*[1683] beteiligt gewesen war.

Deutlicher spielt *Juvenal* an anderer Stelle auf die angebliche Vergiftung des *Claudius* an:

Vilibus ancipites fungi ponentur amicis,
boletus domino, sed quales Claudius edit
ante illum uxoris, post quem nihil amplius edit.[1684]
(Niederen missliche Schwämme setzt vor man, halt Freunden,
Herrenpilze[1685] dem Herrn, doch wie Claudius sie verzehrte,
vor jenem der Gattin, nach dem nichts mehr verzehrt´ er.)

Juvenal greift in diesen Versen das Gerücht auf, dass zur Tötung des Claudius angeblich ein vergiftetes Pilzgericht verwendet wurde. Nach der Darstellung des *Tacitus* zeitigte der Pilz zwar nicht die erhoffte Wirkung, so dass erst anschließend, auf Bitten *Messalinas*, auch noch *Stertinius Xenophon* eingeschaltet wurde, um *Claudius* zu töten.[1686] Mittelbar kann man aber auch diese Verse als Anspielung *Juvenals* auf in Tötungsabsicht vorgenommene verbrecherische Manipulationen eines Arztes, nämlich des *Stertinius Xenophon*, interpretieren, obwohl er diesen weder namentlich noch indirekt erwähnt.

1676 Iuv. saturae 1, 69–72;
1677 Anspielung auf *Agrippina d. J.*, die letzte Gemahlin des *Claudius* und Mutter *Neros*; Vgl. Tab. IV, 9;
1678 Wein aus *Cales* in Kampanien, auch von *Claudius* als Antidot gegen Vergiftungen genommen;
1679 „Krötengift", eine Anspielung auf die vergifteten Pilze;
1680 S. o. Tab. V, Nr. 17;
1681 Anspielung auf das Gerücht, dass *Locusta* „Schülerinnen" ausbildete. s. o. Kap. 2 und 3;
1682 Anspielung auf schwarzen Hautflecken nach Vergiftungen; vgl. den Fall *Germanicus* (s. o. Kap. 2,1;);
1683 Vgl. Tac. ann. 12, 61. 67; s. o. Kap. 2.2; vgl. Kudlien, F., s. o. S. 57–59. vgl. Marasco, G., Xenophon v. Kos, in: Leven, K.-H.: Antike Medizin. S. o. Sp. 930;
1684 Iuv. saturae V, 146 – 148;
1685 Wenn von *boletus* die Rede ist, ist meistens der „Steinpilz" gemeint, der auch „Herrenpilz" genannt wird.
1686 S. o. Tac. ann. 12, 67, 2: *igitur exterrita Agrippina .... iam sibi Xeneophontis medici conscientiam adhibet. Ille ... pinnam rapido veneno inlitam faucibus eius dimisisse creditur,...*

Auch in der sechsten Satire spielt *Juvenal* auf diesen Fall an:

ardebant cuncta et fracta conpage ruebant
non aliter quam si fecisset Iuno maritum
insanum. Minus ergo nocens erit Agrippinae
boletus, siquidem unius praecordia pressit.
Ille senis tremulumque caput descendere iussit
in caelum et longa manantia labra saliva:[1687]
(Brennen wollt′ Alles, und heraus aus den Fugen es stürzte,
Anders nicht, als hätte Juno gemacht ihren Gatten
wahnsinnig. Weniger somit wird schädlich sein Agrippinas
Herrenpilz, wenn auch nur eines Eingeweide er drückte.
Jener des Greises zitterndes Haupt hieß hinab da steigen
himmelwärts, und lange Schleim auch noch triefend die Lippen)

Die Anspielungen gerade dieser Verse auf die Vergiftung des *Claudius* und *Senecas* Satire auf dessen Vergöttlichung können kaum übersehen werden, obwohl überrascht, dass *Juvenal* die von *Tacitus* dem Arzt *Stertinius Xenophon* unterstellte Beihilfe zur Beseitigung des *Claudius* auch in diesen Versen unerwähnt lässt. Dafür sind verschiedene Erklärungen möglich: Entweder kam es dem Dichter in diesen Versen vor allem darauf an, stärker Vorurteile gegenüber untreuen Ehefrauen zu bedienen, vielleicht war der Dichter anders als *Tacitus*, ähnlich wie *Sueton* und später auch *Cassius Dio* einfach nicht davon überzeugt, dass neben *Agrippina* und *Locusta* auch *Stertinius Xenophon* an der Tötung des *Claudius* beteiligt war. Für den zweiten Erklärungsansatz spricht, dass Juvenal in anderen Zusammenhängen angebliches Fehlverhalten von Ärzten ebenfalls geißelte, vor allem in sexueller Hinsicht:

... castigas turpia, cum sis
inter Socraticos notissima fossa cinaedos?
Hispida membra quidem et durae per brachia saetae
promittunt atrocem animum, sed podice levi
caeduntur tumidae medico ridente mariscae.[1688]
(... du tadelst das Schändliche, obwohl du bist
Sokratikern bestens bekannt als im Arsch von Schwulen?
Struppige Glieder freilich und hart an den Armen die Borsten
künden an furchtbaren Mut, doch von einem weichen Gesäße
werden geschnitten vom lächelnden Arzt die Hämorrhoiden.)

Gleichsam als ein Schimpfwort verwendet *Juvenal* an dieser Stelle das Wort „*Sokratiker*", als Ausdruck zur Bezeichnung von Philosophen, zu denen nach römischer

1687 Vgl. Iuv. saturae VI, 618–623;
1688 Vgl. Iuv. saturae II, 9–13;

Auffassung zu jener Zeit auch noch Ärzte gerechnet wurden. Der Topos, dass griechische Philosophen homosexuell seien, wird hier auch auf einen namentlich nicht genannten Arzt angewandt, um ihn als möglichst verächtlich erscheinen zu lassen. Homosexualität galt in *Rom* spätestens seit dem Jahre 149 v. Chr. auf der Grundlage der *Lex Scantinia* als Straftatbestand[1689].

Diese „Unmoral" von Ärzten, vor allem auch den angeblichen Makel der griechischen Herkunft vieler Ärzte, prangert *Juvenal* auch in der dritten Satire an:

hic alta Sicyone, ast hic Amydone relicta,
hic Andro, ille Samo, hic Trallibus aut Alabandis,
Esquilias dictumque petunt a vimine collem,
viscera magnarum domuum dominique futuri.
Ingenium velox, audacia perdita, sermo
promptus et Isaeo torrentior. Ede quid illum
esse putes. Quemvis hominem secum attulit ad nos:
grammaticus, rhetor, geometres, pictor, aliptes,
augur, schoeneobates, medicus, magus, omnia novit
Graeculus esuriens: in caelum iusseris ibit[1690].
(Dieser das hohe Sicyon, der Amydon auch zurückließ
Dieser Andros, jener Samos, der Tralles[1691], Alabanda[1692]
Esquilinisches[1693] woll´n sie, von der Weid` aus den Gipfel,
Eingeweid`[1694] großer Häuser und eines künftigen Herren.
Schnell der Verstand ist, verdorben der Wagemut und ihre Rede
flink und reißender als der Isaeus[1695]. Sage, was jener
sei, wie du glaubst. Welchen Mann mit sich er hergebracht` uns:
Schulmeister, Redner, Feldmesser, Maler, Quacksalber,
Seher und Seiltänzer, Heiler und Zauberer, Alles das kennt er,
Griechlein, das hungert: den Himmel, befiehlst du ´s, er wird ihn besteigen.)

1689 Vgl. Hartmann, E.: Homosexualität, in: DNP, Bd. 5, 1998, Sp. 703–707; siehe auch: Mommsen, Th.: Römisches Strafrecht. (Systematisches Handbuch der deutschen Rechtswissenschaft, Abt. 1, Teil 4), 2. Ndr. der Ausgabe Leipzig 1899, Aalen 1990. Obermayer, H. P.: Martial und der Diskurs über männliche "Homosexualität" in der Literatur der frühen Kaiserzeit (= Classica Monacensia Bd. 18), Tübingen 1998.

1690 Vgl. Iuv. saturae III, 69–78;

1691 *Tralles* gilt als Heimatstadt eines bekannten „Methodikers" der Zeit *Neros*, des *Thessalos v. Tralles;* vgl. Oser - Grote, C., Thessalos v. Tralles, in: Leven, K.-H.: Antike Medizin. Ein Lexikon. S. o. Sp. 861 f.;

1692 Die in diesen Versen genannten Ortsnamen verweisen auf Städte in allen Teilen der *Graecia magna.*

1693 Hinweis auf den *Esqulin*, auf das vornehmste Wohnviertel im kaiserzeitlichen *Rom*;

1694 *viscera* wird hier absichtlich wörtlich übersetzt, weil es Ärzten nach *Juvenal* nicht nur auf den Zutritt zu großen Häusern Roms ankam, sondern auch auf die „Eingeweide" ihrer Bewohner.

1695 Name eines bekannten Sophisten und Stegreifredners aus der Zeit *Trajans*;

Nach den Unterstellungen *Juvenals* war es nicht ein spezifisches Fachwissen, welches Ärzte griechischer Herkunft charakterisierte, sondern vor allem geistige Wendigkeit, „zungenflinker" Wagemut und Ehrgeiz, sich durch beliebige Tätigkeiten Zutritt zu den führenden Familien Roms zu verschaffen, um zu Geld, Ansehen und Einfluss zu gelangen. Das Versprechen griechischer Ärzte zu heilen, entbehrte nach *Juvenal* jeden fundierten Wissens und erlernten Könnens, sondern bediente lediglich die Wünsche zahlungskräftiger und um ihre Gesundheit besorgter Patienten.

Der Skrupellosigkeit griechischer Ärzte entspricht nach Juvenal eine entsprechende Vertrauensseligkeit ihrer römischen Patienten: Hierbei waren es nach den satirischen Unterstellungen vor allem betrügerische Ehefrauen, die den Ärzten Zutritt zu den Häusern der Reichen verschafften:

> *quid quod et antiquis uxor de moribus illi*
> *quaeritur? O medici, nimiam pertundite venam.*
> *Delicias hominis! Tarpeium limen adora*
> *pronus et auratam Iunoni caede iuvencam,*
> *si tibi contigerit capitis matrona pudici.*[1696]
> (Was wenn sogar von altem Schlag ein Eheweib jener
> sucht? Oh ihr Ärzte, da öffnet die allzu blutreiche Ader.
> Freuden des Mannes! Der Tarpeia[1697] Schwelle sollst du anbeten
> willig der Juno auch schlachte die Gold behangene Jungkuh,
> wenn dir zuteil eine Ehefrau würde von züchtigem Haupte.)

Der Arzt wird hier als Helfer eines untreuen Eheweibes charakterisiert, der jenem dabei behilflich ist, den gehörnten Ehemann beiseite zu schaffen. An anderer Stelle schreckt *Juvenal* nicht davor zurück, das Klischee der „bösen Schwiegermutter" zu bemühen, um auf die angebliche Skrupellosigkeit griechischer Ärzte aufmerksam zu machen:

> *desperanda tibi salva concordia socru.*
> *Illa docet missis a corruptore tabellis*
> *nil rude nec simplex rescribere, decipit illa*
> *custodes aut aere domat. Tum corpore sano*
> *advocat Archigen onerosa pallia iactat.*[1698]
> (Hoffe auf Hausfrieden nicht zeit Lebens der Schwiegermutter
> Jene schon lehrt auf die Briefe, die der Verführer schon schickte,
> Nichts, was ist roh oder einfach, zu antworten, jene betrügt die

1696 Iuv. saturae VI, 5–50;

1697 *Tarpeia*, mythologische Heldin, entweder Römerin oder Sabinerin, welche den Sabinern ein Tor öffnete, unter der Bedingung, zu bekommen, was sie am linken Arm trügen. Statt, wie erwartet, goldener Reifen, welche sie am Arm trugen, warfen jene ihr Schilde über und töteten sie. Vgl. Meyer, E., Tarpeia in KlP, Bd. V, Sp. 522;

1698 Iuv. saturae VI, 231–236;

> Wächter oder besticht sie sie mit Geld. Dann gesunden Körpers
> ruft sie den Archigenes[1699] und zu schwere Decken beklagt sie.)

Was man aber von *Archigenes* zu halten habe, erläutert *Juvenal* in einer anderen Satire noch ein wenig genauer:

> *ocius Archigen quaere atque eme quod Mithridates*
> *composuit: si vis aliam decerpere ficum*
> *atque alias tractare rosas, medicamen habendum est,*
> *sorbere ante cibum quod debeat et pater et rex.*[1700]
> (Schneller den Archigen frage und kaufe, was einst Mithridates[1701]
> angerührt: wenn eine andere Feige dann du willst dir pflücken
> und dazu andere Rosen begehrst, muss man Heilmittel haben,
> die vor dem Essen muss schlürfen der Vater so wie auch der König.)

Wie *Martial*[1702] bringt auch *Juvenal* den rätselhaften Tod des *Mithradates* bzw. von dessen Vater ins Spiel, um glaubhaft zu machen, dass „Modeärzten", wie dem *Archigenes*, d. h. Ärzten griechischer Herkunft, bei der Ausübung ihres Berufs „mörderisches Absichten" zuzutrauen seien[1703].

3.1.4 Der Blickwinkel hellenistischer Autoren

Auch von den in griechischer Sprache schreibenden Autoren unseres Untersuchungszeitraums, *Philo von Alexandrien* und *Flavius Josephus*, sind bemerkenswerte Äußerungen zur Ausbildung und zum Ethos von Heilern überliefert.

3.1.4.1 *Philo von Alexandrien*

Philo von Alexandrien (* zwischen 10 und 20 n. Chr., gest. zwischen 40 und 50 n. Chr.)[1704] berichtet in seiner Schrift *Quod omnis probus liber sit* über die Sitten und Gebräuche einer ca. 4000 Mitglieder umfassenden und sowohl in *Palästina* als auch

---

1699 *Archigenēs*, is, m. (Ἀρχιγένης), ein vielleicht schon unter *Domitian*, wahrscheinlich aber erst unter *Nerva* u. *Trajan* in Rom praktizierender Arzt, der gebürtig aus *Apamēa* in Syrien stammte. Vgl. Oser-Grote, C. M., Archigenes v. Apameia, in Leven, K.-H.: Antike Medizin. München 2005, Sp. 80; Aufmerksamkeit widmete *Archigenes* der Pulslehre, gegen die *Galen* aber polemisiert. Medizingeschichtlich wird er den sog. *Pneumatikern* zugerechnet. Siehe auch Kudlien, F., s. o. S. 87.

1700 Iuv. saturae XIV, 252–255;

1701 S. o. *Mithridates VI.* v. *Pontos;*

1702 S. o. Mart. epigr. V, 76; siehe hier Kap. 3.1.2;

1703 Es ist im Hinblick auf diese Schlussfolgerung zu beachten, dass *Juvenal* als Satiriker mit Klischees „spielt", welche nur unter Vorbehalten als Ausdruck von „Überzeugungen" gedeutet werden können.

1704 S. o. und Miletto, G.: https://www.bibelwissenschaft.de/stichwort/30916/ (erstellt: Sept. 2009); vgl. Grote, A., Philon v. Alexandrien, in: Leven, K.-H.: Antike Medizin. Ein Lexikon. S. o. Sp. 695–696;

in der Provinz *Syrien* verbreiteten Gruppe streng gläubiger Juden[1705], welche er als Ἐσσαῖοι (Essäer) bzw. Ἐσσηνοί (Essener) bezeichnet[1706]. Nach den Angaben *Philons* lebten die *Essäer* bzw. *Essener* kaum in Städten, sondern hauptsächlich in Dörfern, entweder als Ackerbauern oder als Handwerker[1707], aber ausschließlich als freie Männer ohne Sklaven[1708], welche, soweit sie als Handwerker tätig waren, aber die Herstellung von Waffen und Kriegsgerät strikt vermieden[1709]. Ansonsten pflegten die *Essäer* nach *Philo* einen streng an den Regeln der *Thora* ausgerichteten frommen und asketischen Lebensstil[1710].

Als einen besonderen Vorzug dieser Gruppe charakterisiert *Philo*, dass sie sich mit besonderer Sorgfalt um alte und kranke Menschen kümmern[1711]. In der Schrift *De vita contemplativa* erwähnt *Philo* eine andere Gruppe[1712] ebenfalls in strenger Askese lebender Juden, bei denen bereits der Name ein besonderes Interesse an der Heilkunde zum Ausdruck zu bringen scheint. Er bezeichnet die Angehörigen dieser Gruppe als Θεραπευταί (Therapeuten). Nach den Angaben *Philos* lebten die sog. „*Therapeuten*" in Ägypten, unweit der damaligen „Landeshauptstadt" *Alexandrien*, und zwar in der Nähe des sog. *Mareotischen* Sees, der vor allem wegen eines an dessen Ufern angebauten Weines[1713] auch überregional bekannt war. Sie zeichneten sich nach *Philo* aber u. a. dadurch aus, dass sie den Genuss von Wein strikt ablehnten[1714], statt dessen Quellwasser als alltägliches Getränk bevorzugten[1715] und auch sonst in Bezug auf ihre Nahrung und Kleidung[1716] sowie auf ihre Behausungen eine einfache und anspruchslose Lebensweise pflegten. Auf dem Gebiet der Heilkunst legten die *Therapeuten* nach *Philo* in gleicher Weise Wert auf körperliche und geistige Gesundheit[1717].

1705 Vgl. Phil. Spud. 75; zur Medizin der antiken Juden vgl. Kottek, S., Jüdische Medizin, in: Leven, K.-H.: Antike Medizin. Ein Lexikon. S. o. Sp. 473–475; K. Geht auf die Heilertätigkeit der *Essener* jedoch nicht ein.

1706 Die griechischen Bezeichnungen für diese Gruppe werden mit dem aramäischen Wort hasja (rein) in Verbindung gebracht. Vgl. Burchard, Chr., Essener, in KIP, Bd. 2, Sp. 375–378;

1707 Vgl. Phil. spud. 76: Οὗτοι τὸ μὲν πρῶτον κομηδὸν οἰκοῦσιν τὰς πόλεις ἐκτρεπόμενοι διὰ τὰς τῶν πολιτευμένων χειροήθεις ἀνομίας,...

1708 Vgl. Phil. spud. 79;

1709 Vgl. Phil. spud. 77–78;

1710 Vgl. Phil. spud. 80–81;

1711 Vgl. Phil. spud. 87: Οἵ τε νοσοῦντες οὐχ ὅτι πορίζειν ἀδυνατοῦσιν ἀμελοῦνται, τὰ πρὸς τὰς νοσηλεί ας ἐκ τῶν κοινῶν ἔχοντες ἐν ἑτοίμῳ, ὡς μετὰ πάσης ἀδείας ἐξ ἀφθονωτέρων ἀναλίσκειν.

1712 Die Art und Weise, in welcher *Philo* von dieser Gruppe spricht, lässt Zweifel daran zu, dass es sich dabei um eine gesonderte Gruppe von jüdischen Asketen handelte. Vielleicht gehörten auch die *Therapeuten* zu den *Essenern*, und unterschieden sich von den übrigen *Essenern* nur durch eine räumliche Trennung: Die *Therapeuten* lebten in Unterägypten, die übrigen *Essener* in *Palästina* und *Syrien*.

1713 Vgl. Hor. carm. 1, 37, 14: *Mareōticum*, ī, n., mareotischer Wein; zu Wein als Heilmittel in der Antike vgl. Stamatu, M., Wein, in: Leven, K.-H.: Antike Medizin. S. o. Sp. 921–923;

1714 Vgl. Phil. bios theor. 44 und 46;

1715 Vgl. Phil. bios theor. 37: Σιτοῦνται δὲ πολυτελὲς οὐδέν, ἀλλὰ ἄρτον εὐτελῆ, καὶ ὄψον ἅλες, οὓς οἱ ἁβροδίατοι παρατύουσιν ὑσσώπῳ, ποτὸν δὲ ὕδωρ ναματιαῖον αὐτοῖς ἐστιν.

1716 Vgl. Phil. bios theor. 39;

1717 Vgl. Phil. bios theor. 2: θεραπευταὶ γὰρ θεραπευτρίδες ἐτύμως καλοῦνται, ἤτοι παρόσον ἰατρικὴν ἐπαγγέλλονται κρείσσονα τῆς κατὰ πόλεις - ἡ μὲν γὰρ σώματα θεραπεύει μόνον, ἐκείνη δὲ καὶ

Zu der uns hier vor allem interessierenden Frage, ob den „*Essenern*“ bzw. den „*Therapeuten*“ eine willentliche und wissentliche Assistenz beim Töten von Menschen zuzutrauen sei, äußert sich *Philo von Alexandrien expressis verbis* allerdings nicht. Aber der Ausdruck größter Hochachtung, die aus seiner Darstellung von deren Frömmigkeit und Moral spricht, lässt eine positive Beantwortung dieser Frage kaum zu. Gleichwohl stellt sich dem heutigen Betrachter natürlich die Frage: Was hat man sich unter einem *Essener* oder *Therapeuten* gesellschaftlich vorzustellen?

Nach den oben zitierten Äußerungen *Philos von Alexandrien* gelten einige Bemerkungen aus der gegen Ende der 70-er Jahre des ersten Jahrhunderts entstandenen *historia naturalis* des *älteren Plinius* zu den frühesten Zeugnissen über die „*Essener*“. *Plinius* bedient sich zur Charakterisierung der *Esseni* des Begriffs *gens*[1718], der in der Regel zur Bezeichnung von gentilizischen Strukturen wie *Verwandtschaften* und *Sippen* verwendet wird oder auch von *Volksstämmen* und *Völkerschaften.* In einem gewissen Widerspruch zu dieser Charakterisierung steht aber die Angabe, dass die Angehörigen dieser Gruppierung ohne Beziehungen zu Frauen lebten, als reine Männergesellschaft, in einer Art Gütergemeinschaft ohne den Gebrauch des Geldes als Mittel für den Tausch dringend benötigter Güter des Alltags – und paradoxerweise – ohne dass ihre Zahl dadurch im Laufe der Zeit geschrumpft sei. Im Gegenteil: Durch die Zuwanderung von „gesellschaftlichen Aussteigern“ sei die Größe jener *gens* sogar gewachsen[1719].

Anders als *Philo* charakterisiert *Plinius* die *Essener* aber nicht als eine in ganz *Palästina* und *Syrien* verstreut lebende Gruppierung, sondern eher so, wie *Philo* die *Therapeuten* beschreibt, nämlich als eine Lebensgemeinschaft von Menschen in einem räumlich eingeschränkten Gebiet: *Plinius* lokalisiert das Siedlungsgebiet der *Essene*r hauptsächlich am Westufer des sog. Asphaltsees, d. h. des *Toten Meers,* in der Umgebung der Städte *Engadda*[1720] (heute „*En Gedi*“[1721]) und *Massada*[1722]. Das schließt aber

ψυχὰς νόσοις κεκρατημένας χαλεπαῖς τε καὶ δυσιάτοις, ἅς ἐγκατέσκηψαν ἡδοναὶ καὶ ἐπιτυμίαι καὶ λῦπαι καὶ φόβοι πλεονιξίαι τε καὶ ἀφροσύναι καὶ ἀδικίαι καὶ τὸ τῶν ἄλλων παθῶν καὶ κακιῶν ἀνήνυτον πλῆθος.

1718 Vgl. Plin. nat. 5, 73;

1719 S. o. Plin. nat. 5, 73;

1720 In griechischen Quellen Ἔγγαδαι (Vgl. Jos. bell. III, 4; AJ 9,1;) oder Ἐγγάδα (Ptol. V, 16;) genannt.

1721 Hebr.:עין גדי „Quelle des Zickleins“ oder „Böckleinquelle“, eine Oase im nördlichen Negev. Vgl. Dan Barag: Ein-Gedi. In: Lawrence, Schiffman, H., Vanderkam, J. C. (Hrsg.): Encyclopedia of the Dead Sea Scrolls. New York 2000, S 238-240. Benzinger, I.: Engadi. In: RE, Bd. V, 2, Stuttgart 1905, Sp. 2562. Mazar, u..a.: En-Gedi: The First and Second Seasons of Excavations 1961–1962. Jerusalem 1966. Lewis, N.: The Documents from the Bar Kokhba Period in the Cave of Letters: Greek Papyri, Aramaic and Nabatean Signatures and Subscriptions. Jerusalem1989.

1722 S. o. Plin. nat. 5, 73; vor allem aus dem *Jüdischen Krieg* bekannte Festung (hebr.: „Mezadá“ מצדה, „Festung“), am Südwestende des Toten Meeres; Vgl. Avi-Yonah, M. et al.: Israel Exploration Journal. 7, 1957, 1–160. Yadin,Y., Israel Exploration Journal. 15, 1965. Ders: Masada. London 1966 (deutsch: Hamburg 1967). Masada: the Yigael Yadin excavations 1963–1965, Jerusalem 1989 ff.. Ben Haim, Esti: Masada, Israel. In: Teutonico, J. Marie/G. Palumbo (Hrsg.): Management planning for archaeological sites. An International workshop organized by the Getty conservation Institute and Loyola Marymount University 19–22 May 2000, Corinth, Greece. (Los Angeles 2000), S. 83–97;

nicht aus, dass es sich bei den von *Plinius* erwähnten *Essenern* um Angehörige der auch von *Philo* erwähnten Gruppierung handelte, die sich ja von den übrigen *Essenern* lediglich durch besondere Siedlungsplätze unterschieden.

Ein besonderes Interesse der am *Toten Meer* lebenden *Essener* an der Heilkunde lässt *Plinius* zwar unerwähnt, darf aber wegen der wahrscheinlichen Zugehörigkeit zu der bereits von *Philo* erwähnten Gruppierung gleichwohl unterstellt werden, nicht zuletzt weil eine gewisse Art der internen Gesundheitsversorgung für jene am Rande der Wüste gelegenen Kolonie von „*Essenern*" geradezu überlebensnotwendig gewesen sein dürfte. Bestätigt wird diese Annahme durch Äußerungen des *Flavius Josephus*, vor allem in der in den Jahren 75–79 entstandenen Ἱστορία Ἰουδαϊκοῦ πολέμου πρὸς Ῥωμαίους, (Geschichte des jüdischen Krieges).

3.1.4.2 *Flavius Josephus*

Im Kontext der Berichterstattung über eine in die Amtszeit des *Cauponius*[1723], des ersten römischen *praefectus Iudaeae* (d. h. 6 – 8 n. Chr.) datierte Rebellion von *Zeloten* unter der Führung des *Judas von Galiläa*[1724] berichtet *Flavius Josephus* über die Haltung verschiedener „Philosophenschulen", zu denen er neben den *Pharisäern* und den *Sadduzäern* auch die *Essener* rechnet[1725]. In weitgehender Übereinstimmung mit den o. z. Angaben *Philos v. Alexandrien* und *Plinius d. Ä.* betont *Flavius Josephus* das Eintreten der *Essener* für einen asketischen Lebensstil[1726], für die Ehelosigkeit[1727] – das Eintreten für eine zölibatäre Lebensweise hindert die *Essener* auch nach der Darstellung des *Flavius Josephus* nicht daran, Kinder anderer in ihre Obhut zu übernehmen und nach ihren eigenen Idealen zu erziehen[1728] – ihre Verachtung von Reichtum jeglicher Art sowie die Ablehnung von jeglichem persönlichem Eigentum[1729].

In Übereinstimmung mit den entsprechenden Angaben *Philos von Alexandrien*, aber im Widerspruch zu dem o. z. *Zeugnis Plinius d. Ä.*[1730] lebten die *Essener* nach *Flavius Josephus* aber keineswegs nur in einer einzigen Stadt, sondern auf mehrere

---

1723 Vgl. zu *Cauponius*: Ben-Sasson, Haim Hillel (Hrsg.): A History of the Jewish People. Harvard, 1976, S. 246. (Deutsche Übersetzung: Geschichte des jüdischen Volkes. Bd. 1. München 1978) Smallwood, E. M.: The Jews under Roman rule. From Pompey to Diocletian. Nachdruck. Leiden 1981.

1724 Vgl. Ios. bell. Iud. II 8,1. 6; ant. Iud.. XVIII 1, 1; als Anlass für jene Rebellion gilt ein angeblich von dem damaligen *leg. Aug. pr. pr.* der römischen Provinz *Syrien*, *Publius Sulpicius Quirinius* (*ca. 45 v. Chr.; † 21 n. Chr.) mit Waffengewalt durchgesetzter *Zensus*. Vgl.: Hirschmüller, M.: Der Zensus des Quirinius nach der Darstellung des Josephus. In: Jahrbuch für Evangelikale Theologie 8, 1994, S. 33–68. Kuhoff, W.: Quirinius, P. Sulpicius. In: BBKL. Bd. 7, Herzberg 1994, Sp. 1128–1130. Labbé, G.: De Varus à Quirinius... la Judée sous administration romaine directe dès la mort d 'Hérode: une hypothèse exclue. In: Syria. Archéologie, Art et Histoire, Jg. 85, 2008, S. 229–247.

1725 Vgl. Ios. bell. Iud. II, 8, 2;

1726 Vgl. Ios. bell. Iud. II, 8, 2;

1727 Vgl. Ios. bell. Iud. II, 8, 2;

1728 S. o. bell. Iud. II, 8, 2;

1729 Vgl. Ios. bell. Iud. II, 8, 3; wegen der Ablehnung von jedem persönlichen Luxus lehnten die *Essener* nach der Darstellung des *Flavius Josephus* selbst die Verwendung von Salböl als „unrein" ab.

1730 S. o. Plin. nat. V, 73; Plinius erwähnt als einzigen Siedlungsraum der *Essener* die Umgebung von *Engadda* (heute wohl „*En Gedi*") und *Massada*.

Ortschaften verteilt, auch wenn sie an den Orten, in denen sie lebten, enge Lebensgemeinschaft mit ihres Gleichen pflegten. Das aber bedeutet im Prinzip, dass überall, wo zu Lebzeiten des *Flavius Josephus* in größerer Anzahl Juden lebten, d. h. nicht nur in *Palästina*, sondern auch in größeren Städten benachbarter Provinzen wie *Syrien* und *Ägypten*[1731] mit der Existenz von *Essener*-Gemeinden zu rechnen war.

Vor dem Hintergrund der Aussagen des *Flavius Josephus* über das „Siedlungsgebiet“ der *Essener* verdienen natürlich auch dessen Angaben über deren Interesse an der Heilkunde besondere Aufmerksamkeit. Zu den Gepflogenheiten der *Essener* gehörte nach *Flavius Josephus* nicht zuletzt der Gehorsam gegenüber den jeweiligen Gemeindevorstehern, die ihrerseits aber verpflichtet gewesen zu sein scheinen, die Gemeindemitglieder nur mit solchen Aufgaben zu betrauen, auf die jene sich verstanden[1732].

Eben in diesem Kontext verdient Beachtung, dass *Essene*r nach *Flavius Josephu*s im Allgemeinen nichts zu unternehmen gewohnt waren, was ihnen nicht ausdrücklich von ihren Vorstehern aufgetragen worden war, – allerdings mit einer bemerkenswerten Ausnahme:“*Hilfe zu leisten oder Barmherzigkeit zu leisten*“[1733], war angeblich dem eigenen Ermessen eines jeden Gemeindemitglieds überlassen, – soweit diese Hilfeleistung nicht eigene Familienangehörige betraf.

In Verbindung mit dieser allgemeinen Verpflichtung der *Essener* zu unbedingtem Gehorsam gegenüber ihren Gemeindevorstehern, aber auch zu *Hilfe* und *Barmherzigkeit* gegenüber jedermann, verdienen noch andere Gepflogenheiten Beachtung, zu welchen *Flavius Josephus* Folgendes anmerkt: σπουδάζουσι δ῾ ἐκτόπως περὶ τὰ τῶν παλαιῶν συντάγματα μάλιστα τὰ πρὸς ὠφέλειαν ψυχῆς καὶ σῶματος ἐκλέγοντες. ἔνθεν αὐτοῖς πρὸς θεραπείαν παθῶν ῾ρίζαι τε ἀλεξητήριοι καὶ λίθων ἰδιότητες ἀνερευνῶνται.[1734] (In besonderem Maße jedoch widmeten sie sich dem Studium dessen, was die Altvorderen aufgezeichnet haben, und dabei achteten sie vor allem auf das, was förderlich ist für Leib und Seele. In diesen Aufzeichnungen forschen sie zu medizinischen Zwecken nach Kräutern, die vor Krankheiten schützen, und nach besonderen Eigenschaften von Mineralien.)[1735]

Außerdem waren nach *Flavius Josephus* alle Gemeindemitglieder zu einem „*hochheiligen Eid*“ verpflichtet: πρὶν δὲ τῆς κοινῆς ἅψασθαι τροφῆς ὅρκους αὐτοῖς ὄμνυσι φρικώδεις, πρῶτον μὲν εὐσεβήσειν τὸ θεῖον, ἔπειτα τὰ πρὸς ἀνθρώπους δίκαια φυλ άξειν καὶ μήτε κατὰ γνώμην βλάψειν τινὰ μήτε ἐξ ἐπιτάγματος, μισήσειν δ᾽ ἀεὶ τοὺς ἀδί κους καὶ συναγωνιεῖσθαι τοῖς δικαίοις. τὸ πιστὸν ἀεὶ πᾶσιν παρέξειν, μάλιστα δὲ τοῖς κρατοῦσιν. οὐ γὰρ δίχα θεοῦ περιγένσθαι τινὶ τὸ ἄρχειν[1736]. (Ehe er jedoch Hand an

1731 *Philon* erwähnt vor allem Ortschaften in Palästina und Syrien als Siedlungen mit Essener-Gemeinden (S. o. Phil. spud. XII, 75). Soweit auch die sog. *Therapeuten* zu den *Essenern* gerechnet werden *sollten*, ließe sich auch die Umgebung von *Alexandrien* als Gebiet mit *Essener*-Gemeinden einstufen.

1732 Vgl. Ios. bell. Iud. II, 8, 5;

1733 Vgl. Ios. bell. Iud. II, 8, 6;

1734 Vgl. Ios. bell. Iud. II, 8, 6, 136

1735 Vgl. Ios. bell. Iud. II, 8, 5; Übers. nach: Endres, H. M.: Flavius Josephus, Der Jüdische Krieg, München 1999, S. 171;

1736 Vgl. Ios. bell. Iud. II, 8, 7, 139 -140;

das gemeinsame Mal anlegt, schwört er ihnen hochheilige Eide, vor allem die Gottheit zu ehren, sodann Gerechtigkeit zu üben gegen die Menschen und weder aus freiem Antrieb noch auf Befehl jemanden zu schädigen, stets jedoch die Ungerechten zu hassen und die Gerechten zu unterstützen, immer die Treue zu bewahren gegenüber jedermann, vor allem gegenüber der Obrigkeit, da niemand die Macht habe, sie sei denn von Gott.)[1737]

Dieser Eid erinnert im Kontext mit den angeblichen Forschungen der *Essener* zu dem „*... was förderlich ist für Leib und Seele, ... zu medizinischen Zwecken nach Kräutern, die vor Krankheiten schützen, und nach den besonderen Eigenschaften von Mineralien*[1738] sowie in Verbindung mit der angeblichen Lizenz aller *Essener*, auch ohne ausdrückliche Erlaubnis ihrer Gemeindevorsteher, *Hilfe und Barmherzigkeit zu üben*[1739], an den nach *Scribonius Largus*[1740] von Absolventen der berühmten *Ärzteschule von Kos*[1741] zu leistenden *Hippokratischen Eid*[1742] und rückt sie so hinsichtlich ihrer Berufstätigkeit in die Nähe von an hellenistischen Ärzteschulen ausgebildeten berufsmäßigen Heilern. Und nicht zuletzt wegen der Ähnlichkeit des Schwurs der *Essener* mit dem *hippokratischen Eid* wird man davon ausgehen dürfen, dass das Heilerethos der *Essener* eine Assistenz bei der Tötung eines Menschen nicht erlaubte.

3.1.4.3 Die Verfasser des *NT*

Ähnlich wie bei den *hellenistischen* Autoren *Philo von Alexandrien* und *Flavius Josephus* ist auch in den ebenfalls innerhalb unseres Untersuchungszeitraums entstandenen Schriften[1743]des *NT* ein von den Schreckens- und Zerrbildern über Ärzte von Autoren wie *Plinius d. Ä.*, *Martial* und *Juvenal* stark abweichendes Bild von „Heilern"

1737 Vgl. Ios. bell. Iud. II, 8, 5; Übersetzung nach H. M. Endres, s. o. S. 171;

1738 S. o. Ios. bell. Iud. II, 8, 7, 139–140; zu Mineralien als Giften vgl. Ihm, S., Gift, in: Leven, K.-H.: Antike Medizin. Ein Lexikon. S. o. Sp. 358–360;

1739 Vgl. Ios. bell. Iud. II, 8, 6, 134: δύο δὲ παρ' αὐτοῖς αὐτεξούσια, ἐπικουρία καὶ ἔλεος. βοηθεῖν τε γὰρ τοῖς ἀξίοις, ὁπόταν δέωνται, καὶ καθ' ἑαυτοὺς ἐφίεται καὶ τροφὰς ἀπορουμένοις ὀρέγειν. (in zwei Fällen dürfen sie nach eigenem Ermessen entscheiden, nämlich wenn es gilt, Hilfe zu leisten oder Barmherzigkeit zu üben. Es bleibt ihnen selbst anheim gestellt, dort zu helfen, wo Hilfe nötig ist, und Nahrung zu verabreichen, wo ein Bedürfnis vorliegt.); Übersetzung nach H. M. Endres, s. o. S. 170;

1740 S. u. Kap. 3.3.2

1741 Vgl. dazu: Mehl, E., Kos, in: KIP, Bd. 3, Sp. 312–315. vgl. Steinhart, M., Kos, in: Leven, K.-H.: Antike Medizin. S. o. Sp. 521–522;

1742 Vgl.: Oser-Grote, C. M., Hippokratischer Eid, in: Leven, K.-H.: Antike Medizin. S. o. Sp. 420–423; Lichtenthaeler, C.: Der Eid des Hippokrates, Köln 1984. Bauer, A. W.: Der Hippokratische Eid. In Zeitschrift für medizinische Ethik 41 (1995), S. 141–148; Seidler, E./Leven, K.-H.: Geschichte der Medizin und Krankenpflege. Stuttgart 2003^7. Eckart, W. U.: Geschichte der Medizin, Berlin 2005^5.

1743 Als die frühesten Schriften des *NT* gelten die Briefe des „Apostels" *Paulus*, von denen die ältesten bereits unter der Herrschaft *Neros* abgefasst wurden (Vgl. 1. Thess: 50 n. Chr., 1. Kor u. Gal: 53–55 n. Chr., s. Einheitsübersetzung S. 230, 164, 209;); von den vier kanonischen *Evangelien* entstanden die drei *synoptischen* wahrscheinlich unter der Herrschaft der *Flavier* (Mt: ca. 80 n. Chr., Mk: 70 n. Chr., Lk: ca. 80 - 90 n. Chr., vgl. Einheitsübersetzung S. 2. 41. 65;), das *Evangelium nach Johannes* wurde spätestens in den Anfangsjahren der Herrschaft *Trajans* schriftlich fixiert, vielleicht ebenfalls noch unter *Domitian* (Vgl. Einheitsübersetzung, S. 104;).

greifbar. Der auch nach dem Zeugnis außerchristlicher Quellen[1744] schon im Untersuchungszeitraum als Gottheit verehrte Stifter[1745] der neuen Glaubenslehre, *Jesus von Nazareth*, erregte nach den Angaben der Autoren des *NT* nicht nur als Rabbi, d. h. als Interpret der *Thora*, Aufsehen, sondern auch als Heiler.

Konkret erinnert sei in diesem Zusammenhang an die Geschichten von der Heilung der Schwiegermutter des Petrus[1746], der Heilung eines Besessenen[1747], der Heilung eines Aussätzigen[1748], der Heilung eines Gelähmten[1749], der Heilung des Besessenen von *Gerasa*[1750], der Heilung eines besessenen Knaben[1751]. Selbst die Auferweckung von Toten wird *Jesus* in den *Evangelien* nachgesagt, wie zum Beispiel die Auferweckung der Tochter des *Jaïrus*[1752] und des jungen Mannes von *Naïn*[1753].

Beachtung verdient in diesem Zusammenhang auch, dass *Jesus* nach den Angaben des NT die Fähigkeit zu heilen weitergab und dass seine „Heilungserfolge" nicht unwesentlich zur Verbreitung des Christentums beitrugen. Im Anschluss an die Erzählung über die Erweckung der Tochter des *Jaïrus* heißt es im Lukasevangelium: Συγκαλεσάμενος δὲ τοὺς δώδεκα ἔδωκεν αὐτοῖς δύναμιν καὶ ἐξουσίαν ἐπὶ πάντα τὰ δαιμόνια καὶ νόσους θεραπεύειν. καὶ ἀπέστειλεν αὐτοὺς κηρύσσειν τὴν βασιλείαν τοῦ θεοῦ καὶ ἰᾶσθαι. - *Convocatis autem Duodecim, dedit illis virtutem et potestatem super omnia daemonia et ut languores curarent. Et misit illos praedicare regnum dei et sanare infirmos.*[1754] (Nachdem die Zwölf versammelt worden waren, gab er jenen die Fähigkeit und die Vollmacht über alle Dämonen und dass sie die Kranken heilten. Und er schickte jenen zu predigen die Herrschaft Gottes und zu heilen die Kranken.)

Im Zusammenhang des Berichts über die Erweckung des jungen Mannes von *Naïn*[1755] hebt der Verfasser des Lukasevangeliums hervor: καὶ ἐξῆλθεν ὁ λόγος οὗτος ἐν ὅλῃ τῇ Ἰουδαίᾳ περὶ αὐτοῦ καὶ πάσῃ τῇ περιχώρῳ. - *Et exiit hic sermo in universam Iudaeam de eo et omnem circa regionem.*[1756] (Und es verbreitete sich die Rede darüber in ganz Judäa und der ganzen Umgebung [d. h. in den umliegenden Provinzen].)

1744 Als das früheste außerchristliche Zeugnis für die göttliche Verehrung des *Jesus von N.* gilt das in seiner Echtheit aber umstrittene sog. *Testimonium Flavianum*, in den noch unter *Domitian* verfassten Abschnitten (der Ἰουδαική ἀρχαιολογία (ant. Iud. 18, 63–64) des *Flavius Josephus*. (Vgl. Reiprich, T. und andere: Josephus und das Neue Testament, Tübingen 2007. Victor, U.: Das Testimonium Flavianum – Ein authentischer Text des Josephus, in: Novum Testamentum, Vol. 52 (2010, S. 72–82;); als weitere außerchristliche Zeugnisse sind bekannt: ein im Jahre 111 n. Chr. entstandener Brief Plinius d. J. (Vgl. Plin. ep. 10, 96;), nach welchem spätestens zu jener Zeit in Kleinasien die Anbetung *Jesu* als Gottheit bereits ein Bestandteil christlicher Gottesdienste war.

1745 S. o. Tab. I, 52;

1746 Vgl. Lk 4, 38–39; Mt. 8, 14 F; Mk. 1, 29–31,

1747 Vgl. Lk 4, 40–41; Mt. 8, 16; Mk. 1, 32–34;

1748 Vgl. Lk 5, 12–16; Mt. 8, 2–4; Mk. 1, 40–45;

1749 Vgl. Lk 5, 17–26; Mt. 9, 1–8; Mk. 2, 1–12;

1750 Vgl. Lk 8, 26–29;

1751 Vgl. Lk 9, 37–43 a;

1752 Vgl. Lk 8, 40–56; Mt. 9, 18–26; Mk. 5, 21–43;

1753 Vgl. Lk 7, 11–17;

1754 Vgl. Lk 9, 1–2;

1755 Vgl. Lk 7, 11–17;

1756 Vgl. Lk 7, 17;

Beachtung verdient auch die Art und Weise, wie die „Apostel" nach Angaben desselben Evangelisten sich dieses Auftrages entledigten: „ἐξερχόμενοι δὲ διήρξοντο κατὰ τὰς κώμας εὐαγγελιζόμενοι καὶ θεραπεύοντες πανταχοῦ. - *Egressi autem circumibant per castella evangelizantes et curantes ubique.*[1757] (Sie gingen weg und zogen über die Dörfer, indem sie die frohe Botschaft verkündeten und heilten.)

Diesem Zeugnis ist zu entnehmen, dass auch die sog. *Apostel* dem Beispiel und der Weisung ihres Meisters folgten, indem sie nicht nur predigten, sondern ebenfalls als „Heiler" in Erscheinung traten. Im Hinblick auf die o. e. Möglichkeit einer Beeinflussung des Christentums durch die *Essener* verdient Beachtung, dass zur Bezeichnung des *„Heilens"* im Griechischen Text der o. z. Angaben des *NT* mit dem Wort θεραπεύοντες eine Formulierung benutzt wird, die deutlich an den von *Philo von Alexandrien* benutzten Begriff zur Bezeichnung der am *mareotischen See* lebenden *Essener* erinnert, welche jener ja als *Therapeuten*[1758] bezeichnete. Denn die altgriechische Sprache kennt zur Bezeichnung der Tätigkeiten des Heilens neben θεραπεύειν noch zwei weitere Verben, nämlich ἀκεῖσθαι und ἰᾶσθαι, von denen das letztere die sprachliche Wurzel für ὁ ἰατρὸς (Arzt) enthält.

Es ist natürlich nicht auszuschließen, dass die Verwendung des Wortes θεραπεύειν zur Bezeichnung der Heilertätigkeit der *Apostel* im *Lukasevangelium* nur aus stilistischen Gründen erfolgte, um eine doppelte Verwendung ein und desselben Wortes in rascher Folge zu vermeiden, - immerhin benutzt derselbe Evangelist im Zusammenhang der Charakterisierung des von *Jesus* den Aposteln erteilen Heilerauftrages auch das Wort ἰᾶσθαι.

Vor dem Hintergrund der Möglichkeit, dass der Verfasser des *Lukasevangeliums* wahrscheinlich selbst über die Ausbildung eines Arztes verfügte[1759], ist es aber naheliegend, dass zumindest dieser zur Bezeichnung des von *Jesus* erteilten Heilerauftrages und zur Charakterisierung der Befolgung desselben durch die *Apostel* bewusst unterschiedliche Ausdrücke benutzte, um zu verdeutlichen, dass er allein *Jesus* selbst für einen „Arzt" hielt, die durch jenen aber u. a. in der Heilkunde unterwiesenen *Apostel* allenfalls für „Heiler" und dass er dabei bewusst zur Bezeichnung der Heilertätigkeit der *Apostel* ein Wort benutzte, dass bereits *Philo von Alexandrien* zur Bezeichnung der Heilertätigkeit in *Ägypten* lebender *Essener* benutzt hatte, die man ja ebenfalls kaum als Ärzte, sondern allenfalls als „Heiler" bezeichnen kann.

Eine gewisse Bestätigung für diese Auffassung liefert ein Statement des *Ignatius von Antiochien*, der in einem Brief an die Gemeinde von *Ephesus* hervorhebt: Εἷς ἰατρός ἐστιν, σαρκικός τε καὶ πνευματικός, γεννητὸς καὶ ἀγέννητος, ἐν σαρκὶ γενόμενος θεός, ἐν θανάτῳ ζωὴ ἀληθινή, καὶ ἐκ Μαρίας καὶ ἐκ θεοῦ, πρῶτον παθητὸς, καὶ τότε ἀπαθής, Ἰησοῦς Χριστὸς ὁ κύριος ἡμῶν[1760]. (Einer ist Arzt, aus Fleisch und aus dem Geist, gezeugt und ungezeugt, im Fleisch gewordener Gott, im Tod wahres Le-

1757 Vgl. Lk 9, 6; ähnlich: Mk 6, 12–13;

1758 S. o. Kap. 3.1.4.1;

1759 Näheres dazu s. u. Kap. 3.3.3.4;

1760 Vgl. Ignatius, Epistula ad Ephesos 7, 2;

ben, und aus Maria sowohl als auch aus Gott, zuerst leidensfähig, dann nicht mehr leidensfähig, Jesus Christus, unser Herr.[1761])

Im Zusammenhang der hier zur Debatte stehenden medizingeschichtlichen Deutung der o. z. Stelle aus dem Lukasevangelium verdient vor allem nur der Anfang dieses Zitats Beachtung: Εἷς ἰατρός ἐστιν, in der Hauptsache sogar nur das erste Wort. Wie das lateinische Zahlwort *unus* und anders als das deutsche Wort „ein", welches ohne Zusätze meistens als *unbestimmter Artikel* fungiert, bringt auch das griechische Wort εἷς eine Hervorhebung bzw. Aussonderung zum Ausdruck, welche man im Deutschen am besten mit dem Zusatz „*nur*" ausdrücken sollte. Dementsprechend wäre der Anfang des *Ignatius*-Zitats korrekter mit „Nur einer ist Arzt" wiederzugeben, um auszudrücken, dass nach Einschätzung des *Ignatius* ausschließlich *Jesus* selbst, aber nicht die in dessen Auftrag als „Heiler" in Erscheinung tretenden *Apostel* die Bezeichnung ἰατρός verdienten.

Insofern zu unterstellen ist, dass der „Kirchenlehrer" *Ignatius* diese „These" nicht zuletzt auf der Basis einer umfassenden Kenntnis der Aussagen des *NT* zu den von *Jesus* und den von den *Aposteln* vorgenommenen Heilungen formulierte, lässt sich daraus auch eine Bestätigung für unsere Vermutung ableiten, dass zumindest der Verfasser des *Lukasevangeliums* eine begriffliche Unterscheidung vornahm zwischen den Heilungen *Jesu* und denen der *Apostel*, und zwar indem er ausschließlich den zuerst genannten den Rang „ärztlicher" Heilungen zusprach.

Gegen diesen Deutungsansatz spricht allerdings, dass *Jesus*, wahrscheinlich nicht anders als die *Apostel*, hinsichtlich seines Berufs nach heutigen Vorstellungen, aber auch nach zeitgenössischen hellenistischen Vorstellungen, kaum über eine an einer „Ärzteschule" zu absolvierende Ausbildung eines Arztes verfügte. – *Jesus* dürfte nach dem Vorbild seines Pflegevaters *Josef* den Beruf eines Zimmermanns erlernt und vor dem Beginn seines öffentlichen Wirkens als „Wanderprediger" und „Wunderheiler" auch ausgeübt haben[1762], während für *Petrus* im *NT* der Beruf des Fischers[1763] und für *Paulus* derjenige eines Zeltmachers[1764] bzw. der des „Sattlers" bezeugt wird. Auf der anderen Seite darf aber nicht übersehen werden, dass *Jesus* – anders als *die Apostel* – auch schon von den ersten *Christen* als „Gottheit" verehrt wurde und der „Heilkunde" sowohl im *Judentum* als auch im *Hellenismus* ein „göttlicher Ursprung" zugesprochen wurde.

1761 Zur Übersetzung und Deutung dieses Zitats vgl. Dörnemann, M., Einer ist Arzt, Christus, in: ZAC 2013, 17,(1), S. 102–124;

1762 S. o. Kap. 3.1.4;

1763 Nach Angaben des Lukasevangeliums übte *Petrus* zum Zeitpunkt seiner Berufung als Apostel den Beruf des Fischers aus. Vgl. Lk 5,1–11;

1764 *Paulus* wird in der Apostelgeschichte (Apg 18, 3) in beruflicher Hinsicht als „Zeltmacher" charakterisiert. Er übte somit einen Beruf aus, dessen Tätigkeitsmerkmale eventuell denen eines Sattlers entsprachen. Vgl.: Riesner, R.: Die Frühzeit des Apostels Paulus. Tübingen 1994. Imhof, P., Bertel, M.: Paulus auf Reisen. Abenteuerliche Entdeckungen auf den Spuren des Apostels. Augsburg 1995. Horn, F. W.: Das Ende des Paulus. Berlin 2000. Suhl, A.: Paulus und seine Briefe Beiträge zur paulinischen Theologie. Stuttgart 2005. Prinz, A.: Der erste Christ. Die Lebensgeschichte des Apostels Paulus. Weinheim 2007. Weiß, W.: Paulus. In: BBKL. Bd. 7, Herzberg 1994, Sp. 45–57.

Im Zusammenhang damit dürfte es ausreichen, darauf hinzuweisen,

- dass nach den Angaben der *Thora* die auch medizinisch relevanten Reinheitsvorschriften des Judentums dem *Moses* auf dem *Sinai* von Gott selbst offenbart worden waren,
- und auch im *Hellenismus* die Heilkunde in einen engen Zusammenhang mit religiösen Riten gepflegt und gelehrt wurde: Als Begründer der Heilkunde galt im Hellenismus *Asclepios* eine Gottheit, die auch als Gründer der berühmten Ärzteschule von *Kos* angesehen wurde, deren „Lehrer" aber wiederum gleichzeitig die Funktion von Priestern eben dieses Heiligtums ausübten.

Vor dem Hintergrund dieser zeitgenössischen Deutungen der Herkunft der Heilkunde ist erklärlich, dass im *NT* auch *Jesus* als „heilkundige Gottheit" angesehen und verehrt wurde, d. h. als „Arzt", während den *Aposteln*, wie das auch im zeitgenössischen Judentum bezüglich der heilkundigen *Essener* geschah, lediglich der Rang von *Therapeuten* zugebilligt wurde.

An das Vorbild der *Essener* für die *Christen* erinnert auch eine Darstellung der Aussendung der Apostel im *Markusevangelium*, welches allgemein als das früheste kanonische Evangelium gilt: Den Aposteln wird bei ihrer „Aussendung" ein Auftreten nahegelegt, das stark an den anspruchslosen Lebensstil der *Essen*er erinnert: Καὶ προσκαλεῖται τοὺς δώδεκα καὶ ἤρξατο αὐτοὺς ἀποστέλλειν δύο δύο καὶ ἐδίδου αὐτοῖς ἐξουσίαν τῶν πνευμάτικων τῶν ἀκαθάρτων. καὶ παρήγγελειν αὐτοῖς, ἵνα μηδὲν αἵρωσιν εἰς ὁδὸν εἰ μὴ ῥάβδον μόνον, μὴ ἄρτον, μὴ πήραν, μὴ εἰς τὴν ζώνην χαλκόν, ἀλλὰ ὑποδεδεμένους σανδάλια, καὶ μὴ ἐνδύσησθε δύο χιτῶνας. - *Et convocat Duodecim et coepit eos mittere binos et dabat illis potestatem in spiritus immundos; et praecepit eis, ne quid tollerent in via nisi virgam tantum: non panem, non peram neque in zona aes, sed ut calcearentur sandaliis et ne induerentur duabus tunicis.*[1765] (Und er rief die Zwölf zusammen und begann diese jeweils zu zweit auszusenden und gab jenen die Macht über unreine Geister; und er schrieb diesen vor, dass sie nichts mitnähmen außer einem Stab: kein Brot, keinen Ranzen und im Gürtel kein Geld, sondern dass sie sich nur mit Sandalen beschuhten und nicht mit zwei Gewändern bekleideten.)

Es mag auf den ersten Blick vielleicht irritieren, dass nach der hier zitierten Stelle des *Markusevangeliums Jesus* den *Aposteln* lediglich eine Vollmacht über „unreine Geister" erteilte. Das darf man aber keineswegs dahin gehend deuten, dass er die *Apostel* damit lediglich den „Exorzismus" habe lehren wollen. Die Angaben auch dieses Evangelisten über die Art und Weise, in der die Apostel den ihnen erteilten Auftrag verwirklichten, lässt keinen Zweifel daran, dass diese sich hierbei auch in Bezug auf andere Leiden der Menschen als „Heiler" betätigten: Καὶ ἐξελθόντες ἐκήρυξαν ἵνα μετανοῶσιν, καὶ δαιμόνια πόλλα ἐξέβαλλον, καὶ ἤλειφον ἐλαίω πόλλους ἀρρώστους καὶ ἐθεράπευον, - *Et exeuntes praedicaverunt, ut paenitentiam agerent; et daemonia multa eiciebant et ungebant oleo multos aegrotos et sanabant*[1766]. (Und indem sie hinauszogen, verkündigten sie, dass sie Reue zeigen sollten; und sie trieben viele Dämonen aus und heilten mit Öl viele Kranke und heilten sie so.)

1765 Vgl. Mk 6, 7–9;
1766 Vgl. Mk 6, 12–13;

Vor allem der Hinweis auf die Verwendung von Öl als Heilmittel[1767] darf als Beleg dafür angesehen werden, dass auch nach dem Zeugnis des *Markusevangeliums* nicht allein Dämonenaustreibungen[1768] zu den von den Aposteln vorgenommenen Heilungen gehörten, sondern auch Krankenheilungen im medizinischen Sinne. Öl galt sowohl im Judentum als auch bei hellenistischen Ärzten als probates Heilmittel, obwohl speziell bei den *Essenern* die Verwendung von Salböl verpönt gewesen zu sein scheint[1769]. Beachtung verdient im Kontext dieser Untersuchung jedoch vor allem, dass nach Angaben des *Markusevangeliums* die Weisungen Jesu über das Gebot von Krankenheilungen weit hinausgingen: ἀσθενοῦντας θεραπεύετε, νεκροὺς ἐγείρετε, - *Infirmos curate, mortuos suscitate,* [1770]. (Heilt Kranke, weckt Tote auf[1771],)

Auch der Apostelgeschichte sind zahlreiche Beispiele dafür zu entnehmen, dass die Apostel und Jünger *Jesu* dieser Weisung auch folgten, und zwar indem sie nach dem Vorbild ihres „Meisters" nicht nur „heilten"[1772], sondern sogar Tote „wieder auferweckten"[1773].

Welche Rückschlüsse lassen sich den oben besprochenen Zitaten des *NT* aber bezüglich des Heilerethos der Christen während unseres Untersuchungszeitraums entnehmen und hinsichtlich der im Kontext dieser Untersuchung besonders interessierenden Frage, ob die Christen unseres Untersuchungszeitraums unter Umständen auch bereit gewesen sein könnten, unheilbaren Kranken auch beim „Sterben" behilflich zu sein? - Zumindest die im *NT Jesus* selbst zugeschriebenen Krankenheilungen[1774], liefern für eine positive Beantwortung dieser Frage keine Anhaltspunkte. Summarische Hinweise auf solche Heilungsgeschichten dürften für Zwecke der Überprüfung dieser These ausreichen, u. a. auf die Heilung eines Aussätzigen[1775], die Heilung der Schwiegermutter des *Petrus*[1776], die Heilung eines Besessenen und Kran-

1767 Zu Öl als Heilmittel in der Antike: Stamatu, M., Öl, in: Leven, K.-H.: Antike Medizin. S. o. Sp. 657 f.;

1768 Zum Begr. „Dämonen" in der Antike: Leven, K.-H., Dämonen, in: Leven, K.-H.: Antike Medizin. S. o. Sp. 206 f.;

1769 S. o. Ios. bell. Iud. II, 3, 123;

1770 Vgl. Mt 10, 8–10;

1771 Mit dem Auftrag, Tote zu erwecken, dürften natürlich keine wirklichen Auferweckungen von von den Toten gemeint sein, allenfalls die Heilungen bereits für tot gehaltener Menschen. Vgl. dazu die bereits erwähnten Erzählungen über die Tochter des Jaïrus (Lk 8, 40–56; Mt. 9, 18–26; Mk. 5, 21–43;) und des jungen Mannes von Naïn (Lk 7, 11–17;); vgl. dazu vor allem Kollmann, B.: Neutestamentliche Wundergeschichten, Stuttgart 2007.

1772 Vgl. dazu Apg 3, 3–8 und die u. in Kap. 3.3.3.4.3 aufgelisteten Beispiele;

1773 Vgl. dazu Kap. 3.3.3.4.4; zur Bestimmung des Todes eines Menschen in der Antike vgl. Van Hooff, A., Tod, in: Leven, K.-H.: Antike Medizin. S. o. Sp. 868–870; auf das Problem von Totenauferweckungen geht Van Hooff allerdings nicht ein.

1774 Zum Begriff Wunderheilungen vgl. Grote, A., Wunderheiler, in: Leven, K.-H.: Antike Medizin. S. o. Sp. 925 f. und Schnalke, Th. Wunderheilung, in: Leven, K.-H.: Antike Medizin. S. o. Sp. 926–928;

1775 Vgl. Mt 8, 1–14; Mk 1, 40–45, Lk 5,12–14; bei der Auswahl der Fälle wurden vorwiegend die von den *Synoptikern* übereinstimmend überlieferten Fälle berücksichtigt, auf die lediglich im *Lukasevamgelium* erwähnten Fälle wird in Kap. 3.3.4 noch gesondert eingegangen.

1776 Vgl. Mt 8, 14–15; Mk 1, 29–31, Lk 4, 38 f;

ken[1777], die Heilung des Besessenen von *Gadara*[1778], die Heilung eines Gelähmten[1779], die Auferweckung der Tochter eines Synagogenvorstehers und die Heilung von dessen kranker Ehefrau[1780], die Heilung von zwei Blinden[1781], die Heilung eines Stummen[1782], die Heilung eines Mannes am Sabbat[1783], Heilungen *Jesu* als Knecht Gottes[1784], Krankenheilungen am See *Genezareth*[1785], die Heilung vieler Kranker[1786], die Heilung eines mondsüchtigen Jungen[1787], und die Heilung des Blinden von *Jericho*[1788].

Berichte über Begegnungen *Jesu* mit Kranken, bei denen jener auf eine Heilung verzichtete oder gar das Sterben des Kranken gleichgültig hinnahm, werden im *NT* nicht überliefert; aber auch bezüglich des Verhaltens der Apostel findet man im *NT* keinerlei Hinweise auf Gleichgültigkeit gegenüber dem Leiden und Sterben Kranker. Es ist vielmehr festzustellen, dass im *NT* kein einziges Beispiel dafür überliefert ist, dass *Jesus* oder die *Apostel*, wenn sie mit Kranken konfrontiert wurden, Sterbende lieber sterben ließen, statt sie zu heilen, oder dass sie einen entsprechender Rat erteilt hätten. Die zahlreichen Erzählungen über Krankenheilungen[1789], selbst am Sabbat[1790], vor allem auch über die Auferweckungen bereits Verstorbener von den Toten[1791], ebenfalls aus Gründen der Barmherzigkeit gegenüber den Angehörigen, lassen den Schluss zu, dass weder religiöse Vorschriften, wie das alttestamentarische Gebot der Sabbatheiligung,[1792] noch der Eintritt und scheinbare Abschluss von Sterbeprozessen, noch die scheinbare Aussichtslosigkeit weiterer therapeutischer Bemühungen wie im Falle des Lazarus[1793], aus der Sicht *Jesu* und der *Apostel* den Verzicht

1777 Vgl. Mt 8, 16–17; Mk 1, 32–34, Lk 4, 40 f;

1778 Vgl. Mt 8, 28–34; Mk 5, 1–17, Lk 8, 26–37 f;

1779 Vgl. Mt 9, 1–8; Mk 2, 1–12, Lk 5, 17–26;

1780 Vgl. Mt 9, 18–26; Mk 5, 21–43, Lk 8, 40–54;

1781 Vgl. Mt 9, 27–31;

1782 Vgl. Mt 9, 32, Lk 11, 4;

1783 Vgl. Mt 12, 9–14; Mk 3, 1–6, Lk 6, 6–11;

1784 Vgl. Mt 12, 15–21; Mk 3, 7–12, Lk 6, 17–19;

1785 Vgl. Mt 14, 34–36; Mk 6, 3–56;

1786 Vgl. Mt 15, 29–30;

1787 Vgl. Mt 17, 14–21; Mk 9, 14–29, Lk 9, 37–42;

1788 Vgl. Mt 20, 29–34; Mk 10, 46–52, Lk 18, 35–36;

1789 Vgl. dazu eine Zusammenstellung aller Heilungs- und Wundergeschichten im NT in: Formen der Wundererzählungen im Neuen Testament - Heilungen, Wiederbelebungen, Dämonenaustreibungen, vorgelegt von Deuß, S. u. a. in: (https://www.uni-due.de/~gev 020/studweb/ schet terer-heilungen3.htm (2006).

1790 Vgl. dazu vor allem: Mt 12, 9–14, Mk 3, 1–6, Lk 6, 6–11, Lk 13, 10–17;

1791 Vgl. die Erzählungen über *die Erweckung des Jünglings von Naïn* (Mt 9, 18–26; Mk 5, 41–43; Lk 7, 11 –17), der Tochter des „Synagogenvorstehers" Jaïrus (Lk 24, 1–13), des *Lazarus* (Joh 11, 1–45;)

1792 Vgl. Gen 1, 5; Ex 20, 8; Dtn 5, 12; vgl. dazu: Robinson, G.: Origins and Development of the Old Testament Sabbath. Indian Society for Promoting Chr. Knowledge (1998[1]), unveränderter Nachdruck 2008. H.-J. Kraus: Gottesdienst in Israel. Grundriß einer Geschichte des alttestamentlichen Gottesdienstes. München 1962[2] (S. 88 ff.). D. C. Timmer: Creation, Tabernacle, and Sabbath. The Sabbath Frame of Exodus 31, 12–17; 35, 1–3 in Exegetical and Theological Perspective. Göttingen 2009.

1793 S. o. Joh 11, 1–45; vgl.: Kremer, J.: Lazarus. Die Geschichte einer Auferstehung. Text, Wirkungsgeschichte und Botschaft von Joh 11,1–46. Stuttgart 1985. Tomberg, V.: Lazarus komm heraus. Vier Schriften. Hrsg. von M. Kriele. Vorwort von R. Spaemann. Basel 1985. H. Rocke: Der reiche Mann

auf die Fortsetzung der Bemühungen um die Rettung des Lebens von Menschen ethisch rechtfertigten.

Viele der o. g. „Wunderheilungen", lassen sich mit heutigem medizinischem Wissen natürlich kaum in Einklang bringen[1794]. Dieser Aspekt der o. e. Heilungs-, Wiederbelebungs- bzw. Auferstehungsgeschichten des *NT* sollte uns aber nicht allzu sehr kümmern. Denn die Beschäftigung damit erfolgte hier ausschließlich in der Absicht, aus der Darstellung derselben durch die Autoren des NT Rückschlüsse auf deren Bild von einem idealen Heiler zu zielen und um davon ausgehend, beurteilen zu können, ob diese Autoren unter bestimmten Voraussetzungen, von einem solchen Heiler auch erwarteten, dass er sein Wissen einsetzte, um durch die Tötung eines Menschen „Sterbehilfe" zu leisten.

Um das einschätzen zu können, reicht es aber aus, zu ermitteln, was die Verfasser des NT von den „Wunderheilungen" Jesu und der Apostel in Anbetracht des Glaubens an die Göttlichkeit Jesu für wahr hielten und dementsprechend als „Tatsachen" überlieferten, wobei davon auszugehen ist, dass diese „Tatsachen" nach dem Willen der Verfasser des NT als „Vorbilder" weitergegeben wurden, gewissermaßen als Verhaltensnormen. Und nicht zuletzt deswegen erscheint es als gerechtfertigt, diese Darstellungen als Ausdruck für die Einschätzung der Autoren zu deuten, dass sie ein von jenen Vorbildern abweichendes Verhalten, wie etwa die Tötung von Kranken durch einen Heiler für unzulässig hielten.

In diesem Zusammenhang wird daran erinnert, dass wir auch die oben zitierten Äußerungen von zeitgenössischen Schriftstellern, *Plinius d. Ä.*, *Martial* und *Juvenal*, über Ärzte keiner besonderen Glaubwürdigkeitsüberprüfung unterzogen, sondern als Ausdruck im Untersuchungszeitraum verbreiteter „Vorurteile" über Ärzte einfach „stehen gelassen" haben. Dementsprechend ist auch der „Glaube" der Verfasser des NT an die Fähigkeiten frühchristlicher Heiler und an die Lauterkeit von deren Ethos als eine historische Tatsache zu bewerten, welche ein Historiker nicht weniger ernst nehmen sollte, als den Befund, dass zeitgenössische römische Literaten wie *Plinius d. Ä.*, *Martial* und *Juvenal* Ärzten eine Beteiligung an der Tötung von Menschen zutrauten.

Und damit scheint auch bezogen auf die Beurteilung des berufsmäßigen Handelns von Ärzten der frühen römischen Kaiserzeit durch zeitgenössische Schriftsteller die Zeit für ein Fazit gekommen zu sein.

---

und Lazarus. Pforzheim 1988. M. Schumacher: Ärzte mit der Zunge. Leckende Hunde in der europäischen Literatur. Von der patristischen Exegese des Lazarus-Gleichnisses (Lk 16) bis zum 'Romanzero' Heinrich Heines. Bielefeld 2003.

1794 Zur medizingeschichtlichen „Substanz" der Berichte über Wunderheilungen im *NT* vgl. Kollmann, B.: Jesus und die Christen als Wundertäter. Göttingen 1996. Neutestamentliche Wundergeschichten. Biblisch-Theologische Zugänge und Impulse für die Praxis, Stuttgart 2011³, Totenerweckungen in der Bibel – Ausdruck von Protest und Zeichen der Hoffnung, in: M. Ebner/E. Zenger (Hg.), Leben trotz Tod Neukirchen-Vluyn 2005, 121–141;

3.1.5 Fazit

Prima vista ergibt sich dazu ein recht uneinheitliches Bild. Bei genauerem Hinschauen erweisen sich diese Unterschiede aber als weniger gravierend, - nämlich wenn man auch die Herkunft der Autoren berücksichtigt sowie die soziale Stellung von Ärzten und Heilern, deren Verhalten sie jeweils beschrieben bzw. charakterisierten.

Plinius d. Ä., *Martial* und *Juvenal* wuchsen in Italien und in den westlichen Provinzen des Reiches auf, wo man Griechen, auch griechische Ärzte, als Fremde betrachtete und anfeindete und beneidete, vor allem dann, wenn sie in *Rom* materiell und gesellschaftlich erfolgreich waren, - während *Philo v. Alexandrien, Flavius Josephus* und die Verfasser des *NT* im hellenistischen Osten des Reiches lebten, wo Vorurteile und Neid gegenüber „Griechen" natürlich unbekannt waren, zumal diese Autoren in ihren Werken nicht das Handeln von hochbezahlten „Modeärzten" beschreiben, sondern von „Heilern", die für ihre Leistungen auf Honorare weitgehend verzichteten.

Anders ausgedrückt: *Plinius d. Ä.*, *Martial* und *Juvenal* entwerfen satirisch überzeichnete Zerrbilder, *Philo v. Alexandrien, Flavius Josephus* und die Verfasser des *NT* hingegen gestalten z. T. hagiographisch überhöhte Idealbilder von Ärzten ihrer Zeit. Weder die einen noch die anderen beschreiben die Wirklichkeit. Bei dem Versuch, der Wirklichkeit näher zu kommen, erscheint es aber als legitim, aus dem Zerrbild der römischen Schriftsteller abzuleiten, dass griechische Ärzte in Rom die ihnen geltenden Vorurteile kannten und schon allein deswegen ein lebhaftes, auch ökonomisch zu erklärendes Interesse daran hatten, diese nicht durch ihr eigenes Verhalten auch noch zu bestätigen. Um die historische Wirklichkeit selbst genauer kennen zu lernen, wollen wir uns im Folgenden zunächst mit den rechtlichen Rahmenbedingungen von Ärzten und anderen Heilern im Untersuchungszeitraum beschäftigen.

3.2. Das Risiko der Verwicklung von Ärzten in Strafprozesse

Jeder Arzt, der heute innerhalb der territorialen und rechtlichen Zuständigkeit deutscher Strafverfolgungsbehörden und Gerichte durch sein berufsmäßiges Handeln zur Tötung eines Menschen beiträgt oder durch die bewusste bzw. fahrlässige Unterlassung von Maßnahmen, die nach dem gegenwärtigen Stand medizinischen Wissens im Interesse der Erhaltung des Lebens eines Patienten erforderlich wären, dessen Tod verursacht, muss damit rechnen, dass er deswegen strafrechtlich belangt wird. Die wichtigste Rechtsgrundlage für die Strafverfolgung von Tötungsdelikten im Zuständigkeitsbereich deutscher Strafverfolgungsbehörden und Gerichte bildet das am 1. 01. 1872 in Kraft getretene, im Laufe der Zeit öfter novellierte „Strafgesetzbuch"[1795].

Als „*Tötungsdelikte im engeren Sinne*" gelten nach den Straftatbestandsbeschreibungen des Strafgesetzbuchs in seiner augenblicklich in Deutschland geltenden Form vor allem gegen bereits geborenes menschliches Leben gerichtete Handlungen, im Einzelnen Mord § 211 StGB, Totschlag § 212 StGB, Tötung auf Verlangen § 216 StGB,

1795 Vgl. dazu: Fischer, Th.: Strafgesetzbuch und Nebengesetze, München 2008[55];

sowie die fahrlässige Tötung § 222 StGB. Die in diesen Paragraphen des Strafgesetzbuchs enthaltenen Strafandrohungen richten sich nach dem u. a. in Art. 3 des Grundgesetzes verankerten Gleichheitsgrundsatz gegebenenfalls selbstverständlich auch gegen Ärzte.

Da die meisten Tötungsdelikte im deutschen Strafrecht als „*Verbrechen*" eingestuft werden, ist auch das Risiko von Ärzten im Falle von Verstößen in Strafverfahren verwickelt zu werden, als sehr hoch zu veranschlagen, da „Verbrechen" als sog. *Offizialdelikte* eingestuft werden, d. h. als Straftaten, bei denen die zuständigen Strafverfolgungsbehörden gesetzlich verpflichtet sind, zu ermitteln, sobald sie Kenntnis von dem Verdacht einer solchen Straftat erhalten haben, und im Falle eines hinreichenden Tatverdachtes auch vor den zuständigen Gerichten Anklage zu erheben, unabhängig davon, dass eine entsprechende Anzeige gegen den mutmaßlichen Delinquenten erstattet worden ist oder nicht[1796].

Von den o. e. *Tötungsdelikten im engeren Sinne* werden Tötungsdelikte im weiteren Sinne unterschieden. Dazu gehören u. a. strafbare *Schwangerschaftsabbrüche* § 218 StGB, *Körperverletzung mit Todesfolge*, § 227 StGB, *Gemeingefährliche Vergiftung mit Todesfolge*, § 314 Abs. 2, § 308 Abs. 3 StGB und *Schwere Gefährdung durch Giftfreisetzung mit Todesfolge*, § 330 a Abs. 2 StGB. Auch von den Strafandrohungen wegen solcher Delikte sind Ärzte ggf. aufgrund des o. g. Gleichheitsgrundsatzes heute nicht ausgenommen.

Als strafrechtlich besonders heikel gilt heute die Rolle von Ärzten als mögliche Helfer im Zusammenhang von Selbsttötungen: Einerseits gilt, dass wegen der Straffreiheit von Selbsttötungen, auch von gescheiterten Selbsttötungsversuchen, logischerweise auch die *Teilnahme* Dritter daran, d. h. die *Beihilfe* oder sogar die *Anstiftung* dazu *grundsätzlich straffrei* sind. Andererseits ist aber zu berücksichtigen, dass *die Anstiftung eines Schuldunfähigen* oder *die Anstiftung mittels Betruges oder Täuschung zur Tötung* – d. h. die Anstiftung von Kindern oder von dementiellen Patienten – mittelbare Täterschaft (§ 25 Abs. 1, 2. Alt. StGB) als eigenständiges Tötungsdelikt strafrechtlich geahndet werden kann und dass sowohl Ärzte als auch Angehörige Suizidaler wegen ihrer sog. Garantenstellung nach geltendem Recht verpflichtet sind, eine Selbsttötung zu verhindern, und im Falle der Ignorierung dieser Verpflichtung wegen Unterlassung eines solchen Eingreifens gerichtlich bestraft werden können. Der Helfer eines Suizidalen kann außerdem auch wegen unterlassener Hilfeleistung nach § 323 c StGB bestraft werden, da ein Suizidversuch nach § 323 c StGB einen „Unglücksfall" darstellt.

Weil die o. g. Strafrechtsbestimmungen über das „*preußische Strafgesetzbuch*" von 1851, teils über den „*code penal*" (1810) Napoleons, teils über die *Reichshalsgerichtsordnung Karls d. V.* und verschiedene spätmittelalterlichen Rechtsbücher an das letztmalig im *corpus iuris Justinians* zusammengefasste Strafrecht des antiken Rom anknüpfen[1797], ist davon auszugehen, dass es auch in der frühen römischen Kaiserzeit

1796 Vgl. dazu: Fischer, Th.: Strafgesetzbuch und Nebengesetze, München 2008[55], vor § 77 Rn. 2.

1797 Zur Geschichte des modernen Strafrechts liefert einen kurzen, aber für unsere Zwecke ausreichenden Überblick: Model/Creifels Lichtenberger: Staatsbürger-Taschen-Buch, München 1996[26] S. 607.

Strafrechtsbestimmungen gab, die ähnlich wie das o. z. deutsche Strafgesetzbuch von 1872, die Beihilfe von Ärzten zu Tötungen und Selbsttötungen von Menschen unter Strafe stellte und zur Folge hatten, dass entsprechende Verstöße gegebenenfalls auch gerichtlich geahndet wurden.

3.2.1 *Die lex Cornelia de sicariis et veneficiis*

Wie in allen staatlich geordneten Gesellschaften galt auch in der antiken römischen Gesellschaft die Tötung eines Menschen grundsätzlich als ein Kapitalverbrechen, dessen Ahndung der Zuständigkeit der privaten Rache von Angehörigen der Opfer entzogen und öffentlichen Gerichten überantwortet wurde. Unklar ist jedoch, von welchem Zeitpunkt an sich in Rom staatliche Gerichte um die juristische Aufarbeitung von Tötungsdelikten kümmerten, und – vor allem in der Anfangsphase der staatlich organisierten Rechtspflege – nach welchen Regeln sie dabei vorgingen. Es muss damit gerechnet werden, dass der Prozess der Herausbildung einer staatlich organisierten Justiz bereits in der Königszeit begann, da ein gemeinsames Handeln des „*populus Romanus*" gegenüber auswärtigen Gegnern nur dann möglich war, wenn innere Konflikte friedlich geregelt wurden, und zwar auf der Grundlage allgemein anerkannter gesetzlicher Regeln und unter dem Vorsitz anerkannter Sachwalter des staatlichen Gewaltmonopols, zunächst der Könige, später der republikanischen Magistrate.

Als die früheste namentlich bekannte gesetzliche Grundlage für die Durchführung von Strafprozessen im antiken Rom gilt das sog. *Zwölftafelgesetz*, das die für die Justiz zuständigen Amtsträger zur strikten Einhaltung des Prinzips „*nulla poena sine lege*" verpflichtete und für die Ahndung verschiedenster Straftaten die Organisation von Gerichtshöfen vorsah, deren Zuständigkeit sich Beschuldigte kaum noch ohne schwerwiegende persönliche Nachteile entziehen konnten[1798]. Die *Lex duodecim tabularum*, vor allem die Tafeln IX und XII, enthielten auch strafrechtliche Bestimmungen, die Tötungsdelikte unter Strafe stellten. Gerade über den Inhalt der letzteren ist aber nur wenig bekannt, da diese infolge von Neuregelungen in späterer Zeit obsolet wurden und in der juristischen Literatur nicht mehr zitiert wurden.

Die administrative Zuständigkeit für die Organisation und Durchführung von Strafprozessen scheint zunächst in der Zuständigkeit der Könige, nach deren Vertreibung aber in den Händen von zwei Oberbeamten gelegen zu haben, die zunächst die Amtsbezeichnung „*praetores*" trugen, aber später „*consules*" genannt wurden[1799]. Im

1798 Tab. I, 1.: – SI IN IUS VOCAT, ITO. NI IT, ANTESTAMINO: IGITUR EM CAPITO (Porph., ad Hor. Sat., 1, 9, 76; Cic., de leg. 2, 4, 9; Gell. 20, 1, 25; Auct. Her. 2, 13, 19; Fest. P. 76, 105; Vgl. Bruns, C. G.: Fontes iuris Romani antiqui, I, Tübingen, 1909, pp. 15-40; auch Riccobono, S.: Fontes iuris Romani antejustiniani, I, Firenze, 1941, pp. 21–75; Girard, P. F. & Senn, F.: Les lois des Romains, Napoli, 1977, pp. 22–73; Crawford, M. H.: Roman Statutes, II, London, 1996, pp. 555–721, n. 4.

1799 Vgl. Bengtson, H.: Römische Geschichte … s. o. S. 54 f..

Gefolge der *Leges Liciniae Sextiae* des Jahres 367[1800] wurde die Zuständigkeit für die Rechtsprechung aber dem „*praetor urbanus*" zugewiesen[1801].

Über den weiteren Verlauf der Entwicklung der römischen Justiz und ihrer gesetzlichen Grundlagen, bis in die Zeit *Sullas*, liegen nur wenig genaue Erkenntnisse vor. Aber dennoch wird man davon ausgehen dürfen, dass die Zunahme von Gewalt im Rahmen der Auseinandersetzungen über die Reformen der Gracchen sowie der Bürgerkriege zwischen den „Optimaten" und „Popularen", vor allem unter der Führung *Sullas* und des *Marius* auch das Funktionieren der ordentlichen Strafgerichtsbarkeit stark beeinträchtigte, der Bürgerkriegssieg *Sullas* führte zu sog. Proskriptionen, aufgrund deren rund 40 Senatoren, 1600 Angehörige des Ritterstandes und zahlreiche andere Bürger ohne ordentliche Gerichtsverfahren ihr Leben verloren haben sollen[1802].

Allerdings ist mit dem Namen *Sullas* auch eine umfassenden Neuordnung der römischen Rechtsprechung verknüpft. Die Volksversammlung übertrug *Sulla* gegen Ende de Jahres 82 v. Chr. den Titel und die Funktionen eines *dictator legibus scribundis et rei publicae constituendae.*[1803] Zu den maßgeblich von *Sulla* initiierten Gesetzen zur Neuregelung der Justiz gehörte auch ein Gesetz über die Strafverfolgung von Tötungsdelikten, die *Lex Cornelia de sicariis et veneficis* (81)[1804]

Diese Gesetze enthielten nicht nur Definitionen der jeweils zu bestrafenden „Tatbestände", sondern auch Vorschriften über die Organisation der für deren Ahndung zuständigen Gerichtshöfe. An die Stelle der vorher in der Regel von Fall zu Fall zu konstituierenden Gerichtshöfe, schrieb die von *Sulla* initiierte Reform der Justiz die Schaffung sog. *quaestiones perpetuae* vor, nach dem Vorbild der bereits seit 149 v. Chr. bestehenden *quaestio repetundarum*, der *quaestiones ambitus, peculatus, maiestatis, de falsis, iniuriarum* und *inter sicarios et veneficii*[1805].

Anders als die strafrechtlichen Bestimmungen des *Zwölftafelgesetzes* sollten sich die strafrechtlichen Gesetze der Zeit *Sullas*, wie die zahlreichen überlieferten Zitate und Kommentare aus späterer Zeit belegen, als langlebig erweisen und dienten selbst noch in der Zeit *Justinians* als wichtige gesetzliche Grundlagen der römischen Kriminaljustiz. Das gilt nicht zuletzt für die *Lex Cornelia de sicariis et veneficis,* deren Inhalt im Wesentlichen aber nur aus späteren Zitaten und Kommentaren bekannt ist.

1800 Vgl. Liv. VI, 34–35; dazu v. Fritz, K., in Historia 1 (1950) S. 3 ff; Meyer, E.: Römischer Staat und Staatsgedanke (1961) S. 73 ff..

1801 Vgl. Bengtson, H.: Römische Geschichte. S. o. S. 59.

1802 Vgl. Vell. II, 28; Oros. V, 21; App. b. c. I,440 ff.; Plut. Sull. 31;

1803 Vgl. Bengtson, H., Römische Geschichte. S. o. S. 188–189;

1804 Vgl. Digesta, XLVIII, 8, Bruns, C. G., Fontes iuris Romani antiqui, I, Tübingen, 1909, p. 92, n. 13. Crawford, M. H., et al., Roman Statutes, II, London, 1996, pp. 749–753, n. 50;

1805 Vgl. Vgl. Bengtson, H.: Römische Geschichte. S. o. S. 190;

3.2.2. Die Straftatbestandsdefinition der lex Cornelia de sicariis et veneficiis

Die umfassendste Beschreibung der in dem Gesetz erwähnten Tötungsmittel und Tatbestände verdanken wir den *Institutiones* Justinians:...*lex Cornelia de sicariis, quae homicidas ultore ferro persequitur vel eos, qui hominis occidendi causa cum telo ambulant. telum autem, ut Gaius noster in interpretatione legis duodecim tabularum scriptum reliquit, vulgo quidem id appellatur quod ab arcu mittitur, sed et omne significatur quod manu cuiusdam mittitur: sequitur ergo ut et lapis et lig-num et ferrum hoc nomine contineatur. dictumque ab eo quod in longinquum mittitur, a Graeca voce figuratum, ἀπὸ τοῦ τηλοῦ: et hanc significationem invenire possumus et in Graeco nomine: nam quod nos telum appellamus,illi βέλος appellant ἀπὸ τοῦ* βάλλεσθαι. *admonet nos Xenophon; nam ita scripsit: καὶ τὰ βέλη ὁμοῦ ἐφέρετο, λόγχαι, τοξεύματα, σφενδόναι, πλεῖστοι δὲ χαὶ λίθοι [id est: et tela simul mittebantur, hastae, sagittae, fundae, permulti et lapides.] sicarii autem appellantur a sica, quod significat ferreum cultrum. eadem lege et venefici capite damnantur, qui artibus odiosis, tam venenis quam susurris magicis homines occiderunt vel mala medicamenta publice vendiderunt.*[1806](Das cornelische Gesetz über die Mörder ist eines, welches Menschenmörder mit dem Richtschwert rächt oder diejenigen, die um einen Menschen töten, mit einer Waffe einhergehen. Als Waffe aber wird, wie unser *Gaius*[1807] in einer Deutung des Zwölftafelgesetzes geschrieben hinterlassen hat, im Allgemeinen das bezeichnet, was von einem Bogen abgeschickt wird, aber auch alles gekennzeichnet, was von der Hand eines gewissen [Menschen] geschleudert wird: daraus folgt also, dass auch ein Stein und ein Stück Holz und Eisen von diesem Begriff erfasst wird, und von dem bezeichnet wird, dass es in die Weite geschleudert wird, nach dem griechischen Begriff „von weitem" gestaltet: und diese Bezeichnung können wir auch in der griechischen Bezeichnung finden und in dem griechischen Begriff für das, was wir als „Waffe" bezeichnen, jene nennen es *βέλος* (Wurfgeschoss) *ἀπὸ τοῦ βά λλεσ θαι* (von Werfen). Daran erinnert uns Xenophon[1808]; denn er schreibt Folgendes: *καὶ τὰ βέλη ὁμοῦ ἐφέρετο, λόγχαι, τοξεύματα, σφενδόναι, πλεῖστοι δὲ χαὶ λίθοι* (d. h.: auch Geschosse wurden zugleich geschleudert, Lanzen, Pfeile, Schleuderkugeln und in großer Zahl auch Steine.) Als *sicarii*[1809] werden die Täter aber bezeichnet nach der *sica* (Sichel), einem Wort, das ein eisernes Messer be

1806 Vgl. Iustiniani Institutiones, IV, 18 (Krueger, Berlin, 1954);

1807 *Gaius*, ein häufig zitierter Jurist, der zwischen 130 und 180 n. Chr. u. a. das Zwölftafelgesetz kommentierte. Vgl. Mayer-Maly, T.: Gaius, in: KlP, Bd. 2. S. 660–662; Giaro, T.: Gaius. In: DNP, Bd. 4, Stuttgart 1998, Sp. 737 f.; Die o. z. Textstelle ist ein wichtiger Beleg dafür, dass die Bestimmungen der *lex Cornelia de sicariis et veneficiis* in ähnlicher Form bereits im *Zwölftafelgesetz* vorgebildet waren, aber zur Zeit *Sullas* umfassend novelliert wurden, so dass sich z. B. *Cicero* in seinen Gerichtsreden in der Regel nicht mehr auf das Zwölftafelrecht, sondern auf das Gesetz *Sullas* bezieht.

1808 Vermutlich der Schriftsteller *Xenophon*, Ξενοφῶν; *zwischen 430 und 425 v. Chr. in *Athen*; †nach 355 v. Chr. in *Korinth*; vgl. Döring, K.: Xenophon. In: Flashar, H.: Grundriss der Geschichte der Philosophie. Die Philosophie der Antike, Bd. 2/1, Basel 1998, S. 182-200, hier: S. 183 u. 185. Vgl. Grote, A., Xenophon v. Athen, in: K.-H.: Antike Medizin. S. o. Sp. 926–928;

1809 Der Begriff *sicarius* ist vor allem als Bezeichnung einer mit gewalttätigen Mitteln gegen die Römerherrschaft in *Palästina* operierenden Widerstandsgruppe bekannt. Vgl. dazu: Hengel, M.: Die Zeloten. Untersuchungen zur jüdischen Freiheitsbewegung in der Zeit von Herodes I. bis 70 n. Chr., Leiden/Köln 1976², S. 47–54. Chr.

zeichnet. Nach demselben Gesetz werden auch Giftmischer zum Tode verurteilt, die mit gehässigen Künsten, so mit Giften wie mit Zaubergemurmel, Menschen getötet haben oder bösartige Heilmittel öffentlich verkauft haben.)

Nach den im *corpus iuris Justinians* zitierten Angaben umschrieben das *Zwölftafelgesetz* und die *lex Cornelia de sicariis et veneficiis* Straftatbestände von zwei Tätergruppen, nämlich die der bereits im Titel des Sullanischen Gesetzes benannten *sicarii*, die ihre Opfer mittelst eines Dolches oder anderer „Waffen“ töteten, und der *veneficii*, die zur Tötung ihrer Opfer *mala medicamenta* einsetzten, d. h. Substanzen, die – in einer bestimmten Dosierung – toxisch wirkten bzw. wirken sollten, wobei nach dem Dafürhalten der Gesetzgeber auch *susurris magicis*[1810], d. h. dem Gebrauch von Zauberformeln, tödliche Wirkungen unterstellt wurden, die es gegebenenfalls auch strafrechtlich zu ahnden galt.

Zu beachten ist, dass sich das in dem *cornelischen Gesetz* ausgesprochene Verdikt über die Tötung von Menschen nicht nur auf die Tötung mittelst Waffen bezog, sondern auch auf toxische Substanzen. Denn es liegt auf der Hand, dass sich der strafrechtlich relevante Vorwurf der „Giftmischerei“ im Prinzip auch gegen Ärzte richten konnte, soweit sich die letzteren zur „*Behandlung*“ ihrer Patienten auch pharmakologischer Mittel bedienten und deren Einsatz dann den Tod eines „Patienten“ auslöste. Ein gewisser Schutz erwuchs Ärzten – wie auch allen anderen Beschuldigten - hierbei allerdings daraus, dass auch bei Tötungsdelikten nach antikem römischen Recht – anders als im modernen Strafprozessrecht – Strafprozesse nicht „automatisch“ zustande kamen[1811], sondern nur dann, wenn sich auch jemand bereitfand, der eine entsprechende Anklage begründete, den zuständigen Gerichtsmagistraten, in der Regel einen *Prätor*, von der Schuld eines mutmaßlichen Delinquenten überzeugte und dazu veranlasste, ein entsprechendes Verfahren vor dem dafür zuständigen Gerichtshof auch einzuleiten[1812].

Nicht unwesentlich vergrößert wurde das dadurch bedingte Risiko – auch von Ärzten – wegen Tötungsdelikten in Strafprozesse verwickelt zu werden aber durch die von der altrömischen „Strafprozessordnung“ den Gerichtsmagistraten eingeräumten Entscheidungsspielräume sowohl hinsichtlich der Eröffnung von Strafprozessen als auch hinsichtlich der Verhandlungsführung sowie durch das Prinzip des Parteienprozesses, das den „privaten“ Anklägern vielfältige Möglichkeiten bot, durch Korruption, durch falsche Zeugen und gefälschte Indizien bei den durch geschworene Laien besetzten Gerichtshöfen Verurteilungen auch zu Unrecht beschuldigter Angeklagter zu erwirken.

1810 Vgl. dazu die unter *Tiberius* im Zusammenhang des Todes des *Germanicus* gegenüber der „Giftmischerin“ *Martina* erhobenen Vorwürfe; (Vgl. Tab. Tab. I, 5–7;)

1811 S. o. die Ausführungen zu der Vorgehensweise von Strafverfolgungsbehörden bei sog. *Offizialdelikten*;

1812 Vgl. Liebs, D.: Römisches Recht. Ein Studienbuch. Göttingen 2004[6]. Kunkel, W./Schermaier, M.: Römische Rechtsgeschichte. Köln u. a. 2001[13]. Grundsätzlich besaß ein römischer Strafprozess Ähnlichkeiten mit einem modernen Zivilprozess, der als sog. „*Parteienprozess*“ geführt wird, in welchem es allein den streitenden Parteien obliegt, das „neutrale“ staatliche Gericht von der Rechtsgültigkeit der jeweils verfochtenen Ziele zu überzeugen.

Eingeschränkt wurde das Risiko von nach der *lex Cornelia de sicariis et veneficiis* Angeklagten, zu Unrecht verurteilt zu werden, allerdings dadurch, dass nach den *Digesten* die Beschreibung der Straftatbestandsmerkmale für Tötungsdelikte nicht allein auf den Kreis solcher Personen anzuwenden war, welche die Tötung eines Menschen persönlich bewerkstelligt oder durch Dritte hatten ausführen lassen, sondern auch auf Personen, die als Beteiligte eines solchen Prozesses willkürlich die Verurteilung „unschuldiger" Angeklagter herbeigeführt hatten: *Lege Cornelia de sicariis et veneficiis tenetur, qui hominem occiderit: cuiusve dolo malo incendium factum erit: quive hominis occidendi furtive faciendi causa cum telo ambulaverit: quive, cum magistratus esset publicove iudicio praeesset, operam dedisset, quo quisfalsum iudicium profiteretur, ut quis innocens conveniretur condemnaretur.*[1813](Durch das *cornelischen Gesetz* über Mörder und Giftmischer wird erfasst, der einen Menschen getötet hat: oder durch dessen böse List ein Verderben entstanden ist: oder der um einen Menschen zu töten oder um einen Diebstahl zu begehen, mit einer Waffe einhergegangen ist: oder der, wenn er ein Amtsträger war oder einem öffentlichen Gerichtsverfahren vorsaß, sich Mühe gegeben hat, damit jemand ein falsches Zeugnis abgab, damit ein Unschuldiger bedrängt und verurteilt wird.)

Selbst der „*Vorsitzende*" eines Gerichtshofs, der durch seine Art der Prozessführung schuldhaft die Verurteilung Unschuldiger herbeiführte, machte sich nach Auffassung römischer Juristen eines Tötungsdelikts im Sinne des *Cornelischen Gesetzes* schuldig. Die nach der *lex Cornelia de sicariis et veneficiis* zu richtenden Täterkreise werden in den *Digesten* an anderer Stelle auch folgendermaßen beschrieben: *Praeterea tenetur, qui hominis necandi causa venenum confecerit dederit: quive falsum testimonium dolo malo dixerit, quo quis publico iudicio rei capitalis damnaretur: quive magistratus iudexve quaestionis ob capitalem causam pecuniam acceperit ut publica lege reus fieret.*[1814] (Außerdem wird [von dem Gesetz] erfasst, der um einen Menschen zu töten Gift hergestellt und gegeben hat: und der ein falsches Zeugnis in böser Absicht abgegeben hat, damit jemand in einem öffentlichen Gerichtsverfahren wegen eines todeswürdigen Verbrechens verurteilt werde: und wer als Amtsträger oder Richter einer Untersuchung Geld genommen hat, damit jemand nach dem öffentlichen Gesetz Angeklagter werde.)

Besondere Aufmerksamkeit verdient, dass nach der hier zitierten Einschätzung kaiserzeitlicher Juristen auch Beteiligte an Strafprozessen gemäß den Vorschriften der *lex Cornelia de sicariis et veneficiis* unter Anklage gestellt und verurteilt werden konnten, sowohl Zeugen, die durch böswillige Falschaussagen die Verurteilung im strafrechtlichen Sinne Unschuldiger herbeigeführt hatten, als auch Richter, d. h. der Vorsitzende sowie die Geschworenen, falls sie sich aufgrund von Bestechlichkeit dazu verleiten ließen, einen Angeklagten zu verurteilen, damit er getötet werde.

Selbst bei den mutmaßlichen Tätern in einem Prozess wegen eines Tötungsdelikts – in dem obigen Zitat wird als Täter jemand charakterisiert, der Gift hergestellt oder weitergegeben hat – war nach Auffassung römischer Juristen nur dann eine Verurtei-

---

1813 Vgl. Digesta, XLVIII, 8;

1814 S. o. Digesta, XLVIII, 8;

lung zu rechtfertigen, wenn diesen eine Tötungsabsicht (*qui hominis necandi causa venenum confecerit dederit)* nachgewiesen werden konnte. Diese Vorschrift schränkte die Möglichkeit einer Verurteilung – auch von Ärzten – auf den Fall ein, dass ihnen eine Tötungsabsicht nachgewiesen werden konnte. Übersetzt in die Sprache des heute in Deutschland gültigen *Strafgesetzbuches* bedeutet das, dass Angeklagte nur dann verurteilt werden konnten, wenn ihnen eine „absichtliche Tötung" nachgewiesen werden konnte, wie sie in den Straftatbestandsbeschreibungen für *Totschlag, Mord* und *Tötung auf Verlangen*[1815] postuliert wird.

Speziell auf den im modernen Strafrecht als *Tötung auf Verlangen* definierten Straftatbestand spielt auch noch eine andere Formulierung der Digesten an: *Et qui hominem occiderit, punitur non habita differentia, cuius condicionis hominem interemit.*[1816]"(Und der einen Menschen getötet hat, wird bestraft, ohne dass ein Unterschied gemacht wird, wegen welcher Übereinkunft er getötet hat.)

Nach dieser Deutung der *lex Cornelia de sicariis et veneficiis* hätte sich also auch schon in der römischen Antike jemand strafbar gemacht, der aufgrund bestimmter Vereinbarungen, unabhängig davon, mit wem, d. h. also auch mit dem Tötungsopfer, dessen Tod absichtlich herbeiführte. Es ist offenkundig, dass nach dieser Deutung des Gesetzes dessen Strafrechtsbestimmungen gegebenenfalls auch auf Ärzte hätten angewendet werden können, die sich bereit erklärten zu Fremd- und Selbsttötung von Menschen *Beihilfe* zu leisten, wobei nach Auffassung der römischen Rechtskommentatoren aber auch in solchen Fällen für eine Verurteilung des Täters dem Nachweis der Tötungsabsicht eine größere Bedeutung beizumessen war als dem „Erfolg" seiner Bemühungen.

Zur Verdeutlichung dieses Standpunktes wird in den *Digesten* ein *Reskript* Kaiser *Hadrians*[1817] zitiert, in welchem letzterer dekretierte: *Divus Hadrianus rescripsit eum, qui hominem occidit, si non occidendi animo hoc admisit, absolvi posse, et qui hominem non occidit, sed vulneravit, ut occidat, pro homicida damnandum.*[1818] (Der vergöttlichte Hadrianus gab den Bescheid, dass der, der einen Menschen getötet hat, wenn er sich dies nicht in der Absicht zu töten zuschuldekommen ließ [fahrlässige Tötung ?], frei gesprochen werden könne, und der einen Menschen nicht getötet, aber verwundet hat, damit er ihn töte, [versuchte Tötung] als Mörder zu verurteilen sei:)

Nach dieser Deutung entschied somit nicht so sehr das – gegebenenfalls tödliche – Ergebnis bestimmter Handlungen darüber, ob der „Täter" nach dem Gesetz zu bestrafen sei, sondern in erster Linie die Absicht, in welcher das Opfer verletzt wurde. Auch diese Deutung des Gesetzes hätte sich auf Ärzte anwenden lassen und vor einem antiken römischen Gericht zu einem Freispruch hätte führen müssen, soweit diese bei der Behandlung ihrer Patienten Methoden anwandten, die tatsächlich deren

1815 S. o. Totschlag § 212 StGB, Mord § 211 StGB, Tötung auf Verlangen § 216 StGB;

1816 S. o. Digesta, XLVIII, 8;

1817 *Imperator Caesar Traianus Hadrianus Augustus*; *24. 01. 76 in *Italica* (heute: *Sevilla*) oder in *Rom*; † 10. 07. 138 in *Baiae*, Kaiser von 117 n. Chr. bis zu seinem Tod. Vgl. Hanslik, R., Hadrianus 1, in KIP, Bd. 2, Sp. 907 – Sp. 911.

1818 S. o. Digesta, XLVIII, 8;

Tod zur Folge hatten, aber den Ärzten nach heutiger Terminologie allenfalls „Fahrlässigkeit"[1819], also keine Tötungsabsicht vorzuwerfen bzw. nachzuweisen gewesen wäre.

Kaum eine Chance auf einen Freispruch hätten jedoch solche Ärzte gehabt, gegenüber denen der Vorwurf erhoben wurde, Menschen durch Gift getötet zu haben, obwohl von namhaften Juristen auch die Strafbarkeit der tatsächlichen Vergiftung eines Menschen prinzipiell an den Nachweis der Tötungsabsicht beim Täter gebunden wurde. Auch *Ulpian*[1820], ein Kommentator der *lex Cornelia de sicariis et veneficiis* aus der Severerzeit, stellte in Übereinstimmung mit dem o. z. Wortlaut des *corpus iuris* fest: *Eiusdem legis corneliae de sicariis et veneficiis capite quinto, qui venenum necandi hominis causa fecerit vel vendiderit vel habuerit, plectitur.*[1821] (Nach dem fünften Kapitel desselben Cornelischen Gesetzes über Mörder und Giftmischer wird bestraft, wer um einen Menschen zu töten Gift hergestellt oder verkauft oder besessen hat.)

Auch nach der Auffassung *Ulpians* ist die Herstellung, der Verkauf und der Besitz von „Gift" nur dann strafbar, wenn dem Hersteller, Verkäufer, oder Besitzer des Toxins, – das aber heißt u. U. auch einem Arzt – eine Tötungsabsicht nachgewiesen werden kann. Im Anschluss an diese allgemeine Tatbestandsumschreibung eines „Giftmordes" erläutert *Ulpian* den Begriff „Gift" aber so, dass ein Arzt, der bestimmte pharmakologische Mittel einsetzte, um Patienten zu behandeln und dadurch deren Tod herbeiführte, gegebenenfalls kaum noch eine Chance gehabt hätte, einer Verurteilung nach der *lex Cornelia de sicariis et veneficiis* zu entgehen.

Zunächst liefert *Ulpian* für den Begriff *venenum* noch eine vergleichsweise harmlose Definition: *1. Eiusdem legis poena adficitur, qui in publicum mala medicamenta vendiderit vel hominis necandi causa habuerit.*[1822] (Gemäß desselben Gesetzes wird bestraft, wer öffentlich schlechte Heilmittel verkauft hat oder um einen Menschen zu töten besessen hat.)

Auch in diesem Zitat wird die Strafbarkeit des „öffentlichen" Verkaufs oder Besitzes von toxischen Substanzen an die Bedingung einer im Falle eines Strafprozesses nachzuweisenden Tötungsabsicht des Verkäufers oder Besitzers des Toxins geknüpft. Aus der Sicht von Ärzten war aber bedenklich, dass der Kommentator des Gesetzes zur Erläuterung des Begriffs *venenum* den Begriff *malum medicamentum* verwendet, einen Begriff, welcher auf eine ganz bestimmte Tätergruppe hinweist, nämlich auf „*Apotheker*" und *Ärzte*, die sich zu Heilungszwecken berufsmäßig sog. *medicamenta* bedienten.

Auf diese mögliche Tätergruppe fokussiert *Ulpian* noch deutlicher in einem Textabschnitt, in welchem er *mala medicamenta* von anderen abgrenzt: *Adiectio autem is-*

1819 Vgl. dazu den Strafrechtstatbestand der „fahrlässigen Tötung" (§ 222 StGB);

1820 *Ulpian* (†223 oder 228 in *Rom*), mit vollem Namen *Domitius Ulpianus*, römischer Jurist und Prätorianerpräfekt unter den Severern; vgl.: Cleve, R. L.: Severus Alexander and the Severan Women. Los Angeles 1982, S. 211–236; Honoré, T.: Ulpian. Pioneer of Human Rights. Oxford 2002[2]. Wieacker, F.: Römische Rechtsgeschichte, Abschnitt 2. München 2006, S. 130–138, Liebs, D.: Jurisprudenz. In: Sallmann, K.: Handbuch der lateinischen Literatur der Antike, Bd. 4, München 1997, S. 176ff..

1821 S. o. Digesta, XLVIII, 8;

1822 S. o. Digesta, XLVIII, 8;

ta ' veneni mali ' ostendit esse quaedam et non mala venena. ergo nomen medium est et tam id, quod ad sanandum, quam id, quod ad occidendum paratum est, continet, sed et id quod amatorium appellatur: sed hoc solum notatur in ea lege, quod hominis necandi causa habet. sed ex senatus consulto relegari iussa est ea, quae non quidem malo animo, sed malo exemplo medicamentum ad conceptionem dedit, ex quo ea quae acceperat decesserit.[1823] (Dieser Zusatz eines "*schlechten Giftes*"[toxischen Stoffes] zeigt, dass es auch *nicht schlechte* Gifte gibt. Also gibt es einen mittleren [neutralen] Begriff und der umfasst so das [Gift], das zum „Heilen" [bereitet ist] wie das, was zum „Töten" bereitet ist, aber auch das, was als Liebe erweckendes Mittel bezeichnet wird: aber deswegen wird in diesem Gesetz nur jemand gerügt, der es besitzt, um einen Menschen zu töten. Aber aufgrund eines Senatsbeschlusses wurde befohlen, dass diese zu verbannen sei, die nicht einmal in schlechter Absicht, sondern zu einem schlechten Beispiel ein Heilmittel zur Empfängnis gegeben hat, an dem diejenige, die es eingenommen hat, gestorben ist.)

Die in diesem Zitat vorgenommene Unterscheidung von *Giften*,[1824] welche zu Heilzwecken (*ad sanandum*) bereitet wurden, und von solchen, die zu Tötungszwecken (*ad occidendum*) zubereitet wurden, erscheint *prima vista* als eine selbstverständliche Anwendung des seinem geistesgeschichtlichen Ursprung nach aristotelischen Definitionsverfahrens (*definitio fi(a)t per genus proximum et differentiam specificam)*[1825]mittelst der Zuordnung bestimmter Unterbegriffe, hier *[venenum] ad sanandum* und [*venenum ad occidendum]* (*differentia specifica*) zu einem gemeinsamen Ober- bzw. Gattungsbegriff (*genus proximum*). In Wirklichkeit erfolgt durch diese Definition des Begriffes *malum medicamentum* aber *implizit* die Unterstellung, dass die Benutzung von *mala medicamenta a priori* zu Tötungszwecken geschehe.

Zwar versichert der Kommentator auch in diesem Zitat ausdrücklich, dass von dem Gesetz *nur jemand gerügt* [werde], *der es* [besitze], *um einen Menschen zu töten*, relativiert diese Einschätzung aber sogleich wieder durch den Hinweis, dass *aufgrund eines Senatsbeschlusses* eine Frau, die ein Mittel zur Erleichterung einer Empfängnis gegeben habe, also durchaus in guter Absicht, - nur - verbannt wurde, weil es zu einem schlechten Beispiel verabreicht worden sei und diejenige die es eingenommen habe, gestorben sei. Offensichtlich wurde die tödliche Wirkung, welche im vorliegenden Fall die Einnahme eines bestimmten Medikaments zeitigte, von dem als Gerichtshof urteilendem Senat als Beweis dafür angesehen, dass es sich bei dem Mittel um ein *medicamentum malum* handelte, dessen Verabreichung – nach Auffassung *Ulpians* – automatisch den Tatbestand eines Tötungsdelikts nach der *lex Cornelia de sicariis et veneficiis* erfüllte.

Noch deutlicher wird diese Einschätzung *Ulpians* an einer anderen Stelle, an welcher ein anderer Senatsbeschluss zitiert wird, nach welchem bereits der *bedenkenlose* Verkauf bestimmter Substanzen strafrechtlich indiziert war: *Alio senatus consulto ef-*

1823 S. o. Digesta, XLVIII, 8;

1824 Zu Giften in der Antike vgl. Ihm, S., Gift, in: Leven, K.-H., Antike Medizin. Ein Lexikon. München 2005, Sp. 889;

1825 Vgl. Westermann, H.: Unterschied, spezifischer. In: Historisches Wörterbuch der Philosophie, Bd. XI, Basel 2001, Sp. 313–325.

fectum est, ut pigmentarii, si cui temere cicutam salamandram aconitum pituocampas aut bubrostim mandragoram et id, quod lustramenti causa dederit cantharidas, poena teneantur huius legis.[1826] (Aufgrund eines anderen Senatsbeschlusses, wurde festgelegt, dass *Salbenhersteller* [Quacksalber?], wenn sie jemandem unüberlegt Schierling [*cicuta*] (1)[1827], Salamander [*Salamandra*], (2) Eisenhut [*aconitus*] (3), Pinienprozessionsspinner [*Thaumetopoea pityocampa*] (4) oder *Bubrostis* (5), Alraune [*Mandragora*][1828] (6) und das, was wegen eines Sühneopfers gegeben wurde, spanische Fliege [*Cantharis*][1829], (7) geben, an die Strafe dieses Gesetzes gebunden sind.)

Als mögliche Täter werden in diesem Zitat zwar keine *medici* genannt, sondern lediglich *pigmentarii*, aber dennoch erscheint es naheliegend zu vermuten, dass dann, wenn Ärzte die nach dem o. z. Senatsbeschluss strafrechtlich indizierte Substanzen an Patienten weitergaben, auch deren Verhalten, nach der o. z. Rechtsauffassung den Straftatbestand eines Tötungsdelikts gemäß der *lex Cornelia de sicariis et veneficiis* erfüllt hätte. Mit dieser Möglichkeit ist unbedingt zu rechnen, nicht zuletzt in dem von uns ausgewählten Untersuchungszeitraum, insofern namentlich bekannte Pharmazeuten und Ärzte den therapeutischen Einsatz der o. g. Substanzen ausdrücklich empfahlen. *Schierling* (1)[1830] wird sowohl von *Pedanios Dioskurides*[1831], als auch von *Scribonius Largus*[1832] und *Plinius d. Älteren*[1833] erwähnt, und zwar nicht nur als *„Giftpflanze“*, sondern auch als Ausgangsstoff für die Herstellung von Heilmitteln. Ähnliches gilt auch für *salamandra* (2), den *„Feuersalamander“*, der zwar in der pharmakologisch – medizinischen Fachliteratur der frühen römischen Kaiserzeit für hochgiftig gehalten wurde, aber dennoch auch gelegentlich als Gegenmittel für andere toxischen

---

1826 S. o. Digesta, XLVIII, 8;

1827 Die in Klammern gesetzten Ziffern sind vom Verf. hinzugefügt worden, um Verweise verständlicher zu machen. Zu Schierling vgl. Leven, K.-H., Schierling, in: Leven, K.-H.: Antike Medizin. S. o. Sp. 926– 928;

1828 Vgl. Fausti, D., Mandragora, in: Leven, K.-H.: Antike Medizin. S. o. Sp. 586 f.;

1829 Vgl. Leven, K.-H., Kanthariden, in: Leven, K.-H.: Antike Medizin. S. o. Sp. 483–484;

1830 Vgl. Diosk. mat. med. IV, 79; Cels. de med. V, 4.6.27.13.; Scrib. Larg. compositiones 179; Plin. nat 25, 95, 151–154; in lat. Quellen ist – irrtümlich – von *cicuta* die Rede, auch wenn *konion* gemeint ist.

1831 *Pedanios Dioskurides* (Πεδάνιος Διοσκουρίδης, Pedánios Dioskurídēs) aus *Anazarbos* in *Kilikien*, bekannt als Militärarzt unter den Kaisern *Claudius* und *Nero*, Vgl. Touwaide, A.: Pedanios Dioskurides. In: DNP. Bd. 9, Stuttgart 2000, Sp. 462–465. Wellmann, M.: Die Pflanzennamen des Dioskurides, in: Hermes. Band 33, Nummer 3, 1898, S. 360–422. Vgl. Stamatu, M., Dioskurides, in: K.-H.: Antike Medizin. S. o. Sp. 227–229 f.;

1832 *Scribonius Largus,* ein römischer Arzt der empirisch-skeptischen Schule im 1. Jahrh. n. Chr. zur Zeit des Claudius. Vgl. Mazzini, I.: Due testimoniane altomedievali inedite di Scribonio Largo, in: Rivista di filologia e di istruzione classica 111 (1983), S. 158–170; Önnerfors, A.: Das medizinische Latein von Celsus bis Cassius Felix. In: W. Haase /Temporini, H. (Hrsg.), Aufstieg und Niedergang der römischen Welt: Bd. II. 34. 1, Berlin / New-York 1993, S. 227–392, 250ff.Sconocchia, S.: Le fonti e la fortuna di Scribonio Largo. In: Mazzini I./ Fusco, F. (Hrsgg.), I testi di medicina latini antichi: problemi filologici e storici, Rom 1985. Seidler, E./Leven, K.-H.: Geschichte der Medizin und Krankenpflege Stuttgart, 2003[7]. Hahn, J., Scribonius Largus, in: Leven, K.-H.: Antike Medizin. Ein Lexikon. S. o. Sp. 786;

1833 S. o. Kap 3.0.1;

Stoffe empfohlen wurde[1834]. Auch *aconitum* (3) „blauer Eisenhut" wird von *Dioskurides*, von *Scribonius Largus* und *Plinius* nicht nur als sehr toxisch eingestuft, sondern in entsprechender Dosierung auch als Heilmittel empfohlen[1835]. Ähnliches lässt sich auch bezüglich *Pinienprozessionsspinner* [Thaumetopoea pityocampa] (4)[1836] *Bubrostis* (5)[1837], *Alraune* [Mandragora] (6)[1838] *spanische Fliege* [Cantharis] (7)[1839] beobachten.

Und es verdient Beachtung, dass auch Ärzten bei Verstößen gegen die Straftatbestandsumschreibungen gemäß der *lex Cornelia de sicariis et veneficiis* im Vergleich zu den im heutigen deutschen Strafgesetzbuch bei Tötungsdelikten vorgesehenen Strafen (ausschließlich Haftstrafen) nach den Angaben *Ulpians* geradezu drakonische Strafen drohten: 5. *Legis corneliae de sicariis et veneficis poena insulae deportatio est et omnium bonorum ademptio. sed solent hodie capite puniri, nisi honestiore loco positi fuerint, ut poenam legis sustineant: humiliores enim solent vel bestiis subici, altiores vero deportantur in insulam.*[1840] (Nach dem cornelischen Gesetz über Mörder und Giftmischer besteht die Bestrafung in der Verbannung auf eine Insel und einer Beschlagnahmung allen Hab und Gutes. Aber man pflegt [die Verurteilten] heute auch mit dem Tode zu bestrafen, wenn sie nicht in höheren gesellschaftlichen Stellungen sich befanden: [Täter] in niedrigerer Stellung wirft man nämlich gewöhnlich den wilden Tieren vor [im Rahmen einer Tierhatz in der Arena], höherrangige [Verurteilte] aber werden auf eine Insel deportiert.)

Für den Fall aber, dass solche Verurteilten sich durch Flucht ihrer Strafe zu entziehen versuchten, bestimmte das Gesetz nach Auffassung *Ulpians* Folgendes: *Transfugas licet, ubicumque inventi fuerint, quasi hostes interficere.*[1841] (Wenn sie von dort flüchten, darf man sie jedoch, wo immer man sie findet, gleichsam als Feinde [des Staates] töten.)

Das aber bedeutete, dass nach der *lex Cornelia de sicariis et veneficiis* Verurteilte, die sich durch Flucht ihrer Strafe zu entziehen versuchten, auf jeden Fall getötet wurden, entweder indem man sie nach archaischem Vorbild vom *tarpeischen Felsen*[1842] herabstürzte, oder sie wie Sklaven kreuzigte, enthauptete oder im römischen Staatsgefängnis, dem *Mamertinum*, erdrosselte[1843].

1834 Vgl. Diosk. mat. med. II, 67; Scrib. Larg. compositiones 187; Plin. nat. 29, 74, 106; bei *Celsus* aber unerwähnt;

1835 Vgl. Diosk. Mat. med. IV, 77; Scrib. Larg. compositiones 188; Plin. nat. 27, 2; bei *Celsus* unerwähnt.

1836 Vgl. Diosk. mat. med. II, 64 (Dioskurides spricht hier zwar lediglich allgemein von κάμπων d. h. von Raupen, aber es erscheint als zulässig auch die Art *Thaumetopea pithyocampa* darunter zu subsumieren.); Plin. nat.. 29, 30, 95;

1837 Vgl. Diosk. mat. med. 2, 66; Scrib. Larg. Compositiones. 190;

1838 Vgl. Diosk. mat. med. 5, 83; Plin. nat. 25, 94, 147; bei *Celsus* u. *Scrib. Larg.* unerwähnt.

1839 Vgl. Diosk. mat. med. 2, 65; Scrib. Larg. compositiones 189; (aber nur als Gift erwähnt); Plin. nat. 11, 40, 116 u. 29, (111) 30, 93; (sowohl als Gift wie auch als Heilmittel erwähnt), bei *Celsus* unerwähnt;

1840 S. o. Digesta, XLVIII, 8;

1841 S. o. Digesta, XLVIII, 8;

1842 Vgl. Radtke, G.: Tarpeium saxum. In: KIP, Bd 5., 1979, S. 522–523;

1843 Vgl. Rüping, H.: Grundriss der Strafrechtsgeschichte. München 2011[6].

Allerdings wird man nicht ohne weiteres davon ausgehen dürfen, dass die in den *Digesten*, also erst ab dem 2. und 3. Jahrhundert, greifbaren Tatbestandsumschreibungen und Strafandrohungen der *lex Cornelia de sicariis et veneficiis* in der oben skizzierten Form auch schon im ersten Jahrhundert galten. Die Hinweise auf verschiedene Senatsbeschlüsse als Grundlage für die o. z. Deutungen der Bestimmungen des Gesetzes legen den Schluss nahe, dass dieses im Laufe der Zeit häufiger novelliert wurde. Vor allem die strafrechtliche Indizierung bestimmter Toxine, welche von Ärzten und Pharmakologen des Untersuchungszeitraums ausdrücklich als „Heilmittel" empfohlen wurden, begründet Zweifel daran, dass die entsprechenden Vorschriften bereits in der frühen römischen Kaiserzeit in der oben beschriebenen Form galten, insofern einige der o. g. „Toxine" erst im Gefolge der Entwicklung des Fernhandels nach Rom kamen und der jeweilige Zeitpunkt dafür im Augenblick nur schwer genau zu bestimmen ist.

Daher erscheint es als notwendig, die hier angestellten Überlegungen zur gesetzlichen Grundlage der strafrechtlichen Aufarbeitung von Tötungsdelikten in der römischen Antike zu ergänzen durch Überlegungen zur Entwicklung der Strafrechtspraxis bis zu und innerhalb des hier definierten Untersuchungszeitraums.

3.2.3 Die Praxis der römischen Strafjustiz

Während der spätrepublikanischen Zeit kam ein Strafprozess anscheinend dadurch zu Stande, dass ein römischer Bürger, der von einer Straftat Kenntnis erhalten hatte, als Kläger (*actor*) den Gegenstand der Klage dem zuständigen Gerichtsmagistrat, in der Regel einem Prätor darlegte und begründete.[1844] Dieser entschied aufgrund einer Überprüfung der Klage und der Klagegründe darüber, dass Kläger im Beisein des Beklagten die Klage wiederholten. Falls dieses Verhör aus der Sicht des Gerichtsmagistrats keinen Unschuldsbeweis für den Beklagten erbrachte, entschied der Magistrat über die Zulassung eines ordentlichen Verfahrens vor dem zuständigen Gerichtshof, der aus Geschworenen bestand und unter dem Vorsitz des Gerichtsmagistrats verhandelte[1845].

Falls der Angeklagte dem Prozess unentschuldigt fernblieb, wurde er in Abwesenheit verurteilt. Falls beide Parteien erschienen, wurde das Verfahren durch eine Rede des Klägers oder seines Anwalts eröffnet, auf die der Angeklagte bzw. sein Anwalt unmittelbar darauf antworten durften. Nach einer sog. *altercatio*, während derer sich die Prozessgegner auch wechselweise befragen konnten, kam es zur sog. *probatio*, die nach Art der Durchführung und der dabei vorzulegenden Beweismittel einer heutigen Beweisaufnahme nicht unähnlich gewesen zu sein scheint. Als Beweismittel dienten vor allem eidliche Zeugenaussagen und Geständnisse, aber auch Sachbeweise in

1844 Über den römischen Strafprozess liegen zahllose Darstellungen und Untersuchungen vor, auf die hier aber nicht näher eingegangen zu werden braucht. Die hier vorgetragenen Informationen über den Ablauf von Strafprozessen beruhen im Wesentlichen auf Angaben bei: Liebs, D.: Römisches Recht. Göttingen 2004^{6}.

1845 Vgl. Medicus, D., Quaestio, in: KIP, Bd. 4, Sp. 1287–1289; Kunkel, W., Quaestio, RE, XXIV 755 ff.;

der Form von Urkunden und Gegenständen. Zeugen konnten wie im modernen Strafprozess zur Aussage gezwungen werden. Hierbei galt aber – abweichend von den Gepflogenheiten in modernen Rechtsstaaten auch – die Anwendung körperlicher Gewalt, zumindest gegenüber Sklaven und Freigelassenen prinzipiell als zulässig.[1846]

Nach Abschluss des Beweisverfahrens rief der Magistrat die Geschworenen zur Abstimmung über Schuld oder Unschuld des Angeklagten auf, die in der Regel ohne Aussprache und mit einfacher Mehrheit erfolgte. Dem Magistrat blieb nach der Auszählung der Stimmen nur noch die Aufgabe, den Urteilsspruch zu verkünden (*pronuntiare)* und für dessen Vollstreckung zu sorgen. Über Strafen wurde allerdings nicht verhandelt, sondern diese ergaben sich aus den entsprechenden Vorschriften des Gesetzes, auf deren rechtlicher Grundlage der Prozess geführt worden war.

Das aber bedeutete bei Tötungsdelikten, wegen derer seit der Zeit *Sullas* auf der Grundlage der *lex Cornelia de sicariis et veneficiis* zu urteilen war, dass grundsätzlich die Todesstrafe verhängt und unter der Aufsicht des jeweiligen Gerichtsmagistrats auch zeitnah vollstreckt wurde. Doch wurden anscheinend bereits in spätrepublikanischer Zeit gerichtlich verhängte Todesstrafen, soweit sie angesehene und begüterte Delinquenten betrafen, von den Gerichtsmagistraten gelegentlich nicht vollstreckt, sondern durch eine Verbannung abgemildert.[1847]

Dass auch Prozesse wegen Tötungsdelikten nach dem oben skizzierten Verfahren durchgeführt wurden, darf ausweislich der Gerichtsreden *Ciceros* für die spätrepublikanischer Zeit als gesichert gelten. Sowohl die im Jahre 66 vor Chr. gehaltenen Rede „*pro A. Cluentio* “[1848] als auch die Reden *pro M. Caelio*[1849] (56 v. Chr.), *pro Rabirio perduelliones reo*[1850] (63 v. Chr.), *pro Milone*“ (52 v. Chr.) und 2. der 14 *philippischen Reden gegen M. Anton* vom 19.09.44 v. Chr.[1851] enthalten Hinweise auf die *lex Cornelia de sicariis et veneficis* als Rechtsgrundlage für die Prozesse. Nach dem Zeugnis der Rede *pro A. Cluentio* war Gift als Tötungsmittel sogar Gegenstand des Prozesses[1852].

Aus der Zeit der Alleinherrschaft des *Augustus* sind Berichte über Kriminalprozesse auf der Grundlage der *lex Cornelia de sicariis et veneficiis* nicht überliefert. Dennoch ist davon auszugehen, dass die Anwendung dieses Gesetzes im Falle der gerichtlichen Aufarbeitung von Tötungsdelikten auch unter *Augustus* üblich blieb oder erneuert wurde. *Augustus* verfügte als *curator legum et morum* über weitreichende Voll-

---

1846 Vgl. Rilinger, R.: Leben im Alten Rom. Folterung von Sklaven, S. 215; Digesten, Edikt des Kaiser Augustus, 48, 18, 8; vgl. L. P. Wilkinson: Rom und die Römer. Bergisch Gladbach 1979, S. 210, 217.

1847 S. o. Medicus, D., quaestio, in: KIP, Bd. 4, Sp. 1288.

1848 Vgl. Cic. Cluent. 144, 148, 157;

1849 Vgl. Cic. Cael. 51;

1850 Vgl. Cic. Cicero, Rab. perd., 19;

1851 Vgl. Cicero, Phil. 2, 22;

1852 Vgl. Cic. Cluent. 1,1: ... *attingere rationem venefici criminum, qua de lege est haec quaestio constituta ...;* vgl. auch: Cic. Cluent. 158, 54: *lubet lex ea, qua lege haec quaestio constituta est, iudicem quaestionis, hoc est Q. Voconium, cum eis iudicibus qui ei obvenerint — vos appellat, iudices — quaerere de veneno. In quem quaerere? Infinitum est:* QUI- CUMQUE FECERIT, VENDIDERIT, EMERIT, HABUERIT, DEDERIT. Die Formulierungen des mutmaßlichen Gesetzestextes sind durch Fettdruck bzw. Kapitälchen kenntlich gemacht (der Verf.). Zum „Giftmord“ in der Antike vgl. Stamatu, M., in: Leven, K.-H.: Antike Medizin. Ein Lexikon. München 2005, Sp.360 f.;

machten, den vorhandenen Bestand von Gesetzen[1853], d. h. aber auch den von strafrechtlich relevanten Gesetzen, zu überarbeiten, - aber die vorhandenen Quellen liefern keinerlei Anhaltspunkte für die Annahme, dass die Eingriffe des *Augustus* in den überlieferten Bestand an Gesetzen auch die gesetzlichen Grundlagen für die juristische Aufarbeitung von Tötungsdelikten gegenüber der Zeit der Republik nennenswert verändert haben könnten[1854].

Im Gegenteil: Die Berichte der Quellen über den Verlauf der Bemühungen der Angehörigen und Anhänger des angeblich infolge eines Giftanschlages ums Leben gekommenen *Germanicus*[1855] (im Jahre 19 n. Chr.) enthalten deutliche Hinweise darauf, dass der der Tat bezichtigte *Gn. Calpurnius Piso*[1856], also bereits zu Anfang der Regierungszeit des *Tiberius*, zeitweilig davon ausging, dass er sich in Rom für die ihm zur Last gelegte Vergiftung des *Germanicus* würde verantworten müssen, und zwar vor einer traditionellen *quaestio*. Nach den Angaben des *Tacitus* soll *Piso* gegenüber Anhängern, die ihn aufforderten nach Rom zu kommen, um sich dort einem Strafprozess zu stellen, eine Antwort gegeben haben, die eine solche Vermutung nahe legt: *ille eludens respondit adfuturum, ubi praetor, qui de veneno quaereret, reo atque accusatoribus diem praedixisset.*[1857] (jener (Piso] antwortete spottend, dass er zur Stelle sei, sobald der Prätor, der über Gift die Untersuchung führe, dem Angeklagten und den Anklägern einen Termin genannt habe.)

Vordergründig betrachtet, bezog sich diese Äußerung darauf, dass auf die Nachricht vom Tod des *Germanicus* ein von diesem Datum, ab dem 10. 10. 19 n. Chr. an gerechnet, mehrmonatiges *iustitium* verfügt wurde[1858], während dessen jede Tätigkeit von Gerichten ruhte, so dass der Angeklagte viel Zeit hatte, sich auf den ihm angedrohten Strafprozess in Rom vorzubereiten. In Wirklichkeit aber dürfte die zeitweilige Zuversicht *Pisos*, den zu erwartenden Strafprozess gegen ihn unbeschadet überstehen zu können, aber auch darauf beruht haben, dass jener durch enge Beziehungen seiner Gemahlin *Plancina* zu *Livia Augusta*[1859] über gute Kontakte zum Palast verfügte. Dessen Einfluss auf die Strafjustiz der frühen Kaiserzeit ist aber kaum zu überschätzen, da nicht zuletzt *Livia* in der Anfangsphase der Regentschaft des *Tiberius* auf dessen politische Entscheidungen großen Einfluss besaß.

Dieser Einfluss betraf aber auch die Strafjustiz: Der Kaiser besaß einen bestimmenden Einfluss auf die Besetzung aller politischen Ämter, nicht zuletzt auf die Besetzung der Magistraturen, d. h. auch auf die Berufung von Prätoren, der regulären Vorsitzenden der verschiedenen Gerichtshöfe. Allerdings besaß der Kaiser, wie der Fall des *Drusus Libo* (16 n. Chr.)[1860] gezeigt hatte, im Prinzip auch die Möglichkeit,

1853 Vgl. res gest. div. Aug. 6.;
1854 Vgl. Kunkel, W. Quaestio in: RE, XXIV, 720 ff.;
1855 Vgl. Tab. I. 5 – 7;
1856 Vgl. Tab. I, 7;
1857 Vgl. Tac. ann. 2, 79, 1;
1858 Vgl. Tac. ann. 12, 82, 3: *sumpto iustitio...* über das Ende des *iustitiums* zu Beginn des Jahres 20 n. Chr. vgl. Tac. ann. 13, 7,1: *tum exuto iustitio reditum ad munia...*
1859 Vgl. Tac. ann. 2, 82, 1:...*hoc egisse secretos Augustae cum Plancina sermones...*
1860 S. o. Tab. I, Nr. 2;

bestimmte Fälle der ordentlichen Gerichtsbarkeit der *quaestiones* zu entziehen und dem *Senat* zu überantworten. Die Tagesordnung des Senats, welche die „Befragung" eines jeden einzelnen Senators durch den vorsitzenden Magistrat vorsah, während die Tagesordnung der *Quaestionen* den Geschworenen lediglich das Recht eines Votums zugestand, erlaubte eine viel flexiblere und der Wahrheitsfindung dienlichere Verhandlungsführung und Urteilsfindung. Darüber hinaus war in Bezug auf Senatsbeschlüsse die Einflussnahme des „Vorsitzenden", d. h. des Kaisers gesetzlich sanktioniert[1861], während die Geschworenen der alten Geschworenengerichte „autonom" ihre Urteile sprachen.

Auch das Strafverfahren gegen *Piso* und *Plancina* wegen eines angeblichen Giftanschlages auf *Germanicus*[1862] wurde, wie nicht nur *Tacitus* bezeugt, sondern mittlerweile auch als inschriftlich gesichert angesehen werden kann[1863], vor dem *Senat* verhandelt. Selbst gegen Freigelassene wurde bei Tötungsdelikten, wie der Fall des *Epaphroditus*, des angeblichen Helfers bei dem Suizid *Neros*[1864] zu belegen scheint, in der frühen römischen Kaiserzeit gelegentlich vor dem *Senat* verhandelt[1865].

Diese „Sonderfälle" dürfen aber nicht zu der Einschätzung verleiten, dass in der Folgezeit die sog. *extraordinaria cognitio senatus* die traditionelle *quaestio* auf der Grundlage der *lex Cornelia de sicariis et veneficiis* als einen für Tötungsfälle zuständigen Gerichtshof schlagartig verdrängte. Es ist vielmehr davon auszugehen, dass – wie andere Gerichtshöfe, vor denen z. B. wegen *ambitus*, *repetundae* oder bei Erbschaftsauseinandersetzungen verhandelt wurde, – auch die *quaestio de sicariis et veneficiis* noch in der frühen römischen Kaiserzeit Recht sprach[1866], – soweit die Delinquenten keine hochrangigen Politiker waren oder wegen ihrer großen Vermögen als den Politikern gesellschaftlich gleichrangig angesehen wurden bzw. soweit sie zu hochrangigen Politikern nicht in engen Beziehungen standen.

Ansonsten muss damit gerechnet werden, dass für bestimmte Personenkreise, auch für Ärzte, vor allem dann, wenn sie als Militärärzte der Armee angehörten, die Strafgerichtsbarkeit vom Kaiser persönlich oder in dessen Auftrag von dem jeweiligen *praef. praetorio* ausgeübt wurde, wie das vor allem für die Regierungszeit des *Claudius* bezeugt ist[1867]. Für außerhalb Roms und Italiens praktizierende Delinquenten, vor allem dann, wenn sie nicht über das römische Bürgerrecht verfügten, oblag Strafgerichtsbarkeit den Provinzstatthaltern, in sog. senatorischen Provinzen den *Prokonsuln*

1861 Vgl. dazu die „*lex de imperio Vespasiani*" (PIR, 1,15; ILS, 244;) Z. 4–7: *utique ei senatum relationem facere remittere senatus consulta per relationem discessionemque facere liceat, ita uti licuit divo Aug. Ti. Iulio Caesari Aug. Ti Claudio Caesari Augusto Germanico - utique, cum ex voluntate auctoritateve iussu mandatuve eius presenteve eo senatus habebitur, omnium rerum ius perinde habeatur servetur, ac si e lege senatus edictus esset habereturque...*

1862 S. o. Tab. I, 5–7;

1863 Vgl. Tac. ann. 3, 7–18; Vgl. dazu den Wortlaut einer in *Spanien* gefundenen und auf den 12. 12. 20 n. Chr. datierten Inschrift: CIL 02-05, 00900, AE 1996, 885.

1864 S. o. Tab. V, Nr. 2;

1865 Vgl. Tab. IX, Nr. 21;

1866 Die Briefe des jüngeren *Plinius* können *passim* als Beleg dafür herangezogen werden, dass noch zur Zeit *Domitians* und *Trajans* Gerichtshöfe angerufen wurden, deren Tradition bis in die Zeit der Republik zurückzuverfolgen ist.

1867 Vgl. Kap. 2.2 und Tab. III;

und *Proprätoren*, in kaiserlichen Provinzen den jeweiligen *legg. Aug. pr. pr.*, in von „*Rittern*“ verwalteten Sprengeln auch den jeweiligen *praefecti* bzw. *procuratores*[1868], manchmal auch mit dem Einverständnis der römischen Statthalter autochthonen Gerichtshöfen und Richtern[1869].

Dieser Aspekt der römischen Strafgerichtspraxis verdient besondere Beachtung im Hinblick auf die Tatsache, dass man sich unter einem römischen Arzt, nicht nur einen „Schulmediziner“ vorzustellen hat, wie man sie vor allem in *Rom* selbst antraf, in der Umgebung der kaiserlichen Familie oder als „*Leibärzte*“ der Angehörigen anderer hochrangiger und begüterter Familien, sondern auch „*Heiler*“ ohne akademischen Bildungshintergrund, wie man sie in den Armenvierteln *Roms*, in den *valetudineria* (Lazaretten) von Kasernen (*castra* und *castella*) der römischen Armee[1870] sowie in den *villae* römischer Großgrundbesitzer antreffen konnte, d. h. auch in den Provinzen.

Und im Zusammenhang mit den verschiedenen Einsatzorten der zum Teil recht unterschiedlich ausgebildeten römischen Ärzteschaft im Untersuchungszeitraum war es natürlich, dass die Leibärzte der gesellschaftlichen Oberschicht in Rom auch in völlig anderen Einkommens- und Vermögensverhältnissen standen, als die sog. Militär-, Sklaven- und Armenärzte andererseits: Während „Leibärzte“, wie das von *Plinius d. Ä.* berichtet wird[1871], ein Jahreseinkommen von bis zu 500 000 Sesterzen erzielten, was dem Einkommen der bestbezahlten Spitzenbeamten des Reiches entsprach, waren die in den Lazaretten der römischen Armee beschäftigten Ärzte nach ihrem militärischen Rang und wohl auch nach der Bezahlung dem *miles gregarius* gleichgestellt[1872]: Ein „einfacher“ Legionssoldat bezog in unserem Untersuchungszeitraum monatlich einen Sold von ca. 100 *Denaren*[1873], von denen er allenfalls ein Drittel oder ein Viertel, also maximal einen *Denar* pro Tag ausgezahlt bekam. Dieser „Nettolohn“ eines Militärarztes wiederum entsprach zu derselben Zeit, umgerechnet auf den einzelnen Tag, nicht mehr als dem Tageslohn eines Erntehelfers in *Palästina*[1874].

Welche Konsequenzen ergeben sich daraus aber für die Beurteilung der tatsächlichen Risiken von Ärzten in der frühen römischen Kaiserzeit, wegen Tötungsdelikten auch wirklich gerichtlich belangt zu werden, wenn sie sich, aus welchen Gründen auch immer, bereit gefunden haben sollten, bei Tötungen und Selbsttötungen von Menschen zu assistieren?

1868 Vgl. Tab. I, 52;

1869 Vgl. den Fall des *Stephanus*, Tab. I, 53; die Entscheidung über die „Steinigung des Stephanus“ wurde wahrscheinlich vom Hohen Rat in Jerusalem getroffen. Vgl. Apg 6–7; das dort beschriebene Verfahren belegt, dass anders als im Prozess *Jesus* der *Sanhedrin* auch die Blutgerichtsbarkeit besaß, soweit der für *Judaea* zuständige römische Stadthalter nicht dagegen intervenierte.

1870 Vgl. Gross, W. H., Valetudinarium, in: KlP, Bd. 5, Sp. 1119. Vgl. Wilmanns, J., Valetudinarium, in: Leven, K.-H., Antike Medizin. Ein Lexikon. München 2005, Sp. 889;

1871 S. o. Kap. 3.0;

1872 Vgl. Hanslik, R., medicus, in KlP, Bd. 3, Sp. 1128.

1873 http://www.legioxi.ch/_subnavigation/geschichte/militaerwesen.html#dienstzeitundentlassung (2014);

1874 Vgl. Mt. 20, 2; das biblische Gleichnis über die „*Arbeiter in einem Weinberg*“.

3.2.4 Gesamtbeurteilung des Risikos der Verwicklung von Ärzten in Strafprozesse

Allein unter dem juristischem Aspekt der universellen Geltung der *lex Cornelia de sicariis et veneficiis* und der darin umschriebenen Straftatbestandsdefinitionen für Tötungsdelikte, spielten die soziale Stellung und der Ausbildungsstand von *medici*, denen „vor Gericht" ein solches Delikt vorgeworfen und nachgewiesen wurde, keine Rolle. Das Gesetz lässt hinsichtlich der Anwendbarkeit auf den Kreis möglicher Täter keinen Zweifel zu:...*lex Cornelia de sicariis, quae homicidas ultore ferro persequitur vel eos, qui hominis occidendi causa cum telo ambulant...eadem lege et venefici capite damnantur, qui artibus odiosis, tam venenis quam susurris magicis homines occiderunt vel mala medicamenta publice vendiderunt.*[1875] (Das cornelische Gesetz über die Mörder ist eines, welches Menschenmörder mit dem Richtschwert rächt oder diejenigen, die um einen Menschen zu töten, mit einer Waffe einhergehen.... Nach demselben Gesetz werden auch Giftmischer zum Tode verurteilt, die mit gehässigen Künsten, so mit Giften wie mit Zaubergemurmel Menschen getötet haben oder bösartige Heilmittel öffentlich verkauft haben.)

Das Gesetz betraf nach den o. z. Formulierungen buchstäblich jeden Menschen, der verdächtig war, einen anderen Menschen getötet zu haben, sei es mittelst einer „*Waffe*", sei es mittelst „*Gift*", und augenscheinlich auch unabhängig sowohl von dem Geschlecht, dem gesellschaftlichen Rang, den Vermögens- und Einkommensverhältnissen der Verdächtigen, als auch von dem Beruf, den diese ausübten. Es genügte nach dem ursprünglichen Wortlaut des Gesetzes nicht, den Verdächtigen nachzuweisen, dass sie den Tod ihrer Opfers tatsächlich herbeigeführt hatten, sondern dass sie die Tötung ihres Opfers auch beabsichtigt hatten.

An der Argumentationsweise *Ciceros* in seinen Gerichtsreden lässt sich ablesen, dass bereits in den Strafprozessen der späten römischen Republik auf der Rechtsgrundlage der *lex Cornelia de sicariis et veneficiis* die Klärung der Motive der mutmaßlichen Täter, d. h. der Nachweis oder die Wiederlegung einer Tötungsabsicht, eine wichtige Rolle bei der Urteilsfindung der Geschworenen gespielt hatte. Daran änderte sich, soweit das aus den Quellen ersichtlich ist[1876], auch in der frühen römischen Kaiserzeit nichts, außer dass die Urteilsfindung in Strafverfahren auf der Grundlage des *cornelischen Gesetzes* immer öfter dem Senat übertragen wurde.

Als bedeutsam für die Beurteilung des Risikos von Ärzten, wegen Tötungsdelikten in Strafprozesse verwickelt zu werden, erscheint daher vor allem, dass nicht nur die traditionellen Strafprozesse vor den Geschworenengerichten unter dem Vorsitz eines Prätors, sondern auch die ab der Regierungszeit des *Tiberius* immer häufiger vorkommenden Strafprozesse im Senat als „Parteienprozesse" verhandelt wurden, deren Ingangsetzung, wie die o. e. Beispiele zeigen, wesentlich von der Bereitschaft, d. h. von der persönlichen Entscheidung von „*Privatpersonen*" abhängig war, in solchen

---

1875 S. o. Digesta, XLVIII, 8;

1876 Vgl. dazu die Prozesse gegen *Drusus Libo* (Tab. I, 3;) und *Gn. Calpurnius Piso* (Tab. I, 7); auch gegen *Epaphroditus* (Vgl. Tabb. V, 2 und IX, 21), dürfte aufgrund der *lex Cornelia de sicariis et veneficiis im Senat* verhandelt worden sei, wobei sich aber quellenbedingt über den konkreten Verlauf jener Prozesse keine genaueren Angaben machen lassen.

Fällen auch als „*Ankläger*" in Erscheinung zu treten. Dieses Risiko aber war für eine eines Kapitalverbrechens[1877] verdächtigte Person um so größer, je vermögender sie war, insofern im Falle der Verurteilung des Verdächtigten dem Ankläger Belohnungen winkten, die von der Höhe des im Falle einer Verurteilung zu konfiszierenden Vermögens des Delinquenten abhängig war.

Es liegt auf der Hand, dass sich daraus nicht zuletzt für vermögendere *Schulmediziner*[1878], die schon wegen ihres Vermögens in der Gesellschaft beneidet und daher auch angefeindet wurden, große Risiken hätten sich entwickeln können, wenn sie sich – von wem auch immer – im Untersuchungszeitraum zur Beihilfe bei Tötungen und Selbsttötungen hätten verleiten lassen, – es sei denn der Kaiser selbst oder der jeweilige Prätorianerpräfekt hätte entschieden, einen Arzt in das Vorhaben der Liquidation bestimmter Personen zu involvieren. Denn es ist zu konzedieren, dass die Kaiser und in deren „Auftrag" auch die jeweiligen Prätorianerpräfekten – ungeachtet des Prinzips der Privatklage auch im Strafprozess – gegebenenfalls Einfluss darauf hätten nehmen können, ob Strafprozesse gegen einen „Auftragsmörder", tatsächlich eröffnet oder vor der offiziellen Eröffnung „niedergeschlagen" wurden. Auf der anderen Seite lehrt uns aber das Beispiel des *Epaphroditus*, der angeblich von *Nero* sogar ausdrücklich aufgefordert worden war, ihm bei dem Vorhaben der Selbsttötung behilflich zu sein, dass die schützende Hand des Kaisers einen solchen Delinquenten nur so lange vor dem Arm der römischen Justiz schützen konnte, so lange dieser Kaiser lebte.

Vergrößert wurde dieses Risiko durch die strafrechtliche Indizierung bestimmter Toxine, die von Ärzten auch als Heilmittel empfohlen wurden. Sicherlich wird man die o. z. Angaben *Ulpians* dazu nicht dahin gehend auslegen dürfen, dass sich ein Arzt schon allein dadurch, dass er die strafrechtlich indizierten Toxine verabreichte, dem Risiko einer strafrechtlichen Verfolgung aussetzte, sehr wohl aber dann, wenn deren Einsatz eine schwerwiegende Erkrankung oder sogar den Tod der damit behandelten Person zur Folge hatte. Denn nicht derjenige, der die strafrechtlich indizierten Toxine „*verkauft*", verfällt nach dem Urteil des Juristen einer Bestrafung nach der *lex Cornelia de sicaiis et veneficiis*, sondern, der die angegebenen Gifte *temere (= „unvorsichtig")* verabreicht hat: *Alio senatus consulto effectum est, ut pigmentarii, si cui* ***temere*** *cicutam salamandram aconitum pituocampas aut bubrostim mandragoram et id, quod lustramenti causa dederit cantharidas, poena teneantur huius legis.*[1879] (Aufgrund eines anderen Senatsbeschlusses, wurde festgelegt, dass *Salbenhersteller* [Quacksalber?], wenn sie jemandem unüberlegt Schierling [cicuta], Salamander [Salamandra], Eisenhut [aconitus], Pinienprozessionsspinner [Thaumetopoea pityocampa] oder Bubrostis, Alraune [mandragora] und das, was wegen eines Sühneopfers gegeben wurde, spanische Fliege [cantharis], geben, an die Strafe dieses Gesetzes gebunden sind.)

Die Formulierung *si cui temere cicutam... dederit... in dem obigen Zitat* ist so zu deuten, dass die Verabreichung der in dem Zitat genannten *mala medicamenta* das

1877 als welches auch ein Tötungsdelikt durch die *lex Cornelia de siccariis et veneficiis* eingestuft wurde;

1878 Vgl. dazu vor allem die in literarischen Erzeugnissen von *Plinius d. Ä.*, *Martial* und *Juvenal* verbreiteten Vorurteile gegen Ärzte (S. o. Kap. 3.1);

1879 S. o. Digesta, XLVIII, 8;

Risiko einer strafrechtlichen Verfolgung nur unter der Voraussetzung auslösten, dass ihre Verabreichung mit sog. „*Komplikationen*" verbunden war, d. h. eine schwere Erkrankung oder den Tod der damit behandelten Person auslösten, aber mit der Konsequenz, dass nach Auffassung des Kommentators eine Verifizierung der Tötungsabsicht sich erübrigte, sondern dass diese allein schon wegen der Verabreichung der strafrechtlich indizierten Substanzen als erwiesen anzusehen war.

Das Risiko, auf der Grundlage der *lex Cornelia de sicariis et veneficiis* vor einem Geschworenengericht oder vor dem Senatsgericht angeklagt und verurteilt zu werden, war somit zumindest für vermögendere Ärzte und Heiler der frühen römischen Kaiserzeit, welche zur „Behandlung" ihrer Patienten in tödlich wirkender Dosis Toxine, insbesondere nach herrschender Juristenmeinung strafrechtlich indizierte Giftstoffe, eingesetzt hatten, sehr groß und auch dann, wenn sie dabei im Auftrage oder auf Bitten des Kaisers bzw. des Prätorianerpräfekten gehandelt hatten, nahezu unkalkulierbar. Wie das Beispiel des *Epaphroditus* lehrt, musste auch noch Jahrzehnte nach der Tat damit gerechnet werden, dass gegen Helfer von Suizidenten, Anklage erhoben wurde.

Mit einem vergleichbaren Risiko wäre auch zu rechnen gewesen, wenn vor dem sog. „*Kaisergericht*" gegen Ärzte verhandelt worden wäre[1880]. Auch vor dem Kaisergericht wurde nach dem Prinzip des Parteienprozesses verhandelt, d. h. auf der Grundlage des Plädoyers eines „privaten" Anklägers, der im Falle einer Verurteilung des Angeklagten mit einer sich an der Höhe des Vermögens des Verurteilten orientierenden „Belohnung" rechnen durfte. Gegen diese Schlussfolgerung ließe sich geltend machen, dass römische Ärzte, wie bereits in den fünfziger Jahren des 20. Jahrhunderts von K. H. Below[1881] herausgearbeitet wurde, abhängig von ihrer jeweiligen sozialen Stellung als *servi*, *liberti*, *ingenui* oder *peregrini*[1882], unterschiedliche Privilegien genossen[1883].

In Übereinstimmung mit den Thesen K.-H. Belows ist zu konzedieren, dass bereits der Arzt *Antonius Musa*, der *Augustus* medizinisch betreute und dafür mit dem *anulus aureus* beschenkt wurde[1884], der als Symbol nicht nur für die Verleihung der *Ingenuität*, sondern auch für die Übertragung der Standesrechte eines römischen Ritters gedeutet wird[1885] Sonderrechte besaßen. Es scheint ein Konsens unter den Forschern zu bestehen, dass *Augustus* nicht nur dem *Antonius Musa*, sondern allen Ärzten die sog. *Immunität* gewährt habe[1886]. Inschriftlich belegt ist eine solche Privilegierungen von Ärzten spätestens durch ein entsprechendes Edikt *Vespasians*[1887]. Der Begriff „Immunität" umschreibt nach K.-H. Below bereits für die Zeit vor der Regentschaft des Kaisers *Antoninus Pius* (*19. 09. 86; †7. 03. 161; Kaiser vom 10. 07. 138 n.

1880 Vor allem *Claudius* entfaltete eine intensive Richtertätigkeit (s. o. Tab. III;), aber auch *Domitian* (vgl. Tab. IX;) wird eine intensive richterliche Tätigkeit nachgesagt, wobei den Senatsprozessen der Regierungszeit *Domitians* in der Regel Prozesse vor dem Kaisergericht vorgeschaltet waren;

1881 Vgl. Below, K.-H.: Der Arzt im römischen Recht, München 1953.

1882 Vgl. Below, K.-H.: S. o. S. 7–21;

1883 Vgl. Below, K.-H.: S. o. S. 22–51;

1884 Vgl. Cass. Dio 53, 30,3;

1885 Vgl. Below, K.-H.: S. o. S. 22; siehe dazu auch: Kudlien, F., s. o. S. 43–44;

1886 Vgl. Below, K.-H.: S. o. S. 22–23, mit Literaturverweisen;

1887 Abgedruckt bei: Below, K.-H.: S. o. S. 23–24;

Chr. bis zu seinem Tod) eine rechtliche Freistellung von Ärzten von zahlreichen materiellen Lasten, die üblicher Weise mit der Übernahme öffentlicher Ämter verbunden waren, u. a. mit der Übernahme bestimmter Priestertümer.[1888]

In Anbetracht dessen könnte sich die Vermutung aufdrängen, dass Ärzte auch für den Fall einer Verwicklung in Strafprozesse unter dem Schutz bestimmter Privilegien standen. *Plinius d. Ä.* bedauerte ausdrücklich dass die Gesetze angeblich keinerlei Handhabe lieferten, Ärzte für „Kunstfehler" zur Rechenschaft zu ziehen: *nulla praeterea lex, quae puniat inscitiam capitalem, nullum exemplum vindictae. discunt periculis nostris et experimenta per mortes agunt, medicoque tantum hominem occidisse inpunitas summa est.*[1889] (außerdem gibt es kein Gesetz, welches Unwissenheit [von Ärzten] als todeswürdiges Verbrechen bestraft, es gibt kein Beispiel für eine Bestrafung. Sie [die Ärzte] lernen aus Gefahren zu unseren Lasten und betreiben Experimente unter Inkaufnahme von Todesfällen, und für den Arzt ist dafür, einen Menschen getötet zu haben, Straflosigkeit das Wichtigste)

Plinius bekundet in diesem Zitat, dass ihm bis zum Zeitpunkt der Niederschrift, d. h. bis zum Jahre 70 n. Chr., kein Gesetz bekannt war, nach welchem, was *Plinius* augenscheinlich als ein Mangel erschien, auch die unabsichtliche Tötung eines Menschen durch einen Arzt strafrechtlich zu ahnden war.[1890] Und es ist zu konzedieren, dass zumindest der Wortlaut der *lex Cornelia de sicariis et veneficiis* ausschließlich die absichtliche Tötung von Menschen unter Strafe stellte. Diese Übereinstimmung zwischen dem Wortlaut der auch in der frühen römischen Kaiserzeit wichtigsten gesetzlichen Grundlage für die strafrechtliche Verfolgung von Tötungsdelikten mit der von *Plinius* behaupteten faktischen Straflosigkeit *„ärztlicher Kunstfehler"*, darf uns jedoch nicht zu der Auffassung verleiten, dass im konkreten Falle des Prozesses gegen einen Arzt auch die – scheinbar fahrlässige – Tötung eines Patienten durch seinen Arzt nach der herrschenden Auffassung römischer Juristen kaum hätte straffrei bleiben dürfen.

Im Gegenteil: Denn berücksichtigt man die o. z. Auffassung *Ulpians*, dass selbst ein Mittel zur Förderung der Empfänglichkeit, falls es – unbeabsichtigt, aber dennoch *„temere"* (d. h. unvorsichtiger Weise) - den Tod der Behandelten auslöste, eine Bestrafung der Heilerin, nämlich deren Verbannung gerechtfertigt hätte, so wird man daraus folgern dürfen, dass auch in anderen Fällen, in denen eine bestimmte ärztliche Therapie, die – selbst wenn vor Gericht das Fehlen einer Tötungsabsicht glaubhaft hätte gemacht werden können – den Tod des Patienten zur Folge hatte, vor allem dann, wenn die o. g. strafrechtlich indizierten Toxine zum Einsatz gelangt sein sollten,

1888 Vgl. Below, K.-H.: S. o. S. 23;

1889 Vgl. Plin. nat. 29, 8, 18;

1890 Zur Bedeutung sog. Ärztlicher „Kunstfehler" in der Antike vgl. Leven, K.-H., Kunstfehler, in: Leven, K.-H.: Antike Medizin. Ein Lexikon. S. o. Sp. 545 – 547, insbes. Sp. 546; auch L. macht darauf aufmerksam, dass es allgemein verbindliche Regeln zur Bestrafung von ärztlichen Kunstfehlern in der Antike nicht gab; auf die Verhältnisse in der frühen röm. Kaiserzeit geht L. aber nicht näher ein, – abgesehen von einer Kritik an *Plinius* d. Ä., die er m. E. zu Recht als tendenziös zurückweist. Zu Verschwörungstheorien bezüglich Ärzten in der Antike, speziell in der frühen röm. Kaiserzeit vgl. Marasco, G., Verschwörung, in: Leven, K.-H.: Antike Medizin. Ein Lexikon. S. o. Sp. 900–902;

eine Verurteilung des Arztes und eine entsprechende Bestrafung unvermeidlich gewesen wären.

Daher wird man das o. z. Zeugnis des *Plinius* mittelbar auch als Indiz dafür ansehen dürfen, dass es Prozesse gegen Ärzte wegen angeblicher Tötungsdelikte nach der *lex Cornelia de sicariis et veneficiis* bis zum Jahre 70 n. Chr., sei es vor einem römischen Geschworenengericht, dem Senatsgericht oder auch dem Kaisergericht, noch nicht gegeben hatte, – und zwar nicht etwa deswegen, weil nach damals herrschender Juristenmeinung die „fahrlässige Tötung" eines Patienten noch nicht als ein Straftatbestand galt, sondern wahrscheinlich deswegen, weil bis zu jenem Zeitpunkt noch in keinem solchen Falle Anklage erhoben worden war.

Auf der anderen Seite drohten selbst im Falle unbeabsichtigt herbeigeführter Schädigungen von Patienten nach herrschender Forschermeinung Ärzten, bzw. den Eigentümern sog. Sklavenärzte, unter bestimmten Voraussetzungen juristische Konsequenzen[1891], – vielleicht weniger strafrechtlicher als zivilrechtlicher Art, welche in ihren Rechtsfolgen, nämlich durch eine Konfiskation des Vermögens der jeweils beklagten Ärzte den Rechtsfolgen einer strafrechtlichen Verurteilung nicht unähnlich gewesen wären, insofern gerade bei vermögenden Ärzten neben der Verbannung als Strafe auch eine Konfiskation zu erwarten gewesen wäre.[1892]

In diesem Zusammenhang ist außerdem zu berücksichtigen, dass selbst solche ärztliche Behandlungen, die nach heutigem Recht strafrechtlich allenfalls als Körperverletzung geahndet würden, seit der Regentschaft *Domitians* strafrechtlich wie Tötungsdelikte auf der Grundlage der *lex Cornelia de sicariis et veneficiis* behandelt wurden. Denn nach *Sueton* erließ *Domitian* ein sog. Kastrationsverbot. *castrari mares vetuit; spadonum, qui residui apud mangones erant, pretia moderatus est.*[1893] (Die Kastrierung[1894] von Männern verbot er [Domitian]; für Eunuchen, die übrig blieben bei den Sklavenhändlern, senkte er die Preise.)

Anders als von *Sueton* überliefert ist, scheinen Verstöße gegen dieses Verbot nach dem Willen *Domitians* nicht nur vermögensrechtlich zu ahnden gewesen zu sein, sondern wie indirekt aus einem in den *Digesten* erwähnten Erlass Kaiser *Hadrians* hervorgeht, auch strafrechtlich: *Constitutum quidem est, ne spadones fierent, eos autem, qui hoc crimine arguerentur, Corneliae legis poena teneri eorumque bona merito fisco meo vindicari deberi, sed et in servos, qui spadones fecerint, ultimo supplicio animadvertendum esse: ... nemo enim liberum servumve invitum sinenentemve castrare debet, neve quis sponte castrandum praebaere debet. at si quis adversus edictum meum fecerit, medico quidem, qui exciderit, capitale erit, item ipsi qui se sponte excidendum praebuit.*[1895] (Es ist festgesetzt, dass niemand mehr zum Eunuchen gemacht wird, dass diejenigen aber, die solch eines Vergehens beschuldigt werden, nach dem corneli-

---

1891 aufgrund der sog. *lex Aquilia* aus von 286 v. Chr.; vgl. dazu: Apathy, P. G. u. a.: Einführung in das Römische Recht. Wien 1975². Benke, N. F./Meissel, St.: Übungsbuch Römisches Schuldrecht. Wien 2009.

1892 Vgl. Below, K.-H.: S. o. S. 119;

1893 Vgl. Suet. Dom. 7,1;

1894 Vgl. König, J., Kastration, in: Leven, K.-H.: Antike Medizin. Ein Lexikon. München 2005, Sp.360 f.;

1895 Vgl. Dig. 48, 8, 4, 2;

schen Gesetz bestraft werden und deren Güter zu Recht zu Gunsten meiner Kasse beschlagnahmt werden, dass aber auch gegen Sklaven, die [jemanden] zum Eunuchen gemacht haben, die Todesstrafe angewendet wird: ... denn niemand darf jemanden entmannen, weder einen freien, noch einen Sklaven, egal ob gegen seinen Willen oder mit seiner Zustimmung, noch nicht einmal von sich aus darf jemand sich zur Entmannung erbötig zeigen. Wenn jemand im Widerspruch zu meinem Edikt gehandelt haben sollte, soll es ihm, sogar dem Arzt, der herausgeschnitten hat, als todeswürdiges Verbrechen angerechnet werden. Ebenso wie dem selbst, der sich zum Herausschneiden angeboten hat.)

Selbst rituelle Beschneidungen, wie sie auch heute noch im Judentum üblich waren und sind, unterlagen nach nach Auskunft der *Digesten* ähnlichen Strafandrohungen wie Tötungsdelikte: *Cives Romani, qui se Iudaico ritu vel servos suos circumcidi patiuntur, bonis ademptis in insulam perpetuo relegantur, medici capite puniuntur*[1896]. (Römische Bürger, die sich nach jüdischer Vorschrift oder auch ihre Sklaven beschneiden[1897] lassen, werden nach der Wegnahme ihres Hab und Guts auf eine Insel verbannt, und zwar dauerhaft, die Ärzte werden mit dem Tode bestraft.)

Dem zitierten Text ist also zu entnehmen, dass sogar die rituelle Beschneidung eines römischen Bürgers, selbst im Falle seines Einverständnisses, wie ein Tötungsdelikt zu bestrafen war, also auch im Falle dass ein *medicus* die Beschneidung ausgeführt hatte, mit dem Tod. Im Falle des nach Auskunft der *Digesten* in einem Reskript *Hadrians* enthaltenen Beschneidungsverbots besteht eine gewisse Veranlassung, daran zu zweifeln, dass danach auch schon vorher gehandelt wurde, insofern nicht auszuschließen ist, dass dieses erst im Gefolge der Niederschlagung des jüdischen Aufstandes unter *Simon bar Kochba* erlassen wurde, also in den Jahren 132 – 135 n. Chr[1898]. Es ist andererseits aber aufgrund des o. z. Zeugnisses *Suetons* nicht unwahrscheinlich, dass jenes Beschneidungsverbot nicht anders als das o. e. Kastrationsverbot *Domitians* bereits unter der Herrschaft der *Flavier*[1899] bestand und Verstöße auch entsprechend geahndet wurden.

Es ist somit davon auszugehen, das auch in unserem Untersuchungszeitraum der Tatbestand der „fahrlässigen Tötung" nach Einschätzung der römischen Juristen, zumindest soweit er Ärzten anzulasten war, strafrechtlich nicht anders eingestuft als derjenige der vorsätzliche Tötung. Einen interessanten Beleg für diese Auffassung liefert eine Äußerung des römischen Juristen *Iulius Paulus*[1900]: *si ex eo medicamine, quod ad salutem hominis vel ad remedium datum erat, is qui dederit, si honestior sit, in insulam relegatur, humilior autem capite punitur*[1901]. (Wenn von dem Heilmittel [jemand

1896 Vgl. Dig. 48, 8, 5; vgl. dazu: Below, K.- H.: S. o. S. 132;

1897 Zu Beschneidung in der Antike vgl. Leven, K.-H., Beschneidung, in: Leven, K.-H., Antike Medizin. Ein Lexikon. München 2005, Sp.145;

1898 Vgl. dazu: Cass. Dio: 69,12 – 14, 3. Just.: Ap. 1. 31. Hieron.: comm. in Zach. 11, 5 u. comm. in Jer. 31, 15.; chron. zur 224. Olymp.;

1899 vielleicht erlassen im Zusammenhang des ersten jüdischen Aufstandes zwischen 66 und 73 n. Chr.;

1900 Prätorianerpräfekt unter *Severus Alexander*, *01. 10. 208 in *Arca Caesarea*, heute *Arqa* im *Libanon*; † 03. 235, Kaiser seit 13. 03. 222; vgl. Long, G.: Paulus, Julius, Roman jurist 2. In: Smith W. (Hrsg.): Dictionary of Greek and Roman Biography and Mythology. Boston 1870, Bd. 3, S. 155–157.

1901 Vgl. Paul. sent. 5, 23, 19;

stirbt], welches zum Wohl eines Menschen gegeben worden ist oder zu seiner Heilung, dann wird, der es gegeben hat, wenn er höherrangig ist, auf eine Insel verbannt, ein niederrangiger aber mit dem Tode bestraft.)

Diesen Formulierungen ist zu entnehmen, dass ein Arzt, der einem Patienten ein Medikament verabreichte, das dessen Tod bewirkte, auch wenn dies in wohlmeinender Absicht geschehen war, damit rechnen musste, im Falle einer Anklage nach den Bestimmungen der *lex Cornelia de sicariis et veneficiis* verurteilt und bestraft zu werden, d. h. in Abhängigkeit von seinen Einkommens- und Vermögensverhältnissen entweder lebenslänglich verbannt oder hingerichtet zu werden. Folglich wird man das Risiko begüterter Ärzte, wie sie uns aus den überlieferten Quellen zu dem Untersuchungszeitraum auch namentlich genannt werden, gegebenenfalls wegen angeblicher Tötung oder Beihilfe zur Selbsttötung von Patienten, – selbst dann, wenn sie deren Tod nicht beabsichtigt, sondern nur „fahrlässig“ herbeigeführt hatten, – kaum überschätzen können und dementsprechend auch die Dunkelziffer möglicher Fälle, in denen dies geschehen sein könnte, als niedrig einzustufen haben.

Das Risiko weniger vermögenderer *medici*, welche im Untersuchungszeitraum als Militärärzte, Sklavenärzte oder auch als Wunderheiler ihr Brot verdienten, sei es in den Armenvierteln *Roms* oder auch in den Provinzen, angeklagt zu werden, mag vielleicht geringer gewesen sein, da von deren bescheideneren Vermögens- und Einkommensverhältnissen für berufsmäßige *Delatoren* kaum wirtschaftliche Anreize ausgingen, diese anzuklagen. Dennoch gingen auch solche Ärzte ein hohes Risiko ein, wenn sie Tötungs- oder Selbsttötungassistenz leisteten, insofern diesen im Falle einer Anklage und einer Verurteilung auf jeden Fall auch der Vollzug der Todesstrafe drohte, während begütertere Ärzte in diesem Fall zwar mit dem Ruin ihrer bürgerlichen Existenz rechnen mussten, sich aber dennoch Hoffnungen darauf machen konnten, verbannt zu werden und wenigstens ihr Leben behalten zu dürfen.

3.3 Der ethisch - moralische Aspekt von Tötung und Selbsttötung

Indessen gehört zu einem verbreiteten Erfahrungswissen, dass Menschen, die sich vor die Entscheidung gestellt sehen, zur Erreichung bestimmter Ziele, materieller oder auch ideeller, die Tötung von Menschen in Kauf zu nehmen, sich hierbei nicht allein von abschreckenden Strafen davon abhalten lassen, sondern auch von ethischen und moralischen Vorstellungen, denen sie sich verpflichtet fühlen. Sollte man in Anbetracht dessen nicht davon ausgehen dürfen, dass auch Ärzte der frühen römischen Kaiserzeit, die man um Beihilfe in bestimmten Tötungs- und Selbsttötungsfällen ersuchte, sich bei ihren Entscheidungen auch von moralischen Bedenken gegen solche Taten beeinflussen ließen?

Dass auch die philosophische Ethik der frühen römischen Kaiserzeit die willkürliche Tötung eines Menschen als moralisch verwerflich einstufte, wäre kaum einer Erörterung bedürftig, wenn nicht der bedeutendste Vertreter des frühkaiserzeitlichen Philosophierens selbst zu den Opfern der hier zu untersuchenden Tötungs- und

Selbsttötungsfälle gehörte und nach *Tacitus* mit einem Arzt befreundet gewesen wäre, der persönlich anwesend war und miterlebte, wie er starb: *Seneca*.

3.3.1 Der Blickwinkel Senecas

Nach *Tacitus* richtete *Seneca*, wie bereits ausführlich erörtert wurde[1902], bevor das Ehepaar damit begann, sich in Selbsttötungsabsicht die Arme zu verletzen, an die anwesenden Freunde, d. h. u. a. an den Arzt *Statius Annaeus* sowie an *Paulina*, seine Gemahlin, eine kleine Ansprache, in welcher er jene zu trösten versuchte und dabei nicht zuletzt daran erinnerte, was er sie gelehrt habe[1903]. Er bat jene angeblich darum, sich *das Bild seines Lebens* vor Augen zu halten, und sich dabei an die Bedeutung einer guten Unterweisung und beständiger Freundschaft zu erinnern[1904]. Ja *Seneca* tadelte nach *Tacitus* seine Tischgenossen sogar, in dem er fragte:*...ubi praecepta sapientiae, ubi tot per annos meditata ratio adversus imminentia?*[1905] (... wo seien die Unterweisungen der Weisheit [geblieben], wo die über so viele Jahre bedachte Überlegung gegen das, was drohe.)

Mit diesen Formulierungen spielte der Historiker offensichtlich darauf an, dass in den Lehren *Senecas* nicht zuletzt auch der Umgang mit der eigenen Sterblichkeit eine große Rolle gespielt habe. Noch deutlich bringt *Tacitus* diesen Gedanken in der Wiedergabe des Trostes zum Ausdruck, den *Seneca* angeblich seiner Gemahlin zusprach:... *oratque temperaret dolori ne aeternum*[1906] *susciperet, sed in contemplatione vitae per virtutem actae desiderium mariti solaciis honestis toleraret.*[1907] (... er bat darum, dass sie ihren Schmerz mäßige, damit sie nicht ewigen erleide, sondern in der

1902 S. o. Kap. 1;

1903 Vgl. Tac. ann. 15, 62, 1; 63, 1;

1904 Vgl. Tac. ann. 15, 62, 1–2: *... conversus ad amicos ... imaginem vitae suae relinquere testatur, cuius si memores essent, bonarum artium famam tam constantis amicitiae laturos. Simul ... ad firmitatem revocat, rogitans ubi praecepta sapientiae, ubi tot per annos meditata ratio adversus imminentia?*

1905 S. o. Tac. ann. 15, 62, 2;

1906 Der Hinweis auf die Gefahr des Erleidens eines ewigen Schmerzes darf nicht dahingehend gedeutet werden, dass *Seneca* an ein Fortleben nach dem Tode geglaubt habe. Ein angeblicher Briefwechsel mit dem Apostel *Paulus* gilt als Fälschung. Vgl. Kraus, F. X.: Der Briefwechsel Pauli mit Seneca. Ein Beitrag zur Apokryphen-Litteratur. In: Theologische Quartalschrift. Nr. 49, 1867, S. 603–624. Feldmeier, R./ Hirsch-Luipold, R./Nesselrath, H.-G.(Hrsgg.): Der apokryphe Briefwechsel zwischen Seneca und Paulus: zusammen mit dem Brief des Mordechai an Alexander und dem Brief des Annaeus Seneca über Hochmut und Götterbilder. Tübingen 2006. Dass *Seneca* an ein Weiterleben des Menschen nach dem Tode glaubte, ist zweifelhaft. Formulierungen aus dem 106. Brief lassen sich als Indiz dafür deuten, dass *Seneca* auch in den letzten beiden Jahren vor seinem Tod in Anlehnung an entsprechende Traditionen der *Stoa* „materialistisch" dachte. Vgl. Sen. epist. 106, 4–5: *Bonum agitat animum et quodam modo format et continet, quae [ergo] propria sunt corporis. Quae corporis bona sunt, corpora sunt; ergo et quae animi sunt; nam et hoc corpus est. Bonum hominis necesse est corpus sit, cum ipse sit corporalis. Mentior, nisi et, quae alunt illum et quae valetudinem eius vel custodiunt vel restituunt, corpora sunt; ergo et bonum eius corpus est.* Selbst den Emotionen des Menschen ordnet *Seneca* – in Übereinstimmung mit dem *Stoizismus* überhaupt – eine materielle Basis zu.

1907 Vgl. Tac. ann. 15, 63, 1;

Betrachtung eines tugendhaft verbrachten Lebens den Verlust des Gatten mit ehrenhaften Tröstungen ertrage.)

Vor allem der Hinweis auf die Bedeutung eines tugendhaft verbrachten Lebens (*vitae per virtutem actae*) ist im Zusammenhang mit einem von *Seneca* selbst bereits im ersten seiner *epistulae morales* geäußerten Gedanken zu sehen, dass das Leben der Menschen von Anfang an nichts anderes als Sterben bedeute: *Quem mihi dabis ... qui intellegat se cotidie mori. In hoc enim fallimur, quod mortem prospicimus: magna eius iam praeterit. quidquid aetatis retro est, mors tenet.*[1908] (Wen wirst Du mir nennen können, ... der einsieht, dass er täglich stirbt. In dem nämlich täuschen wir uns, dass wir den Tod vor uns sehen: Ein großer Teil ist schon vorübergegangen. Was immer an Lebenszeit hinter uns liegt, hält der Tod fest.)

Dieser Satz scheint zu belegen, dass der Tod bzw. das Sterben in der Philosophie *Senecas* eine zentrale Bedeutung besaß und auch seine Vorstellungen über die ethischen Implikationen der Tötung und Selbsttötung von Menschen beeinflusste. Besonders ausführlich äußerte *Seneca* sich zum Problem der Tötung und Selbsttötung von Menschen, – in der sog. *Apokolokyntosis Divi Claudii,* und zwar dort mehr in der Form einer satirischen Abrechnung mit moralisch ausschließlich dem Kaiser *Claudius* angelasteten Tötungen prominenter Römer und Römerinnen, und – in den *epistulae morales,* dort mehr in der Form einer philosophischen Unterweisung über die ethische Beurteilung von Selbsttötungen.

3.3.1.1 Fremdtötungen

Über das Urteil *Senecas* zu den ethischen Implikationen von *Fremdtötungen* sind vor allem der *Apokolokytosis* aufschlussreiche Äußerungen zu entnehmen. Während der fiktiven Beratung der olympischen Götter über die Divinisierung des *Claudius* stellt „der göttliche Augustus" fest: *Iste quem videtis, per tot annos sub meo nomine latens, hanc mihi gratiam rettulit, ut duas Iulias proneptes meas occideret, alteram ferro, alteram fame, unum abneptem L. Silanum.*[1909] (Dieser da, den ihr seht, verkroch sich so viele Jahre hinter meinem Namen und erstattete mir das zum Dank, dass er zwei Trägerinnen des Namens Iulia, meine Urenkelinnen[1910], tötete, die eine mit Eisen, die andere durch Verhungernlassen, einen Ururenkel, den L. Silanus[1911].)

Dann richtet er an seinen Nachfahren die Frage: *Dic mihi, dive Claudi, quare quemquam ex his, quos quasque occidisti, antequam de causa cognosceres, antequam audires, damnasti? Hoc ubi fieri solet? In caelo non fit. Ecce Iuppiter, qui tot annos regnat, uni Volcano crus fregit ... numquid occidit? tu Messalinam, cuius aeque avunculus maior eram quam tuus, occidisti. 'nescio' inquis? Di tibi male faciant: adeo istuc turpius est, quod nescisti, quam quod occidisti.*[1912] (Sag mir, göttlicher Claudius, warum hast du jemanden von denen, welche du als Männer und als Frauen getötet hast, be-

1908 Vgl. Sen. epist. 1, 2;
1909 Vgl. Sen. apocol. 10,4;
1910 Vgl. Tab. III, Nr. 3.11.
1911 Vgl. Tab. III, Nr. 6;
1912 Vgl. Sen. apocol. 10, 4–11, 1;

vor du über den Fall eine Untersuchung führtest, bevor du verhörtest, schon verurteilt? Wo pflegt das zu geschehen? Im Himmel geschieht das nicht. Sieh da, Juppiter, der schon so viele Jahre herrscht, hat als einzigem dem Vulcanus ein Bein gebrochen ... Hat er etwa getötet? Du hast Messalina[1913], deren Großonkel ich bin ebenso wie deiner, getötet. `ich weiß nicht´ sagst du? Die Götter könnten dir Schlechtes antun. Eben so sehr ist es schändlicher, dass Du nichts weißt, als dass du getötet hast.)

Diese in satirischer Form gegenüber *Claudius* erhobenen Vorwürfe belegen, dass selbst Tötungen von Menschen auf der Grundlage der judikativen Kompetenzen des Kaisers aus der Sicht *Senecas* als moralisch verwerflich galten, besonders dann, wenn davon Angehörige der eigenen Familie betroffen waren, und wenn den Opfern dieser Tötungsaktionen nicht die Möglichkeit zu einer Rechtfertigung gegeben wurde, so wie es auch nach den Gepflogenheiten der römischen Strafgerichtsbarkeit, nicht zuletzt bei Tötungsdelikten, allenthalben üblich gewesen zu sein scheint.

Besonders deutlich wird dieses moralische Verdikt *Senecas* über die Blutrünstigkeit des *Claudius* gegen Ende der fiktiven Beratungen der Götter, als die letzteren beschließen, *Claudius* nicht in den Kreis der Götter aufzunehmen, sondern ihn statt dessen – auf der Grundlage der *lex Cornelia de sicariis et veneficiis* - vor Gericht zu stellen: *ducit illum ad tribunal Aeaci: is lege Cornelia, quae de sicariis lata est, quaerebat. Postulat, nomen eius recipiat; edit subscriptionem: occisos senatores XXXV, equites R. CCXXI, ceteros.*[1914] (Er [der Ankläger] führte jenen [Claudius] zum Richterstuhl des Aeacus: dieser führte nach dem cornelischen Gesetz, welches über Mörder eingebracht wurde, eine Untersuchung. Er fordert, dass er [der Richter] dessen Namen aufnehme; er unterschreibt die Klageschrift: getötet worden seien 35 Senatoren, 121 römische Ritter, und andere)

Die Erwähnung der *lex Cornelia de sicariis et veneficiis* belegt, dass auch ein Kaiser, der die Prinzipien der Rechtsstaatlichkeit ignoriert, - wie angeblich *Claudius*, – nach Auffassung *Senecas* keine andere „Behandlung“ verdient hat, als ein *sicarius*, ein Mörder, – der aus der Sicht *Senecas* nicht nur in juristischer Beziehung, sondern auch in moralischer Hinsicht als ein „Verbrecher“ einzustufen ist. Dementsprechend stilisiert *Seneca* auch die Freigelassenen des *Claudius*, namentlich *Narcissus*[1915] in der *Apokolokyntosis* als Helfershelfer eines „*Verbrechers*“. Würde man dieses moralische Verdikt Senecas auf einen Arzt anwenden, der einem „Verbrecher“ bei der Ausführung seiner Mordtaten behilflich ist, müsste man, ausgehend von den ethischen Normen, denen sich *Seneca* verpflichtet fühlte, zumindest ärztliche Assistenz bei Fremdtötungen ebenfalls als moralisch verwerflich einstufen.

1913 Vgl. Tab. III, Nr. 28;
1914 Vgl. Sen. apocol. 14,1;
1915 Vgl. Sen. apocol. 13, 2–3: *Dicto citius Narcissus evolat. Omnia proclivia sunt,...*

3.3.2.2 Selbsttötungen[1916]

Zu den ethischen Aspekten des Suizids äußert sich *Seneca* vor allem in dem wahrscheinlich im Frühsommer des Jahres 64 n. Chr. abgefassten 70. Brief[1917]. Darin kommt *Seneca* u. a. auf den konkreten Fall der Selbsttötung eines Gladiators zu sprechen: *secundo naumachiae spectaculo unus ex barbaris lanceam, quam in adversarios acceperat, totam iugulo suo mersit.*[1918] (Während des zweiten Schauspiels einer Seeschlacht, hat einer von den Barbaren eine Lanze, die er für [die Tötung seiner] Gegner in Empfang genommen hatte, vollständig in seiner eigenen Kehle versenkt.)

Seneca kommentiert diesen Fall aber kritisch: *aliquando tamen, etiam si certa mors instabit et destinatum sibi supplicium sciet, non commodabit poenae suae manum: sibi commodaret. Stultitia est timore mortis mori. Venitqui occidat. Expecta. Quid occupas? Quare suscipis aliaenae crudelitatis procurationem? Utrum invides carnifici tuo an parcis?*[1919] (Irgendwann aber, wenn unabänderlich der Tod bevorsteht und jemand weiß, dass ihm die Hinrichtung bestimmt wurde, wird er der eigenen Bestrafung nicht die Hand reichen: er wird sich um sich selbst kümmern. Es ist Torheit aus Furcht vor dem Tod zu sterben. Es kommt jemand, der [Dich] tötet. Warte nur auf ihn! Warum willst Du ihm zuvorkommen? Warum willst Du die Ausführung der Grausamkeit eines Fremden übernehmen? Bist Du neidisch auf den Henkersknecht oder willst Du ihn etwa schonen?)

Die in diesem Zitat aufgeworfene Frage nach möglichen Rechtfertigungsgründen für einen Suizid beantwortet der Autor dann folgendermaßen:... *sapiens vivet, quantum debet, non quantum potest. Videbit, ubi victurus sit, cum quibus, quomodo, quid acturus. Cogitat semper, qualis vita, non quanta sit.*[1920] (Der Weise wird leben, so viel er muss, nicht wie viel er kann. Er wird darauf sehen, wo er leben wird, mit wem, auf welche Weise, wie er handeln wird.)

Nicht die Dauer des Lebens spielt somit nach *Seneca* eine Rolle, sondern die Qualität, – was aber die Sinnhaftigkeit, dass er unter Umständen selbst über den Zeitpunkt seines Todes entscheidet, nicht grundsätzlich auszuschließen scheint. *Citius mori aut tardius ad rem non pertinet, bene mori aut male ad rem pertinet; bene mori est effugere male vivendi periculum. Itaque effeminatissimum vocem illius Rhodii existimo, qui cum in caveam coniectus esset a tyranno et tamquam ferum aliquod animal aleretur, suadenti cuidam, ut abstineret cibo, 'omnia' inquit 'homini, dum vivit, speranda sunt.*[1921] (Schneller zu sterben oder langsamer, spielt keine Rolle, gut zu sterben oder schlecht, spielt eine Rolle, gut zu sterben, bedeutet aber der Gefahr schlecht zu leben, zu entkommen. Daher halte ich das Wort jenes Mannes aus Rhodos für sehr verweichlicht, der, als er von einem Tyrannen in einen Käfig gesperrt worden war und

1916 Zum Begriff der Selbsttötung in der Antike vgl. Van Hooff, A./Wenskus, O., Selbstmord, in: Leven, K.- H.: Antike Medizin. Ein Lexikon. München 2005, Sp.794–795;

1917 Wegen der Erwähnung der 2. *Naumachie*, welche in dieses Jahr datiert wird. Vgl. Rose, K. F. C.: The Date and Author of the Satyricon. Leiden (1971) S. 70–72;

1918 Vgl. Sen. epist. 70, 26;

1919 Vgl. Sen. epist. 70, 8;

1920 Vgl. Sen. epist. 70, 5;

1921 Vgl. Sen. epist. 70, 6;

wie ein wildes Tier gehalten werden sollte, als ihm jemand dazu riet, dass er sich der Nahrungsaufnahme enthalte, sagte, `Alles ist für einen Menschen, solange er lebt, noch zu erhoffen.)

Man könnte aufgrund dieser Formulierungen fast auf den Gedanken kommen, dass *Seneca* bereits etliche Monate vor seinem Tode sich mit dem Gedanken beschäftigte, sein Leben selbst zu beenden, wenn ihm die Entwicklung der politischen Verhältnisse ein Leben in Würde nicht mehr gestatten sollte. Diese Auffassung erscheint aber als fragwürdig, wenn man berücksichtigt, dass *Seneca* für die Erläuterung seiner Auffassung über die Bedeutung von Leben und Tod das Beispiel des griechischen Philosophen *Sokrates* beschwört: *„Socrates potuit abstinentia finire vitam et inedia potius quam veneno mori. Triginta tamen dies in carcere et in expectatione mortis exegit, non hoc animo, tamquam omnia fieri possent, tamquam multas spes tam longum tempus reciperet, sed ut praeberet se legibus, ut fruendum amicis extremum Socraten daret. Quid erat stultius quam mortem contemnere, venenum timere?*[1922] (Sokrates hätte besser durch Enthaltsamkeit sein Leben beenden können, und zwar durch die Verweigerung der Nahrungsaufnahme, als durch [die Einnahme von] Gift. Dreißig Tage verbrachte er dennoch in Haft und in Erwartung des Todes, nicht in dem Bewusstsein, als könne alles[Mögliche] noch geschehen, als habe er noch die Hoffnung auf eine allzu lange [Lebens-] Zeit, sondern damit er sich den Gesetzen unterwerfe, um den Freunden die Gelegenheit zu geben, den Sokrates auch noch in der letzten Phase seines Lebens miterleben. Was wäre törichter [gewesen] als den Tod zu verachten und das Gift zu fürchten.)

Diese Formulierungen suggerieren dem Betrachter, dass vor allem der Gehorsam gegenüber dem Gesetz, selbst wenn es fehlerhaft angewandt wird und die Rücksichtnahme auf Freunde für den Weisen vernünftige Motive sein können, sich der Vollstreckung eines bereits gefällten rechtskräftigen Urteils durch eine vorzeitige Selbsttötung zu entziehen. Doch *Seneca* erinnert im unmittelbaren Anschluss an die Erwähnung des Präzedenzfalls *Sokrates* ein anderes Beispiel, das aus *Senecas* Sicht eine Selbsttötung ethisch rechtfertigte: *Scribonia, gravis femina, amita Drusi Libonis fuit, adulescentis tam stolidi quam nobilis, maiora sperantis, quam illo saeculo quisquam sperare poterat aut ipse ullo. cum aeger a senatu in lectica relatus esset non sane frequentibus exequiis, - omnes enim necessarii deseruerant impie iam non reum sed funus – habere coepit consilium, utrum consisceret mortem an expectaret. cui Scribonia: `quid te´ inquit `delectat alienum negotium aegre?´non persuasit illi: nam manus sibi attulit, nec sine causa. nam post diem tertium aut quartum inimicio moriturus arbitrio si vivit, alienum negotium agit. non possis itaque de re in universum pronuntiare, cum mortem vis externa denuntiat, occupanda sit an expectanda. multa enim sunt, quae in utramque partem trahere possint. si altera mors cum tormento, altera simplex et facilis est, quidni huic inicienda sit manus?*[1923] (Scribonia war eine bedeutende Frau, eine Tante des Drusus Libo[1924], eines ebenso albernen wie adligen Jünglings, der nach Hö-

1922 Vgl. Sen. epist. 70, 9;
1923 Vgl. Sen. epist. 70, 10;
1924 S. o. Tab. I, 3;

herem strebte, als zu jener Zeit noch irgendwer hätte erhoffen dürfen und er selbst erst recht nicht. Als der am Boden zerstört in einer Sänfte aus dem Senat getragen worden war, begann er wegen eines nicht sonderlich besuchten Auszuges – denn alle ihm ehedem nahestehenden Menschen hatten ihn bereits im Stich gelassen, unverschämter Weise nicht wie einen Angeklagten, sondern als einen bereits Verurteilten – eine Beratung abzuhalten, ob er eher den Tod suchen oder ihn erwarten solle. Dem sagte Scribonia: `Was sollte es Dir nutzen, das Geschäft der anderen zu betreiben?´ Sie konnte ihn aber nicht überzeugen: Er legte an sich selbst Hand an aber nicht ohne Grund. Denn wenn ein zum Sterben Verurteilter am dritten oder vierten Tag nach dem Willen seines Feindes noch lebt, betreibt er [ebenfalls] das Geschäft eines Fremden. Man kann daher in einer solchen Angelegenheit ein allgemeingültiges Urteil nicht abgeben, wenn fremde Gewalt den Tod bestimmt. Vieles gibt es, was in verschiedene Richtungen erörtert werden kann. Wenn eine Todesart mit Qualen verbunden ist, eine andere einfach und leicht vonstatten geht, – warum sollte man in diesem Falle nicht selbst Hand anlegen?)

Nach der Auffassung *Senecas* gab es also durchaus Situationen, in denen ein Suizid ethisch vertretbar war, obwohl es vielleicht irritieren könnte, dass der Philosoph eine solche Berechtigung ausgerechnet dem *Drusus Libo* zugestand, den er ja selbst für einen Aufrührer hielt, während er *Sokrates*, für den Fall, dass dieser sich der Tötung durch den Schierlingsbecher entzogen hätte, etwa durch einen Hungerstreik, der Torheit bezichtigte. Dennoch ist der Einschätzung *Senecas* eine gewisse Logik nicht abzusprechen: *„Man kann daher in einer solchen Angelegenheit ein allgemeingültiges Urteil nicht abgegeben, wenn fremde Gewalt den Tod bestimmt. Vieles gibt es, was in verschiedene Richtungen erörtert werden kann. Wenn eine Todesart mit Qualen verbunden ist, eine andere einfach und leicht vonstatten geht, - warum sollte man in diesem Falle nicht selbst Hand anlegen?"* Denn bezogen auf den Fall des *Drusus Libo* müsste man sich fragen, was jener denn überhaupt noch zu erwarten gehabt hätte, wenn er seine Verurteilung und mögliche Hinrichtung nicht durch Selbsttötung vereitelt hätte?

Tacitus überliefert, dass *Drusus Libo* sich selbst tötete, nachdem im *Senat* entschieden worden war, dass aufgrund einer neuartigen Rechtskonstruktion zum Nachweis seiner Schuld auch eigene Sklaven unter der Folter sollten gegen ihn aussagen dürfen[1925]. Im Übrigen bleibt aufgrund der Darstellung des *Tacitus* unklar, ob *Drusus* mehr wegen des Gefühls der Schande, auf der Grundlage von Aussagen seiner eigenen Sklaven für schuldig gesprochen zu werden, oder mehr aus Verzweiflung darüber, dass er einen Schuldspruch des *Senats* von jenem Zeitpunkt an für unausweichlich hielt. Im Falle eines Schuldspruchs hätte er u. U. nicht nur einen sehr schmerzhaften Tod zu erwarten gehabt, sondern auch einen ihn entehrenden, entweder einen Sturz vom *Tarpeischen Felsen*, eine Erdrosselung im *Mamertinum*, die Kreuzigung und / oder eine Ausstellung seines Leichnams oder abgeschlagenen Hauptes auf den Stufen der *Geronischen Treppe*. Angeblich erklärte *Tiberius* nach dem Tod des *Drusus Libo* im *Senat* zwar, dass *Libo* im Falle eines Schuldspruchs eine Begnadigung von ihm zu

1925 S. o. Tac. ann. 2, 30–31;

erwarten gehabt hätte[1926], aber die Schande durch Aussagen der eigenen Sklaven als Hochverräter entlarvt worden zu sein, wäre ihm auch unter dieser Voraussetzung nicht erspart geblieben.

Auch unabhängig von diesem konkreten Fall scheint *Seneca* allein schon die Aussicht auf einen „qualvollen Tod" (*mors cum tormento)* als einen ausreichenden Grund für eine Selbsttötung gehalten zu haben, wobei die seelische Qualen infolge eines schändlichen Todes den „*Tatbestand*" eines *mors cum tormento* nicht weniger erfüllten als körperliche Qualen. Als Beispiele für legitime Selbsttötungen erwähnt *Seneca* die Fälle des *Cato*[1927] und eines *Scipio*[1928], welche er als *duces belli civilis*[1929] charakterisiert. Allen Heerführern von Bürgerkriegsarmeen aber drohte im Falle einer Niederlage, falls sie nicht mehr dazu kamen, sich selbst zu töten, die schändliche Behandlung von „Staatsfeinden", d. h. das traurige Los, im Triumphzug des Siegers dem Mob als Gefangene präsentiert und anschließend auf quälende und entehrende Art und Weise getötet zu werden.

3.3.1.3 Ärztliche Tötungsassistenz

Damit stellt sich im Zusammenhang unserer Untersuchung die Frage: Welche Rolle hätte im Kontext dieser Vorstellungen *Senecas* im Ernstfall ein Arzt als ein möglicher Gehilfe bei den von Fall zu Fall als legitim eingeschätzten Selbsttötungsbemühungen eines Patienten spielen können, dürfen oder gar müssen? Diese Frage stellt sich nicht zuletzt im Hinblick darauf, dass *Tacitus* den während des Todeskampfes *Senecas* anwesenden Arzt *Statius Annaeus* als „*...seit langem durch die Treue der Freundschaft und durch die Kunst der Heilkunde erprobt*"[1930] charakterisiert.

Nach direkten Reflexionen über die beruflichen Pflichten von Ärzten sucht man in den überlieferten Schriften *Senecas* vergeblich[1931], – abgesehen von anerkennenden Bemerkungen zu *Hippokrates von Kos*[1932] und von einem Lobpreis auf philosophisch gebildete Ärzte, denen der Nutzen ihres Handelns für Patienten wichtiger ist, als der eigene materielle Vorteil[1933]. Vor allem *Senecas* Lob auf *Hippokrates* lässt sich als Hinweis darauf deuten, dass *Seneca* den *Hippokrates* zugeschriebenen Eid sowie die darin enthaltene Selbstverpflichtung von Ärzten, sich jeder für Patienten nachteiligen Ein-

1926 S. o. Tac. ann. 2, 31, 3:... *iuravitque Tiberius petiturum se vitam quamvis nocenti, nisi voluntariam mortem properavisset.*

1927 Vgl. Sen. epist. 70, 19; Zum Suizid des *Cato min*. vgl. auch: Cic. Catil. 73; Sen. epist. 67, 7; epist. 71, 17, de tranqu. an. 16, 4; de prov. 2, 11; Plut. Cato min. 66;

1928 Vgl. Sen. epist. 70, 22;

1929 Vgl. Sen. epist. 70, 22;

1930 Vgl. Tac. ann. 15, 64, 3: ... *diu sibi amicitiae fide et et arte medicinae probatum...*

1931 Oser-Grote, C., verweist zwar darauf, dass *Seneca* gewisse Idealvorstellungen über den guten Arzt gehabt habe (z. B., dass er gelegentlich auch auf sein Honorar zu verzichten habe;), geht aber ansonsten davon aus, dass er einen von *Nero* erzwungenen „Selbstmord" begangen habe. S. o. in: Leven, K.-H.: Antike Medizin. Ein Lexikon. S. o. Sp. 797–798;

1932 Vgl. Sen. epist. 95, 20;

1933 Vgl. Sen. Ben. 6, 15 f.;

flussnahme auf deren Gesundheitszustand zu enthalten, nicht nur kannte[1934], sondern auch bejahte und damit *implizite* auch von Ärzten zu leistende Tötungsassistenz grundsätzlich ablehnte, obwohl *Seneca* speziell auf den Eid nicht eingeht. Bestätigt wird diese Folgerung gleichwohl durch *Senecas* Überlegungen zur Bedeutung persönlicher Freundschaften und über den Umgang mit Sklaven.

Im Zusammenhang damit ist besonders zu beachten, dass *Seneca* den Begriff Freundschaft so definierte, dass kaum ein Zweifel daran bestehen kann, dass *Seneca* schon lange vor dem Eintreten des Ernstfalles seines eigenen Todes die besonderen Umstände, unter denen ein Suizid ethisch gerechtfertigt sein könnte, auch mit dem Arzt *Annaeus Statius* vorher besprochen hatte: *Diu cogita, an tibi in amicitiam aliquis recipiendus sit. Cum placuerit fieri, toto illum pectore admitte; tam audacter cum illo loquere quam tecum.*[1935] (Lange denk nach, ob du in den Freundeskreis jemanden aufnehmen solltest. Wenn aber beschlossen sein sollte, dass dies geschehe, dann lasse jenen vor zu deinem ganzen Herzen; so wagemutig sprich mit jenem wie mit Dir selbst.)

Immerhin wird *Annaeus Statius* von *Tacitus* nicht nur als Arzt, sondern auch als Freund *Senecas* charakterisiert. Daher könnte sich dem Betrachter die Vermutung aufdrängen, dass *Seneca* darauf spekulierte, dass *Annaeus Statius* aus Gründen der Freundschaft ihm auch beim Sterben behilflich sein würde, wenn sich das einmal notwendig erweisen sollte. Dennoch: Gerade unter der Prämisse einer persönlichen Freundschaft zwischen *Seneca* und seinem Arzt erscheint es – auch unter ethischen Gesichtspunkten betrachtet, – als unwahrscheinlich, dass *Seneca*, dem zu unterstellen ist, dass er in seiner Eigenschaft als erfahrener Gerichtsredner mit den Strafandrohungen der *lex Cornelia de sicariis et veneficiis* bestens vertraut war[1936], auch nur billigend in Kauf genommen haben könnte, dass der ihm befreundete Arzt *Annaeus Statius* sich durch einen Freundschaftsdienst in Bezug auf sein eigenes Sterben strafrechtlich angreifbar gemacht hätte.

Einen ähnlichen Befund liefern *Senecas* berühmte Äußerungen über die Beziehungen zwischen römischen Herren und ihren Sklaven: *Libenter ex iis, qui a te veniunt, cognovi familiariter te cum servis tuis vivere. Hoc prudentiam tuam, hoc eruditionem decet. `servi sunt.´ immo homines. `servi sunt.´ immo contubernales. `servi sunt.´ immo humiles amici. `servi sunt.´ immo conservi, si cogitaveris tantundem in utrosque fortunae licere.*[1937] (Gern höre ich von denen, die von dir kommen, dass du wie mit Familienmitgliedern mit deinen Sklaven [zusammen-] lebst. Das ziert deine Klugheit, das Deine Bildung. `Es sind Sklaven.´ Im Gegenteil Menschen. `Es sind Menschen.´

1934 Dass man sich zu Lebzeiten *Senecas* in Rom auch mit *Hippokrates von Kos* stärker zu beschäftigen begann, dürfte nicht zuletzt darauf zurückzuführen sein, dass Kaiser *Claudius* persönlich im Jahre 53 n. Chr. im *Senat* für die Bewohner der Insel *Kos* die *Immunität* beantragte und zur Begründung dieses Antrags auf die Bedeutung der Geschichte der dortigen Ärzteschule einging, als deren Begründer *Hippokrates* galt. Vgl. Tac. ann. 12, 61, 1: *mox adventu Aesculapii artem medendi inlatam maximeque inter posteros eius celebrem fuisse, nomina singulorum referens...*

1935 Vgl. Sen. epist. 3, 2;

1936 S. o. *Senecas* Wortwahl in der *Apokolokyntosis:* S. o. Kap. 3.2.1.1;

1937 Vgl. Sen. epist. 47, 1;

Im Gegenteil: Kameraden. `Es sind Sklaven.´ Im Gegenteil: niederrangige Freunde. `Es sind Sklaven.´ Im Gegenteil: Mitsklaven, wenn du bedenkst, dass eben soviel gegenüber beiden [Herren und Sklaven] dem Schicksal frei steht.)

Diese Äußerungen sind im Zusammenhang damit zu betrachten, dass auch *Annaeus Statius* ursprünglich wohl dem Sklavenstand angehört hatte und erst von *Seneca „freigelassen“* wurde[1938]. Vor dem Hintergrund dieser Überlegung ist vor allem der letzte Satz des obigen Zitats (*... immo conservi, si cogitaveris tantundem in utrosque fortunae licere...*) auch dahingehend zu deuten, dass Herren und Sklaven im Hinblick auf die ihnen drohenden Todesgefahren, auch im Hinblick auf die Gefahren eines *unnatürlichen Todes* unter annähernd gleichen Bedingungen lebten. Unter dem Aspekt der strafrechtlichen Implikationen einer aktiven Involvierung in die Selbsttötung seines Herrn hätte ein Sklave oder Freigelassener sogar mit einer besonders schweren Strafe rechnen müssen, entweder mit der *Kreuzigung* oder mit einer Verurteilung *ad bestias*[1939].

Annaeus Statius hätte augenblicklich zwar eine solche Gefahr nicht bedroht, da der regierende Kaiser *Nero* den Tod *Senecas* ja ausdrücklich angeordnet hatte, - aber für einen späteren Zeitpunkt, für die Zeit nach dem Tode *Neros*, wäre die Gefahr eines Strafprozesses auf der Grundlage der *lex Cornelia de sicariis et veneficiis*, wie das Beispiel des *Epaphroditus*[1940] lehrt, auch für *Annaeus Statius* keineswegs ausgeschlossen gewesen. Es ist daher nicht nur aus medizingeschichtlichen Gründen, wie bereits in Kapitel 1 dieser Untersuchung ausgeführt wurde, unwahrscheinlich, dass *Seneca* von *Annaeus Statius* ein tödlich wirkendes Gift erwartete, als er ihn um jenes Gift bat, *mit welchem in Athen zum Tode verurteilte Straftäter hingerichtet wurden*, - sondern auch aus ethischen.

Bei derartigen Spekulationen ist außerdem zu berücksichtigen, dass *Seneca* den Anspruch des Menschen, auch über das eigene Ende selbst zu bestimmen, keineswegs ohne jeden Vorbehalt unterstützte, sondern an Bedingungen knüpfte und auch zum Tode Verurteilte meinte, wenn er feststellte: *Stultitia est timore mortis mori. Venit qui occidat. Expecta. Quid occupas? Quare suscipis aliaenae crudelitatis procurationem? Utrum invides carnifici tuo an parcis?*[1941] (Es ist Torheit aus Furcht vor dem Tod zu sterben. Es kommt jemand, der [Dich] tötet. Warte nur auf ihn! Warum willst Du ihm zuvorkommen? Warum willst Du die Ausführung der Grausamkeit eines Fremden übernehmen? Bist Du neidisch auf den Henkersknecht oder willst Du ihn etwa schonen?)

Vor dem Hintergrund dieser Formulierungen erscheint es nahezu ausgeschlossen, dass *Seneca* daran gedacht haben könnte, die Aufgabe des „Henkersknechts“ im Interesse der Verwirklichung eigener Selbsttötungsabsichten ausgerechnet einem Freund zuzumuten. Aus alledem ergibt sich als Schlussfolgerung: Auch theoretisch akzeptier-

1938 Der Arzt trug *Senecas* Gentilnamen *Annaeus*. Die Übername des Gentilnamens ihrer früheren Herren durch Freigelassene scheint in der frühen Kaiserzeit üblich gewesen sein.

1939 S. o. Kap. 2.3.2;

1940 Vgl. Tab. IX, 21;

1941 Vgl. Sen. epist. 70, 8;

te *Seneca* einen ärztlich assistierten Suizid nicht, ebenso wenig wie er eine – ärztlich assistierte – Fremdtötung eines Menschen moralisch billigte.

Man könnte gegen diesen Deutungsansatz einwenden, dass gerade bei Intellektuellen, als welchen wir zweifellos auch *Seneca* anzusehen haben, mit einer gewissen Diskrepanz zwischen Theorie und Lebenspraxis gerechnet werden muss. Gegen solche Überlegungen spricht in seinem Falle aber, dass *Seneca* nicht zuletzt in seinen letzten Lebensjahren in seinem philosophischen Denken eine unbedingte Ausrichtung der eigenen Lebenspraxis an der Philosophie forderte: In seinem 116. Brief (wahrscheinlich abgefasst im Herbst des Jahres 64[1942]) beklagte sich *Seneca*: *Quemadmodum omnium rerum, sic litterarum quoque intemperantia laboramus: non vitae sed scholae discimus.*[1943] (Wie in Allem, so leiden wir auch in der Wissenschaft unter Maßlosigkeit: nicht für das Leben, sondern für die Lehre lernen wir.)

Diese Klage lässt sich als Postulat umkehren und aus dieser Umkehrung wiederum ergab sich dann das – mittelbar auf *Seneca* zurückgehende – geflügelte Wort: *non scholae, sed vitae discimus.*

(Nicht für die Schule [d. h. für die reine Lehre], sondern für das Leben [d. h. für die praktische Gestaltung des eigenen Lebens und Sterbens] lernen wir.)

3.3.2 Der Blickwinkel anderer „Philosophen"

Im vorigen Abschnitt dieser Untersuchung wurde gezeigt, dass *Seneca*, der bekannteste und berühmteste „Philosoph" der frühen römischen Kaiserzeit,

- die Tötung von Menschen, damit *implizite* natürlich auch durch einen Arzt, grundsätzlich als moralisch verwerflich missbilligte,
- die Selbsttötung von Menschen unter gewissen Umständen allerdings für vertretbar hielt,
- gleichwohl nicht nur praktisch, sondern auch theoretisch die aktive Beihilfe eines Arztes zur Selbsttötung, als eine Sonderform der Fremdtötung wahrscheinlich ablehnte.

Obwohl *Seneca repräsentativer Vertreter der frühkaiserzeitlichen Stoa* war, entbindet der oben skizzierte Befund den Medizinhistoriker nicht von der Pflicht zu überprüfen, inwieweit die oben skizzierte Auffassung *Senecas* über ärztliche Tötungsassistenz als *repräsentativ* für die frühkaiserzeitliche *Stoa* an sich angesehen werden darf. Als „Stoiker"[1944] innerhalb des von uns ausgewählten Untersuchungszeitraums gelten der

1942 Vgl. Hamacher, U. G.: Senecas 82. Brief an Lucilius, Leipz. (2006), S. 47;

1943 Vgl. Sen. epist. 116, 12;

1944 Zu Äußerungen von antiker Philosophen über die Bedeutung der Medizin vgl. Stamatu, M. Philosophie, in: Leven, K.-H.: Antike Medizin. Ein Lexikon. S. o. Sp. 686–698; Tieleman, T., Stoa, in: Leven, K.-H.: Antike Medizin. Ein Lexikon. S. o. Sp. 832–833; zur Haltung von frühkaiserzeitlichen Philosophen zu ärztlicher Tötungsassistenz äußern sich Stamatu und Tieleman aber nicht.

Epiker *Lucan*[1945], *Annaeus Mela*[1946], *Thrasea Paetus*[1947], *Barea Soranus*[1948], *Servilia*[1949], die Tochter des letzteren, *Helvidius Priscus* d. Ältere[1950], ein Schwiegersohn des *Thrasea Paetus*, und *Helvidius Priscus* d. Jüngeren[1951]. Anders als von *Seneca* sind von den übrigen „Stoikern" der frühen römischen Kaiserzeit – abgesehen von *Lucan* – persönliche Äußerungen, aus denen sich Rückschlüsse auf deren Standpunkt zur Frage der Zulässigkeit ärztlicher Tötungsassistenz ziehen ließen, nicht überliefert, dennoch sind wir aus anderen Quellen relativ gut unterrichtet über das tatsächliche Lebensende der besagten Persönlichkeiten, dessen Betrachtung vielleicht ebenso gut Auskunft geben kann über deren Standpunkt zu der hier interessierenden Frage, als theoretische Reflexionen das gegebenenfalls vermöchten. Das gilt nicht zuletzt für das Lebensende *Lucans*.

3.3.2.1 *Lucan*

Marcus Annaeus Lucanus, ein Neffe des Philosophen *Seneca*, ist vor allem als Verfasser eines – allerdings unvollständig – überlieferten *Epos* über den Bürgerkrieg zwischen *Cäsar* und *Pompeius* mit dem Titel *bellum civile* bekannt geworden. *Lucan* wurde am 3. 11. 39 n. Chr. in *Córdoba* geboren und am 30. 04. 65 n. Chr. wohl unter dem Vorwand einer Beteiligung an einer Verschwörung gegen *Nero* auf dessen Befehl in Rom getötet[1952]. Über *Lucans* Lebensende berichtet *Tacitus* Folgendes: *Exim Annaei Lucani caedem imperat. Is profluente sanguine ubi frigescere pedes manusque et paulatim ab extremis cedere spiritum fervido adhuc et compote mentis pectore intellegit, recordatus carmen a se compositum, quo volneratum militem per eius modi mortis imaginem obisse tradiderat, versus ipsos rettulit, eaque illi suprema vox fuit.*[1953] (Darauf befiehlt er [Nero] die Tötung des Annaeus Lucanus. Dieser hat, während das Blut schon strömte, als er [Lucanus] schon einsah, dass die Füße und Hände erkalteten und allmählich von den äußersten [Teilen des Körpers] die Lebenskraft wich, während die Brust noch warm blieb und des Verstandes mächtig, sich erinnert an einen Gesang, der von ihm selbst verfasst worden war, in welchem ein verwundeter Soldat, wie er überliefert hatte, mit dem Bild eines solchen Todes vor Augen gestorben war, und hat dann die Verse selbst zitiert; und diese waren dann seine letzten Worte.)

Nach diesem Zeugnis erlitt *Lucan* einen Tod, der mit einem relativ langsamen Verbluten einherging. Daher wird man davon ausgehen dürfen, dass der mit seiner

1945 Vgl. Tab. IV, 26;
1946 Vgl. Tab. IV, 42;
1947 Vgl. Tab. IV, 44;
1948 Vgl. Tab. IV, 45;
1949 Vgl. Tab. IV, 46;
1950 Vgl. Tab. VIII, 6;
1951 Vgl. Tab. IX, 17;
1952 *3. 11. 39 n. Chr. in Córdoba; †30. 04. 65 in *Rom*; vgl. dazu: Rutz, W. (Hrsg.): Lucan. Darmstadt 1970 (Wege der Forschung 235): Lucans 'Pharsalia' im Lichte der neuesten Forschung. In: Aufstieg und Niedergang der römischen Welt. (ANRW), Reihe 2, Bd. 32, Teilbd. 3, 1985. S. 1457–1537. Seewald, M.: Lucan. 9, 1–604: ein Kommentar. Göttingen 2002. Walde, Chr. (Hrsg.): Lucan im 21. Jahrhundert. München/Leipzig 2005.
1953 Vgl. Tac. ann. 15,71;

Tötung beauftragte Soldat, diesen gefesselt und dann stark blutende Adern geöffnet hatte, sei es an den Armen, sei es an den Beinen oder auch an allen Gliedern. Beachtung verdient dabei, dass *Lucan* sich nach diesem – vielleicht auch fiktiven – Zeugnis des *Tacitus* noch als Sterbender an ein von ihm selbst verfasstes Gedicht erinnerte, in welchem ein tödlich verwundeter Soldat den Tod in etwa so beschrieb, wie er ihn selbst zu erleiden glaubte.

Im Kontext der Suche nach einer möglichen Antwort auf die Frage nach *Lucans* Auffassung über die ethische Zulässigkeit fremder Tötungsassistenz wäre es interessant zu wissen, wie *Lucan* in jenem Gedicht den Tod beschrieben hatte und in welchem Gedicht. Leider macht *Tacitus* keine nähere Angaben darüber, aber dieser Mangel sollte uns nicht allzu sehr beunruhigen, obwohl *Lucan* trotz des Alters von nur wenig mehr als 26 Jahren zum Zeitpunkt seines Todes, damals schon ein recht umfangreiches „Gesamtwerk" vorweisen konnte[1954].

Der Verzicht des *Tacitus* auf konkrete Hinweise auf das angeblich von *Lucan* zitierte eigene Gedicht rechtfertigt die Vermutung, dass es sich hierbei um ein besonders bekanntes Werk des Dichters gehandelt haben muss, nämlich um das „*bellum civile*", ein Epos, in dem in der Tat auch „sehr viel gestorben wird". Da dieses Werk in der überlieferten Form bereits 10 Bücher umfasste, ursprünglich wahrscheinlich sogar zwölf Bücher umfassen sollte, von denen die letzten jedoch nicht vollendet wurden, weil der Tod den Dichter an der Vollendung des Werkes hinderte [1955], sieht sich der heutige Betrachter aber trotz dieser naheliegenden Vermutung mit einer fast unlösbaren Aufgabe konfrontiert.

Liest man aber die Hinweise des *Tacitus* genauer, kann über die von *Lucan* angeblich im Angesicht des eigenen Todes zitierten Verse kaum ein Zweifel bestehen. Denn nach *Tacitus* besang *Lucan* in jenen Versen nicht etwa den Heldenmut eines Feldherrn, wie des *Pompeius* oder *Catos*, sondern denjenigen eines einfachen Soldaten, den er als *volneratum militem* charakterisiert. Ausgehend von dieser Überlegung kommen dafür aber nur folgende Verse in Frage:

> *di tibi non mortem, quae cunctis poena paratur,*
> *sed sensum post fata tuae dent, Crastine, morti,*
> *cuius torta manu commisit lancea bellum*
> *primaque Thessaliam Romano sanguine tinxit.*[1956]
> (Die Götter geben dir nicht den Tod, der allen als Strafe bereitet wird,
> sondern nach dem Schicksal das Gespür, Crastinus, für deinen Tod,
> dessen von einer Hand geschleuderte Lanze den Krieg zustande brachte,
> und als erste Thessalien mit römischem Blut tränkte.)

1954 Außer dem *bellum civile* sind 14 weitere Werke namentlich bekannt, allerdings nur fragmentarisch überliefert. Vgl. Fragmente bei: M. Annaeus Lucanus: Belli civilis libri decem. Tertium edidit Carolus Hosius (Bibliotheca Teubneriana). Leipzig: 1913, S. 330 f.;

1955 Vgl. dazu: Mellein, R., Pharsalia in: Kindlers Literaturlexikon Bd. 17, München 1986 ff., S. 7444; Vgl. Schanz-Hosius: Geschichte der römischen Literatur, Bd. 2, München 1967, S. 496–500.

1956 Vgl. Lucan, bellum civile VII, 470–473;

Der Dichter erinnert in diesen Versen an den Tod eines Kriegers – und indem er diese Verse im Angesicht des eigenen Todes zitiert, identifiziert er in gewisser Weise den eigenen Tod mit dem Tod jenes Kriegers, – dessen schicksalhafter Tod zwar nicht kriegsentscheidend war, aber die entscheidende Schlacht überhaupt erst möglich machte, diese gewissermaßen „eröffnete". Diese Aussage der Verse *Lucans* erscheint im Hinblick auf die hier zu beantwortende Frage *prima vista* als kryptisch, erschließt sich dem Betrachter aber vielleicht, wenn er den Inhalt jener Verse mit demjenigen ihres mutmaßlichen literarischen Vorbildes vergleicht.

Bereits *Caesar* schildert in der Prosaschrift *bellum civile* eine Episode während der Schlacht bei *Pharsalos*[1957], in welcher ein gewisser *Crastinus* eine wichtige Rolle spielte: *Erat Crastinus evocatus in exercitu Caesaris, qui superiore anno apud eum primum pilum in legione X duxerat, vir singulari virtute. Hic signo dato 'sequimini me' inquit 'manipulares mei qui fuistis, et vestro imperatori, quam constituistis, operam date. Unum hoc proelium superest; quo confecto et ille suam dignitatem et nos nostram libertatem recuperabimus.' haec cum dixisset, primus ex dextro cornu procucurrit atque electi milites circiter CXX voluntarii [eiusdem centuriae] sunt prosecuti*[1958] (Es gab den Crastinus, einen Veteranen im Heer Caesars, der im Jahre zuvor bei ihm den ersten Manipel in der 10. Legion angeführt hatte, einen Mann von einzigartiger Tapferkeit. Dieser sagte, nachdem das Zeichen zum Kampf gegeben worden war, 'Folgt mir, die ihr Kameraden meines Manipels gewesen seid, und leistet eurem Oberbefehlshaber den Dienst, den ihr ihm verabredet habt! Ein Gefecht ist noch übrig. Wenn dieses geschlagen ist, wird jener seine Würde und wir werden unsere Freiheit zurückerlangen.' Als er dies gesagt hatte, stürmte er als erster vom rechten Flügel voran und ungefähr 120 Freiwillige aus derselben Zenturie folgten ihm.)

Caesar maß dieser Episode im Rahmen des gesamten Bürgerkrieges, nicht zuletzt im Rahmen der Entscheidungsschlacht bei *Pharsalos* eine entscheidende Bedeutung bei, weil die „Tapferkeit" des *Crastinus* die Voraussetzung dafür war, dass auch dessen Kameraden ihre Todesfurcht überwanden, dem Beispiel ihres Anführers folgend, sich dem Feind entgegenstellten, ohne Rücksicht auf den Tod, der sie erwartete. Auch den ließ Cäsar nicht unerwähnt.

Über den Ausgang des „Himmelfahrtskommandos" des *Crastinus* liest man bei *Caesar* im Kontext der Berichterstattung über das Ende der Schlacht bei *Pharsalos* schließlich Folgendes: *In eo proelio non amplius ducentos milites desideravit, sed centuriones fortes viros circiter XXX amisit. Interfectus est etiam fortissime pugnans Crastinus, cuius mentionem supra fecimus, gladio in os adversum coniecto.*[1959] (In dieser Schlacht vermisste er [Caesar] nicht mehr als zweihundert Soldaten, allerdings an Zenturionen, an tapferen Männern, verlor er ungefähr 30. Getötet wurde auch, sehr tapfer kämpfend, *Crastinus*, dessen wir oben Erwähnung taten, wobei ein Schwert in dessen dem Feind zugewandten Rachen hineingestoßen worden war.)

1957 am 9. 08. 48 v. Chr. in Thessalien/Griechenland; vgl. Caes. civ. 3, 82–99. App. civ. 2, 66–82; Cass. Dio 41, 52–63.

1958 Vgl. Caes. civ. 3, 91;

1959 Vgl. Caes. civ. 3, 99;

Crastinus verlor sein Leben – nach Einschätzung Cäsars - also in *„treuer Pflichterfüllung“* gegenüber seinem Generalissimus, im Dienst von dessen Sieg im Bürgerkrieg gegen *Pompeius*, bis zum letzten Augenblick kämpfend. Sein Tod war somit gewissermaßen der Preis für *Cäsars* Sieg, ihm vom Schicksal unausweichlich vorherbestimmt! – Was aber faszinierte *Lucan* an dieser Geschichte, – so sehr, dass er sie nicht nur in seiner eigenen Darstellung des „Bürgerkrieges“ berücksichtigte, sondern ihrer auch noch unmittelbar vor seinem eigenen Ableben, als Opfer von *Neros* „Terrorjustiz“, zitierte?

Sollte *Lucan* wirklich, wie von *Tacitus* überliefert, mit jenem Vers auf den Lippen verstorben sein, dann ließe dieser Sachverhalt kaum eine andere Deutung zu als, dass auch *Lucan* seinen eigenen Tod als schicksalhaft empfand, gegen den Widerstand zu leisten, ihm gleichsam als Widerstand gegen das Schicksal selbst erschien und damit sinnlos. Nach *Lucan* hatte der Mensch offensichtlich nicht das Recht gegen das Schicksal aufzubegehren, sondern lediglich die Freiheit, sich mit der ihm vom Schicksal vorgegebenen Art des Sterbens zu „arrangieren“, indem er versuchte, seinem Sterben einen Sinn zu geben, der in seinem konkreten Sterbefall im Widerstand gegen *Nero* bestand.

Dieses Arrangement schloss aber, unter Berücksichtigung der Information, dass *Lucan* die von *Nero* angeordnete Tötung seiner selbst klaglos akzeptierte, d. h. dass er der ihm vorherbestimmten Art zu sterben nicht auswich, sondern lediglich versuchte, seinem Tod einen Sinn zuzuordnen, der die Inanspruchnahme fremder Hilfe aber nicht ausschloss. Vor dem Hintergrund dieser Überlegungen, lässt sich die von *Tacitus* bezeugte Art des Sterbens *Lucans* als praktischer Vollzug einer Selbstverpflichtung des Dichters interpretieren, den Tod so zu erleiden, wie er ihm durch den Todesbefehl *Neros* auferlegt war. Weder die o. z. Notiz des *Tacitus*, noch das Vorbild des *Crastinus*, dem sich *Lucan* angeblich verpflichtet fühlte, liefert Anhaltspunkte für die Vermutung, dass sich *Lucan* für befugt gehalten haben könnte, der ihm vom Schicksal auferlegten Art zu sterben auszuweichen, etwa indem er Dritte, gar einen Arzt, darum bat, ihm das Sterben zu erleichtern.

3.3.2.2 *Annaeus Mela*[1960]

L[ucius] oder M[arcus] Annaeus Mela, der Vater des o. g. Dichters *Lucan* sowie ein Bruder des Philosophen *Seneca*, der wie sein Sohn und sein Bruder philosophisch dem Stoizismus zugerechnet wird, starb nach einer Notiz des *Tacitus* zum Jahre 66 n. Chr. folgendermaßen: *Paucos... intra dies eodem agmine Annaeus Mela, Cerealis Anicius, Rufrius Crispinus ac Petronius cecidere, Mela et Crispinus equites Romani dignitate senatoria ... Mela, quibus Gallio et Seneca parentibus natus, petitione honorum abstinuerat ... idem Annaeum Lucanum genuerat, ... quo interfecto ... accusatorem concivit Fabium Romanum, ex intimis Lucani amicis. mixta inter patrem filiumque coniurationis scienta fingitur, adsimilatis Lucani litteris: quas inspectas Nero ferri ad eum iussit,*

1960 Vgl. Tab. IV, 42;

opibus eius hians. at Mela, quae tum promptissima mortis via, exsolvit venas,...[1961] (Innerhalb weniger Tage innerhalb ein und desselben „Zuges" fielen Annaeus Mela, Cerealis Anicius, Rufrius Crispinus und Petronius, Mela und Crispinus[1962] als römische Ritter, aber von senatorischem Rang. Mela, welcher derselben Familie entstammte wie Gallio und Seneca, hatte sich der Bewerbung um Ehrenämter enthalten .... Derselbe hatte Annaeus Lucanus als Sohn ... nachdem dieser getötet worden war, zog er sich eine Anklage des Fabius Romanus zu, eines der vertrautesten Freunde des Lucanus. Es wurde ein zwischen Vater und Sohn bestehendes wechselseitiges Wissen um eine Verschwörung erdichtet, wobei ein Brief Lucans nachgebildet wurde. Nachdem Nero diesen eingesehen hatte, erteilte er den Befehl, dass er zu ihm zu bringen sei, weil er an dessen Vermögen interessiert war. Aber Mela öffnete sich, was damals als der bequemste Weg zum Tode galt, die Adern.)

Rein äußerlich betrachtet erinnert der Tod *Melas* eher an den seines Bruders als an den seines Sohnes, insofern *Tacitus* den Eindruck vermittelt, dass jener sich, wie das auch über *Seneca* überliefert worden ist, die Adern selbst verletzt habe, wobei *Tacitus* dies ausdrücklich als die „bequemste" Art des „Suizids" charakterisiert. Dennoch erscheint die Anwendung von Begriffen wie „Suizid" oder „Freitod" auf *Mela* aus medizingeschichtlicher Sicht als irreführend. Denn da auch der Tod *Melas* nach *Tacitus* auf Befehl *Neros* herbeigeführt wurde, wegen einer angeblichen Verwicklung in eine Verschwörung, ist damit zu rechnen, dass *Mela* ebenfalls nicht wirklich „freiwillig" starb, sondern lediglich das Recht zugestanden bekam, die Art, wie er zu sterben wünsche, selbst zu bestimmen, und dementsprechend sich dafür entschied, sich von dem Soldaten binden und die Adern öffnen zu lassen.

Die von *Tacitus* benutzte Formulierung „*Aber Mela öffnete sich, was damals als der bequemste Weg zum Tode galt, die Adern.*" ist somit nicht zwingend als Beleg dafür anzusehen, dass sich *Mela* selbst die tödliche Verletzungen an Armen und Beinen beibrachte, vielmehr deutet *Tacitus* durch die Charakterisierung der in dem obigen Zitat erwähnten Todesfälle, damit auch denjenigen *Melas*, mittelst des Verbums *cecidere* auch für diesen einen Soldatentod an, den man sich am besten so vorstellt, dass der mit der Überbringung des Tötungsbefehls beauftragte Abgesandte *Neros*, dem Delinquenten zwar die Wahl der Todesart überließ, aber kaum die Ausführung derselben Vor dem Hintergrund der Beobachtung der Probleme, die *Seneca* dabei hatte, sich die für eine Selbsttötung erforderlichen Verletzungen selbst beizubringen, ist am ehesten davon auszugehen, dass *Mela* seine Entscheidung über die von ihm bevorzugte Tötungsart dadurch zum Ausdruck brachte, dass er dem Todesboten seine Arme entgegenstreckte, damit dieser sie binde und ihm auch die entsprechenden Verletzungen beibrachte, wahrscheinlich mittelst eines *gladius*, insofern davon auszugehen ist, dass die Aufgabe von Todesboten durch *Nero* Prätorianern übertragen wurde. Aber selbst wenn man die Angabe des *Tacitus*, dass *Mela* sich die Adern öffnete[1963], wörtlich neh-

1961 Vgl. Tac. ann. 16, 17, 1–5;
1962 Zu den außer *Mela* genannten Personen vgl. Tab. IV, Nr. 40, 41, u. 43;
1963 S. o. Tac. ann. 16, 17, 5: *At Mela, quae tum promptissima mortis via, exsolvit venas*

men müsste, ließe sich daraus auf keinen Fall beweiskräftig ableiten, dass jener sich dazu der Hilfe eines „Arztes" bediente.

3.3.2.3 *Thrasea Paetus*[1964]

Deutlicher tritt die persönliche Einschätzung der ethischen Belange des eigenen Sterbens durch einen frühkaiserzeitlichen „Stoiker" im Falle des *Publius Clodius Thrasea Paetus* (*in *Patavium*; † 66 n. Chr. in *Rom*[1965]) zutage. Über dessen Tod berichtet *Tacitus*[1966] Folgendes: *Tum ad Thraseam in hortis agentem quaestor consulis missus vesperascente iam die. Inlustrium virorum et feminarum coetus frequentes egerat, maxime intentus Demetrio Cynicae institutionis doctori, cum quo, ut coniectare erat intentione vultus et auditis, si qua clarius proloquebatur, de naturae animae et dissociatione spiritus corporisque inquirebat, donec advenit Domitius Caecilius Caecilianus ex intimis amicis et ei quid senatus censuisset exposuit. ... Tum progressus in porticum illic a quaestore reperitur ... accepto dehinc senatus consulto Helvidium et Demetrium in cubiculum inducit: porrectis utriusque brachii venis, postquam cruorem effudit, humum super spargens, proprius vocato quaestorius `libamus` inquit `Iovi liberatori. Specta iuvenis; et omen quidem dii prohibeant, ceterum in ea tempora natus es, quibus firmare animum expediat constantibus exemplis.`*[1967] (Dann wurde zu Thrasea, der sich in den Gärten aufhielt, ein Quaestor des Konsuls entsandt, als schon der Abend dämmerte. Er hatte eine Versammlung von zahlreichen Männern und Frauen abgehalten, am meisten dem *Demetrius*, dem Lehrer der kynischen Schule zugewandt, mit dem er, wie aus dem Mienenspiel und dem Gehörten zu erschließen war, wenn sie etwas Wichtigeres sagten, über das Wesen der Seele und die Trennung von Geist und Körper Untersuchungen anstellte, bis Domitius Caecilianus ankam, einer von den vertrautesten Freunden und ihm, was der Senat beschlossen hatte, darlegte. ... Dann trat er in die Vorhalle und wurde dort von dem Quaestor angetroffen ... nachdem er den Senatsbeschluss zur Kenntnis genommen hatte, führte er den Helvidius Priscus und den Demetrius in sein Schlafgemach: Indem er [diesen] die Adern beider Arme ausgestreckt hatte, und nachdem er das Blut vergoss, rief er, indem er es über dem Boden verspritzte, den Quaestor näher heran und sagte: `Lasst uns opfern, Jupiter dem Befreier. Sieh zu, junger Mann. Und mögen freilich ein Vorzeichen die Götter verhindern, im Übrigen bist du in solche Zeiten hineingeboren, in welchen es hilfreich sein könnte die Seele mit standhaften Beispielen zu stärken.´)

Thrasea Paetus sah nach den ihm von *Tacitus* in den Mund gelegten Worten den eigenen Tod, obwohl dieser durch einen entsprechenden Beschluss des Senats erzwungen worden war, als einen Akt der Befreiung an, augenscheinlich als einen Akt

---

1964 Vgl. Tab. IV, 44;

1965 Vgl. Goulet, R.: Thrasea Paetus (P. Clodius). In: Richard Goulet (Hrsg.): Dictionnaire des philosophes antiques. Band 6, CNRS Éditions, Paris 2016, S. 1142–1146. Eck, W.: P. Clodius Thrasea Paetus. In: Der Neue Pauly (DNP). Band 3, Stuttgart 1997, Sp. 41 f.

1966 *Sueton* (Nero 37) suggeriert im Falle des *Thrasea Paetus* einen erzwungenen Suizid und *Cassius Dio* (62, 26, 1) erwähnt lediglich den Tod des *Thrasea Paetus* als solchen.

1967 Vgl. Tac. ann. 16, 34–35;

der Befreiung seiner Seele aus dem „Gefängnis" ihres Körpers. Aus diesem Grunde zögerte er nach *Tacitus* nicht, sich die Blutgefäße beider Arme öffnen zu lassen, – aber durch wen, etwa durch einen Sklaven oder gar durch einen Arzt, wie gelegentlich vermutet wurde[1968]? Für die Anwesenheit eines Arztes, der dem *Thrasea Paetus* die Adern geöffnet haben könnte, liefert die von *Tacitus* beschriebene Szenerie nicht die geringsten Anhaltspunkte.

Nach *Tacitus* ist vielmehr auch in diesem Falle davon auszugehen, dass die Sicherstellung der Befolgung des Todesbefehls im Wesentlichen dem *Todesboten* übertragen worden war, d. h. dem zur Überbringung des Todesurteils des Senats entsandten *Quaestor* oder dessen Amtsdiener. Jedenfalls wird die Anwesenheit eines Sklaven oder eines Arztes, der diese Aufgabe übernommen haben könnte, von *Tacitus* nicht erwähnt, weder in dem Park, wo sich *Thrasea Paetus* vor der Ankunft des *Quaestors* aufgehalten haben soll, noch in der Säulenvorhalle, wo der *Quaestor* selbst ihn angetroffen haben soll, noch in seinem Schlafgemach, wohin er sich anschließend zurückgezogen haben soll.

Auch die Darstellung derselben Szenerie durch *Cassius Dio* lässt kaum Spekulationen darüber zu, dass sich *Thrasea Paetus* bei der Öffnung der Adern der Hilfe eines Arztes bedient haben könnte: ἐντεμὼν οὖν τὴν φλέβα ἀνέτεινε τὴν χεῖρα, καὶ ἔφη. „σοὶ τοῦτο τὸ αἷμα, ὦ Ζεῦ Ἐλευθέριε, σπένδω"[1969]. (Als er [Thrasea Paetus] den Einschnitt in die Ader vollzog, erhob er die Hand, und er sagte: Dir, oh Zeus Liberator, opfere ich dieses Blut.)

Die von *Cassius Dio* gebrauchten Formulierungen lassen zwar die Möglichkeit zu, dass *Thrasea Paetus* sich selbst eine Ader öffnete. Vor allem die Verwendung der griechischen Vokabeln für Ader und Hand im Singular lassen eine solche Deutung zu. Andererseits erscheint es aber aus medizinischen Gründen als undenkbar, dass sich *Thrasea Paetus* allein tödliche Verletzungen an beiden Armen beibrachte; denn wenn er sich wirklich einen Arm selbst verletzt hätte, wäre er wegen der dabei unvermeidlichen Durchtrennung von Sehnen und der dadurch verursachten erheblichen Schmerzen kaum noch in der Lage gewesen, sich eigenhändig auch noch den zweiten Arm zu verletzen, was gewiss notwendig gewesen wäre, um wirklich tödlich wirkende Blutverluste sicherzustellen.[1970]

Einen anderen Eindruck vermittelt freilich eine Suetonnotiz zu dem Fall:... *Paeto Thraseae tristior et paedagogi vultus. Mori iussis non amplius quam horarum spatium dabat; ac ne quid morae interveniret, medicos admonebat qui cunctantes continuo curarent; ita enim vocabatur venas mortis gratia incidere.*[1971] (... Dem Paetus Thrasea

1968 Vgl. dazu: Dorminger, G. in einer Übersetzung: „Tacitus Germania; Die Annalen, Goldmann Klassiker Bd. 7518, München 1957. S. 319, Anm. 699: „*Man darf wohl annehmen, dass ein Arzt zum Öffnen der Pulsadern zur Stelle war.*" (ohne jede Begründung)

1969 Vgl. Cass. Dio 62, 26, 4;

1970 Es ist in diesem Zusammenhang noch einmal daran zu erinnern, dass es für einen medizinischen Laien sehr schwer ist, sich mittelst Verletzungen an den Unterarmen, etwa mit Hilfe eines Dolches, tödliche Verletzungen beizubringen, weil man so zunächst stark innervierte Sehnen und Venen verletzen würde, bei deren Verletzung der Blutverlust erst nach sehr langer Zeit zu einem tödlichen Kreislaufkollaps führen würde.

1971 Vgl. Suet. N. 37, 1–2;

wurde das allzu düstere Antlitz eines „Schulmeisters“ [zum Verhängnis]. Denen befohlen worden war zu sterben, gab er [Nero] dazu nicht mehr als jeweils eine Stunde Zeit; und damit keine Verzögerung eintrete, ermahnte er die „Heiler“, dass sie die Zögernden sofort „behandelten“. So nämlich bezeichnete man das Öffnen der Adern um des Todes Willen.)

Man könnte aufgrund dieser Angaben *Suetons* fast zu der Annahme gelangen, dass *Nero* u. a. im Falle des *Thrasea Paetus* mit der Überbringung des Befehls zu sterben „Ärzte“ beauftragt habe, denen die dringende Ermahnung erteilt worden sei, dass sie die jeweiligen Delinquenten, soweit sich jene bei der Wahl der Todesart zu viel Zeit ließen, unverzüglich „*behandelten*“, d. h. ihnen augenblicklich große Blutgefäße öffneten, damit sie an den zu erwartenden Blutverlusten stürben. Da jedoch in keinem einzigen der von uns untersuchten Einzelfälle von Tötungen und Fremdtötungen innerhalb des von uns ausgewählten Untersuchungszeitraums ein Skalpell als Tötungsmittel nachgewiesen werden konnte und auch in der Darstellung des Endes des *Thrasea Paetus* weder durch *Tacitus* noch durch *Cassius Dio* die Anwesenheit eines Arztes während dessen Ablebens erwähnt wird, erscheint es als zwingend, den Begriff „*medicus*“ in dem obigen Zitat anders zu deuten.

Es ist auch bezogen auf diesen Fall zu berücksichtigen, dass der Tod in einem unmittelbaren Zusammenhang mit der Verurteilung in einem vor dem Senatsgericht geführten Strafprozess erfolgte, nämlich im Rahmen des Vollzuges eines vom Senat verhängten Todesurteils. Die o. z. Darstellungen des Falles *Thrasea Paetus* durch *Tacitus*, *Cassius Dio* und *Sueton* sind dabei dahingehend zu deuten, dass auch schon unter *Nero* bestimmten Delinquenten im Zusammenhang mit der Bekanntgabe des über sie verhängten Todesurteils ein „*librum arbitrium mortis*“[1972] eingeräumt wurde, d. h. das Recht, unter Beachtung einer bestimmten Frist, vielleicht in einer Stunde, die Art, in der sie starben, selbst zu bestimmen[1973].

Dass der praktische Vollzug der Tötung von den Delinquenten dabei Dritten, von diesen selbst zu bestimmenden Personen, d. h. Privatpersonen wie z. B. Ärzten, hätte übertragen worden sein können, ist aber in Anbetracht des auch im Römerreich bestehenden staatlichen Gewaltmonopols unwahrscheinlich. Die Tötung eines Menschen durch eine Privatperson unterlag grundsätzlich, wie bereits dargelegt wurde[1974], den Straftatbestandsdefinitionen der *lex Cornelia de sicariis et veneficiis*, konnte also nur im Rahmen von Militäraktionen, auf der Grundlage eines Gesetzes oder eines Gerichtsurteils von dazu berechtigten Personen erfolgen, d. h. durch Soldaten, oder Träger öffentlicher Ämter und deren Amtsgehilfen. Dass von diesem Prinzip im Falle des *Thrasea Paetus* abgewichen worden sein könnte, kann aber in jedem Falle nicht durch die zur Zeit bekannten Quellen als belegbar angesehen werden.

Im Prinzip wäre denkbar, dass der Kaiser auch in seinem Dienst und unter seinem persönlichen Befehl stehende „*Ärzte*“ mit der Vollstreckung von Todesurteilen

1972 Vgl. dazu die entsprechende Praxis unter *Domitian:* S. o. Kap. 2.3; vgl. dazu Tab. IX;

1973 Auch *Cassius Dio* (62, 26;) erwähnt einen Strafprozess als Grund für die Selbsttötung, was die Gewährung eines *librum arbitrium mortis* durchaus zulässt.

1974 S. o. Kap. 3,2;

beauftragte. Dieser Gedanke erscheint aber als wenig plausibel, insofern die Vollstreckung von Todesurteilen, unabhängig davon, von welchem Gericht diese verhängt worden waren, in der Regel Offizieren der Prätorianergarden übertragen wurde. Daher wird man auch im vorliegenden Fall davon auszugehen haben, dass die Vollstreckung des Todesurteils, unbeschadet des dem Delinquenten eingeräumten Rechts, über die Todesart selbst zu bestimmen, entweder dem *Quästor* oder einem von dessen Amtsgehilfen (einem *Prätorianer?*) anvertraut wurde, der dann dem *Thrasea Paetus* „wunschgemäß" die Armadern öffnete, selbstverständlich nicht mit einem *Skalpell*, sondern mit dem zu seiner regulären Waffenausstattung gehörenden „*gladius*".

Die nach *Sueton* von *Nero* angeblich an „*medici*" gerichtete Mahnung, zögernde „Patienten" sofort zu „behandeln„ – u. a. im Zusammenhang des Todes des *Thrasea Paetus*, ist daher als zynische Umschreibung der gelegentlich schon unter *Nero* geübten Praxis zu deuten, dass die zur Tötung der jeweiligen Delinquenten entsandten Soldaten zwar angehalten wurden, jenen das *liberum arbitrium mortis* zu gewähren, aber gleichzeitig streng darauf zu achten hatten, dass jene sich für die Wahl einer bestimmten Tötungsart nicht zu viel Zeit nahmen. Der Realitätsbezug der von *Sueton* *Nero* unterstellten Metapher dürfte sich dabei im Wesentlichen auf zweierlei beschränkt haben:

– einmal dass es unter den Prätorianern wie in anderen Teilen der römischen Armee auch *medici* gab, die erkrankte oder verwundete Kameraden therapeutisch zu „behandeln" hatten,

– zum anderen auch, dass die Öffnung von Adern zu therapeutischen Zwecken, der sog. Aderlass (gr. *Phlebotomie* bzw. lat. *missio sanguinis*)[1975] bereits in der Antike (u. a. von *Hippokrates*) als Heilverfahren bei verschiedenen Erkrankungen praktiziert wurde.

3.3.2.4 *Arria* und das *liberum arbitrium mortis*

Nicht nur für das Verständnis der Auffassung des *Thrasea Paetus*, sondern auch dasjenige von dessen Schwiegersohn *Helvidius Priscus* sowie aller übrigen Stoiker[1976] scheint von Bedeutung gewesen zu sein, wie man sich noch zwei Generationen später an den Tod *Arrias d. Ä* [1977], der Schwiegermutter des *Thrasea Paetus* erinnerte. Der jüngere *Plinius* nimmt in einem Brief an *Maecilius Nepos*[1978] ein Gespräch[1979] mit

1975 Vgl. Lenhardt, F.: Blutschau. Untersuchungen zur Entwicklung der Hämatoskopie, Würzburg 1986 (= Würzburger medizinhistorische Forschungen, 22. Mayer, J. G.: Die Blutschau in der spätmittelalterlichen deutschen Diagnostik, Sudhoffs Archiv 72 (1988), S. 225–233; Giess, S.: Merckwürdige Begebenheiten in: Traverse. Zeitschrift für Geschichte – Revue d´ histoire, 1993/3; Januar: Bauern- und Wetterregeln Webseite des Verlags Eugen Ulmer, aufgerufen am 14. Januar 2013; Naturheilverfahren: Richtig glücklich und entspannt nach dem Aderlass in: Die Welt, 14. Juli 2012; http://www.praxisvantreek.de/behandlung en/Aderlass/.pdf (2014) Vgl. Leven, K.-H., Aderlaß, in: Leven, K.-H., Antike Medizin. …, s. o. München 2005, Sp.794–795;

1976 Vgl. Tieleman, T., Stoa, in: Leven, K.-H., Antike Medizin. Ein Lexikon. München 2005, Sp. 832 f.; für die frühe römische Kaiserzei, aber wenig ergiebig;

1977 Vgl. Tab. III, 10;

1978 Vgl. Plin epist. III,16;

1979 Plin epist. III, 16, 2;

Fannia, der zweiten Gemahlin von *Thrasea Paetus'* Schwiegersohn *Helvidius Priscus d. Ä.*[1980] zum Anlass, an das Leben und Sterben jener *Arria* zu erinnern. *Arria* war mit *Aulus Caecina Paetus*[1981] verheiratet gewesen, der wegen der Teilnahme an einer Verschwörung des *Scribonianus*[1982] gegen *Claudius* im Jahre 42 n. Chr. angeklagt und zum Tode verurteilt worden war. Nach den Angaben *Plinius'd. J.* hatte *Arria*, als ihr Gemahl verhaftet worden war und mit einem Schiff von Illyren nach Rom überführt werden sollte, vergeblich versucht, die Soldaten, die ihren Gemahl festgenommen hatten, dazu zu überreden, ihr zu erlauben auf demselben Schiff zu fahren, hatte dann aber ein Fischerboot gemietet, um an dem Prozess gegen ihren Gemahl teilzunehmen[1983] und auch schon im Zusammenhang damit einen Suizid erwogen[1984]. Als auch *Thrasea Paetus*, ihr Gemahl, zum Tode verurteilt wurde, soll sie, um ihm ein Beispiel zu geben, zum Schwert gegriffen, sich selbst damit verwundet[1985] und dann zu ihm gesagt haben: *Paete, non dolet.*[1986] (Paetus, es schmerzt nicht.)[1987]

Es ist in diesem Kontext nicht wichtig, Gewissheit darüber zu erhalten, ob *Arria* die ihr von *Fannia* bzw. von *Plinius* und *Cassius Dio* unterstellten Worte tatsächlich gesagt hat. Bemerkenswert für das Verständnis der Einschätzung des Suizids durch die frühkaiserzeitlichen Stoiker ist lediglich, dass diese Geschichte verbreitet und offensichtlich auch geglaubt wurde[1988], – vor allem aber auch, dass das der *Arria* unterstellte Verhalten keinerlei Spielraum lässt für die Vermutung, dass die grundsätzliche Bejahung des Suizids durch die *Stoiker* auch die Bejahung der Inanspruchnahme der Hilfe eines Arztes zum Zwecke der Selbsttötung einschloss.

Inwieweit auch noch von anderen Stoikern unseres Untersuchungszeitraums das *liberum arbitrium mortis* postuliert und „praktiziert" wurde, ist nicht ganz klar. Über das Ende des ebenfalls zum Stoizismus neigenden *Barea Soranus*[1989] und dessen Tochter *Servilia*[1990] wird lediglich mitgeteilt, dass ihnen im Zusammenhang ihrer

1980 S. o. Vgl. Tab. VIII, 6;

1981 *cos. 37* (CIL 14, 00245); zu *Aulus Caecina Paetus* vgl. auch Groag, E.: Caecina 22. In: RE, III, 1, Stuttgart 1897, Sp. 1241; s. o. Tab. III, 9;

1982 *Lucius Arruntius Camillus Scribonianus* (†wohl 42 n. Chr. in *Issa*); vgl. Gundel, H. G.: Arruntius II. 7. In: KIP, Bd. 1, Sp. 608. DNP, Bd. 2, Sp. 33. S. o. Tab. III, 7;

1983 Vgl. Plin. epist. 3, 16, 7 - 9;

1984 Vgl. Plin. Epist. 3, 16, 9;

1985 Vgl. Cass. Dio 60, 16, 6;

1986 Plin. epist. 3, 16, 13;

1987 *Tacitus* erwähnt im Zusammenhang seiner Darstellung des Endes des *Thrasea Paetus* diese Episode nicht (vgl. Tac. ann. 16, 33, 35;), das könnte aber daran liegen, dass dessen Darstellung unvollständig überliefert ist. *Cassius Dio* berichtet darüber jedoch folgendermaßen: τὸ γὰρ ξίφος λαβοῦσα ἑαυτὴν ἔτρωσε, καὶ ἐκείνῳ ὤρεξεν εἰποῦσα 'ἰδού, Παῖτε, οὐκ ἀλγῶ.' (vgl. Cass Dio 60, 16, 6;) (Sie griff nämlich nach dem Schwert und brachte sich eine Wunde bei, dann reichte sie es jenem, indem sie sagte: 'Sieh Paetus, ich habe keine Schmerzen.')

1988 *Fannia* soll gemeinsam mit *Arria*, ihrer Mutter auch dem *Herennius Senecio* Material für die von ihm verfasste Biografie zur Verfügung gestellt haben. Vgl. Tac. Agr. 2; Plin. epist. 7, 19, 5; Cass. Dio 67, 13. S. o. Tab. IX, 18;

1989 Zum Tode des *Quintus Marcius Barea Soranus* (*vor 52; †65 oder 66) vgl. Tac. ann. 16. 30, 32; Justin IV. In: Juv. Saturae 3, 116; Cass. Dio 62, 26; s. o. Tab. IV, Nr. 44;

1990 S. o. Tab. IV, Nr. 45;

Verurteilung durch den Senat das *liberum arbitrium mortis*[1991] gewährt worden sei, – woraus man allerdings wird schließen dürfen, dass auch jene sich – nach dem Beispiel des *Thrasea Paetus* - zum Zwecke des Vollzugs des Todesurteils die Adern öffnen ließen.

In den Fällen von *Helvidius Priscus d. Ä.* und dem *J.* lässt sich den Quellen zwar entnehmen, dass sie aufgrund entsprechender Urteile des Senatsgerichts getötet wurden, der Vater noch während der Regentschaft *Vespasians*[1992], der Sohn unter *Domitian*[1993]. Ob jene der Vollstreckung der Todesurteile jedoch durch Selbsttötungen zuvorkamen, ist aufgrund der dazu in den Quellen gebrauchten Formulierungen nicht mit letzter Sicherheit zu entscheiden[1994]. Da unter *Domitian* aber die Gewährung des sog. *liberum arbitrium mortis* für durch das Senatsgericht Verurteilte allgemein üblich geworden zu sein scheint[1995], kann zumindest für *Helvidius Priscus d. J.* die tatsächliche Inanspruchnahme dieses Rechts und damit auch – in Anlehnung an die Vorbilder unter *Nero* verurteilter Philosophen - eine Verletzung stark blutender Gefäße als Todesart als wahrscheinlich angenommen werden. Im Falle des nach vorheriger Verbannung getöteten *Helvidius Priscus d. Ä.* wird man aber zumindest die Möglichkeit, dass der mit der Tötung beauftragte Soldat dem Delinquenten die Wahl der Todesart zugestand, nicht ausschließen dürfen.

Eine Beteiligung von Ärzten an der Tötung dieser „Stoiker" ist aber ebenfalls nicht nachweisbar[1996], und unter Berücksichtigung des sich in der *lex Cornelia de sicariis et veneficiis* konkretisierenden staatlichen Gewaltmonopols gegenüber „Straftätern" auch unwahrscheinlich.[1997]

3.3.2.5 Fazit: Der „Freitod" als Idealvorstellung eines selbstbestimmten Lebens?

Ungeachtet des Ausschlusses ärztlicher Tötungsassistenz im Falle *Senecas* und auch der übrigen sog. *Stoiker* ist indessen nicht zu leugnen, dass die Art und Weise, in der jene in den Tod gingen, den Eindruck entstehen lassen kann, dass der Suizid bei diesen in gewisser Weise einer Idealvorstellung von dem Ende eines selbstbestimmten Lebens entsprach. Es ist in diesem Zusammenhang daran zu erinnern, dass sowohl *Seneca* als auch *Thrasea Paetus* im Angesicht des eigenen Todes nach *Tacitus* dem *Iuppiter liberator* „opferten".[1998] Man muss natürlich bei diesen Fällen auch mit Stilisierungen durch die darüber berichtenden Historiker rechnen.

1991 Vgl. Tac. ann. 16, 33, 2: *Thraseae Soranoque et Serviliae datur mortis arbitrium.* (Dem Thrasea und dem Soranus und der Serviliae wurde die Wahl der Todesart zugestanden.)

1992 S. o. Tab. VIII, Nr. 6;

1993 S. o. Tab. IX, 17;

1994 Es sind dazu nur sehr knappe Notizen *Suetons* und *Dios* überliefert, in welchen den jeweiligen Kaisern eine Tötung der jeweiligen Personen angelastet wird. Zumindest für die „Opfer" der angeblichen „Terrorjustiz" *Domitians* ist aber davon auszugehen, dass den „Tötungen" entsprechende gerichtliche Verurteilungen durch das Senatsgericht vorausgingen. S. o. Kap. 2.3;

1995 Vgl. dazu. Suet. Dom. 11, 3;

1996 S. o. Kap. 3.3.2.2;

1997 Vgl. Tac. ann. 15, 15. 2;

1998 S. o. Tac. ann. 15, 64, 4: *postremo ... [Seneca] respergens proximos servorum addita voce libare se liquorem illum Iovem liberatori ...;* ähnlich Tac. ann. 16, 35, 1: ... *postquam cruorem effudit, humum*

Auf der anderen Seite wird von *Sueton* jedoch glaubwürdig bezeugt, dass zumindest *Domitian* öffentlichem Druck nachgab, als er entschied, dass Verurteilten die Wahl der Todesart überlassen sein sollte: *deinde atrocitate poenae puniendi, ad leniendam invidiam intercessit his verbis – permittite, patres conscripti, a pietate vestra impetrari, quod scio me difficulter impetraturum, ut damnatis liberum mortis arbitrium indulgeatis; nam et parceatis occulis vestris et intellegant me omnes senatui interfuisse.*[1999] (darauf schritt er, erschrocken über die Grausamkeit der Bestrafungen, um die Erbitterung zu mildern, mit diesen Worten ein – erlaubt, Väter und Dazugeschriebene, dass von Eurem Pflichtgefühl gegenüber Göttern und Menschen erwirkt werde, wovon ich weiß, dass selbst ich es nur schwer werde erwirken können, dass ihr Verurteilten die freie Entscheidung über die Todesart bewilligt; denn so würdet ihr nicht nur eure Augen schonen, sondern alle würden erkennen, dass ich an der Senatssitzung teilgenommen habe.)

Auch wenn zu bezweifeln ist, dass *Domitian* auf diese Weise Verurteilten, unter denen sich nicht wenige „Stoiker" befanden, die völlig freie Wahl der Todesart überlassen wissen wollte, so lässt sich dieser Antrag gleichwohl mittelbar als Ausdruck einer zumindest in gebildeten Kreisen weitverbreiteten Auffassung deuten, nach welcher die freie Entscheidung über den eigenen Tod als ein wesentlicher Teil der persönlichen Freiheit angesehen wurde.

Und daher könnte sich dem Betrachter die Frage aufdrängen: Wenn diese Auffassung von den „Stoikern" so vehement vertreten wurde, dass selbst der Kaiser sie berücksichtigen zu sollen glaubte, sollten da nicht auch Ärzte hier und da geneigt gewesen sein, entsprechenden Wünschen sie gut honorierender Patienten nachzugeben, eventuell im Rahmen von Fällen, über die in den Quellen nichts berichtet wird, weil diese nicht als politisch relevant angesehen wurden, oder im Falle des *Caninius Rebilus*, der sich lediglich deswegen selbst töteten, weil er sich durch einen selbst gewählten Tod besser den Unbilden von Alter und Krankheit entziehen zu können glaubte[2000]?

U. a. um darüber Aufschluss zu erhalten, sollen im Folgenden Zeugnisse besprochen werden, in denen Ärzte selbst sich zu der Frage des Ethos ihres Berufes äußern.

---

super spargens, … ´libamus` inquit [Thrasea Paetus] ´Iovi liberatori`...Vgl. Cass. Dio 62, 26, 4: ἐντεμὼν οὖν τὴν φλέβα ἀνέτεινε τὴν χεῖρα, καὶ ἔφη ʽσοὶ τοῦτο τὸ αἷμα, ὦ Ζεῦ ʼΕλευτέριε, σπένδω..

1999 Suet. Dom. 11, 3;

2000 Vgl. Tac. ann. Tac. 13, 30, 2: *Caninius Rebi<l>us, ex primoribus peritia legum et pecuniae magnitudine, cruciatus aegrae senectae misso per venas sanguine effugit* (Caninius Rebilus, einer von den führenden Leuten aufgrund seiner Gesetzeskenntnis und der Größe seines Vermögens, der von einem schweren Alter gebeugt war, machte sich, indem er das Blut aus den Adern vergoss, davon.)

3.3.3 *Das Heilerethos von Ärzten in der frühen römischen Kaiserzeit*

Aus dem Untersuchungszeitraum sind drei Ärzte bekannt, die auch als Schriftsteller in Erscheinung getreten sind:
- *Cornelius Aulus Celsus und*
- *Scribonius Largus*
- *Pedanios Dioskurides*

Zu diesen wäre u. U. auch noch der „Evangelist" *Lukas* zu rechnen, sofern es sich erweisen sollte, dass dieser tatsächlich ein „Arzt" gewesen sein sollte[2001].

Von den o. g. Autoren erfreute sich der o. g. *Pedanios Diskurides* bereits in der Antike einer besonderen Wertschätzung. Man geht heute allgemein davon aus, dass *Pedanius Dioskurides*[2002] um die Zeitenwende in *Anazarbos* in *Kilikien* geboren wurde, in *Tarsos*, einem wichtigen Zentrum der Fertigung und des Handels mit pharmakologischen Substanzen, (in dem Heimatort des Apostels *Paulus*) pharmakologisch ausgebildet wurde, im Dienste der römischen Kaiser *Claudius* und *Nero* als Militärarzt diente und zwischen 50 – 70 n. Chr. in griechischer Sprache sein pharmakologisches Hauptwerk „Περὶ ὕλης ἰατρικῆς," (lat.: *De materia medica*) verfasste[2003].

Als sinnfälliger Ausdruck der großen Wertschätzung dieses Werkes bereits in der Antike gilt u. a. die prachtvolle Gestaltung der zu Beginn des 6. Jahrhunderts entstandenen ältesten bekannten Handschrift dieses Werks, des sog. *Wiener Dioskurides*[2004], der nicht zuletzt wegen zahlreicher Abbildungen von Arzneipflanzen einen großen kulturgeschichtlichen Wert besitzt. Die Bedeutung dieses Werkes spiegelt sich auch darin, dass es u. a. von *Galenos* (*129 oder 131[2005] in *Pergamon*[2006]; † um 199, 201 oder 215 – 217 n. Chr. in *Rom*[2007]) sehr geschätzt wurde[2008].

Im Laufe der Zeit wurden unter dem Namen des *Pedanius Dioskurides* noch weitere Werke pharmakologischen und medizinischen Inhalts veröffentlicht, die hier aber unberücksichtigt bleiben müssen, da deren Zuordnung zu einem bestimmten

2001 Vgl. Schulze, Chr.: Medizin und Christentum in Spätantike und frühem Mittelalter, Tübingen 2005, S. 126, Nr 161; Diese Auffassung ist in jüngster Zeit in Frage gestellt worden; s. u.: Kap. 3.3.3.4;

2002 Vgl. Stamatu, M., Dioskurides, in: Leven, K.-H.: Antike Medizin. Ein Lexikon. S. o. Sp. 832–833;

2003 Vgl. Kudlien, F. in: Dioskurides 5, KlP Bd. 2, Sp. 91; s. o. Stamatu, M., Dioskurides, in: Leven, K.-H.: Antike Medizin. Ein Lexikon. München 2005, Sp. 227–229;

2004 Cod. med. gr. 1, ÖNB von 512/3 n. Chr: Vgl. Dioscurides: Codex Vindobonensis med. Gr. 1 der Österreichischen Nationalbibliothek (= Codices selecti. Bd. 12). Kommentiert von H. Gerstinger. 2 Bände. Graz 1970. Mazal, O.: Pflanzen – Wurzeln – Säfte – Samen. Antike Heilkunst in Miniaturen des Wiener Dioskurides. Graz 1981. De materia medica. Codex Neapolitanus, Napoli, Biblioteca nazionale, Ms. Ex. Vindob. Gr. 1, kommentiert von C. Bertelli, u. a., 2 Bände. Salerno Editrice, Rom, Graz 1988/1992;

2005 Vgl. M. Bariéty, Coury CH? – Histoire de la Médecine. Librairie Arthème Fayard, 1963, S. 195–215.

2006 Vgl. Ilberg, J.: Wann ist Galenos geboren? Sudhoffs Archiv 23 (1930), S. 289–292; zu Galen vgl. Tieleman, in: Leven, K.-H.: Antike Medizin. Ein Lexikon. S. o. Sp. 315–319;

2007 Vgl. Nutton V.: Ancient Medicine. London – New York 2004, S. 226–227;

2008 Vgl. Touwaide, A.: Pedanios Dioskurides. In: DNP, Bd. 9, Stuttgart 2000, Sp. 462–465. Wellmann, M.: Die Pflanzennamen des Dioskurides. In: Hermes. Band 33, Nummer 3, 1898, S. 360–422.

Autor, somit auch deren chronologische Zuordnung zum Untersuchungszeitraum zweifelhaft ist. Lediglich ein weiteres unter dem Namen *Dioskurides* überliefertes Werk, Περὶ ἁπλῶν φαρμάκων", („Über die einfachen Heilmittel") wird zunehmend als ein Original angesehen[2009]. Aber auch in Bezug darauf sind letzte Zweifel nicht ausgeschlossen, so dass dieses Werk als Grundlage für die Beurteilung des beruflichen Selbstverständnisses dieses Autors als Arzt sich nicht eignet.

Der oben als erster erwähnte *Aulus Cornelius Celsus*[2010] soll in den Jahren zwischen 25 vor und 50 n. Chr. gelebt haben und ist als Verfasser eines in lateinischer Sprache abgefassten heilkundlichen Werkes mit dem Titel „*De medicina*" in Erscheinung getreten.[2011] Zeitweilig galt es zwar als zweifelhaft, dass *Celsus* überhaupt den Beruf eines Arztes ausgeübt habe, aber diese Zweifel dürfen dank einer neueren Untersuchung aus der Feder Christian Schulzes weitgehend als ausgeräumt angesehen werden[2012]. Daher darf auch dieses Werk nicht nur als ein wichtiges Denkmal frühkaiserzeitlichen ärztlichen Wissens angesehen werden, sondern auch als Quelle für das berufliche Selbstverständnis von frühkaiserzeitlichen Ärzten[2013].

Scribonius Largus[2014], der 2. der o. g. Autoren, ist als Verfasser einer heilkundlichen Schrift mit dem Titel „*compositiones*" bekannt, welche jener einem gewissen *Gaius Iulius Callistus* widmete. Eine Persönlichkeit mit diesem Namen gilt als Sklave und Vater einer Geliebten des Kaisers *Caligula*. Der Vater wurde von eben demselben Kaiser auch frei gelassen, beteiligte sich 41 n. Chr. aber an einer Verschwörung gegen *Caligula*[2015], infolge deren dessen Onkel *Claudius* anschließend den Thron bestieg[2016]. Während der Herrschaft des *Claudius* (*1. 08. 10 v. Chr. in *Ludgudunum*, heute *Lyon*; †13. 10. 54 n. Chr.) bekleidete *Callistus*, der Widmungsadressat der „*compositiones*" das Amt eines Prokurators *a libellis* (für Petitionen) und galt daher als einer der einflussreichsten Freigelassenen dieses Kaisers[2017].

Da *Scribonius Largus Claudius* in den *compositiones* als „*deus noster Caesar*" bezeichnet und den Kaiser auch auf einem Feldzug nach *Britannien* begleitete[2018], nimmt man an, dass er – jedenfalls bis zum Tode der *Valeria Messalina*[2019] – Leibarzt

2009 Vgl. Touwaide, A.: Pedanios Dioskurides. In: DNP, Bd. 9, Stuttgart 2000, Sp. 462–465; zu neuerer Literatur über Diosk. vgl. Daxecker, F.: Heilpflanzen bei Augenerkrankungen im Wiener Dioskurides, in: Mitteilungen der Julius-Hirschberg-Gesellschaft zur Geschichte der Augenheilkunde, Bd. 5, 2003, S. 9–17 (2006). Ders: Medicinal Herbs in the Viennese Dioscurides. In: Klin Mbl Augenheilkunde 224, 2007, S. 611 f. Ders.: Heilpflanzen der Augenheilkunde in der Handschrift Macer floridus und ein Vergleich mit De Materia medica des Dioskurides, Codex medicina antiqua und Wiener Dioskurides. In: Klin Mbl Augenheilkunde 225, 2008, S. 308–311.

2010 Vgl. Oser-Grote, C., Celsus, in: Leven, K.-H.: Antike Medizin. Ein Lexikon. S. o. Sp. 832–833;

2011 Vgl. Kollesch, J., Nickel, D.: Antike Heilkunst - Ausgewählte Texte. Stuttgart 1994. Spencer, W.: Celsus. De Medicina. Cambridge 1935-1938 (Lat.- engl.).

2012 Vgl. Schulze, Chr., s. o.

2013 Vgl. zu allen Fragen, die *A. Celsus* betreffen, Schulze, Chr. Celsus: Hildesheim 2001;

2014 Vgl. Hahn, J., Scribonius Largus, in: Leven, K.-H.: Antike Medizin. Ein Lexikon. München 2005, Sp. 786;

2015 S. o. Tab. III, 1;

2016 Vgl. Ios. ant. Iud. XIX.1.10ff

2017 Vgl. dazu: Tac. ann. 11, 29. 38. 12, 1;

2018 Vgl. Scrib. Larg. compositiones 163;

2019 S. o. Tab. III, 28;

des *Claudius* gewesen sei, vielleicht auch Leibarzt *Messalinas*. Da *Messalina* in den *compositiones* noch als lebend erwähnt wird[2020], ist davon auszugehen, dass das Werk während der Ehe zwischen *Claudius* und *Messalina* entstand, d. h. in den Jahren 44 – 48 n. Chr..

3.3.3.1 *Aulus Cornelius Celsus*[2021]

Um auch möglichen zeittypischen Veränderungen des beruflichen Selbstverständnisses auf die Spur zu kommen, sollen geeignete Zeugnisse aus der o. g. „*Fachliteratur*" hier möglichst in der zeitlichen Reihenfolge ihrer Entstehung besprochen werden. Obwohl speziell über die Biographie des *Aulus Celsus* so gut wie nichts bekannt ist, scheint dessen Hauptwerk „*De medicina*", neben den *compositiones* des *Scribonius Largus*, vielleicht aber auch noch vor dem letzteren, das älteste der o. e. Werke zu sein. Als Grundlage für die Beurteilung der Zielsetzungen zahlreicher literarischer Werke der griechischen und römischen Antike nehmen die *Proömien* derselben eine Schlüsselstellung ein.

Ausgehend von dieser Überlegung soll hier jetzt der Versuch unternommen werden, das Rollenverständnisses des *Celsus* als Arzt zunächst[2022] auf der Grundlage von Formulierungen im *Prooemium* des 1. Buches von *de medicina* zu untersuchen. Bereits der Einleitungssatz dieses *Proömiums* enthält aufschlussreiche Formulierungen: *Ut alimenta sanis corporibus agricultura, sic sanitatem aegris medicina promittit. haec nusquam quidem non est siquidem etiam inperitissimae gentes herbas aliaque promta in auxilium vulnerum morborumque noverunt.*[2023] (Wie Nahrungsmittel den gesunden Körpern der Ackerbau [verspricht], so verspricht Gesundheit den kranken [Körpern] die Heilkunde. Diese [Wissenschaft] gibt es überall, insofern sogar die unerfahrensten Völker Kräuter und und andere [Mittel], die geeignet sind zur Abhilfe gegen Verwundungen und Krankheiten, kennen)

Der Heilkunde ordnet der Autor eine ähnlich elementare Rolle für das Leben der Menschen zu wie dem Ackerbau. Schon dieser Satz lässt keinen Zweifel daran zu, dass *Celsus* die wesentliche Aufgabe von Ärzten darin sieht, zu heilen. Für die Überlegung, dass Ärzte von Fall zu Fall bestimmten Patienten auch „Sterbehilfe" leisten sollten, lassen diese Formulierungen keinen Raum. Die o. z. Kernthese von der Medizin als einer Kunst des Heilens veranschaulicht *Celsus* anschließend durch einen kurzen Streifzug durch die Geschichte des Faches.

2020 Vgl. Scrib. Larg. compositiones. 60;

2021 Vgl. Oser-Grote, C., Celsus, in: Leven, K.-H.: Antike Medizin. Ein Lexikon. München 2005, Sp. 189- 191;

2022 Später soll auch noch auf Formulierungen aus dem Text von Buch V. eingegangen werden.

2023 Vgl. Cels. de medina pr. 1; zum Inhalt und zur Gliederung von *de medicina* ist vor allem hinzuweisen auf: Schulze, Chr.: Celsus, Hildesheim 2001; (mit Hinweisen auf weitere Literatur;)

Diesen beginnt er in den Zeiten *Homers*, mit Bemerkungen zu *Aeskulap*[2024] und zu dessen Söhnen *Podalirius*[2025] und *Machaon*[2026], setzt ihn fort mit Hinweisen auf die angeblich auch in der Heilkunde erfahrenen Philosophen *Pythagoras*[2027], *Empedokles*[2028] und *Demokrit*[2029] bis zu *Hippokrates von Kos*[2030]. Im Anschluss daran lenkt er die Aufmerksamkeit des Lesers auf das Wirken von *Diokles*[2031], *Karistios*[2032], *Herophilus*[2033] und *Erasistratus*[2034], auf die angeblichen Begründer der medizinischen Teildisziplinen *Diätetik*, *Pharmazie* und *Chirurgie*,[2035] dann auch auf Ärzte wie *Serapion*, *Apollonius*, *Glaukias*, *Heraklides v. Tarent*, *Asklepiades* und *Themison*,[2036] die er als Begründer der *Methodikerschule* charakterisiert, - im Unterschied zu mit diesen riva-

2024 Vgl. Cels. S. o. pr. 2: *Ut pote cum vetustissimus auctor Aesculapius celebretur, qui quoniam adhuc rudem et vulgarem hanc scientiam paulo subtilius excoluit, in deorum numerum receptus est. Ä. wurde* im gesamten Mittelmeerraum als Heilgott verehrt; „geboren“ wurde er in *Thessalien* oder in *Epidauros*; vgl. Schnalke, Th., Asklepios, in: Leven, K.-H.: Antike Medizin. Ein Lexikon. München 2005, Sp. 110–112;

2025 Ihm werden Fähigkeiten als Diagnostiker innerer Erkrankungen nachgesagt; Vgl. Lange, K., Podaleirios, in: Leven, K.-H.: Antike Medizin. Ein Lexikon. München 2005, Sp. 720 - 721;

2026 Vgl. Cels. s. o. pr. 4: *Huius deinde duo filii Podalirius et Machaon bello Troiano ducem Agamemnonem secuti non mediocrem opem commilitonibus suis attulerunt;* ihm werden Fähigkeiten in der Chirurgie nachgesagt; vgl. Lange, K., Machaon, in: Leven, K.-H.: Antike Medizin. Ein Lexikon. München 2005, Sp. 579–580;

2027 (ca. 570 - 490 v. Chr.) *auf *Samos*, gründete in *Kroton* (Süditalien) eine Philosophenschule, propagierte die Seelenwanderung und damit ein Fleischverzehrverbot, gilt daher als Begründer der Diätetik; vgl. Oser-Grote, C., Pythagoras, in: Leven, K.-H.: Antike Medizin. Ein Lexikon. München 2005, Sp. 742;

2028 (ca. 490 - 430 v. Chr.) Naturphilosoph und „Wanderarzt, vgl. Oser-Grote, C., Empedokles, in: Leven, K.-H.: Antike Medizin. Ein Lexikon. München 2005, Sp. 251 - 252;

2029 Vgl. Cels. s. o. pr. 7: *Ideoque multos ex sapientiae professoribus peritos eius fuisse accipimus, clarissimos vero ex iis Pythagoran et Enpedoclen et Democritum.* Aus *Abdera* (ca. 460–370 v. Chr.), Atomist, der Sinneswahrnehmungen aus dem Eindringen von Atomen erklärte; vgl. Oser-Grote, C., Demokrit, in: Leven, K.-H.: Antike Medizin. Ein Lexikon. München 2005, Sp. 213–214;

2030 Vgl. Cels. s. o. pr. 8: *Huius autem, ut quidam crediderunt, discipulus Hippocrates Cous, primus ex omnibus memoria dignus, a studio sapientiae disciplinam hanc separavit, vir et arte et facundia insignis.*

2031 *Diokles v. Karystos* auf *Euboia* (ca. 1. Hälfte des 4. Jahrh.) gilt als *Anatom* und Arzt; vgl. Leven, K.-H., Diokles v. Karystos, in: Leven, K.-H.: Antike Medizin. Ein Lexikon. München 2005, Sp. 225–227;

2032 In anderen Quellen nicht genannt;

2033 *Herophilos*, (ca. 330–250), aus *Chalkedon* (*Bithynien*), wirkte als Mediziner vor allem in *Alexandrien*; vgl. Leven, K.-H., Herophilos, in: Leven, K.-H.: Antike Medizin. Ein Lexikon. München 2005, Sp. 407– 409;

2034 Vgl. Cels. s. o. pr. 8: *Post quem Diocles Carystius, deinde Praxagoras et Chrysippus, tum Herophilus et Erasistratus sic artem hanc exercuerunt, ut etiam in diversas curandi vias processerint. Erasistratos v. Keos* (ca. 320–245 v. Chr.) aus *Iulis* auf der *Kykladeninsel Keos*, Arzt in *Alexandrien*, vielleicht auch „Hofarzt“ am Hofe der *Seleukiden* in *Antiochien* am *Orontes* (h. *Antakia*, Türkei); vgl. Leven, K.-H.: Erasistratos v. Keos, in: Leven, K.-H.: Antike Medizin. Ein Lexikon. München 2005, Sp. 265–267;

2035 Vgl. Cels. s. o. pr. 9: *Primam* Διαιτητικήν *secundam* Φαρμακευτικήν *tertiam* Χειρουργίαν *Graeci nominarunt.*

2036 Vgl. Cels. s. o. pr. 10: *Post quos Serapion, primus omnium nihil hanc rationalem disciplinam pertinere ad medicinam professus, in usu tantum et experimentis eam posuit. Quem Apollonius et Glaucias et aliquanto post Heraclides Tarentinus et aliqui non mediocres viri secuti ex ipsa professione se empiricos appellaverunt.* Die o. g. sog. *Empiriker* entwickelten den sog. *Empirischen Dreifuß*: 1. Sammeln

lisierenden anderen Schulen, die unter den Bezeichnungen *Dogmatiker*[2037], *Herophileer*[2038], *Empiriker* und *Pneumatiker*[2039] bekannt geworden sind[2040].

Hierbei benennt *Celsus* die o. e. Ärzte nicht nur, sondern er charakterisiert auch die von jenen vertretenen therapeutischen Ansätze, er kritisiert sie deswegen gelegentlich auch, aber anders als *Plinius* nicht persönlich durch die Unterstellung, dass ihnen die Absicht zu heilen fehle – er bezichtigt sie auch nicht persönlichen Gewinnstrebens, übertriebenen Ehrgeizes und uneinsichtiger Rechthaberei[2041] – sondern *Celsus* kritisiert vorrangig sachlich, d. h. unter dem Gesichtspunkt der heilenden Wirkung der von ihnen bevorzugten therapeutischen Ansätze, im Interesse der sich ihnen anvertrauenden Patienten. Besonders deutlich wird diese Präferenz des *Celsus* für Sachargumente im Zusammenhang seiner Kritik an der Doktrin der sog. Empiriker.

Für *Celsus* stellt sich in diesem Kontext im Wesentlichen die Frage: *Cur enim potius aliquis Hippocrati credat quam Herophilo? cur huic potius quam Asclepiadi? – Si rationes sequi velit, omnium posse videri non inprobabiles; si curationes, ab omnibus his aegros perductos esse ad sanitatem. Ita neque disputationi neque auctoritati cuiusquam fidem derogari oportuisse. Etiam sapientiae studiosos maximos medicos esse, si ratiocinatio hoc faceret: nunc illis verba superesse, deesse medendi scientiam.*[2042] (Warum nämlich soll jemand mehr dem Hippokrates glauben als dem Herophilus? Warum diesem mehr als dem Asklepiades? – Wenn er den Vernunftgründen folgen wollte, [würde er erkennen] dass die [Argumente] von allen nicht tadelnswert erscheinen; wenn er aber auf die Heilverfahren achtete, [würde er erkennen] dass von all diesen Kranke überführt worden sind zur Gesundheit. Daher dürfe weder der Argumentation noch der Autorität jemandes Vertrauenswürdigkeit abgesprochen werden. [Man könnte zur Überzeugung gelangen] dass auch Philosophen sehr große Ärzte sein könnten, wenn die Theorie das bewirkte. Jetzt aber [scheint es so zu sein] dass jenen Worte reichlich vorhanden sind, dass ihnen aber, um zu heilen, das Wissen fehle.)

Celsus fordert, dass Ärzte nicht allein in der Lage sein sollten, ihre Patienten „gut" zu behandeln, sondern nach dem Vorbild von Ärzten wie *Hippokrates* und *Erasistratos* auch über eine gute (natur-) „*philosophische*", d. h. naturwissenschaftliche Vorbildung verfügen sollten. Dennoch liegt gerade in diesem Lob für das Vorbild des „*gebildeten*" Arztes auch eine Kritik: Allein das naturwissenschaftliche Interesse an dem Körper zeichnet nach *Celsus* noch keineswegs den guten Arzt aus: *ideoque, cum par*

---

path. Daten, 2. kritische Betrachtung, 3. Therapie; vgl. Guardasole, A., Empiriker, in: Leven, K.-H.: Antike Medizin. Ein Lexikon. München 2005, Sp. 254–255;

2037 Ärzteschule, die sich durch eine *theoretisch* ausgerichtete verbindliche Lehre definierte; vgl. Labisch, A., Dogmatiker, in: Leven, K.-H.: Antike Medizin. Ein Lexikon. München 2005, Sp. 233–234;

2038 Ärzteschule, die sich nach *Herophilos v. Chalcedon* (s. o.) benannte und sich durch eine Verknüpfung von theoretischen und kinischen Ansätzen auszeichnete; vgl. Stamatu, M., Herophileer, in: Leven, K.-H.: Antike Medizin. Ein Lexikon. München 2005, Sp. 406;

2039 Ärzteschule, die seit dem 1. Jhrh. v. Chr. greifbar ist; deren Angehörige betrachteten das *Pneuma*, d. h. den Atem „*als Täger der wichtigsten vitalen und psychischen Funktionen*"; vgl. Tieleman, T., Pneumatiker, in: Leven, K.-H.: Antike Medizin. Ein Lexikon. München 2005, Sp. 718–719;

2040 Vgl. Kollesch, J., Medizin, in: KlP, Bd. 5, Nachträge, Sp.1624–1628.

2041 S. o. Kap. 3.1.

2042 Cels. de medicina pr. 28 – 29;

scientia sit, utiliorem tamen medicum esse amicum quam extraneum.[2043] (Und daher, auch wenn das Wissen gleich ist, [glaube ich] dass dennoch der nützlichere Arzt ein Freund sei, als ein fremder.)

Ein guter Arzt ist nach *Celsus* nur derjenige, der sein Wissen und Können in den Dienst der Heilung der Patienten stellt, den er wie einen Freund behandelt wissen möchte. Man könnte an dieser Stelle fast den Eindruck gewinnen, als habe *Celsus*, indem er solche Anforderungen an das Arz-Patientenverhältnis stellt, einen ganz bestimmten Arzt vor Augen gehabt, vielleicht sogar *Annaeus Statius* und dessen Beziehung zu *Seneca*[2044], - obwohl es keinerlei Hinweise darauf gibt, dass *Celsus* den Leibarzt *Senecas* persönlich gekannt hat. Chronologisch und in Anbetracht der Berühmtheit *Senecas* denkbar wäre dies aber.

Bedeutsamer erscheint aber im Kontext dieser Untersuchung die Konsequenz, die *Celsus* aus der o. z. Bestimmung der Rolle des Arztes als Freund des Patienten zieht: *Igitur, ut ad propositum meum redeam, rationalem quidem puto medicinam esse debere, instrui vero ab evidentibus causis, obscuris omnibus non ab cogitatione artificis sed ab ipsa arte reiectis. Incidere autem vivorum corpora et crudele et supervacuum est, mortuorum discentibus necessarium: nam positum et ordinem nosse debent, quae cadaver melius quam vivus et vulneratus homo repraesentat. Sed et cetera, quae modo in vivis cognosci possunt, in ipsis curationibus vulneratorum paulo tardius sed aliquanto mitius usus ipse monstrabit.*[2045] (Also, damit ich zu meinem Vorhaben zurückkehre, berechenbar, glaube ich jedenfalls, müsse die Heilkunst sein; dass sie aus der Beobachtung der offenkundigen Ursachen entstehe, wobei man verborgene [Ursachen] zwar nicht von der Überlegung des kunstfertigen [Arztes], aber von der [angewandten] Heilkunst ausgeschlossen hat. Das Einschneiden in die Körper von Lebenden ist grausam und überflüssig, in den von Verstorbenen für Lernende notwendig: denn die Lage und Anordnung [der Organe] muss man kennen, welche der Leichnam besser als ein lebender und verwundeter Mensch vor Augen stellt. Aber auch das Andere, was nur an Lebenden beobachtet werden kann, wird bei den Behandlungen der Verwundeten zwar ein wenig langsamer, aber erheblich schonender die Erfahrung selbst zeigen.)

Nach den oben besprochenen Formulierungen aus dem *Proömium* zu *Celsus de medicina* rechtfertigt auch der naturwissenschaftliche Forscherdrang des gebildeten Arztes keine Behandlung, die Patienten vermeidbare Schmerzen bereitet, womöglich auch nur in der guten Absicht, aus den Schmerzen, die er einem Patienten bereitet, Nutzen für eine bessere Behandlung anderer ziehen zu können. Um so weniger – so wird man folgern dürfen – gibt es aus der Sicht des *Celsus* einen Rechtfertigungsgrund für die Beteiligung eines Arztes an der absichtlichen Tötung eines Menschen.

In einem gewissen Widerspruch zu der oben entwickelten Einschätzung steht ein im 5. Buch von *de medicina* unterbreiteter Ratschlag des *Celsus*, in welchem Ärzte aufgefordert werden, unter bestimmten Voraussetzungen auf eine Behandlung von Patienten zu verzichten: *Incipiam de vulneribus. In his autem ante omnia scire medicus*

2043 Vgl. Cels. de medicina pr. 73;
2044 Vgl. dazu Kap. 1;
2045 Vgl. Cels. de medicina pr. 74 – 75;

debet, quae insanabilia sint, quae difficiliam curationem habeant, quae promptiorem. Est enim prudentis hominis primum eum, qui servari non potest, non attingere nec subire speciem eius, ut occisi, quem sors ipsius interemit.[2046] (Ich möchte mit den Verwundungen beginnen. Hierbei muss der Arzt vor allem wissen, welche unheilbar sind, welche eine schwierige Behandlung erfordern, welche eine leichtere. Denn es zeichnet einen klugen Mann aus, dass er denjenigen, der nicht [mehr] gerettet werden kann, nicht anrührt[2047] und auch nicht den Anschein erweckt, dass er für dessen Tötung verantwortlich sei, den doch das eigene Schicksal dahingerafft hat.)

Celsus scheint hier dem „klugen" Arzt gegenüber „unheilbar Kranken" eine Vorgehensweise vorzuschlagen, die nach heute in Deutschland auch für Ärzte geltendem Recht die Strafrechtsnorm der „unterlassenen Hilfeleistung" erfüllte[2048] oder sogar den Tatbestand einer *fahrlässigen Tötung*[2049]. Unlängst warf Christian Schulze in einem Aufsatz mit dem Titel *'Unterlassene Hilfeleistung' in der Antike* unter Berufung auf die o. z. Textstelle die Frage auf, inwieweit sich *Celsus* durch den oben erwähnten Vorschlag in Gegensatz gebracht haben könnte zu entsprechenden ethischen Vorstellungen in der Antike; allerdings relativiert Schulze diesen Vorwurf überzeugend, u. a. indem er den Kontext des obigen Zitats näher erläutert und in Beziehung setzt zu entsprechenden Vorstellungen im sog. *corpus Hippocraticum* und bei antiken Philosophen wie *Seneca* und *Aristoteles*.[2050]

Dennoch sollte hier nicht ausgeblendet werden, dass der Begriff der „unterlassenen Hilfeleistung" auch im antiken römischen Recht eine bestimmte Rolle spielte, - zwar nicht in den Beziehungen zwischen Arzt und Patient, aber sehr wohl in den Beziehungen zwischen Herren und deren Sklaven bzw. zwischen einem Patron und seinen Freigelassenen, und zwar insofern die letzteren – auch nach ihrer Freilassung – unter Strafandrohung rechtlich verpflichtet gewesen zu sein scheinen, - in Notfällen -

2046 Vgl. Celsus. de medicina 5,26,1B – C.

2047 *attingere* wird hier anders als bei Schulze ('Unterlassene Hilfeleistung' in der Antike, in: Gadebusch, M. (ed.): Medical Ethics, Stuttgart 1914 S. 17) mit „anrühren" statt mit „behandeln" wiedergegeben, obwohl sinngemäß nichts anderes als „behandeln" gemeint sein kann. Denn es ist nicht auszuschließen, dass *Celsus* an dieser Stelle bewusst das Wort *attingere* verwendete, um auszudrücken, dass er in den besagten Fällen lediglich von solchen Behandlungen abriet, die mit einer „Berührung" des Körpers der zu behandelnden verbunden waren, d. h. mit sog. invasiven Behandlungsmethoden, - vielleicht auch um an das im orthodoxen Judentum gebräuchliche Verbot der „Berührung" von „Leichen" bzw. „Sterbenden" anzuspielen (Vgl. dazu: http://www.hagalil.com/judentum/gemeinde/beerdigung.htm. S. auch: De Vries, S. Ph.: Jüdische Riten und Symbole, Neuauflage 2005, neu übers, und bearb. von M. Magall. Es darf nicht übersehen werden, dass dieses Zitat einem Buch (Buch V) entnommen ist, in welchem ansonsten ausschließlich von chirurgischen Behandlungsmethoden die Rede ist. Der Beginn des Zitats (… *Incipiam de vulneribus. In his* …) lässt im Übrigen keinen Zweifel daran zu, dass sich *Celsus* mit diesem Ratschlag speziell an „Wundärzte" wendet.

2048 Vgl. StGB § 323 c: *Wer bei Unglücksfällen oder gemeiner Gefahr oder Not nicht Hilfe leistet, obwohl dies erforderlich und ihm den Umständen nach zuzumuten, insbesondere ohne erhebliche eigene Gefahr und ohne Verletzung anderer wichtiger Pflichten möglich ist, wird mit Freiheitsstrafe bis zu einem Jahr oder mit Geldstrafe bestraft.*

2049 Vgl. StGB § 222: *Wer durch Fahrlässigkeit den Tod eines Menschen verursacht, wird mit Freiheitsstrafe bis zu fünf Jahren oder mit Geldstrafe bestraft.*

2050 Vgl. Schulze, Chr., 'Unterlassene Hilfeleistung' in der Antike, in: Gadebusch M., (ed.): Medical Ethics, Stuttgart 2014 S. 17–27;

den ersteren auf jede erdenkliche Weise Hilfe zu leisten[2051]. Da aber Leibärzte hoch gestellter Persönlichkeiten oft den Status von Freigelassenen innehatten, wären die Verpflichtungen zur Nothilfe zumindest in solchen Fällen auch auf das Arzt-Patienten-Verhältnis anzuwenden.

Daher erscheint es als zulässig, die oben zitierte Empfehlung des *Celsus* auch im Zusammenhang damit zu sehen, dass in der Antike Suizide gelegentlich mit dem Hinweis auf altersbedingte Erkrankungen und Gebrechen erklärt werden[2052]. Deswegen könnte sich die Frage aufdrängen, ob *Celsus* mit der oben zitierten Äußerung Ärzten nicht einen Rat erteilen wollte, wie sie das Tötungsverbot der *lex Cornelia de siccariis et veneficiis* im Bedarfsfall unterlaufen könnten.

Gegen derartige Spekulationen ist vor allem einzuwenden, dass nach der oben durchgeführten Analyse der Strafrechtsnormen der *lex Cornelia de sicariis et veneficiis*[2053] im Falle eines Strafprozesses entscheidend war, dass dem Angeklagten eine Tötungsabsicht nachgewiesen werden konnte, wobei die Verwendung eines bestimmten Tötungsmittels, d. h. die Benutzung einer bestimmten Waffe oder eines bestimmten Toxins eher nachrangig war. Daraus erklärt sich ja auch, dass nach Auffassung antiker Kommentatoren der *lex Cornelia de sicariis et veneficiis*[2054] sogar Gerichtsmagistrate und Geschworene wegen eines Tötungsdelikts unter Anklage gestellt und verurteilt werden konnten, wenn ihnen nachgewiesen werden konnte, dass sie ihren Einfluss auf den Ausgang des Verfahrens gezielt dazu nutzten, dass ein zu Unrecht angeklagter unbescholtener Bürger aufgrund eines manipulierten Gerichtsurteils zu Tode kam.

Hierbei ist zu konzedieren, dass der gerichtliche Nachweis einer Tötungsabsicht durch die absichtliche Unterlassung einer eventuell lebensrettenden Behandlung eines Patienten im konkreten Fall nur schwer zu erbringen gewesen wäre, zumal rein juristisch betrachtet, die Beziehungen zwischen Ärzten und ihren Patienten nach den Grundsätzen der Vertragsrechts geregelt war, d. h. dass die Behandlung eines Patienten durch einen bestimmten Arzt erst dann erfolgen konnte, wenn beide Parteien sich vorher auf die Bedingungen dieser Behandlung (u. a. auf das dafür zu entrichtende Honorar) und auch über die Art der Behandlung verständigt hatten.

Daraus aber folgt, dass in Fällen, in denen es über eine ärztliche Behandlung nicht zu einer vertraglich bindenden Einigung gekommen war, im Prinzip auch im Falle einer Behandlungsverweigerung keine Anklage gegen einen bestimmten Arzt möglich gewesen wäre. Theoretisch hätte ein Arzt erst dann wegen eines Tötungsdelikts angeklagt werden können, wenn er einem bestimmten Patienten eine *bestimmte Behandlung verbindlich zugesagt, diese Zusage aber nachweislich in Tötungsabsicht nicht eingehalten hätte.*

2051 Vgl. dazu: Kaser, M.: Das römische Privatrecht, München 1971, S. 297–299 (mit Literaturverweisen);

2052 Vgl. Lehmann, E., Suizid aufgrund von Alter und Krankheit, Norderstedt 2011, S. 14 ff.; die Thesen Lehmanns sind zum Teil nicht überzeugend begründet, da sie die Quellen oft nicht im Original, sondern nur in Übersetzungen zitiert, dafür aber liefert ihr Beitrag Hinweise auf neuere Literatur zu dem Thema.

2053 S. o. Kap. 3.2;

2054 S. o. Kap. 3.2;

Bedeutsamer ist aber, dass sich im Rahmen der in dieser Untersuchung durchgeführten Einzelfallprüfungen auch für die Annahme, dass sich Ärzte durch die bewusste Verweigerung einer Behandlung an der Tötung bzw. Selbsttötung von Menschen beteiligten, keinerlei Indizien ausfindig machen ließen[2055]. Im Gegenteil: In Bezug auf bestimmte Einzelfälle zeigte sich, dass Freigelassene und Sklaven ihre Nothilfeverpflichtung gegenüber ihren jeweiligen Herren keineswegs so deuteten, dass sie deren Bitten folgten, ihnen bei der Selbsttötung behilflich zu sein.[2056]

Außerdem konnte gezeigt werden, dass in dem Fall, dass einem Freigelassenen gerichtlich nachgewiesen werden konnte, dass er sich den Bitten seines Herrn, ihm bei der Selbsttötung behilflich zu sein, nicht mehr zu entziehen vermochte, eine derartige „Willfährigkeit" noch nach Jahrzehnten eine gerichtliche Verurteilung und Hinrichtung auf der Grundlage der *lex Cornelia de sicariis et veneficiis* nach sich ziehen konnte[2057]. Auch bezüglich der in der Literatur erwähnten Beispiele für Selbsttötungen wegen Überdrusses an altersbedingten Krankheiten und Gebrechen ist eine Beteiligung von Ärzten nicht nachweisbar[2058].

Allerdings schließt allein der Mangel an Beweisen für tatsächliche Tötungen von Menschen durch willkürliche Vernachlässigung durch Ärzte in Tötungsabsicht nicht die Möglichkeit aus, dass *Celsus* ein solches Verfahren in bestimmten Fällen für vertretbar hielt. Beweisen oder Widerlegen ließe sich eine derartige Hypothese aber ausschließlich anhand von entsprechenden Präzedenzfällen, die aber im Augenblick für unserem Untersuchungszeitraum nicht nachweisbar sind, – oder anhand von Äußerungen des *Celsus* selbst. Zu diesem Zweck wollen wir uns im Folgenden mit dem obigen Zitat noch genauer beschäftigen und dabei auch dessen Kontext in die Betrachtung mit einbeziehen.

Bereits die einleitende Bemerkung *incipiam de vulneribus*[2059] lässt keinen Zweifel daran, dass *Celsus* nicht bestimmte Patienten von der Behandlung ausgeschlossen sehen möchte, sondern nur bestimmte Krankheitsbilder, nämlich „*vulnera*", d. h. als „unheilbar" eingestufte „Verwundungen", – wobei der von *Celsus* in dem Zitat zur Bezeichnung von ärztlichen „Behandlungen" benutzte Begriff *attingere* dahin gehend auszulegen ist, dass damit nicht Behandlungen jeder Art gemeint sind, sondern nur bestimmte Behandlungen. Dabei ist zu berücksichtigen, dass die oben zitierten Formulierungen dem 5. Buch von *Celsus' De re medicina* entnommen sind, in welchem der Autor sich im Wesentlichen mit der medizinischen Teildisziplin der *Chirurgie* beschäftigt[2060].

Daraus aber folgt, dass *Celsus* dem Arzt bei bestimmten Krankheitsbildern wohl nur von entsprechenden *chirurgischen* Eingriffen abrät. Eine Bestätigung für diese Einschätzung liefert *Celsus* an einer anderen Stelle von *de medicina*, an der er erläutert, welche Krankheitsbilder er für unheilbar hält: *Servari non potest, cui basis cerebri,*

2055 S. o. Kapp. 1 und 2;
2056 Vgl. dazu die Fälle des *Drusus Libo*, *Senecas*, aber auch *Neros* (S. o. Kapp. 1 und 2).
2057 wie in dem Fall des *Epaphroditus*, eines Freigelassenen *Neros* und *Domitians*, s. o. Kap. 2.3;
2058 S. o. Lehmann, E., Suizid aufgrund von Alter und Krankheit, Norderstedt 2011;
2059 S. o. Cels. 5, 26, 1B.
2060 Vgl. Schulze, Chr., Celsus, s. o. S. 60–73;

cui cor, cui stomachus, cui iocinoris portae, cui in spina medulla percussa est; cuique aut pulmo medius aut ieiunum aut tenuis intestinum aut ventriculus aut renes vulnerati sunt; cuique circa fauces grandes venae vel arteriae percussae sunt[2061]. (Nicht gerettet werden kann, dem die Basis des Gehirns, dem das Herz, die Speiseröhre, die Leberpforte, dem am Rückgrat das Mark durchbohrt wurde, dem entweder der mittlere Lungenflügel, der Mastdarm, der Dünndarm oder der Magen und die Nieren verletzt wurden; oder denen am Hals große Venen oder Arterien durchtrennt wurden).

Demnach hielt *Celsus* Verletzungen bzw. Erkrankungen in den Bereichen des Hirns, des Herzens, der Speiseröhre, der Lungen, der Leber, des Magens sowie des Darms und der Nieren, auch der großen Blutgefäße im Halsbereich für „inoperabel", von denen etliche seit geraumer Zeit sogar erfolgreich mit chirurgischen Mitteln behandelt werden. Dennoch sollte man daraus keineswegs ableiten, dass *Celsus* mit dem Vorschlag eines Behandlungsverzichts in den genannten Fällen eine verklausulierte Aufforderung zur „Unterlassenen Hilfeleistung" intendierte, insofern er von den besagten Fällen deutlich solche Krankheitsbilder unterschied, bei denen auch er chirurgische Eingriffe als „Behandlungsmethode" zwar für schwierig, aber dennoch für erfolgversprechend hielt[2062].

Dass sich in der Chirurgie die Grenzlinien zwischen operablen und inoperablen gesundheitlichen Problemen seit der Antike verschoben haben, darf in Anbetracht der erheblichen Fortschritte der Medizin, insbesondere in den letzten zweihundert Jahren und auf den Gebieten der *Anästhesie*[2063], der *Hygiene*[2064], und damit natürlich auch in der Chirurgie, hierbei niemanden verwundern. In diesem Zusammenhang verdient besondere Beachtung, dass die sog. „Vollnarkose", dank derer ein Patient heute während einer OP von den Manipulationen der Ärzte an seinem Körper nichts spürt, sich erst im 19. Jahrhundert etablierte[2065].

In der Zeit davor waren viele chirurgische Eingriffe, die heute als etabliert und weitgehend risikolos gelten, für die Patienten nicht nur mit dem Erleiden großer Schmerzen verbunden, sondern auch mit unkalkulierbaren Überlebensrisiken[2066]. Denn vor der Entdeckung von Bakterien als Ursache für im Gefolge operativer Eingriffe häufig auftretende, meistens tödlich verlaufender Wundinfektionen – ebenfalls erst in der ersten Hälfte des 19. Jahrhunderts – stellte deren Auftreten mit meistens tödlichen Folgen im Falle chirurgischer Eingriffe eher die Regel als die Ausnahme dar[2067].

2061 Vgl. Cels. s. o. 5, 26, 2F;

2062 Vgl. Cels. s. o. 5, 26, 3 AB; Vgl. dazu auch Schulze, Chr., Unterlassene Hilfeleistung ... S. 21;

2063 Vgl. Leven, K.-H., Anästhesie, in: Leven, K.-H.: Antike Medizin. Ein Lexikon. S. o. Sp. 39–40;

2064 Vgl. Labisch, A./Koppitz, U., Hygiene, in: K.-H.: Antike Medizin. Ein Lexikon. S. o. Sp. Sp. 444–447;

2065 Vgl. http://www.klinikumdo.de/it/medizin/kliniken-undabteilungen/anaesthesie/patienteninformationen/ geschichte-der-anaesthesie.html (2014)

2066 Vgl. www.uk-essen.de/krankenhaushygiene/.../geschichte_der_krankenhaush. (2014): Die Hygiene, als eigenständige Disziplin der Medizin, hat sich ebenfalls erst in den letzten 100-150. Jahren entwickelt.

2067 Vgl. http://www.medizin.uni-greifswald.de/hygiene/geschichte.html (2014)

Daher ist davon auszugehen, dass auch in unserem Untersuchungszeitraum, nicht zuletzt zu Lebzeiten des *Aulus Celsus,* die Gefahr für einen Arzt, verdächtigt zu werden, dass er den Tod eines Patienten verschuldet habe, im Falle des Einsatzes chirurgischer Mittel, vor allem auf Gebieten, die man heute als „Herz-Thoraxchirurgie" und „Viszeralchirurgie" bezeichnet, erheblich größer war, als im Falle eines Verzichts darauf. Und eben deswegen erscheint es als anachronistisch und methodisch unzulässig, die Empfehlung des *Celsus* in bestimmten – eindeutig umschriebenen Fällen – auf den Einsatz chirurgischer Mittel zu verzichten, als einen verklausulierten Aufruf zu einem Therapieverzicht in Tötungsabsicht zu interpretieren. Dass *Celsus* hierbei ebenso sehr an den Ruf der Ärzte dachte, – vielleicht sogar noch mehr als an das Wohl der seiner Obhut anvertrauten Patienten – erscheint in Anbetracht der Risiken, denen er sich im Falle des Verdachtes, den Tod eines Patienten verschuldet zu haben, ausgesetzt hätte, als verständlich, – in wirtschaftlicher Hinsicht, vor allem aber auch wegen möglicher strafrechtlicher Konsequenzen[2068].

Chr. Schulze erklärt jene Besorgnisse des *Celsus* vor allem daraus, dass sich der Autor mit seinem Werk weniger an Laien, d. h. an Patienten wandte, sondern eher an Fachleute[2069], d. h. an Ärzte oder an „Medizinstudenten", m. E. nicht zu Unrecht. Die Bekundung derartiger Befürchtungen kann aber keinesfalls als Ausdruck der Bereitschaft, den Tod schwer zu therapierender Patienten leichtfertig oder gar billigend in Kauf zu nehmen, gedeutet werden, – zumal *Celsus* gegen den Einsatz anderer Mittel bis unmittelbar vor dem *Exitus* des Patienten, ja selbst gegen Versuche, diesen wiederzubeleben offensichtlich nichts einzuwenden hatte.

Celsus erwähnt im *Prooemium* von *De medicina* ein *Gerücht*, dass zumindest Lesern des *NT* nicht unbekannt sein dürfte, mit folgenden Worten: *illud interrogari me posse ab aliquo me scio: Si certa futuri mortis indicia sunt, quomodo interdum deserti a medicis convalescunt? Quosdam fama proderit in ipsis funeribus revixisse*[2070]*. [...] subiciam, coniecturalem artem esse medicinam, rationemque coniecturae talem esse, ut, cum saepius aliquando responderit, interdum tamen fallat*[2071]. (Folgendes könnte man mich fragen, wie ich weiß: Wenn es zuverlässige Anzeichen für das [unmittelbare] Bevorstehen des Ablebens gibt, wie können dann manchmal [Patienten] die von Ärzten bereits aufgegeben wurden, wieder genesen? Ja ein Gerücht soll besagen, dass einige sogar während ihrer Begräbnisfeierlichkeiten wieder erwachten. [...] ich möchte dazu

2068 S. o. Kap. 3.2;

2069 S. o. Schulze, Chr. Unterlassene Hilfeleistung ... S. 21 ff.; vgl. dazu auch: C. Aulus Cornelius Celsus – Autor, Konzept und Adessaten der `De medicina libri octo´Bochum 1999, passim. Die zuletzt genannte Untersuchung Chr. Schulzes dient dem Nachweis der These, dass *Celsus* über eine medizinische Vorbildung verfügte und sich mit seinem Werk in erster Linie an „Mediziner" wandte.

2070 Vgl. dazu vor allem die Totenerweckungsgeschichten des εὐαγγέλιον ΚΑΤΑ ΛΟΥΚΑΝ, insbesondere den Bericht über *„die Erweckung des Jünglings von Naïn"* (Vgl. Lk 7, 11–17, s. dazu in dieser Untersuchung auch das Kap. 3.3.3.4;); ob *Celsus* bei der Erwähnung des o. g. Gerüchts tatsächlich die „Wunderheilungen" des Jesus v. N. sowie einiger seiner Jünger vor Augen hatte, lässt sich kaum sicher beurteilen. Dass er davon gewusst haben könnte, ist aber – aus chronologischen Erwägungen heraus – nicht auszuschließen (zur chron. Einordnung der *vita* des *Celsus* vgl. Schulze, Chr.: Celsus, s. o. S. 8–12;).

2071 Vgl. I, proem. 48 (hier zitiert nach Schulze, Chr.: Celsus, s. o. S. 41;

bemerken, dass die Heilkunde eine auf Vermutungen beruhende Wissenschaft ist und das Wesen einer Vermutung darin besteht, dass sie, auch wenn sie allzu oft [den Tatsachen] entspricht, ab und zu dennoch trügt.)

Celsus bekundet an dieser Stelle also die Kenntnis eines „Gerüchts", nach denen Menschen noch am Tage ihres Begräbnisses wieder ins Leben zurückkehrten und räumt ein, dass dieses Gerücht sogar den Tatsachen entsprochen haben könne, insofern die Heilkunde seiner Auffassung nach „nur" auf – erfahrungsgestützten – „Vermutungen" beruht und sich daher hinsichtlich der Heilbarkeit eines Menschen auch irren kann. Implizit scheint *Celsus* hierbei anzudeuten, dass es nicht illegitim sei, mit anderen als etablierten medizinischen Mitteln den Versuch zu unternehmen, auch für verstorben gehaltene Menschen wieder zu beleben. Es gibt somit keinen Grund daran zu zweifeln, dass nach dem beruflichen Selbstverständnis des Arztes „*Aulus Cornelius Celsus*" die aktive oder auch nur passive Involvierung eines Arztes in die Tötung oder Selbsttötung eines Menschen als unerlaubt einzustufen war.

3.3.3.2 *Scribonius Largus*[2072]

Den *compositiones* des *Scribonius Largus* ist zwar keine Einleitung vorangestellt, aus denen sich Schlüsse ziehen lassen könnten über dessen Auffassung über ärztliche Standesethik. Dafür ist aber zusammen mit dem Werk ein Widmungsschreiben überliefert, welches für ähnliche Zwecke heranzuziehen ist. Unter Berufung auf *Herophilos*[2073] stellt *Scribonius Largus* zu Beginn seines Widmungsschreibens an *Callistius* fest: *medicamenta divinum munus esse.*[2074] (Heilmittel sind ein Geschenk der Götter.)

Ohne Umschweife bezeichnete *Scribonius Largus* in diesem Zitat Heilmittel, mittelbar gewiss auch die Heilkunde als solche, als ein Geschenk der Götter. Demnach spielt nach dem Verständnis dieses Autors zumindest der Einsatz geeigneter Medikamente, d. h. die Pharmazie, eine zentrale Rolle in der Heilkunde. *Scribonius Largus* begründet diese Auffassung u. a. historisch: *Est enim haec pars medicinae ut maxime necessaria, ita certe antiquissima, et ob hoc primum celebrata atque illustrata. Siquidem verum est, antiquos herbis ac radicibus earum, vitia corporis curasse: quia etiam nunc genus mortalium inter initia non facile se ferro committebat. Quod etiam nunc plerique faciunt, ne dicam omnes: et, nisi magna compulsi necessitate speque ipsius salutis, non patiuntur sibi fieri, quae sane vix sunt toleranda.*[2075] (Es ist nämlich dieser Teil der Heilkunde wie besonders wichtig, so sicher auch sehr alt, und deswegen als erster verbreitet und erläutert worden. Denn es ist freilich wahr, dass die Alten mit Kräutern

---

2072 S. o. Hahn, J. Scribonius Largus, in: Leven, K.-H.: Antike Medizin. Ein Lexikon. S.o, Sp. 786;

2073 *Herophilos v. Chalkedon* (Nordwestkleinasien), Arzt, Anatom und Pharmakologe, „Empiriker", *in *Ch.* ca. 330–320 v. Chr., wirkte ca. 260–250 v. Chr. in *Alexandrien*, ca. ab. 300 v. Chr. als Leibarzt *Ptolemaios'I.*, vgl. Althoff, J.: Herophilos aus Alexandrien. In: Bernhard Zimmermann, Antonios Rengakos (Hrsg.): Handbuch der griechischen Literatur der Antike. Band 2: Die Literatur der klassischen und hellenistischen Zeit. München 2014, S. 578–580. Moog, P. F.: Herophilos von Kalchedon. In: Gerabek, W. E. (Hrsg.): Enzyklopädie Medizingeschichte. Berlin 2004, S. 575–579. Leven, K.-H., Herophilos, in: Leven, K.-H.: Antike Medizin. Ein Lexikon. S. o. Sp. 407–409;

2074 Scrib. Larg. ep. 1;

2075 Scrib. Larg. ep. 6–7;

und deren Wurzeln die Krankheiten des Körpers behandelt haben, weil wie auch noch heute das Geschlecht der Sterblichen sich anfangs nicht leicht dem Schneiden und Brennen anvertrauen wollte. Dies tun auch heute noch die meisten, um nicht zu sagen alle: und wenn sie nicht durch dringende Notwendigkeit und durch die Hoffnung auf die Rettung selbst dazu getrieben werden, so lassen sie nicht zu, dass an ihnen vollzogen werde, was allerdings kaum zu ertragen ist.)

Wie *Celsus* betrachtet also auch *Scribonius Largus* den therapeutischen Einsatz chirurgischer Mittel als *ultima ratio* und bevorzugt deswegen eine pharmakologisch ausgerichtete Therapie, und zwar aus ähnlichen Gründen wie *Aulus Celsus*: Er wirft den Verächtern der pharmakologischen Therapie geradezu Menschenhass vor, bezüglich dessen er konstatiert: *Quod malum cum omnibus animantibus invisum esse debet, tum praecipue medicis, in quibus nisi plenus misericordiae et humanitatis animus est, secundum ipsius professionis voluntatem, omnibus diis et hominibus invisi esse debent.*[2076]. (Dieses Übel muss allen Lebewesen verhasst sein, besonders aber den Ärzten, die, wenn in ihnen nicht eine Gesinnung voller Mitleid und Menschenliebe anzutreffen ist, entsprechend des Vorhabens gerade ihres Berufes, allen Göttern und Menschen verhasst sein müssen.)

Nach den Vorstellungen des *Scribonius Largus* gehört es somit zum Handwerk des Arztes, seine Patienten nach den Grundsätzen der Verpflichtung aller Menschen zu Mitleid und Menschenfreundlichkeit möglichst schonend zu behandeln. Und in diesem Zusammenhang beruft sich *Scribonius Largus* ausdrücklich auf das Vorbild des *Hippokrates*: *Idcirco ne hostibus quidem malum medicamentum dabit, qui sacramento medicinae legitime est obligatus: sed persequitur eos, quam res postulaverit, ut miles et civis bonus omni modo. Quia medicina non fortuna neque personis homines aestimat, verum aequaliter omnibus implorantibus auxilia sua, succursuram se pollicetur, nullique umquam nocituram profitetur. Hippokrates, conditor nostrae professionis, initia disciplinae ab iureiurando tradidit: in quo sanctum est, ne praegnati quidem medicamentum, quo conceptum excutitur, aut detur, aut demonstretur a quoquam medico; longe praeformans animos discentium ad humanitatem: Qui enim nefas existimaverit spem dubiam hominis laedere, quanto scelestius perfacile iam nato nocere iudicabit.*[2077] (Deswegen wird nicht einmal Feinden ein schlechtes Heilmittel gegeben, wer sich rechtmäßig auf den Eid der Heilkunde verpflichtet hat: sondern er wird diese behandeln, wie die Umstände es erfordern, wie ein Soldat und ein in jeder Hinsicht guter Staatsbürger. Da die Heilkunde nicht nach dem Vermögen und auch nicht nach dem Personenstand Menschen einschätzt, wird sie in gleicher Weise allen, die ihre Hilfe erflehen, dass sie helfen werde, versprechen, und dass sie niemandem jemals schaden werde, öffentlich bekennen. Hippokrates, der Begründer unserer Berufsstandes, hat die Grundlagen der Methode von einem Eid abgeleitet: danach ist feierlich festgelegt, dass nicht einmal einer Schwangeren ein Mittel, durch welches die Leibesfrucht ausgetrieben wird, gegeben oder gezeigt werden darf von einem Arzt, - wodurch er schon vor langer Zeit die Herzen der Lernenden zur Mitmenschlichkeit erzog. Denn

2076 Scrib. Larg. ep. 9;
2077 Scrib. Larg. ep. 10 – 12;

wer es für einen Frevel hält, die noch ungewisse Hoffnung auf die Geburt eines Menschen zu verletzen, für wie viel verbrecherischer wird der es leicht einschätzen, einem bereits geborenen [Menschen] zu schaden.)

Wie *Aulus Celsus* bekennt sich auch *Scribonius Largus* in diesem Zitat somit uneingeschränkt zu dem Prinzip, dass der Arzt sein Wissen und seine Fähigkeiten zu keinem anderen Zweck einsetzen dürfe als zur Heilung eines Patienten, nie zu seinem Schaden, – ungeachtet des Standes des Patienten, selbst unabhängig davon, ober er Bürger oder Staatsfeind sei.

Probleme für das Verständnis dieser Textstelle bereitet die Erwähnung des sog. *hippokratischen Eides* als ethische Grundlage ärztlichen Handelns. Die Verbindlichkeit der Eidesleistung von Ärzten nach dem Vorbild gilt in der Forschung als umstritten[2078]. Dennoch darf das o. z. Zeugnis des *Scribonius Largus* als Beleg dafür angesehen werden, dass der besagte Eid zumindest von Lernenden der von *Hippokrates* begründeten Ärzteschule von *Kos* mit großer Wahrscheinlichkeit zu Lebzeiten des *Scribonius Largus* noch oder wieder geleistet wurde und dass sich zumindest Absolventen der *Ärzteschule von Kos*, wozu man auch *Stertinius Xenophon*, den Leibarzt des Kaisers *Claudius* wird rechnen dürfen[2079], sich inhaltlich auch diesem Eid verpflichtet fühlten[2080]. Dass sich *Scribonius Largus* bei seinen medizinethischen Bekenntnissen selbst auf den sog. *Hippokratischen Eid* beruft, lässt den Schluss zu, dass auch *Scribonius Largus* seine eigene medizinische Ausbildung entweder Absolventen dieser berühmten Ärzteschule verdankte oder vielleicht sogar selbst zeitweilig in die Schule der Priester des *Asklepiostempels von Kos* ging. Denn auf der Grundlage des sog. *hippokratischen Eides*, aber dennoch auch in eigenem Namen, stellt *Scribonius Largus* fest: *scientia enim sanandi non nocendi, est medicina.*[2081] (Die Wissenschaft zu heilen, nicht zu schaden, das ist die Medizin.)

Nicht zuletzt dieses Bekenntnis des *Scribonius Largus* zur Medizin als „Heilkunst" lässt für Spekulationen, dass er unter gewissen Umstanden damit einverstanden gewesen sein könnte, zu akzeptieren, dass ein Arzt – selbst in gutwilliger Absicht - Tötungsassistenz leistete, wenig Raum.

2078 Vgl. Lichtenthaeler, Ch.: Der Eid des Hippokrates. Deutscher Ärzte-Verlag GmbH, Köln 1984. Rütten Th., Medizinethische Themen in den deontologischen Schriften des Corpus Hippocraticum, in: Entretiens sur L´Antiquite Classique, Bd. 43, 1997, S. 65–120; Seidler, E./Leven, K.-H.: Geschichte der Medizin und Krankenpflege. Stuttgart 2003^7. Schubert, C.: Der hippokratische Eid. Darmstadt 2005. Eckart, W. U.: Geschichte der Medizin. Berlin 2005^5 (jew. mit Verweisen auf ältere Literatur).

2079 Vgl. dazu Tab. IV, 3 sowie die Ausführungen zum Tod des Kaisers *Claudius* in Kap. 2.2.3.1;

2080 Warum ausgerechnet *Scribonius Largus* in dem Widmungsschreiben zu seinen *„compositiones"* expressis verbis an den *hippokratischen Eid* erinnerte, kann man zur Zeit nur spekulieren: Vielleicht wurde er selbst in *Kos* ausgebildet, vielleicht aber wurden bereits zu Lebzeiten des *Scribonius Largus* die für die Nachwelt erst bei *Plinius d. Ä.* greifbaren Vorurteile gegen Absolventen der Ärzteschule von *Kos* lanciert, auf welche der mutmaßliche Leibarzt *Messalinas* glaubte so reagieren zu müssen. Es ist zu vermuten, dass in jenen Kreisen, die *Claudius* drängten, anstelle *Messalinas Agrippina* zur Gemahlin zu nehmen, auch gegen *Scribonius Largus* gehetzt wurde. S. o. Moog, P. F.: Zwischen Medizin und Ethik, … 2006/2007;

2081 Scrib. Larg. ep. 13;

3.3.3.3 *Pedanius Dioskurides*[2082]

Anders als im Falle der o. g. Schriften des *Aulus Celsus* und *Scribonius Largus* sucht man in der „Vorrede" zum Hauptwerk des *Pedanius Dioskurides* vergeblich nach eindeutigen Aussagen zur ethischen Grundlage des Heilens bzw. der Heilkunst. Sie enthält im Wesentlichen eine sachliche Auseinandersetzung mit den Forschungsmethoden und Ergebnissen früherer Ärzte und Pharmazeuten, und zwar nahezu ausschließlich unter rein fachlichen Gesichtspunkten, so dass sich daraus über die ethische bzw. standesethische Vorstellungswelt des Autors kaum Rückschlüsse ziehen lassen. Sein Ethos scheint demnach eher ein rein wissenschaftliches zu sein: Παρακαλοῦμεν δὲ σε καὶ τοὺς ἐντευξομένους τοῖς ὑπομνήμασι, μὴ τὴν ἐν λόγοις δύναμιν ἡμῶν σκοπεῖν, ἀλλά τὴν ἐν τοῖς πράγμασι μετ᾽ ἐμπειρίας ἐπιμέλειαν. Μετὰ γὰρ πλείστης ἀκριβείας τὰ μὲν λοιπὰ δι᾽ αὐτοψίαν γνόντες, τὰ δὲ ἐξ ἱστορίας συμφώνου τοῖς πᾶσι καὶ ἀνακρίσεως τῶν παρ᾽ ἑκάστοις ἐπιχωρίων ἀκριβώσαντες, πειρασόμεθα καὶ τῇ τάξει διαφόρῳ χρήσασθαι, καὶ τὰ γένη καὶ τὰς δυνάμεις ἑκάστου αὐτῶν ἀναγράψασθαι. ὅτι γε μὴν ἀναγκαῖος ὑπάρχει ὁ περὶ φαρμάκων λόγος, παντί που δῆλον, συνεζευγμένος ὅλῃ τῇ τέχνῃ καὶ τὴν ἀπ᾽ αὐτοῦ συμμαχίαν ἀήττητον παντί μέρει παρεχόμενος. καὶ διότι δύναται αὔξασθαι κατά τε τὰς σκευασίας καὶ τὰς μίξεις καὶ τοὺς ἐπί τῶν παθῶν πειρασμοὺς, πλεῖστα συμβαλλομένης τῆς περί ἕκαστον τῶν φαρμάκων γνώσεως.[2083] (*Wir bitten aber dich und die Leser dieser Schrift, nicht auf die Geschicklichkeit in der Darstellung zu sehen, sondern auf die der Sache selbst, zugleich auf die mit Erfahrung gewidmete Sorgfalt. Denn wir haben mit äußerster Genauigkeit den größten Teil aus eigener Anschauung gelernt, Einiges laut der bei Allen übereinstimmenden Erzählung und Forschung nach dem, was bei den Einzelnen einheimisch ist, zuverlässig erfahren und werden nun versuchen, sowohl eine abweichende Anordnung anzuwenden, als auch die Arten und Kräfte eines jeden Mittels zu beschreiben. Es leuchtet wohl jedem ein, dass eine Belehrung über die Arzneimittel notwendig ist, welche sich über die ganze Kunst verbreitet, und jedem Teil derselben eine unschätzbare Hilfe gewährt. Sie kann deshalb auch nach den Zubereitungen, den Mischungen und den bei den Krankheiten angestellten Versuchen gefördert werden, weil die Kenntnis eines jeden Arzneimittels sehr viel dazu beiträgt.)*[2084]

Die Rechtfertigung für das Vorhaben einer Gesamtdarstellung aller zu seiner Zeit bekannten Stoffe, die sich zur Herstellung von Heilmitteln eigneten, beruhte nach diesem Zitat im Wesentlichen auf der Erkenntnis von sachlichen Mängeln in den Darstellungen früherer Autoren, während eine darüberhinausgehende Begründung der Ziele des Vorhabens, d. h. eine ethische Rechtfertigung der Pharmakologie im Rahmen der Heilkunde als solche unterbleibt. Dennoch bietet sich eine Möglichkeit,

---

2082 *Mitte des 1. Jahrh. in *Anazerbos* (Kilikien); vgl. Stamatu, M. Dioskurides, in: Leven, K.-H.: Antike Medizin. Ein Lexikon. München 2005, Sp. 227–229;

2083 Vgl. Diosk. *De materia medicina*, (ed. Curtius Sprengel, Lipsiae 1829) proem. p. 4–5;

2084 Vgl. Des *Pedanios Dioskurides* aus *Anazarbos* Arzneimittellehre in fünf Büchern. Übersetzt und mit Erklärungen versehen von J[ulius] Berendes. Ferdinand Enke, Stuttgart 1902 (Volltext; Digitalisat); Nachdrucke: Wiesbaden 1970; Schaan 1983; Vaduz 1987; Vaduz 2005. Vorrede S. 20; Vgl. praef. 5–6;

auch darüber Aufschluss zu erhalten, und zwar indem man darauf abhebt, wie *Dioskurides* die Wirkungen von spezifischen – auch strafrechtlich indizierten – Arzneipflanzen wie z. B. „Eisenhut" (*aconiton* bzw. *aconiton napalles*) oder „Schierling" (*conium maculatum*) beschreibt[2085]. Der Autor verweist nicht nur auf die therapeutischen Anwendungsmöglichkeiten der Toxine solcher Pflanzen, sondern auch auf die von einer unsachgemäßen Anwendung ausgehenden Vergiftungsgefahren und benennt gegen derartige Vergiftungen wirkende Gegenmittel.

Moderne Betrachter könnten sich freilich fragen, warum *Dioskurides* anders als *Aulus Celsus* und *Scribonius Largus* in seiner Schrift darauf verzichtet, den Leser genauer über die ethischen Zielsetzungen zu informieren, in deren Dienst er die therapeutischen Ratschläge seiner pharmakologischen Rezepturen gestellt sehen möchte. Berücksichtigt man aber die Sprache, in der uns sein Werk überliefert ist, nämlich die griechische, so liegt die Antwort auf diese Frage gewissermaßen auf der Hand: Als mögliche Adressaten dieses Werkes kommen anders als im Falle der *compositiones* des *Scribonius Largus*[2086] nicht lateinisch sprechende und schreibende „Praktiker" in den „*valetudinaria*" (Lazaretten) der römischen Armee infrage oder in den westlichen Provinzen, in Norditalien und Rom selbst, – wo die Vorurteile gegen griechische Ärzte seit den Tagen *Catos d. Älteren* auch in der frühen römischen Kaiserzeit noch keineswegs überwunden waren[2087] und daher verbalisierte ethische Rechtfertigungen des therapeutischen Anliegens griechischer Ärzte als dringlich erscheinen ließen, - sondern an des Griechischen mächtige „Fachkollegen", bei denen Vorurteile gegen griechische Ärzte sicherlich eher unbekannt waren.

Man könnte sich auch fragen, warum sich *Dioskurides*, den manche Forscher auch als einen römischen Militärarzt ansehen, sich in seinem Werk nicht der lateinischen, sondern der griechischen Sprache bedient. Aber auch dafür gibt es einfache Erklärungen: Entweder es war in der uns überlieferten Form von vornherein nicht an praktische Ärzte adressiert, sondern ausschließlich an gelehrte Fachkollegen, (Griechisch als Fachsprache von Medizinern) oder aber – was m. E. ebenso wahrscheinlich ist – das Werk entstand erst zu einem Zeitpunkt, als *Dioskurides Rom* bereits wieder verlassen hatte.

Denn man muss sich in diesem Zusammenhang vergegenwärtigen, dass griechischsprachige „Ausländer" in *Rom* und *Italien* bis zur Ausdehnung des römischen Bürgerrechts auf alle frei geborenen Bewohner des Reichsgebiets durch die *constitutio Antoniana* (212 n. Chr.) unter *Caracalla* (* 188, Kaiser seit 211, †8. 04. 217 n. Chr.) nur den Status geduldeter Gäste besaßen und durch den *Zensor* bzw. den Kaiser als Inhaber der *censoria potestas*, auch ohne Begründung jeder Zeit des Landes verwiesen werden konnten. Sowohl für die Regierungszeiten des *Claudius*, als auch *Neros*, *Vespasians* und *Domitians* sind Philosophen-, Juden- und Christenvertreibungen bezeugt, infolge deren eine Rückkehr von ausländischen Ärzten in ihre Heimat als vor-

2085 Vgl. Des *Pedanios Dioskurides* aus *Anazarbos* Arzneimittellehre in fünf Büchern. Übersetzt und mit Erklärungen versehen von J[ulius] Berendes. Ferdinand Enke, Stuttgart 1902, S. 233;

2086 S. o. Kap. 3.3.3.2;

2087 Vgl. das Bild von Schulmedizinern bei *Plinius d. Ä. Martial* und *Juvenal* (s. o. Kap. 3.1;);

stellbar erscheint. So wie der frühere Leibarzt des *Claudius, Stertinius Xenophon* vielleicht im Rahmen einer solchen *„Philosophenvertreibung"* in der Regierungszeit *Neros* auf die Ägäisinsel *Kos* zurückkehrte, könnte auch *Dioskurides von Anazerbos* unter vergleichbaren Umständen in seine *kilikische* Heimat zurückgekehrt sein.

Sicher ist das freilich nicht. Denn die Bevölkerung der Stadt *Rom* war bereits gegen Ende der republikanischen Zeit zweisprachig, wobei Griechisch nicht nur in *„philosophisch"* gebildeten Kreisen, sondern wegen zahlreicher „Arbeitsmigranten" aus den *gräkophonen* Ostprovinzen des Reiches auch in Teilen der Unterschicht verstanden und gesprochen wurde. Als ein wichtiger Beleg dafür hat zu gelten, dass der sog. *Römerbrief* des christlichen Missionars *Paulus* in griechischer Sprache abgefasst wurde und nach herrschender Auffassung unmittelbar vor Antritt einer Reise nach *Jerusalem* in den Jahren 56 – 58 n. Chr.[2088] abgefasst wurde, – insofern das Christentum in der Frühphase seiner Geschichte sich vor allem bei Soldaten und in einfacheren Bevölkerungskreisen ausbreitete.

Daher kann es keineswegs als sicher gelten, dass *Dioskurides* sich zu dem Zeitpunkt, als er die in griechischer Sprache abgefasste Fassung seiner o. z. pharmakologischen Schrift verfasste, außerhalb Roms aufhielt. Ungeachtet dessen kann aus dem bloßen Verzicht des *Dioskurides* auf Reflexionen über die ethischen und standesethischen Implikationen des Heilens sicherlich nicht geschlossen werden, dass er – anders als *Celsus* und *Scribonius Largus* - die Mitwirkung von Ärzten an der Tötung bzw. Selbsttötung billigte, zumal zumindest ein weiterer zeitgenössischer in griechischer Sprache schreibender Arzt bekannt ist, bei dem dies mit großer Wahrscheinlichkeit ausgeschlossen werden kann, der „Evangelist" *Lukas*. (S. u.)

3.3.3.4 Der „Evangelist" *Lukas*[2089]

Neben den o. z. Äußerungen von Ärzten bzw. Pharmazeuten wie *Aulus Celsus, Scribonius Largus* und *Pedanios Dioskurides*[2090] verdienen auch verschiedene Zitate aus Werken des „Evangelisten" *Lukas* im Kontext unserer Nachforschungen zum beruflichen Selbstverständnis von Ärzten und Heilern unseres Untersuchungszeitraums Beachtung. Nach einer noch bis zum Ende des 20. Jahrhunderts als unbestritten geltenden Auffassung gilt als Verfasser zweier Schriften des *NT*, des *„Lukasevangeliums"*[2091] sowie der *„Apostelgeschichte"*[2092], ein gewisser *„Lukas"*, der wiederholt in den Briefen

2088 Vgl. Einheitsübersetzung S. 169;

2089 Vgl. Schulze, Chr., Medizin und Christentum in Spätantike und frühem Mittelalter, Tübingen 2005, Nr. 161, S. 126;

2090 S. o. Kap. 3.3.3.3;

2091 Vgl. Die Bibel, Einheitsübersetzung der Heiligen Schrift, Altes und Neues Testament, Augsburg 1988 ff. S. 65: Das Evangelium nach Lukas;

2092 Vgl. dazu: Die Bibel, Einheitsübersetzung der Heiligen Schrift, Altes und Neues Testament, Augsburg 1988 ff. S. 135. Die Apostelgeschichte;

des „Apostels" *Paulus* als dessen Begleiter gekennzeichnet wird[2093] und den der *Apostel* in dem *Brief an die Kolosser* als „*Lukas*, den geliebten Arzt" bezeichnet[2094].

3.3.3.4.1 Zur Frage der Identität

Als die frühesten Belege für diese Auffassung gelten Zeugnisse der sog. Kirchenväter, *Iraenäus v. Lyon* (*um 135 in *Smyrna*; †202 in *Ludgudunum*)[2095] und *Eusebius v. Caesarea* (*260/64 in *Palaestina*; †339 oder 340 in *Caesarea maritima*)[2096] sowie der *Kanon Muratori*, ein Verzeichnis kanonischer Bibeltexte der christlichen Gemeinde von *Rom* (aus der Zeit zwischen 170 und 200 n. Chr.)[2097]. Für die Gültigkeit dieser Auffassung lässt sich geltend machen, dass der Name *Lukas*[2098] in der Zeit vor und während der Entstehung der Schriften des *NT* in anderen Quellen nicht bezeugt ist und es deswegen als naheliegend erscheint, den Namen, wann immer er im *NT* erwähnt wird, auf den im Titel des 3. Evangeliums als „Verfasser" desselben charakterisierten „*Lukas*" zu beziehen.

Da der Verfasser der *Apostelgeschichte* sich bereits in der Widmung des Werkes an einen gewissen *Theophilus* auch als Verfasser eines Berichtes über „Taten" *Jesu* zu erkennen gibt[2099] und dem *Evangelium nach Lukas* ebenfalls eine Widmung an die Adresse eines gewissen *Theophilus* vorangestellt ist[2100], erscheint es als zwingend, den

---

2093 Vgl. Kol 4, 14: ἀσπάζεται ὑμᾶς Λουκᾶς ὁ ἰατρὸς ὁ ἀγαπητὸς - *Salutat vos Lucas, medicus carissimus ...;* Phlm 24: Ἀσπάζεταί σε...Λουκᾶς... *Salutat te ... Lukas ...*; 2. Tim 4,11: Λουκᾶς ἐστιν μόνος μετ᾽ ἐμοῦ.. *Lucas est mecum solus ...*;

2094 Vgl. Kol 4, 14: ἀσπάζεται ὑμᾶς Λουκᾶς ὁ ἰατρὸς ὁ ἀγαπητὸς - *Salutat vos Lucas, medicus carissimus...*

2095 Vgl. haer. III, 1, 1; zu Irenäus vgl. Minns, D.: Irenaeus. An introduction. London u.a. 2010²; Mutschler, B.: Das Corpus Johanneum bei Irenäus von Lyon. Studien und Kommentar zum dritten Buch von Adversus Haereses, Tübingen 2006. B. Mutschler: Irenäus als johanneischer Theologe. Tübingen 2004. Osborn, E. F.: Irenaeus of Lyons, Cambridge u.a. 2001. Collmar, N.: Irenäus von Lyon. In: BBKL. Bd. 2, Hamm 1990, Sp. 1315–1326. mit Literaturhinw.;

2096 hist. eccl. 8, 3; zu Eus.; vgl. Mosshammer, A.: The Chronicle of Eusebius and the Greek Chronographic Tradition. Lewisburg PA 1979. Scholten, Cl.: Eusebius von Caesarea. In: Bauks u. a. (Hrsgg.): Das wissenschaftliche Bibellexikon im Internet Stuttgart 2006 ff.. Wallace-Hadrill, D. S.: Eusebius von Caesarea. In: TRE. Bd. 10, Berlin/New York 1982, S. 537 ff.;

2097 Entdeckt in einem Codex des 8. Jahrh., benannt nach *Ludovico Antonio Muratori*, der diese Handschrift in der Abtei *Bobbio* entdeckte. Vgl. Hahneman, G. M.: The Muratorian Fragment and the Development of the Canon. Oxford 1992; Hill, C. E.: The Debate Over the Muratorian Fragment and the Development of the Canon. In: Westminster Theological Journal 57 (1995), S. 437–452. Kümmel, W. G.: Einleitung in das Neue Testament. Heidelberg 1983. Tregelles, S. P.: Canon Muratorianus. The earliest catalogue of the books of the New Testament. Oxford 1867. Verheyden, J.: The Canon Muratori; A Matter of dispute. In: Biblitheca Ephemeridum Theologicarum Lovaniensium (BEThL). Leuven 2003, S. 487–556.

2098 Namenkundlich ist die Deutung als Kurzform zu Λούκιος am plausibelsten; Vgl. Wegenast, Kl., Lukas, in KIP, Bd. 3, Sp. 771; zu Trägern des Namens Λούκιος vgl. den Artikel Lukios, KIP, Bd. 3, Sp. 778- 779). Ansonsten sind auch Herleitungen von Λουκιανός (Vgl. Wegenast, Lukianos, in KIP, Bd. 3, Sp. 772 -777) und *Lucanus* (Vgl. H. G. Gundel, Lucanus, in KIP, Bd 3, Sp. 745) nicht auszuschließen.

2099 Vgl. Apg 1, 1–3;

2100 Vgl. Lk 1, 1–4;

Verfasser des Evangeliums auch als den Verfasser der Apostelgeschichte zu identifizieren.

Beachtung verdient bezüglich der Frage nach der Identität des Verfassers der Apostelgeschichte auch eine sprachlich – stilistische Eigentümlichkeit: Im Zusammenhang der Berichterstattung über „Missionsreisen" des Apostels *Paulus* bedient er sich zur Schilderung der Erlebnisse des Apostels,[2101] der ersten Person Plural und vermittelt dem Leser dadurch den Eindruck, dass er diese Begebenheiten persönlich miterlebt habe. Daher erscheint plausibel, dass Hinweise in den paulinischen Briefen, dass den Apostel ein Arzt mit Namen *Lukas*[2102] begleitet habe, oder auch eine Person mit dem Namen *Lukas*[2103] oder überhaupt ein Arzt[2104], in Beziehung gesetzt werden zu dem Verfasser der sog. *Lukanischen Schriften* des *NT. Clemens von Alexandrien* bzw. *Eusebius* betrachtete diesen *Lukas* als Übersetzer des sog. *Hebräerbriefes*[2105], der aber bereits sein langem nicht mehr dem Apostel selbst zugeschrieben wird, sondern einem Schüler desselben und auch in die Zeit nach dem Tode des Apostels datiert wird[2106].

Andererseits führen nicht zuletzt die o. e. Zweifel an der Echtheit des *Paulus* zugeschriebenen *Hebräerbriefes* vor Augen, dass man sich bezüglich der Identifizierung des Verfassers der lukanischen Werke auf schwankendem Boden bewegt. Auch die Echtheit des *Kolosserbriefes*, der einzigen Quelle, in welcher der Autor ausdrücklich einen Arzt mit dem Namen *Lukas* als einen mit ihm befreundeten Arzt und Begleiter bezeichnet, gilt schon seit längerem als umstritten[2107]. Ähnliches gilt auch für den 2. Brief an *Timotheus*, der aus thematischen Gründen, chronologisch in etwa der Zeit der Entstehung des Galaterbriefes zuzuordnen wäre, d. h. zwischen 53 und 55 n. Chr..[2108] Dieser Brief wird zu den sog. *Pastoralbriefen* gerechnet und wurde nach herrschender Auffassung nicht von *Paulus* selbst, sondern allenfalls in dessen Auftrag verfasst[2109].

Als einzige zuverlässige Quelle für die These, dass der Apostel *Paulus* auf seinen Missionsreisen (gelegentlich?) auch von einer Person mit dem Namen *Lukas* begleitet wurde, kommt demnach der in etwa im Jahre 55 n. Chr. abgefasste *Brief an Philemon*[2110] in Betracht, in welchem ein *Lukas* als Begleiter des *Paulus* zwar als solcher namentlich genannt, aber eben nicht als „Arzt" bezeichnet wird[2111]. Außerdem darf

2101 ab Apg 20, 7, wo über eine in das Jahr 58 n. Chr. zu datierende Abreise des *Paulus* aus Kleinasien nach *Caesarea Maritima* und *Jerusalem* berichtet wird.

2102 S. o. Kol 4, 14;

2103 S. o. Phlm 24;

2104 S. o. 2. Tim 4, 11;

2105 Vgl. Eus. chron. 6, 14, 2;

2106 in die Zeit zwischen 85–95 n. Chr.; vgl. dazu: Die Bibel s. o. S. 250;

2107 Bereits in der deutschen Einheitsübersetzung wird darauf hingewiesen, dass der entweder zwischen 57 und 59 n. Chr. in *Rom* oder oder zwischen 59 und 60 n. Chr. in *Caesarea maritima* entstandene *Kolosserbrief* (Vgl. Apg 23, 33–26, 37. 57–89;) auch von einem „Schüler" des *Apostels* abgefasst worden sein könnte. Vgl. Die Bibel, s. o. S. 226;

2108 Vgl. dazu die Bibel, s. o., S. 234. 237. 216;

2109 Vgl. Die Bibel, s. o. S. 237;

2110 Vgl. Die Bibel, s. o. S. 249;

2111 S. o. Phlm 24;

nicht unbeachtet bleiben, dass in den *lukanischen* Schriften nirgendwo der Name eines Arztes mit dem Namen *Lukas expressis verbis* als Verfasser genannt wird. Auch die für das 3. Evangelium überlieferte Bezeichnung „*Evangelium nach Lukas*" lässt die Möglichkeit offen, dass dessen Verfassers selbst gar nicht *Lukas* hieß, sondern sich lediglich auf Informationen einer Persönlichkeit dieses Namens als Gewährsmann berief.

Daher darf es niemanden verwundern, dass die oben skizzierte „*altkirchliche*" Auffassung über die Identität des Verfassers[2112] des *Lukasevangeliums* und der *Apostelgeschichte* in der bibelwissenschaftlichen Literatur auch kritisiert wurde. Das geschah in jüngster Zeit vor allem durch I. Broer[2113], M. Ebner und St. Schreiber[2114], und z. T. unter Berufung auf die vorgenannten Autoren durch den Siegener Theologen B. Kollmann[2115], der nicht zuletzt auf dem Gebiete der Forschung über *Jesus* und die *Apostel* im *NT* als anerkannter Spezialist gilt[2116]. Aufgrund der hier bereits kurz skizzierten Problematik der Quellenlage, auf der die „altkirchliche" Identifizierung des ärztlichen Begleiters des Apostels *Paulus* als Verfasser der *lukanischen* Schriften basiert, wäre es ein Versäumnis, an dieser Stelle nicht auch die Kritiker zu Wort kommen zu lassen, bevor wir den Versuch unternehmen, Äußerungen des Evangelisten *Lukas* als Quellengrundlage für die Analyse von standesethischen Überlegungen von Ärzten unseres Untersuchungszeitraums zu benutzen.

Um die Argumente der Kritiker der Identifizierung des Evangelisten *Lukas* als Arzt besser kennenzulernen, bietet sich ein erst unlängst veröffentlichter Internetartikel B. Kollmanns an: *Der Verfasser der Apostelgeschichte ist zwar deutlich in der Tradition des Paulus verwurzelt, zeigt sich aber in entscheidenden Punkten der Paulusbiographie schlecht oder falsch informiert. Zudem lässt er keine tiefere Kenntnis paulinischer Theologie erkennen, wie man sie von einem Begleiter des Apostels auf dessen Missionsreisen erwarten würde. Auch der gelegentlich unternommene Versuch, den Autor des lukanischen Doppelwerks anhand seines Sprachschatzes als Arzt zu identifizieren, führte zu keinem überzeugenden Ergebnis. Das Lukasevangelium und die Apostelgeschichte stammen von einem hellenistisch gebildeten und mit jüdischen Traditionen vertrauten Autor, der uns nicht näher bekannt ist. Die Apostelgeschichte wurde von ihm wahr-*

2112 Vgl. dazu: Vgl. Dörnemann, M., Einer ist Arzt, Christus, in ZAK 2013; 17, (1) S. 102–124;

2113 Vgl. I. Broer (in Verb. mit H. - U. Weidemann), Einl. in das NT, Würzburg 2010, S. 138–142;

2114 Vgl. Ebner, M./Schreiber, St. (Hg.), Einleitung in das Neue Testament, Stuttgart 2008, S. 192–195, u. 235–239;

2115 Vgl. Kollmann, B., Neues Testament kompakt, Stuttgart 2014; Neutestamentliche Wundergeschichten. Biblisch-Theologische Zugänge und Impulse für die Praxis, Stuttgart: 2011³. Ders., Paulus als Wundertäter, in: Schnelle, U./Söding, Th.(Hg.): Paulinische Christologie, Göttingen 2000, S. 76–96; Jesus und die Christen als Wundertäter, Göttingen, 1995; s. auch: http://www.ev.theologie.uni-mainz.de/zimmermann/ wunderkompendium/downloads/texte_band_2_wunder_apostel/100_einleitung_apg_kollmann_07-02-11. pdf (2014).

2116 B. Kollmann habilitierte sich sich im Jahre 1995 in *Göttingen* mit einer Arbeit über „Jesus und die frühen Christen als Wundertäter", in: Studien zu Magie, Medizin und Schamanismus in Antike und Christentum, Göttingen 1996.

scheinlich in der Zeit zwischen 90 und 100 als Fortsetzung des um 80 entstandenen Lukasevangeliums geschrieben.[2117]

Diesem Statement ist zu entnehmen, dass sich die Zweifel der modernen Kritiker an der Identität des Evangelisten *Lukas* vor allem auf Zweifel daran beruhen, dass jener in engeren persönlichen Beziehungen zu dem Apostel *Paulus* stand, d. h. auf Zweifeln, welche ihrerseits wieder mit angeblichen Informationslücken des Verfassers der Apostelgeschichte begründet werden, - sowohl hinsichtlich der *Biographie* als auch hinsichtlich der *Theologie* des Apostels. Zum Teil beruht die moderne Kritik an der Identifizierung des in den paulinischen Briefen erwähnten Arztes *Lukas* als Verfasser der Apostelgeschichte aber auch auf der methodologischen Problematik, sprachlich – stilistische Eigentümlichkeiten dieser Schrift, argumentativ zu Ungunsten der These, dass jener ein Begleiter des *Paulus* gewesen sei, zu verwenden.

Im Hinblick auf die von B. Kollmann ausgesprochene Warnung, bezüglich sprachlich-stilistischer Eigentümlichkeiten der Apostelgeschichte bei der Identifizierung ihres Verfassers eine allzu große Bedeutung beizumessen, ist, ohne auf die konkreten Bezüge dieses Einwandes einzugehen, zu konzedieren, dass der o. e. gelegentliche Wechsel der Erzählperspektive vom scheinbar objektiven auktorialen Erzählstil zum scheinbar auch persönlich betroffenen „Wir-Erzähler" zwar die Vermutung rechtfertigt, dass der Erzähler die in dieser Form berichteten Begebenheiten als „Augenzeuge" persönlich miterlebt hat, aber eine solche Augenzeugenschaft keineswegs beweist, insofern jener Wechsel der Erzählperspektive sich auch aus einer lediglich innerlichen Parteinahme im Rahmen des jeweiligen Erzählgegenstandes erklären lässt.

Aus dem zuletzt genannten Grunde aber ist der von B. Kollmann erwähnte Hauptgrund für die Kritik an der Identifizierung des Evangelisten *Lukas* als Begleiter des Apostels *Paulus a priori* als problematisch einzustufen, angeblich *erstaunliche Wissensmängel* sowohl bezüglich der Biographie als auch der Theologie des Apostels. Denn es ist nicht auszuschließen, dass sich die angeblichen Informationsmängel des Evangelisten auf Ereignisse einer Zeit bezogen, in welcher der Evangelist noch gar nicht zu den Begleitern des Apostels gehörte.

Außerdem ist zu beachten, dass die meisten in der *Apostelgeschichte* erwähnten Ereignisse, nicht zuletzt die Missionsreisen des Apostels *Paulus*, zum Zeitpunkt von deren Niederschrift, nämlich in den neunziger Jahren, bereits 30 und mehr Jahre zurücklagen, so dass man als mögliche Ursache für Informationsdefizite auch mit altersbedingten Gedächtnislücken rechnen sollte, vielleicht sogar mit „absichtlichen Wissenslücken".

Denn es darf nicht unterschlagen werden, dass schon dem griechischen Titel der *Apostelgeschichte*, ΠΡΑΞΕΙΣ ΑΠΟΣΤΟΛΩΝ, zu entnehmen ist, dass es erklärtermaßen nicht die Absicht des Verfassers der Apostelgeschichte war, den Lesern lediglich eine möglichst vollständige Darstellung der Biographie und Theologie eines einzigen Apostels, nämlich derjenigen des *Paulus*, zu liefern, sondern einen Bericht über wesentliche Taten der Apostel insgesamt, – sowie der Evangelist ja auch bezüglich des

2117 S. o. http://www.ev.theologie.uni-mainz.de/zimmermann/wunderkompendium/downloads/texte_band_2 _ wunder_apostel/100_einleitung_apg_kollmann_07-02-11.pdf (2014), S. 1;

ihm zugeschriebenen *Evangeliums* keine Erläuterung der Theologie *Jesu* ankündigte, sondern gewissermaßen eine „historische" Darstellung der Taten *Jesu*. Das *Evangelium* charakterisierte dessen Verfasser im Vorwort dazu unmissverständlich als *„einen Bericht über all das ... was sich unter uns ereignet und erfüllt hat*[2118]" und im Vorwort der *Apostelgeschichte* bezeichnete jener dasselbe Werk rückblickend ebenfalls als einen „Bericht" über *„Alles was Jesus getan und gelehrt hat.*[2119]" Damit umschrieb er indirekt aber auch das Vorhaben der Apostelgeschichte als einen „Tatenbericht".

Im Zusammenhang damit ist zu beachten, dass auch der einzige bedeutendere Konflikt unter den Aposteln, namentlich zwischen den Aposteln *Petrus* und *Paulus*, über den sich der Verfasser der Apostelgeschichte weitgehend ausschweigt und bezüglich dessen man dem Evangelisten eventuell auch eine mangelnde Vertrautheit mit spezifischen Elementen der paulinischen Theologie zum Vorwurf machen könnte, nämlich der sog. *Antiochener Zwischenfall*, in das Jahr 48 n. Chr. datiert wird[2120], d. h. auf einen Zeitpunkt, der zur Zeit der erstmaligen Erwähnung eines Arztes mit dem Namen *Lukas* in der Begleitung des Apostels *Paulus*[2121], aber bereits acht Jahre zurücklag.

Um zu verstehen, warum der Verfasser der *Apostelgeschichte* aber tatsächlich „vergaß", auf dieses Ereignis einzugehen, genügt es allerdings nicht, auf die Möglichkeit altersbedingter Gedächtnislücken zu verweisen oder darauf, dass der Arzt *Lukas*, – *wenn überhaupt*, – damals noch nicht zum Gefolge des Apostels *Paulus* gehörte. Zu diesem Zweck erscheint es vielmehr als notwendig, dass wir bestimmte Einzelheiten jenes Ereignisses, über welches im Wesentlichen nur *Paulus* selbst berichtet, ein wenig genauer betrachten, und zwar in seinem *Brief an die Galater*[2122].

Aus Anlass einer in den Gemeinden der sog. *Galater*[2123] (wieder?) aufgeflammten Diskussion, ob sich Christen auch nach mosaischem Brauch hätten beschneiden zu lassen, verweist der Verfasser des Briefes zunächst auf die auch in der *Apostelgeschich-*

2118 Vgl. Lk 1, 1 - 4: 'Επειδήπερ πολλοὶ ἐπεχείρησαν ἀνατάξασθαι διήγησιν περὶ τῶν πεπληροφορομένων ἐν ἡμῖν πραγμάτων, καθὼς παρέδοσαν ἡμῖν οἱ ἀπ' ἀρχῆς αὐτόπται καὶ ὑπηρέται γενόμενοι τοῦ λόγου, ἔδοξε κἀμοὶ παρηκολουθηκότι ἄνωθεν πᾶσιν ἀκριβῶς καθεξῆς σοι γράψαι, κράτιστε Θεόφιλε, ἵνα ἐπιγνῷς περὶ ὧν κατηχήθης λόγων τὴν ἀσφάλειαν - *Quoniam quidem multi conati sunt ordinare narrationem, quae in nobis completae sunt, rerum, sicut tradiderunt nobis, qui ab initio ipsi viderunt et ministri fuerunt verbi, visum est mihi, adsecutio a principio omnia, diligenter ex ordine tibi scribere, optime Theophile, ut cognoscas eorum verborum, de quibus eruditus es, firmitatem.*

2119 S. o. Apg 1, 1: Τὸν μὲν πρῶτον λόγον ἐποιησάμην περὶ πάντων, ὦ θεόφιλε, ὧν ἤρξατο ὁ 'Ιησοῦς ποιεῖν τε καὶ διδάσκειν.. *Primum quidem sermonem feci de omnibus o Theophile, quae coepit Jesus facere et docere ...* (Im ersten Buch, o Theophilus habe ich über alles berichtet, was Jesus getan und gelehrt hat.)

2120 Vgl. Gal 2, 11–14 dazu: Heil, Chr.: Die Ablehnung der Speisegebote durch Paulus. Zur Frage nach der Stellung des Apostels zum Gesetz. Weinheim 1994. Schnelle, U.: Einleitung in das Neue Testament. Göttingen 2005[5]. Wechsler, A.: Geschichtsbild und Apostelzeit. Eine forschungsgeschichtliche und exegetische Studie über den antiochenischen Zwischenfall (Gal 2, 11–14). BZNW 62, Berlin 1991.

2121 im Jahre 55 n. Chr.; vgl. dazu Phlm 24;

2122 Vgl. Gal 2,-2, 21;

2123 Bewohner einer hist. Landschaft in Zentralanatolien; Γαλατία (*Galatien*), der griechische Name der Landschaft, geht auf den keltischen Stamm der *Galater* zurück, die 278/77 v. Chr. dorthin eindrangen und seit dem dort siedelten. Vgl. Volkmann, H., Galatia, in: KlP, Bd. 2, Sp. 666–670;

te erwähnte bereits auf dem sog, *Apostelkonzil* in *Jerusalem* getroffene Entscheidung, dass dieses nicht erforderlich sei und dass er selbst, bevor er gemäß dieser Regeln zu missionieren begonnen habe, in *Jerusalem* die Zustimmung des *Petrus* und der übrigen *Apostel* dazu erbeten und erhalten habe.[2124]

Eben in diesem Zusammenhang räumt *Paulus* einen angeblich in *Antiochien* ausgetragenen Konflikt mit *Petrus* und anderen sog. Judenchristen ein. Über jenen Konflikt ist dem *Galaterbrief*[2125] Folgendes zu entnehmen: Ὅτε δὲ ἦλθεν Κεφᾶς εἰς Ἀντιόχειαν, κατὰ πρόσωπον ἀυτῷ ἀνέστην, ὅτι κατηγνωσμένος ἦν. πρὸ τοῦ γὰρ ἐλθεῖν τινας ἀπὸ Ἰακώβου μετὰ τῶν ἐθνῶν συήσθιεν. ὅτε δὲ ἦλθον, ὑπέστελλεν καὶ ἀφώριζεν ἑαυτὸν φοβούμενος τοὺς ἐκ περιτομῆς. καὶ συνυπεκρίθησαν [καὶ] οἱ λοιποὶ Ἰουδαῖοι, ὥστε καὶ Βαρναβᾶς συναπήχθη αὐτῶν τῇ ὑποκρίσει. ἀλλ᾽ ὅτε εἶδον ὅτι οὐκ ὀρθοποδοῦσιν πρὸς τὴν ἀλήθειαν τοῦ εὐανγελίου, εἶπον τῷ Κηφᾷ ἔμπροσθε πάντων. εἰ σὺ Ἰυδαῖος ὑπάρχων ἐθνικῶς καὶ οὐχὶ Ἰουδαικῶς ζῇς, πῶς τὰ ἔθνη ἀναγκάζεις ἰουδαΐζειν. - *Cum autem venisset Cephas Antiochiam, in faciem ei restiti, quia reprehensibilis erat. Prius enim venirent quidam ab Iacobo, cum gentibus comedebat; cum autem venissent, subtrahebat et segregabat se, timens eos, qui ex circumcisione erant. Et simulationi eius consenserunt ceteri Iudaei, ita ut et Barnbas simul abduceretur illorum simulatione. Sed cum vidissem quod non recte ambularent ad veritatem evangelii, dixi Cephae eorum omnibus: Si tu, cum Iudaeus sis, gentiliter et non Iudaice vivis, quo modo gentes cogis iudaizare?*[2126] (Als Kephas nach Antiochien kam, widerstand ich ihm ins Gesicht, da er sich tadelnswert verhielt. Bevor nämlich gewisse Leute von Jakobus kamen, speiste er gemeinsam mit Heiden [-christen]; als sie aber angekommen waren, zog er sich zurück und sonderte sich von ihnen ab, weil der diejenigen fürchtete, die zu den Beschnittenen gehörten. Und mit dessen Heuchelei stimmten auch die übrigen Juden [-christen] überein, so wie auch Barnabas durch deren Heuchelei verführt wurde. Als ich aber sah, dass sie sich nicht richtig verhielten, nach der Wahrheit der frohen Botschaft, sagte ich zu Kephas vor allen: Wenn Du, obwohl Du Jude bist, nach Art der Heiden [-christen] lebst, wieso zwingst du dann die Heiden [-christen] nach jüdischer Art zu leben?)

Nach Auskunft der o. z. Stelle des *Galaterbriefs* lag der Auseinandersetzung zwischen *Paulus* und *Petrus* kein grundsätzlicher (theologischer) Dissens bezüglich der Notwendigkeit einer Beschneidung von „Heiden" vor ihrer Taufe, sondern lediglich ein gewisses Unverständnis des *Paulus* über die „Distanz" des *Petrus* und anderer *Judenchristen* im persönlichen Umgang mit den *Heidenchristen* in *Antiochien* zugrunde. Dafür dass jener nachrangige Konflikt zwischen *Judenchristen* und Heidenchristen über ihr Zusammenleben auch noch zur Zeit der Abfassung des *Galaterbriefs* in den über das Kernproblem der Forderung nach einer Beschneidung auch von Heiden-

---

2124 Vgl Gal 2, 1–10; vgl. Apg 15, 1–29;

2125 Den *Galaterbrief* verfasste der Apostel entweder zwischen 54 und 55 n. Chr. in *Ephesus* (bis in die achtziger Jahre vorherrschende Theorie) oder im Herbst des Jahres 55 n. Chr. in *Makedonien* auf dem Weg nach *Korinth* (zur Zeit vorherrschende Theorie). Vgl. Schnelle, U.: Einleitung in das Neue Testament. Göttingen 2013[8]. Hübner, H.: Galaterbrief. In: Theologische Realenzyklopädie. Nr. 12, 1984, S. 5–14. (einführender Überblick); Watson E. Mills: Galatians. Lewiston u. a. 1999.

2126 Vgl. Gal 2, 11–14;

christen weiter zerstrittenen Gemeinden der *Galater* eine Rolle gespielt haben könnte, liefert aber weder der *Galaterbrief* noch der *Römerbrief* Anhaltspunkte.

Im Gegenteil: Wie ein roter Faden durchziehen den *Galaterbrief* Beschwörungen der Einheit der Gemeinden im Glauben. Zwar bringt *Paulus* zu Beginn des Briefes seine Verwunderung über Bestrebungen der *Galater* zum Ausdruck „ein anderes Evangelium einzuführen“[2127] und verurteilt diese Bestrebungen[2128], aber gleichzeitig zeigt er sich gerade in diesem Brief darum bemüht, ein vielleicht gefährliches Argument der Befürworter der kritisierten Lehre zu entkräften, nämlich die Behauptung eines angeblich fundamentalen Widerspruchs seiner eigenen Auffassung zu derjenigen des *Petrus* und der übrigen *Apostel.* Zu diesem Zweck hebt *Paulus* hervor, dass er Jahre lang enge Kontakte zu *Petrus* gepflegt habe[2129], allerdings nicht wegen „theologischer“ Streitereien, sondern im Interesse einer möglichst effizienten Aufgabenteilung.[2130]: ὁ γὰρ ἐνεργήσας Πέτρῳ εἰς τὸ ἀποστολὴν τῆς περιτομῆς ἐνήργησεν καὶ ἐμοὶ εἰς τὰ ἔθνη - *qui enim operatus est Petro in apostolatum circumcisionis operatus est et mihi inter gentes.* (Diese Vereinbarung wies dem Petrus das Apostolat über die Beschnittenen zu und mir über die Heiden.)

Das Prinzip, nach welchem *Paulus* sich die Missionsarbeit mit *Petrus* aufgeteilt habe, bringt er dabei auf folgende Formel: εἰδότες δὲ ὅτι οὐ δικαιῦται ἄνθρωπος ἐξ ἔργων νόμου ἐὰν μὴ διὰ πίστεως Ἰησοῦ Χριστοῦ, καὶ ἡμεῖς εἰς Χριστὸν Ἰησοῦν ἐπιστεύσαμεν, ἵνα δικαιωθῶμεν ἐκ πίστεως Χριστοῦ καὶ οὐκ ἐξ ἔργων νόμου, ὅτι ἐξ ἔργων νόμου οὐ δικαιωθήσεται πᾶσα σάρξ. - *scientes autem quod non iustificatur homo ex operibus legis nisi per fidem Iesu Christi, et nos in Christum Iesum credidimus, ut iustificemur ex fide Christi et non ex operibus legis, quoniam ex operibus legis non iustificabitur omnis caro*[2131]. (Weil wir aber erkannt haben, dass der Mensch nicht durch die Werke des Gesetzes gerecht wird, sondern durch den Glauben an Christus, sind auch wir dazu gekommen, an Jesus Christus zu glauben, damit wir gerecht werden durch den Glauben an Christus, denn durch Werke des Gesetzes [allein] wird niemand [besser m. E.: *nicht jeder*] gerecht.[2132])

Bei dem Versuch die Aussagen dieser Textstelle aus dem *historischen Kontext* heraus zu deuten, wird man kaum umhinkommen, die in dem Zitat ausgesprochene Kritik an „Werken des Gesetzes“ (ἔργων νόμου) auf ein Handeln zu beziehen, welches sich ausschließlich an den Bestimmungen der *Thora*, d. h. des mosaischen Gesetzes, orientiert. Allerdings wäre es unzulässig, aus dieser Kritik eine völlige Ablehnung des

2127 Vgl. Gal 1, 6;
2128 Vgl. Gal 1, 8;
2129 Vgl. Gal 1, 18–2, 7;
2130 Vgl. Gal 2, 8;
2131 Vgl. Gal 2, 16;
2132 Vgl. Die Bibel, Einheitsübersetzung der Heiligen Schrift, S. 211; für die Übersetzung dieser Textstelle wurde bewusst auf die interkonfessionell beglaubigte „Einheitsübersetzung“ zurückgegriffen, weil die Auslegung des darin erläuterten Begriffs der „Rechtfertigung“ vor allem zwischen katholischen und evangelischen Theologen jahrhundertelang heftig umstritten war. (vgl. http://www.ekd.de/presse/pm145_2008 _ velkd_rechtfertigung.html) und der Eindruck vermieden werden soll, dass hier eine eigenständige *theologische* Deutung der Stelle beabsichtigt sei, womit ein Historiker zwangsläufig seine Kompetenzen überschritte.

mosaischen Gesetzes abzuleiten. Den letzten Satz des Zitats (ὅτι ἐξ ἔργων νόμου οὐ δικαιωθήσεται πᾶσα σάρξ.) wird man *historisch*[2133] wohl am besten dahingehend auslegen, dass es nach Auffassung des *Paulus* nicht ausreichte, sich an den gültigen Gesetzen, auch nicht allein an denen der *Thora*, zu orientieren, um ein vor Gott „gerechtfertigter" Mensch zu werden, sondern dass es dazu auch der Einhaltung bestimmter ethischer Prinzipien bedürfe, die sich vor allem aus dem Glauben an Christus (ἵνα δικαιωθῶμεν ἐκ πίστεως Χριστοῦ) ergäben, – wobei nach dem hier favorisierten Textverständnis die Ausrichtung des eigenen Lebens am mosaischen Gesetz kein unüberwindliches Hindernis auf dem Wege zur „Gerechtigkeit" darstellte[2134], insofern sich das Leben von *Judenchristen* ebenfalls an dem „Glauben an Jesus Christus" orientierte.

Welche Konsequenzen ergeben sich daraus aber hinsichtlich der Frage nach den Gründen dafür, warum der Verfasser der *Apostelgeschichte* weder auf den *Antiochener Zwischenfall* noch auf die Streitigkeiten bei den *Galatern* näher eingeht. – Zumindest Eines wird man vor dem Hintergrund der ausführlichen Darstellung der Vorgeschichte und der Entscheidungsfindung des sog. Jerusalemer Apostelkonzils, im Hinblick auf die Befreiung von Heidenchristen von der Verpflichtung, sich auch nach jüdischem Ritus beschneiden zu lassen, ausschließen dürfen, – nämlich dass *Lukas* diese Entscheidung missbilligt hätte, zumal dessen hellenistische Herkunft auch von den Kritikern der Auffassung, dass er ein Arzt gewesen sei, nicht in Frage gestellt wird. Außerdem gibt es in der *Apostelgeschichte* zahlreiche Belege dafür, dass der Apostel *Paulus*, wie auch von diesem selbst im Galaterbrief bezeugt wird, obwohl er sich vor allem für die „Heidenmission" zuständig hielt, die Kontakte zu den jüdischen Gemeinden der von ihm bereisten hellenistischen Gebiete keineswegs vermied.

Im Gegenteil: Es wird in der *Apostelgeschichte* klar bezeugt, dass er die jüdischen *Synagogen* in den von ihm bereisten hellenistischen Städten in der Regel sogar als die ersten Anlaufstellen zu seiner Missionstätigkeit nutzte[2135]. Davon dass *Paulus* zu irgendeinem Zeitpunkt dem jüdischen Glauben seiner Väter in aller Form abgeschworen hätte, ist in der Apostelgeschichte nirgends die Rede. In einem Fall wird sogar darüber berichtet, dass *Paulus*, um einen Konflikt mit seinen jüdischen Glaubensbrüdern zu vermeiden, angeblich zuließ, dass ein Grieche, bevor er Christ wurde, be-

2133 Dem Verfasser ist bewusst, dass nicht zuletzt diese Stelle des *Galaterbriefs* auch unterschiedliche *theologische* Deutungen zulässt, die vor allem seit der *Reformation* bis ins 21. Jahrhundert zu erheblichen Entfremdungen zwischen den verschiedenen *christlichen Kirchen* geführt haben. Vgl. dazu u. a. Pöhlmann, H. G.: Abriß der Dogmatik. Ein Kompendium. Gütersloh 2002⁶. Barth, H.-M.: Dogmatik. Evangelischer Glaube im Kontext der Weltreligionen. Ein Lehrbuch. Gütersloh 2002², S. 528–550; 562–577. Hauschildt, F./ Hahn, U. (Hrsg.): Rechtfertigung heute. Warum die zentrale Einsicht Martin Luthers zeitlos aktuell ist. Lutherisches Kirchenamt (VELKD), Hannover 2008. Witte, M. (Hrsg.): „Gerech-tigkeit", Themen der Theologie 6, Tübingen 2012. Aber eine Auseinandersetzung mit diesen theolo-gischen Deutungsansätzen sprengt die Zuständigkeit des Historikers und dürfte für die Analyse der histo-rischen Bedeutung kaum hilfreich sein. Hier geht es allein um die Klärung eines „historischen Sachverhalts".

2134 Dass *Paulus* das *jüdische Gesetz* keineswegs ablehnte, belegen auch Formulierungen aus dem Römerbrief, in denen er das Gesetz sogar für „heilig" erklärt. Vgl. Röm 7, 12–24;

2135 so in *Kleinasien* insgesamt (Apg 13, 4–5;), in *Pisidien* (13, 14–40), in *Ikonium* (14, 1–11), in *Athen* (17, 17), Thessalonich (17, 1–2), *Korinth* (18, 4. 7–14) und in *Ephesos* (19, 8–10);

schnitten wurde[2136]. Das aber hinderte ihn nicht daran, bei Griechen in der Regel als Voraussetzung für ihre Taufe auf die Bedingung auf eine vorherigen Beschneidung zu verzichten, auch nicht um den Preis der Vermeidung von Konflikten mit seinen jüdischen Glaubensbrüdern.

Dass der sog. *Antiochener Zwischenfall* und auch die Konflikte in den christlichen Gemeinden der *Galater* in der *Apostelgeschichte* unerwähnt bleiben, wird man daher keinesfalls auf theologische bzw. historische Wissenslücken oder gar als Indiz für Vorbehalte gegen das missionarische Vorgehen des Apostels *Paulus* deuten, wie das zum Beispiel bei B. Kollmann geschieht, sondern als Ausdruck einer Tendenz, die darauf abzielte, Konflikte zwischen den *Aposteln* herunterzuspielen und deren Mission als Vorbild für Einmütigkeit erscheinen zu lassen. Hierbei ist sogar zu unterstellen, dass der Verfasser den historischen Konflikt nicht nur einfach „vergaß", sondern absichtlich unerwähnt ließ, um möglichst keinen Zweifel an der Einmütigkeit der Apostel in wesentlichen Fragen der Mission aufkommen zu lassen. Auch Zweifel daran, dass der Verfasser des *lukanischen* Doppelwerks mit dem in den *paulinischen* Briefen erwähnten Arzt namens *Lukas* identisch war, lassen sich mit dem Hinweis auf das weitgehende Schweigen der *Apostelgeschichte* über interne Konflikte der *Apostel* somit nicht überzeugend begründen.

Allein der Nachweis der Fragwürdigkeit wichtiger Argumente gegen die Identifizierung des Verfassers der *lukanischen* Werke als Arzt ersetzt nicht einen überzeugenden Beweis für die Gültigkeit der bislang erörterten Belege zugunsten dieser Hypothese. Als erwiesen könnte man die Identität des Verfassers der *lukanischen Schriften* als Arzt erst unter der Voraussetzung ansehen, wenn sich auch verschiedene inhaltliche Aussagen dieser Werke eher mit einer solchen Einschätzung vereinbaren ließen als mit jeder anderen Identität. Aus diesem Grunde sollen im Folgenden nicht zuletzt die Darstellungen über sog. Wunderheilungen[2137] im *Lukanischen Doppelwerk* daraufhin untersucht werden, ob sie eher für eine solche Identität des Verfassers sprechen oder nicht.

3.3.3.4.2 Das Bild der *Aposteln* als (Wunder-) Heiler

Tatsächlich enthalten die beiden *Lukanischen Schriften* zahlreiche Berichte über Heilungen, nicht zuletzt über „Wunderheilungen". Das erste in der *Apostelgeschichte* erwähnte „Heilungswunder" ereignete sich nach der relativen Chronologie der Schrift bereits wenige Wochen nach der Kreuzigung *Jesu* und wird dem Apostel *Petrus* zugeschrieben. Auf dem Weg in den Tempel begegnet der Apostel einem gelähmten Bett-

2136 Vgl. Apg 16, 1–5;

2137 Wunderheilungen und Wunderheiler nicht nur im frühen Christentum, sondern in der Antike überhaupt stoßen seit geraumer Zeit nicht nur bei Theologen sondern auch bei Medizinhistorikern seit auf wachsende Aufmerksamkeit. Vgl. dazu Grote, A., Wunderheiler, in: Leven, K.-H.: Antike Medizin. Ein Lexikon. München 2005, Sp. 925–926; Schnalke, Th., Wunderheilung, in: Leven, K.-H.: Antike Medizin. Ein Lexikon. … S. o. Sp. 926–928; allerdings fand in den o. g. Artikeln und in der darin zitierten Literatur die Frage nach der Identität des „Evangelisten" *Lukas* als „Arzt" bislang noch kaum Beachtung.

ler, der von ihm ein Almosen erwartet [2138]. Statt dieser Erwartung zu entsprechen, macht der Apostel den Bettler auf seine eigene Mittellosigkeit aufmerksam und bittet diesen sich mit dem zufrieden zu geben, was er besitzt, nämlich die Fähigkeit zu heilen. Und dann richtet der Apostel an den Gelähmten angeblich folgende Worte: ἐν τῷ ὀνόματι Ἰησοῦ Χριστοῦ τοῦ Ναζωραίου ἔγειρε καὶ περιπάτει. - *in nomine Jesu Christi Nazareni surge et ambula!'* Dann ergriff der *Apostel* die Hand des Gelähmten und hob ihn hoch (καὶ πιάσας αὐτὸν τῆς δεξιᾶς χειρὸς ἤγειρεν αὐτὸν. - *Et apprehensa ei manu dextera allevavit eum;*) und zur Überraschung der Umstehenden stellte sich der Gelähmte auf die eigenen Füße, ging umher (παραχρῆμα δὲ ἐστερεώθησαν αἱ βάσεις αὐτοῦ καὶ τὰ σφυδρά,- *et exiliens stetit et ambulabat),*[2139] begleitete den Apostel in den Tempel und lobte Gott.

Eine weitere wundersame Krankenheilung bewirkte *Petrus* nach den Angaben der *Apostelgeschichte* in *Lydda*, dem heutigen *Lod*, an der Straße von *Jaffa* (*Tel Aviv*) nach *Jerusalem*; dort soll der *Apostel* einen gewissen *Aeneas*, der ebenfalls seit Jahren gelähmt war, mit den einfachen Worten „Steh auf!" geheilt haben[2140]. Nicht viel später und nicht weit entfernt von *Lod*, nämlich in *Jaffa*, erweckte *Petrus* nach den Angaben der *Apostelgeschichte* sogar eine bereits verstorbene Frau, die als Wohltäterin angeblich bekannte *Tabea*, ebenfalls durch eine einfache Aufforderung (Tabea, steh auf!) von den Toten[2141].

Auch den übrigen *Aposteln* werden von dem Verfasser der *Apostelgeschichte* Wunderheilungen zugeschrieben, die dazu führten, dass wo immer jene predigten, Kranke auf Heilung durch sie warteten: [...] ὥστε καὶ εἰς τὰς πλατείας ἐκφέρειν τοὺς ἀσθενεῖς καὶ τιθέναι ἐπὶ κλιναρίων καὶ κραβάττων, ἵνα ἐρχομένου Πέτρου κἂν ἡ σκιά ἐπισκιάσῃ τινὶ αὐτῶν. συνήρχετο δὲ καὶ τὸ πλῆτος τῶν πέριξ πόλεων Ἰερουσαλὴμ φέροντες ἀσθενεῖς καὶ ὀχλουμένους ὑπὸ πνευμάτων ἀκαθάρτων οἵτινες ἐθεραπεύοντο ἅπαντες. - ... *ita ut et in plateas efferrent infirmos et ponerent in lectulis et grabatis, ut, veniente Petro, saltem umbra illius obumbrarent quemquam eorum. Concurrebat autem et multitudo vicinarum civitatum Ierusalem, afferentes aegros et vexatos ab spiritibus immunndis, qui curabantur omnes.*[2142] (... so dass sie auf die Straßen sogar Kranke hinaustrugen und auf Liegen und Bahren betteten, damit sie, wenn Petrus komme, wenigstens mit dessen Schatten jeden umhüllten. Es kam aber auch eine Menge aus den benachbarten Städten nach Jerusalem, sie brachten Kranke und solche, die von unreinen Geistern gequält worden waren, die alle geheilt wurden.)

Namentlich erwähnt als Wunderheiler wird in der Apostelgeschichte außer *Petrus* noch ein gewisser *Philippus*, der allerdings nicht im eigentlichen Sinne zu den *Aposteln* gerechnet wird, sondern zu einer Gruppe von sieben *Hellenisten*, welche die

2138 S. o. Kap. 3.1.4;
2139 S. o. Apg 3, 3–8;
2140 Vgl. Apg 9, 32;
2141 Vgl. Apg 9, 36–40;
2142 Apg 5, 12; 15, 5–16; Zu weiteren Heilungen durch *Petrus* kam es in *Lydda* und *Joppe*, wobei in *Lydda* im Falle der „*Jüngerin Tabita*" sogar eine Totenerweckung bezeugt wird. Vgl. Apg 32–43.

Apostel bei ihrer Missionsarbeit unterstützen sollten,[2143] - und nicht zuletzt *Paulus*[2144]. Wie *Petrus* heilte nach den Angaben der *Apostelgeschichte* auch *Philippus* außer „Besessenen“ Kranke mit körperlichen Gebrechen und Gelähmte: πόλλοι γὰρ τῶν ἐχόντων πνεύματα ἀκάρθαρτα βοῶντα φονῇ μεγάλῃ ἤξηρχοντο, πολλοὶ δὲ παραλελυμένοι καὶ χωλοὶ ἐθεραπεύθησαν. - *ex multis enim eorum, qui habebant spiritus immundos, clamantes voce magna exibant; multi autem paralytici et claudi curati sunt*[2145]. (Aus vielen, die unreine Geister hatten, fuhren diese mit lautem Geschrei aus; aber auch viele Krüppel und Gelähmte wurden geheilt.)

Auch *Paulus* selbst bewirkte nach der *Apostelgeschichte* die Heilung eines Gelähmten: „Καὶ τις ἀνήρ ἀδύνατος ἐν Λύστροις τοῖς ποσὶν ἐκάθητο, χωλὸς ἐκ κοιλίας μητρὸς αὐτοῦ ὃς οὐδέποτε περιεπάτησεν. οὗτος ἤκουσεν τοῦ Παύλου λαλοῦντος. ὅς ἀτενίσας αὐτῷ καὶ ἰδών ὅτι ἔχει πίστιν τοῦ σωθῆναι, εἶπεν μεγάλη φωνῇ. ἀνάσθηθι ἐπὶ τοὺς πόδας σου ὀρθός. καὶ ἥλατο καὶ περιεπάτει. - *Et quidam vir in Lystris infirmus pedibus sedebat, claudus ex utero matris suae, qui numquam ambulaverat. Hic audivit Paulum loquentem; qui intuitus eum et videns quia haberet fidem, ut salvus fieret, dixit magna voce: `Surge super pedes tuos rectus!´ Et exsilivit et ambulabat.*[2146] (Und ein gewisser Mann in Lystra saß unsicher an den Füßen, gelähmt vom Mutterleibe an, der niemals umher gegangen war. Dieser hörte Paulus reden; Der betrachtete ihn und weil er sah, dass er Vertrauen hatte, dass er gesund werden könne, rief er mit lauter Stimme: Erhebe dich über deinen Füßen aufrecht! Und er sprang auf und ging umher.)

Über weitere angeblich von *Paulus* bewirkte Krankenheilungen wird im Zusammenhang der Darstellung seiner Fahrt nach *Rom* berichtet. Während eines längeren Zwangsaufenthalts auf der Insel *Malta* „behandelte“ *Paulus* nach der Darstellung der *Apostelgeschichte* die Fiebererkrankung eines Großgrundbesitzers sowie die Krankheiten zahlreicher durch jenen Erfolg angelockter anderer Insulaner[2147].

Selbst die Erweckung eines Toten wird in der *Apostelgeschichte Paulus* zugeschrieben: κατεζόμενος δὲ τις νεανίας ὀνόματι Ἐῦτυχος ἐπὶ τῆς θυρίδος, καταφερόμενος ὕπνω βαθεῖ διαλογουμένου τοῦ Παύλου ἐπὶ πλεῖον, κατενεχθεὶς ἀπὸ τοῦ ὕπνου ἔπεσεν ἀπὸ τοῦ τριστέγου κάτω καὶ ἤρθη νεκρὸς. καταβᾶς δὲ ὁ Παῦλος ἐπέπεσεν αὐτῷ καὶ συμπεριλαβὼν εἶπε. μὴ θορυβεῖσθε, ἡ γὰρ ψυχὴ αὐτοῦ ἐν αὐτῷ ἐστιν. ἀναβὰς δὲ καὶ κλ άσας τὸν ἄρτον καὶ γευσάμενος ἐφ᾿ ἱκανόν τε ὁμιλήσας ἄρχι αὐγῆς, οὅτως ἐξῆλθεν. ἤγαγον δὲ τὸν παῖδα ζῶντα καὶ παρεκλήθησαν οὐ μετρίως. - *sedens autem quidam adulescens nomine Eutychus nomine super fenestram, cum mergeretur somno gravi disputante diutius Paulo, eductus somno cecidit de tertio cenaculo deorsum et sublatus est mortuus. cum descendisset autem Paulus incubuit super eum et complexus dixit: Nolite turbari, anima enim ipsius in eo est. Ascendens autem frangens panem et gustans satisque allocutusque usque in lucem, sic profectus est. Adduxerunt autem puerum viv-*

2143 mit Namen *Stephanus, Philippus, Pachoros Nikanor, Timon, Parmenas* und *Nicolaus*, vgl. Apg 6, 1–7;

2144 In Kapp. 13–28 wird in der *Apg* nahezu ausschließlich über die Missionsreisen des *Paulus* berichtet.

2145 Vgl. Apg 8, 7;

2146 Vgl. Apg 14, 8–11;

2147 Vgl. Apg 28, 7–9;

entem et consolati sunt non minime.[2148] (Es saß ein junger Mann mit Namen Eutychos am Fenster, als er von einem tiefen Schlaf erfasst wurde, während Paulus ein wenig zu lang diskutierte, durch den Schlaf betäubt, stürzte er aus dem drittem Geschoss rückwärts herab und wurde tot aufgehoben. Als aber Paulus hinabgestiegen war, sich über ihn beugte und ihn umfasst hatte, sagte er: Seid nicht beunruhigt, denn seine Seele ist noch in ihm. Er stieg dann wieder hinauf, brach das Brot, aß genug und redete bis zum Morgen, so brach er auf. Den Knaben aber führten sie lebend heran und wurden so sehr getröstet.)

Insgesamt wird das frühe Christentum in der *Apostelgeschichte,* so wie in den übrigen Schriften des *NT,* nicht nur als „Heilsreligion" dargestellt, sondern auch als eine „Heilerreligion". - Welche Auskünfte lassen sich diesen Berichten jedoch bezüglich der Identität ihres Verfassers entnehmen? – Vor allem in der zuletzt erwähnten Geschichte über die wundersame Heilung des *Eutychos* unterstellt der Verfasser der *Apostelgeschichte* ein Verhalten, das aus dem Blickwinkel eines modernen Betrachters fast befremdlich erscheint: Er steigt zu dem Verunglückten hinab, beugt sich über ihn, umfasst ihn, „untersucht" ihn gewissermaßen, behauptet daraufhin, dass er noch lebe und keine Veranlassung zur Beunruhigung bestehe und entfernt sich dann wieder: *Er stieg dann wieder hinauf, brach das Brot, aß genug und redete bis zum Morgen.*

Nach heutigem medizinischen Wissensstand, vielleicht aber auch nach damaligem, wäre es denkbar, dass ein vergleichsweise junger Mensch den Sturz aus dem dritten Stockwerk eines Hauses nicht nur lebend, sondern auch ohne schwerwiegende Verletzungen überstehen könnte, falls er dabei nicht auf einen allzu harten Untergrund aufgeprallt wäre. Dennoch würde sich ein heutiger Arzt gewiss anders verhalten als *Paulus,* insofern dieser ihn gewiss nicht an Ort und Stelle liegen ließe, sondern dafür sorgte, dass der Verunglückten so gebettet würde, damit er nicht infolge eines unvorhersehbaren Erbrechens beim Wiedererwachen aus seiner Ohnmacht erstickte.

Als noch befremdlicher erscheint in Anbetracht dessen, dass der Verfasser der *Apostelgeschichte* über das Verhalten des *Apostels lediglich* berichtet, sogar mit einem Unterton der Bewunderung, und zwar indem er den Trost hervorhob, welchen die Angehörigen des Knaben durch dessen Heilung erfuhren, ohne die scheinbare Gleichgültigkeit des *Paulus* zu missbilligen, – was man von einem Arzt, falls der Berichterstatter wirklich ein solcher gewesen wäre, ansonsten erwarten würde.

Allerdings stellt sich die Frage, ob es überhaupt gerechtfertigt ist, dass in dem oben zitierten Textabschnitt geschilderte Verhalten des *Paulus* als Ausdruck von Gleichgültigkeit zu interpretieren. Denn der Hinweis, dass der *Apostel* sich nach der Untersuchung des verunglückten *Eutychos* wieder in das Speisezimmer des Hauses „zum Brotbrechen" zurückgezogen habe, darf angesichts dessen, dass das „Brotbrechen" seit dem sog. *letzten Abendmahl*[2149] aus der Sicht der Jünger und Apostel *Jesu*[2150] auch eine religiöse Bedeutung besaß, kaum als Ausdruck der Gleichgültig ge-

2148 Vgl. Apg 20, 9–12;

2149 Vgl. dazu: Mt 26, 20 – 29; Mk 14, 17–25; Lk 22, 14–23 und 20–25; Joh 13, 2. 21–30 u. 26–28; dazu auch 1. Kor 11, 23–25;

2150 Vgl. dazu das Erlebnis der sog. *Emmausjünger* (Lk 24, 13–35;) und die eigenen Reflexionen des *Paulus* (1. Kor 11, 23–25;);

genüber dem Schicksal des Verunglückten und dem Leid seiner Angehörigen gedeutet werden.

Unter Berücksichtigung der Tatsache, dass man das Mahl im Hause des *Eutychos* nicht als gewöhnliche Mahlzeit, sondern eher als „Gottesdienst" zu interpretieren hat, weist das Verhalten des *Paulus* im Falle der Heilung des *Eutychos* keine wesentlichen Unterschiede zu dem des Apostels *Petrus* im Falle der Heilung des gelähmten Bettlers auf, der sich hierbei ja, – wenn man sich im Zusammenhang damit noch einmal dessen an den Gelähmten gerichteten Worte vergegenwärtigt (ἐν τῷ ὀνόματι Ἰησοῦ Χριστοῦ τοῦ Ναζωραίου ἔγειρε καὶ περιπάτει. – *in nomine Jesu Christi Nazareni surge et ambula!*')[2151], – weniger auf seine eigene Kunst verließ als auf die Gnade Gottes.

Gleichwohl stellt sich in Anbetracht dessen auch die Frage, ob nicht die kritiklose Berichterstattung über Heilungen, in denen die Berufung des jeweiligen Heilers auf die „Gnade" einer Gottheit eine große Rolle spielte, den Verfasser der *Apostelgeschichte* aus dem Blickwinkel heutiger Betrachter in ein seltsames Licht rückt, als einen Arzt geradezu zu disqualifizieren scheint. Auch im Hinblick darauf kann nur davor gewarnt werden, die gegenwärtigen Vorstellungen von einem vor allem naturwissenschaftlich gebildeten Arzt ohne weiteres auch auf die Antike zu übertragen.

Schon ein kurzer Blick auf die durch die o. e. Wunderheilungen ausgelösten Reaktionen genügt um zu erkennen, dass die Belange des Seelenheils und der rein körperlichen Gesundheit im Bewusstsein vieler Zeitgenossen der *Apostel* kaum voneinander zu trennen waren. So wird in der *Apostelgeschichte* ausführlich darüber berichtet, dass sich die Apostel *Petrus* und *Johannes* wegen der o. e. Heilung eines gelähmten Bettlers einer Befragung durch Vertreter des Hohen Rates zu stellen hatten[2152]. In eben diesem Verhör spielte aber kaum eine Rolle, dass sich *Petrus* hierbei auf eine Gottheit berufen hatte, sondern allein, dass er sich auf *Jesus von Nazareth* berufen hatte, was man dort verständlicher Weise als skandalös empfand.

Ebenfalls im Kontext der mittelbar durch die Heilung des Gelähmten ausgelösten Reaktionen verdient Beachtung, dass sich unter den Personen, die sich angeblich bereits an demselben Tag taufen ließen, neben Juden auch zahlreiche Angehörige hellenisierter Bevölkerungskreise befanden, so dass die *Apostel* schon zu einem sehr frühen Zeitpunkt auch aus diesen sog. „Heidenchristen" sieben Vertreter zur Unterstützung bei der Betreuung der Gemeinde auswählten[2153], u. a. einen gewissen *Stephanus*, der nach altkirchlicher Auffassung als erster Märtyrer des Christentums gilt, als auch der hier bereits erwähnte *Philippus*, der seinerseits ebenfalls als Heiler von sich reden machte.

Eine wichtige Erklärung dafür ergibt sich daraus, dass zumindest im zeitgenössischen Volksglauben hellenisierter Bevölkerungskreise die Vorstellung eine große Rolle spielte, dass bei der Erhaltung der Gesundheit der Menschen die Götter eine wichtige Rolle spielten. Auch für diesen Volksglauben liefert die *Apostelgeschichte* aufschlussreiche Belege. In ihr wird u. a. darüber berichtet, dass *Paulus* und *Barnabas*

2151 S. o. Apg 3, 3–8;
2152 Vgl. Apg 4, 1–22;
2153 Vgl. Apg 6, 1–7;

wegen von ihnen vorgenommener Wunderheilungen in Kleinasien für vom Himmel herabgestiegene Götter gehalten wurden, *Barnabas* für „Zeus", *Paulus* selbst für „Hermes"[2154], – was die letzteren zwar entrüstet zurückwiesen, indem sie betonten, dass sie nur sterbliche Menschen seien, aber gleichzeitig als willkommene Gelegenheit nutzten, den sie vergötternden *Hellenisten* über den „*wahren Gott*" zu berichten, „*der den Himmel, die Erde und das Meer geschaffen*" habe „*und Alles, was dazugehöre*"[2155].

Daraus folgt aber, dass *Barnabas* und *Paulus* nach Auffassung des Verfassers der *Apostelgeschichte* in dem Bewusstsein lebten und „heilten", dass Gott ihnen die Vollmacht zu heilen, womöglich sogar Tote aufzuerwecken, erteilt habe. Diese Einschätzung lässt sich besonders gut an der Darstellung der Heilung der *Tabea* durch den Apostel *Petrus* ablesen: ἐκβαλλὼν δὲ ἔξω πάντας ὁ Πέτρος καὶ θεὶς τὰ γόνατα προσηύξατο καὶ ἐπιστρέψας πρὸς τὸ σῶμα εἶπεν. Ταβιθά ἀνάστηθι. ἡ δὲ ἤνοιξεν τοὺς ὀφθαλμοὺς αὐτῆς, καὶ ἰδοῦσα τὸν Πέτρον ἀνεκάθισεν. Δοὺς δὲ αὐτῇ χεῖρα ἀνέστησεν αὐτήν. φωνήσας δὲ τοὺς ἁγίους καὶ τάς χήρας παρέστησεν αὐτήν ζῶσαν - *Eiectis autem omnibus foras Petrus, et ponens genua oravit et conversus ad corpus dixit. Tabitha surge! At illa aperuit occulos suos et, viso Petro, resedit. Dans autem illi manum erexit eam et, cum vocasset sanctos et viduas, exhibuit eam vivam*[2156]. (Petrus aber schickte alle vor die Tür, und dann fiel er auf die Knie, betete, wandte sich dem Leichnam zu und sagte: „Tabitha, steh auf!" Und jene öffnete ihre Augen, und nachdem sie Petrus erblickt hatte, schloss sie sie wieder. Er aber gab jener die Hand, und, nachdem er die Heiligen gerufen hatte und die Witwen, stellte er sie als Lebende vor.)

Nach diesem Zeugnis „heilte" *Petrus* die Verstorbene also allein durch ein Gebet und durch die Aufforderung, sich zu erheben und der Verfasser der *Apostelgeschichte* stellt diesen Vorgang als ein Faktum dar, ohne jeden Kommentar, welchen man u. U. als Ausdruck eines Vorbehalts gegenüber der von *Petrus* angewandten Methode der Heilung mittels „Gesundbetens". Auch im Hinblick darauf stellt sich die Frage, ob man von dem Berichterstatter, falls er wirklich ein „Arzt" gewesen sein sollte, im Zusammenhang damit nicht eine Kritik an der von *Petrus* angewandten „Methode der Auferweckung einer Toten durch ein Gebet" erwarten dürfte.

Es ist in diesem Zusammenhang aber zu beachten, dass auch aus dem Blickwinkel von an hellenistischen Ärzteschulen ausgebildeten Heilern zwischen dem Einfluss der Götter auf das Leben der Menschen und der Therapie von Ärzten kein prinzipieller Widerspruch bestand. Zumindest von den bekannteren Ärzteschulen „Griechenlands" wie etwa derjenigen von „*Kos*[2157]" und „*Epidauros*[2158]" ist bekannt, dass sie dem *Asklepios* geweihten Heiligtümern angegliedert waren, woraus sich ergibt, dass die Priester dieser Heiligtümer wohl eine doppelte Aufgabe hatten,

- nicht nur die Organisation von „Gottesdiensten" in den Heiligtümern, sondern auch die gesundheitliche Betreuung von Kranken, und

2154 Vgl. Apg 14, 12: ἐκάλουν τε τὸν Βαρναβᾶν Δία, τὸν δὲ Παῦλον Ἑρμῆν, ἐπειδὴ αὐτος ἦν ὁ ἡγούρμενος λόγου. - *et vocanat Barnabam Iovem, Paulum vero Mercurium, quoniam ipse erat dux verbi.*

2155 Vgl. Apg 14, 12–18;

2156 Vgl. Apg 9, 40–41;

2157 Vgl. dazu: Meyer, E., Kos, in KIP, Bd, 3, Sp. 312–314;

2158 Vgl. dazu: Meyer, E., Epidauros, in KIP, Bd. 2, Sp. 303–305;

– im Hinblick auf die Ausbildung von Priesternachwuchs – die Aufgabe der Vorbereitung desselben auf die Aufgaben von Priestern, ebenso wie auf die von Ärzten. Betrachtet man aber vor diesem Hintergrund das nach Auskunft der *Apostelgeschichte* von *Petrus* im Zusammenhang der Auferweckung *Tabeas* verrichtete Gebetsritual[2159], sowie das dem *Paulus* im Zusammenhang der Auferweckung des *Eutychos* unterstellte „Brotbrechen"[2160] und auch alle anderen Heilungen, in deren Rahmen Gebete eine Rolle spielten, so erscheint es als naheliegend zu vermuten, dass derartigen „Heilungen" aus der Sicht eines „*Asklepiospriesters*" kaum etwas Anstößiges anhaftete. Das Interesse des Verfasser der *Apostelgeschichte* an Heilungen durch Gebete und Gottesdienste und die kritiklose Berichterstattung darüber spricht somit keinesfalls gegen die Hypothese, dass auch dieser, bevor er sich taufen ließ, eine Ausbildung zum „Asklepiospriester" erhalten hatte, also eine Ausbildung als Arzt[2161].

Im Zusammenhang damit erscheint es als sinnvoll darauf hinzuweisen, dass selbst ein Arzt wie *Aulus Celsus*, den heute fast niemand mehr als einen medizinischen Laien ansieht, die Möglichkeit der Erweckung bereits Verstorbener keineswegs grundsätzlich ausschloss: *Quosdam fama proderit in ipsis funeribus revixisse*[2162]. *[...] subiciam, coniecturalem artem esse medicinam, rationemque coniecturae talem esse, ut, cum saepius aliquando responderit, interdum tamen fallat*[2163]. (Ja ein Gerücht soll besagen, dass einige sogar während ihrer Begräbnisfeierlichkeiten wieder erwachten. [...] ich möchte dazu bemerken, dass die Heilkunde eine auf Vermutungen beruhende Wissenschaft ist und das Wesen einer Vermutung darin besteht, dass sie, auch wenn sie allzu oft [den Tatsachen] entspricht, ab und zu dennoch trügt.)

Dieses Zitat belegt, dass sich selbst aus der Anerkennung von Auferweckungen von den Toten durch die *Apostel* kein grundsätzlicher Einwand gegen die Annahme der Möglichkeit ergibt, dass der Evangelist *Lukas* über eine Vorbildung als Arzt verfügte. Andererseits kann auch der Hinweis darauf, dass es nach dem Verständnis zeitgenössischer Ärzte möglich war, bereits Verstorbene von den Toten wieder aufzuerwecken, bezogen auf den Verfasser der *Apostelgeschichte* keinen Beweis dafür ersetzen, dass dieser tatsächlich über eine ärztliche Vorbildung verfügte.

Im Interesse der Überprüfung unserer diesbezüglichen Vermutungen, wollen wir uns daher im Folgenden der Besprechung einiger Stellen des dem Verfasser der *Apostelgeschichte* zugeschriebenen *Evangeliums* zuwenden, – u. a. aus der Überlegung he-

2159 S. o. Apg 9, 40;

2160 S. o. Apg 29, 12: ἀναβὰς δὲ καὶ κλάσας τὸν ἄρτον καὶ γευσάμενος ἐφ' ἱκανόν...- *Ascendens autem frangens panem et gustans satisque ...*

2161 Zum *Asklepiuskult* und dessen Konkurrenz bzw. Verbindungen zum Christentum vgl. Schnalke, Th., Asklepios, in: Leven, K.-H.: Antike Medizin. Ein Lexikon. S. o. Sp. 110–112; ders., Asklepieion, in: Leven, K.-H.: Antike Medizin. Ein Lexikon. S. o. Sp 112–113;

2162 Vgl. dazu die Totenerweckungsgeschichten des εὐαγγέλιον ΚΑΤΑ ΛΟΥΚΑΝ, insbesondere den Bericht über „*die Erweckung des Jünglings von Naïn*" (Vgl. Lk. 7, 11–17, s. dazu in dieser Untersuchung auch das Kap. 3.3.3.4); ob *Celsus* bei der Erwähnung des o. g. Gerüchts tatsächlich die „Wunderheilungen" des Jesus von Nazareth sowie einiger seiner Jünger vor Augen hatte, lässt sich kaum sicher beurteilen. Dass er davon gewusst haben könnte, ist aber – aus chronologischen Erwägungen heraus – nicht auszuschließen (zur chronologische Einordnung der *vita* des *Celsus* vgl. Schulze, Chr.: Celsus, s. o. S. 8–12;).

2163 Vgl. Cels. I, proem. 48, hier zitiert nach Schulze, Chr.: Celsus s. o. S. 41;

raus, dass das in den Evangelien *Jesus* selbst unterstelltes Verhalten dadurch als besonders vorbildlich dargestellt wird, auch in besonderen Maße für Deutungen als Ausdruck von heilerethischen Normen geeignet zu sein scheint.

3.3.3.4.3 Das Bild von *Jesus von Nazareth* als Heiler

Die oben umschriebene Aufgabe scheint auf den ersten Blick sehr aufwendig zu sein, insofern in den kanonischen Evangelien *Jesus* nicht weniger als 26 Heilungswunder, einschließlich 3 sog. Totenerweckungen, zugeschrieben werden, von denen die meisten, nämlich 17, auch im *Lukasevangelium*, erwähnt werden[2164], z. T. in Formulierungen, die sich von denen der Parallelüberlieferung kaum unterscheiden.

Beschränkt man sich aber zunächst einmal auf eine bestimmte Kategorie von Heilungswundern, die speziell aus dem Blickwinkel von Medizinern, vielleicht schon in der Antike, als besonders heikel gelten bzw. galten, nämlich auf Berichte über Totenerweckungen, dann wird die Auswahl miteinander zu vergleichender Erzählungen erheblich eingeschränkt, nämlich auf lediglich 3, von denen lediglich eine von den drei sog. *Synoptikern* für überlieferungswürdig erachtet wurde[2165], während über eine weitere nur im *Lukasevangelium* berichtet wird[2166] und eine dritte, die Geschichte von der Erweckung des *Lazarus*, lediglich im *Johannesevangelium* Erwähnung findet[2167]. Hierbei verdient besondere Aufmerksamkeit, dass auch im *Lukasevangelium* von einem Fall *Lazarus* berichtet wird[2168], – aber doch so, dass man den Einruck gewinnen könnte, dass in den beiden zuletzt genannten *Evangelien* von völlig verschiedenen Personen die Rede ist: Denn während der im *Johannesevangelium* erwähnte *Lazarus* angeblich von *Jesus* von den Toten auferweckt wurde[2169], starb der im *Lukasevangelium* erwähnte[2170].

Wegen eben dieser Unterschiede[2171], sollte auf eine Besprechung dieser Unterschiede hier nicht verzichtet werden, nicht zuletzt deswegen weil im Falle des Verfas-

2164 Vgl. dazu die sehr übersichtlichen Zusammenstellungen im Internet: www.koinae.de/jesuwunder.htm und www.luellemann.de/wunder.htm (2015);

2165 Über die Erweckung der Tochter des *Jaïrus* (Vgl. Mt 9,18–19, 23–25; Mk 5, 22 24. 38–42; Lk 8, 41–42. 49–56;);

2166 Die Erweckung des Jünglings von *Naïn*, vgl. Lk 7, 11–15;

2167 Vgl. Joh 11, 1–44;

2168 Vgl. Lk 16, 19–31;

2169 S. o. Joh 11, 44;

2170 S. o. Lk 16, 31;

2171 Wegen der großen Unterschiede beider Darstellungen geht man in theologisch ausgerichteten Interpretationen der beiden „Lazarusgeschichten“ allgemein davon aus, dass es sich dabei um völlig unterschiedliche Figuren gehalten habe. Vgl. dazu: Kremer, J.: Lazarus. Die Geschichte einer Auferstehung. Text, Wirkungsgeschichte und Botschaft von Joh 11, 1–46. Stuttgart 1985. Tomberg, V.: Lazarus komm heraus. Vier Schriften. Hrsg. von Kriele, M.. Basel 1985. Rocke, H.: Der reiche Mann und Lazarus. Pforzheim 1988. Schumacher, M.: Ärzte mit der Zunge. Leckende Hunde in der europäischen Literatur. Von der patristischen Exegese des Lazarus-Gleichnisses (Lk 16) bis zum 'Romanzero' Heinrich Heines. Bielefeld 2003. Diese Auffassung schließt aber nicht aus, dass die beiden „Evangelisten“ zumindest mittelbar auf dieselbe Quelle zurückgriffen, diese aber entsprechend ihrem eigenen Verständnis von der Geschichte und orientiert an von einander abweichenden didaktischen Zielsetzungen bei der Aufbereitung der überlieferten „Geschichte“ untersers des *Johannesevangeliums* die Vermutung einer medizinischen Vorbildung niemals zur Diskussion stand, im Falle des Verfassers des Lukasevangeliums aber sehr wohl. Daher könnte es im Interesse einer Verifikation der *Lukas betreffenden* Vermutungen aufschlussreich sein, die Feststellung der besagten Unterschiede, bzw. den Verzicht des Verfassers des *Lukasevangeliums* auf die Wiedergabe dieser Lazarusgeschichte mit der Frage zu verknüpfen, ob die im *Johannesevangelium* überlieferte Erzählung Elemente enthält, die aus dem Blickwinkel eines Mediziners, vielleicht auch eines antiken Arztes, als besonders unglaubwürdig erschienen.

Hierbei ist zu konzedieren dass die Darstellung des *Johannesevangeliums* auch auf moderne Betrachter ebenso anrührend wie wunderbar erscheint, bis zu einem bestimmten Punkt sogar realistisch[2172]: Nach der Darstellung des *Johannesevangeliums* ist *Jesus* über den Tod des *Lazarus* „innerlich erregt", geht daher mit den Angehörigen des Verstorbenen zum Grab, zu einer mit einem Felsen verschlossenen Höhle, – derartige Felsgräber findet man noch heute in der Umgebung von *Jerusalem* in großer Zahl – und bittet dann, eine Schwester des Verstorbenen darum, den Stein zu entfernen, worauf die letztere zunächst zu bedenken gibt, dass der Verstorbene seit vier Tagen im Grabe liege, ja bereits „rieche"[2173]. Davon angeblich völlig unbeeindruckt, tritt *Jesus* dann aber an das Grab heran und fordert den verstorbenen *Lazarus* auf, dieses zu verlassen.

Und dann geschieht aus dem Blickwinkel heutiger Betrachter etwas völlig Unerwartetes: ἐξῆλθεν ὁ τεθνηκώς δεδεμένος τοὺς πόδας καὶ τὰς χεῖρας κειρίαις καὶ ἡ ὄψις αὐτοῦ σουδαρίῳ περιεδέδετο. λέγει αὐτοῖς ὁ Ἰησοῦς. λύσατε αὐτὸν καὶ ἄφετε ἀυτὸν ὑπἄγειν. - *Prodiit, qui fuerat mortuus, ligatus pedes et manus institis; et facies illius sudario ligata. Dicit Iesus eis: Solvite eum et sinite eum abire*[2174]. (Es trat hervor, der verstorben gewesen war, an den Füßen und Händen mit Binden umwickelt. Jesus sagte da zu ihnen, befreit ihn und lässt ihn weggehen.)

Dass *Lazarus* angeblich das Grab auf eigenen Füßen verließ, wird sehr anschaulich geschildert, man möchte zu gern daran glauben, dass der Vorfall sich so ereignet habe, – gleichwohl widerspricht es jeder menschlichen Erfahrung, – nicht zuletzt der Erfahrung von Ärzten, – dass menschliche Körper, die bereits vier Tage in einem Grabe gelegen haben und in Verwesung übergegangen sind, - was unter den Bedingungen des Klimas in *Palästina* durchaus als glaubhaft erscheint – auf Anruf ein Grab

schiedlich gestalteten. Es ist in diesem Kontext zu berücksichtigen, dass theologisch interessierten Interpreten des *NT* aus dogmatischen Gründen nur begrenzte Spielräume zur Verfügung stehen, (Das *NT* gilt aus der Sicht christlicher Theologen als Ausdruck „göttlicher Offenbarung) vor allem dann, wenn „Widersprüche" die Vorstellung einer mehr oder weniger „widerspruchsfreien" Offenbarung in Frage zu stellen scheinen.- Auch die gegenteilig Annahme lässt sich nicht völlig ausschließen. Aber das liefe im Hinblick auf die Identität des Verfassers der *lukanischen* Werke, auf dasselbe hinaus: Es bliebe in dem Falle von Interesse, dass dieser bereits die Auswahl zwischen zwei *Lazarus-Legenden* hatte, sich ausgerechnet für die medizinisch weniger spektakuläre Variante entschied.

2172 Vgl. Joh 11, 1–44;

2173 Vgl. Joh. 11, 39: λέγει αὐτῷ ἡ ἀδελφὴ τοὺ τετελευτηκότος Μάρθα. Κύριε, ἤδη ὄζει, τετραταῖος γὰρ ἐστιν. - *Dicit ei Martha, soror eius, qui mortuus fuerat: Domine, iam foetet; quatriduatus enim est.*

2174 Vgl. Joh. 11, 44;

verlassen haben sollten. Es drängt sich daher der Verdacht auf, dass *Lukas* diese Geschichte in seinem *Evangelium* unberücksichtigt ließ oder aber in völlig veränderter Form überlieferte, weil es auch nach seiner – medizinischen Erfahrung? – undenkbar erschien, dass ein Mensch, dessen Leichnam bereits vier Tage lang in einem Grab gelegen hatte und auch bereits in Verwesung überging, ins Leben zurückzurufen sei.

Was aber unterscheidet diese Auferweckung eines bereits Verstorbenen von den beiden anderen, über die auch der Verfasser des *Lukasevangeliums* berichtet? Zumindest im Falle der Erweckung der *Tochter des Jaïrus* scheinen sich, äußerlich betrachtet, weder die Voraussetzungen noch der äußere Ablauf des Erweckungsvorgangs von demjenigen des *Lazarus* zu unterscheiden. Ausgehend von der sehr ausführlichen Darstellung dieses Vorgangs im *Markusevangelium*[2175], der wohl frühesten Darstellung dieser Geschichte, die wahrscheinlich auch der Verfasser des *Lukasevangeliums* schon als Quelle benutzt hat, ergibt sich dazu in etwa folgendes Bild:

Noch während *Jesus* predigt, hört er, wie einem seiner Zuhörer dem Synagogenvorsteher *Jaïrus* gemeldet wird, dass dessen Tochter verstorben sei. Daraufhin versucht *Jesus* den Synagogenvorsteher zu beruhigen und begibt sich gemeinsam mit diesem zu dessen Haus, wo bereits die Totenklagen angestimmt worden sind. *Jesus* äußert zunächst – unter dem ungläubigen Gelächter der Anwesenden – sein Unverständnis darüber und die Auffassung, dass die junge Frau lediglich schlafe, betritt *dann* das Zimmer der Verstorbenen und weckt sie auf.

Über den Erweckungsvorgang selbst ist dem *Markusevangelium* Folgendes zu entnehmen: καὶ κρατήσας τῆς χειρὸς τοῦ παιδίου λέγει αὐτῇ. ταλιθα κουμ, ὅ ἐστιν μεθερμηνευόμενον. τὸ κοράσιον, σοὶ λέγω, ἔγειρε. καὶ εὐθὺς ἀνέστη τὸ κοράσιον καὶ περιεπάται. - *et tenens manum puellae ait illi: Talitha qum! – quod est interpretatum: Puella, tibi dico: surge! Et confestim surrexit puella et ambulabat*[2176]; (Er ergriff die Hand des Mädchens und sagte zu jenem: „Thalita qum!" Das heißt übersetzt: Mädchen, ich sage Dir steh auf! Und sofort erhob sich das Mädchen und ging umher.)

Wesentliches an dem hier geschilderten Vorgang stimmt mit dem im *Johannesevangelium* geschilderten Ablauf der Erweckung des *Lazarus* überein: Auch die *Tochter des Jaïrus* gilt bereits als verstorben, als *Jesus* sie auferweckt. *Jesus* tritt, aus Mitgefühl mit der Trauer der Eltern an den Leichnam heran, fordert die Verstorbene auf sich zu erheben und diese folgt der Aufforderung auch. - Dennoch sind auch Unterschiede beider Geschichten unverkennbar: Die *Tochter des Jaïrus* liegt im Unterschied zu *Lazarus* zum Zeitpunkt ihrer Erweckung noch in ihrem Sterbezimmer, sie ist auch noch nicht bestattet, allem Anschein nach noch nicht einmal für ihre Bestattung vorbereitet, d. h. noch nicht gewaschen, gesalbt und in die bei Bestattungen nach jüdischem Brauch üblichen Leinentücher gehüllt.

Daraus aber folgt, – auch unter Berücksichtigung der von allen drei *Synoptikern* überlieferten „Information", dass die Nachricht über den Tod des Mädchens *Jesus*

2175 Vgl. Mk 5, 35–43;

2176 Vgl. Mk 5, 41–42; Die Darstellung des *Lukasevangeliums* (S. o. Lk 8, 49–56) stimmt damit nahezu wörtlich überein, abgesehen davon dass das im *Markusevangelium Jesus* in den Mund gelegte *aramäische* Originalzitat unerwähnt bleibt.

während einer öffentlichen Predigt erreichte und diesen veranlasste, sich unverzüglich auf den Weg zum Sterbeort zu machen[2177], – dass der Eintritt des Todes zum Zeitpunkt der Wiedererweckung nur kurze Zeit zurücklag, vielleicht nur wenige Minuten. Es drängt sich daher die Vermutung auf, dass es sich bei dieser Erweckung im medizinischen Sinne nicht um eine Wiederbelebung einer bereits Verstorbenen handelte, sondern allenfalls um eine Erweckung aus einer Bewusstlosigkeit oder einem Koma, auch wenn die Geschichte nicht nur von den Augenzeugen, sondern auch von den darüber berichtenden Evangelisten als „Wunder" wahrgenommen und dargestellt wurde. Jedenfalls wird man die Tatsache, dass auch der Verfasser des *Lukasevangeliums* die Geschichte für wert hielt überliefert zu werden, als Indiz dafür gelten lassen müssen, dass diese Erweckung nach der Einschätzung des Evangelisten *Lukas* keineswegs jeglicher Erfahrung widersprach.

Dennoch besitzt auch diese Beobachtung kaum eine belastbare Beweiskraft für die Annahme, dass der Verfasser des *Lukasevangeliums* über eine ärztliche Vorbildung besaß. Denn eine solche Einschätzung erforderte, dass man auch den beiden anderen *Synoptikern* eine ärztliche Vorbildung voraussetzen dürfte. Das aber wäre eine Unterstellung, für die es weder in der Überlieferung Indizien gibt noch in der Literatur entsprechende Hypothesen. Daher bleibt uns nichts Anderes übrig, als zu überprüfen, inwieweit sich in dem sog. *Lukanischen Sondergut* selbst Formulierungen finden lassen, durch welche sich der Verfasser dennoch mit einer gewissen Wahrscheinlichkeit als hellenistisch gebildeter Arzt ausweist.

Tatsächlich wird im *Lukasevangelium* über nicht weniger als fünf Wunderheilungen berichtet, die in den übrigen kanonischen Evangelien unerwähnt bleiben. Dazu gehören neben der Erzählung über die Erweckung des Jünglings von *Naïn* noch vier weitere sehr unterschiedliche Heilungsgeschichten, bezüglich derer nicht zuletzt die Unterschiedlichkeit der dort beschriebenen Krankheitsbilder auch auf ein beruflich bedingtes Interesse des Verfassers hindeuten könnte: die Heilung einer Frau mit einer Rückenverkrümmung (an einem Sabbat)[2178], die Heilung eines wassersüchtigen Mannes (ebenfalls an einem Sabbat)[2179], die Heilung von zehn Aussätzigen (in *Samarien*)[2180], die Wiederansetzung eines durch einen Schwerthieb entfernten Außenohrs[2181].

Da es sich bei vier von diesen fünf Heilungsgeschichten im medizinischen Sinne kaum um Wunderheilungen gehandelt zu haben scheint, dürfte es sich an dieser Stelle erübrigen darauf näher einzugehen. Das ist aber im Falle der fünften, der Erweckung des *Jünglings von Naïn,* nicht so ohne weiteres anzunehmen, insofern jener auch nach der Darstellung des Verfassers des *Lukasevangeliums* bereits verstorben war, bevor ihn *Jesus* angeblich von den Toten wieder auferweckte. Nicht zuletzt dieser Aspekt rechtfertigt ein Eingehen auf Einzelheiten dieser Geschichte.

2177 Vgl. Mt 9,18–19, 23–25; Mk 5, 22–24. 38–42; Lk 8, 41–42. 49–56;
2178 Vgl. Lk 13, 11–13;
2179 Vgl. Lk 14, 1–4;
2180 Vgl. Lk 17, 11–19;
2181 Vgl. Lk 22, 50–51;

„Naïn“, der Ort des ausschließlich im *Lukasevangelium* überlieferten Geschehens, heute ein Dorf, in der Antike eine Kleinstadt, liegt bzw. lag im Grenzgebiet von *Galiläa* und *Samaria*, 20 km südwestlich des Sees *Genezareth*, aber wohl noch in *Judäa*[2182]. Der Vorfall selbst ereignete sich nach den Angaben des Evangelisten an einem Stadttor, wo *Jesus* bei dem Betreten der Stadt zufällig einem Trauerzug begegnete. Über das konkrete Verhalten *Jesu* und deren Auswirkungen ist dem Evangelium Folgendes zu entnehmen: καὶ προσελθὼν ἥψατο τῆς σοροῦ, οἱ δὲ βαστάζοντες ἔστησαν, καὶ εἶπεν. νεανίσκε, σοι λέγω, ἐγὲρθητι. καὶ ἀνεκάθισεν ὁ νεκρὸς καὶ ἤραξατο λαλεῖν, καὶ ἔδωκεν αὐτὸν τῇ μητρὶ αὐτοῦ. - *et acessit et tetigit loculum, hi autem, qui portabant steterunt. Et ait: Adulescens, tibi dico; „Surge!“ Et resedit, qui erat mortuus, et coepit loqui; et dedit illum matri suae.* [2183] (und er trat heran und berührte die Bahre, diese aber, die ihn trugen, blieben stehen. Und er sagte: Junger Mann, ich sage dir; „Steh auf!“ Und er setzte sich aufrecht, der schon gestorben war, und begann zu sprechen; und er [Jesus] übergab jenen [den Jüngling] seiner Mutter ...)

Auch in dieser Auferweckungsgeschichte spielten die an den Verstorbenen gerichteten Worte „Steh auf!“ eine entscheidende Rolle. Aber die Unterschiede sowohl zum Ablauf der Erweckung des *Lazarus* als auch zu derjenigen der *Tochter des Jaïrus* sind unverkennbar: *Lazarus* war bereits seit vier Tagen bestattet, als er nach dem Zeugnis des *Johannesevangeliums* wiederbelebt wurde, die *Tochter des Jaïrus* galt zwar als bereits verstorben, war aber noch nicht bestattet, der Leichnam des *Jünglings von Naïn* war indessen zwar noch nicht bestattet, aber er befand sich immerhin bereits auf dem Wege zu seinem Grab. Was aber bedeutet das aus dem Blickwinkel eines Mediziners?

Insofern die Erweckung des *Jünglings von Naïn* sich in einem in der Antike ausschließlich von Juden bewohnten Gebiet ereignete, ergibt sich daraus, dass der auf dem Weg zu seiner Grablegung angetroffene junge Mann zu jenem Zeitpunkt nicht nur von einzelnen Angehörigen, sondern von allen bereits für tot erklärt worden war, dass am Sterbebett bereits das *Kaddisch*[2184], das jüdische Totengebet, gesprochen worden sein muss, als sichtbares Zeichen für die feste Überzeugung, dass sich die Seele des Verstorbenen nicht mehr in seinem Körper befand, sondern „bereits bei Gott.“. Das aber setzt voraus, dass der mutmaßliche Eintritt des Todes des jungen Mannes, als *Jesus* dessen Bare berührte und ihn angeblich auferweckte – im Unterschied zu

2182 *Naïn*, an Grenze *Galiläas* zu *Samarien*, aber noch auf dem Gebiet *Galiläas* gelegen; vgl. Barron, J. B., ed. (1923). Palestine: Report and General Abstracts of the Census of 1922. Government of Palestine. Carta (1999). The River Jordan: An Illustrated Guide from Bible Days to the Present (Illustrated ed.). Kregel Publications. Conder, Claude Reignier; Kitchener, H. H. (1882): The Survey of Western Palestine: Memoirs of the Topography, Orography, Hydrography, and Archaeology 2. London: Committee of the Palestine Exploration Fund.

2183 Vgl. Lk 7, 14–15;

2184 In der heute bekannten Form ist das *Kaddisch* zwar erst im 9. Jahrhundert n. Chr. belegt, in ähnlicher Form scheint es aber auch bereits in der Antike gebetet worden zu sein. Vgl. Lehnardt, A.: Qaddish. Untersuchungen zur Entstehung und Rezeption eines rabbinischen Gebetes. Tübingen 2002. Ders., Die Geschichte des Kaddisch-Gebets. In: Homolka, W. (Hrsg.): Liturgie als Theologie. Berlin 2005, S. 30–46, auch: Die Qaddish yitkele harba-Versionen und ihr Verhältnis zum biblischen Text. In: Kuyt, A./ Necker, G. (Hrsgg.): Orient als Grenzbereich? Wiesbaden 2007, S. 51–65.

dem Fall der Tochter des *Jaïrus* – bereits geraume Zeit zurücklag, wobei dieser Zeitraum eher in Stunden zu bemessen wäre als in Minuten.

Auf der anderen Seite sollte man sich von der Länge auch dieses Zeitraums aber keine übertriebene Vorstellungen machen. Denn nach jüdischer Sitte muss ein Verstorbener sobald als möglich bestattet werden, möglichst noch am Tage seines Ablebens, nur am *Sabbat* ist dies nicht erlaubt[2185]. Da aber im Kontext der Geschichte von der Erweckung des Jünglings von *Naïn* ein Sabbat nicht erwähnt wird, ist davon auszugehen, dass der von *Jesus* auferweckte Jüngling ebenfalls noch an demselben Tag „verstorben" sein muss, also nur wenige Stunden, bevor ihn *Jesus* wiedererweckte. So drängt sich ein Vergleich mit den in der *Apostelgeschichte* bezeugten Auferweckungen von bereits verstorbenen Menschen durch die Aposteln *Petrus* und *Paulus* auf[2186], bei denen unter rein medizingeschichtlichem Aspekt betrachtet, die Vorstellung einer Wiederbelebung oder eines Wiedererwachens aus einer tiefen Ohnmacht noch nach einigen Stunden **nicht** auszuschließen ist.

Dieser Vergleich scheint zu belegen, dass aus dem Blickwinkel des Verfassers des *lukanischen Doppelwerks*, der vermeintliche Eintritt des Todes im Falle des Jünglings von *Naïn* noch nicht so lange zurücklag, dass die Hoffnung eines Wiederaufwachens unrealistisch war und dessen Wiederauferweckung daher keinesfalls den Tatbestand eines allein übernatürlichen Heilungserfolgs erfüllte. Diese Einschätzung ist aber zweifellos eher mit dem Wissen und den Erfahrungen eines Arztes zu vereinbaren als mit denen eines nur nebenberuflichen Heilers, deren Zahl unter den frühen Christen wahrscheinlich erheblich größer war als diejenige ausgebildeter Ärzte[2187].

So stünde an dieser Stelle lediglich noch die Frage im Raum, warum über den Fall des *Jünglings von Naïn* ausschließlich im *Lukasevangelium* berichtet wird, nicht jedoch bei den beiden anderen *Synoptikern*. Aber auch dafür gibt es eine einfache Erklärung: Die Verfasser des *Matthäusevangeliums* und des *Markusevangeliums* gelten nach herrschender Auffassung als „Judenchristen"[2188], aus deren Blickwinkel die Geschichte von der Erweckung *Jünglings von Naïn* wegen des im Zusammenhang damit von *Jesus* verübten Verstoßes gegen die jüdischen Reinheitsgesetze wahrscheinlich als sehr problematisch erschien und sich daher seine Weitergabe im Zusammenhang der Missionsarbeit innerhalb jüdischer Gemeinden wenig eignete.

2185 Vgl. http://www.tod-und-glaube.de/judentum.php (2014); http://www.religion-online.info/judentum/the men/bestattung-info.html (2014)

2186 Zur Auferweckung *Tabeas* s. o. Apg 9, 36–42; zur Auferweckung des *Eutychos* durch *Paulus*: S. o. Apg 20, 9 12;

2187 Nach der von Chr. Schulze vorgenommenen Auflistung eindeutig als christlich einzustufender antiker und mittelalterlicher Ärzte, ist der Evangelist *Lukas* der einzige, der eine solche Qualifizierung verdient. S. o. Schulze, Chr., Medizin und Christentum in Spätantike und frühem Mittelalter, Nr. 161, S. 126;

2188 Vgl. dazu: Die Bibel, s. o. S. 1 bzw. S. 41; In dem Verfasser des *Markusevangeliums* sah die altkirchliche Tradition sogar einen Schwager des *Barnabas*, eines Begleiters des Apostels *Paulus*, von dem sich letzterer aber trennte, vielleicht schon wegen des sog. *Antiochener* Zwischenfalls (S. o.) oder auch wegen interner Zwistigkeiten bei den *Galatern* (s. o.). Vgl. Apg 15, 36–41 und Gal 2, 11–13.

3.3.3.4.4 Der „Evangelist" *Lukas* als *hellenistischer Arzt*

Trotz vieler Indizien, kann aber auch die Tatsache, dass der Verfasser des *lukanischen Doppelwerks* unter zeitlich klar eingrenzbaren Voraussetzungen die Auferweckung von den Toten für denkbar und daher auch als Wunderheilungen für überlieferungswürdig ansieht, nach unseren bisherigen Recherchen nicht mit letzter Sicherheit ausgeschlossen werden, dass der Evangelist *Lukas* vielleicht kein Arzt, sondern ebenfalls nur ein „nebenberuflicher" christlicher Heiler war.

Die o. g. Lücke zwischen der begründeten Vermutung, dass der Evangelist *Lukas* ein „hellenistischer" Arzt gewesen sei, und der Feststellung des Mangels an unanfechtbaren Beweisen eben für diese Vermutung lässt sich aber mit Hilfe einer anderen Information aus dem sog. *Sondergut* des *Lukasevangeliums* schließen, und zwar mit Hilfe des Gleichnisses vom *„barmherzigen Samariter"*[2189]. Die in der Literatur diskutierte Frage nach der Authentizität dieses *Jesus* selbst zugeschriebenen Gleichnisses braucht uns hier nicht zu interessieren, da Klarheit in dieser Frage wenig aufschlussreich für die „Tendenz", welche der Evangelist mit der Wiedergabe verfolgte, sein dürfte, zumal die „Quelle", aus der jener dabei schöpfte, nicht überliefert ist.

Aufschlussreicher für die Identifizierung des Autors der sog. *Lukanischen Schriften* als Arzt könnte jedoch eine genauere Kenntnis der Gründe dafür sein, warum nur dieser darüber berichtet, nicht jedoch auch die beiden anderen *Synoptiker*, die sich damit zufrieden geben, ihren Lesern nur die ethische Quintessenz des Gleichnisses mitzuteilen, das „Gebot" der „Nächstenliebe"[2190].

Aber dafür bietet sich als Erklärung derselbe Sachverhalt an, auf den wir bereits im Zusammenhang des Schweigens der beiden anderen *Synoptiker* über die Erweckung des hingewiesen haben, nämlich dass die Verfasser des *Matthäusevangeliums* und des *Markusevangeliums* wahrscheinlich Judenchristen waren, die sich aus verständlichen Gründen gegen eine Erwähnung eines *Samaritaners* in einem positiven Kontext sperrten. Kurz vor der Erwähnung des Gleichnisses ereignete sich nach den Angaben des *Lukasevangeliums* auf dem Wege *Jesu* und der *Apostel* von *Galiläa* nach *Jerusalem* folgender Zwischenfall: καὶ πoροιθέντες εἰσῆλθον εἰς κώμην Σαμαριτῶν ὡς ἑτοιμάσαι αὐτῷ. καὶ οὐκ ἐδέξαντο αὐτὸν, ὅτι τὸ πρόσωπον αὐτοῦ ἦν πορευόμενον εἰς Ἰερουσαλήμ. ἰδόντες δὲ οἱ μαθηταί Ἰάκωβος καὶ Ἰωάννης εἶπαν. κύριε, θέλεις εἴπωμεν πῦρ καταβῆναι ἀπὸ τοῦ οὐρανοῦ καὶ ἀναλῶσαι αὐτούς. στραφεὶς δὲ ἐπετίμησεν αὐτοῖς. καὶ ἐπορεύθησεν εἰς ἑτέραν κώμην. - *Et euntes intraverunt in castellum Samaritanorum, ut pararent illi. Et non receperunt eum, quia facies eius erat euntis Ierusalem. Cum vidissent autem Iacobus et Ioannes dixerunt: Domine, vis dicamus, ut ignis descendat de caelo et consumat illos? Et conversus increpavit illos. Et ierunt in alterum cas-*

2189 Vgl. Lk 10, 25–37; Vgl. Klein, H.: Barmherzigkeit gegenüber den Elenden und Geächteten. Neukirchen-Vluyn 1987. Ragaz, L.: Die Gleichnisse Jesu. Seine soziale Botschaft. Gütersloh 1985³. Schmithals, W.: Das Evangelium nach Lukas. Zürcher Bibelkommentare. Neues Testament 3.1, Zürich 1980. Schneider, G.: Das Evangelium nach Lukas. Kapitel 1–10. Gütersloh 1984². Schottrof, L.: Die Gleichnisse Jesu. Gütersloh 2005. Strack, H. L./Billerbeck, P.: Kommentar zum Neuen Testament aus Talmud und Midrasch. Bd. 2: Das Evangelium nach Markus, Lukas und Johannes und die Apostelgeschichte, erläutert aus Talmud und Midrasch. München 1989⁹.

2190 Vgl. Mt 22, 35–40; Mk 12, 28–31;

tellum.[2191] (Und sie gingen in ein Dorf der Samaritaner, um für jenen [eine Unterkunft] zu besorgen. Aber sie nahmen ihn nicht auf, da es offensichtlich war, dass er sich auf dem Weg nach Jerusalem befand. Als dies aber die Apostel sahen, Jakobus und Johannes, sagten sie: Herr willst du, dass wir sagen, dass Feuer vom Himmel herabsteige und jene verzehre. Und er [Jesus] wandte sich ihnen zu und schalt sie. Und sie zogen in ein anderes Dorf.)

Der in diesem Zitat geschilderten Ungastlichkeit von *Samaritanern* gegenüber nach *Jerusalem* reisenden *Juden* sowie der sehr emotionalen Reaktion der („judenchristlichen") *Apostel Jakobus* und *Johannes* darauf lag ein uralter Gegensatz zwischen *Juden* und *Samaritanern* zu Grunde[2192], der auch als Erklärung dafür in Betracht kommt, dass aus dem Blickwinkel „judenchristlicher" *Evangelisten* die Erwähnung eines Gleichnisses, in welchem ein *Samaritaner* als Vorbild für eine „christliche Tugend" dargestellt wurde, kaum infrage kam, während bei dem Evangelisten *Lukas*, dessen hellenistische Herkunft auch von den Kritikern der Hypothese[2193], dass er ein Arzt gewesen sei, nicht infrage gestellt wird, solche Vorbehalte kaum eine Rolle gespielt haben dürften.

Wenden wir uns damit dem Gleichnis selbst zu, in der Hoffnung, dass dessen Inhalt uns nähere Auskünfte über die Identität des Verfassers des Evangeliums liefert. Da dieses Gleichnis ohne Zweifel zu den bekanntesten des ganzen *NT* gehört, können wir uns hier darauf beschränken, das Augenmerk auf medizingeschichtlich besonders relevante Aspekte des Handelns des „*Samariters*" zu lenken: „Σαμαρίτης δὲ τις ὁδεύων ἦλθεν κατ᾽ αὐτὸν καὶ ἰδὼν ἐσπλαγχνίσθη, καὶ προσελθὼν κατέδησεν τὰ τραύματα αὐτοῦ ἐπιχέων ἔλαιον καὶ οἶνον, ἐπιβιβάσας δὲ αὐτὸν ἐπὶ τὸ ἴδιον κτῆνος ἤγαγεν αὐτὸν εἰς πανδοχεῖον καὶ ἐπεμελήθη αὐτοῦ. καὶ ἐπὶ τὴν αὔριον ἐκβαλὼν ἔδωκεν δύο δηνάρια τῷ πανδοχεῖ καὶ εἶπεν. ἐπιμελήθητι αὐτοῦ, καὶ ὅ τι ἄν προσδαπανήσῃς ἐγὼ ἐν τῷ ἐπανέρχεσθαί με ἀποδώσω σοι - *Samaritanus autem quidam iter faciens, venit secus eum et videns eum misericordia motus est. Et appropians alligavit vulnera eius infundens oleum et vinum; imponens illum in iumentum suum duxit in stabulum et curam eius egit. Et altera die protulit duos denarios et dedit stabulario et ait: Curam illius habe, et, quodcumque superogaveris, ego cum rediero, reddam tibi.* [2194] (Auch ein Samaritaner[2195] kam auf seiner Reise in seine Nähe. Als er ihn sah, war er von Mitleid gerührt. Er trat zu ihm hin, goss Öl und Wein in seine Wunden und verband sie. Dann hob er ihn auf sein Lasttier, brachte ihn in eine Herberge und sorgte für ihn. Und am anderen Tag zog er zwei Denare[2196] hervor und überreichte sie dem „Handschi" und sagte: Sorge für jenen, und, was immer du darüber hinaus forderst, werde ich, wenn ich zurückkehre, dir erstatten.)

2191 Vgl. Lk 9, 52–56;

2192 Vgl. dazu: Kippenberg, H. G., Samaria – Samarites, in KIP, 4, Sp. 1529–1530.

2193 Vgl. dazu vor allem B. Kollmann, s. o.;

2194 Vgl. Lk 10, 33–35;

2195 Der Begriff Σαμαρίτης wird hier bewusst mit *Samaritaner* übersetzt, um zu veranschaulichen, dass der Begriff im Text als Bezeichnung für die regionale oder lokale Herkunft der Personen verwendet wird.

2196 Ein *Denar* entspricht dem damaligen Tagelohn eines Weinbergarbeiters (Vgl. Mt 18, 28;).

Im Vergleich zu dem Priester und dem *Leviten*, die an dem unter die Räuber gefallenen Mann, angeblich achtlos vorübergehen, kennzeichnet das in dem obigen Zitat dem *Samariter* zugeschriebene Verhalten eine Tugend, die am treffendsten der Begriff „Barmherzigkeit" charakterisiert. Wegen eben dieser „Barmherzigkeit" gegenüber dem „*unter die Räuber gefallenen Mann*" drängen sich in Bezug auf das Ethos des „*barmherzigen Samariters*" Vergleiche auf, von denen unter dem Aspekt nach der Suche möglicher Vorbilder vor allem zwei Beachtung verdienen: einerseits eine entsprechende Selbstverpflichtung der *Essener*, andererseits das Heilerethos von Ärzten wie *Aulus Celsus* und *Scribonius Largus*, die, wie hier bereits gezeigt wurde[2197], dafür eintraten, dass ein Arzt seine Patienten möglichst wie ihm nahestehende Freunde behandle, denen er allenfalls nützen, aber keinesfalls schaden dürfe.

Fokussiert man aber darauf, mit welchen Mitteln der *Samariter* dem unter die Räuber gefallenen Mann wieder auf die Beine zu helfen versucht, wird man einen Vorbildcharakter der Heilerpraxis der *Essener* aber eher ausschließen müssen. Denn es wurde bereits gezeigt, dass die dem barmherzigen *Samarite*r zugeschriebene Wundbehandlung mittelst Öl und Wein gerade mit der spezifischen Interpretation der Reinheitsvorschriften der *Thora* durch die *Essener* nicht vereinbar war[2198]. Die in dem obigen Zitat beschriebene Wundbehandlung mittelst Verbandsmittel, Öl und Wein hätte ein Verletzter in der Realität aber ohne weiteres von einem durch Priester hellenistischer *Asklepiostempel* ausgebildeten Arzt erhalten, sofern dieser rechtzeitig zur Stelle gewesen wäre. Denn die Behandlung von Wunden unter Verwendung von Öl und Wein wird sowohl von *Aulus Celsus* als auch *Scribonius Largus* empfohlen[2199], von denen zumindest der zuletzt genannte wahrscheinlich durch *Asklepiospriester* zum Arzt ausgebildet worden war.

Als reales Vorbild für den *barmherzigen Samariter* wird somit im *Lukasevangelium* ein hellenistischer Arzt greifbar und nicht zuletzt durch die Erwähnung dieses Gleichnisses outet sich der Verfasser des *Lukasevangeliums* selbst als Arzt, insofern er sich durch die korrekte Beschreibung dieser „hellenistischen" Heilungsmethode sich auch als damit bestens vertraut zu erkennen gibt. In Anbetracht der Evidenz dieses Zusammenhangs könnte man sich geradezu wundern, dass dieser in der Literatur bislang kaum Beachtung gefunden hat. Aber dafür gibt es eine einfache Erklärung: Der ethisch – didaktische Sinn des Gleichnisses, ein Lobpreis auf das Ideal der christlichen Barmherzigkeit und Nächstenliebe, erscheint auch ohne eine genauere Analyse scheinbar nebensächlicher Einzelheiten des Gleichnisses verständlich.

Aber auch wer sich dafür interessiert, warum in dem Gleichnis ausgerechnet ein „Samariter" oder „Samaritaner" als Symbolfigur für den Prototypen des christlichen Wohltäters stilisiert wurde, läuft Gefahr sich bei seinen Recherchen in die Fallstricke anachronistischer Vorurteile zu verfangen. In verschiedenen Quellen wird erwähnt, dass sich *Samariter* bei rechtgläubigen Juden keines guten Rufes erfreuten[2200]. Auch

2197 S. o. Kapp. 3.3.3.2 und 3.3.3.3;
2198 S. o. Kap. 3.1.4
2199 S. o. Kap. 3.3.3.1 und 3.3.3.2;
2200 Vgl. Kippenberg, H. G., Samaria – Samarites, in KIP, Bd. 4, Sp. 1529–1530.

bei der römischen Besatzungsmacht waren sie nicht beliebt: *Pontius Pilatus*, der als *praefectus Iudaea* auch für *Samaria* zuständig war und sich nach übereinstimmender Darstellung in allen vier kanonischen Evangelien im Falle des Juden *Jesus von Nazareth* den vom Hohen Rat und vom Mob Jerusalems verlangten Kreuzigungsbefehl[2201] erst nach langem Zögern erteilte, vermutlich im Jahre 33[2202], – kannte im Falle der sich kurze Zeit später, im Jahre 36 n. Chr., traditionsgemäß am Berge *Garizim*[2203] versammelnden *Samaritanischen* Pilger keine Skrupel, diese überfallen, gefangen nehmen und hinrichten zu lassen[2204].

Auch die Gründe für die Missachtung der Bewohner *Samarias* durch orthodoxe *Juden* sind bekannt. Nach der Teilung des davidischen Reiches gehörte *Samaria* zum Nordreich, wo dessen König *Omri* (ca. 878/77 – 870/71 v. Chr.)[2205] die gleichnamige Stadt als Hauptstadt gegründet haben soll[2206]. Im Gefolge der Abspaltung verloren die *Samaritaner* auch die Bindung an den *Jerusalemer* Tempel und bildeten eine eigene religiöse Kultusgemeinde. Begünstigt wurde diese religiöse Sonderentwicklung dadurch, dass bereits während der Fremdherrschaft der *Assyrer* die politische und religiöse Oberschicht des Landes verschleppt wurde und die in der Folgezeit verödete Hauptstadt des Landes in hellenistischer Zeit mit Fremden, vor allem *Makedonen*, besiedelt und als *Polis* neu organisiert wurde[2207]. Im Gefolge der Hellenisierung der Hauptstadt entwickelte sich bei den *Samaritanern* der *Gorazim* immer mehr zum Zentrum ihrer Gottesverehrung, der sie natürlich nicht nur politisch, sondern auch religiös vom traditionellen Judentum absonderte, dessen kultischer Mittelpunkt bis zu seiner Zerstörung durch *Titus* der Tempel in *Jerusalem* bildete.

Vor dem Hintergrund dieser Entwicklung *Samarias* erscheint es als verständlich, dass *Jesus* (in der Darstellung des *Lukas*) in einem Gleichnis zum Begriff der Nächstenliebe und Barmherzigkeit einen *Samaritaner* als idealtypische Verkörperung dieser Tugenden stilisierte, nämlich als Vertreter einer von orthodoxen Juden verketzerten religiös ethnischen Gruppierung, die aber dennoch denselben monotheistischen Gott verehrte, – eben nur nicht im Tempel in *Jerusalem*, sondern auf dem Berg *Gorazim*. Als ebenso verständlich erscheint es aber auch, dass einen mutmaßlichen „Heidenchristen", wie den Evangelisten *Lukas*, ein solches Gleichnis berührte, mehr als die üb-

---

2201 Zum Begriff der Kreuzigung in der Antike vgl. Van Hooff, A./Leven K.-H., Kreuzigung, in: Leven, K.-H.: Antike Medizin. Ein Lexikon. …, s. o. Sp. 539–540;

2202 Vgl. Blinzler: Der Prozess Jesu, J., 1960; Winter, P.: On the trial of Jesus, 1961;

2203 Der *Garizim*, (hebr. גריזים, gr. Γαριζ(ε)ιν, arabisch جبل جرزيم Dschabal Dscharizīm) ca. 881 m NN in *Palästina*, nahe bei dem heutigen *Nablus* (dem biblische Sichem); vgl. Benzinger, I.: Garizin. In: RE VII, 1, Stuttgart 1910, Sp. 766 f. Crown, A. D.(Hrsg.): The Samaritans; Tübingen 1989. Hahn, J.: Garizim und Ebal. In: TRE 12, Berlin 1984, S. 28–29. (mit weiterführenden Literaturangaben) Yishaq Magen, Haggai Misgav, Levana Tsfania: Mount Gerizim Excavations. Jerusalem 2004 ff. Bd. 1: The Aramaic, Hebrew and Samaritan Inscriptions. Jerusalem 2004; Bd. 2: A temple city. Jerusalem 2008. Schwank, B.: Garizim. In: LThK3 4, Freiburg 1995, Sp. 294.

2204 Vgl. Ios. ant. Iud. 18, 4, 1;

2205 *Omri*, hebr. עמרי, (†869 oder 874 oder 871 v. Chr.) König Israels; s. Jericke, D., Omri in: Das Bibellexikon 2011 http://www.bibelwissenschaft.de/wibilex/das-bibellexikon/lexikon/sachwort/anzeigen/details/ omri (mit entsprechen Quellenangaben);

2206 Vgl. Kippenberg, H.G., Samaria – Samarites, in KIP, Bd. 4, Sp. 1529.

2207 Vgl. Eus. chron. GSC 20, 197.199; vgl. Kippenberg, H. G., Samaria – Samarites, in KIP, 4, Sp. 1529.

rigen Evangelisten, die ihrer ethnisch-religiösen Herkunft nach als „judenchristlich" eingestuft werden und wahrscheinlich deswegen das *Gleichnis vom barmherzigen Samariter* in ihren Evangelien auch unerwähnt ließen.

Dennoch scheint die historische Realität des „Samaritaners", den man sich am besten als einen Kleinbauern oder Hirten vorstellt, der sich von den Erträgen der sehr steinigen Böden des Berglandes „*Ephraim*" eher schlecht als recht ernährt und die Zahlung sog. *Tempelsteuer*[2208] für den Jerusalemer Tempel nicht nur aus traditionellen Gründen, sondern wahrscheinlich auch aus materiellen Gründen verweigerte, zu dem in dem Gleichnis entworfenen Bild, zumindest in materieller Hinsicht, kaum zu passen: Wie sollte ein *samaritanischer* Kleinbauer oder ein Hirte in der Lage gewesen sein, Reisen zu unternehmen, auf denen er Öl und Wein mit sich führte und darüber hinaus auch noch genügend Geld, von dem er ohne weiteres zwei *Denare* abzweigen konnte, immerhin zwei Tageslöhne für einen Landarbeiter, um damit Kost und Logis für den „unter die Räuber gefallenen Mann" zu bezahlen, – ja mehr noch, der dem Wirt sogar einen „Blankoscheck" ausstellen konnte, für eventuell zusätzlich anfallende „Beherbergungskosten" in unbekannter Höhe?[2209]

Auf diese Frage scheint nur eine einzige Antwort möglich zu sein: Der Evangelist *Lukas* charakterisierte den „Samariter" des Gleichnisses so, wie er sich diesen persönlich am ehesten vorstellen konnte, nicht als Angehörigen der Landbevölkerung *Samariens*, sondern als einen wohlhabenden Städter, der auch die *Tempelsteuer* hätte durchaus zahlen können, wenn er gewollt hätte, – der aber in Wirklichkeit keine Veranlassung hatte, diese zu bezahlen, und zwar deswegen, weil er in religiöser Hinsicht weder „*Jude*" noch „*Samariter*" war, sondern *Samaritaner* im Sinne eines Bürgers der „Stadt" *Samaria*, die mehrheitlich von „Griechen" bewohnt wurde und seit der Zeit des Königtums der *Hasmonäer* auch einen griechischen Namen hatte, ΣΕΒΑΣΤΗ hieß[2210]. Der *Samariter* des *Lukasevangeliums* erweist sich somit als „Grieche", als ein hellenistisch vorgebildeter Arzt, der Öl und Wein zu therapeutischen Zwecken bei sich führte und der die zwei *Denare* und vielleicht noch mehr Geld für die Versorgung des Raubopfers entbehren konnte.

Aus alledem lässt sich folgern: Durch sein besonderes Interesse an dem „Gleichnis vom barmherzigen Samariter" und durch die spezifische Gestaltung desselben im „*Lukasevangelium*" gibt sich der Verfasser des *lukanischen* Doppelwerks zweifelsfrei nicht nur als „Grieche", sondern eindeutig auch als „griechischer Arzt" zu erkennen, – ungeachtet der Fragen, ob er tatsächlich *Lukas* hieß oder als identisch angesehen werden darf mit dem gleichnamigen ärztlichen Begleiter des Apostels *Paulus*, was zwar mit einem gewissen Grad von Wahrscheinlichkeit zu vermuten ist, aber auf der Grundlage bislang bekannter Informationen nicht als erwiesen angesehen werden kann.

2208 Vgl. Ex 38, 26; Neh 10, 33; Mt 17, 24–27; Smallwood, E. M.: The Jews Under Roman Rule: From Pompey to Diocletian: A Study in Political Relations, London 2001, S. 125. Breytenbach, Cilliers(Hrsg.): Paulus, Die Evangelien und Das Urchristentum: Beiträge von und zu Walter Schmithals. Zu Seinem 80. Geburtstag, London, 2004, S. 29.

2209 S. o. Lk 10, 33–35;

2210 S. o. Kippenberg, H.G., Samaria – Samarites, in KIP, Bd. 4, Sp. 1529;

Und daher ist es legitim, auch die lukanischen Schriften als Quelle zur Rekonstruktion des beruflichen Selbstverständnisses von Ärzten unseres Untersuchungszeitraums zu benutzen, obwohl deren Verfasser darauf verzichtet hat, sich zu dieser Frage *expressis verbis* zu äußern. Aber in den Heilungsgeschichten des *lukanischen Doppelwerks*, nicht zuletzt in denen, über die ausschließlich dort berichtet wird, lässt deren Verfasser durch seine Art der Darstellung kaum einen Zweifel daran zu, welchem „Heilerethos" er sich verpflichtet fühlt, nämlich dem der barmherzigen Zuwendung zu jedem Kranken, ungeachtet seiner sozialen Herkunft oder seiner religiösen Orientierung.

Als besonders deutlicher Ausdruck einer medizinethischen Norm lässt sich in diesem Zusammenhang das Verhalten des „barmherzigen Samariters" deuten. Es verpflichtet nach dem Willen *Jesu*, d. h. aber auch nach den Vorstellungen *des hellenistischen Arztes Lukas*, der als einziger Evangelist dieses Gleichnis für erwähnenswert hielt, jeden Arzt und Heiler, zumindest im Notfall jeden Patienten mit allen ihm zur Verfügung stehenden Mitteln medizinisch zu betreuen,

- unabhängig von dessen Volks- oder Religionszugehörigkeit,
- unabhängig von dessen Fähigkeit, die Leistungen des Arztes auch zu vergüten,
- abhängig allein von der Heilungsbedürftigkeit des jeweiligen „Patienten".

3.3.3.4.5 Das Ideal des barmherzigen Samariters

Vor dem Hintergrund des vor allem im letzten Abschnitt dieser Untersuchung geführten Nachweises der These, dass der Evangelist *Lukas* über eine Ausbildung als Arzt verfügte, und auch in Anbetracht der Tatsache, dass im gesamten *NT* das Handeln *Jesu* als Vorbild für das Handeln seiner Jünger dargestellt wird, lassen sich auch die meisten anderen Zeugnisse des *Lukasevangeliums* über *Jesus* zugeschriebene Wunderheilungen als narrativer Ausdruck entsprechender medizinethischer Normen interpretieren. Dabei wird man die Vielfalt der Krankheiten, die *Jesus* nach den Angaben des Lukasevangeliums heilte, als Ausdruck der Verpflichtung deuten dürfen, dass sich ein Arzt keineswegs auf die Behandlung bestimmter Krankheitsbilder beschränken dürfe, wobei die Geschichten über die Auferweckung von Toten normativ dahingehend zu interpretieren sind, dass sich der Arzt selbst durch den Anschein, dass der Patient bereits verstorben sei, nicht davon abhalten lassen dürfe, solange als möglich um dessen Leben zu kämpfen, notfalls durch Wiederbelebungsversuche.

Besondere Beachtung verdient in diesem Zusammenhang, dass *Jesus* im Falle der Wiedererweckung des Jünglings von *Naïn* nicht davor zurückschreckte, unter dem Entsetzen der Teilnehmer des Leichenzuges, die Bahre zu berühren, auf welcher der Verstorbene zu Grabe getragen wurde. Die Berührung der Körper Verstorbener durch Nichtangehörige eines Verstorbenen stand aber in strengem Widerspruch zu den Reinheitsgesetzen der *Thora*[2211]. Auch dieser „Verstoß" *Jesu* lässt sich medizinethisch normativ deuten, und zwar als narrativer Ausdruck der Vorschrift, dass der Arzt sich

2211 Vgl. dazu vor allem: Lev 11, 24 – 28, 29–40; Num 4, 11–17;

auch durch formale religiöse Vorschriften, wie die jüdischen Reinheitsgesetze, nicht in seinem Heilerverhalten beeinflussen lassen dürfe.

In dieselbe Richtung verweisen auch die o. e. Heilungen von Aussätzigen sowie die Verstöße *Jesu* gegen das Gebot der Sabbatheiligung. In diesem Kontext verdient besondere Beachtung, wie *Jesus* nach den Angaben des *Lukasevangeliums* auf Kritik an diesen Verstößen reagierte: ὑποκριταί, ἕκατος ὑμῶν τῷ σαββάτῳ οὐ λίει τὸν βοῦν αὐτοῦ ἤ τὸν ὄνον ἀπὸ τῆς φάτης καὶ ἀπαγαγὼν ποτίζει; ταύτην δὲ θυγατέρα Ἀβραὰμ οὖσαν, ἥν ἔδησεν ὁ σατανᾶς ἰδοὺ δέκα καὶ ὀκτὼ ἔτη, οὐκ ἔδει λυθῆναι ἀπὸ τοῦ δεσμοῦ τούτου τῇ ἡμέρᾳ τοῦ σαββάτου; καὶ ταῦτα λέγοντος αὐτοῦ κατῃσχύνοντο πάντες οἱ ἀντικείμενοι αὐτῷ, καὶ πᾶς ὁ ὄχλος ἔχειρεν ἐπὶ πᾶσιν τοῖς ἐνδόξοις τοῖς γινομένοις ὑπ᾽ αὐτοῦ - *Hypokritae, unusquisque vestrum sabbato non solvit bovem suum aut asinum a praesepio et ducit adaquare? Hanc filiam Abrahae, quam alligavit Satanas ecce decem et octo annis, non opportuit solvi a vinculo isto die sabbati? Et cum haec dixisset, erubescebant omnes adversarii eius, et omnis populus gaudebat in universis, quae gloriose fiebant ab eo.*[2212] (Ihr Natterngezücht, löst nicht ein jeder von euch am Sabbat seinen Ochsen oder den Esel von der Krippe und führt ihn zur Tränke? Gehört es sich daher nicht auch, dass diese Tochter Abrahams, welche der Satan 18 Jahre lang gefesselt hat, von dieser Fessel gelöst wird, selbst an diesem Sabbat? Und als er dies gesagt hatte, erröteten alle seine Gegner, und das ganze Volk freute sich über Alles, was an Ruhmreichem von ihm bewirkt wurde.)

In diesem Zitat räumt *Jesus* dem Anspruch der Frau auf Heilung einen eindeutigen Vorrang gegenüber einer formalistischen Auslegung des alttestamentarischen Gebots der Sabbatheiligung durch das zeitgenössische (*pharisäische*) Judentum ein. Ähnlich lässt der Verfasser des *Lukasevangeliums Jesus* auch mögliche Kritik an der *Heilung eines Wassersüchtigen* an einem *Sabbat* widerlegen[2213]. Daraus lässt sich als medizinethisches Prinzip ableiten, dass für den Zeitpunkt des Einsatzes des Wissens und der Fertigkeiten eines Arztes nach dem Verständnis des Evangelisten *Lukas* auch kalendarische Rücksichtnahmen nicht maßgeblich sind, sondern ausschließlich die gesundheitlichen Belange der zu behandelnden Patienten.

Auf diese Weise wird als Vorbild eines jeden Arztes und Heilers aus dem Blickwinkel des nach den hier ermittelten Erkenntnissen medizinisch vorgebildeten Verfassers der *lukanischen Schriften* nicht nur für den Helfer in einer akuten Notsituation, sondern immer und überall das Paradigma des *„barmherzige Samaritaners“*[2214]greifbar, eines Heilers, der sich auch durch gesellschaftliche Konventionen, selbst wenn sie religiös begründet werden, nicht davon abhalten lässt, Patienten und deren Angehörigen durch „Heilen“ zu helfen, wobei durch die Art und Weise, in welcher *Jesus* nach der Darstellung des Evangelisten *Lukas* die *Apostel* aussendete[2215] und wie vor allem *Petrus* und *Paulus* diesen Auftrag befolgten[2216], auch materielle Motive

2212 Vgl. Lk 13, 15–17;
2213 Vgl. Lk 14,1–6;
2214 S. o. Lk 10, 33–35;
2215 S. o. Lk 9, 1–6, insbesondere 9, 3; vgl. dazu Mt 10, 1, 5–14; Mk 6, 7–13;
2216 *Petrus* erstmalig im Kontext der Heilung eines Gelähmten; s. o. Apg 3, 1– 10;

für die Leistung oder Verweigerung von Heilungsleistungen durch Ärzte und andere Heiler ausdrücklich ausgeschlossen werden.

Trotz des hier versuchten Nachweises dafür, dass der Evangelist *Lukas* über die Ausbildung eines *Arztes* verfügte, ist natürlich nicht auszuschließen, dass dessen vor allem in dem Paradigma des *barmherzigen Samariters* greifbares Heilerethos über das *Vorbild des Jesus von Nazareth* auch in ethischen Vorstellungen des zeitgenössischen Judentums wurzelte, etwa im Heilerethos der *Essener*, welches für den heutigen Betrachter vor allem in den hier besprochenen Zeugnissen *Philons von Alexandrien* und *Flavius Josephus* greifbar ist. Andererseits ist aber auch im Falle des Heilerethos der *Essener*, insofern sich deren religiöse und ethische Vorstellungen von denen anderer „*jüdischer Philosophenschulen*", insbesondere von denen der *Sadduzäer* und der *Pharisäer* unterschieden[2217], eine Beeinflussung durch den *Hellenismus* wahrscheinlich, zumal von *Philo* und *Flavius Josephus* ausdrücklich bezeugt wird, dass im Untersuchungszeitraum auch in *Antiochien* und *Alexandrien* Essenergemeinden existierten, d. h. in Städten, die als Zentren des *Hellenismus* bekannt sind und auch bedeutende Ärzteschulen in ihren Mauern beherbergten.

Daraus aber ergibt sich, dass das dem äußeren Anschein nach „christliche" Heilerethos des „*barmherzigen Samariters*", in Wirklichkeit ebenfalls in entsprechenden hellenistischen Vorstellungen wurzelte, die im Untersuchungszeitraum für den heutigen Betrachter vor allem in Schriften des *Aulus Celsus* und *Scribonius Largus* greifbar sind, aber auf dem Wege der Ausbreitung des *Christentums* in vielen Provinzen und in *Italien* und in *Rom* auch solchen Bevölkerungskreisen zur Kenntnis gelangte, deren finanzielle Ressourcen die Inanspruchnahme der Dienste von an regelrechten Ärzteschulen ausgebildeten Medizinern nicht erlaubte, allenfalls die Dienste christlicher Heiler, soweit diese die Weisungen *Jesu* und das Beispiel der *Aposteln* befolgten, keine Honorare zu verlangen, außer Unterstützungen für den eigenen Lebensunterhalt.

Das aber bedeutet, dass im Gegensatz zu den hier besprochenen Unterstellungen von Autoren wie *Plinius d. Älteren, Martial und Juvenal* nicht nur Ärzte, sondern auch die vergleichsweise große Zahl von nichtärztlichen Heilern unter dem Einfluss von ethischen und standesethischen Vorstellungen standen, die sie zum Heilen verpflichtete, die ihnen ausbildungsbedingt mögliche Beihilfe zur Tötung von Menschen jedoch nicht erlaubte. Damit stellt sich gegen Ende dieser Untersuchung natürlich erneut die in der aktuellen Diskussion über von Ärzten zu leistende „Sterbehilfe" häufig gestellte „Gretchenfrage", nämlich ob sich aus der unbedingten Verpflichtung christlicher Ärzte und Heiler zur *Barmherzigkeit* gegenüber besonders stark leidenden Patienten und deren Angehörigen in bestimmten Situationen und unter bestimmten Voraussetzungen sogar eine ethische Verpflichtung zur „aktiven Sterbehilfe" mit medizinischen Mitteln ableiten ließe.

Ungeachtet dessen, dass mit einer Beantwortung dieser wichtigen medizinethischen Frage ein Historiker seine berufliche Kompetenz überschritte, ist auf den *historischen* Befund zu verweisen, dass auch in den *lukanischen* Schriften des *NT* kein Beispiel dafür überliefert ist, dass *Jesus* oder die *Apostel* einen kranken Menschen aus

2217 Vgl. dazu vor allem *Flavius Josephus* s. o. Kap. 3.1.4.2;

Mitleid mit diesem bzw. mit dessen Angehörigen getötet hätten oder ohne einen Heilungsversuch hätten einfach sterben lassen. Vielmehr werden vor allem in den lukanischen Schriften mehrere Präzedenzfälle dafür beschrieben, dass *Jesus* und – nach dessen Vorbild und Weisung – auch die Apostel *Petrus* und *Paulus* selbst bereits als verstorben aufgegebene Patienten wieder ins Leben zurückriefen.

3.4 Fazit

Insgesamt lässt sich aus dem Versuch, die in der Literatur gelegentlich behauptete gesellschaftliche Akzeptanz ärztlicher Beihilfe zu Tötungen und Selbsttötungen im Untersuchungszeitraum[2218] auch im Bezugsrahmen des zeitgenössischen ethischen und standesethischen Diskurses historisch zu verorten, folgendes Fazit ziehen: Zwar trauten zeitgenössische Literaten Ärzten des Untersuchungszeitraums Tötungsassistenz zu, auf der anderen Seite zeigte sich aber, dass die rechtlichen und sozioökonomischen Rahmenbedingungen ärztlichen Handelns in der frühen römischen Kaiserzeit Ärzte, die absichtlich oder auch nur fahrlässig den Tod von Patienten herbeiführten, großen Existenzrisiken aussetzten, wirtschaftlicher und strafrechtlicher Art, vor allem auch einer großen Dysbalance bezüglich ihres beruflichen Selbstverständnisses als Ärzte oder Heiler. Speziell die Analyse von Selbstzeugnissen von Ärzten über ihr berufliches Selbstverständnis ergab als klaren Befund, dass die aktive Beteiligung an Tötungen und Selbsttötungen von Menschen außerhalb jeder Denk- und Handlungsoption von Ärzten der frühen römischen Kaiserzeit lag.

Wirtschaftliche Risiken ergaben sich daraus, dass das Heilen von Ärzten im Untersuchungszeitraum als ein Gewerbe wie jedes andere angesehen wurde und das Ableben eines Patienten, ob willkürlich oder fahrlässig herbeigeführt, gemessen an den Erwartungen bezüglich des Heilens eines „guten Arztes" als ein Versagen bewertet worden wäre, daher auch das Ansehen des Arztes und seinen Zulauf von Patienten gemindert hätte.

Strafrechtliche Risiken ergaben sich daraus, dass nach damals geltendem Recht, die absichtliche Tötung von Menschen als Kapitalverbrechen angesehen wurde, welches auch, wenn es von einem Arzt begangen wurde, durch die zuständigen Gerichte entsprechend geahndet und bestraft wurde, bei vermögenderen Ärzten mit lebenslänglicher Verbannung und Konfiskation, bei weniger vermögenden Ärzten mit der Hinrichtung des Delinquenten[2219].

Da aber auch harte Strafen erfahrungsgemäß gelegentlich Täter von bestimmten Verbrechen nicht abhalten, wurde in weiteren Untersuchungsschritten geprüft, inwieweit die im Untersuchungszeitraum herrschende Moral Anhaltspunkte dafür lieferte, dass sich Ärzte über die wirtschaftlichen und strafrechtlichen Risiken von ihnen zu leistender Tötungsassistenz hinweggesetzt haben könnten. Im Rahmen der Analyse zeitgenössischer Quellen dazu zeigte sich aber:

2218 S. o. Einleitung
2219 S. o. Kap. 3.2.4;

Weder Äußerungen und Handlungen von *Philosophen* noch von *Ärzten* im Untersuchungszeitraum liefern Anhaltspunkte dafür, dass die klaren *strafrechtlichen Kautelen* des römischen Rechts gegen die willentliche und wissentliche Beteiligung von Privatleuten an der Tötung und Selbsttötung von Menschen, also auch von Ärzten und nichtärztlichen „Heilern", in nennenswertem Umfang unterlaufen worden sein könnten.

Es ist vielmehr davon auszugehen, dass die meisten in weitgehender Übereinstimmung mit den zeitgenössichen normativen Diskursen, insbesondere in weitgehendem Gehorsam gegenüber der *lex Cornelia de sicariis veneficiisque*[2220], orientiert an den sozialethischen Vorstellungen des frühkaiserzeitlichen *Stoizismus* sowie an standesethischen Vorstellungen, wie sie aus dem *hippokratischen Eid* und dem Gleichnis vom *barmherzigen Samariter* bekannt sind, eine aktive Beteiligung an Tötungen und Selbsttötungen im Untersuchungszeitraum verweigerten. Ob sie sich hierbei mehr von der Sorge leiten ließen, andernfalls strafrechtlich belangt zu werden oder wirtschaftliche Verluste zu erleiden, oder eher von ethischen oder standesethischen Motiven, mehr religiös oder mehr humanistisch – philosophisch begründeten, lässt sich auf der Grundlage der hier ermittelten Befunde allerdings nicht so leicht einschätzen, obwohl sowohl die von *Scribonius Largus* genannten Gründe als auch die bei dem frühchristlichen Arzt *Lukas* greifbaren Motive die Vermutung zu rechtfertigen scheinen, dass religiöse Bedenken hierbei eine wichtige Rolle spielten.

Auf jeden Fall lässt sich aus den hier zu Tage geförderten Erkenntnissen kaum eine klare Beurteilung der in der Literatur heftig umstrittenen Streitfrage nach der Chronologie und Geographie der Verbreitung des sog. *Hippokratischen Eides* ableiten[2221]. Auch wenn aufgrund der hier besprochenen Äußerungen des *Aulus Celsus*, vor allem aber des *Scribonius Largus* und des frühchristlichen Arztes *Lukas*[2222] abzuleiten ist, dass er diesen auch dem Inhalte nach bekannt war und dass er in der von *Scribonius Largus* umschriebenen Form in unserem Untersuchungszeitraum auch von Absolventen der Ärzteschule von *Kos* geleistet wurde, so lässt sich allein daraus nicht folgern, dass er in dieser oder einer ähnlichen Form von den genannten Ärzten auch selbst geleistet worden war, obwohl es nicht abwegig ist, das zu vermuten.

Denn dass ausgerechnet dieser Eid in *Rom* und *Italien* spätestens seit der Regierungszeit des Kaisers *Claudius I.* bestens bekannt war, dürfte sich auch daraus erklären, dass es in der Person des *Stertinius Xenophon* einem Absolventen der Ärzteschule von *Kos* gelungen war, bis zum Leibarzt des Kaisers aufzusteigen[2223] und dass dieser Kaiser persönlich für alle Angehörigen dieser Ärzteschule im *Senat* die Steuerbefreiung beantragt[2224] und durchgesetzt hatte. Und daraus wiederum darf sicherlich auch abgeleitet werden, dass dieser Eid, der seinem Ursprung nach nicht so sehr als ein von

2220 S. o. Kap.3.2;

2221 S. o. Schubert, C.: Der hippokratische Eid ... Darmstadt 2005.

2222 S. o. Kap. 3.3.3;

2223 Vgl. Tac. ann. 12, 61, 2: ... *Xenophontem, cuius scientia ipse [scil. Claudius] uteretur* ... Tac. ann. 12, 67, 2: *Agrippina .... Xenophontis medici conscientiam adhibet.*

2224 Vgl. Tac. ann. 12, 61, 1: *Rettulit [scil. Claudius] dein de immunitate Cois tribuenda* ... Tac. ann. 12, 63, 3: ... *adnitente principe ... tributa in quinquennium remissa ...*

Ärzten zu leistender „Berufs"- Eid anzusehen ist, sondern als Eid der Angehörigen einer bestimmten Priesterschaft, also als ein Priestereid, nicht erst seit der frühen römischen Kaiserzeit dort geleistet wurde, sondern, wie das vor allem Th. Rütten glaubhaft zu machen versuchte[2225], auch schon früher, vielleicht schon zu Lebzeiten des *Hippokrates*, nach dem er ja auch benannt wurde.

Als gesichert gelten kann aufgrund der von uns erzielten Erkenntnisse über den normengeschichtlichen Hintergrund des berufsmäßigen Handelns von Ärzten in der frühen römischen Kaiserzeit, dass sie die in den ersten beiden Kapitel dieser Arbeit ermittelten Erkenntnisse über die Inzidenz ärztlicher Tötungsassistenz im Untersuchungszeitraum nicht nur erklären, sondern auch bestätigen und dahingehend ergänzen, dass ärztliche Tötungsassistenz in jener Zeit nicht nur nicht nachweisbar ist, sondern, bezogen auf die Dunkelziffer *unklarer* oder in den Quellen nicht erwähnter Fälle – im Widerspruch zu anderslautenden Einschätzungen in der Literatur[2226] – psychologisch – hochgradig unwahrscheinlich ist.

Um die Bedeutung der Ergebnisse dieser Arbeit in ihrem Forschungskontext zu erläutern, soll im Folgenden der Gang der Untersuchung noch einmal kurz nachgezeichnet werden, bevor wir sie auch in diesem Rahmen abschließend reflektieren, in inhaltlicher und methodologischer Hinsicht.

2225 S. o. Rütten, Th.: Medizinethische Themen in den deontologischen Schriften des Corpus Hippocraticum, ... Genf 1997, S. 65–120;

2226 Vgl. dazu die Einleitung dieser Arbeit;

Schlussbetrachtung

Die vorliegende Untersuchung verdankt wichtige Impulse der aktuellen Debatte über die Zulässigkeit von ärztlicher Tötungsassistenz im Rahmen der sog. Sterbehilfe für an unheilbaren Erkrankungen leidende Patienten, nicht zuletzt für *Komapatienten* und im Zusammenhang der juristischen und ethischen Probleme der sog. *Patientenverfügungen*. Von Befürwortern einer Auflockerung der in Deutschland zur Zeit noch bestehenden gesetzliche Regelungen wird nämlich auch „historisch" argumentiert, und zwar damit, dass die in vielen Ländern – noch – bestehenden Verbote ärztlicher Tötungsassistenz soziokulturell bedingt seien und vor der Einführung des Christentums in Europa kaum bestanden hätten.[2227]

Den Ausgangspunkt für die in dieser Arbeit vorgenommenen medizingeschichtlichen Recherchen bildet die vor allem unter Berufung auf die näheren Umstände des Ablebens des römischen Staatsmannes und Philosophen *Seneca* vertretene Auffassung[2228], dass in der frühen römischen Kaiserzeit von Ärzten assistierte Tötungen und Selbsttötungen von Menschen nichts Ungewöhnliches gewesen seien, jedenfalls in solchen gesellschaftlichen Kreisen, in denen man sich die Inanspruchnahme der Dienste von Ärzten „leisten" konnte, d. h. vor allem in der unmittelbaren Umgebung der Kaiser oder auch im Kreise begüterter Angehöriger der *Nobilität* und des *Ritterstandes*, dem ja auch *Seneca* angehörte.[2229]

Zur Überprüfung dieser Hypothese wurden im ersten Kapitel dieser Untersuchung die antiken Quellen über das Sterben *Senecas* daraufhin untersucht, inwieweit die darin bezeugten Fakten geeignet sind, die Auffassung zu stützen, dass darin ein Arzt involviert war.[2230] Dabei ließ sich weder im Zusammenhang der Bemühungen *Senecas*, sich in Selbsttötungsabsicht stark blutende Verletzungen beizubringen, noch im Zusammenhang mit Bemühungen, sich durch ein Schierlingspräparat „Erleichterungen" zu verschaffen, von einem Arzt geleistete Tötungsassistenz nachweisen.

Nach den in dieser Untersuchung gewonnenen Erkenntnissen hat sich *Seneca* zunächst gemeinsam mit seiner Gemahlin mittelst eines Schwertes die Arme aufgeschnitten, anschließend sich selbst auch noch die Beine verletzt, um sich zu töten, – aber ohne jede Unterstützung durch Dritte, somit auch ohne Unterstützung durch einen Arzt. Im weiteren Verlauf seines Todeskampfes ließ *Seneca* sich zwar durch

2227 Vgl. Frewer, A.: Der Tod als Medizin? Euthanasie und Sterbehilfe in der Geschichte. In: Vorgänge, Heft 2 (2006), S. 24–35. Moog, F. P.: Zwischen Medizin und Politik, Ärzte am Hofe des römischen Kaisers Claudius, Kölner Universitätsjournal, Bd. 2/3 (2007), S. 9–28. Siehe auch in dieser Arbeit die Einleitung

2228 Vgl. dazu die Einleitung sowie die Vorbemerkungen zu Kap. 1;

2229 Vgl. Moog, F. P.: Zwischen Medizin und Politik, Ärzte am Hofe des römischen Kaisers Claudius, Kölner Universitätsjournal, Bd. 2/3 (2007), S. 9–28.

2230 S. o. Kap. 1;

einen Arzt ein Schierlingspräparat anreichen; dessen Einnahme war aber nach Angaben des *Tacitus*,[2231] der allein dieses Detail überliefert, nicht todesursächlich. Es ist nach den in dieser Untersuchung angestellten Recherchen vielmehr davon auszugehen, dass es sich bei jenem Elixier um ein Schmerzmittel handelte, welches zwar unter Verwendung von Schierling hergestellt worden war, aber auf eine Art und Weise und in einer Dosierung, dass eine tödliche Intoxikation *Senecas* damit nicht zu bewerkstelligen gewesen wäre[2232].

Im weiteren Verlauf unserer Bemühungen um eine Verifikation bzw. Falsifikation ärztlicher Tötungsassistenz in der frühen römischen Kaiserzeit wurden alle namentlich bekannten Todesfälle der Zeit zwischen dem Tod des *Augustus* und der Ermordung *Domitians* statistisch erfasst, chronologisch und typologisch geordnet und dann daraufhin untersucht, inwieweit in jedem Einzelfall ärztliche Tötungsassistenz nachgewiesen werden kann oder ausgeschlossen werden muss.[2233] Dabei zeigte sich, dass in nur 3 – 4 Fällen von insgesamt 277 Fällen, d. h. in 1,08 – 1,44 % aller Fälle, eine Involvierung von Ärzten in den Quellen bezeugt oder angedeutet wird, aber auch in diesen Fällen nicht nachweisbar ist.

Auf der Suche nach einer Erklärung für diesen bemerkenswerten Sachverhalt, aber auch um wenigstens annäherungsweise Aufschluss zu erhalten über die Wahrscheinlichkeit von ärztlicher Tötungsassistenz in namentlich in den Quellen nicht erwähnten unnatürlichen Todesfällen des o. g. Untersuchungszeitraums, wurde – unabhängig von konkreten Fällen – versucht, Vorstellungen zu gewinnen, über Risiken, die Ärzte im Untersuchungszeitraum eingegangen wären, wenn sie, dem Druck oder den Verlockungen materieller oder immaterieller Anreize nachgebend, sich tatsächlich an der Tötung oder Selbsttötung von Patienten im Rahmen ihres berufsmäßigen Handelns beteiligt hätten.[2234]

Zu diesem Zweck wurden die ökonomischen[2235], juristischen[2236] und ethischen[2237] Rahmenbedingungen ärztlichen Handelns im Untersuchungszeitraum daraufhin untersucht, inwieweit diese geeignet waren, die individuellen Entscheidungen von Ärzten für oder gegen Tötungs- oder Selbsttötungsassistenz zu beeinflussen. Dabei wurde festgestellt, dass die besagten Risiken nicht zu unterschätzen sind: Da Ärzte und andere Heiler ihren Beruf in der frühen römischen Kaiserzeit in der Regel als Gewerbe zum Broterwerb ausübten, ausschließlich privatärztlich „liquidierten", bestand im Falle willentlicher Tötungsassistenz stets die Gefahr des Verlustes zahlungskräftiger „Kunden", teils direkt, wenn sie sich aktiv an deren Tötung beteiligten, teils indirekt, weil sie damit rechnen mussten, dass der willkürlich von ihnen herbeige-

2231 S. o. Tac. ann. 15, 64, 3;
2232 Vgl. Kap. 1.3.3;
2233 Vgl. Kap. 2;
2234 Vgl. Kap. 3;
2235 Vgl. Kap. 3.1;
2236 Vgl. Kap. 3.2;
2237 Vgl. Kap. 3.3;

führte Tod eines Patienten von anderen Patienten als berufliches Versagen gedeutet wurde und sich dementsprechend für sie „geschäftsschädigend" auswirkte.[2238]

Außerdem wurde aufgrund einer Analyse von Zeugnissen zur zeitgenössischen Strafjustiz ermittelt, dass Ärzte unter der Voraussetzung einer Beteiligung an der Tötung und Selbsttötung von Patienten ein hohes Risiko eingingen, wegen eines Tötungsdelikts strafrechtlich belangt zu werden, im Falle eines Schuldnachweises zum Tode verurteilt zu werden:[2239] Niederrangige Ärzte und Heiler, Sklavenärzte oder Ärzte im Soldatenrang, hätten mit dem sofortigen Vollzug der Todesstrafe rechnen müssen, entweder erdrosselt, gekreuzigt oder Raubtieren zum Fraß vorgeworfen zu werden. Höherrangigen und vermögenderen Ärzten hätte im Falle einer Verurteilung mindestens eine lebenslängliche Verbannung und eine Konfiskation ihres gesamten Vermögens gedroht.[2240]

Darüber hinaus wurden auch Zeugnisse des zeitgenössischen ethischen Diskurses daraufhin untersucht, inwieweit „Philosophen" und andere Schriftsteller im Untersuchungszeitraum bereit waren, von Ärzten zu leistende Tötungs- und Selbsttötungsassistenz – ungeachtet bestehender gesetzlicher Verbote und Strafandrohungen – unter bestimmten Voraussetzungen zu tolerieren oder gar gutzuheißen.[2241] Dabei ergab sich, dass weder die Äußerungen und Handlungen von „Philosophen" des Untersuchungszeitraums noch von zeitgenössischen Ärzten Anhaltspunkte dafür liefern, dass von Ärzten und anderen Heilern erwartet wurde, dass sie die strafrechtlichen Verbote der Tötung von Menschen durch Privatpersonen unterliefen.[2242]

Im Gegenteil: Gerade Ärzte des Untersuchungszeitraums lassen in ihren Äußerungen zu ihrem Berufsethos kaum Spielraum für Spekulationen, dass Ärzte u. U. auch bereit gewesen sein könnten, ihr berufliches Wissen und Können statt zur Heilung von Patienten auch zu deren Tötung einzusetzen. Eine gewisse Sonderrolle scheinen in diesem Kontext Äußerungen des frühchristlichen Arztes *Lukas* zu spielen[2243], – insofern man von einem christlichen Arzt kaum erwarten würde, dass er sich für von Ärzten zu leistende Tötungsassistenz aussprechen würde. Es konnte aber gezeigt werden, dass die heilerethischen Aussagen dieses Arztes ihrem Ursprung nach ebenso im Heilerethos hellenistischer Ärzte verwurzelt waren, wie die Aussagen anderer zeitgenössischer Ärzte und Pharmazeuten, und diese somit bestätigten[2244].

Es ist also zu konstatieren: Die Hypothese, dass ärztliche Tötungsassistenz in der frühen römischen Kaiserzeit üblich gewesen sei, ist anhand der dazu überlieferten und zur Zeit bekannten historischen Quellen nicht zu begründen – und ist unter Berücksichtigung der gesellschaftlichen und ökonomischen Stellung von Ärzten in der frühen römischen Kaiserzeit sowie nach den normengeschichtlichen Rahmenbedin-

2238 Vgl. Kap. 3.1;
2239 Vgl. Kap. 3.2;
2240 Vgl. Kap. 3. 2
2241 Vgl. Kap. 3.3.1 und 3.3.2;
2242 Vgl. Kap. 3. 4;
2243 Vgl. Kap. 3.3.3.4
2244 Vgl. Kap. 3.3.3.4.5 und 3.4

gungen ärztlichen Handelns in der frühen römischen Kaiserzeit[2245] auch in Bezug auf die Dunkelziffer in den Quellen nicht erfasster Fälle als unwahrscheinlich einzustufen, sowohl stochastisch als auch psychologisch[2246].

Dieser Befund konkurriert allerdings mit anderslautenden Einschätzungen nur in dem Maße, in dem sich diese auch auf den Zeitraum zwischen 14 und 96 n. Chr. und den damaligen Geltungsbereich des römischen Rechts beziehen, oder soweit sich jene Aussagen auf die ganze Antike beziehen, nur in dem Maße, in dem sich jene auf Sachverhalte stützen, die jenem „Untersuchungsraum" zuzuordnen sind. Das erste gilt vor allem für die Einschätzungen von Autoren wie H. Diller, Th. Potthoff, P. Carrick, F. P. Moog, und A. van Hooff, das zweite für die o. e. Arbeiten von A. Frewer, U. Benzenhöfer, H. Brandt und Ch. Schubert.[2247] All diese Autoren berufen sich bei der Einschätzung, dass ärztliche Tötungsassistenz in der Antike nicht unüblich gewesen sei, u. a. auf eine - nach dem in dieser Untersuchung ermittelten Befund – unzutreffende Beurteilung der *causa Seneca*[2248].

Für den in der vorliegenden Untersuchung erfolgten Ausschluss ärztlicher Tötungsassistenz wird aber – und das sei hier noch einmal betont – ein Geltungsanspruch, der über den geographischen Raum des *imperium Romanum*[2249] und den Zeitraum von 14 n. Chr. – 96 n. Chr. hinausweist, nicht erhoben. Für den dieser Epoche vorausgehenden Zeitraum verböte sich dies schon allein deswegen, weil Ärzte im „römischen Gesundheitswesen" in voraugustäischer Zeit noch keine große Rolle spielten und das *imperium Romanum* hinsichtlich seiner äußeren Grenzen, aber auch hinsichtlich seiner inneren Struktur praktisch noch nicht als ein den ganzen Mittelmeerraum umfassender einheitlicher Rechts – und Kulturraum existierte. Vielmehr bestand in diesem Gebiet vorher noch eine Vielzahl von einander unabhängiger Stadt und Stammesstaaten, selbst innerhalb der Grenzen des „römischen Reiches", mit unterschiedlichen bzw. wenigstens halbautonomen Rechtsordnungen[2250] als Rahmenbedingungen auch für berufsmäßiges ärztliches Handeln.

Für den dieser Epoche folgenden Zeitraum entfallen die meisten der o. g. Hinderungsgründe für eine Übertragung der von uns aufgestellten These über den Ausschluss ärztlicher Tötungsassistenz, – die zunehmende Verfestigung des *Imperium Romanum* als eines einheitlichen Rechts- und Kulturraums, in Verbindung mit dem wachsenden Einfluss der ethischen Vorstellungen des Christentums auf den normati-

2245 S. o. Kap. 3;

2246 S. o, Kap. 3.4;

2247 Vgl. Einleitung;

2248 Vgl. Kap. 1;

2249 Vgl. Bruckmüller, E., Harmann, P. C.: Putzger, s. o., Das römische Weltreich seit Caesar und Augustus, S. 40 – 41;

2250 Selbst in unserem Untersuchungszeitraum wurden unter römischer Herrschaft noch Gerichtsurteile von autochthonen Gerichtshöfen gesprochen (Vgl. dazu den Prozess gegen *Jesus v. N*, Tab I, 52) und vollstreckt (Vgl. die Steinigung des *Stephanus*, vgl. Tab. I, 53).

ven Diskurs[2251] – und auch in Verbindung damit, dass der Stoizismus in der Antoninenzeit geradezu „hoffähig“ wurde, der den Suizid zwar akzeptierte, nicht jedoch ärztliche Tötungsassistenz[2252], – rechtfertigt die *Vermutung*, dass auch in der Folgezeit ärztliche Tötungsassistenz innerhalb der Grenzen des Römerreiches unüblich war. – Aber dies ist ebenfalls „nur“ eine *Hypothese*, die ihrerseits beweispflichtig und nur in dem Maße als gültig zu erachten wäre, in dem sich auch für jene Zeit unnatürliche Todesfälle ausfindig machen ließen, bezüglich welcher ärztliche Tötungsassistenz sicher auszuschließen wäre.

Im Übrigen ist, ausgehend von den in dieser Arbeit ermittelten Erkenntnissen über das historische Problem ärztlicher Tötungsassistenz in der frühen römischen Kaiserzeit, grundsätzlich Vorsicht geboten gegenüber Versuchen, in der aktuellen Debatte über die „Sterbehilfe“ auch historisch zu argumentieren. Selbst wenn man davon ausginge, dass die von einigen römischen Schriftstellern[2253] Ärzten unterstellte Verwicklung in unnatürliche Todesfälle in unserem Untersuchungszeitraum in Übereinstimmung mit der Auffassung P. F. Moogs[2254] der Wahrheit entsprächen, ließen sich einige dieser Beispiele auch nach heutigen Moralvorstellungen allenfalls als „Verbrechen“[2255] einstufen und ließen sich daher als Beispiele oder gar als „Vorbilder“ für Sterbehilfe im Bezugsrahmen der Geschichte der „Sterbehilfe“[2256] kaum verwerten.

Als mögliche Beispiele für „Sterbehilfe“ in der Antike, – im Sinne dessen, was darunter heute verstanden wird, – ließen sich allenfalls der „scheinbare“ Suizid des *Calpurnius Piso*[2257], sowie die Bemühungen des *Drusus Libo*[2258] und des Kaisers *Nero*[2259], ihre Dienerschaft dazu zu veranlassen sie zu töten, in den Bezugsrahmen der Geschichte der „Sterbehilfe“ einordnen, – und als ein besonders prominentes Beispiel für einen ärztlich assistierten Suizids auch das Verhalten des Leibarztes *Senecas* im Zusammenhang mit dessen Ableben[2260].

2251 Vgl. dazu die Erkenntnisse über die Geschichte des hippokratischen Eides; s. o. Rütten, Th., Medizinethische Themen in den deontologischen Schriften des Corpus Hippocraticum, in Médicine et morale dans
l´ antiquité, Genf 1997, S. 65–120; Schubert, Ch.: Der hippokratische Eid. Medizin und Ethik von der Antike bis heute. Darmstadt 2005.

2252 Vgl. dazu Kap. 3, 3 sowie den Fall „Hadrian“ (Kap. 3.0.2;);

2253 Vgl. dazu vor allem die von *Tacitus* behauptete Verwicklung des Arztes *Xenophon* in die Tötung des Kaisers *Claudius* (Vgl. Tac. ann. 12, 61. 67;) sowie Anspielungen der zeitgenössischer Dichter *Martial* (Vgl. dazu die in Kap. 3.1.2; erwähnten Beispiele) und *Juvenal* (Vgl. dazu Kap. 3.1.3) auf die angebliche Verwicklung von Ärzten in Tötungen.

2254 S. o. Moog, P. F., Zwischen Medizin und Ethik – Ärzte am Hofe des römischen Kaisers Claudius, in: Fachprosaforschung – Grenzüberschreitungen, Baden Baden, Bd. 2/3, 2007, S. 9–28;

2255 Vgl. dazu die Fälle des *Germanicus*, (Tab. I, 5;) des Kaisersohnes *Drusus* (Tab. I, 9;), auch des Kaisers *Claudius* (Tab. IV, 3;) sowie des *Britannicus* (Tab. IV, 5);

2256 Vgl. Benzenhöfer, U.: Der gute Tod? Geschichte der Euthanasie und Sterbehilfe. Göttingen 2009. Bergdolt, K.: Das Gewissen der Medizin: ärztliche Moral von der Antike bis heute, München 2004. Carrick, P.: Medical Ethics in the Ancient World. Washington, DC 2001. Frewer, A. Der sterbende Patient und die Medizin. Historische und philosphische Aspekte der Euthanasie-Debatte. Hannover 2005. Potthoff, Th.: Euthanasie in der Antike. Münster 1982.

2257 S. o. Tab. I, 17;

2258 S. o. Tab. I, 3;

2259 S. o. Tab. V, 2 bzw. IX, 20;)

2260 S. o. Kap. 1 und Tab. IV, 21;

Der Tod der *Calpurnius Piso* erwies sich in dieser Untersuchung aber als das Ergebnis eines lediglich vorgetäuschten Suizids, d. h. einer Fremdtötung im Auftrag *Sejans*, also eines „Verbrechens" und scheidet daher als Beispiel für „Sterbehilfe" in der Antike ebenfalls aus. Die Bemühungen des *Drusus Libo* und *Neros*, ihre Dienerschaft zur Beihilfe zum eigenen Suizid zu bewegen, erwiesen sich nach den in dieser Untersuchung gewonnen Erkenntnissen als erfolglos[2261] und belegen daher eher, dass „aktive Sterbehilfe", durch Dritte im Untersuchungszeitraum als ein ethisches und rechtliches „Tabu" angesehen wurde, so dass ein Hinweis auf deren Verhalten in der aktuellen Debatte argumentativ nur im negativen Sinne in Frage käme.

Lediglich das Verhalten des *Statius Annaeus*, des Leibarztes *Senecas*, lässt sich im Kontext der Bemühungen des letzteren, sich selbst zu töten[2262], - wenn auch unter Vorbehalten, - im Rahmen der aktuellen Debatte über die von Ärzten zu leistende „Sterbehilfe" als antikes Beispiel diskutieren, - aber dennoch argumentativ keineswegs eindeutig zugunsten einer Erweiterung dieser Möglichkeiten. Denn es zeigte sich in dieser Untersuchung – im Widerspruch zu anderslautenden Einschätzungen[2263], – dass sich der Arzt an den suizidalen Bemühungen *Senecas* nicht beteiligte, sondern erst aktiv wurde, als *Seneca* ihn ausdrücklich darum bat[2264], – und zwar nicht um ihm ein tödlich wirkendes „Medikament" anzureichen, sondern lediglich, um ihm entsprechend seiner Bitte ein Mittel zur Linderung der Schmerzen anzureichen, die er infolge der sich selbst an Armen und Beinen zugefügten Verletzungen zu erleiden hatte.[2265]

Im Hinblick darauf ist aber zu konstatieren, dass auch nach den zur Zeit in Deutschland geltenden Strafrechtsvorschriften über Tötungsdelikte die „Behandlung" Sterbender mit starken Schmerzmitteln unbedenklich wäre, soweit die Verabreichung solcher Analgetika nicht kalkuliert in einer Dosierung erfolgt, die vorhersehbar und intentional den Prozess des Sterbens eines Patienten wesentlich beschleunigte oder verkürzte, – was aber im Falle *Senecas* nach den in dieser Untersuchung gewonnenen Erkenntnissen ausgeschlossen werden kann[2266].

Selbst wenn ein Patient die ihm zur Verfügung gestellten Schmerzmittel im Widerspruch zu den ihm mitgeteilten Dosierungsvorschriften unter dem Einfluss plötzlich auftretender suizidaler Ambitionen unter den Augen eines Arztes, aber für diesen unvorhersehbar, überdosiert einnehmen würde, – was im Falle *Senecas* unter Berücksichtigung der besonderen Umstände, unter denen *Seneca* von seinem Leibarzt das Medikament erbat, weder völlig ausgeschlossen noch als erwiesen angesehen kann – hätte das für den Arzt auch heute in Deutschland kaum strafrechtliche Konsequenzen.

2261 Lediglich einer der vier Begleiter *Neros* auf dessen Flucht aus *Rom*, nämlich *Epaphroditus* (Vgl. dazu: Tab. V, 2 und Tab. IX, 20;), ließ sich nach den hier gewonnen Erkenntnissen dazu bewegen, *Neros* Wunsch zu erfüllen, ihm dessen Schwert in das *Jugulum* zu stoßen und aus der Wunde wieder herauszuziehen.

2262 S. o. Kap. 1 und Tab. V, 2 und IX, 20;)

2263 Vgl. dazu Kap. 1.0.2;

2264 S. o. Tac. ann. 54, 3;

2265 S. o. Kap. 1, insbesondere Kap. 1.1.3.4 und 1.3.2 und 1.3.3;

2266 S. o. Kap. 1.3.3;

Man würde in einem solchen Falle allerdings erwarten, dass der Arzt unverzüglich Maßnahmen zur Magenentleerung bei dem Patienten einleitete, um die Wirkung der Toxine abzuschwächen, – worauf *Annaeus Statius* aber verzichtete.

Andererseits erscheint es jedoch als fraglich, ob der bis zum Zeitpunkt der medikamentösen Behandlung *Senecas* zu beobachtende Verzicht des Arztes auf eine Intervention in dessen suizidale Bemühungen, in Deutschland zur Zeit ebenfalls noch als strafrechtlich unbedenklich angesehen würde. Es wäre vielmehr davon auszugehen, dass die dafür zuständigen Strafverfolgungsbehörden heute gegen den Arzt in einem solchen Fall wegen „unterlassener Hilfeleistung“[2267] ermittelten. Und der Arzt hätte im Falle des Nachweises, dass ihm eine Vereitelung des vor seinen Augen versuchten Suizids „... *den Umständen nach zuzumuten, insbesondere ohne erhebliche eigene Gefahr und ohne Verletzung anderer wichtiger Pflichten möglich* ... “ gewesen wäre, dass er auch unter Anklage gestellt und zu einer „ ... *Freiheitsstrafe bis zu einem Jahr* ... “ verurteilt würde[2268].

Denn aus medizinischer Sicht gilt Suizidalität in Deutschland immer noch als Krankheitssymptom[2269] und ein konkreter Suizidversuch dementsprechend als medizinischer „Notfall“, der nach herrschender Auffassung eine unverzügliche Intervention erfordert, den möglichen Erfolg der suizidalen Bemühungen zu verhindern. Auf der Grundlage dieser medizinischen Einschätzung erfüllte die Missachtung dieser „Verpflichtung“ aus dem Blickwinkel von Juristen den Straftatbestand der „unterlassenen Hilfeleistung“, bezüglich dessen bei Personen in „Garantenstellung“ gegenüber dem Suizidenten, etwa bei nahen Verwandten, bei Polizisten, aber auch bei Ärzten, damit zu rechnen wäre, dass im Falle einer gerichtlichen Verurteilung das gesetzlich vorgesehene Strafmaß (von bis zu einem Jahr Haft) voll ausgeschöpft würde, soweit ein solches Verhalten nicht wegen einer entsprechenden gültigen „Patientenverfügung“ als legitimiert einzustufen wäre[2270].

Daher könnte das Verhalten des Leibarztes *Senecas* allenfalls **als Vorbild** für eine stärkere, über das Rechtsinstitut der sog. Patientenverfügung hinausgehende[2271] Sanktionierung des Anspruchs von Patienten dienen, lebensverlängernde Maßnahmen durch Rettungsmediziner und Ärzte auszuschließen, – also **für „passive Sterbehilfe“**, – **keinesfalls als Vorbild** für eine Erweiterung der Rechte Dritter, auf Wunsch des Patienten den Tod durch aktives Handeln herbeizuführen oder zu beschleunigen, also **für „aktive Sterbehilfe“**. Berücksichtigt man, dass es sich bei dem Suizid *Senecas* nach dem übereinstimmenden Urteil der darüber berichtenden Quellen **nicht um einen „Freitod“** handelte, sondern um eine von *Nero* **erzwungene Selbsttötung**, entfällt auch diese Möglichkeit.

2267 Vgl. § 323 c StGB: *Wer bei Unglücksfällen oder gemeiner Gefahr oder Not nicht Hilfe leistet, obwohl dies erforderlich und ihm den Umständen nach zuzumuten, insbesondere ohne erhebliche eigene Gefahr und ohne Verletzung anderer wichtiger Pflichten möglich ist, wird mit Freiheitsstrafe bis zu einem Jahr oder mit Geldstrafe bestraft.*

2268 S. o. § 323 c StGB;

2269 Vgl. Bronisch, Th.: Der Suizid. Ursachen, Warnsignale, Prävention. München 2007.

2270 Vgl. dazu § 1901 a BGB;

2271 Vgl. nach § 1901 a BGB; s. o. Die Einleitung in dieser Untersuchung;

Ähnliches gilt für die hier ermittelten Erkenntnisse über die in unserem „Untersuchungsraum" für gültig erachteten rechtlichen, ethischen und standesethischen Normen[2272]. Der Verfasser verbürgt sich für deren Gültigkeit als historisches Faktum nur innerhalb des hier untersuchten chronologisch und geographisch eindeutig umschriebenen Raumes. Die Frage, inwieweit man diesen Normen einen Vorbildcharakter im Bezugsrahmen der gegenwärtigen Debatte über die Weiterentwicklung der sog. Sterbehilfe einräumen sollte, überlässt er mangels Zuständigkeit für die wissenschaftliche Beurteilung normativer Streitfragen, der Beurteilungskompetenz von Juristen, Ethikern und Politikern bzw. dem deontologischen Gewissens eines jeden verantwortlich handelnden Arztes.

2272 S. o.

Verzeichnis der Quellen

Appiani Alexandrini historia Romana, Immanuel Bekker (a cura di), 2 voll., Lipsiae, in aedibus B. G. Teubneri, 1852–53: vol. 1, vol. 2

Approbationsordnung für Ärzte vom 27. Juni 2002 (BGBl. I S. 2405), die zuletzt durch Artikel 2 der Verordnung vom 2. August 2013 (BGBl. I S. 3005) geändert worden ist. Abk.: ÄApprO 2002.

Augustus: Theodor Mommsen (Hrsg.): Res Gestae Divi Augusti. Ex monumentis Ancyrano et Apolloniensi. Berolini 1883^{2}.

Aurelius Victor, Sextus: Sexti Aurelii Victoris liber de Caesaribus, praecedunt origo gentis Romanae et liber de viris illustribus urbis Romae, subsequitur epitome de Caesaribus, recensuit Fr. Pichlmayr. editio stereotypa correctior editionis primae addenda et corrigenda iterum collegit et adiecit R. Grundel. Leipzig 1970.

Bibel, die: Einheitsübersetzung der Heiligen Schrift, Psalmen und Neues Testament, ökumenischer Text Gebundene Ausgabe – Stuttgart 1996

Bundesärzteordnung in der Fassung der Bekanntmachung vom 16. April 1987 (BGBl. I S. 1218), die zuletzt durch Artikel 2 der Verordnung vom 21. Juli 2014 (BGBl. I S. 1301) geändert worden ist. Abk.: BÄO

Bundesverfassung der Schweizerischen Eidgenossenschaft vom 18. April 1999 (Stand am 18. Mai 2014), angenommen in der Volksabstimmung vom 18. April 1999 (BB vom 18. Dez. 1998, BRB vom 11. Aug. 1999 - AS 1999 2556; BBl 1997 I 1, 1999 162 5986). (frz. „Constitution fédérale de la Confédération suisse", it. „Costituzione federale della Confederazione Svizzera", rätor. „Constituziun federala da la Confederaziun svizra")

Bürgerliches Gesetzbuch in der Fassung der Bekanntmachung vom 2. Januar 2002 (BGBl. I S. 42, 2909; 2003 I S. 738), das durch Artikel 1 des Gesetzes vom 11. März 2016 (BGBl. I S. 396) geändert worden ist. Abk.: BGB.

Caesar, Gaius Iulius: Alfred Klotz (Hrsg.): C. Iuli Caesaris Commentarii: Vol. II. Commentarii Belli Civilis. Leipzig 1950^{2}.

Cassius Dio: Loeb Classical Library, 9 Bände, griechisch und englisch, hrsg. E. Cary, London 1914–1927.

Celsus, Aulus Cornelius: Auli Cornelii Celsi quae supersunt, hrsg. von F. Marx, Leipzig./Berlin 1915.

Cicero, Marcus Tullius: Clark, Albert Curtis; Peterson, William: Orationes / [Vol 1–6 =complete] M. Tullius Cicero, Recogn. brevique adnotatione critica instruxit Albertus Curtis Clark Oxford 1909.

Cohen, H.: Description Historique des monnaies frappées sous l'Empire Romain, second edition, Paris, 1880-1892. Tome I: de Pompée à Domitien (67 avant J.-C. à 96 après J.-C.).

Corpus inscriptionum latinarum (CIL). Consilio et auctoritate Academiae Litterarum Regiae Borussicae editum. 17 Bände in zahlreichen Teilbänden. de Gruyter (bis 1925: Reimer), Berlin 1862 ff..

Corpus inscriptionum Latinarum. Auctarium. Series nova. Index numerorum. Berlin 2003.

Corpus iuris civilis: Mommsen, Th. / Krüger, P. (Hrsg.): Corpus Iuris Civilis, Hildesheim 1889.

Dessau, H.: Inscriptiones Latinae Selectae. Berlin 1892-1916, 3 vols.

Dioskurides, Pedanios: Pedanii Dioscuridis Anazarbei De materia medica libri quinque, hrsg. Wellmann, M.. 3 Bände. Weidmann, Berlin 1906–1914; Nachdruck 1958.

Eutropius: breviarium: Carlo Santini: Eutropii Breviarium ab urbe condita. Leipzig 1979.

Flavius Josephus. Flavii Iosephi opera. B. Niese. Berlin. 1892.

Flavius Philostratus: Philostratus: The Life of Apollonius of Tyana, ed. Christopher P. Jones, vol. 1 (Books I-IV) and 2 (Books V-VIII), Harvard University Press, Cambridge (Mass.) 2005 (Loeb Classical Library no. 16 and no. 17), Greek text and English translation)

Galenus: Kühn, C. G. (Hrsg.): Claudii Galeni opera omnia. 20 Bde. 1–20, Leipz. 1821– 1833. ND 1966.

Grondwet voor het Koninkrijk der Nederlanden (Die Verfassung des Königreichs der Niederlande 2008, herausgegeben vom Ministerium für Inneres und Köningreichsbeziehungen, Abteilung Verfassungsfragen und Gesetzgebung) Abk.: Grondwet

Grundgesetz für die Bundesrepublik Deutschland, vom 23. Mai 1949, zuletzt geändert am 23. Dezember 2014. Herausgeber: Deutscher Bundestag, Referat Öffentlichkeitsarbeit, © Deutscher Bundestag, Berlin 2015. Abk.: GG

Horatius Flaccus, Quintus: Opera. hg.v. S.(tefan = István) Borzsák. (=BT), Leipzig 1984.

Juvenalis, Decimus Iunius: Braund, S. M.: Satires, Cambridge 1996.

Homer: Homeri Opera. Edidit Thomas W. Allen. Oxford 1902. Tomus I. Ilias 1–12, Tomus II. Ilias 13–24: Homeri Odyssea recognovit P. von der Muehll. Editio stereotypa editionis tertiae (MCMLXII) (erste Auflage 1946), Stuttgart 1984.

Lucanus, Marcellus Annaeus: Hosius, Carl: Belli civilis libri decem. Tertium edidit Carolus Hosius, Leipzig 1913.

Martialis, Marcus Valerius: D. R. Shackleton Bailey (Hrsg.): M. Valerii Martialis epigrammata. Stuttgart 1990.

Mattingly, H.: The British Museum Catalogues of Coins of the Roman Empire (BMC). 6 vols. London 1926.

Mattingly, H. Sydenham, E. A. u. a.: Roman Imperial Coinage. 10 Bde., London 1923–1994.

(Muster-)Berufsordnung für die in Deutschland tätigen Ärztinnen und Ärzte – MBO – Ä 1997 –* in der Fassung des Beschlusses des 118. Deutschen Ärztetages 2015 in Frankfurt am Main.

Novum testamentum Graece et Latine: B. Aland, K. Aland: Novum Testamentum Graece. Stuttgart 2001[27].

Platon: Phaidon: Christopher G. Strachan (Hrsg.): Phaedo. In: E. A. Duke u. a. (Hrsg.): Platonis opera, Bd. 1, Oxford 1995, S. 85–186.

Plinius d. Ä.: Naturalis historia: C. Plini Secundi Naturalis historiae libri XXXVII: post Ludovici Iani obitum recognovit et scripturae discrepantia adiecta. edidit Carolus Mayhoff. Stuttgart 1892–1909. 6 Bde. (Nachdruck Stuttgart 1967–1970).

Plinius d. J.: epistulae, R. A. B. Mynors (Hrsg.): Epistularum libri decem. Oxford 1963 ff.. Schuster, R. Hanslik (Hrsg.): Epistularum libri novem. Leipzig 1958[3]. Nachdruck: Teubner, Stuttgart 1992 (enthält auch den epistularum ad Traianum liber).

Plutarch: Plutarchi vitae parallelae, Bd. 3 Fasc. 2, hrsg. K. Ziegler, H. Gärtner, 1973[2,] enthält: u. a. Galba, Otho.

Philo von Alexandrien: L.Cohn, P. Wendland, S. Reiter (Hrsg.): Philonis Alexandrini opera quae supersunt. 7 Bände. Berlin 1896–1930. unveränderter Nachdruck: de Gruyter, Berlin 1962–1963..

L. Annaei Senecae Philosophi Opera omnia. Ad optimorum librorum fidem accurate edita. Ed. Stereotypa C. Tauchitiana. 4 Bde. Lipsiae Holze 1911.

Seneca, L. A.: Apokolokyntosis, Allan A. Lund: L. Annaeus Seneca Apocolocyntosis divi Claudii. Herausgegeben, übersetzt und kommentiert. Heidelberg 1994.

Seneca, L. A.: Seeck, Otto (Hrsg.): Epistulae I - IV, Leipzig (Teubner) 1876.

Strafgesetzbuch in der Fassung der Bekanntmachung vom 13. November 1998 (BGBl. I S. 3322), das zuletzt durch Artikel 5 des Gesetzes vom 10. Dezember 2015 (BGBl. I S. 2218) geändert worden ist. Abk.: StGB.

Strafprozeßordnung in der Fassung der Bekanntmachung vom 7. April 1987 (BGBl. I S. 1074, 1319), die zuletzt durch Artikel 1 des Gesetzes vom 21. Dezember 2015 (BGBl. I S. 2525) geändert worden ist. Abk.: StPO.

Suetonius: Ihm, Max: De vita Caesarum libri, Stuttgart 1958

Tacitus, Cornelius: Erich Koestermann: Cornelii Taciti libri qui supersunt,

Tom. I, ab excessu Divi Augusti, Leipzig 1965²,

Tom. II, 1, historiarum libri, Leipzig 1969,

Tom. II, 2, Germania Agricola dialogus de oratoribus, Leipzig 1964².

Scriptores Historiae Augustae. Vol. I, edidit Ernestus Hohl. Leipzig 1971;

Ulpianus: Mommsen, T.; Krüger, P., Digesta XLVIII, Corpus iuris civilis, Leipzigr 1954.

Wetboek van Strafrecht, Geldend van 01-01-2016 t/m heden (Vgl. Das Niederländische Strafgesetzbuch vom 3. März 1881, übers. u. eingel. von K. Toebelmann, Berlin 1959.)

Literaturverzeichnis

Absil, M: Les préfets du prétoire d'Auguste à Commode. 2 avant Jésus-Christ – 192 après Jésus-Christ. Paris 1997.

Adamietz, J.: Juvenal. In: Die römische Satire (= Grundriß der Literaturgeschichten nach Gattungen). Darmstadt 1986.

Albers, J.: Campus Martius. Die urbane Entwicklung des Marsfeldes von der Republik bis zur mittleren Kaiserzeit. Wiesbaden 2013.

Albrecht, M. v.: Ovid. Eine Einführung. Stuttgart 2003.

Allan, J. A., Howell, P. Ph.: The Nile, sharing a scarce resource: A historical and technical review of water management and of economic and legal issues. Cambridge 1994.

Althoff, J., Medizinische Literatur, in: Zimmermann, B. (Hrsg.): Handbuch der griechischen Literatur. Bd. 1. Die Literatur der archaischen und klassischen Zeit. München 2011, S. 295–320;

Althoff, J.: Herophilos aus Alexandrien. In: Bernhard Zimmermann, Antonios Rengakos (Hrsg.): Handbuch der griechischen Literatur der Antike. Band 2: Die Literatur der klassischen und hellenistischen Zeit, München 2014, S. 578–580;

Amery, J.: Hand an sich legen. Diskurs über den Freitod. Stuttgart 1983

Amundsen, B./Ferngren, G. B., Jesus, in: Leven, K.-H., Hrsg.: Antike Medizin. Ein Lexikon. München 2005, Sp. 467–468;

Antoine, J: Aktive Sterbehilfe in der Grundrechtsordnung. Berlin 2004.

Apathy, P., Klingenberg, G.: Einführung in das Römische Recht². Wien 1975.

Arjava, A.: Paternal Power in Late Antiquity, in: Journal of Roman Studies 88, 1998, S. 147– 165;

Avi-Yonah, M. et al.: Israel Exploration Journal. 7, 1957, 1–160;

Baader, G.: Kleine Schriften zur antiken Medizin. Berlin 1973.

Baar, M.: Das Bild des Kaisers Tiberius bei Tacitus, Sueton und Cassius Dio. Stuttgart 1990.

Baatz, D.: Wehrhaftes Wohnen. Ein befestigter hellenistischer Adelssitz bei Ephyra. Antike Welt 30, 2, 1999, S. 151–155;

Baldwin, B.: Suetonius. The biographer of Caesars. Amsterdam 1983.

Banta, B. C. G.: Menasha. Wisconsin 1923.

Barag, Dan: En-Gedi. In: Lawrence H. Schiffman; James C. VanderKam (Hrsg.): Encyclopedia of the Dead Sea Scrolls. Oxford; New York 2000.

Bard, K. W.: Nile, flood history. In: Encyclopedia of the Archaeology of Ancient Egypt. London 1999.

Bardon, H.: La littérature latine inconnue, 2 vol., Paris 1956.

Barié, Paul: Martial. Gespiegelte Wirklichkeit im römischen Epigramm. Annweiler 2004.

Bariéty, M.: Coury CH? – Histoire de la Médecine. Paris 1963.

Barth, H.-M.: Dogmatik. Evangelischer Glaube im Kontext der Weltreligionen. Ein Lehrbuch. Gütersloh 2002.

Barrett, A.: Agrippina: mother of Nero. London 1996.

Barrett, A.: Lives of the Caesars. MA/Oxford 2008.

Barrett, A. R.: Livia: First Lady of Imperial Rome. New Haven 2002.

Barron, J. B.ed.: Palestine: Report and General Abstracts of the Census of 1922. Government of Palestine. Carta 1999.

Bauer, A. W.: Der Hippokratische Eid. Medizinhistorische Neuinterpretation eines (un)bekannten Textes im Kontext der Professionalisierung des griechischen Arztes. Zeitschrift für medizinische Ethik 41, 1995. Deutsche Übersetzung und medizinhistorischer Kommentar, in: bauer_hippokratischer_eid.pdf von: umm.uni-heidelberg,de (2015).

Bauernfreund, O. (gem. m. Michel, O.): De bello Judaico – Der jüdische Krieg Bd. 1, Darmstadt 1959.

Bautz, F. W.: Domitilla, Flavia. In: Biographisch-Bibliographisches Kirchenlexikon (BBKL). Bd. 1. Hamm 1975, 1990².

Bähr, A., Medick, H.: Sterben von eigener Hand. Selbsttötung als kulturelle Praxis. Köln 2005.

Becher, I.: F. Rusticus, in: Der Kleine Pauly, (KlP) Bd. 2 Stuttgart 1979;

Below, K.-H.: Der Arzt im römischen Recht, München 1953.

Belenki L., Sterzik V.: Similarity analysis of spectral obtained via Reflectance Spectrometry, Journal of Labratory Automation, 2013.

Bellen, H.: Von der Königszeit bis zum Übergang der Republik im Prinzipat Grundzüge der römischen Geschichte. Teil 1. Darmstadt 1995.

Bellemore, J., The death of Agrippa Postumus and the escape of Clemens, in: Eranos 98, 2000, S. 93–114;

Bellemore, J., The wife of Seianus, in: Zeitschrift für Papyrologie und Epigraphik 109 (ZPE 109), 1995, 255–266;

Benario, H. W.: An introduction to Tacitus. Athens (Georgia) 1975.

Bengtson, H.: Griechische Geschichte. Von den Anfängen bis in die römische Kaiserzeit. Handbuch der Altertumswissenschaft. Dritte Abteilung. Vierter Teil. München 1960³ ff.

Bengtson, H.: Grundriss der römischen Geschichte mit Quellenkunde. München 1967.

Bengtson, H.: Die Flavier. Vespasian, Titus, Domitian. Geschichte eines römischen Kaiserhauses. München 1979.

Ben Haim, Esti: Masada, Israel. In: Teutonico, Jeanne Marie/Gaetano Palumbo (Hrsg.): Management Planning for archaeological sites. An International workshop organized by the Getty conservation Institute and Loyola Marymount University 19-22 May 2000. Corinth, Greece. 2000.

Benjamin M., Dothan, T.: En-Gedi: The First and Second Seasons of Excavations 1961–1962. Jerusalem 1966.

Benjamin, D. R.: Mushrooms – Poisons and Panaceas. New York 1995.

Benke, N., Meissel, F.-St.: Übungsbuch Römisches Schuldrecht. Mainz 2009.

Bennett, H.: Cinna and his times. A critical and interpretative study of Roman history during the period 87–84 B.C. Menasha, (Wis.) 1923.

Ben-Sasson, Haim Hillel (Hrsg.): A History of the Jewish People. (Deutsche Übersetzung: Geschichte des jüdischen Volkes. Bd. 1.) EA 1976 München, Harvard University Press 1978.

Benzenhöfer, U., Geschichte im Recht: NS – „Euthanasie“ in neueren Gerichtsbeschlüssen zum Thema „Behandlungsbegrenzung“, in: Frewer, A. Eickhoff, Cl. (Hrsg.): 'Euthanasie' und die aktuelle Sterbehilfe-Debatte... s. u. Ffm. 2000, S. 357–369;

Benzenhöfer, U.: Der gute Tod? Geschichte der Euthanasie und Sterbehilfe. Göttingen 2009.

Benzinger, I.: Engadi. In: RE, Band V, 2, Stuttgart 1905, Sp. 2562;

Benzinger, I.: Garizin. In: RE, Bd. VII, 1, Stuttgart 1910, Sp. 603–605;

Berendes, J.: Des Pedanios Dioskurides aus Anazarbos Arzneimittellehre in fünf Büchern. Übersetzt und mit Erklärungen versehen von Ferdinand Enke. Stuttgart 1902.

Berger, A.: Morbus comitalis, in: Enzyklopädisches Wörterbuch für Römisches Recht, (s. u. Internet-Quellen) Vol. 43, Nr. 2, in: Berger Encyclopedic Dictionary of Roman Law. Philadelphia 1953 [Transaktions of the American Philosophical Society, Philadelphia 1769–1771];

Bergdolt, K.: Das Gewissen der Medizin: ärztliche Moral von der Antike bis heute. München 2004.

Berner, H.-U.: Hans Drexler +, Gnomon 60, 1988, S. 188–191;

Bertelli, C, Lilla, S.: De materia medica. Codex Neapolitanus, Napoli, Biblioteca nazionale. Rom, Graz 1988/1992.

Besselink, L.: Grundlagen und Grundzüge staatlichen Verfassungsrechts: Niederlande. In: A. v. Bogdandy, P. Cruz Villalón, P. M. Huber (Hrsg.): Handbuch Ius Publicum Europaeum (IPE). Heidelberg 2007, Bd. I, S. 327–388;

Beumann, H.: In memoriam Ernst Bickel, Bonn 1961 (Rede) in: https://www.uni-bonn.de/einrichtungen/universitaetsverwaltung/organisationsplan/archiv/veroeffentlichungen/alma- mater (Nr. 12);

Biaggini, G.: Grundlagen und Grundzüge staatlichen Verfassungsrechts: Schweiz. In: A. v. Bogdandy, P. Cruz Villalón, P. M. Huber (Hg.): Handbuch Ius Publicum Europaeum (IPE). Heidelberg 2007, Bd. I, S. 565–623;

Bichler, K. H. et al.: EAU guidelines for the management of urogenital schistosomiasis. European Urology. 2006.

Bickel, E.: Lehrbuch der Geschichte der römischen Literatur. Heidelberg 1937.

Billerbeck, M.: Der Kyniker Demetrius. Leiden 1979.

Wiesbaden 1978.

Bleicken, J.: Augustus. Berlin 1998.

Bleicken, J.: Geschichte der Römischen Republik. München 1992^{4}.

Bleicken, J.: Prinzipat und Dominat, Gedanken zur Periodisierung der römischen Kaiserzeit.

Wiesbaden 1978.

Bleicken, J.: Senatsgericht und Kaiserzeit: eine Studie zur Entwicklung des Prozessrechts im frühen Prinzipat. Göttingen 1962.

Bleicken, J.: Verfassungs- und Sozialgeschichte der römischen Kaiserzeit. Paderborn 1978.

Bleicken, J.: Die Verfassung der Römischen Republik. Grundlagen und Entwicklung. Paderborn u. a. 1985^{4}.

Bleckmann, B.: Die Germanen. München 2009.

Blinzler J.: Der Prozess Jesu. Regensburg 1960.

de Blois, L.: Volk und Soldaten bei Cassius Dio. In: Aufstieg und Niedergang der römischen Welt (ANRW). Berlin/New-York 1997, S. 2650–2676;

de Blois, L.: Emperor and Empire in The Works of Greek-speaking Authors of the Third Century AD, in: (ANRW) Berlin/New-York 1998, S. 3391–3443;

Bode, M.: Zur Rolle spätantiker Oberschichten bei der Tradierung des Apicius-Kochbuches. Laverna. Nr. 12, 2001, S. 139–154;

Bohnert M., Weinmann W.: Spectro Morphometric evaluation of postmortem lividity in Legal Medicine, in Forensic Science Int. 1999. Jan 11; 99(2):149–58;

Bohnert M, Schulz K, Belenkaia L, Liehr AW (2008): Reoxygenation of hemoglobin in livores after postmortem exposure to a cold environment, in Int. J. Legal Med. 122: 91–96;

Bonamente, G: La persona, la personalità, il personaggio; nel bimillenario dalla nascita. Rom 1987.

Brambach, J.: Kleopatra. München 1996.

Brandt, H.: Am Ende des Lebens, Alter Tod und Suizid in der Antike. München 2010.

Bresinsky, A., Besl, H.: Giftpilze – Ein Handbuch für Ärzte, Apotheker und Biologen. Stuttgart 1985.

Breitwieser, R., Vorkoster, in: Leven, K.-H.: Antike Medizin. Ein Lexikon. München 2005, Sp. 909;

Breytenbach, C. Hrsg.: Paulus, Die Evangelien und Das Urchristentum: Beiträge von und zu Walter Schmithals. Zu Seinem 80. Geburtstag. Leiden/Boston 2004

Bringmann, K.: Augustus. Darmstadt 2007.

Bringmann, K.: Augustus und die Begründungen des römischen Kaisertums. Berlin 2002

Brinkmann, M.: Seneca in den Annalen des Tacitus. Diss. Phil. Düsseldorf 2002.

Brinkmann, B.: Madea B.: Handbuch gerichtliche Medizin. Berlin 2004.

Brodersen, K. u. Zimmermann, B. (Hrsg.): Personen der Antike. Stuttgart und Weimar 2004.

Bronisch, Th.: Der Suizid. Ursachen, Warnsignale, Prävention. München 2007.

Broer, I. (in Verb. mit H.-U. Weidemann): Einleitung in das NT., Würzburg 2010, S. 138–142;

Bruckmöller, E./Hartmann, P. C. Hrsgg.: Putzger. Historischer Atlas. Berlin 2004[103] ff.

Brugsch, H.: Mémoire sur la médicine de l'Ancienne Égypte. In: Allgemeine Monatsschrift für Wissenschaft und Literatur. 1853, S. 44–56;

Bruns, C. G.: Fontes iuris Romani antiqui, I. Tübingen 1909.

Brunt, P.: Lex de imperio Vespasiani. JRS. 67, 1977, S. 96;

Bulst, C. M.: Cinnanum tempus. A reassessment of the Dominatio Cinnae, in: Historia. 13, 1964, S. 307–337;

Bund, E.: Patria Potestas, in: Der kleine Pauly Bd. 4, Stuttgart 1975, Sp. 552 f.;

Buraselis, K.: Notes on C. Stertinius Xenophon's Roman career, family, titulature and official integration into Koan civil life and society. In: Ders.: Kos between Hellenism and Rome. Studies on the political, institutional and social history of Kos from ca. the middle second century B. C. until late antiquity. Philadelphia 2000.

Burchard, Chr.: Essener, in: Der Kleine Pauly (KIP), Bd. 2, Stuttgart 1979, Sp. 375–378;

Burchard, Chr.: Therapeuten. In: KIP, Bd. 5, Stuttgart 1979, Sp. 736–737.

Burckhardt, L.: Politische Strategien der Optimaten in der späten römischen Republik. Stuttgart 1988.

Burleigh, M., Die Nazi-Analogie und die Debatte zur Euthanasie; in Frewer, A. Eickhoff, Cl. (Hrsg.): 'Euthanasie' und die aktuelle Sterbehilfe-Debatte..., s. u. Ffm. 2000.

Burleigh, M.: (Hrsg.): Tod und Erlösung. Euthanasie in Deutschland 1900–1945. Zürich 2002.

Burnikel, W.: Quintilian und Martial, in Quintilian. Pädagogische Texte aus der Antike. Annweiler 2013.

Butzer, K. W.: Nile, flood history. In: Bard, K. A.(Hrsg.): Encyclopedia of the Archaeology of Ancient Egypt. London 1999, S. 568–570;

Caldani, Florianus.: Antonii Musae, qui Augusti Caesaris Medicus fuit, Fragmenta, quae extant, Bassani 1800.

Callies, H.: Rom von der klassischen Republik bis zum Beginn der Völkerwanderung. Stuttgart 1981.

Champlin, E.: Nero. Cambridge 2003.

Cancik, H./ Schneider, H./Landfester, M. (Hrsg.): Der Neue Pauly (DNP). Stuttgart 2003.

Cancik, H.: Censores. In: DNP, Bd. 2. Stuttgart 2003, Sp. 1056 f.;

Cancik, H.: Paccius. In: DNP. Stuttgart 2003. zit. nach: <http://dx.doi.org/10.1163/1574-9347_dnp_e903180>First published online: 2006;

Cancik, H.: Die Praxis der Herrscherverehrung in Rom und seinen Provinzen.Tübingen 2003.

Cancik-Lindemaier, H.: Untersuchungen zu Senecas epistulae morales. Hildesheim 1967.

Cancik-Lindemaier, H.: Vestalin. In: DNP. Bd. 12/2, Stuttgart 2002, Sp. 132 f.;

Castritius, H., Die flavische Familie. Frauen neben Vespasian, Titus und Domitian, in Temporini, H.: Die Kaiserinnen Roms von Livia bis Theodora, München 2002, S. 164–186;

Carrick, P.: Medical Ethics in the Ancient World. Washington, DC 2001.

Cavallo, G.: Dioscurides Neapolitanus. Dioskurides Codex Neapolitanus. Erbario greco. Roma 1992.

Cheyne, T.: Nazareth. In: Encyclopedia Biblica. London 1899, Sp. 802–803;

Clauss, M.: Kleopatra. München 2000.

Clauss, M.: Die römischen Kaiser. 55 historische Portraits von Caesar bis Iustinian. München 2010.

Clémençon, H., Rund um Clitocybe acromelalga, in Schweizerische Zeitschrift für Pilzkunde 4/2002;

Cleve, R. L.: Severus Alexander and the Severan Women. Los Angeles 1982.

Charbonier, R., in: http://www.treff-im-stift-obernkirchen. de/download/Ralph_Charbonnier_ Sterbehilfe.pdf (2015)

Christ, K.: Drusus und Germanicus. Der Eintritt der Römer in Germanien. Paderborn 1956.

Christ, K.: Geschichte der römischen Kaiserzeit. Von Augustus bis Konstantin. München 2002.

Christ, K.: Die Römer. Eine Einführung in ihre Geschichte und Zivilisation. München 1994.

Christian-Albrechts-Universität zu Kiel, Presse- und Informationsstelle der Universität Kiel (Hrsg.): In memoriam Hans Diller. In: Christiana Albertina. Neue Folge, Bd. 9, 1977, S. 1–13;

Coarelli, F.: Rom. Ein archäologischer Führer. Mainz 2000.

Colla, H./Faulstich, W.: Die Anfänge der abendländischen Medizin. Paderborn 2008.

Collmar, N.: Irenäus von Lyon. Biographisch-Bibliographisches Kirchenlexikon. Hamm 1990.

Coninck, L.: Suetonius en de Archivalia. Brüssel 1983.

Corbier. M.: La famille de Séjan à Volsinii. La dédicace des Seii, curatores aquae.

Mélanges de l'Ecole française de Rome. Antiquité Année 1983 Volume 95 Numéro 2 pp. 719–756;

Courtney, E.: A Commentary on the Satires of Juvenal. London 1980.

Curtis, R. I.: Garum and salsamenta - production and commerce in materia medica. Leiden 1991.

Curtis, R. I.: The Production and Commerce of Fish-Sauce in the Western Roman Empire. A social and economic study. University Microfilms Int., Ann Arbor MI 1982.

Crawford, M. H.: Roman Statutes, II. London 1996.

Crown, A. D.: The Samaritans. Tübingen 1989.

Crumm, M. Mc. And Woodhead, A. G.: Select Documents of the principates of the Flavian emperors. Cambrigde 1966.

Dabrowa, E: The governers of Roman Syria from Augustus to Septimius Severus. Bonn 1998.

Daguet-Gagey, A.: Les opera publica à Rome. (180-305 ap. J.-C.). Institut d'Études Augustiniennes Paris 1997.

Dahlheim, W.: Augustus. Aufrührer - Herrscher - Heiland. Eine Biografie. München 2010

Dahlheim, W. (Hrsg.): Festschrift Robert Werner zu seinem 65. Geburtstag. Konstanz 1989.

Dakaris, S.: Altertümer von Epirus: das Todesorakel von Acheron, Ephyra, Pandosia, Kassope. Athen 1975.

Dakaris, S.: Das Nekyomanteion am Acheron. Athen 2001.

Daxecker, F.: Heilpflanzen bei Augenerkrankungen im Wiener Dioskurides in: Mitteilungen der Julius-Hirschberg-Gesellschaft zur Geschichte der Augenheilkunde. Bd. 5, 2003, S. 9–17;

Daxecker, F.: Medicinal Herbs in the Viennese Dioscurides. Klin Mbl Augenheilk. 224. 2007, S. 611 f..

Daxecker, F.: Heilpflanzen der Augenheilkunde in der Handschrift Macer floridus und ein Vergleich mit De Materia medica des Dioskurides, Codex medicina antiqua und Wiener Dioskurides. Klin Mbl Augenheilk. 225. In: Klin Mbl Augenheilkunde 225, 2008, S. 308–311;

Deichgräber, K.: Der hippokratische Eid. Text griechisch und deutsch – Interpretation – Nachleben. Stuttgart 1983.

Deißmann-Merten, M.: Scipio 10; in: KIP, Bd. 5 Stuttgart 1979, Sp. 48–49;

Demandt, A.: Sokrates vor dem Volksgericht in Athen 399 v. Chr.. In: Alexander Demandt (Hrsg.): Macht und Recht. Große Prozesse in der Geschichte. München 1990.

Demandt, A.: Das Privatleben der römischen Kaiser. München 2007^2.

Dessau, H.: Geschichte der römischen Kaiserzeit II. Berlin 1926.

Dessau, H.: Inscriptiones latinae selectae. 4 Bde. Berlin, 1954–1962.

Dettenhofer, M.: Reiner Männersache? Frauen in Männerdomänen der antiken Welt. Köln/Weimar 1994.

Detweiler, R.: Historical Perspectives on the Death of Agrippa Postumus, The Classic Journal 65, 1970, S. 289–295;

Deutsches Ärzteblatt 24. 02. 2012 (Dtsch. Arztebl. 2012; 109(8): A-341 / B-297 / C-293);

Deuß, S., u. a.: Formen der Wundererzählungen im Neuen Testament – Heilungen, Wiederbelebungen, https://www.uni-due.de/~gev 020/studweb/schetterer-heilungen2.htm (2015);

Deutsche Gesellschaft für Tropenmedizin und Internationale Gesundheit (DTG)/ AWMF online: 005 – S1-Leitlinie: Diagnostik und Therapie der Schistosomiasis (Bilharziose) Stand: 07/2013. Auf: awmf.org; zuletzt abgerufen am 18. Juli 2014 (Volltext als PDF-Datei);.

Devillers, O.: Tacite et les sources des Annales. Enquêtes sur la méthode historique. Bibliothèque d' Études Classiques, Louvain-Paris, 2003.

Dilg, P., Antidot, in: Leven, Antike Medizin. Ein Lexikon. München 2005, Sp. 61–62;

Diller, H.: Hippokrates: Schriften. Die Anfänge der abendländischen Medizin. Reinbek 1962; Neuausgabe unter dem Titel: Ausgewählte Schriften. Mit einem bibliographischen Anhang und einem Kurzlebenslauf S. 342 f, hrsg. von K.-H. Leven. Stuttgart, 1994.

Diller, H.: Kleine Schriften zur antiken Medizin. Hrsg. von G. Baader und H. Grensemann, Berlin 1973.

Diller, H.: Paccius 4. In: RE, XVIII 2, Stuttgart 1942, Sp. 2063;

Diller, H.: Die Überlieferung der Hippokratischen Schrift Peri aerōn hydatōn topōn. Leipzig 1932.

Diller, H.: Wanderarzt und Aitiologe. Studien zur Hippokratischen Schrift Peri aerōn ydatōn topōn. Leipzig 1934.

Dinzelbacher, P.: Mystik und Natur, Zur Geschichte ihres Verhältnisses vom Altertum bis zur Gegenwart. Berlin 2009.

Dittenberger, W.: Sylloge inscriptionum Graecarum. Leipz. 1915, Nr. 804.

Dorminger, G. in einer Übersetzung: „Tacitus Germania; Die Annalen, Goldmann Klassiker Bd. 7518. München 1957.

Döring, K.: Xenophon. In: Grundriss der Geschichte der Philosophie. Die Philosophie der Antike, Band 2/1. Basel 1998.

Dörnemann, M.: Krankheit und Heilung in der Theologie der frühen Kirchenväter. Tübingen 2003.

Dörnemann, M.: Einer ist Arzt, Christus. ZAC, 2013, 17(1): S. 102–124.

Dörrie, H.: Sotion 3 a. in KIP, Bd. 5, Stuttgart 1979, Sp. 291.

Dreßler, J. Philosophie versus Religion. Norderstedt 2010.

Drexler, H.: Tacitus, in: Auf dem Wege z. Nationalpolitischen Gymnasium 8, 1939, S. 154;

Durey, Th. A.: Claudius und seine Ratgeber. In: Das Altertum, Band 12, Stuttgart 2002.

Duttge, G., Strafrechtlich reguliertes Sterben, NJW 2016, Heft 3, S. 120–125;

Düll, R./Kutzelnig, H.: Taschenlexikon der Pflanzen Deutschlands und angrenzender Länder. Wiebelsheim 2016^8.

Düntgen, Chr.: Die Zeloten. Die Jüdische Umwelt des NT, Referat vom 29. Mai 2001, Seminar von R. Riesner an der Universität Dortmund; vgl. http://www.xris.de/Theologie/ Zeloten.pdf;

Ebner, M./Schreiber, St. (Hrsg.): Einleitung in das Neue Testament, Stuttgart, 2008, S. 192–195 u. 235–239;

Eck, W.: Aelius Seianus. In: DNP, Bd. 1, Stuttgart 1979, Sp. 173 f..

Eck, W.: Agrippina, die Stadtgründerin Kölns: eine Frau in der frühkaiserzeitlichen Politik. Köln 1993.

Eck, W.: Augustus und seine Zeit. München 2009.

Eck, W.: P. Clodius Thrasea Paetus. In: DNP, Bd. 3, Stuttgart 1997, Sp. 41 f.;

Eck, W.: Domitia [6]. In: DNP, Bd. 3, Stuttgart 1997, Sp. 574;

Eck, W.: Fabius [II 14]. In: DNP. Bd. 4, Stuttgart 1998, Sp. 377;

Eck, W.: Fabius II. In: DNP, Bd. 4, Stuttgart 1998, Sp. 378;

Eck, W.: Flavius II 42. In: DNP, Bd. 4, Stuttgart 1998, Sp. 550 f.;

Eck, W.: Galba. In: DNP, Bd 4, Stuttgart u. a., 1998, Sp. 746–747;

Eck, W.: Die iulisch-claudische Familie. In: Temporini-Gräfin Vitzthum, H. (Hrsg.): Die Kaiserinnen Roms. München 2002, (V. Messalina: S. 116–133).

Eck, W.: Munatia Plancina. In: DNP, Bd. 7, Stuttgart 1999, Sp. 468;

Eck, W.: Narcissus [1] In: DNP, Bd. 8, Stuttgart 2000, Sp. 710 f.;

Eck, W.: Paccius, in: DNP, hrsg. Cancik, H. u. a. Brill Online, 2014. Reference. 24 February 2014;

Eck, W.: Pompeia 6. In: DNP, Bd. 10, Stuttgart 2001, Sp. 89;

Eck, W.: Rezension von Hermann Bengtson. Die Flavier. Vespasian, Titus und Domitian. Gnomon. Band 53, 1981.

Eck, W.: Senatoren von Vespasian bis Hadrian. Prosopographische Untersuchungen mit Einschluss der Jahres- und Provinzialfasten der Statthalter (= Vestigia. Band 13). München 1970.

Eck, W.: Scribonius [II 6]. In: DNP. Bd. 11, Stuttgart 2001, Sp. 305;

Eck, W.: Vitellius, L. In: DNP, Bd. 12/2, Stuttgart 2002, Sp. 261 f.;

Eckart, U.: Geschichte der Medizin. Berlin 2005[5].

Edelmann, B.: Arvalbrüder und Kaiserkult. In: Cancik, H. (Hrsg.): Die Praxis der Herrscherverehrung in Rom und seinen Provinzen. Tübingen 2003, S. 189–205;

Edelstein, L.: Greek Medicine in its Relation to Religion and Magic, in: Bulletin of the History of Medicine, ed Sigerist, H. E., 5 (1937), S. 201–246;

Edelstein, L.: The Hippocratic Oath, in Ancient Medicine, ed. Temkin, O. u. L. C., Baltimore 1943–1969.

Edelstein, L.: Der Hippokratische Eid, hrsg. Bartels, K., Zürich/Stuttgart 1969;

Edwards C.: Death in Ancient Rome. New Haven (Connecticut) 2007.

Effe, B., Glei, R. F.: Genie und Wahnsinn. Konzepte psychischer ˋNormalitätˊ und ˋAbnormalitätˊ im Altertum. Trier 2000.

Ehrenberg V., Jones, M.: Documents illustrating the Reigns of Augustus and Tiberius Oxford 1975.

Ehrenzeller, B., Mastronardi, Schweizer, R. J., Vallender, K. A. (Hrsg.): Die schweizerische Bundesverfassung. St. Galler Kommentar. Zürich 2008[2].

Ehrlich, A.: Ärzte, Bader, Scharlatane. Die Geschichte der österreichischen Medizin. Wien 2007.

Eisenhut, W. Iuppiter. In: Der Kleine Pauly (KlP), Bd. 3, Stuttgart 1979, Sp. 1–6;

Eisenhut, W.: Latona. In: KlP, Bd. 3, Stuttgart 1979, Sp. 515;

Eisenhut, W.: Lustrum. In KlP, Bd. 3, Stuttgart 1979, Sp. 790–791;

Eisenman, R.: James the Brother of Jesus. New York: 1997.

Elvers, K. E.: Claudius, In: DNP, Bd. 3, Stuttgart 1979, Sp. 10.

Endres, H. M.: Flavius Josephus, Der Jüdische Krieg. München 1999.

Engel, R.: Verginius II.1. In: KIP, Bd. 5 Stuttgart 1979, Sp. 1205–1206;

Engelhardt, H.: § 261 Rezension 56–63, in: Karlsruher Kommentar, München1999; 2003[5].

Von Engelhardt, D., Die Beurteilung des Suizids im Wandel der Geschichte, in: Wolfslast, G./ Schmidt, K. W. (Hrsgg.): Suizid und Suizidversuch. Ethische und rechtliche Herausforderung im klinischen Alltag, München 2005. S. 1–90; (hist. Überblick)

Estbrook, R.: Vitae Necisque Potestas, in: Historia 48, 1999, S. 203–223;

Fantham, E.: Julia Augusti. The emperor's daughter. London 2006.

Faulstich, H., Die Zahl der „Euthanasie"-Opfer; in: Frewer, A. Eickhoff, Cl. (Hrsg.): 'Euthanasie' und die aktuelle Sterbehilfe-Debatte ..., s. u. Ffm. 2000, S. 219–234;

Fausti, D., Mandragora, in: Leven, K.-H.: Antike Medizin. Ein Lexikon. München 2005, Sp. 586 f.;

Fauth, W.: Asklepios, in KIP, Bd. 1. Stuttgart 1979, Sp. 644–648;

Feichtinger, B.: Gender Studies in den Altertumswissenschaften: Aspekte von Macht und Erotik in der Antike (darin: Julia–die Ohnmacht der Erotik.) Trier 2010.

Feldman, L. H..: The sources of Josephus' Antiquities 19. Latomus 21, 1962.

Feldmeier, R., Hirsch-Luipold, R., Nesselrath, H. G. (Hrsg.): Der apokryphe Briefwechsel zwischen Seneca und Paulus: zusammen mit dem Brief des Mordechai an Alexander und dem Brief des Annaeus Seneca über Hochmut und Götterbilder.

(Einführung, Übersetzung, Erläuterungen)Tübingen 2006.

Ferngren, G. B./Amundsen, B., Christentum, in: Leven, K.-H., Antike Medizin. Ein Lexikon, München 2005, Sp. 199–202;

Fiehn, K.: Gavius. In: RE, Suppl. VII, Stuttgart 1940, Sp. 204;

Fischer, Th.: Strafgesetzbuch und Nebengesetze. München 2008[55].

Fiucci, A.et al.: The Calderone Glacier (Gran Sasso d'Italia). Determination of Ice Thickness and bedrock Morphology by means of radio-echo sounding. In: Geografia Fisica Dinamica del Quaternario. Bd. 20, 1997, S. 305–308 (online; PDF; 518 kB)

Flaig, E.: Den Kaiser herausfordern. Die Usurpation im Römischen Reich. Ffm. 1992.

Flammer, Horak: Pilzgifte - Giftpilze. Stuttgart 1983.

Flammer, R., Horak, E.: Pilzgifte. Pilzvergiftungen. Ein Nachschlagewerk für Ärzte Apotheker, Biologen, Mykologen, Pilzexperten und Pilzsammler. Basel 2003.

Flashar, H.: Grundriss der Geschichte der Philosophie. Die Philosophie der Antike. Band 2/1. Basel 1998.

Flaßpöhler, S.: Mein Wille geschehe. Sterben in Zeiten der Freitodhilfe. Berlin 2007

Fluß, M.: Marcius. In: RE, Bd. XIV. Stuttgart 1930, Sp. 1543;

Fluß, M.: Marcius 120, in: RE, Bd. XIV, 2, Stuttgart 1930, Sp. 1605 f.;

Fluß, M.: Sulpicius 63. In: RE, Bd. IV A, 1, Stuttgart 1931, Sp. 772–801;

Fortuin, R. W.: Sport im augusteischen Rom. Philologische und sporthistorische Untersuchungen. Stuttgart 1996.

Franke, P. R.: Ernst Bickel (1876–1961). Ein Besuch in Rom 1953. Eikasmós 4, 1993, S. 127– 128;

Frewer, A.: Der sterbende Patient und die Medizin. Historische und philosphische Aspekte der Euthanasie-Debatte (Habilitationsschrift, MHH). Hannover 2005.

Frewer, A.: Der Tod als Medizin? Euthanasie und Sterbehilfe in der Geschichte, in: Vorgänge Nr. 175, 2006, S. 24–35;

Frewer A.: Die Euthanasie-Debatte in der Zeitschrift Ethik 1922–1938: Zur Anatomie des medizinethischen Diskurses, in: Frewer, A. Eickhoff, Cl. (Hrsg.):'Euthanasie' und die aktuelle Sterbehilfe-Debatte... s. u. Ffm. 2000, S. 91–119;

Frewer, A. Eickhoff, Cl. (Hrsg.): 'Euthanasie' und die aktuelle Sterbehilfe-Debatte: Die historischen Hintergründe medizinischer Ethik. Ffm. New-York 2000.

Friedlander, H.: Der Weg zum NS-Genozid. Von der Euthanasie zur Endlösung. Berlin 2002.

Fritz, K. v.: The reorganisation of the Roman Governmentin 366 BC and the socalled Licinio- Sextian Law», en Historia 1 (1950), S. 3–44;

Fuchs, H.: Tacitus über die Christen. Vigiliae Christianae 4, (1950) S. 65–93;

Fuhrmann, M.: Papirius 39. In KIP, Bd. 4, Stuttgart 1979, Sp. 493;

Fuhrmann, M.: Seneca und Kaiser Nero. Berlin 2007.

Fuhrmann, M.: Suetonius 2. in KIP Bd. 5, Stuttgart 1979, Sp. 411–413;

Fuhrmann, M.: Tacitus 1. In: KIP, Bd. 5 Stuttgart 1979, Sp. 486–493;

Fündling, J.: The Cambridge Companion to the Age of Augustus. Cambridge 2005.

Fündling, J.: Das Goldene Zeitalter. Wie Augustus Rom neu erfand. Darmstadt 2013.

Fündling, J.: Kommentar zur Vita Hadriani, 2 Bde., Bonn 2006.

Fürst, A.: Pseudepigraphie und Apostolizität im apokryphen Briefwechsel zwischen Seneca und Paulus. In: Jahrbuch für Antike und Christentum. Bd. 41, Münster 1998,
S. 77–117;

Gaede, K.: Durchbruch ohne Dammbruch – Rechtssichere Neuvermessung der Grenzen strafloser Sterbehilfe, NJW 40/2010, 2925;

Galinsky, K.: Augustus. Sein Leben als Kaiser. Mainz 2013.

Gardner, J. F.: Family and familia in Roman Law and Life, Oxford 1998.

Gardner, J. F.: Frauen im antiken Rom. Familie, Alltag, Recht. London/München 1986/1995.

Gardthausen, V.: Gardthausen, V. Iulius (No. 156). RE 10.(1919), Sp. 536–537;

Garnsey, P., Rathbone D.: Das Satirische in Juvenals Satiren (= Untersuchungen zur antiken Literatur und Geschichte. B. 58) Berlin/New York 2000.

Garofalo, I, Puls, in: Leven; K.-H.: Antike Medizin. Ein Lexikon. München 2005, Sp. 740–741;

Garzetti, A.: L´impero da Tiberio agli Antonii (Storia di Roma 6). Bologna 1960.

Gascou, J.: Suètone historien. Rom 1984.

Gärtner, H.: Sokrates 2; in: KlP Bd. 5. Stuttgart 1979, Sp. 248–255;

Gärtner, Th.: Drusus Libo als Exempel für einen wohlüberlegten Selbstmord Klio. Bd. 92, 2010, Heft 2, S. 411–422;

Gehrke, H. - J./Schneider, H.: Geschichte der Antike. Stuttgart 2006.

Gering, J.: Domitian, dominus et deus? Herrschafts- und Machtstrukturen im Römischen Reich zur Zeit des letzten Flaviers. Rahden 2012.

Gerstinger, H.: Dioscurides: Codex Vindobonensis med. Gr. 1 der Österreichischen Nationalbibliothek (= Codices selecti. Bd. 12). Graz 1970.

Giaro, T. Gaius. In: DNP, Bd. 4, Stuttgart 1998, Sp. 737 ff.;

Giebel, M.: Seneca. Reinbek 1997.

Giess, S.: Merckwürdige Begebenheiten in: Traverse. Zeitschrift für Geschichte – Revue d´ histoire, 1993/3; Januar: Bauern- und Wetterregeln Webseite des Verlags Eugen Ulmer, aufgerufen am 14. Januar 2013;

Girard, P. F./ Senn, F.: Les lois des Romains. Napoli 1977.

Girshovich, J.: Wem gehört der Tod? Vom Recht auf Leben und Sterbehilfe. Kein & Aber, Zürich 2014.

Gizewski, C.: Censores. In: DNP, Bd. 2, Stuttgart 1997, Sp. 1056–1057;

Gnilka, Chr.: Martial über seine Kunst. Köln, Rheinisches Museum für Philologie. 2005.

Goetz, R.: Freunde und Feinde des Kaisers Domitian. Eine prosopographische Untersuchung. München 1978.

Golder, W.: Hippokrates und das Corpus Hippocraticum. Würzburg 2007.

Gordijn, B.: Euthanasie in den Niederlanden. Eine kritische Betrachtung. (Berliner medizinethische Schriften, Bd. 19). Dortmund 1997.

Goulet, R.; Narcy, M.: Dictionnaire des philosophes antiques, Bd. 5. Paris 2012.

Goulet, R.: Rusticus (Quintus Iunius). In: Dictionnaire des philosophes antiques, Paris 2012.

Goulet, R.: Thrasea Paetus (P. Clodius). In: Goulet, R. (Hrsg.): Dictionnaire des philosophes antiques. Band 6, CNRS Éditions, Paris 2016, S. 1142–1146;

Gourevitsch, D.: Suicide among the sick in classical antiquity, in: Classical Bulletin of the History of Medicine 43, 1969, S. 501–518;

Grant, M.: Sueton. In: Ders.: Klassiker der antiken Geschichtsschreibung. München 1973.

Grant, M.: The Roman Emperors (auf dt.: Die römischen Kaiser. Eine Chronik). Bergisch Gladbach 1989.

Graßhoff, F.: Martial für Zeitgenossen. Epigramme von Marcus Valerius Martialis. Düsseldorf 1998.

Grenzheuser, B.: Kaiser und Senat von Nero bis Nerva. Phil. Diss. Münster i. Westf. 1964.

Griechisches Statistisches Amt (ΕΛ.ΣΤΑΤ) Ελληνική Στατιστική Αρχή (ΕΛΣΤΑΤ) (Hrsg.): Στατιστική Επετηρίδα της Ελλάδος (Statistical Yearbook of Greece) 2009 & 2010: Ergebnisse der Volkszählung 2011, Piräus 2011, S. 47.

Griffin, M.: The Flavians. In: Bowman, A. K., Garnsey, P. und Rathbone, D. (Hrsg.): The Cambridge Ancient History 11. The High Empire, A. D. 70–192. Cambridge 2000, S. 1–83;

Groag, E.: Caecina 22. In: RE, III, 1, Stuttgart 1897, Sp. 1241;

Gross, W. H.: Toga. In: KIP, Bd. 5, Stuttgart 1979, Sp. 879–880;

Gross, W. H.: Valetudinarium. In KIP, Bd. 5. Stuttgart 1979, Sp. 1119;

Groß, D.: Die Aufhebung des Wundarztberufs im Spiegel zeitgenössischer wundärztlicher Quellen. Würzburg,Würzburger medizinhistorische Mitteilungen 14, 1996, S. 459– 473;

Groß, D.: Die Aufhebung des Wundarztberufs – Ursachen, Begleitumstände und Auswirkungen. Stuttgart (= Sudhoffs Archiv, Beiheft 41), 1999.

Groß, R., Horti, in KIP, Bd. 2, Stuttgart 1979, Sp. 1231;

Grote, A., Corpus Juris Civilis, in: Leven, K.-H., Antike Medizin. Ein Lexikon, München 2005, Sp. 205–206;

Grote, A., Nero, in: Leven, K.-H.: Antike Medizin. Ein Lexikon. S. o. Sp. 245–246;

Grote, A., Philon v. Alexandrien, in: Leven, K.-H.: Antike Medizin. S. o. Sp. 695–696;

Grote, A., Wunderheiler, in: Leven, K.-H.: Antike Medizin. S. o. Sp. 925 f.;

Grote, A., Xenophon v. Athen, in: Leven, K.-H.: Antike Medizin. S. o. Sp. 926–928;

Guardasole, A., Empiriker, in: Leven, K.-H.: Antike Medizin. Ein Lexikon. München 2005, Sp. 254–255;

Guardasole, A., Quecksilber, in: Leven; K.-H.: Antike Medizin. Ein Lexikon. München 2005, Sp. 745;

Gugel, H.: Studien zur biographischen Technik Suetons. Wien 1977.

Gummerus, H.: Der Ärztestand im römischen Reiche nach den Inschriften. Helsinki 1932.

Gundel, W., Gundel, H. G.: Die astrologische Literatur in der Antike und ihre Geschichte.

(zugl. Diss. Cambr. 1977) Wiesbaden 1966.

Gundel, H. G.: Arruntius II. 7. In: KIP, Bd. 1 Stuttgart 1979; Sp. 608;

Gundel, H. G.: Arruntius In: DNP, Bd. 2. Stuttgart 1996, Sp. 33;

Gundel, H. G.: Lucanus. in KIP, Bd. 3 Stuttgart 1979, Sp. 745–748;

Gundert, B., Fieber, in: Leven, K.-H.: Antike Medizin. Ein Lexikon. S. o. Sp. 300–301;
Gurlts, E. J.: Geschichte der Chirurgie und ihrer Ausübung, Dritter Band. Berlin 1898.
Guttkuhn, P.: Dr. med. Wilhelm Levens (1803–1859). Ein Arzt zwischen Gesundheits-Handwerk und wissenschaftlicher Medizin. Schleswig-Holsteinisches Ärzteblatt. 48 Heft 4: 1995, S. 7–11;
Haag, Manhart, Müller: Gynäkologie und Urologie für Studium und Praxis. Breisach 2008.
Haaland, G.: Josephus und die Philosophen von Rom. Boston/Leiden 2005.
Haalebos, J. K.: Neues aus Noviomagus. Archäologisches Korrespondenzblatt. Band 20, 1990, S. 193–200;
Hagemann, A.: (Red.): „Euthanasie" im NS-Staat: Grafeneck im Jahr 1940. Stuttgart 2000.
Hahn, E., Medizinalgesetzgebung in Kursachsen. in: Ärzteblatt Sachsen, Ärzteblatt Sachsen 2007, S. 569ff.;
Hahn, J., Antonius Musa, in: Leven, K.-H., Antike Medizin Ein Lexikon, München 2005, Sp. 62;
Hahn, J., Archagathos, in: Leven, K.-H.: Antike Medizin. Ein Lexikon. S. o. Sp. 79;
Hahn, J.: Garizim und Ebal. In: Theologische Realenzyklopädie (TRE) Bd. 12, Berlin 1984;
Hahn, J., Scribonius Largus, in: Leven, K.-H.: Antike Medizin. Ein Lexikon, München 2005, Sp. 786;
Hahneman, G. M.: The Muratorian Fragment and the Development of the Canon. Oxford 1992.
Hamacher, U. G.: Senecas 82. Brief an Lucilius. Leipzig 2006.
Hanslik, R.: Augustus. In: KIP, Bd. 1, Stuttgart 1979, Sp. 744–754;
Hanslik, R.: Aelius II. 12. In: KIP, Bd. 1, Stuttgart 1979, Sp. 89;
Hanslik, R.: Baebius II. Nr. 12. In: KIP, Bd. 1, Stuttgart 1979, Sp. 801;
Hanslik, R.: Britannicus. In: KIP, Bd. 1, Stuttgart 1979 Sp. 948–949;
Hanslik, R.: Caecina II.1. In: KlP, Bd. 1, Stuttgart 1979, Sp. 990;
Hanslik, R.: Caligula. In: KIP, Bd. 1, Stuttgart 1979, Sp. 1015–1016;
Hanslik, R.: Claudius II. 39, In: KIP, Bd. 1, Stuttgart 1979, Sp.1215–1218;
Hanslik, R.: Clodius II, Nr. 10, in KIP, Bd. 1, Stuttgart 1979, Sp.1230–1231;
Hanslik, H.: Cluvius II. 2. In: KIP, Bd. 1, Stuttgart 1979, Sp. 1229;
Hanslik, R.: Domitianus 1. In: KIP, Bd. 2, Stuttgart 1979, Sp. 122–125;
Hanslik, R.: Domitius II 22, KlP, Bd. 2, Stuttgart 1979, Sp. 134;
Hanslik, R.: Drusus. II.1 In: KIP Bd. 2, Stuttgart 1979, Sp. 171;
Hanslik, R.: Drusus II.2 (D III), in KlP Bd. 2, Stuttgart 1979, Sp. 171;
Hanslik, R.: Epaphroditos Nr. 2; in: KlP, Bd. 2. Stuttgart 1979, Sp. 283;
Hanslik, R.: Fabius II, 10, in KIP Bd. 2, Stuttgart 1979, Sp. 497;
Hanslik, R.: Fabius III. 2, In: KIP, Bd. 2, Stuttgart 1979, Sp. 498;
Hanslik, R.: Flavius II 13. In: KIP, Bd. 2, Stuttgart 1979, Sp. 572–573;
Hanslik, R.: Flavius II 14. In: KIP, Bd. 2, Stuttgart 1979, Sp. 573;
Hanslik, R.: Flavius II 15. In: KIP, Bd. 2, Stuttgart 1979, Sp. 573;
Hanslik, R.: Flavius II. 22. In: KlP, Bd. 2 Stuttgart 1979, Sp. 574;
Hanslik, R.: Galba 2. In: KIP, Bd. 2, Stuttgart 1979, Sp. 670–672;
Hanslik, R.: Galerius, C. G. 1. In: KIP, Bd. 2, Stuttgart 1979, Sp. 676;
Hanslik, R.: Germanicus 2. In KIP, Bd. 2, Stuttgart 1979, 767–770;
Hanslik, R.: Halotus. In: KIP, Bd. 2, Stuttgart 1979, Sp. 927;
Hanslik, R.: Helvidius Priscus Nr. 2. In: KIP, Bd. 2, Stuttgart 1979, Sp. 1017–1018;
Hanslik, R.: Helvidius Priscus Nr. 3. In: KIP, Bd. 2, Stuttgart 1979, Sp. 1018;
Hanslik, R.: Iulius II. Nr 92. In: KIP. Bd. 5, Stuttgart 1979, Sp. 1537–1538;

Hanslik, R.: Iunius II, 2, in KIP, Bd. 2, Stuttgart 1979, Sp. 1557;

Hanslik, R.: Iunius II, 3, in KIP, Bd. 2, Stuttgart 1979, Sp. 1557;

Hanslik, R.: Iunius II, 4, in KIP, Bd. 2,Stuttgart 1979, Sp. 1557–1558;

Hanslik, R.: Iunius II. 17, In: KlP, Bd. 2, Stuttgart 1979, Sp. 1560;

Hanslik. R.: Livia 2. In: KIP, Bd. 3, Stuttgart 1979, Sp. 687–688;

Hanslik. R.: Livia 3. In: KIP, Bd. 3, Stuttgart 1979, Sp. 688–689;

Hanslik, R., medicus, in KIP, Bd. 3, Stuttgart 1979, Sp. 1128;

Hanslik, R.: Munatius 44, in: RE, Bd. XVI, 1 Stuttgart 1999, Sp. 468;

Hanslik, R.: Nero Nr. 2. In: KIP, Bd. 4. Stuttgart 1979, Sp. 71–73;

Hanslik, R.: Phaon, Nr. 2, in KIP Bd. 2, Stuttgart 1979, Sp. 710;

Hanslik, R.: Plautius II, 3 in KIP Bd. 4, Stuttgart 1979, Sp. 910;

Hanslik, R.: Plinius 2, in: KIP Bd. 4, Sp. Stuttgart 1979, 937–938;

Hanslik, R.: Tiberius 1. In: KIP, Bd. 5, Stuttgart 1979, Sp. 814–818;

Hanslik, R.: Tigellinus. In: KlP, Bd. 5. Stuttgart1975, Sp. 824–825;

Hanslik, R.: Titus, Nr. 2. In: KIP, Bd. 5, Stuttgrt 1979, Sp. 874–876.

Hanslik, R.: Veranius 2, in: KIP Bd. 5, Stuttgart 1979, Sp. 1184;

Hanslik, R.: Vespasianus. In: KIP, Bd. 5, Stuttgart 1979, Sp. 1224–1226;

Hanslik, R.: Vibius. In: Realenzyklopädie des Altertums (RE), Band XVI, Stuttgart 1935;

Hartmann, E.: Homosexualität. In: DNP Bd. 5, 1998, Sp. 703–707;

Hauschildt, F.: Rechtfertigung heute. Warum die zentrale Einsicht Martin Luthers zeitlos aktuell ist. Hannover 2008.

Healy, P.: Flavia Domitilla. In: Catholic Encyclopedia, Bd. 6. New-York 1909;

Hegi, G, Thellung A.: Conium, in: Illustrierte Flora von Mittel-Europa mit besonderer Berücksichtigung von Deutschland, Oesterreich und der Schweiz zum Gebrauche in den Schulen und zum Selbstunterricht, Bd. V, 2, 2. Berl./Hameln 1966.

Hegselmann, R. Merkel, R. (Hrsg.): Zur Debatte über Euthanasie. Beiträge und Stellungnahmen. Ffm. 1992².

Heldmann, K.: Sine ira et studio. Das Subjektivitätsprinzip der römischen Geschichtsschreibung und das Selbstverständnis antiker Historiker. München (Zetemata. 139) 2011.

Heil, Chr.: Die Ablehnung der Speisegebote durch Paulus. Zur Frage nach der Stellung des Apostels zum Gesetz. Weinheim 1994.

Heinze, W.: Medizin und Religion in der Spätantike, in: Dinzelbacher, P. (Hrsg): Mystik und Natur: Zur Geschichte ihres Verhältnisses vom Altertum bis zur Gegenwart. Berlin 2009.

Helck, H., Alexandreia 1. In: KlP, Bd. 1, Sp. 244–245;

Hemelrijk, E. A.: Matrona Docta: Educated Women in the Roman Élite from Cornelia to Julia Domna. London 2004.

Hengel, M.: Die vier Evangelien und das eine Evangelium von Jesus Christus: Studien zu ihrer Sammlung und Entstehung. Tübingen 2008.

Hengel, M.: Die Zeloten. Untersuchungen zur jüdischen Freiheitsbewegung in der Zeit von Herodes I. bis 70 n. Chr., Leiden/Köln 1976².

Henning, D.: L. Aelius Seianus. Untersuchungen zur Regierung des Tiberius.München 1975.

Heringa, A. W. und Zwart, T.: De Nederlandse Grondwet. Zwolle 1991³.

Herold, G.: Innere Medizin Köln 2014.

Hersche, F.: Zwei Characterbilder: Über Diogenes von Sinope und Paetus. Luzern 1865.

Herz, P.: Die Arvalakten des Jahres 38 n. Chr. Eine Quelle zur Geschichte Kaiser Caligulas. Bonner Jahrbücher 181. Bonn 1981, S. 89–110.

Herzog-Hauser, G., Wotke, F.: Valerius 403, in: RE. Band VIII A, 1, Stuttgart 1955, Sp. 246–258;

Highet, G.: Juvenal the Satirist. Oxford 1954.

Hill, C. E..: The Debate Over the Muratorian Fragment and the Development of the Canon. Westminster Theological Journal 57, 1995, S. 437–452;

Hillenbrand, C.: Turkish Myth. and Muslim Symbol: The Battle of Manzikert. Edinburgh 2008.

Hinard F.: Les proscriptions de la Rome républicaine. Roma 1985.

Hirner, A.: Chirurgie. Stuttgart 2004.

Hirschmüller, M.: Der Zensus des Quirinius nach der Darstellung des Josephus. In: Jahrbuch für Evangelikale Theologie 8, 1994, S. 33–68;

Hirzel, R.: Der Selbstmord, Archiv für Religionswissenschaft Bd. XI (1908), Ndr. WBG: Darmstadt 1966.

Hoerster, N.: Sterbehilfe im säkularen Staat. Ffm. 1998.

Hoffmann, A., Wulf, U. (Hrsg.): Die Kaiserpaläste auf dem Palatin in Rom. Mainz 2004.

Hoffmann, Th. S., Knaup, M. (Hrsg.): Was heißt: In Würde sterben? Wider die Normalisierung des Tötens. Wiesbaden 2015.

Höber-Kamel, G.: Ägypten, ein Geschenk des Nil. Berlin 2009.

Höber-Kamel, G. (Hrsg.): Encyclopedia of the Archeologie of Ancient Egypt. London 1999.

Hofmann, D.: Suizid in der Spätantike. Stuttgart 2007.

Hoitsema, A. S.: Thrasea Paetus. Groningen 1852.

Holl, K., Kloft H., Fesser G.: Caligula - Wilhelm II. und der Caesarenwahnsinn: Antikenrezeption und wilhelminische Politik am Beispiel des „Caligula" von L. Quidde. Bremen 2001.

Holzberg, N.: Martial und das antike Epigramm. Darmstadt 2002.

Honoré, T.: Ulpian. Pioneer of Human Rights. Oxford 2002.

Van Hooff, A.: Ancient Euthanasia. `Good Death" and the Doctor in the Graeco-Roman World, in: Social Science and Medicine 58 (2004), S. S. 975–985;

Van Hooff, A.: „Euthanasie" in: Leven, K.-H.: Antike Medizin. Ein Lexikon. München 2005, Sp. 284–285;

Van Hooff, A.: From autothanasia to suicid. Self-killing in Classical-Antiquity, London, New- York 1990.

Van Hooff, A.: Nero & Seneca. De despoot en de denker. Amsterdam, 2010.

Van Hooff, A.: Vom „willentlichen Tod" zum „Selbstmord". Suizid in der Antike; in: Bähr, A., Medick, H., Köln 2005, s. o. S. 23–43;

Van Hooff, A.: Thanatos und Asklepios. Wie Arzte zum Tod standen. In: Schlich, Th./Wiesemann, C. (Hrsg.): Hirntod. Zur Kulturgeschichte der Todesfeststellung. Ffm 2001, S. 85- 101;

Van Hoof, A., Tod, in: Leven, K.-H.: Antike Medizin. Ein Lexikon. München 2005 Sp. 868–870;

Van Hooff, A.: Zelfdoding in de antieke wereld. Nijmegen 1990.

Van Hoof, A./Leven, K.-H., Kreuzigung, in: Leven, K.-H.: Antike Medizin. Ein Lexikon. ... s. o. Sp. 539–540;

Van Hoof, A./Wenskus, O., Selbstmord, in: Leven, K.- H.: Antike Medizin. Ein Lexikon. München 2005, Sp. 794–795;

Hoppe, R. u. Köhler, K. (Hrsg.): Das Paulusbild der Apostelgeschichte. Stuttgart 2009.

Hoppe, U. C. u. a.: Leitlinien zur Therapie der chronischen Herzinsuffizienz. Zeitschrift für Kardiologie, Bd. 94, Heft 8 (Z Kardiol. 94), 2005.

Horn, F. W.: Das Ende des Paulus. Historische, theologische und literaturgeschichtliche Aspekte. Berlin 2000.

Horn, F.: Biochemie des Menschen. Stuttgart 2005.

Horstkotte, H.: Die `Mordopfer' in Senecas Apocolocyntosis, in: Zeitschrift für Papyrologie und Epigraphik 77, 1989, S. 113–143;

Hose, M.: Cassius Dio: A senator and historian in the Age of Anxiety. In: Marincola, J. (Hrsg.): A companion to Greek and Roman Historiography. Oxford 2007, S. 461– 467;

Howald, E., Sigerist, H.: Antonii Musae De herba vettonica liber. Pseudoapulei herbarius. Anonymi de taxone liber. Sexti Placiti liber medicinae ex animalibus etc. (Corpus medicorum latinorum, 4). Leipzig 1927.

Hölbl, G.: Geschichte des Ptolemäerreiches. Darmstadt 1994.

Höpfner, H.-P.: Die Universität Bonn im Dritten Reich: Akademische Biographien unter nationalsozialistischer Herrschaft. Bonn 1999.

Huß, W.: Ägypten in hellenistischer Zeit 332–30 v. Chr.. München 2001.

Huttner U.: Recusatio Imperii. Ein politisches Ritual zwischen Ethik und Taktik. Hildesheim 2004.

Hübner, H.: Der Präfektus Ägypti von Diokletian bis zum Ende der römischen Herrschaft. München 1952.

Hübner, H.: Galaterbrief. In: Theologische Realenzyklopädie. Nr. 12. Berlin 1984, S. 5–14;

Hülsen, Ch.: Aquae 38. In: RE, Bd. II, 1 Stuttgart 1895, Sp. 299 f..

Ihm, S., Gift, in: Leven, K.-H.: Antike Medizin. Ein Lexikon. München 2005, Sp. 358– 360;

Ihm, S., Themison v. Laodikeia, in: Leven, K.-H.: Antike Medizin. S. o. Sp. 849–415;

Ilberg, J.: Wann ist Galenos geboren? Sudhoffs Archiv 23 (1930), S. 289–292;

Immisch, O.: Zu Martial. Hermes 46, 1911, S. 481–517;

Imhof, P., Bertel: M.: Paulus auf Reisen. Abenteuerliche Entdeckungen auf den Spuren des Apostels. Augsburg 1995.

Jahn, R. G.: Der Römisch-Germanische Krieg (9–16 n. Chr.). Dissertation, Bonn 2001.

Jameson, S.: Augustus and Agrippa Postumus, in: Historia 24, 1975, S. 287–314;

Jameson, S.: Augustus and Agrippa Postumus. Hildesheim 2004.

Jankowski, G. W. B.: Texte aus der Umwelt des Alten Testaments. Neue Folge, Band 1, Gütersloh 2004.

Jäger, E. J., Werner K., Rothmaler W.: Gefäßpflanzen Exkursionsflora von Deutschland. Bd. IV München 2005[19].

Jericke, D., Omri in: Das Bibellexikon 2011 http://www.bibelwissenschaft.de/wibilex/das- bibellexikon/lexikon/sachwort/anzeigen/details/ omri (mit entsprechen Quellenangaben);

Joachim, G.: Thrasea Pactus. Lahr 1858.

John, C., G. Röhl: Kaiser Wilhelm II. „Eine Studie über Cäsarenwahnsinn" München 1989.

Jones, B. W.: The Emperor Domitian. Neuauflage. London 1993[2].

Jones, B. W.: Domitian and senatorial order. A prosopographical study of Domitian's relationship with the Senate, A. D. 81–96. Philadelphia 1979.

Jones, Ch. P.: Egypt and Judaea under Vespasian. Historia. Band 46, 1997, S. 249–253;

Kaiser, P. u. a.: Das Gift der Agrippina. Berlin 1984.

Kamann, M.: Todeskämpfe. Die Politik des Jenseits und der Streit um Sterbehilfe. Bielefeld 2009.

Kampmann, U.: Die Münzen der römischen Kaiserzeit. Regenstauf 2004.

Karow, Th./Lang, R.: Allgemeine und spezielle Pharmakologie und Toxikologie. Bergisch Gladbach 2000, S. 694 f.;

Karrer, P.: Lehrbuch der organischen Chemie, Stuttgart 1959[13].

Kaser, M.: Das römische Privatrecht. 2 Bände, Bd. 1: Das altrömische, das... München 1971[2](Handbuch der Altertumswissenschaft X 3.3.1/2).

Keisinger, Fl.: Die angebliche Verschwörung des L. Aelius Seianus und sein Sturz im Jahre 31. München 2002.

Kehne, P.: Germanicus. In: Reallexikon der Germanischen Altertumskunde Berlin/New-York 1998, Sp. 438–448;

Kemper, P.: Asklepios trifft Hippokrates. In: Die Geheimnisse der Gesundheit. Medizin zwischen Heilkunde und Heiltechnik. Ffm. 1994.

Kienast, D.: Augustus. Prinzeps und Monarch. Darmstadt 1999.

Kienast, D.: Clutorius Priscus. In Der Neue Pauly (DNP). Stuttgart 2003; zit. nach:

Kienast, D., (Neu-Esting). Clutorius Priscus. Brill's New Pauly. Antiquity volumes edited by: Hubert Cancik and Helmuth Schneider. Brill Online, 2015. Reference. 14 February 2015;

Kierdorf, W.: Fabius Rusticus, in: Der Neue Pauly (DNP). Bd. 4, Stuttgart 1998, Sp. 378;

Kindstrand J. F.: Demetrius the Cynic, in: Philologus 124, 1980, S. 83–98;

Kippenberg, H. G.: Samaria – Samarites. In KIP, Bd. 4, Stuttgart 1979, Sp. 1529–1530;

Kirchner, R.: Sentenzen im Werk des Tacitus. Stuttgart 2001.

Kirsch, J. P.: Sts. Nereus and Achilleus, Domitilla and Pancratius. In: Catholic Encyclopedia, Bd. 10. New-York 1911;

Klee, E.: „Euthanasie" im NS-Staat. Die „Vernichtung lebensunwerten Lebens". Ffm. 1983, Ffm. 2010².

Klee, E.: Das Personenlexikon zum dritten Reich: Wer war was vor und nach 1945? Ffm. 2003

Klee, E.: In memoriam Hans Diller, in: Christiana Albertina Bd. 9, Kiel 1977, S. 1–13; Kleijn-Eijkelestam, G. de: C. Licinius Mucianus, Vespasian's Co-ruler in Rome, in: Mnemosyne.

A Journal of Classical Studies, 66(3), (2013), S. 433–459;

Kleijn-Eijkelestam, G. de: C. Licinius Mucianus, Leader in time of Crisis. Historia, 58(3)(2009), S. 311–324;

Klein, H.: Barmherzigkeit gegenüber den Elenden und Geächteten. Neukirchen-Vluyn 1987.

Klie, Th., Student, J.-Chr.: Sterben in Würde. Auswege aus dem Dilemma der Sterbehilfe. Freiburg i. Br. 2007.

Kloft, H.: Caligula. L. Quidde und der Cäsarenwahnsinn. In: Effe, B., Glei, R. F.(Hrsgg.): Genie und Wahnsinn. Konzepte psychischer 'Normalität' und 'Abnormität' im Altertum. Trier 2000, S. 179–204;

Knoche, U.: Der Philosoph Seneca. Ffm. 1933.

Koestermann, E.: Tacitus. Annalen. 4 Bde., Heidelberg 1963–1968.

Kokkinos, N.. Antonia Augusta. Portrait of a Great Roman Lady. London 1992.

Kollesch, J.: Antike Heilkunst – Ausgewählte Texte. Stuttgart 2007.

Kollesch, J.: Medizin. In: Der kleine Pauly (KIP), Bd. 5 (Nachträge), Sp. 1624–1621;

Kollmann, B.: Jesus und die Christen als Wundertäter. Göttingen 1995.

Kollmann, B.: Jesus und die Christen als Wundertäter. Studien zu Magie, Medizin und Schamanismus in Antike und Christentum. Göttingen 1996.

Kollmann, B.: Neutestamentliche Wundergeschichten. Stuttgart 2007

Kollmann, B.: Neutestamentliche Wundergeschichten. Biblisch-Theologische Zugänge und Impulse für die Praxis. Stuttgart: 2011³.

Kollmann, B.: Neues Testament kompakt. Stuttgart 2014.

Kollmann, B.: Totenerweckungen in der Bibel – Ausdruck von Protest und Zeichen der Hoffnung, in: Zenger, E. / Ebner M.: Leben trotz Tod (JBTh 19/2004) Neukirchen-Vluyn 2005.

Kollmann, B.: Lukas, in: http://www.ev.theologie.uni-mainz.de/zimmermann/wunderkompendium /downloads/texte_band_2 _ wunder_apostel/100_einleitung_apg_kollmann_07- 02-11.pdf (2014);

Kollmann, B., Schnelle, U.: Paulus als Windertäter, in: Paulinische Christologie. Göttingen 2000.

König, J., Kastration, in: Leven, K.-H.: Antike Medizin. Ein Lexikon. München 2005, Sp. 360 f.;

Kornemann, E.: Römische Geschichte Band II. Stuttgart 1992.

Kornemann, E.: Tiberius. Ffm. 1960.

Korten, Chr.: Ovid, Augustus und der Kult der Vestalinnen. Ffm. 1992.

Kortmann, C. A. J. M.: Constitutioneel recht. Deventer 2001[4].

Kortmann, C.: Ovid, Augustus und der Kult der Vestalinnen. Ffm. 1992.

Kottek, S., Josephus Flavius, in: Leven, K.-H. Hrsg.: Antike Medizin. Ein Lexikon. München 2005, Sp. 471–472;

Kottek, S., Jüdische Medizin, in: Leven, K.-H.: Antike Medizin. S. o. Sp. 473–475;

Kraft K.: Der politische Hintergrund von Senecas Apocolocyntosis, in Historia 15,

1966, S. 96–122;

Kraus, F. X.: Der Briefwechsel Pauli mit Seneca. Ein Beitrag zur Apokryphen-Literatur. Theologische Quartalschrift 1867.

Kraus, H.-J.: Gottesdienst in Israel. Grundriß einer Geschichte des alttestamentlichen Gottesdienstes. München 1962[2].

Krause, M.-F. M.: Domus Tiberiana. Analyses stratigraphiques et céramologiques. Oxford 2002.

Krause, Cl.: Die Domus Tiberiana. In: Hoffmann, A., Wulf U., (Hrsg.): Die Kaiserpaläste auf dem Palatin in Rom. Mainz 2004.

Kraut, J. A., Kurtz, I.: Toxic Alcohol Ingestions: Clinical Features, Diagnosis, and Management, Clin J Am Soc 2008.

Kremer, J.: Lazarus. Die Geschichte einer Auferstehung. Text, Wirkungsgeschichte und Botschaft von Joh 11, 1–46. Stuttgart 1985.

Kroll, W.: Plinius d. Ä., in: RE, Bd. XXI Stuttgart 1951, Sp. 270–439;

Krüger, J.: Nero. Der römische Kaiser und seine Zeit. Köln 2012.

Kubiciel, M.: Gott, Vernunft, Paternalismus – Die Grundlagen des Sterbehilfeverbots. Juristische Arbeitsblätter 2011, S. 86–91;

Kudlien, F.: Archigenes, in: KIP, Bd. 1, Stuttgart 1979, Sp. 507;

Kudlien, F.: Dioskurides 5. In: KIP, Bd. 2, Stuttgart 1979, Sp. 91;

Kudlien, F.: Heras, in: KIP, Bd. 2, Stuttgart 1979, Sp. 1053;

Kudlien, F.: Medicus 2. In: KIP, Bd. 3, Stuttgart 1979, Sp. 1130;

Kudlien, F.: Soranos, in: KIP, Bd. 5, Stuttgart 1979, Sp. 283;

Kudlien, F.: Die Stellung des Arztes in der römischen Gesellschaft. Stuttgart 1986.

Kuhoff, W.: Quirinius, P. Sulpicius. In: Biographisch-Bibliographisches Kirchenlexikon (BBKL). Bd. 7, Herzberg 1994;

Kunkel, W.: Die römischen Juristen. Herkunft und soziale Stellung. Köln 2001[2].

Kunkel, W.: Römische Rechtsgeschichte. Köln 2001.

Kunkel, W./Honsell, H.: Römisches Recht. Berlin 1987[4].

Kunkel, W.: Quaestio: in: RE, Bd. XXIV. Stuttgart 1963, Sp. 720–786;

Kunkel, W./Schermaier, M.: Römische Rechtsgeschichte. Köln u. a. 2001[13].

Kunkel, W. Wittmann, R.: Staatsordnung und Staatspraxis der römischen Republik. Zweiter Abschnitt: Die Magistratur. In: Handbuch der Altertumswissenschaft. Rechtsgeschichte des Altertums. Teil 3, Bd. 2, Abschn. 2: Die Magistratur. München 1995.

Kunst, Chr.: Livia. Stuttgart 2008.

Kurow, T./Lang, R.: Allgemeine und spezielle Pharmakologie und Toxikologie. Bergisch Gladbach 2000.

Kuyt, A., Necker G. (Hrsg.): Die Qaddish yitkele harba - Versionen und ihr Verhältnis zum biblischen Text. In: Orient als Grenzbereich? Wiesbaden 2007,

Kümmel, W. G.: Einleitung in das Neue Testament. Heidelberg 1983.

Kytzler, B.: Frauen in der Antike. Ffm. 1997.

Labbé, G.: De Varus à Quirinius... la Judée sous administration romaine directe dès la mort d` Hérode: une hypothèse exclue. Syria. Archéologie, Art et Histoire, Jg. 85, 2008.

Labisch, A., Dogmatiker, in: Leven, K.-H.: Antike Medizin. Ein Lexikon. München 2005, Sp.233–234;

Labisch, A./Koppitz, U., Hygiene, in: Leven, K.-H.: Antike Medizin. Ein Lexikon. München 2005 S. o. Sp. Sp. 444–447;

Lange, K., Podaleirios, in: Leven, K.-H.: Antike Medizin. Ein Lexikon. München 2005, Sp. 720–721;

Lange, K., Machaon, in: Leven, K.-H.: Antike Medizin. Ein Lexikon. München 2005, Sp. 579 –580;

Langer, A.: in http://www.spiegel.de/panorama/gesellschaft/mobile-sterbehilfe-in-den- niederlanden-besser-offene-barbarei-als-heimliche-sterbehilfe-a-818531.html (01.03.2012);

Laspe, D.: Actium. Die Anatomie einer Schlacht. In: Gymnasium. Band 114, 2007, S. 509- 522;

Lebeck, D. H., Wie lange soll man leben? Antike Einsichten und Erfahrungen, in: Kahrenberg, H. / Leitz, C. (Hrsg.) Heilkunde und Hochkultur II. Münster 2002, S. 257–276;

Leberl, J.: Domitian und die Dichter. Poesie als Medium der Herrschaftsdarstellung. Göttingen 2004.

Lefèvre, E.: Senecas Tragödien. Darmstadt 1972.

Lehmann, E.: Suizid aufgrund von Alter und Krankheit. Norderstedt 2011.

Lehnardt, A.: Qaddish. Untersuchungen zur Entstehung und Rezeption eines rabbinischen Gebetes. Tübingen 2002.

Lehnardt, A., Die Geschichte des Kaddisch-Gebets. In: Homolka, W. (Hrsg.): Liturgie als Theologie. Berlin 2005, S. 30–46;

Lehnardt, A., Die Qaddish yitkele harba-Versionen und ihr Verhältnis zum biblischen Text. In: Kuyt, A./ Necker, G. (Hrsgg.): Orient als Grenzbereich? Wiesbaden 2007, S. 51- 65;

Lehoux, D.: Egyptian Astrometerology. In: Astronomy, Weather and Calendars in the ancient World: Parapegmata and related Texts in classical and Near-Eastern societies. Cambridge 2007.

Leitlinien der Deutschen Gesellschaft für Rechtsmedizin: Regeln zur Durchführung der ärztlichen Leichenschau, AWMF – Leitlinien-Register Nr. 054/002, Stand 12/2012;

Lenhardt, F.: Blutschau. Untersuchungen zur Entwicklung der Hämatoskopie. Würzburg, Würzburger medizin-historische Forschungen, Bd. 22. 1986.

Leon, E. F.: Scribonia and her daughters. Transactions and Proceedings of the American Philological Association. Bd. 82, 1951, S. 168–175;

Lessing, M.: Handbuch der Geschichte der Medizin Taschenbuch. Berlin 2011.

Levi, M. A.: L´impero Romano (dalla bataglia di Azio alla morte di Theodosio I) in: Enciclopedia classica Sezione I: Storia e antichita, Vol II: Storia di Roma Torino 1963.

Leven, K.-H., Anästhesie, in: Leven, K.-H.: Antike Medizin. Ein Lexikon. S. o. Sp. 39–40;

Leven, K.-H., Aderlaß, in: Leven, K.-H., Antike Medizin. Ein Lexikon. S. o. Sp. 794–795;

Leven, K.-H.: Antike Medizin. Ein Lexikon. München 2005.

Leven, K.-H., Apollon, in: Leven, K.-H.: Antike Medizin. Ein Lexikon. S. o. Sp. 67–68;

Leven, K.-H., Beschneidung, in: Leven, K.-H.: Antike Medizin. S. o. Sp. 145;

Leven, K.-H., Dämonen, in: Leven, K.-H.: Antike Medizin. S. o. Sp. 206 f.;

Leven, K.-H., Diokles v. Karystos, in: Leven, K.-H.: Antike Medizin. Ein Lexikon. München 2005, Sp. 225–227;

Leven, K.-H., Epilepsie, in: Leven, K.-H.: Antike Medizin. Ein Lexikon. München 2006, Sp. 260–262;

Leven, K.-H., Erasistratos v. Keos, in: Leven, K.-H., Antike Medizin. Ein Lexikon. München 2005, Sp. 265–267;

Leven, K.-H., Fäulnis, in: Leven, K.-H.: Antike Medizin. Ein Lexikon. München 2005, Sp. 294– 295;

Leven, K. H., Galle, in: Leven, K.-H.: Antike Medizin. Ein Lexikon. München 2005, Sp. 322– 323;

Leven, K.-H., Herophilos, in: Leven, K.-H.: Antike Medizin. Ein Lexikon. München 2005, Sp. 407–409;

Leven, K.-H., Hippokratischer Eid, in: K.-H.: Antike Medizin. Ein Lexikon. München 2005, Sp. 284–285;

Leven, K.-H., Kanthariden, in: Leven, K.-H.: Antike Medizin. S. o. Sp. 483–484;

Leven, K.-H., Kunstfehler, in: Leven, K.-H.: Antike Medizin. Ein Lexikon. S. o. Sp. 545–547, insbes. Sp. 546;

Leven, K.-H., Leber, in: Leven, K.-H.: Antike Medizin. Ein Lexikon, München 2005, Sp. 559– 562;

Leven, K.-H., Römische Medizin, in: Leven, K.-H.: Antike Medizin. Ein Lexikon. S. o. Sp. 757– 759

Leven, K.-H., Schierling, in: Leven, K.-H.: Antike Medizin. S. o. Sp. 772–773;

Leven, K.-H., Thessalos v. Kos, in: in Leven, K.-H.: Antike Medizin. S. o. Sp. 861;

Leven, K.-H., Vespasian, in: Antike Medizin. Ein Lexikon., s. o. Sp. 903;

Levick, B.: Tiberius the Politician. London (Routledge) 1999².

Levick, B.: Vespasian. London 2008.

Lewis, N.: The Documents from the Bar Kokhba Period in the Cave of Letters: Greek Papyri, Aramaic and Nabatean Signatures and Subscriptions. Jerusalem1989.

Lichtenthaeler, C.: Der Eid des Hippokrates. Köln 1984.

Liebs, D.: Jurisprudenz. In: Sallmann, Kl.: Handbuch der lateinischen Literatur der Antike, Bd. 4: Die Literatur des Umbruchs. Von der römischen zur christlichen Literatur 117–284 n. Chr. München 1997.

Liebs, D.: Römisches Recht. Göttingen 2004⁶.

Lieven, A. v.: Der Himmel über Esna – Eine Fallstudie zur religiösen Astronomie in Ägypten am Beispiel der kosmologischen Decken- und Architravinschriften im Tempel von Esna. Wiesbaden 2000.

Lindner, R.: Mythos und Identität. Studien zur Selbstdarstellung kleinasiatischer Städte in der römischen Kaiserzeit. Stuttgart 1994.

Long, G.: Paulus, Julius, Roman jurist 2. In: W. Smith (Hrsg.): Dictionary of Greek and Roman Biography and Mythology. Boston 1870;

Longo, Fauci, Kasper, Hauser, Jamesen, Loscalzo (Hrsgg.): Harrisons Innere Medizin. Berlin 2012.

Lovano, M.: The age of Cinna. Crucible of late republican Rome. Stuttgart 2002.

Löwe, G. Stoll, A. H.: Die Antike in Stichworten. Leipzig 1966,1976.

Lunshof, E. J./Simon, A., Die Diskussion um Sterbehilfe und Euthanasie in Deutschland von 1945 bis in die Gegenwart, in: Frewer, A. Eickhoff, Cl. (Hrsg.): 'Euthanasie' und die aktuelle Sterbehilfe-Debatte... s. o. Ffm. 2000, S. 237–249;

Lynom, R./White, I. T.: The History of the Roman Emperors: From Augustus to the Death of Marcus Antoninus. London 1850.

Magen, Y., Misgav, H.: Mount Gerizim Excavations. Bd. 1: The Aramaic, Hebrew and Samaritan Inscriptions. Jerusalem 2004.

Mahmoud, A. A. F., Schistosomiasis und andere Trematodeninfektionen, in: Longo, Fauci, Kasper, Hauser, Jamesen, Loscalzo: Harrisons Innere Medizin. Berlin 2012, Bd. 2.

Maier, H.: Giftpfeilhagel und Raupendermatiti, in: Ärztewoche 16 (28) 2002;

Maier, R.: Das römische Kochbuch des Apicius. Stuttgart 1991.

Malitz, J.: „O puer qui omnia nomini debes“ Zur Biographie Octavians bis zum Antritt seines Erbes. In: Gymnasium. Band 111, 2004, S. 381–409;

Manuwald, B.: Cassius Dio und Augustus. Philologische Untersuchungen zu den Büchern 45–56 des dionischen Geschichtswerkes. Wiesbaden 1979.

Maranon, G.: Tiberius. München 1952

Marasco, G., Augustus, in: Leven, K.-H.: Antike Medizin. S. o. Sp. 128;

Marasco, G., Arzthonorar, in: Leven, K.-H.: Antike Medizin. S. o. Sp. 104–105;

Marasco, G., Cassius, in: Leven, K.-H.:Antike Medizin. S. o. Sp. 187;

Marasco, G., Eudemos [2] in: Leven, K.-H.: Antike Medizin. S. o., Sp. 280;

Marasco, G., Kur, in: Leven, K.-H., s. o. Sp. 547–548;

Marasco, G., Mithridates, in: Leven, K.-H.: Antike Medizin. S. o. Sp. 621–622;

Marasco, G., Verschwörung, in: Leven, K.-H.: Antike Medizin. Ein Lexikon. S. o. Sp. 900–902;

Marasco, G., Xenophon v. Kos, in: Leven, K.-H.: Antike Medizin. S. o. Sp. 930;

Marasco, G., Zopyros v. Alexandria, in: Leven, K.-H.: Antike Medizin. Ein Lexikon. München 2005, Sp. 938–939;

Marincola, J.: A companion to Greek and Roman Historiography. Hoboken (N J.) 2010.

Mariotti, Sc., Afranius 3. In KIP, Bd. 1. Stuttgart 1979, Sp 108;

Marsch, F. B.: The Reign of Tiberius. Oxford 1931.

Martin, J.: Die Popularen in der Geschichte der späten Republik (als Diss.) Stuttgart 1988.

Maurach, G.: Seneca. Leben und Werk. Darmstadt 2005⁴.

Maurach, G. (Hrsg.): Seneca als Philosoph. Darmstadt 1987².

Maurach, G.: Lucius Annaeus Seneca, in: Ders., Geschichte der römischen Philosophie. Darmstadt 2007³, S. 105-129.

Mayer, J. G.: Die Blutschau in der spätmittelalterlichen deutschen Diagnostik, Sudhoffs Archiv 72. Stuttgart 1988.

Mayer-Maly, Th.: Gaius 1. In: KIP, Bd. 2, Stuttgart 1979, Sp. 660–662;

Mazal, O.: Pflanzen – Wurzeln – Säfte – Samen. Antike Heilkunst in Miniaturen des Wiener Dioskurides. Graz 1981.

Mazar, B., Dothan, T. and Dunayevsky, I.: The First and Second Seasons of Excavations. En-Gedi 1966.

Mazzini, I.. Due testimoniane altomedievali inedite di Scribonio Largo, in: Rivista di filologia e di istruzione classica 111 (1983), S. 158–170;

McConnell, T.: Inalienable Rights: The Limits of Consent in Medicine and Law, Oxford 2000.

Mc. Crumm, M. and Woodhead, A. G.: Select Documents of the principates of the Flavian emperors, Cambrigde 1966.

Medicus, M.: quaestio. In KIP, Bd. 4, Stuttgart 1979, Sp. 1287–1288;

Mehl, E.: Kos. In KIP, Bd. 3, Stuttgart 1979, Sp. 312–316;

Meissner, E.: Sejan, Tiberius und die Nachfolge im Prinzipat. Erlangen 1968.

Mekacher, N.: Die vestalischen Jungfrauen. Wiesbaden 2006.

Mellor, R.: Tacitus. London 1993.

Mellein, R., Pharsalia in: Kindlers Literaturlexikon Bd. 17, München 1986 ff., S. 7444;

Merivale, C.: History of the Romans under the Empire Cambridge 1865.

Meyer, D., Alexandria, in: Leven, K.-H.: Antike Medizin. Ein Lexikon. München 2005, Sp. 29 –30;

Meyer, E.: Römischer Staat und Staatsgedanke Zürich 1964³.

Meyer, E., Epidauros, in KIP, Bd. 2, Stuttgart 1979, Sp. 303–305;
Meyer, E., Kos, in KIP, Bd, 3, Stuttgart 1979, Sp. 312–314;
Meyer, E.: Tarpeia. In KIP., Bd. 5, Stuttgart 1979, Sp. 522;
Meyer H.: Giftpfeilhagel und Raupendermatitis. Ärztewoche 16, 2002.
Meylan Krause: Domus Tiberiana. Analyses stratigraphiques et céramologiques. Oxford 2002.
Michel, O. und Bauernfreund, O.: De bello Judaico – Der jüdische Krieg, Darmstadt 1959.
Miletto, G.: https://www.bibelwissenschaft.de/stichwort/30916/ (erstellt: Sept. 2009);
Millar, F.: A Study of Cassius Dio. Oxford 1964.
Minns, D.: Irenaeus. An introduction. London 2010².
Model, O., Creifels C.: Staatsbürger-Taschenbuch. München 2012³³.
Moeschlin, S.: Klinik und Therapie der Vergiftungen. Stuttgart 1985.
Moles, J.: Honestius Quam Ambitiosius? An Exploration of the Cynic's Attitude to Moral Corruption in His Fellow Men, in: The Journal of Hellenic Studies 103, 1983, S. 103–123;
Moltesen, M. A.: Agrippina Minor. Life and Afterlife – Liv og eftermaele. Copenhagen 2007.
Moog, P. F.: Herophilos von Kalchedon. In: Gerabek, W. E. (Hrsg.): Enzyklopädie Medizingeschichte. Berlin 2004, S. 575–579;
Moog, P. F., Zwischen Medizin und Ethik – Ärzte am Hofe des römischen Kaisers Claudius, in: Fachprosaforschung – Grenzüberschreitungen, Baden Baden, Bd. 2/3, 2007, S. 9– 28;
Moog, P. F., Eine Lanze für Ovid – Anmerkungen zu `Metamorphosen´IV, 119–123, in: Würzburger medizinhistorische Mitteilungen 23, 2004, S. 7–18;
Mosello, R. u. a.: Lago di Bolsena (Mittelitalien): eine Aktualisierung. Studie über seine Wasserchemie. Journal für Limnologie 63, 2004, (1), S. 1–12;
Mosshammer, A.: The Chronicle of Eusebius and the Greek Chronographic Tradition. Lewisburg PA 1979.
Mostar, H.: Frech und Frivol nach Römersitte M. Val. Martialis' Epigramme. In: Carsten Schmieder: Zur Konstanz erotischer Erfahrung. Martial, Juvenal, Berlin 2006.
Mommsen, Th.: Cornelius Tacitus und Cluvius Rufus. In: Hermes 4, 1870, S. 295–325;
Mommsen, Th.: Römisches Strafrecht. (Systematisches Handbuch der deutschen Rechtswissenschaft, Abt. 1, Teil 4), 2. Nd. der Ausgabe Leipzig 1899. Aalen 1990.
Mratschek-Halfmann, S.: Divites et Praepontes. Stuttgart 1983.
Mueller-Goldingen, Chr.: Satire und Philosophie: Zu Juvenals 10. Satire. Berlin 2006.
Murison, C. L.: Galba, Otho and Vitellius: Careers and Controversies. Hildesheim u. a. 1993.
Murmann, U.: Mittelbare Täterschaft, Juristische Arbeitsblätter (JA) 2008, 321;
Mutschler, B.: Irenäus als johanneischer Theologe. Studien zur Schriftauslegung bei Irenäus von Lyon. Tübingen 2004.
Mutschler, B.: Das Corpus Johanneum bei Irenäus von Lyon. Studien und Kommentar zum dritten Buch von Adversus Haereses. Tübingen 2006.
Müller A. M.: Die Selbsttötung in der Lateinischen Literatur der Kaiserzeit bis zum Ende des I. Jahrhunderts n. Chr., Zürich 2003.
Nagl, A.: Salvius 21. In: RE. Bd. I A,2 Stuttgart 1920, Sp. Sp. 2035–2055;
Naphtali, L.: The Documents from the Bar Kokhba Period in the Cave of Letters: Aramaic and Nabatean Signatures and Subscriptions. Judean Desert Studies; 2. Greek Papyri, Jerusalem, Israel Exploration Society, 1989.
Neumann, A.: Cohors. In KIP, Bd. 1, Stuttgart 1979, Sp. 1242–1243;
Neumann, A.: Donativum. In: KIP, Bd. 2, Stuttgart 1979, Sp. 139;
Neumann, A.: Tribunus, 3 u. 4; in: KlP Bd. 5, Stuttgart 1979, Sp. 947;

Nutton, V.: Ancient Medicine. London, N. Y. 2004.

Nutton, V.: Antonius. II, 19. In: DNP, Bd 1. Stuttgart 1996, Sp. 816;

Nutton, V.: Charmis. In: DNP. Brill Online, 2015;

Obermayer, H. P.: Martial und der Diskurs über männliche "Homosexualität" in der Literatur der frühen Kaiserzeit. Tübingen, Classica Monacensia Bd. 18, 1998.

Osborn, E. F.: Irenaeus of Lyons. Cambridge 2001.

Osgood, J.: Claudius Caesar: Image and power in the early Roman Empire. Cambridge 2011.

Oser-Grote, C. M., Archigenes v. Apameia, in Leven, K.-H.: Antike Medizin. München 2005, Sp. 80;

Oser-Grote, C., Celsus, in Leven, K.-H.: Antike Medizin. Ein Lexikon, München 2005, Sp. 189- 191;

Oser-Grote, C., Demokrit, in: Leven, K.-H.: Antike Medizin. Ein Lexikon. München 2005, Sp. 213-214;

Oser-Grote, C., Empedokles, in: Leven, K.-H., Antike Medizin. Ein Lexikon. München 2005, Sp. 251–252;

Oser-Grote, C., Hippokratischer Eid, in: Leven, K.-H.: Antike Medizin. S. o. Sp. 420–423;

Oser-Grote, C., Prodikos, in Leven, K.-H.: Antike Medizin. Ein Lexikon. München 2005, Sp. 727 - 728;

Oser-Grote, C., Pythagoras, in: Leven, K.-H., Antike Medizin. Ein Lexikon. München 2005, Sp. 742;

Oser-Grote, C., Thessalos v. Tralles, in: Leven, K.-H.: Antike Medizin. Ein Lexikon. S. o. Sp. 861 f.;

Önnerfors, A.: Das medizinische Latein von Celsus bis Cassius Dio Felix In: Haase W. / Temporini: Aufstieg und Niedergang der römischen Welt Geschichte und Kultur Roms im Spiegel der neueren Forschung Bd. II.34.1 Berlin / New-York 1993.

Pagán, V. E.: A Companion to Tacitus. Malden 2012.

Pabst, A., Dahlheim, W.: „... ageret faceret quaecumque e re publica censeret esse" Annäherungen an die lex de imperio Vespasiani. Festschrift Robert Werner zu seinem 65. Geburtstag. Konstanz, Xenia 22, 1989, S. 125–148;

Pecci M., D'Agata, C. & Smiraglia C., Ghiacciaio del Calderone (Apennines, Italy): the mass balance of a shrinking Mediterranean glacier. (IT ISSN 1724-4757, 2008)

http://www.lochstein.de/hoehlen/I/Abruzzen/_vti_cnf/.

Pellegrin, P. (Hrsg.): Intern. Hippokrates Kolloquiums (Kloster Banz, Sept. 1993). Hildesheim 1996.

Perkounig, C. M.: Livia Drusilla - Iulia Augusta. Das Porträt der ersten Kaiserinnen Roms. Köln/ Weimar/Wien 1995.

Peter, B.: http://www.dr-bernhard-peter.de/Apotheke/Gifte/Coniin.htm 2013.

Pettinger, A.: Prosopographia Imperii Romani, Pars VII, Fasciculus II. Berlin 2006.

Pettinger, A.: The Republic in Danger: Drusus Libo and the Succession of Tiberius. Oxford und New York 2012.

Pfeiffer, St.: Die Zeit der Flavier. Vespasian, Titus, Domitian. Darmstadt 2009.

Piepenbrink, K: Antike und Christentum. Darmstadt 2007.

Plass, P.: The Game of Death in Ancient Rome: Arena Sport und Political Suicide. Madison (Wisconsin)1995.

Potthoff, Th.: Euthanasie in der Antike (Diss. med.). Münster 1982.

Power, T.; / Gibson R. K.: Suetonius the Biographer. Oxford 2014.

Pöhlmann, H. G.: Abriß der Dogmatik. Ein Kompendium. Gütersloh 2002^{6}.

Pötzsch, B.: Antikoagulation. Stuttgart 2013.

Pormann, P. E.: Rufus of Ephesus. On Melancholy. Tübingen 2008.

Preisendanz, K.: Papyri Graecae magicae. Die griechischen Zauberpapyri: Bibliotheca Teubneriana Stuttgart 2001.

Prinz, A.: Der erste Christ. Die Lebensgeschichte des Apostels Paulus. Weinheim 2007.

Putz, T, K.: Der Tod des Seneca von Beat Schönegg. München 2009. in:

http://www.fachdidaktik.klassphil.uni-muenchen.de/forschung/seminarer traege/roemerroman/putz_2.pdf (2005);

Quidde, L.: Caligula. Eine Studie über den römischen Caesarenwahnsinn. Berlin 1894.

Radke, G.: Brundisium, in: KlP, Bd. 1, Sp. 952–953;

Radke, G.: Mansio, in: KlP Bd. 3, Stuttgart 1979, Sp. 967;

Radke, G.: Misenum, in: KIP, Bd. 3, Stuttgart 1979 1347–1348;

Radtke, G.: Tarpeium saxum, in: KIP, Bd. 5, Stuttgart 1979, Sp. 522–523;

Ragaz, L.: Die Gleichnisse Jesu. Seine soziale Botschaft. Gütersloh 1985.

Reignier, C.: The River Jordan: An Illustrated Guide from Bible Days to the Present, Kitchener, H. Kregel, H.Publications. Conder, Claude Reignier. London 1882.

(Illustrated ed.).

Reinmuth, O. W.: The prefect of Egypt from Augustus to Diokletian. Leipzig, Aalen 1963[3].

Reiprich, T. u. a.: Josephus und das Neue Testament. Tübingen 2007.

Remco Nehmelman: Wissenschaft vom Verfassungsrecht: Niederlande. In: A. v. Bogdandy, P. Cruz Villalón, P. M. Huber (Hrsg.): Handbuch Ius Publicum Europaeum (IPE). Heidelberg 2008, Bd. II, S. 613–635;

Richardson, L.: Nola. In: R. Stillwell u. a. (Hrsg.): The Princeton Encyclopedia of Classical Sites. Princeton, N.J. 1976.

Richardson, L.: The Princeton Enzyklopedia of Classical Sites. Princeton N. J. 1976.

Ricken, F.: Die Anfänge der griechischen Medizin. In: Philosophen der Antike I. Stuttgart, Berlin, Köln 1996.

Riccobono, S.: Fontes iuris Romani antejustiniani, I. Firenze 1941.

Riesner, R.: Die Frühzeit des Apostels Paulus. Studien zur Chronologie, Missionsstrategie und Theologie. Tübingen 1994.

Riesner, R. u. a.: Nazareth, in: Neues Bibel-Lexikon, Bd. 2, Zürich 1995.

Rilinger, R.: Leben im Alten Rom. Folterung von Sklaven. München 1989.

Ritter, H. W.: Livias Erhebung zur Augusta. Chiron 2, 1972, 313ff..

Ritter, H. W.: Cluvius Rufus bei Josephus? Rheinisches Museum 115, 1972, S. 86ff.;

Rhinow, R.: Die neue Verfassung in der Schweiz. In: Der Staat. Zeitschrift für Staatslehre und Verfassungsgeschichte, deutsches und europäisches Öffentliches Recht, 41. Bd., 2002, S. 575–596;

Riha, O., Blei, in: Leven, K.-H.: Antike Medizin. S. o. Sp. 163;

Robinson, G.: Penal practice and penal policy in ancient Rome. London, New-York 2007.

Robinson, G.: Origins and Development of the Old Testament Sabbath. Indian Society for Promoting Chr. Knowledge (1. Auflage 1998) London, New-York 2008.

Rocke, H.: Der reiche Mann und Lazarus. Pforzheim 1988.

Roelcke, V./Hohendorf, G./Rotzoll, M., Psychiatrische Forschung, „Euthanasie“ und der „Neue Mensch“: Zur Debatte um Menschenbild und Wertsetzungen im Nationalsozialismus, in: Frewer, A. Eickhoff, Cl. (Hrsg.): 'Euthanasie' und die ak- tuelle Sterbehilfe-Debatte... s. u. Ffm. 2000, S. 193–217;

Rohden, P. v.: Acilius (40). In: RE, Bd. I, 1, Stuttgart 1893.

Rohden, P. v.: Aelius 133. In: RE, Bd. 1, Stuttgart 1893, Sp. 529–531;

Rohden, P. v.: Anteius 4. In RE, Band I, 2, Stuttgart 1894, Sp. 2349;

Rohrmann, L./Widdra, K.: L. Annaeus Seneca: Epistulae morales ad Lucilium, Auswahl mit Wort- und Sacherläuterungen, Arbeitskommentar und Zweittexte, Stuttgart 1972 ff..

Röhl, J.: Kaiser Wilhelm II.. Eine Studie über Caesaren-Wahnsinn. München 1989.

Roscher, W. H. (Hrsg.): Oinone 2. In: Ausführliches Lexikon der griechischen und römischen Mythologie. Band 3, 1, Leipzig 1902;

Rose, K. F. C.: The Date and Author of the Satyricon. Leiden 1971.

Rossenrath, N., Schetter, K.: Dämonenaustreibungen in: https://www.uni-due.de/~gev 020/studweb/schetterer-heilungen3.htm (2015);

Rossbach, O.: Annaeus (17). In: RE, Bd. I, 2, Stuttgart 1894, Sp. 2240–2248;

Rostowzeff, M.: The Social & Economic History of the Roman Empire. Oxford: Clarendon Press, 1998, c1957 (Reprinted 1963, 1966, 1971, 1979, 1998).

Roth, L., Frank, H.: Giftpilze – Pilzgifte. Schimmelpilze – Mykotoxine. Vorkommen – Landsberg/Lech 1990. Hamburg 2001.

Rothmaler, W. (Begr.), Jäger, E. J., Werner, K. (Hrsg.): Exkursionsflora von Deutschland. Bd. 4. Gefäßpflanzen. München/Heidelberg 2005[10].

Rotondi, G.: Leges publicae populi romani. Milano 1912.

Rozelaar, M.: Seneca. Eine Gesamtdarstellung. Amsterdam 1976.

Rutledge, S. H.: Imperial inquisitions. Prosecutors and informants from Tiberius to Domitian. London 2002.

Rutz, W.: Lucan. Darmstadt 1970.

Rutz, W.: Lucans 'Pharsalia' im Lichte der neuesten Forschung. Berlin, Aufstieg und Niedergang der römischen Welt. (ANRW) 1985.

Rüping, H.: Grundriss der Strafrechtsgeschichte. München 2011. (Handbuch)

Rüpke, J., Fasti sacerdotum: Die Mitglieder der Priesterschaften und das sakrale

Funktionspersonal römischer, griechischer, orientalischer und jüdisch-christlicher Kulte in der Stadt Rom von 300 v. Chr. bis 499 n. Chr. Bd. 1–3. Stuttgart 2005.

Rütten, Th.: Medizinethische Themen in den deontologischen Schriften des Corpus Hippocraticum, in: Médicine et morale dans l' antiquité, hrsg. v. H. Flashar und J. Jouanna, Vandceuvers-Genf 1997 (=Entretiens sur l' antiquité classique 43),

S. S. 65–120;

Rütten, Th.: Medizinethische Themen in den deontologischen Schriften des Corpus Hippocraticum (Sonderdruck) Wiesbaden 1997.

Sage, M.: Tacitus' Historical Works: A Survey and Appraisal. Bd. II.33.2. Berlin/New-York 1990, S. 851–1030;

Sailor, D.: Writing and Empire in Tacitus. Cambridge 2008.

Sallmann, K.: Plinius 1 (Gaius Plinius Secundus). In: KIP, Bd. 4, Stuttgart 1979, Sp. 928–936;

Santangelo, F.: Sulla, the elites and the empire: A study of Roman policies in Italy and the Greek east. Leiden/Boston 2007.

Van Sas, N. C. F. (Hrsg.): De eeuw van de Grondwet. Grondwet en politiek in Nederland, 1798–1917. Deventer 1998.

Schaller, B.: Philon 9. In KIP, Bd. 4, Stuttgart 1979, Sp. 771.

Schalles, Chr.: Die Vestalin als ideale Frauengestalt. Priesterinnen der Göttin Vesta in der bildenden Kunst von der Renaissance bis zum Klassizismus. 2 Bände. Göttingen 2002, 2003 (Diss. phil. Marburg).

Schalles, M.(Hrsg.): Colonia Ulpia Traiana. Xanten und sein Umland in römischer Zeit. Mainz 2008.

Schanz, M., Hosius, C.: Geschichte der römischen Literatur, Bd. 2. München 1971.

Schäfer, Chr.: Kleopatra. Darmstadt 2006.

Scheid, J.: Scribonia Caesaris et les Julio-Claudiens: Problèmes de vocabulaire de parenté. Mélanges de l'École Française de Rome. Antiquité 87, 1975, Sp. 349 ff..

Scheid, J.: Scribonia Caesaris et les Cornelii Lentuli. Bulletin de Correspondence Hellénique 100, 1976, S. 485-491;

Schlange-Schöningen, H.: Augustus. Darmstadt 2005.

Schlich, Th./Wiesemann, C. (Hrsg.): Hirntod. Zur Kulturgeschichte der Todesfeststellung. Ffm. 2001.

Schmal, St.: Tacitus. Hildesheim 2005.

Schmidt, G.: Seneca 2. In KIP, Bd. 5, Stuttgart 1979, Sp. 110–116;

Schmidt, P. L.: Excerpta Valesiana. In: Der Neue Pauly. Brill Online London 2015.

Schmidt, W. A.: Geschichte der Denk und Glaubensfreiheit. Berlin 1847.

Schmieder, C.: Zur Konstanz erotischer Erfahrung. Martial, Juvenal, Berlin 2006.

Schmithals, W.: Das Evangelium nach Lukas. Zürcher Bibelkommentare. Zürich 1980.

Schmitt, T.: In: Schmitt, T.; Schmitz, W.; Winterling, A. (Hrsgg.): Gegenwärtige Antike - antike Gegenwarten. Kolloquium zum 60. Geburtstag von Rolf Rilinger. München 2005, pp. 1–16;

Schmitthenner, W.: Oktavian und das Testament Cäsars. Eine Untersuchung zu den politischen Anfängen des Augustus. München 1952; München 1973².

Schmitz, Chr.: Das Satirische in Juvenals Satiren (= Untersuchungen zur antiken Literatur und Geschichte. Band 58) Berlin/New-York 2000.

Schmitzer, U.: Velleius Paterculus und das Interesse an der Geschichte im Zeitalter des Tiberius. Heidelberg 2000.

Schmitzer, U.: Julia – die Ohnmacht der Erotik. In: Feichtinger, B. (Hrsg.): Gender Studies in den Altertumswissenschaften: Aspekte von Macht und Erotik in der Antike. Trier 2010 S. 151–176;

Schmuhl, H. W., Nationalsozialismus als Argument im aktuellen Medizinethik-Diskurs. Eine Zwischenbilanz, in: Frewer, A. Eickhoff, Cl. (Hrsg.): 'Euthanasie' und die aktuelle Sterbehilfe-Debatte... S. o. Ffm. 2000, S. 386–407;

Schnalke, Th., Asklepieion, in: Leven, K.-H.: Antike Medizin. Ein Lexikon. München 2005, Sp. 108–110;

Schnalke, Th.: Asklepios – Heilgott und Heilkult. Erlangen 1990.

Schnalke, Th., Asklepios, in Leven, K.-H.: Antike Medizin. S. o. Sp. 110–112;

Schnalke, Th., Wunderheilung, in: Leven, K.-H.: Antike Medizin. S. o. Sp. 926–928;

Scholten, Cl., Bauks, M.: Eusebius von Caesarea. In: Das wissenschaftliche Bibellexikon im Internet (WiBiLex) Stuttgart 2006.

Schottroff, L.: Die Gleichnisse Jesu. Gütersloh 2005.

Schnelle, U.: Einleitung in das Neue Testament. Göttingen 2005⁵.

Schneider, G.: Das Evangelium nach Lukas. Kapitel 1–10. Gütersloh 1984.

Schönegg, B.: Senecas epistulae morales als philosophisches Kunstwerk. Bern 1999.

Schönegg, B.: Der Tod des Seneca, Stuttgart 2001 (historischer Roman).

Schubert, D.: Der hippokratische Eid. Medizin und Ethik von der Antike bis heute. Darmstadt 2005.

Schulze, Chr.: Aulus Cornelius Celsus, Arzt oder Laie. (Phil. Diss.) Trier 1999.

Schulze, Chr.: Celsus. Darmstadt 2001.

Schulze, Chr.: Medizin und Christentum in Spätantike und frühem Mittelalter. Tübingen 2005.

Schulze, Chr.: Unterlassene Hilfeleistung in der Antike, in: Medical Ethics. Premodern Negotiations between Medicine and Philosophy (hrsg. von M. Gadebusch Bondio), (Aurora. Schriften der Villa Vigoni, Bd. 2), Stuttgart 2014, S. 17–27;

Schumann, E.: Dignitas – Voluntas – Vita. Überlegungen zur Sterbehilfe aus rechtshistorischer, interdisziplinärer und rechtsvergleichender Sicht. Göttinger Antrittsvorlesung im Januar 2006, Göttingen 2006.

Schumacher, M.: Ärzte mit der Zunge. Leckende Hunde in der europäischen Literatur. Bielefeld 2003.

Schumacher, M.: Seneca Brevier, Wiesbaden 1949.

Schwank, B.: Garizim. In: LThK3 4, Freiburg 1995, Sp. 294.

Schwartz, E.: Cassius Dio. RE, Bd. 3, 2, Stuttgart 1899, Sp. 1684–1722.

Schwartz, E.: Ethik der Griechen. Stuttgart 1951.

Schwartz, E.: Griechische Geschichtschreiber. Leipzig 1959².

Schwedhelm, U.: Garantenstellung – allgemein. Essen/Ruhr 2015.

Sconocchia, S., Mazzini I., Fusco, Fr.: Le fonti e la fortuna di Scribonio Largo,

In: I testi di medicina latini antichi: problemi filologici e storici. Rom 1985.

Seager, R.: Tiberius. Malden 2005²

Seewald, M.: Lucan. 9, 1–604: ein Kommentar. Göttingen 2002.

Seel, O.: Ansatz zu einer Martial-Interpretation. Berlin 1961.

Segre, M.: Ägypten in hellenistischer Zeit 332–30 v. Chr.. München 2001.

Segre, M.: Inscrizioni di Cos, EV 143, in: Martin A.: L'antiquité classique Année 1996 Volume 65 Numéro 1 pp. 419–420;

Seidler, E., Leven, K.-H.: Geschichte der Medizin und Krankenpflege. Stuttgart 2003.

Seidlmayer, St.: Historische und moderne Nilstände. Untersuchungen zu den Pegelablesungen des Nils von der Frühzeit bis zur Gegenwart. Berlin 2001.

Shooter, D.: Tiberius Caesar. London, Massachusetts 1992.

Shotter, D. C. A.: Tiberius Caesar. London 2004².

Singer, M. V., Teyssen, St.: Alkohol und Alkoholfolgekrankheiten:

Grundlagen – Diagnostik –Therapie. Heidelberg 2005.

Singer, I.(Hrsg.): Flavia Domitilla In: Jewish Encyclopedia, Funk and Wagnalls New York 1901–1906.

Smallwood, E. M.: The Jews under Roman rule. From Pompey to Diocletian.

A study in political relations. Leiden Korr. Nd. Brill 1981.

Smith, W.: Dictionary of Greek and Roman Biography and Mythology. Boston 1870.

Smith, W. (Hrsg.): Wörterbuch der griechischen und römischen Biografie und Mythologie Leipzig 1870

Sontheimer, W.: Anthesterion, in: KlP, Bd.1; Stuttgart 1979, Sp. 374;

Sontheimer, W.: Fabius Rusticus, in: Der Neue Pauly (DNP). Hrsgg.: K. Ziegler u. W. Sontheimer Bd. 4, Stuttgart 1998, Sp. 378;

Sørensen, V.: Seneca. Ein Humanist an Neros Hof. München 1984 (Originalausgabe: Seneca Humanisten ved Neros Hof. Kopenhagen 1977).

Southern, P.: Domitian. Tragic tyrant. London 1997.

Späth, T.: Xenophon. In: Döring, K. Grundriss der Geschichte der Philosophie. Bd. 2,1. Sophistik, Sokrates, Sokratik, Mathematik, Medizin. Basel u. Stuttgart 1998.

Späth, Th.: „Frauenmacht" in der frühen römischen Kaiserzeit? In: Dettenhofer, M. H. (Hrsg.): Reine Männersache? Frauen in Männerdomänen der antiken Welt. Köln/Weimar/Wien 1994.

Spee von Langenfeld, F.: Cautio criminalis seu de processibus contra Sagas Liber. Rinteln 1631 (Handbuch).

Spencer, W.: Celsus. De Medicina. Cambridge 1935 – 1938.

Sprengel, K.: Versuch einer pragmatischen Geschichte der Heilkunde. 2. Teil. Halle 1800.

Stadler, J. E., Domitilla, Flavia S. (4). In: Stadlers Vollständiges Heiligen-Lexikon, Augsburg 1861.

Stamatu, M., Arzt, in: Leven, K.-H., Antike Medizin. Ein Lexikon, München 2005, Sp. 99–102;

Stamatu, M. Blasenleiden, in: Leven, K.-H., in: Antike Medizin. Ein Lexikon, München 2005, Sp. 161;

Stamatu, M., Blasenstein, in: Leven, K.-H., Antike Medizin. Ein Lexikon, München 2005, Sp. 161–162;

Stamatu, G., Blausäure, in: Leven, K.-H.: Antike Medizin. S. o. Sp. 162–163;

Stamatu, M., Bleivergiftung, in: Leven, K.-H., Antike Medizin. S. o. Sp. 163–164;

Stamatu, M., Diarrhoe, in Leven, K.-H., Antike Medizin....s. o. Sp. 221–222;

Stamatu, M., Dioskurides, in: Leven, K.-H.: Antike Medizin. S. o. Sp. 227–229;

Stamatu, M., Erbrechen, in: Leven, K.-H.: Antike Medizin. Ein Lexikon. S. o. Sp. 267;

Stamatu, M., Gicht, in Leven, K.-H., Antike Medizin. Ein Lexikon. S. o. Sp. 356–358;

Stamatu, M., Giftmord, in: Leven, K.-H., Antike Medizin. S. o. Sp. 360 f.;

Stamatu, M., Herophileer, in: Leven, K.-H., Antike Medizin. Ein Lexikon. München 2005, Sp. 406;

Stamatu, M., Herz, in: Leven, K.-H.: Antike Medizin. Ein Lexikon, München 2005, Sp. 161– 162;

Stamatu, M., Klistier, in: Leven, K.-H.: Antike Medizin. Ein Lexikon. München 2005, Sp. 503– 504;

Stamatu, M., Kur, in: Leven, K.-H.: Antike Medizingeschichte. Ein Lexikon. Münche 2005, Sp. 547;

Stamatu, M., Nächstenliebe, in: Leven, K.-H., Hrsg.: Antike Medizin. Ein Lexikon. München 2005, Sp. 638–640,

Stamatu, M., Philosophie, in: Leven, K.-H.: Antike Medizin. Ein Lexikon. S. o. Sp. 686–698;

Stamatu, M., Öl, in: Leven, K.-H.: Antike Medizin. S. o. Sp. 657 f.;

Stamatu, M., Wein, in: Leven, K.-H.: Antike Medizin. S. o. Sp. 921–923;

Stamets, P.: Psilocybin Mushrooms of the World. Berkeley 1996.

Stauth, G. A., Krause: Der Nil – Überschwemmung und Nilfeste in Ägypten.

In: G. Stauth: Ägyptische heilige Orte. Konstruktionen, Inszenierungen und Landschaften der heiligen im Nildelta. Bd. 2: Fuwa – Sa al-Hagar (Sais). Zwischen den Steinen des Pharao und islamischer Moderne. Bielefeld 2008.

Stegner, K.: Die Verwendung der Sentenz in den Historien des Tacitus. Wiesbaden 2004.

Stein, A.: Claudius 390, in: RE, Bd. III, Stuttgart 1898, Sp. 2886 f.;

Stein, A.: Galerius 1. In: RE, Band VII,1, Stuttgart 1910, Sp. 528;

Stein, A.: Die Präfekten von Ägypten in der römischen Kaiserzeit. Bern 1950.

Steinhart, M., Kos, in: Leven, K.-H.: Antike Medizin. S. o. Sp. 521–522;

Steven, H.: Imperial inquisitions. Prosecutors and informants from Tiberius to Domitian. London 2001 S. 225–228;

Stiewe, K.: C. Dio Cocceianus III. 4. In KIP, Bd. 1, Stuttgart 1979, Sp. 1076–1077;

Stemberger, G.: Pharisäer, Sadduzäer, Essener. Stuttgart 1991.

Stolz, S.: Die Handwerke des Körpers. Bader, Barbier, Perückenmacher, Friseur. Folge und Ausdruck historischen Körperverständnisses. Marburg 1992.

Stowasser, J. M.: Lateinisch Deutsches Schulwörterbuch. München 1979 ff..

Strack, H. L., Billerbeck, P.: Kommentar zum Neuen Testament aus Talmud und Midrasch

Band 2: Das Evangelium nach Markus, Lukas und Johannes und die Apostel- geschichte erläutert aus Talmud und Midrasch. München 1989.

Strässle, P. M.: Mantzikert. In: Lexikon des Mittelalters. Bd. 6, München u. Zürich 1993, Sp. 208 – 209;

Strobel, K.: Die Donaukriege Domitians. Bonn 1989.

Strobel, K.: Der Aufstand des L. Antonius Saturninus und der sogenannte zweite Chattenkrieg Domitians. In: Hrsg. G. Dobesch, H. Harrauer, P. Siewert, E. Weber: Tyche 1, Wien 1986, S. 203–220;

Strobel, K.: Kaiser Trajan. Eine Epoche der Weltgeschichte. Regensburg 2010.

Strothmann, M.: Scribonia [1] In: Der Neue Pauly (DNP) Stuttgart 2001, Sp. 301;

Suhl, A.: Paulus und seine Briefe Beiträge zur paulinischen Theologie. Stuttgart 2005.

Sullivan, J. P.: Martial. The unexpected classic. Cambridge 1991.

Syme, R.: History or Biography. The Case of Tiberius Caesar. Historia 23, 1974, S. 481–496;

Syme, R.: The Augustan aristocracy. Oxford 1986.

Syme, R., The Historian Servilius Nonianus, in: Hermes 92 (1964) S. 408 ff.;

Syme, R.: Tacitus. Bd. 1 u. 2. Oxford 1958.

Szyilagi, J.: Illyricum. In: KIP, Bd. 2, Stuttgart 1979, Sp. 1367–1369;

Tarrant, H.: Thrasyllan Platonism. Ithaca (NY) 1993.

Temporini-Vitzthum, H.: Die Frauen am Hofe Trajans: Ein Beitrag zur Stellung der Augustae im Principat. Berlin 1978.

Temporini-Vitzthum, H.: Die flavische Familie. Frauen neben Vespasian, Titus und Domitian, Die iulisch-claudische Familie, in: Die Kaiserinnen Roms. Von Livia bis Theodora. München 2002–2003.

Teyssen, S.: Alkohol und Alkoholfolgekrankheiten: Grundlagen - Diagnostik - Therapie. Heidelberg 2005.

Thalheim, T. Ασέβιας γραφή, in: RE. Band II, 2, Stuttgart 1896, Sp. 1529–1531;

Thellung, A.: Conium. In: Hegi, G.: Illustrierte Flora von Mitteleuropa. Pteridophyta, Spermatophyta. Bd. V. Angiospermae: Dicotyledones 3 (2). Teil 2 (Cactaceae - Cornaceae). München bzw. Berlin/Hamburg 19662 (unveränderter Nachdruck von 1926 mit Nachtrag), S. 1081–1087.

Thompson, J. S.: Demonstrative Legitimation der Kaiserherrschaft im Epochenvergleich. Zur politischen Macht des stadtrömischen Volkes. Stuttgart 1993

Tieleman, T., Pneumatiker, in: Leven, K.-H., Antike Medizin. Ein Lexikon. München 2005, Sp. 718–719;

Tieleman, T., Stoa, in: Leven, K.-H., Antike Medizin. Ein Lexikon. München 2005, Sp. 832 f.;

Timmer, D. C.: Creation, Tabernacle, and Sabbath: The Sabbath Frame of Exodus. in Exegetical and Theological Perspective. Göttingen 2009.

Timpe, D.: Der Triumph des Germanicus. Untersuchungen zu den Feldzügen Jahre 14–16 n. Chr. in Germanien. Bonn 1956.

Timpe, D.: Römische Geschichte bei Flavius Josephus. Historia 9, Wiesbaden 1960, S. 474– 502;

Tolmein, O.: Keiner stirbt für sich allein. Sterbehilfe, Pflegenotstand und das Recht auf Selbstbestimmung. München 2006.

Tomberg, V.: Lazarus komm heraus. Vier Schriften. Basel 1985.

Tornau, Chr.: Rudolf Hirzel (1846–1917) In: Vielberg, M. (Hrsg.): Die klassische Altertumswis- senschaft an der Friedrich-Schiller-Universität Jena. Stuttgart 2011, S. 189–224;

Touwaide, A.: Pedanios Dioskurides. In: DNP, Bd. 9 Stuttgart 2000, Sp. 462–465;

Townend, G. B.: Cluvius Rufus in the Histories of Tacitus, American Journal of Philology 85, 1964, S. 337–377;

v. Töply, Ritter, R: Anatomische Werke des Rhuphos und Galenos. Anatomische Hefte. Abteilung 1, Band 25, Heft 2, Berlin 1962, S. 345–472;

Trapp, E.: Johannes Xiphilinos der Jüngere, in: BBKL. Herzberg 1992, Sp. 618–619;

Trapp W., Wallerus, H.: Handbuch der Maße, Zahlen, Gewichte und der Zeitrechnung: mit 100 Tabellen. Stuttgart 2012.

Tregelles, S. P.: Canon Muratorianus. The earliest catalogue of the books of the New Testament. Edited with notes and a facsimile of the MS in the Ambrosian Library at Milan. Oxford 1867.

Trillmich W.: Familienpropaganda der Kaiser Caligula und Claudius. Agrippina Maior und Antonia Augusta auf Münzen. Berlin 1978.

Tropper, J., Bergerhof, K.: Nekromantie. Totenbefragung im Alten Orient und im Alten Testament. Neukirchen-Vluyn 1989

Tsfania, L.: A temple city. Jerusalem 2008.

Tuchen, B. T.: Öffentliche Badhäuser in Deutschland und der Schweiz im Mittelalter und der frühen Neuzeit. Petersberg 2003.

Uhlenbruck, H.: Selbstbestimmtes Sterben. Berlin 1997.

Urban, R.: Der Bataveraufstand und die Erhebung des Iulius Classicus. Trier 1985.

Urner, Chr.: Kaiser Domitian im Urteil antiker literarischer Quellen und moderner Forschung. Augsburg 1994.

Utikal, J. u. A.: Caterpillar dermatitis, an increasing dermatologic problem in warmer regions of germany. In Hautarzt. 2009 Jan; 60(1): 48–50;

Vandenberg, Ph.: Nero, Kaiser und Gott, Künstler und Narr. Bergisch Gladbach 2000.

Varner, Eric R.: Domitia Longina and the politics of portraiture, in: American Journal of Archaeology 99 (1995), S. 187–206;

Veh, O.: Cassius Dio. Römische Geschichte. 5 Bde. Düsseldorf 2007.

Verheyden, J.: The Canon Muratori; A Matter of dispute. In: Biblitheca Ephemeridum Theologicarum Lovaniensium (BEThL). Leuven 2003, S. 487–556.

Veyne, P.: Weisheit und Altruismus. Eine Einführung in die Philosophie Senecas.Ffm. 1993.

Victor, U.: Das Testimonium Flavianum – Ein authentischer Text des Josephus, Novum Testamentum (Vol.52) 2010, S. 72–82;

Vogt, J., Euthanasia – antik und modern, Saeculum 35, 1982, S. 68–73;

Vogt-Lüerssen, M.: Neros Mutter. Mainz-Kostheim 2002.

Volkmann, H., Galatia. In. KlP, Bd. 2, Stuttgart 1979 Sp. 666–670;

Volkmann, H.: Immunitas. In: KIP, Bd. 2, Stuttgart 1979, Sp. 1376–1377.

Volkmann, H.: Mithradates 5. In KlP, Bd. 3, Sp. 1355–1358;

Volkmann, H.: Procurator 1. u. 2. In: KlP, Bd. 4. Stuttgart 1979, Sp. 1151;

Vollmann, J., Ethische Probleme in der medizinischen Forschung mit nicht einwilligungsfähigen Patienten. In: Hubig C, Poser H (Hrsg) Cognitio humana. Dynamik des Wissens und der Werte. Universität Leipzig 1996, S. 1394–1401;

Vollmann, J., Die Einwilligungsfähigkeit in der klinischen Forschung. Medizinethische und psychiatrische Probleme. In: Gaebel W, Falkai P (Hrsg) Zwischen Spezialisierung und Integration – Perspektiven der Psychiatrie und Psychotherapie. Wien 1998, S. 120–25;

Vollmann, J.: Patientenselbstbestimmung und Selbstbestimmungsfähigkeit. Beiträge zur Klinischen Ethik. Stuttgart 2008.

Vretska, K.: Helvius II, in: RE, Bd. VIII,1, Stuttgart 1912;

De Vries, S. Ph.: Jüdische Riten und Symbole, Neuauflage, neu übersetzt und bearbeitet von Miriam Magall. Wiesbaden 2005.

Wachsmut, D.: Seewesen. In: KIP, Bd. 5, Stuttgart 1979, Sp. 67–71;

Wallace-Hadrill, D. S.: Eusebius von Caesarea. In: TRE, Band 10, Berlin/New York 1982.

Wallace-Hadrill, A. (1983) Suetonius: the scholar and his Caesars, London 1995[2].

Walde, Chr.: Lucan im 21. Jahrhundert. München/Leipzig 2005.

Walker, B.: Die Annalen von Tacitus: Eine Studie in der Geschichtsschreibung Manchester 1952.

Walser, G., Schmid, E.: Der Putsch des Saturninus gegen Domitian, in: Festschrift für Rudolf Laur-Belart. In: Provincialia. Basel 1968, S. 497–507;

Wardle, D.: Cluvius Rufus and Suetonius, in: Hermes 120 (1992), S. 466–482;

Washington, H. St.: Der römische Comagatic Region. Washington D. C. 1906.

Wasson, R. G.: The Death of Claudius or Mushrooms for Murderers. Botanical Museum Leaflets, Harvard University, vol. 23, no. 3, pp. 101-128. Cambridge, Mass., 1972.

Watson E. M.: Galatians (= Bibliographies for biblical research, New Testament series. Band 9) Lewiston 1999.

Wechsler, A.: Geschichtsbild und Apostelzeit. Eine forschungsgeschichtliche und exegetische Studie über den antiochenischen Zwischenfall (Gal 2, 11 - 14). Berlin 1991.

Wegenast, K.: Lukanios, in KlP, Bd. 3, Stuttgart 1979, Sp. 772–777;

Wehrmann, E., in: Die Zeit, Nr. 3, 11. Januar 2007;

Weizsäcker, P.: Coniin, vgl. http://www.archive.org/stream/ausfhrlichesleo301rosc#page/401/mode / 1up, 2014);

Weiß, W.: Paulus, in: BBKL. Bd. 7, Herzberg 1994.

Wellesley, K.: The year of the four emperors. London 2000.

Wellmann, M.: Antiochos 66. In: RE I 2, Stuttgart 1933, Sp. 2494;

Wellmann, M.: Archagathos Nr. 7. In: RE Band II,1, Stuttgart 1894, Sp. 432–433;

Wellmann, M.: Alkon 14. In RE, Bd. I, 2. Stuttgart 1894, Sp.1579;

Wellmann, M.: Die Pflanzennamen des Dioskurides. Hermes. Bd. 33, Nr. 3. 1898, S. 360–422;

Wesch-Klein, G.: Titus und Berenike: Lächerliche Leidenschaft oder weltgeschichtliches Liebesverhältnis? In: Spiekermann, w. u. a. (Hrsg.): Rom, Germanien und das Reich, Festschrift zu Ehren von Wiegels, R. Anl. Seines 65. Geburtstages. St. Katharinen 2005.

Wenskus, O., Claudius, in: Leven, K.-H.: Antike Medizin. Ein Lexikon. S. o. Sp. 260–262;

Wenskus, O., Pilz, in Leven, K.-H.: Antike Medizin. Ein Lexikon. S. o. Sp. 707–708;

Westendorf, W.: Handbook of oriental studies. Abteilung 1: Der Nahe und der Mittlere Osten. = The Near and Middle East. Bd. 36). Leiden/Boston/Köln 1998.

Westermann, Cl.: Abriß der Bibelkunde. Berlin + Altenburg 1981.

Westermann, H.: Unterschied, spezifischer. In: Historisches Wörterbuch der Philosophie, Bd. XI, Basel 2001.

Weyers, H. A. M.: Euthanasie. Het proces van rechtsverandering. (deutsch: Sterbehilfe. Der Prozess der gesetzlichen Änderungen.) Dissertation, Rijksuniversiteit Groningen 2002.

Wieacker, F.: Römische Rechtsgeschichte. München 2006.

Widmann, M., Mörgeli, Chr.: Bader und Wundarzt, Medizinisches Handwerk in vergangenen Tagen. Zürich 1998.

Wilcken, U.: Berenike 15. In RE, Bd. III, 1. Stuttgart 1897, Sp. 287–289;

Wilkes, J.: Fabius Rusticus. In: DNP, Bd. 4 Stuttgart 1998.

Wilkes, J.: Julio-Claudian Historians, Classical World 65, 1972, 177–203;

Wilkinson, L. P.: Rom und die Römer. Portrait einer Kultur. Bergisch Gladbach 1979.

Wilmanns, J., Militärarzt,in: K.-H.: Antike Medizin. Ein Lexikon. München 2005, Sp. 617- 618;

Wilmanns, J.: Der Sanitätsdienst im Römischen Reich. Hildesheim 1995.

Wilmanns, J., Valetudinarium, in: Leven, K.-H., Antike Medizin. Ein Lexikon. München 2005, Sp. 889;

Winkler. G.: Vitellius II. 6. In: KIP, Bd. 5, Stuttgart 1979, Sp. 1307;

Winkler, G.: Vitellius II. 2. In: KIP, Bd. 5, Stuttgart 1979, Sp. 1303–1306;

Winkler, G.: Otho. In: KIP, Bd. 4, Stuttgart 1979, Sp. 380–381;

Winkler, G.: Poppaeus 4. In: KIP, Bd. 4, Stuttgart 1979, Sp. 1055;

Winkler, G.: Scribonius II. 7. In: KIP Bd. 5, Stuttgart 1979, Sp. 55;

Winkler, G.: Sporus, in KIP, Bd. 5, Stuttgart 1979, Sp. 232;

Winter, P.: On the trial of Jesus. Berlin 1961.

Winterling, A.: Caligula, Eine Biographie, Drusus (III), Bruder des Caligula, Kindheit und Jugend . München 2007.

Winterling, A.: Caligula. Eine Biographie. München 2012.

Witte, M.: „Gerechtigkeit“, Themen der Theologie 6. Tübingen 2012.

Wittern-Sterzl, R.: Hippokratische Medizin und antike Philosophie. Hildesheim 1996 (gem. m. P. Pellegrin).

Wittern-Sterzl, R.: Medizin in Griechenland und Rom am Beispiel von Hippokrates von Kos und Aulus Cornelius Celsus. In: Kussl, R., Brodersen, K.(Hrsg.): Antike Welt und Literatur. Einblicke, Analysen und Vermittlung im Unterricht. Speyer 2007, S. 45– 70;

Wittern- Sterzel, R., Hippokrates, in: Leven, K.-H.: Antike Medizin. Ein Lexikon. S. o. Sp. 414– 416;

Wittern-Sterzl, R.: Die Anfänge der abendländischen Medizin. In: Panta rhei. Beiträge zum Begriff und zur Theorie der Geschichte, hrsg. v. Colla, H.und Faulstich, W.: Paderborn 2008, S. 93–107;

Wittern- Sterzel, R.: Die Anfänge der griechischen Medizin. In: Philosophen der Antike I. Hrsg. Ricken, Fr.. Stuttgart, Berlin, Köln 1996, S. 145–159;

Wlosok, A.: Rom und die Christen. Zur Auseinandersetzung zwischen Christentum und römischem Staat. Stuttgart 1970.

Wolters, R.: Gaius und Lucius Caesar als designierte Konsuln und principes iuventutis. Die lex Valeria Cornelia und RIC I2. Chrion. 32, 2002, S. 297–323;

Wolters, R.: Plinius. In: Reallexikon der Germanischen Altertumskunde. Bd. 23. Berlin 2003², S. 211;

Wolters, R.: C. Stertinius Xenophon von Kos und die Grabinschrift des Trimalchio. Hermes. Band 127, 1, 1999, S. 47–60;

Woodman, A. J.: The Cambridge Companion to Tacitus [wissenschaftliche Einführung] Cambridge 2009.

World Glacier Monitoring Service (WGMS): Fluctuations of Glaciers 2005–2010 (Vol. X). Zürich 2012 (online; PDF; 5,0 MB).

Yadin, Y.: Masada.(deutsch: Hamburg 1967). London 1966.

Yadin, Y.: Masada: the Yigael Yadin excavations 1963–1965, final reports. Israel Exploration Society; Hebr. Univers. of Jerusalem. Jerusalem (Israel Exploration) 1965.

Yavetz, Z.: Tiberius. Der traurige Kaiser München. 2002.

Yishaq Magen, Haggai Misgav, Levana Tsfania: Mount Gerizim Excavations. Jerusalem 2004 ff. Bd. 1: The Aramaic, Hebrew and Samaritan Inscriptions. Jerusalem 2004; Bd. 2: A temple city. Jerusalem 2008.

Ziegler, K., Sontheimer, W. (Hrsgg.): Der Kleine Pauly (KIP). Stuttgart 1979

Zindler, F.: The Jesus the Jews Never Knew. New Jersey 2003.

Zipes, D. P. u. a. (Hrsg.): Braunwald's Heart Disease: A Textbook of Cardiovascular Medicine. Philadelphia 2004.

Internetartikel ohne Verfassernamen

http://www.aerzteblatt.de/blog/42037(2015).

http://www.aerzteblatt.de/nachrichten/54769/Niederlande-legalisieren-Sterbehilfe-bei-todkranken-Babys (2016);

http://www.aerztezeitung.de/politik_gesellschaft/sterbehilfe_begleitung/article/874751/assistierter-suizid-nur-jeder-vierte-arzt-verbot.html (03.12.2014);

http://www.amnesty.ch/de/themen/todesstrafe/info/geschichte-der-todesstrafe-6(2015);

http://www.britannica.com/EB checked/topic/379854/Michael-VII-Ducas (2014);

http://www.bundestag.de/dokumente/textarchiv/ 2014/kw46_ak_sterbebegleitung/339432;

http://www.chemie. de/lexikon/Aconitin.html (2015);

http://www.comuni-italiani.it/062/008/(2015);

http://www.comune.orbetello.gr.it/(2015);

http://www.cyanidvergiftung.de/zeitfaktor.htm (2015);

http://www.degruyter.com/view/db/pschykw (2015);

http://www.dr-bernhard-peter.de/Apotheke/Gifte/Coniin.htm (2015);

http://flexikon.doccheck.com/de/Katayama-Syndrom (2015);

http://flexikon.doccheck.com/de/Zyanid (2015);

http://www.ekd.de/presse/pm145_2008 _ velkd_rechtfertigung.html (2015),

http://equivetinfo.de/html/eckdaten_pferd.html (2015);

http://www.ev.theologie.uni-mainz.de/zimmermann/wunderkompendium/downloads/texte_band_2_wunder_apostel/100_einleitung_apg_kollmann_07-02-11. Pdf (2014);

http://www.geschichte-medizin.uni-frankfurt.de/47769188/010_BenzenhoeferU? (2016);

http://www.gifte.de /Giftpflanzen/aconitum_napellus.htm, (2013);

http://www.gifte.de /Giftpflanzen/aconitum_napellus.htm (2015);

http://www.gifte.de/Giftpflanzen/Laien/Schierling.htm (2015);

http://www.hagalil.com/judentum/gemeinde/beerdigung.htm.(2015);

http://hpd.de/autor/anton-van-hooff (2016);

http://www.humanistische-union.de/ wir_ueber_uns/(2016);

http://www.humanistische-union.de/publikationen/vorgaenge/online_artikel/autoren/browse/2/ (2016);

http://www.humanistischeunion.de/nc/publikationen/vorgaenge/online_artikel/online_artikel_detail/browse/1/back/nach-autoren/article/der-tod-als-medizin/AndreasFrewer (*1966);

http://www.igem.med.uni-erlangen.de/mitarbeiterinnen/andreas-frewer.shtml (2015);

http://www.klinikumdo.de/it/medizin/klinikenundabteilungen/anaesthesie/patienteninforma tionen/ geschichte-der-anaesthesie.html (2014);

www.koinae.de/jesuwunder.htm und www.luellemann.de/wunder.htm (2015);

http://www.legioxi.ch/_subnavigation/geschichte/militaerwesen.html#dienstzeitundentlassung (2014);

http://www.lochstein.de/hoehlen/I/Abruzzen/_vti_cnf/ (2015);

http://www.luc.edu/roman-emperors/gemell.htm (1997);

http://www.lto.de/recht/hintergruende/h/gesetzgebung-sterbehilfe-tatbestandsmerkmale-analyse/ (2016);

http://www.medizin.uni-greifswald.de/hygiene/geschichte.html (2014);

http://www.nederlands.nl/biografie/Anton+van+Hooff(2016);

http://www.netdoktor.de/krankheiten/ bilhar ziose/#TOC2;

http://www.net doktor.at/krankheit/lebensmittelvergiftung-7541 (2015);

http://www.roma-antiqua.de/antikes_rom/kapitol/iuno_moneta_tempel (2014);

http://www.ruhr-uni-bochum.de/malakow/personal/visitenkarten/vollmann_j_pub.html (2016), Nr. 2. 5. 6. 9;

http://oca.org/saints/lives/2013/03/03/100643-martyr-cleonicus-of-amasea (2013);

http://www.onmeda.de/Anwendungsgebiet/Gicht.html (2015);

http://www.onmeda.de/naehrstoffe/arsen-arsenvergiftung-3435-4.html (2015);

http://www.onmeda.de/krankheiten/schistosomiasis.html (2015);

http://www.pharmazea.de/gesundheit/blauer-eisenhut-aconitum-napellus/ (2015);

http://www.praxisvantreek.de/behandlung en/Aderlass/.pdf (2014);

http://www.religion-online.info/judentum/themen/bestattung-info.html (2014);

http://www.scharf-links.de/168.0.html (2016);

http://www.tod-und-glaube.de/judentum.php (2014);

www.uk-essen.de/krankenhaushygiene/.../geschichte_der_krankenhaush. (2014);

http://de.wikipedia.org/ wiki/ Nettuno (2015).

https://de.wikipedia.org/wiki/Sterbehilfe#Andere_L.C3.A4nder (2016);

http://de.wikipedia.org/wiki/Coniin (2013);

http://www.wikipedia.org/wiki/Hinrichtung#Abendl.C3.A4ndische_Entwicklung (2014);

http://de.wiki pedia.org/wiki/ Suizid#Literatur (2014);

http://de.wikipedia.org/wiki/Tiberius#cite_note-55 (2014);

http://www.zaw.uni-heidelberg.de/hps/klarch/institut/villa_jovis.htm (2015);

Danksagung

Der Verfasser dankt allen, die zur Entstehung dieser Arbeit beigetragen haben, vor allen seinen Eltern, Lehrerinnen und Lehrern, auch solchen, die, ohne das zu wissen, dem Verfasser wichtige Anregungen gaben, sich mit dem Thema zu beschäftigen.

Ein besonderer Dank gilt den akademischen Lehrerinnen und Lehrern an der medizinischen Fakultät der Ruhruniversität Bochum, deren Anregungen und Kritiken es dem Verfasser überhaupt erst ermöglichten, seine Ideen und Vorstellungen in eine angemessene wissenschaftliche Form zu bringen.

Er bedankt sich im Zusammenhang damit vor allem bei den Mitgliedern des Promotionsausschusses der medizinischen Fakultät der Ruhruniversität Bochum unter dem Vorsitz von Frau Prof. Dr. med. Doris Koesling, bei den Gutachtern und nicht zuletzt bei Herrn PD Dr. phil. Christian Schulze, der diese Arbeit als Doktorvater betreute.

Last not least bedankt sich der Verfasser auch für die gute Kommunikation mit Frau Christina Schmidt, der zuständigen Lektorin des Tectum-Verlages.

Bochum, im Oktober des Jahres 2017
Carsten F. G. Reinhardt

FSC
www.fsc.org
MIX
Papier | Fördert gute Waldnutzung
FSC® C083411

Kolibri 360 GmbH
Ferdinand-Jühlke-Straße 7
99095 Erfurt, Deutschland
produktsicherheit@kolibri360.de